ROSS & WILSON
Anatomia e Fisiologia Integradas

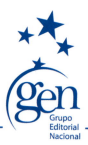

O GEN | Grupo Editorial Nacional – maior plataforma editorial brasileira no segmento científico, técnico e profissional – publica conteúdos nas áreas de ciências da saúde, exatas, humanas, jurídicas e sociais aplicadas, além de prover serviços direcionados à educação continuada e à preparação para concursos.

As editoras que integram o GEN, das mais respeitadas no mercado editorial, construíram catálogos inigualáveis, com obras decisivas para a formação acadêmica e o aperfeiçoamento de várias gerações de profissionais e estudantes, tendo se tornado sinônimo de qualidade e seriedade.

A missão do GEN e dos núcleos de conteúdo que o compõem é prover a melhor informação científica e distribuí-la de maneira flexível e conveniente, a preços justos, gerando benefícios e servindo a autores, docentes, livreiros, funcionários, colaboradores e acionistas.

Nosso comportamento ético incondicional e nossa responsabilidade social e ambiental são reforçados pela natureza educacional de nossa atividade e dão sustentabilidade ao crescimento contínuo e à rentabilidade do grupo.

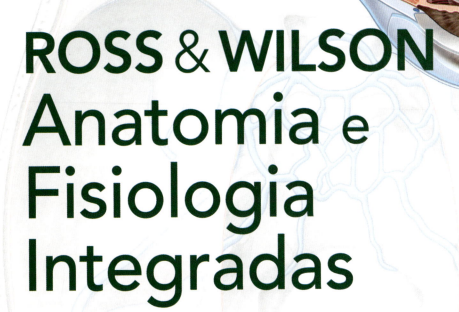

ROSS & WILSON
Anatomia e Fisiologia Integradas

Anne Waugh BSc (Hons) MSc CertEd SRN RNT PFHEA
Former Senior Teaching Fellow and Senior Lecturer, School of Health and Social Care, Edinburgh Napier University, Edinburgh, UK

Allison Grant BSc PhD FHEA
Lecturer, Department of Health and Life Sciences, Glasgow Caledonian University, Glasgow, UK

Ilustrações de Richard Tibbitts, Antbits Limited

13ª edição

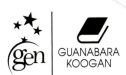

- As autoras deste livro e a editora empenharam seus melhores esforços para assegurar que as informações e os procedimentos apresentados no texto estejam em acordo com os padrões aceitos à época da publicação, *e todos os dados foram atualizados pelas autoras até a data do fechamento do livro.* Entretanto, tendo em conta a evolução das ciências, as atualizações legislativas, as mudanças regulamentares governamentais e o constante fluxo de novas informações sobre os temas que constam do livro, recomendamos enfaticamente que os leitores consultem sempre outras fontes fidedignas, de modo a se certificarem de que as informações contidas no texto estão corretas e de que não houve alterações nas recomendações ou na legislação regulamentadora.

- Data do fechamento do livro: 29/01/2021

- As autoras e a editora se empenharam para citar adequadamente e dar o devido crédito a todos os detentores de direitos autorais de qualquer material utilizado neste livro, dispondo-se a possíveis acertos posteriores caso, inadvertida e involuntariamente, a identificação de algum deles tenha sido omitida.

- **Atendimento ao cliente: (11) 5080-0751 | faleconosco@grupogen.com.br**

- Traduzido de:
  ROSS & WILSON ANATOMY AND PHYSIOLOGY IN HEALTH AND ILLNESS, 13TH EDITION
  Copyright © 2018 by Elsevier Ltd.
  Thirteenth Edition: 2018
  Twelfth Edition: 2014
  Eleventh Edition: 2010
  Tenth Edition: 2006
  Ninth Edition: 2002
  Eighth Edition: 2001
  Seventh Edition: 1998
  All rights reserved.

  This edition of *Ross & Wilson Anatomy and Physiology In Health and Illness, 13th edition,* by Anne Waugh and Allison Grant is published by arrangement with Elsevier Inc.
  ISBN: 978-0-7020-7276-5
  Esta edição de *Ross & Wilson Anatomy and Physiology In Health and Illness, 13ª edição,* de Anne Waugh e Allison Grant é publicada por acordo com a Elsevier Inc.

- Direitos exclusivos para a língua portuguesa
  Copyright © 2021 by
  GEN | Grupo Editorial Nacional S.A.
  Publicado pelo selo Editora Guanabara Koogan Ltda.
  Travessa do Ouvidor, 11
  Rio de Janeiro – RJ – 20040-040
  www.grupogen.com.br

- Reservados todos os direitos. É proibida a duplicação ou reprodução deste volume, no todo ou em parte, em quaisquer formas ou por quaisquer meios (eletrônico, mecânico, gravação, fotocópia, distribuição pela Internet ou outros), sem permissão, por escrito, do GEN | Grupo Editorial Nacional Participações S/A.

- Editoração eletrônica: DTPhoenix Editorial

Nota

Este livro foi produzido pelo GEN | Grupo Editorial Nacional, sob sua exclusiva responsabilidade. Profissionais da área da Saúde devem fundamentar-se em sua própria experiência e em seu conhecimento para avaliar quaisquer informações, métodos, substâncias ou experimentos descritos nesta publicação antes de empregá-los. O rápido avanço nas Ciências da Saúde requer que diagnósticos e posologias de fármacos, em especial, sejam confirmados em outras fontes confiáveis. Para todos os efeitos legais, a Elsevier, os autores, os editores ou colaboradores relacionados a esta obra não podem ser responsabilizados por qualquer dano ou prejuízo causado a pessoas físicas ou jurídicas em decorrência de produtos, recomendações, instruções ou aplicações de métodos, procedimentos ou ideias contidos neste livro.

- Ficha catalográfica

W357r
13. ed.

Waugh, Anne
  Ross & Wilson anatomia e fisiologia integradas / Anne Waugh, Allison Grant; tradução Maria Inês Nogueira ... [et al.]; ilustração Richard Tibbitts, Antbits Limited. –13. ed. – Rio de Janeiro: GEN | Grupo Editorial Nacional S.A. Publicado pelo selo Editora Guanabara Koogan Ltda., 2021.
  568 p.; 28 cm.

  Tradução de: Ross & Wilson anatomy and physiology in health and illness
  Apêndice
  Inclui bibliografia e índice
  ISBN 9788595157958

  1. Anatomia humana. 2. Fisiologia humana. I. Grant, Allison. II. Nogueira, Maria Inês. III. Tibbitts, Richard. IV. Antbits Limited (Firma). V. Título.

CDD: 612
CDU: 612

21-68659

Leandra Felix da Cruz Candido - Bibliotecária - CRB-7/6135

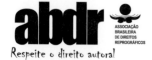

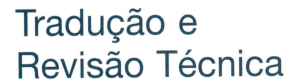

Tradução e Revisão Técnica

COORDENAÇÃO

Maria Inês Nogueira
Bióloga
Doutora em Fisiologia pelo Instituto de Biociências da USP (IB/USP)
Professora Associada do Departamento de Anatomia do Instituto de Ciências Biomédicas da Universidade de São Paulo (ICB/USP)
Pesquisadora do CNPq (Neurociências)
Coordenou a equipe de tradução e revisão científica e traduziu os Capítulos 1 e 7 (exceto seção Neuropatologias)

COLABORADORES

Carolina Beltrame Del Debbio
Enfermeira
Doutora em Biologia Celular e Tecidual
Professora do Departamento de Biologia Celular e do Desenvolvimento do Instituto de Ciências Biomédicas descer Universidade de São Paulo (ICB/USP)
Chefe do Laboratório de Células-Tronco Retinianas
Tradução dos Capítulos 14 e 15

Daniella Sabino Battagello
Dentista
Doutora em Neurociências e Comportamento pelo Instituto de Psicologia da Universidade de São Paulo (IP/USP)
Teve passagem pelo Salk Institute for Biological Studies (Califórnia, Estados Unidos)
Pós-Doutora pelo Departamento de Anatomia do Instituto de Ciências Biomédicas da Universidade de São Paulo (ICB/USP)
Tradução dos Capítulos 8, 9, 13 e 18 em parceria com a Dra. Livia Clemente Motta-Teixeira

Diego Pulzatto Cury
Educador físico
Doutor em Ciências Morfofuncionais pelo Instituto de Ciências Biomédicas da Universidade de São Paulo (ICB/USP)
Professor de Anatomia Humana do curso de Medicina da Universidade Nove de Julho
Tradução dos Capítulos 5 (exceto seções Choque e Edema), 6 e 16

Elisa Maria Melo Silva
Engenheira
Doutoranda em Neurociências e Comportamento pelo Instituto de Psicologia da Universidade de São Paulo (IP/USP)
Fez a revisão de linguagem e a tradução da seção Valores Padronizados

Fabio Cesar Prosdócimi
Cirurgião-Dentista
Doutor em Patologia Bucal pela Faculdade de Odontologia da Universidade de São Paulo (FO/USP)
Professor Titular de Anatomia Humana da Universidade Paulista e da Universidade Metropolitana de Santos
Tradução dos Capítulos 7 (seção Neuropatologias) e 12 e do Glossário

Francemilson Goulart da Silva
Enfermeiro
Doutor pelo Instituto de Ciências Biomédicas da Universidade de São Paulo (ICB/USP)
Professor-Doutor do Departamento de Fisiologia e Biofísica do Instituto de Ciências Biomédicas da Universidade de São Paulo (ICB/USP)
Tradução dos Capítulos 2, 5 (seções Choque e Edema), 4 e 11

Lívia Clemente Motta Teixeira
Bióloga
Doutora em Fisiologia pelo Instituto de Ciências Biomédicas da Universidade de São Paulo (ICB/USP)
Doutora em Ciências pela Universidade de Amsterdam
Tradução dos Capítulos 8, 9, 13 e 18 em parceria com a Dra. Daniella Sabino Battagello

Silvia Honda Takada
Fisioterapeuta
Doutora em Ciências Morfofuncionais pelo Instituto de Ciências Biomédicas da Universidade de São Paulo (ICB/USP)
Professora-Adjunta do Centro de Matemática, Computação e Cognição da Universidade Federal do ABC (CMCC/UFABC)
Tradução dos Capítulos 3, 10 e 17

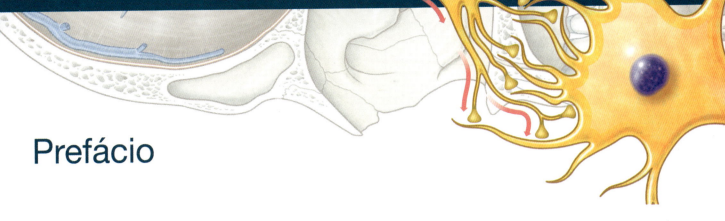

Prefácio

Ross & Wilson Anatomia e Fisiologia Integradas tem sido fundamental para estudantes de Anatomia e Fisiologia por mais de 60 anos. Esta edição foi idealizada e escrita para atender às necessidades dos profissionais de cuidados da saúde, incluindo enfermeiros e estudantes de enfermagem, profissões ligadas a saúde e terapias complementares relacionadas, muitos dos quais julgaram inestimáveis as edições anteriores. O livro mantém a abordagem bem-sucedida e direta de descrever os sistemas do corpo e seu funcionamento. A anatomia e a fisiologia na saúde são complementadas por seções que descrevem mudanças comuns na estrutura e nas funções relacionadas com a idade, antes de abordar a patologia e a fisiopatologia de importantes distúrbios e doenças.

O corpo humano é apresentado sistema a sistema. O leitor deve lembrar, contudo, que a fisiologia é assunto integrado e que, embora os sistemas sejam considerados em capítulos separados, todos funcionam cooperativamente para manter a saúde. Os três primeiros capítulos fornecem uma visão geral do corpo e descrevem suas principais estruturas e seus processos fundamentais.

Os capítulos subsequentes estão organizados em três seções, de forma a refletir as áreas essenciais para a função corporal normal: comunicação; ingestão de nutrientes e eliminação de resíduos; proteção e sobrevivência. O conteúdo revisado e atualizado é subsidiado e ilustrado por uma ampla variedade de figuras, fotografias e micrografias recentemente produzidas e redesenhadas.

Entre os recursos pedagógicos de apoio, foram adicionados boxes com resultados esperados da aprendizagem, glossário abrangente, lista de prefixos, sufixos e raízes comuns, e extensa referência cruzada entre os capítulos. Foram incluídas ainda, ao final de cada capítulo, as seções "rever e revisar", assim como pequenos "momentos de reflexão" ao longo do texto, que propiciam ao estudante avaliar sua compreensão do conteúdo.

O *feedback* dos leitores é sempre muito bem-vindo, pois nos auxilia nas futuras edições, de forma a assegurar que esta obra continue a atender às necessidades de aprendizagem dos estudantes em um ambiente educacional em evolução.

Anne Waugh
Allison Grant
Abril de 2018

Agradecimentos

A preparação de um livro depende da contribuição de diversos profissionais, e esta edição não teria sido possível sem o esforço de muitas pessoas. Somos gratas a Richard Tibbitts, por suas novas e criativas ilustrações de alta qualidade que contribuem significativamente para o estimulante apelo e valor educativo deste livro. Também reconhecemos com gratidão o trabalho de Janet Ross e Kathleen Wilson, as autoras originais e fundadoras deste projeto.

A equipe editorial da Elsevier prestou excelente apoio em todos os estágios do projeto. Agradecemos especialmente a Alison Taylor, Sheila Black e Kirsty Guest.

Uma contribuição significativa na preparação desta edição adveio do *feedback* e dos comentários construtivos dos leitores das edições anteriores, entre os quais estão estudantes, educadores e outros profissionais. Os editores solicitaram, ainda, a opinião de membros de faculdades e de estudantes; os entrevistados são responsáveis pelo alcance global deste livro que, entre eles, estão: Reino Unido, Irlanda, Bélgica, Holanda, Polônia, Índia, Paquistão, Sri Lanka, Afeganistão, Nepal, Malásia, Ilhas Maurício, Gana, Quênia, Namíbia, Nigéria, África do Sul, Sudão, Tanzânia, Uganda, Zâmbia, Zimbábue, Trindade e Tobago, Austrália e Estados Unidos. O *feedback* foi excepcionalmente positivo, e as sugestões construtivas contribuíram muito para esta edição.

A todos que dedicaram seu tempo e esforços nesse *feedback*, agradecemos profundamente. Especial reconhecimento é reservado aos seguintes leitores: Victor Assenga, estudante do primeiro ano de Enfermagem, da Tanzânia; Nicola Crick, estudante do terceiro ano de Enfermagem, do Reino Unido; Tomas Jalowiecki, técnico em Emergências Médicas, do Reino Unido; D. Damilola Olaiya, estudante do quarto ano de Enfermagem, da Nigéria; e Rawya Ahmed Salim, farmacêutico, do Quênia. Cada um contribuiu com ideias para que a seção de autoavaliação, em cada capítulo, fosse atualizada e, assim, auxiliasse os leitores na (ocasionalmente árdua!) tarefa de se familiarizarem com os fundamentos da biologia humana.

Somos sempre gratas pelos comentários, informações e sugestões sobre o conteúdo e a organização do material deste livro.

Agradecemos também às nossas famílias, Andy, Seona e Struan, pela contínua paciência, apoio e aceitação das tardes e dos finais de semana dedicados a este projeto.

Prefixos, Sufixos e Raízes Comuns

Prefixo/sufixo/raízes	Relacionados com	Exemplos no texto
a-/an-	falta de	agranulocitose, anemia, anúria, assistolia
ab-	longe de	abdução
ad-	em direção a	adução
angio-	vasos	angiotensina, hemangioma
ante-	antes, em frente de	anterior
anti-	contra	anticoagulante, antidiurético, antígeno, antimicrobiano
baro-	pressão	barorreceptor
-blasto	gérmen, botão	osteoblasto, fibroblasto
bradi-	lento	bradicardia
bronco-	brônquios	bronquíolo, brônquio, bronquite
card-	coração	cardíaco, miocárdio, taquicardia
cole-	bile	colangite, colecistite, colecistocinina
circun-	ao redor	circundação
cito-	célula	citoplasma, citosol, citotóxico, eritrócito
derm-	pele	dermatite, dermátomo, derme
di-	dois	diencéfalo, dissacarídeo
dis-	dificuldade	dismenorreia, displasia, dispneia, disúria
-ema	inchaço	enfisema, edema, linfedema
-emia	ao sangue	anemia, hipovolemia, hipoxemia, uremia
endo-	interno	endocitose. endócrino, endotélio
enter-	intestino	enteroquinase, gastrenterite
epi-	sobre, acima	epicárdio, epimísio
eritro-	vermelho	eritrócito, eritropoese, eritropoetina
exo-	fora	exocitose, exoftalmia
extra-	externo	extracelular, extrapiramidal
fag(o)-	comer	fagócito, fagocítico
-ferente	caminho, via	aferente, eferente

Prefixo/sufixo/raízes	Relacionados com	Exemplos no texto
gast-	estômago	gástrico, gastrina, gastrite, gastrintestinal
-gen-	origem/produção	alergênico, antígeno, gene, genético, genoma, patógeno
-globina	proteína	hemoglobina, mioglobina
hem-	sangue	hemolítico, hemorragia, hemostasia
hepat-	fígado	hepático, hepatite, hepatócito, hepatomegalia
hetero-	diferente	heterozigoto
homo-	o mesmo/estável	homólogo, homozigoto
-hidr-	água	desidratação, hidrocefalia, hidrostático
hiper-	excesso/acima	hipercapnia, hipertensão, hipertrofia
hipo-	abaixo/sob	hipoglicemia, hipotensão, hipovolemia
intra-	entre	intracelular, intracerebral, intraocular
-ismo	condição	embolismo, hipertireoidismo, reumatismo
-ite	inflamação	apendicite, cistite, gastrite, hepatite
lact-	leite	lactação, lácteo, láctico
linf-	tecido linfoide	linfático, linfócito, linfedema
liso-/-lise	quebra	glicólise, lisossomo, lisozima
-mega-	grande	acromegalia, esplenomegalia, hepatomegalia, megaloblasto
micro-	pequeno	micróbio, microfilo, microtúbulo
mio-	músculo	miocárdio, mioglobina, miopatia, miosina
nefro-	rim	nefroblastoma, néfron, nefrose, nefrótico
neo-	novo	gliconeogênese, neonato, neoplasma
neur-	nervo	neuralgia, neurônio, neuropatia
-oftal-	olho	exoftalmo, oftálmico, xeroftálmico
-oide	assemelhando-se	mieloide, sesamoide, sigmoide
olig-	diminuído	oligúria
-ologia	estudo de	cardiologia, neurologia, fisiologia
-oma	tumor	carcinoma, osteoma, melanoma
-ório	relativo a	auditório, gustatório, secretório, sensório
os-, osteo-	osso	osteoartrite, osteócito, osteoporose
-pato-	doença	nefropatia, neuropatia, patogênese
-penia	deficiência de	leucopenia, trombocitopenia
-plasma	substância	citoplasma, neoplasma
pneumo-	pulmão/ar	pneumonia, pneumotórax

Prefixo/sufixo/raízes	Relacionados com	Exemplos no texto
poli-	muitos	policitemia, polipeptídio, poliúria
-rragia	fluxo excessivo	menorragia
-rreia	descarga	diarreia, dismenorreia, rinorreia
sarco-	músculo	sarcômero, sarcoplasma
-scler	duro	arteriosclerose, escleroderma
sub-	abaixo	subaracnoide, subfrênico, sublingual
taqui-	excessivamente rápido	taquicardia, taquipneia
-tox-	veneno	citotóxico, hepatotóxico, toxina
tri-	três	trigeminal, tripeptídeo, trissacarídeo
trombo-	coágulo	trombina, trombócito, trombose, trombo
-uria	urina	anúria, hematúria, poliúria, oligúria
vas, vaso-	vaso	vascular, vasoconstrição

Sobre as figuras

Ao lado de algumas figuras há orientações com termos direcionais acima, abaixo e cada lado das imagens.

A/P: anterior/posterior. Esses termos indicam que a figura foi desenhada de cima ou de baixo em uma secção coronal ou frontal, além de mostrar a relação das estruturas da frente e de trás do corpo.
E/D: esquerda/direita.
Por exemplo: Figura 16.21

P/D: proximal/distal. Indica a relação das estruturas com o seu ponto de inserção no corpo.
L/M: lateral/medial. Indica a relação das estruturas laterais com a linha média do corpo.
Por exemplo: Figura 16.36

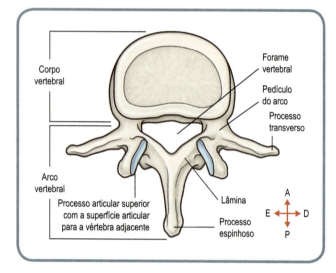

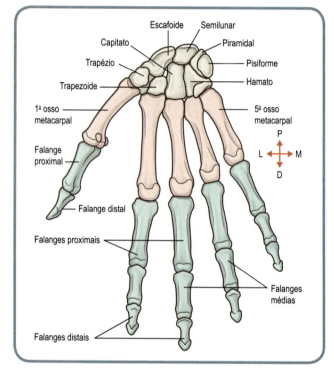

S/I: superior/inferior. Indica a relação das estruturas com as partes superior/inferior do corpo.
A/P: anterior/posterior. Indica a relação das estruturas com a parte da frente/de trás do corpo.
Por exemplo: Figura 10.14

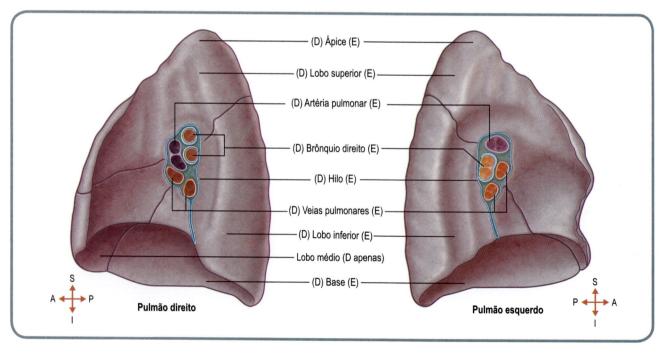

Dica

Muitas figuras anatômicas apresentam um ícone que ajuda a localizar/orientar ossos e outras estruturas.
Por exemplo: Figuras 5.8, 16.13 e 16.16

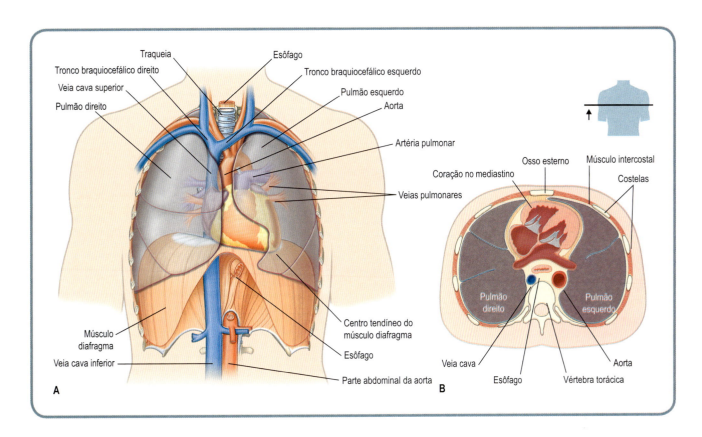

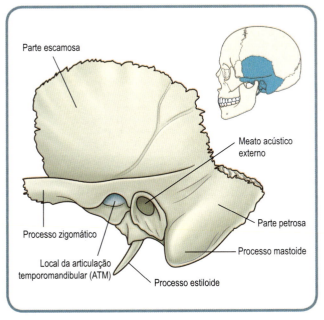

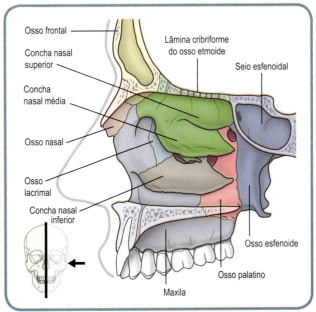

Sumário

Seção 1 O Corpo e Seus Constituintes — 1

1. Anatomia e Organização do Corpo — 1
2. Processos Químicos e Fisiológicos — 27
3. Células e Tecidos — 41

Seção 2 Comunicação — 61

4. Sangue — 61
5. Sistema Circulatório — 81
6. Sistema Linfático — 141
7. Sistema Nervoso — 153
8. Sentidos Especiais — 207
9. Sistema Endócrino — 233

Seção 3 Ingestão de Nutrientes e Eliminação de Resíduos — 261

10. Sistema Respiratório — 261
11. Introdução à Nutrição — 297
12. Sistema Digestório — 311
13. Sistema Urinário — 369

Seção 4 Proteção e Sobrevivência — 393

14. Pele — 393
15. Resistência e Imunidade — 407
16. Aparelho Locomotor — 421
17. Introdução à Genética — 475
18. Sistemas Reprodutores — 487

Respostas às Questões de Autoavaliação — 513
Glossário — 525
Valores Padronizados — 533
Bibliografia — 535
Índice Alfabético — 537

SEÇÃO 1

CAPÍTULO 1

Anatomia e Organização do Corpo

Níveis de complexidade estrutural	2
Necessidades de sobrevivência do corpo	2
Comunicação	3
Ingestão de nutrientes e eliminação de resíduos	7
Proteção do corpo e da espécie	9
Proteção contra o meio externo	9
Introdução à anatomia	11
Organização do corpo	13
Esqueleto	13
Cavidades do corpo	15
Introdução ao envelhecimento	20
Introdução ao estudo das doenças	23
Etiologia	23
Patogênese	23
Referências e leitura adicional	24
Rever e revisar	24

O corpo humano é como uma máquina altamente técnica e sofisticada. Ele opera como uma entidade única, mas é constituído por numerosos sistemas interdependentes. Cada sistema está associado a uma função específica, em geral, essencial para o bem-estar do indivíduo. Caso um sistema falhe, as consequências podem se estender aos demais, reduzindo muito a habilidade do corpo de funcionar normalmente. O trabalho integrado do corpo garante a sobrevivência. O corpo humano é, portanto, complexo tanto na estrutura quanto na função, e este livro utiliza uma abordagem por sistemas anatômicos para explicar as estruturas fundamentais e os processos envolvidos na sua constituição e funções corporais.

Anatomia é o estudo da estrutura do corpo e das relações físicas entre suas partes constituintes. Fisiologia é o estudo de como os sistemas do corpo funcionam e de que maneiras suas atividades integradas sustentam a vida e a saúde do indivíduo. Patologia é o estudo de anormalidades; patofisiologia considera como elas afetam as funções corporais, frequentemente causando doenças.

Este capítulo introduz os sistemas do corpo e como eles se organizam. A seção seguinte oferece uma visão ampla dos níveis de complexidade estrutural encontrados dentro dos sistemas do corpo; as menores unidades de matéria viva são as células que formam os elementos constitutivos dos diversos órgãos do corpo. O corpo humano contém cerca de 30 trilhões de células.

Para sobreviver, muitos processos essenciais devem ocorrer dentro do corpo. Alguns envolvem a comunicação e o transporte, outros estão relacionados com a ingestão de nutrientes e a como se livrar dos resíduos, e, assim, outros garantem que o corpo consiga se proteger e que a espécie humana sobreviva. Esses processos são indicados nos títulos da próxima seção para introduzir os sistemas do corpo e, depois, explorados em profundidade nos capítulos seguintes.

O uso de terminologia anatômica padrão possibilita a descrição precisa das relações entre as estruturas do corpo e sua identificação de forma consistente. Este capítulo também explica algumas dessas terminologias fundamentais, que são então aplicadas e propiciam uma visão geral da organização do corpo, com foco no esqueleto e nas suas cavidades.

Muitos sistemas se tornam menos eficientes com a idade. O declínio fisiológico é parte normal do envelhecimento e não deve ser confundido com disfunção ou doença, embora algumas condições se tornem mais comuns em idades mais avançadas. Manter um estilo de vida saudável pode não apenas minimizar os efeitos do envelhecimento, como também

SEÇÃO 1 O Corpo e seus Constituintes

proteger de doenças. O impacto geral do envelhecimento é descrito neste capítulo, e seus efeitos na função corporal são explorados em detalhes nos capítulos subsequentes.

As seções finais deste capítulo possibilitam as bases para estudar as doenças e evidenciam os mecanismos que as causam, bem como alguns processos comuns de adoecimento. Com base na anatomia e fisiologia normal, uma abordagem sistêmica é adotada para introduzir as doenças comuns ao final dos últimos capítulos.

Níveis de complexidade estrutural

Resultados esperados da aprendizagem

Após estudar esta seção, você estará apto a:

- Descrever os níveis de complexidade estrutural do corpo.

Dentro do corpo existem diferentes níveis de organização estrutural e de complexidade; o mais básico deles é o químico. Átomos se combinam para formar moléculas, das quais há uma grande variedade no corpo. As estruturas, propriedades e funções de importantes moléculas biológicas são descritas no Capítulo 2.

As células são a menor unidade independente da matéria viva. São tão pequenas que não podem ser vistas a olho nu, mas podem ser ampliadas com o uso de um microscópio. Diferentes tipos podem ser distinguidos por seu tamanho, sua forma e pelos corantes que absorvem quando coradas em laboratórios. Muitas células se especializaram (diferenciaram) para desempenhar uma função particularmente necessária ao organismo. A Fig. 1.1 mostra algumas células altamente especializadas. A função especializada dos neurônios é transmitir sinais elétricos (impulsos nervosos), os quais são integrados e coordenados, propiciando a milhões de células nervosas do corpo um rápido e sofisticado sistema de comunicação. Em organismos complexos como o corpo humano, células com estruturas e funções similares estão associadas, formando os tecidos. A estrutura e as funções das células e dos tecidos são exploradas no Capítulo 3.

Os órgãos são formados por diferentes tipos de tecido e evoluíram para desempenhar funções específicas. Há cerca de 80 órgãos, cada qual associado com um ou mais sistemas do corpo. A Fig. 1.2 mostra que o estômago é coberto por uma camada de tecido epitelial, e suas paredes contêm camadas de tecido muscular liso. Ambos os tecidos contribuem para as funções do estômago, mas de maneiras diferentes.

Os sistemas consistem em um número de órgãos e tecidos que, juntos, contribuem para uma ou mais necessidades de sobrevivência do corpo. Por exemplo, pâncreas, estômago e fígado são todos órgãos considerados partes do sistema digestório. Todos contribuem para a ingestão, digestão e absorção de nutrientes, mas, individualmente, têm funções bastante diferentes. Os sistemas do corpo trabalham de forma interdependente e devem comunicar e coordenar suas

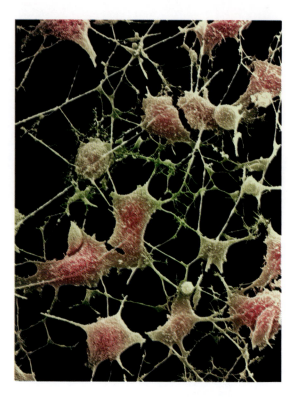

Figura 1.1 Células nervosas (neurônios). Eletromicrografia de varredura colorida. (Steve G Schmeissner/Science Photo Library. Reproduzida com permissão.)

funções para que o corpo permaneça saudável. A estrutura e as funções do corpo serão consideradas nos capítulos subsequentes.

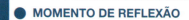
MOMENTO DE REFLEXÃO

1. Defina o termo "diferenciação celular".

Necessidades de sobrevivência do corpo

Resultados esperados da aprendizagem

Após estudar esta seção, você estará apto a:

- Descrever o papel dos sistemas de transporte
- Delinear os papéis dos sistemas nervoso e endócrino na comunicação interna
- Explicar como os nutrientes são absorvidos pelo corpo
- Indicar os materiais residuais eliminados pelo corpo
- Falar sobre as atividades realizadas para proteção, defesa e sobrevivência.

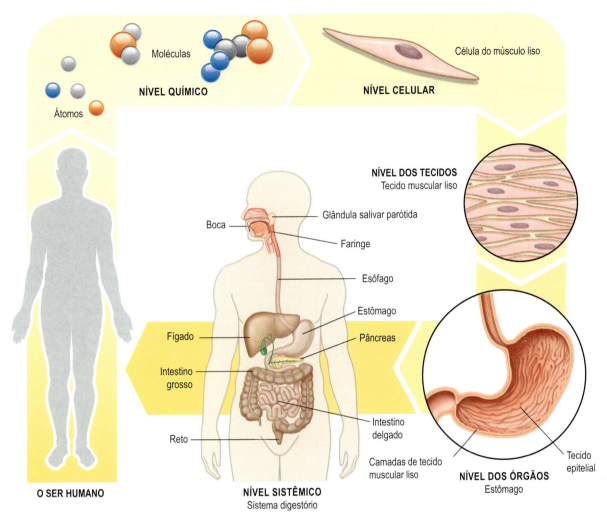

Figura 1.2 Níveis de complexidade estrutural.

Por convenção, os sistemas do corpo são descritos separadamente no estudo da anatomia e fisiologia, mas na realidade trabalham de forma interdependente. Esta seção introduz as atividades do corpo, ligando-as às necessidades de sobrevivência: comunicação, ingestão de nutrientes e eliminação de resíduos, e a sobrevivência do próprio corpo e da espécie (Tabela 1.1).

Comunicação

A comunicação requer sistemas de transporte para garantir que todas as células do corpo sejam supridas com a grande variedade de substâncias de que necessitam para a sua sobrevivência, tanto quanto para permitir a excreção de resíduos; isso envolve o sangue e os sistemas cardiovascular e linfático.

Os sistemas de comunicação recebem, agregam e respondem às informações que podem se originar do próprio corpo (internamente) ou de seu meio ambiente (externamente). A comunicação interna envolve principalmente os sistemas nervoso e endócrino, os quais são importantes na manutenção da homeostase (Capítulo 2) e regulam as funções vitais

Tabela 1.1 Necessidades de sobrevivência e atividades do corpo a elas relacionadas.

Necessidades de sobrevivência	Atividades do corpo
Comunicação	Sistemas de transporte: sangue, sistemas cardiovascular e linfático
	Comunicação interna: sistemas nervoso e endócrino
	Comunicação externa: sentidos especiais, comunicações verbal e não verbal
Ingestão de nutrientes e eliminação de resíduos	Tomada de oxigênio
	Ingestão de nutrientes (comer e beber)
	Eliminação de resíduos: dióxido de carbono, urina, fezes
Proteção do próprio corpo e da espécie	Proteção contra o meio externo: pele
	Proteção contra infecção microbiana: resistência e imunidade
	Movimentos do corpo
	Sobrevivência da espécie: reprodução e transmissão de características adquiridas

SEÇÃO 1   O Corpo e seus Constituintes

do corpo. A comunicação com o meio externo envolve sentidos especiais e atividades verbais e não verbais, que também dependem do sistema nervoso.

Sistemas de transporte

Sangue

O sangue (Capítulo 4) transporta substâncias por todo o corpo por meio de ampla rede de vasos sanguíneos. Em adultos, o corpo contém de 5 a 6 litros de sangue. O sangue é formado por duas partes: um fluido, chamado plasma, e células suspensas no plasma.

Plasma. É formado por 90% de água com muitas substâncias dissolvidas ou nela suspensas. Essas substâncias incluem:

- Nutrientes absorvidos no canal alimentar
- Oxigênio absorvido dos pulmões
- Substâncias químicas sintetizadas pelas células do corpo, como hormônios
- Materiais de descarte oriundos das células para serem eliminados do corpo por excreção.

Células sanguíneas. Há três grupos distintos, classificados de acordo com suas funções (Fig. 1.3).

Eritrócitos (células vermelhas do sangue) transportam oxigênio e, em menor grau, dióxido de carbono entre os pulmões e todas as células do corpo.

Leucócitos (células brancas do sangue) estão relacionados, sobretudo, com a proteção do corpo contra infecções e substâncias estranhas. Há vários tipos de leucócitos, os quais desempenham suas funções de proteção de diferentes maneiras. São células grandes e em menor número que os eritrócitos.

Plaquetas (trombócitos) são pequenos fragmentos celulares que desempenham papel essencial na coagulação do sangue.

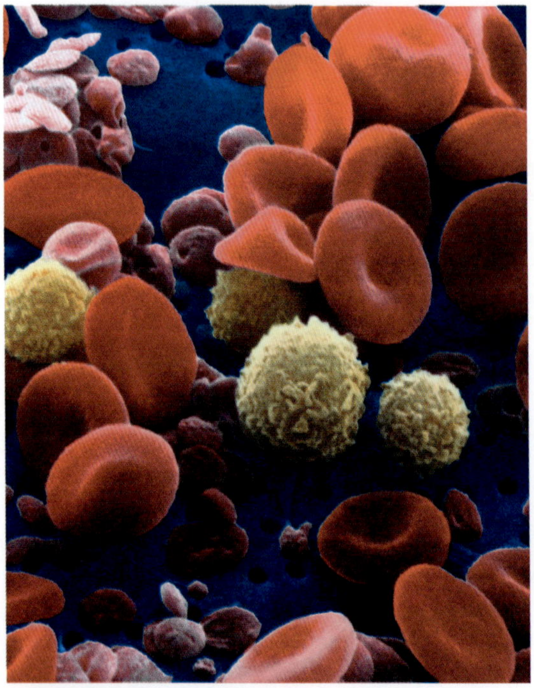

Sistema cardiovascular

O sistema cardiovascular (Capítulo 5) é formado por uma rede de vasos sanguíneos e o coração (Fig. 1.4).

Vasos sanguíneos. Há três tipos:

- Artérias, que levam o sangue para longe do coração
- Veias, que fazem o sangue retornar ao coração
- Capilares, que ligam artérias e veias.

Capilares são minúsculos vasos sanguíneos, com paredes muito finas, que consistem em apenas uma camada de células, o que lhes possibilita efetuar trocas de substâncias, como nutrientes, oxigênio e produtos de descarte celular, entre o sangue e os tecidos corporais. Os vasos sanguíneos formam uma massiva rede de transporte de sangue para:

Figura 1.3 Sangue mostrando células vermelhas do sangue, células brancas do sangue *(amarelo)* e plaquetas *(rosa)*. Eletromicrografia de varredura colorida. (National Cancer Institute/ Science Photo Library. Reproduzida com permissão.)

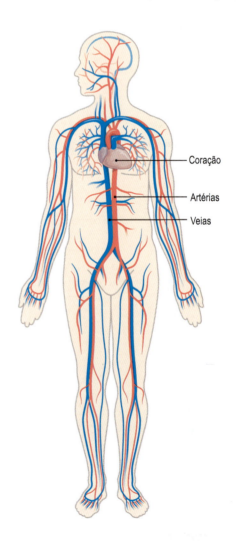

Figura 1.4 Sistema circulatório.

- Os pulmões (circulação pulmonar), onde o oxigênio é absorvido do ar nos pulmões e, ao mesmo tempo, o dióxido de carbono é excretado do sangue para o ar pulmonar
- As células em todas as partes do corpo (circulação geral ou sistêmica; Fig. 1.5).

Coração. O coração é um saco muscular com quatro câmaras, as quais bombeiam sangue ao corpo e mantêm a pressão sanguínea.

O músculo cardíaco não está sob controle consciente (voluntário). Em repouso, o coração contrai, ou bate, entre 65 e 75 vezes/min. A taxa de batimentos em geral aumenta quando a necessidade de oxigênio aumenta, por exemplo, durante o exercício.

A taxa de batimentos cardíacos pode ser contada ao medir o pulso. Este pode ser facilmente sentido onde a artéria superficial pode ser pressionada gentilmente contra o osso, usualmente no pulso.

Sistema linfático

O sistema linfático (Capítulo 6; Fig. 1.6) consiste em uma série de vasos linfáticos, que começam como tubos com fundo cego nos espaços dos tecidos entre os capilares sanguíneos e as células dos tecidos. Estruturalmente, são similares a veias e capilares sanguíneos, mas os poros nas paredes dos capilares linfáticos são maiores que nos capilares sanguíneos. A linfa é um tecido fluido que também contém material drenado dos espaços tissulares, incluindo proteínas plasmáticas e, algumas vezes, bactérias ou restos celulares. A linfa é transportada ao longo dos vasos linfáticos e retorna à corrente sanguínea próxima ao coração.

Há agrupamentos de linfonodos situados em vários pontos ao longo do comprimento dos vasos linfáticos. A linfa é filtrada ao passar por esses nódulos, e, então, micróbios e outros materiais são removidos do seu interior. São considerados órgãos linfáticos o baço e o timo.

O sistema linfático também contém os sítios de formação e maturação dos linfócitos, as células brancas envolvidas na imunidade (Capítulo 15).

Comunicação interna

Essa comunicação ocorre por meio das atividades dos sistemas nervoso e endócrino.

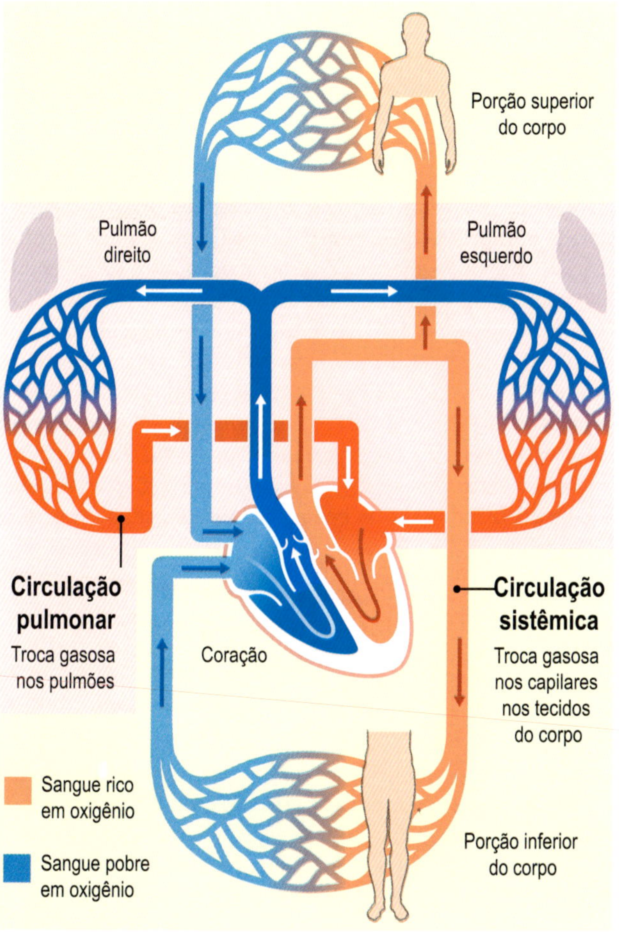

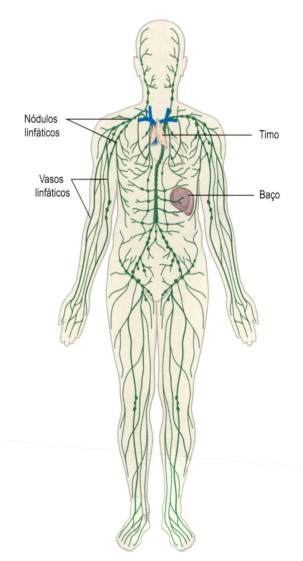

Figura 1.5 Circulação do sangue pelo coração e pelas circulações pulmonar e sistêmica.

Figura 1.6 Sistema linfático. Linfonodos e vasos.

SEÇÃO 1 O Corpo e seus Constituintes

Sistema nervoso

O sistema nervoso (Capítulo 7) é um sistema de comunicação rápida. Seus principais componentes são mostrados na Fig. 1.7.

O sistema nervoso central é constituído por:

- Cérebro, situado dentro do crânio
- Medula espinal, que se estende da base do crânio à região lombar (lombar baixa)

A medula espinal está protegida de danos, pois se aloja no canal medular que é interno aos ossos da coluna vertebral.

O sistema nervoso periférico é formado por uma rede de fibras nervosas, as quais são:

- Sensoriais ou nervos aferentes, que transmitem informações do corpo para o sistema nervoso central*
- Motoras ou nervos eferentes, que transmitem informações do sistema nervoso central para os órgãos efetores, como músculos ou glândulas.

Os sentidos somáticos (comuns) são dor, tato, pressão, vibração, calor e frio. Essas sensações advêm da estimulação de receptores sensoriais especializados nas terminações nervosas encontradas por toda a pele.

As terminações nervosas internas aos músculos respondem às mudanças de sua posição e orientação no corpo, a fim de manter a postura e o equilíbrio. Há, também, receptores que são ativados por estímulos em órgãos internos e que controlam as funções vitais do corpo, como as frequências cardíaca e respiratória e a pressão sanguínea. A estimulação de quaisquer desses receptores dispara impulsos que são conduzidos ao sistema nervoso central por nervos sensoriais (aferentes).

A comunicação nas fibras nervosas (células) é realizada por impulsos elétricos que são gerados a partir de estímulos nas células nervosas, os quais ativam os terminais nervosos. Os impulsos nervosos (potenciais de ação) podem viajar na fibra nervosa com velocidade superior a 100 m/s; portanto, as respostas são quase imediatas, o que propicia ajustes finos e rápidos nas funções corpóreas.

A comunicação entre as células nervosas também é necessária, já que mais de uma fibra nervosa (axônios) está envolvida na cadeia de eventos que ocorre entre o estímulo inicial e a reação a ele. Os axônios comunicam-se entre si pela liberação de uma substância química (o neurotransmissor) em pequenas fendas entre eles, denominadas sinapses. Em apenas milésimos de segundo, o neurotransmissor rapidamente atravessa a fenda e estimula ou inibe a próxima célula nervosa, de forma a transmitir a mensagem.

Nervos sensoriais transmitem impulsos do corpo para a porção apropriada do sistema nervoso central, onde as informações que estão chegando serão analisadas e processadas. O cérebro responde enviando impulsos pelo sistema de fibras nervosas motoras (eferentes) para o órgão efetor apropriado. Dessa forma, muitos aspectos da função corpórea são continuamente monitorados e ajustados, geralmente por controle de *feedback* negativo (Capítulo 2), e em geral inconscientes, como na regulação da pressão arterial.

Reflexos são ações rápidas e involuntárias, que em geral são respostas motoras de proteção a um estímulo específico. Eles incluem:

- Retirada do dedo de uma superfície muito quente
- Contração da pupila em resposta à luz forte
- Controle da pressão sanguínea.

Sistema endócrino

O sistema endócrino (Capítulo 9) consiste em algumas glândulas situadas em diferentes partes do corpo. Elas sintetizam e secretam mensageiros químicos, os chamados hormônios, que são lançados no sangue e circulam pelo corpo. Os hormônios estimulam glândulas e tecidos-alvo, influenciam as atividades metabólicas celulares e regulam o crescimento e a maturação do corpo. As glândulas endócrinas detectam e respondem a níveis de substâncias particulares no sangue,

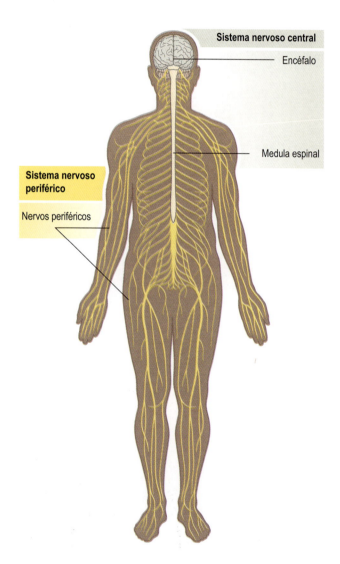

Figura 1.7 Sistema nervoso.

---

* *Nota da tradução*: existem nervos fora do sistema nervoso central, fazendo parte do sistema nervoso periférico. Os nervos que estão situados fora do sistema nervoso central formam a sua parte periférica e são formados por várias fibras nervosas (conjuntos de axônios).

incluindo hormônios específicos. Mudanças nos níveis hormonais do sangue geralmente são controladas por *feedback* negativo (ver Figs. 2.12, 2.13 e 9.4). O sistema endócrino regula e controla as funções corporais de modo mais lento e preciso que o sistema nervoso.

Além das glândulas cuja função primária é endócrina, atualmente outros órgãos descobertos também secretam hormônios como uma função secundária; alguns deles serão explorados no Capítulo 9.

Comunicação com o meio externo

Tecidos especiais

A estimulação de receptores especializados em órgãos sensoriais ou tecidos gera sensações de visão, audição, equilíbrio, olfato e paladar (Capítulo 8). Embora esses sentidos em geral sejam considerados em separado e diferentes uns dos outros, um raramente é ativado isolado de outro (Fig. 1.8). Por exemplo, quando o cheiro de fumaça é percebido, outros sentidos, como visão e som, são usados para localizar a fonte de fogo. De forma similar, paladar e olfato estão intimamente associados na apreciação do alimento. O cérebro processa informações que estão chegando com dados da memória e inicia a resposta gerando impulsos nervosos nos nervos motores (eferentes) para órgãos efetores, músculos e glândulas. Essas respostas permitem, por exemplo, um indivíduo escapar do fogo ou preparar o sistema digestório para a alimentação.

Comunicação verbal

O som é produzido na laringe quando o ar expirado vindo dos pulmões passa pelas cordas vocais, fazendo-as vibrar durante a expiração (ver Fig. 10.8). Em humanos, sons reconhecidos produzidos pela contração coordenada dos músculos da garganta e das bochechas, aliados a movimentos da língua e mandíbula, são conhecidos como fala.

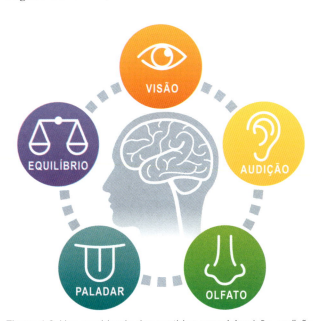

Figura 1.8 Uso combinado dos sentidos especiais: visão, audição, paladar, olfato e equilíbrio.

Comunicação não verbal

Postura e movimentos são frequentemente associados à comunicação não verbal, como balançar a cabeça e dar de ombros. O esqueleto fornece a estrutura óssea do corpo (Capítulo 16), e os movimentos acontecem entre as juntas dos ossos. Os músculos esqueléticos movem o esqueleto e unem os ossos uns aos outros, envolvendo uma ou mais articulações entre eles. Os músculos são estimulados pelo sistema nervoso sob controle voluntário (consciente). Algumas comunicações não verbais, como mudanças na expressão facial, podem não envolver o movimento de ossos.

Ingestão de nutrientes e eliminação de resíduos

Esta seção aborda substâncias introduzidas no corpo e excretadas por ele, as quais envolvem os sistemas respiratório, digestório e urinário. Oxigênio, água e alimentos são introduzidos no corpo, e dióxido de carbono, urina e fezes são excretados dele.

Ingestão de oxigênio

O oxigênio representa cerca de 21% do ar atmosférico. O suprimento contínuo é essencial para a vida humana porque ele é necessário à maioria das atividades que ocorrem nas células. O oxigênio é necessário às cascatas de reações químicas que resultam na liberação de energia dos nutrientes. Essa energia química representa o combustível essencial às atividades celulares.

As vias respiratórias superiores transportam o ar das narinas para os pulmões durante a respiração (Capítulo 10). O ar segue pelas vias de passagem, que incluem a cavidade nasal, a faringe (a garganta, também parte do sistema digestório), a laringe (caixa de voz), a traqueia, dois brônquios (um brônquio para cada pulmão) e um grande número de passagens pelos bronquíolos (Fig. 1.9). Os bronquíolos terminam em milhões de pequeninos sacos aéreos em cada pulmão. Esses sáculos aéreos são envolvidos por uma rede de diminutos capilares e correspondem ao local onde ocorre a troca vital gasosa entre os pulmões e o sangue.

O nitrogênio, que corresponde a cerca de 80% do ar atmosférico, é inalado e exalado, mas não pode ser utilizado pelo corpo nessa forma gasosa. O nitrogênio necessário ao corpo é obtido pela alimentação, a partir das proteínas ingeridas, principalmente carne vermelha e peixe.

Ingestão de nutrientes (comer e beber)

A nutrição será discutida no Capítulo 11. Uma dieta balanceada é importante para a saúde e fornece nutrientes, substâncias que são absorvidas geralmente após a digestão, e propiciam as funções do corpo, como construção de células do crescimento e reparos. Os nutrientes incluem água, carboidratos, proteínas, gorduras, vitaminas e sais minerais. Eles favorecem as funções vitais, tais como:

SEÇÃO 1   O Corpo e seus Constituintes

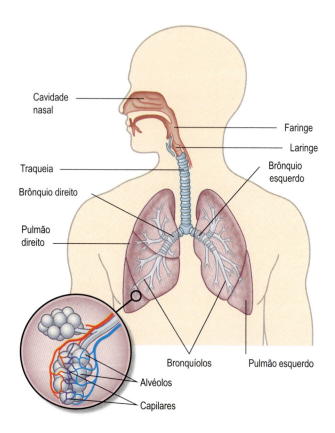

Figura 1.9 Sistema respiratório.

- Manutenção do balanço hídrico no corpo
- Fornecimento de combustíveis para a produção de energia, principalmente carboidratos e gorduras
- Fornecimento de matéria-prima para a síntese das grandes e complexas moléculas necessárias ao corpo.

Digestão

O sistema digestório evoluiu a fim de poder processar os alimentos, que são quimicamente complexos, para uma forma em que as células do corpo possam usar. Assim, sua função é quebrar os alimentos ou digeri-los para que possam ser absorvidos na circulação e, então, utilizados pelas células. O sistema digestório é composto pelo canal alimentar e órgãos acessórios (Fig. 1.10).

Canal alimentar

É essencialmente um tubo, com aproximadamente 9 m de comprimento no indivíduo adulto, que começa na boca e continua pela faringe, esôfago, estômago, intestinos delgado e grosso, reto e ânus.

Órgãos acessórios

São as glândulas salivares, pâncreas e fígado (ver Fig. 1.10), que se localizam fora do canal alimentar. As glândulas salivares e o pâncreas sintetizam e liberam enzimas digestivas, as quais participam da quebra dos alimentos, enquanto o fígado secreta bile; essas substâncias entram no canal alimentar por dutos que os conectam.

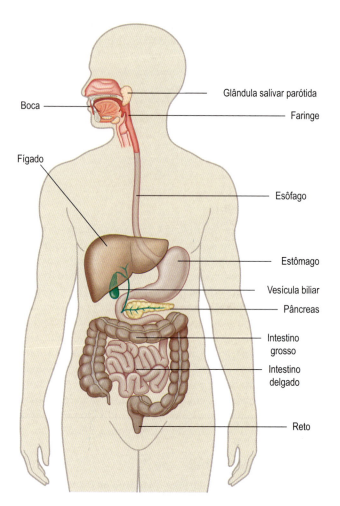

Figura 1.10 Sistema digestório.

Metabolismo

Reações químicas ocorrem continuamente em todas as células do corpo, e toda essa atividade é chamada metabolismo. As reações metabólicas são classificadas em dois grupos principais:

- Anabolismo, construção ou síntese de grandes e complexas moléculas
- Catabolismo, quebra de substâncias a fim de fornecer energia e nutrientes para o anabolismo; nesse processo, são formados resíduos que serão excretados.

As fontes de energia são, em especial, carboidratos e gorduras. Contudo, se esses nutrientes estão em falta, as proteínas também são usadas.

Eliminação de resíduos

Gás carbônico

Este gás resulta do metabolismo celular como resíduo a ser descartado. Como ele se dissolve nos fluidos corpóreos, são formadas soluções ácidas que devem ser excretadas em quantidades apropriadas a fim de manter o pH (acidez ou alcalinidade) dentro da faixa normal. A maior parte do gás carbônico é eliminada pelos pulmões durante a expiração.

Urina

A urina é um subproduto formado pelos rins, que são parte do sistema urinário (Capítulo 13). Esses órgãos do sistema urinário são mostrados na Fig. 1.11. A urina é formada por água e produtos de excreção, principalmente partes de proteínas oriundas do catabolismo, como a ureia. Sob a influência de hormônios do sistema endócrino, os rins regulam o balanço de água. Eles também auxiliam a manutenção do pH sanguíneo dentro da faixa normal e influenciam a pressão sanguínea. A bexiga urinária armazena urina até que esta seja eliminada durante a micção.

Fezes

Os materiais resultantes da digestão nos intestinos são eliminados como fezes durante a defecação. Eles contêm resíduos de alimentos que permaneceram no canal alimentar porque não foram absorvidos, além de conter grande número de micróbios.

Proteção do corpo e da espécie

As necessidades do corpo exploradas nesta seção são: proteção contra o meio externo, defesa contra infecções, movimento e sobrevivência da espécie.

Proteção contra o meio externo

A pele (Fig. 1.12) forma uma barreira física contra a invasão de micróbios, substâncias químicas e desidratação (Capítulo 14). Consiste em duas camadas: a epiderme e a derme.

A epiderme é a camada mais superficial, composta de várias camadas de células que crescem em direção à superfície a partir das camadas mais profundas. A superfície da pele consiste de células mortas achatadas que descamam continuamente e são repostas por outras células novas vindas das camadas internas. A epiderme forma a barreira entre o meio interno úmido e o ar atmosférico mais seco.

A derme contém pequeninas glândulas sudoríparas que, por meio de seus pequenos dutos, se conectam à superfície da pele. Pelos crescem a partir de folículos na derme. Esta é rica em terminais nervosos sensíveis à dor, à temperatura e ao tato. A pele é um vasto órgão que constantemente fornece ao sistema nervoso central informações da superfície do corpo. Também tem função importante na regulação da temperatura do corpo.

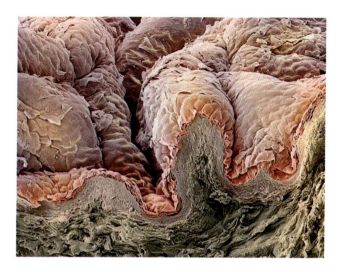

Figura 1.12 A pele. Eletromicrografia de varredura colorida. (Steve G Schmeissner/ Science Photo Library. Reproduzida com permissão.)

Defesa contra infecções

O corpo tem muitos meios de se autoproteger contra invasores, os quais lhe conferem resistência e/ou imunidade (Capítulo 15). Esses meios são divididos em duas categorias: mecanismos específicos e não específicos.

Mecanismos não específicos de defesa

São efetivos contra invasores. A pele protege a maior parte da superfície do corpo, embora haja, também, outros recursos de proteção do corpo; por exemplo, o muco espesso secretado pelas membranas mucosas que aprisionam micróbios e outros materiais estranhos. Alguns fluidos corpóreos contêm substâncias antimicrobianas; por exemplo, o suco gástrico contém ácido hidroclorídrico, que mata a maioria dos micróbios ingeridos. Caso os micróbios consigam entrar no corpo, eles infectam os tecidos, e outros mecanismos não específicos (gerais) são ativados, incluindo o sistema de complemento e a resposta inflamatória (Capítulo 15).

Mecanismos específicos de defesa

O corpo gera uma resposta específica (imune) contra qualquer substância que ele identifique como estranha. Tais substâncias são chamadas antígenos e incluem:

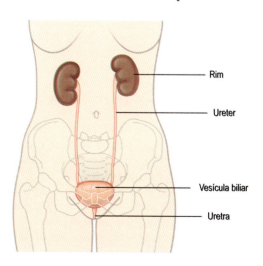

Figura 1.11 Sistema urinário.

SEÇÃO 1 O Corpo e seus Constituintes

- Pólen de plantas e flores
- Bactérias e outros micróbios
- Células cancerígenas ou de tecidos transplantados.

Após a exposição a um antígeno, frequentemente é desenvolvida imunidade contra a invasão dele por toda a vida. Durante sua existência, um indivíduo gradualmente desenvolve resistência contra milhões de antígenos. Reações alérgicas são respostas imunes anormais a um antígeno que usualmente não oferece risco ao corpo, como os efeitos do pólen em pessoas com a febre do feno.

Movimento

O movimento de todo o corpo, ou de parte dele, é essencial para muitas atividades corpóreas, tais como obter alimento, fugir de perigos, evitar injúria e reprodução.

Muitos dos movimentos do corpo estão sob controle consciente (voluntário). Constituem exceção os movimentos de proteção (reflexos), que são respostas sem que o indivíduo esteja consciente delas, como a retirada da mão da superfície quente do fogão.

O sistema musculoesquelético inclui os ossos do esqueleto, os músculos esqueléticos e as articulações.* O esqueleto provê a estrutura rígida do corpo para que os movimentos ocorram nas articulações entre dois ou mais ossos. Os músculos esqueléticos (Fig. 1.13), sob o controle voluntário do sistema nervoso, mantêm a postura e o equilíbrio e movem o esqueleto. Uma breve descrição do esqueleto será feita mais adiante, neste capítulo, na p. 13, e mais detalhes sobre ossos, músculos e articulações serão fornecidos no Capítulo 16.

Sobrevivência da espécie

A sobrevivência da espécie depende de uma reprodução bem-sucedida, com a transmissão do material genético dos pais aos descendentes. Como em muitas outras espécies, isso envolve a fusão de gametas (células) do macho e da fêmea, processo chamado reprodução sexual.

Transmissão das características hereditárias

Indivíduos com a maior vantagem genética têm mais chances de sobreviver, reproduzir e passar seus genes para a próxima geração. Essa é a base da seleção natural, isto é, "a sobrevivência do mais apto". O Capítulo 17 explora a transmissão das características hereditárias.

Reprodução

A reprodução bem-sucedida (Capítulo 18) é essencial para garantir a continuação da espécie e suas características genéticas de uma geração a outra. Os óvulos** são produzidos pelos ovários, situados na pelve feminina (Fig. 1.14). Durante o período reprodutivo da fêmea, usualmente um óvulo é liberado a intervalos mensais, após o que ele segue em direção ao útero pela tuba uterina. Nos machos, os espermatozoides (gameta masculino) são produzidos em grande número pelos dois testículos, situados no escroto. De cada testículo os espermatozoides seguem pelo duto deferente até a uretra.

Durante o relacionamento sexual (coito), os espermatozoides são depositados na vagina. Eles nadam em direção ao útero e fertilizam o óvulo na tuba uterina. A fertilização (Fig. 1.15) ocorre quando a célula-ovo, ou gameta feminino, se funde com a célula espermática. O óvulo fertilizado, agora denominado ovo ou zigoto, passa ao útero e se insere na parede uterina, onde crescerá e irá se maturar durante a gravidez ou gestação, por cerca de 40 semanas.

Quando o óvulo não é fertilizado, ele é expelido junto com a camada do endométrio como sangue, processo conhecido como menstruação. Nas fêmeas, o ciclo reprodutivo consiste em fases associadas às mudanças nos níveis hormonais controladas pelo sistema endócrino. Um ciclo dura cerca de 28 dias, que são contínuos a partir da puberdade até a menopausa, a menos que ocorra gravidez. Na ovulação (ver

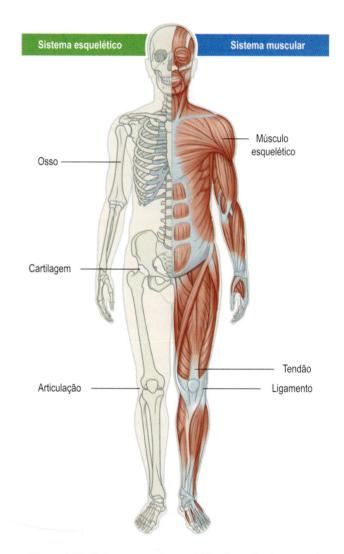

Figura 1.13 Sistema musculoesquelético (aparelho locomotor).

---

* *Nota da tradução*: segundo a Nomina Anatomica, o conjunto dos três sistemas forma o aparelho locomotor, termo adotado também neste livro.
**Nota da tradução: gametas femininos.

Anatomia e Organização do Corpo CAPÍTULO **1**

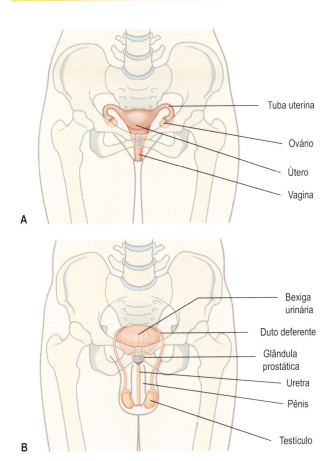

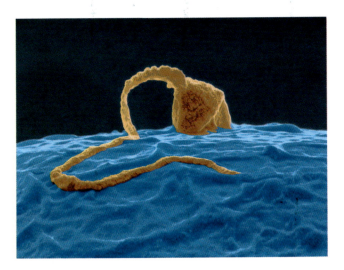

Figura 1.14 Sistema reprodutor. (A) Feminino. (B) Masculino.

Fig. 18.8), um óvulo é liberado do ovário no meio do ciclo. Nos machos, não há um ciclo, mas hormônios, à semelhança do que ocorre nas fêmeas, estão envolvidos na produção e maturação dos espermatozoides.

Introdução à anatomia

> **Resultados esperados da aprendizagem**
>
> Após estudar esta seção, você estará apto a:
>
> - Definir os termos anatômicos comuns.

Esta parte do capítulo explica a terminologia anatômica usada para assegurar que as relações entre as estruturas do corpo sejam descritas de forma consistente. É fornecida uma visão geral dos ossos que formam o esqueleto, além de serem explorados os conteúdos das cavidades formadas.

Termos anatômicos

Posição anatômica

A posição anatômica é usada nas descrições para garantir a acurácia e a consistência das informações. O corpo está na posição vertical, com a cabeça voltada para a frente, e os braços ao lado, com as palmas voltadas para a frente e os pés juntos.

Termos direcionais

São termos pares usados para descrever o local das partes do corpo em relação às demais e são explicados na Tabela 1.2.

Tabela 1.2 Painel de termos direcionais usados em anatomia.

Termo direcional	Significado	Exemplo
Medial	Próximo à linha média	O coração está medial ao úmero
Lateral	Longe da linha média ou lateralmente no corpo	O úmero está lateral ao coração
Proximal	Próximo ao ponto de inserção de um membro, ou origem de uma parte do corpo	O fêmur é proximal à fíbula
Distal	Longe do ponto de inserção do membro ou da origem de uma parte do corpo	A fíbula está distal ao fêmur
Anterior ou ventral	Localizado na frente do corpo	O osso esterno está anterior às vértebras
Posterior ou dorsal	Localizado na parte dorsal ou posterior do corpo (costas)	As vértebras são posteriores ao osso esterno
Superior	Próximo à cabeça	O crânio está superior à escápula
Inferior	Longe da cabeça	A escápula está inferior ao crânio

Figura 1.15 Fertilização mostrando o espermatozoide *(laranja)* e o óvulo *(azul)*. Eletromicrografia de varredura colorida. (Thierry Berrod, Mona Lisa Production/ Science Photo Library. Reproduzida com permissão.)

● **MOMENTO DE REFLEXÃO**

2. Esboce o papel das artérias no transporte do sangue.

3. O que é um neurotransmissor?

SEÇÃO 1   O Corpo e seus Constituintes

Termos regionais

Estes são usados para descrever as partes do corpo (Fig. 1.16).

Planos do corpo

Há três planos do corpo (Fig. 1.17), que se dispõem em ângulo reto entre eles. Esses planos dividem o corpo em seções e são usados para visualizar ou descrever sua organização interna de diferentes perspectivas. A posição anatômica (já descrita) é usada como posição de referência na descrição dos planos do corpo.

Plano mediano ou sagital

O plano mediano divide longitudinalmente pela linha média o corpo em metades direita e esquerda, como na Fig. 1.17. A seção sagital é uma seção paralela ao plano mediano.

Plano frontal (coronal)

O plano frontal ou coronal divide longitudinalmente o corpo em metade anterior (frente) e metade posterior (costas), como na Fig. 7.19.

Plano transverso

O plano transverso ou horizontal, por uma seção transversal, divide o corpo em parte superior ou inferior. Esta seção pode

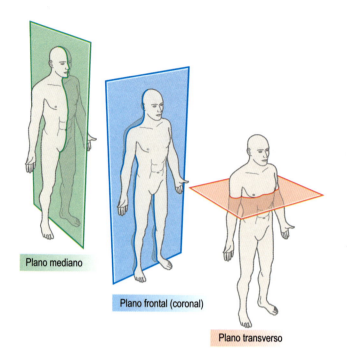

Figura 1.17 Planos do corpo.

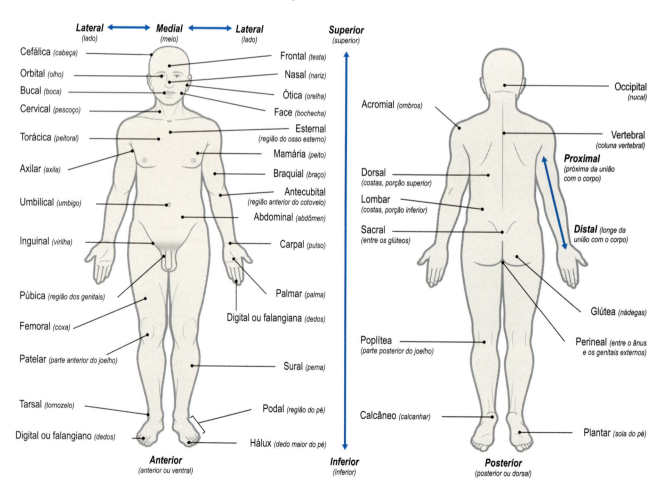

Figura 1.16 Termos regionais e direcionais.

Anatomia e Organização do Corpo CAPÍTULO **1**

ocorrer em qualquer altura, como na cavidade craniana, no abdome, tórax, um membro ou um órgão, como na Fig. 7.28.

Referências anatômicas usadas neste livro

As referências têm sido usadas em algumas figuras para evidenciar as inter-relações entre as partes do corpo. As figuras têm um ícone indicando a direção anatômica do plano de corte correspondente ao par de termos direcionais, como mostrado na Tabela 1.2. A descrição completa de todos os ícones usados neste livro aparece na página xix.

>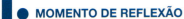
> ● **MOMENTO DE REFLEXÃO**
> 4. Descreva a posição anatômica e sua importância.

Organização do corpo

Resultados esperados da aprendizagem

Após estudar esta seção, você estará apto a:
- Identificar os principais ossos dos esqueletos axial e apendicular
- Estabelecer o limite das quatro cavidades do corpo
- Listar o conteúdo das cavidades do corpo.

Esqueleto

O esqueleto (Fig. 1.18) representa a estrutura do corpo. Ele forma as cavidades e os orifícios (depressões ou buracos) que protegem algumas estruturas, formam as articulações e propiciam a ligação dos músculos. Os ossos serão descritos em detalhe no Capítulo 16. A Tabela 16.1 (p. 427) lista a terminologia relacionada com o esqueleto.

O esqueleto é descrito em duas partes: axial e apendicular (apêndices unidos ao esqueleto axial).

Esqueleto axial

O esqueleto axial (eixo do corpo) consiste em crânio, coluna vertebral, esterno (osso do peito) e costelas.

Crânio

O crânio é descrito em duas partes: o neurocrânio, que contém o cérebro, e o viscerocrânio, que contém a face e as estruturas relacionadas. É composto de vários ossos que se fundem conforme ele se desenvolve. O único osso móvel do crânio é a mandíbula. Os nomes e posições dos ossos do crânio podem ser vistos na Fig. 1.19.

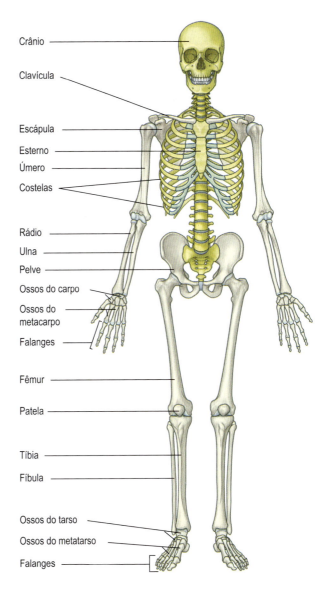

Figura 1.18 Esqueleto. Vista anterior do esqueleto axial (*dourado*) e esqueleto apendicular (*marrom*).

Funções

As várias partes do crânio têm funções diferentes e específicas (ver p. 434). Em suma, são:

- Proteção das estruturas delicadas, entre as quais estão cérebro, olhos e ouvido interno
- Manutenção da permeabilidade das passagens nasais, permitindo a respiração
- Alimentação, facilitada pelos dentes, inseridos na mandíbula e maxila, que possibilitam a mastigação pelos movimentos da mandíbula.

Coluna vertebral

Esta é formada por 24 ossos móveis (vértebras), mais o sacro e o cóccix. Os corpos dos ossos das vértebras são separados uns dos outros pelos discos intervertebrais, que são formados de fibrocartilagem. A coluna vertebral é descrita em

SEÇÃO 1 O Corpo e seus Constituintes

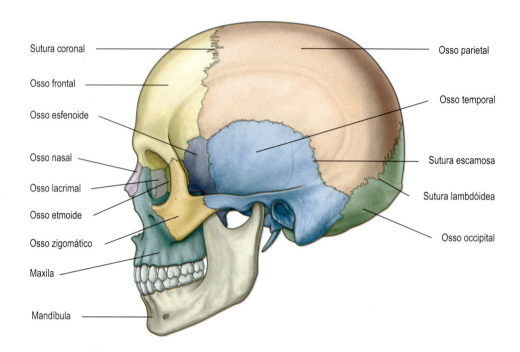

Figura 1.19 Crânio. Ossos do crânio e da visão da face da lateral esquerda.

cinco partes e os ossos de cada parte são numerados de cima para baixo (Fig. 1.20):

- 7 cervicais
- 12 torácicas
- 5 lombares
- 1 sacro (5 vértebras fundidas)
- 1 cóccix (4 vértebras fundidas).

A primeira vértebra cervical, chamada atlas, forma a junção (articulação) com o crânio. Portanto, cada vértebra forma uma articulação com a vértebra imediatamente acima e abaixo dela. Movimentos maiores são mais possíveis nas regiões cervical e lombar do que na região torácica.

O sacro consiste em cinco vértebras fundidas em um osso que se articula com a quinta vértebra lombar logo acima dele, com o cóccix abaixo e lateralmente com os ossos da pelve (quadril).

O cóccix consiste em quatro vértebras terminais fundidas em um pequeno osso triangular que se articula com o sacro superior.

Funções

A coluna vertebral tem muitas funções importantes:

- Protege a coluna vertebral. Em cada vértebra há um orifício, o forame vertebral; coletivamente eles formam o canal vertebral onde a medula espinal se aloja
- Vértebras adjacentes formam aberturas, os forames intervertebrais, pelos quais passam os nervos espinais (ver Fig. 16.27)
- Na região torácica, as costelas se articulam com as vértebras torácicas, formando articulações que permitem o movimento da caixa torácica durante a respiração.

Caixa torácica

A caixa torácica (ver Fig. 1.23A) é formada por:

- 12 vértebras torácicas
- 12 pares de costelas
- 1 osso esterno (composto pelo manúbrio, corpo do osso esterno e apêndice xifoide).

Funções

A caixa torácica:

- Protege o conteúdo do tórax, que inclui o coração, os pulmões e os grandes vasos sanguíneos
- Forma as articulações entre os membros superiores e o esqueleto axial. A parte superior do esterno, o manúbrio, articula com as clavículas, formando a única articulação entre os membros superiores e o esqueleto axial
- Fornece fixação para os músculos da respiração:
  - Os músculos intercostais ocupam os espaços entre as costelas. Quando eles se contraem, as costelas movem-se para cima e para fora, aumentando a capacidade da caixa torácica, e ocorre a inspiração
  - O diafragma é um músculo em forma de cúpula que separa as cavidades torácica e abdominal. Quando ele se contrai, auxilia a inspiração
- Possibilita a respiração.

Esqueleto apendicular

O esqueleto apendicular consiste na cintura escapular e os membros superiores e na cintura pélvica e os membros inferiores (ver Fig. 1.18).

Anatomia e Organização do Corpo CAPÍTULO **1**

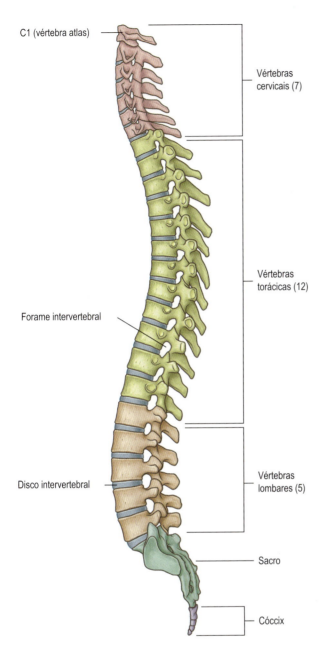

Figura 1.20 Coluna vertebral. Vista lateral.

A cintura escapular e os membros superiores. Cada cintura escapular consiste em uma clavícula e uma escápula. Cada membro superior é composto por:

- 1 osso úmero
- 1 osso rádio
- 1 osso ulna
- 8 ossos carpais
- 5 ossos metacarpais
- 14 falanges

A cintura pélvica e os membros inferiores. Os ossos da cintura pélvica são fundidos* e se articulam com o osso sacro. Cada membro inferior é composto por:

Nota da Tradução: Ílio, ísquio e púbis.

- 1 osso fêmur
- 1 osso tíbia
- 1 osso fíbula
- 1 osso patela
- 7 ossos tarsais
- 5 ossos metatarsais
- 14 falanges.

Funções

O esqueleto apendicular tem duas funções principais:

- Movimento voluntário. Ossos, músculos e articulações dos membros estão envolvidos nos movimentos do esqueleto. O que vale para o mais fino movimento dos dedos necessários para escrever até os movimentos coordenados de todos os membros associados à corrida ou ao salto.
- Proteção dos vasos sanguíneos e nervos. Essas estruturas delicadas correm ao longo do comprimento dos ossos dos membros e, assim, estão protegidas de danos pelos músculos e pela pele adjacente. Estão mais vulneráveis na região das articulações e onde os ossos podem ser sentidos imediatamente abaixo da pele.

Cavidades do corpo

Os ossos do corpo estão contidos e protegidos dentro de quatro cavidades: cranial, torácica, abdominal e pélvica (Fig. 1.21).

Cavidade cranial

A cavidade cranial contém o cérebro. Seus limites são formados pelos ossos do crânio (Fig. 1.22):

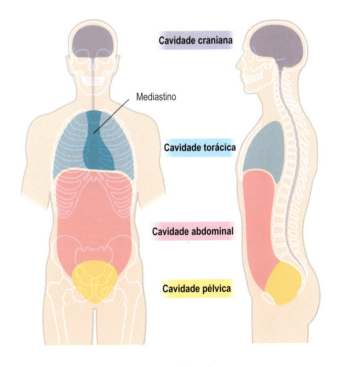

Figura 1.21 Cavidades do corpo.

SEÇÃO 1 O Corpo e seus Constituintes

- *Anteriormente*: 1 osso frontal
- *Lateralmente:* 2 ossos temporais
- *Posteriormente*: 1 osso occipital
- *Superiormente*: 2 ossos parietais
- *Inferiormente*: 1 osso esfenoide e 1 osso etmoide, mais partes dos ossos frontal, temporal e occipital

Cavidade torácica

A cavidade torácica está situada na parte superior do tronco. Seus limites são formados pela caixa torácica e pelos músculos que a conformam (Fig. 1.23A):

- *Anteriormente*: o osso esterno e as cartilagens costais das costelas
- *Lateralmente*: 12 pares de costelas e os músculos intercostais
- *Posteriormente*: as vértebras torácicas
- *Superiormente*: as estruturas formadoras da raiz do pescoço
- *Inferiormente*: o diafragma, músculo em forma de cúpula.

Conteúdos

Os principais órgãos e estruturas contidos na cavidade torácica, mostrados na Figura 1.23B, incluem:

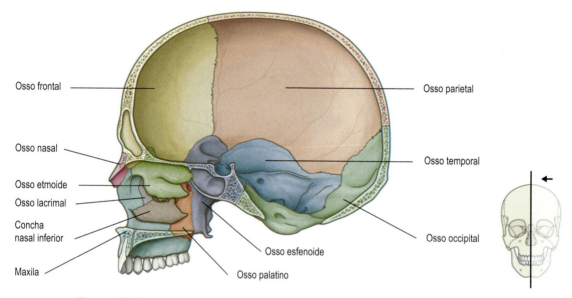

Figura 1.22 Ossos que formam a metade direita do crânio e da face. Vista lateral esquerda.

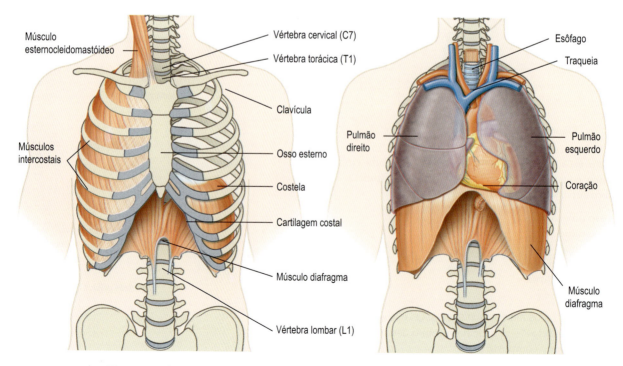

Figura 1.23 Cavidade torácica. (A) Estruturas que formam as paredes. (B) Órgãos internos.

- Traqueia, dois brônquios, dois pulmões
- Coração, artéria aorta, veias cavas superior e inferior, numerosos outros vasos sanguíneos
- Esôfago
- Vasos linfáticos e nódulos linfáticos
- Alguns nervos importantes.

O mediastino é o espaço entre os pulmões, incluindo as estruturas ali encontradas, como coração, esôfago e vasos sanguíneos.

Cavidade abdominal

Esta é a cavidade maior do corpo, e sua forma é oval (Figs. 1.24 e 1.25). Ela ocupa a maior parte do tronco e seus limites são:

- *Superiormente*: o diafragma, que a separa da cavidade torácica
- *Anteriormente*: os músculos formam a parede abdominal anterior
- *Posteriormente*: as vértebras lombares e os músculos formam a parede posterior
- *Lateralmente:* as vértebras inferiores e parte dos músculos da cavidade abdominal
- *Inferiormente*: é contínua com a cavidade pélvica.

Por convenção, a cavidade abdominal é dividida em nove regiões, como mostra a Fig. 1.26. Isso facilita a descrição da posição dos órgãos e estruturas que ela contém.

Conteúdos

A maior parte da cavidade abdominal é ocupada pelos órgãos que ela contém e as glândulas do sistema digestório (ver Figs. 1.24 e 1.25). Estes são:

- Estômago, intestino delgado e a maior parte do intestino grosso
- Fígado, vesícula biliar, dutos biliares e o pâncreas

Outras estruturas incluem:

- Baço
- Dois rins e parte superior dos ureteres
- Duas glândulas adrenais (suprarrenais)
- Numerosos vasos sanguíneos, vasos linfáticos e nervos
- Nódulos linfáticos.

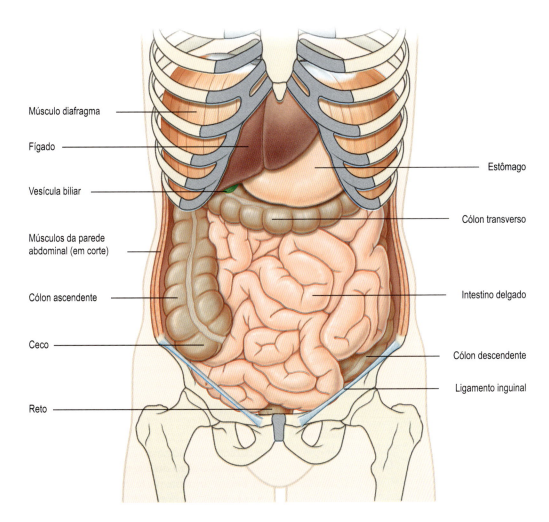

Figura 1.24 Órgãos ocupando a parte anterior da cavidade abdominal e do diafragma (corte).

SEÇÃO 1 O Corpo e seus Constituintes

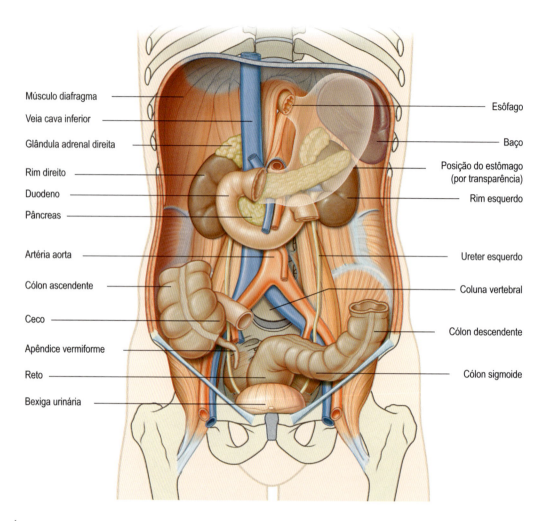

Figura 1.25 Órgãos da parte posterior da cavidade abdominal e pélvica. A posição do estômago é mostrada como uma estrutura transparente.

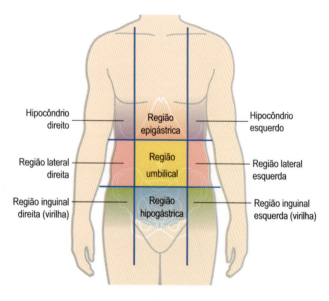

Figura 1.26 Regiões da cavidade abdominal.

Cavidade pélvica

A cavidade pélvica tem o formato parecido com o de um funil e se estende a partir da parte inferior da cavidade abdominal (Figs. 1.27 e 1.28). Seus limites são:

- *Superiormente*: é contínua com a cavidade abdominal
- *Anteriormente*: estão os ossos púbicos
- *Posteriormente*: estão o sacro e o cóccix
- *Lateralmente*: estão o quadril e o cóccix
- *Inferiormente*: estão os músculos do assoalho pélvico.

Conteúdos

A cavidade pélvica contém as seguintes estruturas:

- Cólon sigmoide, reto e ânus
- Algumas alças do intestino delgado
- Bexiga urinária, parte inferior dos ureteres e da uretra
- Na fêmea, os órgãos do sistema reprodutor são: útero, tubas uterinas, ovários e vagina (ver Fig. 1.27)
- No macho, alguns dos órgãos do sistema reprodutor são:

Anatomia e Organização do Corpo CAPÍTULO **1**

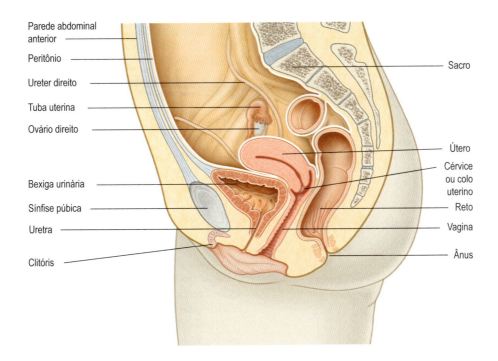

Figura 1.27 Órgãos reprodutores femininos e outras estruturas da cavidade pélvica.

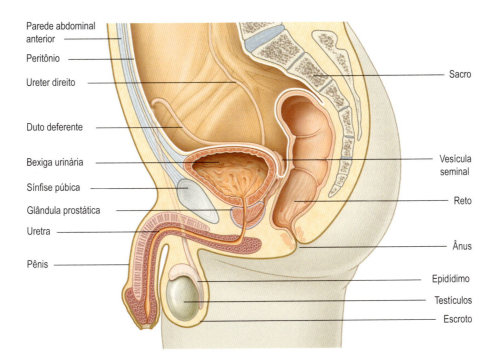

Figura 1.28 Cavidade pélvica e o sistema reprodutor masculino.

SEÇÃO 1   O Corpo e seus Constituintes

glândula da próstata, vesículas seminais, dutos espermáticos, dutos deferentes, dutos ejaculatórios e uretra (esta é comum aos sistemas reprodutor e urinário; ver Fig. 1.28).

> ● **MOMENTO DE REFLEXÃO**
>
> 5. Liste os componentes do esqueleto axial.
> 6. Em que região da cavidade abdominal o fígado está situado?

Introdução ao envelhecimento

> **Resultados esperados da aprendizagem**
>
> Após estudar esta seção, você estará apto a:
>
> - Listar as principais características do envelhecimento
> - Relacionar as implicações do envelhecimento nas populações humanas. populations.

Após o nascimento, muitas mudanças ocorrem conforme o corpo cresce e se desenvolve para a maturidade. O pico de maturação das funções fisiológicas é frequentemente curto, conforme a idade muda, e começam a aparecer prejuízos de performance nos órgãos: por exemplo, a função renal começa a declinar ao redor dos 30 anos de idade. Nos dois extremos da duração da vida, muitos aspectos da função corpórea são menos eficientes: por exemplo, a regulação da temperatura é menos efetiva em crianças e adultos.

A maturidade da maioria dos órgãos ocorre durante a puberdade e sua máxima eficiência no início da vida adulta. Muitos órgãos são capazes de reparar e restaurar seus tecidos, com notável exceção do cérebro e do miocárdio (músculo cardíaco). Na maturidade, muitos órgãos têm considerável reserva funcional, ou "capacidade extra", que em geral declina gradualmente daí em diante. A reserva funcional significa que uma considerável perda de função ocorre antes de as mudanças fisiológicas serem evidentes.

Alterações na função durante a vida dos idosos precisam de cuidadosa atenção, uma vez que o envelhecimento está associado ao decréscimo da eficiência dos órgãos e ao aumento da fragilidade. Embora a predisposição seja um fator importante para algumas condições, o processo de envelhecimento não é acompanhado por nenhuma doença ou enfermidade específica.

O processo de envelhecimento ainda não é bem compreendido, contudo afeta as pessoas de diferentes maneiras. Não há uma única causa conhecida, embora muitas teorias tenham sido propostas, e há enorme variação individual na taxa de envelhecimento. A duração da vida de um indivíduo é influenciada por muitos fatores, alguns dos quais hereditários (Capítulo 17) e fora do seu controle. Outros fatores não diretamente suscetíveis da influência individual incluem a pobreza, que está associada à saúde deficiente. Entretanto, as escolhas e o estilo de vida das pessoas podem fortemente influenciar a longevidade; falta de exercício, fumar cigarros e consumo errado de álcool contribuem para uma vida curta.

Muitas das mudanças associadas à idade que ocorrem em órgãos e sistemas específicos são bem conhecidas e incluem o branqueamento dos cabelos e o enrugamento da pele. Outros exemplos são mostrados na Fig. 1.29. Essas e outras mudanças são enfatizadas, em associação às suas consequências clínicas, ao final da seção de fisiologia, em capítulos relevantes. O aumento da idade é um fator de risco para algumas doenças, como a maioria dos tipos de câncer, doenças coronarianas cardíacas e demência.

A Organização Mundial da Saúde (OMS, 2012) previu que o número de pessoas com mais de 60 anos vai aumentar globalmente, alcançando de 605 milhões a 2 bilhões entre 2000 e 2050 (Fig. 1.30). O século 20 viu aumentar a proporção de pessoas idosas em países do primeiro mundo. Após a primeira metade do século 21, essa tendência deve se espalhar para a maior parte do planeta, incluindo os países de baixa e média renda. O aumento da expectativa de vida vai impactar na saúde, e o papel de intervenções precoces na doença-saúde se tornará incrivelmente importante.

> ● **MOMENTO DE REFLEXÃO**
>
> 7. Explique o termo "reserva funcional".

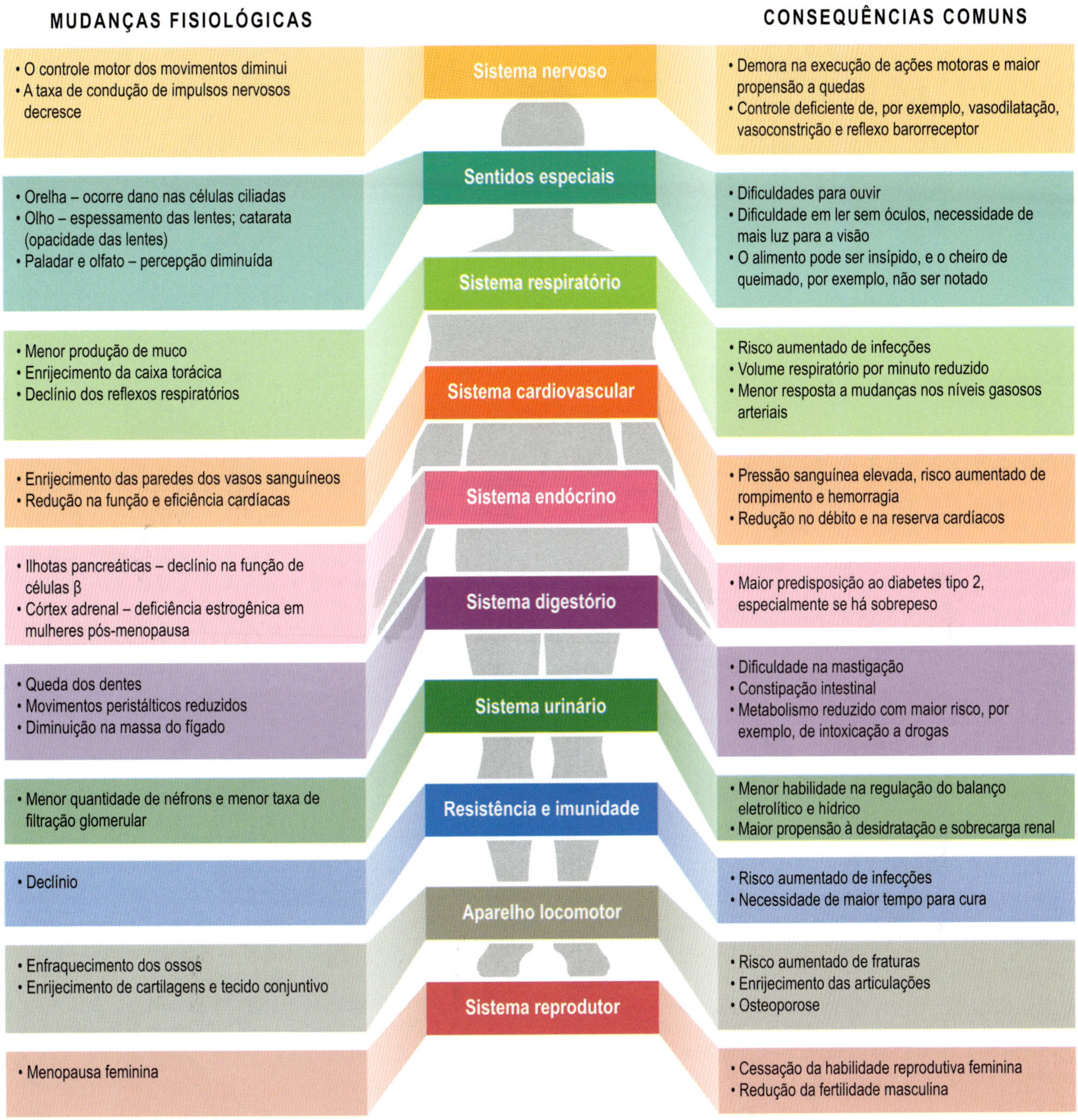

Anatomia e Organização do Corpo CAPÍTULO 1

MUDANÇAS FISIOLÓGICAS | **CONSEQUÊNCIAS COMUNS**

Sistema nervoso
- O controle motor dos movimentos diminui
- A taxa de condução de impulsos nervosos decresce

- Demora na execução de ações motoras e maior propensão a quedas
- Controle deficiente de, por exemplo, vasodilatação, vasoconstrição e reflexo barorreceptor

Sentidos especiais
- Orelha – ocorre dano nas células ciliadas
- Olho – espessamento das lentes; catarata (opacidade das lentes)
- Paladar e olfato – percepção diminuída

- Dificuldades para ouvir
- Dificuldade em ler sem óculos, necessidade de mais luz para a visão
- O alimento pode ser insípido, e o cheiro de queimado, por exemplo, não ser notado

Sistema respiratório
- Menor produção de muco
- Enrijecimento da caixa torácica
- Declínio dos reflexos respiratórios

- Risco aumentado de infecções
- Volume respiratório por minuto reduzido
- Menor resposta a mudanças nos níveis gasosos arteriais

Sistema cardiovascular
- Enrijecimento das paredes dos vasos sanguíneos
- Redução na função e eficiência cardíacas

- Pressão sanguínea elevada, risco aumentado de rompimento e hemorragia
- Redução no débito e na reserva cardíacos

Sistema endócrino
- Ilhotas pancreáticas – declínio na função de células β
- Córtex adrenal – deficiência estrogênica em mulheres pós-menopausa

- Maior predisposição ao diabetes tipo 2, especialmente se há sobrepeso

Sistema digestório
- Queda dos dentes
- Movimentos peristálticos reduzidos
- Diminuição na massa do fígado

- Dificuldade na mastigação
- Constipação intestinal
- Metabolismo reduzido com maior risco, por exemplo, de intoxicação a drogas

Sistema urinário
- Menor quantidade de néfrons e menor taxa de filtração glomerular

- Menor habilidade na regulação do balanço eletrolítico e hídrico
- Maior propensão à desidratação e sobrecarga renal

Resistência e imunidade
- Declínio

- Risco aumentado de infecções
- Necessidade de maior tempo para cura

Aparelho locomotor
- Enfraquecimento dos ossos
- Enrijecimento de cartilagens e tecido conjuntivo

- Risco aumentado de fraturas
- Enrijecimento das articulações
- Osteoporose

Sistema reprodutor
- Menopausa feminina

- Cessação da habilidade reprodutiva feminina
- Redução da fertilidade masculina

Figura 1.29 Efeitos da idade nos sistemas do corpo.

SEÇÃO 1 O Corpo e seus Constituintes

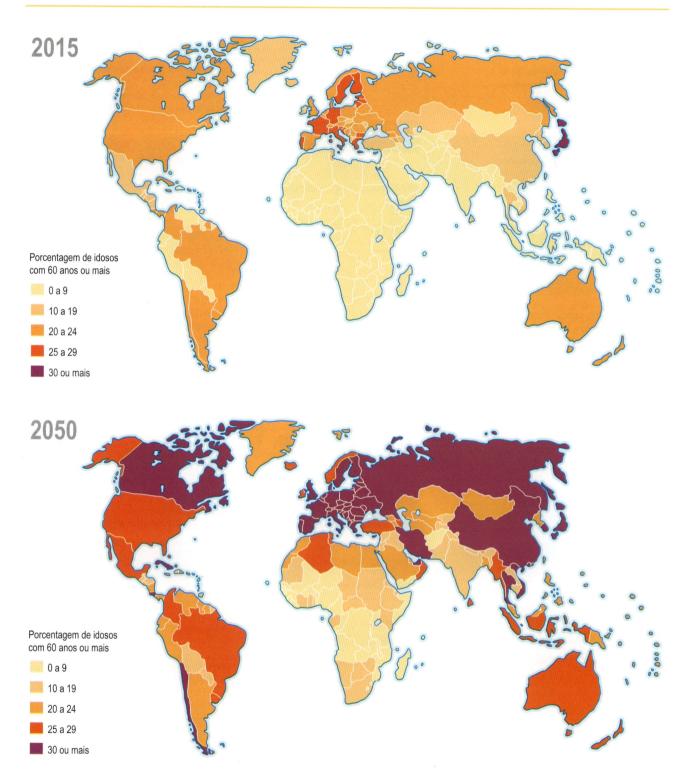

Figura 1.30 Tendências globais do envelhecimento. (United Nations 2012. Reproduzido com permissão da OMS.)

Introdução ao estudo das doenças

> **Resultados esperados da aprendizagem**
>
> Após estudar esta seção, você estará apto a:
>
> - Listar os mecanismos que comumente causam doenças
> - Definir os termos etiologia, patogênese e prognóstico
> - Nomear as doenças e os processos comuns.

Para entender as doenças específicas descritas nos capítulos posteriores, é necessário o conhecimento da relevante anatomia e fisiologia, bem como a familiaridade com os processos patológicos aqui esboçados.

Os seres humanos podem sofrer de uma variedade de enfermidades, desordens e doenças, as quais variam de condições pequenas, mas geralmente muito problemáticas, até muito sérias. O estudo das anormalidades pode se tornar muito mais fácil com a adoção de uma abordagem sistemática. A fim de obter esse resultado nos últimos capítulos onde doenças específicas são explicadas, os títulos mostrados no Quadro 1.1 serão usados como guia. As causas (etiologia) são descritas primeiro quando há ligações claras entre elas e os efeitos da anormalidade (patogênese).

Etiologia

As doenças geralmente são causadas por um ou mais mecanismos limitados, os quais incluem:

- Anormalidades genéticas, hereditárias ou adquiridas
- Infecção por microrganismos, como bactérias, vírus, micróbios ou parasitas, como vermes
- Agentes químicos
- Radiação ionizante
- Trauma físico
- Degeneração, a exemplo de uso excessivo ou envelhecimento

Em algumas doenças, mais que um desses fatores etiológicos está envolvido; em outros, entretanto, nenhuma causa específica pode ser identificada, e podem ser descritas como essenciais, idiopáticas ou espontâneas. Embora a causa precisa da doença possa não ser conhecida, fatores predisponentes (riscos) comumente são identificados.

Patogênese

Os principais processos causadores de enfermidade ou doença são esboçados aqui. O Quadro 1.2 contém um glossário da terminologia associada às doenças.

Inflamação

Inflamação (p. 409) é uma resposta do tecido a qualquer dano tecidual, tal como trauma ou infecção. As condições inflamatórias são facilmente reconhecíveis pelo sufixo "-ite", como apendicite.

Tumores

Tumores (p. 57) aparecem quando células anormais escapam do controle de crescimento normal e proliferam. Sua taxa de produção excede aquela da morte das células normais, e assim se desenvolve a massa tecidual do tumor. Tumores são reconhecidos pelo sufixo "-oma", como carcinoma.

Mecanismos imunes anormais

Mecanismos imunes anormais (p. 417) são respostas indesejáveis do sistema imune, que normalmente é de proteção. Condições alérgicas (p. 417) resultam de respostas anormais do sistema imune a um agente estranho disparador conhecido como antígeno, como na febre do feno (p. 285). Nas doenças autoimunes, como a artrite reumatoide (p. 470), o corpo desenvolve antígenos que atacam e danificam seus próprios tecidos.

Quadro 1.1 Termos associados às doenças.

Etiologia: a causa da doença
Complicações: outras consequências que podem advir do progresso da doença
Patogênese: a natureza do processo da doença e seus efeitos no funcionamento do corpo normal
Prognóstico: previsão

Quadro 1.2 Glossário de terminologia associado às doenças.

Adquirida: doença que se desenvolveu após o nascimento (compare com congênita)
Aguda: doença de aparecimento repentino e que necessita de tratamento urgente (compare com crônica)
Crônica: doença de duração longa que não pode ser curada (compare com aguda)
Congênita: desordem que nasce com a pessoa (compare com adquirida)
Iatrogênica: condição resultante de intervenção médica
Sinal: anormalidade vista ou medida por pessoas que não o paciente
Sintoma: anormalidade descrita pelo paciente
Síndrome: coleção de sinais e sintomas que tendem a ocorrer juntos
Transmissível: doença que pode ser transmitida (espalhada) de um indivíduo para outro

SEÇÃO 1   O Corpo e Seus Constituintes

Trombose, embolismo e enfarto
Trombose, embolismo e enfarto (p. 124) são efeitos e consequências de mudanças anormais no sangue e/ou nas paredes dos vasos sanguíneos.

Degeneração
A degeneração está frequentemente associada ao envelhecimento, mas também pode aparecer prematuramente quando as estruturas se deterioram, causando função anormal, como na distrofia muscular (p. 472).

Anormalidades metabólicas
Estas causam efeitos metabólicos indesejáveis, como no diabetes melito (p. 255).

Anormalidades genéticas
Estas podem ser tanto herdadas quanto adquiridas (fenilcetonúria, p. 484) ou causadas por fatores ambientais, como exposição à radiação ionizante (p. 57).

> ● **MOMENTO DE REFLEXÃO**
> 8. Compare e contraste os termos "congênito" e "adquirido".

Referências e leitura adicional

World Health Organization, 2012. Good health adds life to years. Global brief for World Health Day 2012. WHO: Geneva. Disponível online em http://apps.who.int/

United Nations, 2012. Population ageing and development 2012, wall chart. Department for Economic and Social Affairs, Population Division, New York. Calculated from the data of United Nations (2011) World Population Prospects 2010, ST / ESA /SER .A/306.

Rever e revisar

Complete as frases a seguir:

1. Os três tipos de vasos sanguíneos são _____, _____ e _____.

2. O ciclo menstrual ocorre mensalmente na mulher entre os estágios da vida chamados _____ e a _____.

Escolha uma resposta para completar cada uma das seguintes frases:

3. As células sanguíneas que transportam oxigênio no sangue são: ____
   a. Linfócitos
   b. Eritrócitos
   c. Trombócitos
   d. Leucócitos.

4. A célula do gameta feminino também é conhecida como: ____
   a. Espermatozoide
   b. Zigoto
   c. Trombócito
   d. Óvulo.

Indique se as frases seguintes são verdadeiras ou falsas:

5. A maioria dos movimentos do corpo é voluntária. ____

6. Os linfonodos agem como filtros. ____

7. Combine cada letra na Lista A com o número adequado na Lista B:

Lista A
____ (a) Rins
____ (b) Catabolismo
____ (c) Eritrócito
____ (d) Enzima
____ (e) Veia
____ (f) Hormônio
____ (g) Plaquetas
____ (h) Antígeno
____ (i) Pulso
____ (j) Dióxido de carbono

Lista B
1. Resíduos do metabolismo celular
2. Transporte do sangue através do coração
3. Necessário(a) à digestão dos nutrientes
4. Necessário(a) à formação da urina
5. Taxa à qual o coração bate
6. Mensageiro químico que é transportado pela circulação sanguínea até a glândula-alvo
7. Célula vermelha do sangue
8. Quebra de grandes substâncias em partículas menores
9. Essencial à circulação do sangue
10. Estimula uma resposta imune específica

7. Combine cada letra na Lista A com o número apropriado na Lista B:

Lista A
_____ (a) Podal
_____ (b) Axilar
_____ (c) Femoral
_____ (d) Cefálico
_____ (e) Torácico
_____ (f) Frontal
_____ (g) Carpal
_____ (h) Braquial

Lista B
1. Cabeça
2. Coxa
3. Pulso
4. Braço
5. Antebraço
6. Peito
7. Pé
8. Testa

CAPÍTULO 2

Processos Químicos e Fisiológicos

Átomos, moléculas e compostos	27
Ácidos, bases e pH	30
Moléculas de relevância biológica	32
Carboidratos	32
Aminoácidos e proteínas	32
Lipídios	33
Nucleotídeos	33
Enzimas	33
Meio interno e homeostase	34
Homeostase	34
Desequilíbrio homeostático	36
Fluidos corporais	36
Movimento de substâncias nos fluidos corporais	36
Compartimentalização dos fluidos	37
Rever e revisar	39

Os organismos vivos são formados por moléculas químicas; portanto, entender a anatomia e a fisiologia requer, inicialmente, uma adequada compreensão da bioquímica – a química da vida. Neste capítulo, serão apresentados os conceitos fundamentais de química que fornecerão o suporte necessário à compreensão dos demais capítulos deste livro. Também serão explorados os principais processos fisiológicos responsáveis pelo adequado funcionamento do corpo, o que inclui o conceito de homeostase e o movimento de fluidos entre os compartimentos corporais.

Átomos, moléculas e compostos

Resultados esperados da aprendizagem

Após estudar esta seção, você estará apto a:

- Definir os seguintes termos: número atômico, massa atômica, peso atômico, isótopo, peso molecular, íon, eletrólito, pH, ácidos e bases
- Descrever a estrutura do átomo
- Discutir os tipos de ligações que mantêm as moléculas unidas
- Conceituar concentração molar
- Explicar a importância dos tampões na regulação do pH.

Toda matéria presente no universo é formada por átomos. O elemento químico é aquele que contém apenas um tipo de átomo, como o carbono, o enxofre e o hidrogênio. Já o composto químico é aquele que contém dois ou mais diferentes átomos unidos, como a água, que contém na sua estrutura átomos tanto de hidrogênio quanto de oxigênio.

Na natureza, existem 92 elementos químicos; contudo, nos organismos vivos, a maioria dos compostos é formada quase exclusivamente por quatro elementos: carbono, hidrogênio, oxigênio e nitrogênio. Pequenas quantidades (cerca de 4% do peso corporal) de outros elementos químicos estão presentes, incluindo o sódio, o potássio, o cálcio e o fósforo.

Estrutura do átomo

Átomos são compostos principalmente por espaços vazios, com um pequeno núcleo central formado por prótons e nêutrons, ao redor do qual orbitam minúsculos elétrons (Fig. 2.1). Os nêutrons não têm carga elétrica, mas os prótons são carregados positivamente, enquanto os elétrons são carregados negativamente. Os átomos contêm números iguais de prótons e elétrons, portanto não apresentam carga elétrica.

Os prótons, nêutrons e elétrons são denominados partículas subatômicas. Essas partículas possuem massa muito diferente; os elétrons, por exemplo, são tão pequenos que sua massa é insignificante, mas nêutrons e prótons carregam

SEÇÃO 1 O Corpo e seus Constituintes

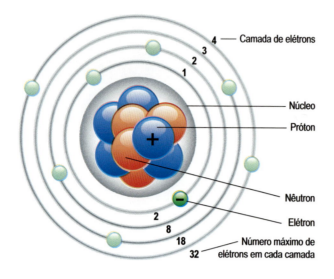

Figura 2.1 Um átomo com núcleo e quatro camadas de elétrons.

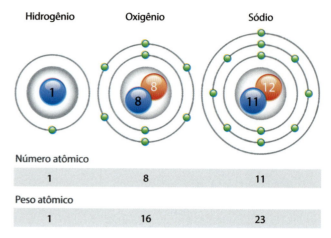

Figura 2.2 Estruturas atômicas dos elementos hidrogênio, oxigênio e sódio.

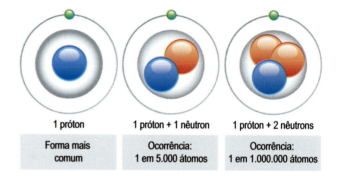

Figura 2.3 Isótopos de hidrogênio.

uma unidade de massa atômica cada. As características físicas dos elétrons, prótons e nêutrons estão resumidas na Tabela 2.1.

Número atômico e massa atômica

O que torna um elemento químico diferente de outro é o número de prótons no núcleo do seu átomo (Fig. 2.2). Isso é chamado número atômico, e cada elemento químico tem seu próprio número atômico, que é único para cada átomo. Por exemplo, o hidrogênio tem 1 próton por núcleo, o oxigênio tem 8, e o sódio tem 11; portanto, o número atômico do hidrogênio, oxigênio e sódio é de 1, 8 e 11, respectivamente. A massa atômica de um elemento é a soma dos prótons e nêutrons do núcleo do átomo.

Os elétrons são representados na Fig. 2.1, orbitando o núcleo do átomo na forma de anéis concêntricos. Cada anel é uma camada, e cada camada representa os diferentes níveis de energia dos elétrons, e não a sua posição física no átomo. O primeiro nível de energia pode conter apenas dois elétrons e é preenchido primeiro. O segundo nível de energia pode conter somente 8 elétrons e é o seguinte a ser preenchido. O terceiro e os subsequentes níveis de energia contêm números crescentes de elétrons, cada qual contendo mais do que o nível anterior.

Quando a camada externa do átomo não contém um número estável de elétrons, o átomo é reativo e pode doar, receber ou compartilhar elétrons com um ou mais átomos para alcançar estabilidade. O grande número de possíveis combinações de diferentes tipos de átomos produz uma ampla variedade de substâncias da qual o mundo é constituído e nos quais a biologia se baseia. Esse assunto é discutido mais detalhadamente na seção que discute moléculas e compostos.

Isótopos

Os isótopos são átomos que têm o mesmo número de prótons, mas número diferente de nêutrons no seu núcleo, o que afeta a massa, mas não a atividade elétrica dos átomos, uma vez que nêutrons não têm carga elétrica. Como exemplo, pode-se citar o hidrogênio, que apresenta três formas de apresentação. A forma mais comum do hidrogênio contém um próton no núcleo e um elétron orbitando. A outra forma possui um próton e um nêutron no núcleo e um elétron (deutério), e a terceira forma possui um próton, dois nêutrons e um elétron (trítio). Cada um deles é um isótopo de hidrogênio (Fig. 2.3).

Outro conceito importante é o peso atômico do elemento químico. Esse peso atômico é, na verdade, o peso atômico médio calculado usando todos os seus átomos. O peso atômico verdadeiro do hidrogênio, por exemplo, é 1,008, embora, para a maioria dos efeitos práticos, possa ser considerado 1.

Já o cloro tem um peso atômico de 35,5 porque contém dois isótopos, um com peso atômico de 35 (com 18 nêutrons

Tabela 2.1 Características das partículas subatômicas.

Partícula	Massa	Carga elétrica
Próton	1 unidade	1 positivo
Nêutron	1 unidade	Neutro
Elétron	Insignificante	1 negativo

no núcleo) e o outro com 37 (com 20 nêutrons no núcleo). Como a proporção dessas duas formas não é igual, o peso atômico médio é de 35,5.

Alguns isótopos são instáveis por causa dos nêutrons extras no núcleo e atingem maior estabilidade quando emitem radiação, a qual pode ser detectada com um contador Geiger. Esses isótopos, chamados radioisótopos, são úteis em muitos ramos da ciência, incluindo a medicina. Por exemplo, a radiação que eles emitem pode ser usada para matar células cancerígenas, ou, quando injetados na corrente sanguínea, podem ser usados como marcadores para mostrar bloqueios nos vasos sanguíneos.

Moléculas e compostos

Como já mencionado, os átomos de cada elemento contêm um número específico de elétrons ao redor do núcleo. Quando o número de elétrons na camada externa de um elemento é o número máximo (ver Fig. 2.1) ou uma proporção estável dessa fração, o elemento é descrito como inerte ou quimicamente não reativo, além de não ser facilmente combinado com outros átomos. Esses elementos são os gases inertes – hélio, neônio, argônio, criptônio, xenônio e radônio.

As moléculas consistem em dois ou mais átomos quimicamente combinados. Os átomos podem ser do mesmo elemento; por exemplo, uma molécula de oxigênio atmosférico (O_2) contém dois átomos de oxigênio. A maioria das substâncias, no entanto, é de compostos que contêm dois ou mais elementos químicos diferentes; por exemplo, uma molécula de água (H_2O) contém dois átomos de hidrogênio e um átomo de oxigênio.

Os compostos contendo carbono e hidrogênio são classificados como orgânicos, e todos os demais, como inorgânicos. Os organismos vivos são constituídos por compostos orgânicos, mas o corpo também requer compostos inorgânicos.

Ligações covalentes e iônicas

A vasta gama de processos químicos nos quais a vida se baseia depende completamente da maneira como os átomos se unem, se ligam e se separam. Por exemplo, as simples moléculas de água são fundamentais para sustentar toda a vida na Terra. Se a água fosse um composto menos estável e os átomos se separassem facilmente, os organismos nunca poderiam ter evoluído. Por outro lado, o corpo é dependente da quebra de várias moléculas (p. ex., açúcares e gorduras) para liberar energia para atividades celulares. Quando os átomos são unidos, formam uma ligação química que geralmente é de dois tipos: covalente ou iônica.

As ligações covalentes são formadas quando os átomos compartilham seus elétrons um com o outro. A maioria das moléculas é mantida junta por esse tipo de ligação que forma um elo forte e estável entre seus átomos constituintes. Por exemplo, uma molécula de água é constituída por ligações covalentes. O hidrogênio tem um elétron em sua camada externa, mas o número ideal para essa camada é dois. Já o oxigênio tem seis elétrons em sua camada externa, mas o número ideal para essa camada é 8. Portanto, se um átomo de oxigênio e dois de hidrogênio se combinam, cada átomo de hidrogênio compartilhará seu elétron com o átomo de oxigênio, dando ao átomo de oxigênio um total de oito elétrons externos, tornando-o estável. O átomo de oxigênio compartilha um de seus elétrons com cada um dos dois átomos de hidrogênio, de modo que cada átomo de hidrogênio tem dois elétrons em sua camada externa, e eles também são estáveis (Fig. 2.4).

As ligações iônicas são mais fracas que as covalentes e são formadas quando os elétrons são transferidos de um átomo para outro. Por exemplo, quando o sódio (Na) combina com o cloro (Cl) para formar o cloreto de sódio (NaCl), o único elétron na camada externa do átomo de sódio é transferido para a camada externa do átomo de cloro (Fig. 2.5). Isso deixa o átomo de sódio com 8 elétrons em sua camada externa (segunda), sendo, portanto, estável. O átomo de cloro também tem oito elétrons em sua camada externa, o que, embora

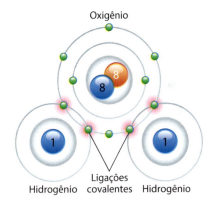

Figura 2.4 Uma molécula de água mostrando as ligações covalentes entre hidrogênio e oxigênio.

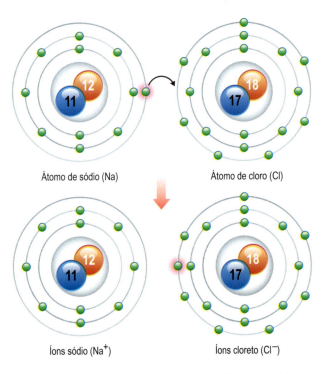

Figura 2.5 Formação do composto iônico cloreto de sódio.

SEÇÃO 1 O Corpo e seus Constituintes

não preencha a camada, é um número estável. O átomo de sódio está, agora, carregado positivamente porque forneceu um elétron carregado negativamente, e o íon cloreto agora está carregado negativamente porque aceitou o elétron extra do sódio. Os dois átomos, portanto, se unem porque carregam cargas opostas e mutuamente atraentes.

Quando o cloreto de sódio é dissolvido em água, a ligação iônica se rompe e os dois átomos se separam. Os átomos são carregados porque trocaram elétrons, então não são mais chamados átomos, mas íons. O sódio, com a carga positiva, é um cátion – escreve-se Na^+ –, e o cloreto, sendo carregado negativamente, é um ânion – escreve-se Cl^-. Por convenção, o número de cargas elétricas transportadas por um íon é indicado pelos sinais de mais ou menos sobrescritos.

Eletrólitos

Um composto iônico, como o cloreto de sódio, dissolvido em água, é chamado eletrólito porque conduz eletricidade. Os eletrólitos são constituintes importantes do corpo porque:

- São condutores de eletricidade, essenciais para a função dos nervos e músculos
- Exercem pressão osmótica, e assim mantêm os fluidos corporais nos seus compartimentos
- Atuam como tampões (p. 33) para amortecer as variações de pH nos líquidos corporais.

Muitos compostos biológicos, tais como os carboidratos, não são íons e, portanto, não possuem propriedades elétricas quando dissolvidos em água. Eletrólitos importantes, além do sódio e do cloreto, incluem potássio (K^+), cálcio (Ca^{2+}), bicarbonato (HCO_3^-) e fosfato (PO_4^{3-}).

Medida de substâncias nos fluidos corporais

Não existe uma única maneira de medir e expressar a concentração de diferentes substâncias nos fluidos corporais. Por vezes, a unidade utilizada baseia-se no peso em gramas ou em frações de um grama (ver também p. 533), como miligramas, microgramas ou nanogramas. Se o peso molecular da substância é conhecido, a concentração pode ser expressa em moles, milimols ou nanomols por litro. Uma medida relacionada com a concentração de substâncias é o miliequivalente (mEq) por litro.

Algumas vezes, é mais conveniente medir a quantidade de uma substância em termos de sua atividade; a insulina, por exemplo, é medida em unidades internacionais (UI).

A Tabela 2.2 fornece exemplos dos níveis plasmáticos normais de algumas substâncias importantes, dadas em concentrações molares e unidades alternativas.

Ácidos, bases e pH

O sistema de medição usado para expressar a concentração de íons de hidrogênio ([H^+]) em um fluido é o pH, que é um indicador de sua acidez ou alcalinidade. As células vivas são muito sensíveis às mudanças na [H^+], e, como os processos bioquímicos da vida continuamente produzem ou consomem íons de hidrogênio, mecanismos homeostáticos sofisticados (p. 36) no corpo monitoram e regulam constantemente o pH.

Uma substância ácida libera íons de hidrogênio quando em solução. Por outro lado, uma substância básica (alcalina) aceita íons hidrogênio, frequentemente com a liberação de íons hidroxila (OH^-). Um sal libera outros ânions e cátions quando dissolvido; o cloreto de sódio é, portanto, um sal porque, em solução, libera íons de sódio e cloreto.

A escala de pH

A escala-padrão para medir a concentração do íon hidrogênio em solução é a escala de pH (Fig. 2.6). A escala mede de 0 a 14, onde 7 indica o ponto médio, como neutro; este é o pH da água pura. A água é uma molécula neutra, nem ácida nem básica (alcalina), porque, quando a molécula se rompe em seus íons constituintes, libera um íon H^+ e um íon OH^-, que se equilibram mutuamente. Com a notável exceção do suco gástrico, a maioria dos fluidos corporais está próxima do neutro porque contém tampões, os quais podem ser ácidos e bases fracos, para manter seu pH dentro de faixas estreitas.

Uma leitura de pH abaixo de 7 indica uma solução ácida, enquanto as leituras acima de 7 indicam soluções básicas (alcalinas). A Fig. 2.6 mostra o pH de alguns fluidos comuns (ver também p. 533). Uma alteração de um número inteiro

Tabela 2.2 Exemplos de alguns níveis plasmáticos normais.

Substância	Concentração molar	Concentração equivalente em outras unidades
Cloreto	97 a 106 mmol/ℓ	97 a 106 mEq/ℓ
Sódio	135 a 143 mmol/ℓ	135 a 143 mEq/ℓ
Glicose	3,5 a 5,5 mmol/ℓ	60 a 100 mg/100 mℓ
Ferro	14 a 35 mmol/ℓ	90 a 196 mg/100 mℓ

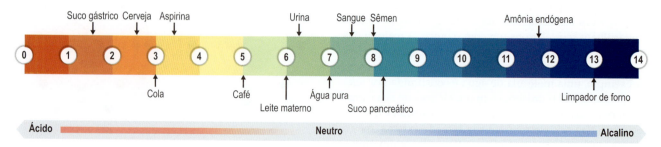

Figura 2.6 Escala de pH.

na escala de pH indica uma alteração de 10 vezes na [H⁺]. Portanto, uma solução de pH 5 contém 10 vezes mais íons de hidrogênio que uma solução de pH 6.

Nem todos os ácidos ionizam completamente quando dissolvidos em água. A concentração de íon hidrogênio é, portanto, uma medida da quantidade de ácido dissociado (ácido ionizado), e não da quantidade total de ácido presente. Os ácidos fortes dissociam-se mais extensamente do que os ácidos fracos; por exemplo, o ácido clorídrico dissocia-se extensivamente em H⁺ e Cl⁻, enquanto o ácido carbônico se dissocia muito menos em H⁺ e HCO_3^-.

Da mesma forma, nem todas as bases se dissociam completamente. As bases fortes dissociam-se mais, isto é, liberam mais OH⁻ do que as mais fracas.

Valores de pH dos fluidos corporais

O pH dos fluidos corporais é geralmente mantido dentro de limites relativamente estreitos.

O pH altamente ácido do suco gástrico é mantido pelo ácido clorídrico secretado pelas células parietais nas paredes das glândulas gástricas. O baixo pH dos fluidos do estômago destrói microrganismos e toxinas ingeridas em alimentos ou bebidas. A saliva tem um pH entre 5,4 e 7,5, valor ideal para a ação da amilase salivar, enzima presente na saliva e que inicia a digestão dos carboidratos. A amilase é destruída pelo ácido gástrico quando atinge o estômago.

O pH do sangue é mantido entre 7,35 e 7,45; fora dessa faixa estreita, há o comprometimento dos adequados processos fisiológicos e bioquímicos. A atividade metabólica normal das células do corpo produz constantemente ácidos e bases, que tenderiam a alterar o pH do fluido tecidual e do sangue. Os tampões químicos, que podem ligar-se reversivelmente a íons de hidrogênio, são responsáveis por manter o pH do corpo estável.

Tampões

Apesar da constante produção celular de ácidos e bases, o pH do corpo é mantido estável por sistemas de tamponamento de substâncias químicas em fluidos corporais e células. Esses mecanismos de tamponamento são mecanismos homeostáticos importantes (p. 36) e neutralizam temporariamente as flutuações do pH, mas só podem funcionar efetivamente se houver algum meio pelo qual o excesso de ácido ou base possa ser excretado do corpo. Os órgãos mais ativos são os pulmões e os rins. Os pulmões são importantes reguladores do pH do sangue porque excretam dióxido de carbono (CO_2). O CO_2 aumenta [H⁺] nos fluidos corporais porque se combina com a água para formar o ácido carbônico, que então se dissocia em um íon de bicarbonato e um íon de hidrogênio.

$$CO_2 + H_2O \leftrightarrow H_2CO_3 \leftrightarrow H^+ + HCO_3^-$$
dióxido de carbono — água — ácido carbônico — íon de hidrogênio — íon de bicarbonato

Os pulmões, portanto, ajudam a controlar o pH do sangue, regulando os níveis de CO_2 excretados. O cérebro detecta o aumento de [H⁺] no sangue e estimula a respiração, o que elimina o CO_2 e promove queda em [H⁺]. Por outro lado, se o pH do sangue se tornar muito básico, o cérebro pode reduzir a taxa de respiração para aumentar os níveis de CO_2 e [H⁺], diminuindo o pH para o seu valor normal (ver o Capítulo 10).

Os rins regulam o pH do sangue ajustando a excreção de íons hidrogênio e bicarbonato conforme o necessário. Se o pH cair, a excreção de íons de hidrogênio aumenta e o bicarbonato é conservado; o inverso acontece se o pH aumenta. Além disso, os rins geram íons bicarbonato como um subproduto da quebra de aminoácidos nos túbulos renais. Esse processo também gera íons de amônio, que são rapidamente excretados.

Outros sistemas tampão incluem proteínas do corpo, como a hemoglobina nos glóbulos vermelhos, que se combina com o excesso de H⁺. Outro exemplo é o fosfato, que se combina com H⁺, que é particularmente importante no controle do pH intracelular. Os sistemas tampão e excretor do corpo mantêm o balanço ácido-base, de modo que a faixa de pH dos fluidos corporais permaneça dentro dos limites normais.

Acidose e alcalose

Os sistemas tampão descritos anteriormente compensam a maioria das flutuações de pH, mas essas reservas são limitadas e, em casos extremos, podem se esgotar. Quando o pH cai abaixo de 7,35 e todas as reservas de tampões alcalinos são esgotadas, se estabelece a condição de acidose. Na situação inversa, quando o pH sobe acima de 7,45 e o aumento de álcali consome toda a reserva ácida, fica estabelecida a condição de alcalose.

Tanto a acidose como a alcalose são perigosas, particularmente para o sistema nervoso central e o sistema cardiovascular. Na prática, as condições de acidose são mais comuns que as de alcalose porque o corpo tende a produzir mais ácido do que base. A acidose pode ter origem nos problemas respiratórios, caso os pulmões não estejam excretando CO_2 de maneira tão eficiente quanto deveriam, ou se o corpo estiver produzindo excesso de ácidos (por exemplo, cetoacidose diabética, p. 256), ou ainda na doença renal, se a excreção renal de H⁺ for reduzida. A alcalose pode ser provocada pela perda de substâncias ácidas por vômitos, diarreia, distúrbios endócrinos ou terapia diurética que estimula a excreção renal de solutos. Raramente a alcalose pode decorrer de um aumento do esforço respiratório, como em um ataque agudo de ansiedade, em que quantidades excessivas de CO_2 são perdidas por meio de respiração excessiva (hiperventilação).

> ● **MOMENTO DE REFLEXÃO**
>
> 1. Quantos isótopos de hidrogênio existem? Explique a diferença na estrutura atômica entre eles.
>
> 2. A liberação de resíduos ácidos pelas células não costuma provocar queda significativa no pH. Explique por quê.

SEÇÃO 1 O Corpo e seus Constituintes

Moléculas de relevância biológica

Resultados esperados da aprendizagem

Após estudar esta seção, você estará apto a:
- Descrever em termos simples a natureza química dos carboidratos, proteínas, lipídios, nucleotídeos e enzimas
- Discutir a importância biológica de cada um desses importantes grupos de moléculas.

Carboidratos

Os carboidratos (açúcares e amidos) contêm carbono, oxigênio e hidrogênio, geralmente na proporção de 1:1:2. Os átomos de carbono são normalmente dispostos em um anel, com os átomos de oxigênio e hidrogênio ligados a eles. As estruturas de glicose, frutose e sacarose são mostradas na Fig. 2.7. Quando duas moléculas menores de açúcar se combinam para formar uma molécula maior de açúcar, uma molécula de água é liberada e a ligação formada é chamada ligação glicosídica.

A molécula de glicose, o combustível preferido das células, é um monossacarídeo (mono = um; sacarídeo = açúcar). Os monossacarídeos podem ser ligados em conjunto para formar açúcares maiores, que variam em tamanho, podendo ter duas unidades de açúcar (dissacarídeos), como a sacarose (açúcar de mesa; ver Fig. 2.7), ou muitos milhares de unidades de açúcar, como, por exemplo, o amido. Os carboidratos com milhares de unidades de açúcares são mais complexos e são chamados polissacarídeos.

A glicose pode ser quebrada na presença (aeróbica) ou na ausência (anaeróbica) de oxigênio, mas o processo é muito mais eficiente quando o O_2 é usado. Durante esse processo, energia, água e dióxido de carbono são liberados (p. 343). Os níveis de glicose no sangue são rigidamente controlados, a fim de garantir o seu fornecimento constante para o metabolismo celular. As funções dos açúcares incluem:

- Fornecer energia para o metabolismo celular (p. 341)
- Estocar energia na forma de glicogênio (p. 343)
- Compor a estrutura do DNA e do RNA (p. 477 e p. 478)
- Atuar como receptores na superfície celular, permitindo que a célula reconheça outras moléculas e células.

Aminoácidos e proteínas

Os aminoácidos sempre contêm carbono, hidrogênio, oxigênio e nitrogênio, e muitos carregam enxofre, magnésio, fosfato, ferro ou outros traços de metais. Na bioquímica, 20 aminoácidos são usados como os principais componentes dos blocos de proteína, embora existam outros. Nesse sentido, por exemplo, existem alguns aminoácidos usados apenas em certas proteínas, e alguns são vistos apenas em produtos microbianos. Os aminoácidos utilizados na síntese proteica humana têm uma estrutura comum, incluindo um grupo amino (NH_2), um grupo carboxila (COOH) e um átomo de hidrogênio. Assim, o que os torna diferentes uns dos outros é a sua cadeia lateral variável. A estrutura básica e três aminoácidos comuns são mostrados na Fig. 2.8. Como na formação de ligações glicosídicas, quando dois aminoácidos se unem, a reação libera uma molécula de água, e a ligação resultante é chamada ligação peptídica.

As proteínas são feitas de aminoácidos unidos e são a principal família de moléculas a partir das quais o corpo humano é constituído. As cadeias de proteínas podem variar em tamanho, desde alguns aminoácidos até muitos milhares. Podem

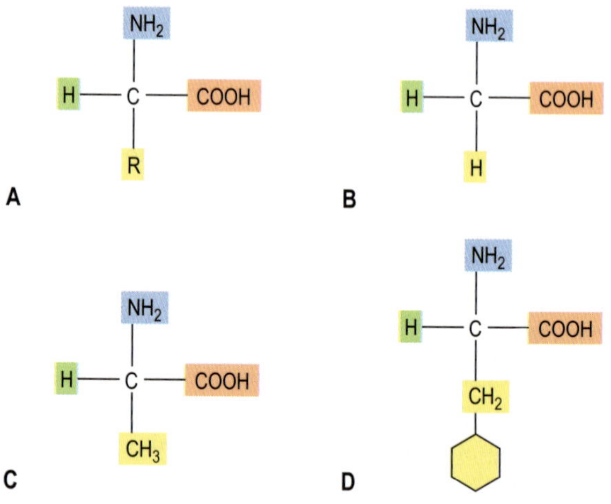

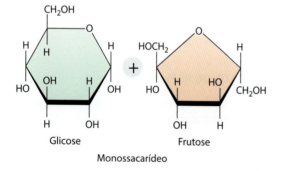

Figura 2.8 Estruturas dos aminoácidos. (A) Estrutura comum. R, cadeia lateral variável. (B) Glicina, o aminoácido mais simples. (C) Alanina. (D) Fenilalanina.

Figura 2.7 Combinação de glicose e frutose para formar sacarose.

existir como simples fitas de proteína (alguns hormônios), porém é mais comum encontrar as proteínas nas formas torcida e dobrada, formando estruturas tridimensionais complexas e intrincadas, que podem conter mais de um tipo de proteína ou incorporar outros tipos de moléculas, como a hemoglobina (ver Fig. 4.6). Tais estruturas complexas são estabilizadas por ligações internas entre os aminoácidos constituintes, e a função da proteína dependerá da forma tridimensional como ela foi dobrada. Uma razão pela qual as alterações no pH são tão prejudiciais aos organismos vivos é que os íons de hidrogênio interrompem essas forças estabilizadoras internas e alteram a forma da proteína, desnaturando-a, o que a torna incapaz de funcionar. Muitos grupos importantes de substâncias biologicamente ativas são proteínas, como:

- Moléculas transportadoras, tais como hemoglobina (p. 65)
- Enzimas (p. 34)
- Diversos hormônios, tais como insulina (p. 246)
- Anticorpos (p. 414).

As proteínas também podem ser usadas como fonte alternativa de energia, geralmente em jejum. A principal fonte proteica do corpo é o tecido muscular, sendo a perda muscular característica no jejum grave ou na inanição (ver Fig. 11.2).

Lipídios

Os lipídios são um grupo diversificado de substâncias cuja propriedade comum é a incapacidade de se misturarem com a água (isto é, são hidrofóbicas). Eles são compostos principalmente de átomos de carbono, hidrogênio e oxigênio, e alguns contêm elementos adicionais, como nitrogênio ou fósforo. Os grupos mais importantes de lipídios incluem:

- Gorduras (triglicerídeos), armazenadas no tecido adiposo (p. 51) como fonte de energia. A gordura também isola o corpo e protege os órgãos internos. Uma molécula de gordura contém três ácidos graxos ligados a uma molécula de glicerol (Fig. 2.9). Quando a gordura é quebrada em condições ideais, mais energia é liberada do que quando a glicose está completamente quebrada. As gorduras são o tipo mais comum de lipídios e são classificadas como saturadas ou insaturadas, dependendo da natureza química dos ácidos graxos presentes. A gordura saturada tende a ser sólida, enquanto as gorduras insaturadas são fluidas (óleos)
- Fosfolipídios, os quais são parte estrutural da membrana celular. Eles formam uma camada dupla, a qual cria uma barreira que repele a água e, assim, separa o conteúdo da célula do seu meio ambiente (p. 42)
- Determinadas vitaminas (p. 302). As vitaminas lipossolúveis são A, D, E e K
- Prostaglandinas, importantes substâncias químicas derivadas de ácidos graxos envolvidos na inflamação (p. 409) e outros processos
- Esteroides, que incluem hormônios importantes produzidos pelas gônadas (ovários e testículos, p. 493 e p. 499) e glândulas suprarrenais (p. 242). O colesterol é um esteroide que estabiliza as membranas celulares e é o precursor dos hormônios esteroidais já mencionados, além de ser utilizado na síntese de sais biliares para a digestão de lipídios.

Nucleotídeos

Um nucleotídeo é composto de um açúcar, uma base e um grupo fosfato.

Ácidos nucleicos

Estas são as maiores moléculas do corpo, formadas a partir de nucleotídeos. Incluem ácido desoxirribonucleico (DNA, p. 477) e ácido ribonucleico (RNA, p. 478).

Trifosfato de adenosina

O trifosfato de adenosina (ATP) é um nucleotídeo formado a partir da ribose (açúcar), adenina (base) e três grupos de fosfato ligados à ribose (Fig. 2.10A). Às vezes é chamado moeda de energia do corpo, o que implica que este tem de "ganhar" (sintetizar) antes de poder "gastar". As células sintetizam o ATP nas organelas especializadas chamadas mitocôndrias (p. 44). Várias reações do corpo liberam energia, tais como a quebra de açúcares na presença de O_2. Enzimas na mitocôndria captam a energia liberada por essas reações e a utilizam para produzir ATP a partir do difosfato de adenosina (ADP). Quando as células precisam de energia química para sustentar as atividades metabólicas, o ATP é quebrado novamente em ADP; nessa quebra de ligação de fosfato de alta energia, há liberação de água, um grupo fosfato e de energia (Fig. 2.10B). Essa energia liberada pela quebra do ATP é utilizada, por exemplo, para promover a contração muscular, a mobilidade dos espermatozoides, as reações anabólicas e o transporte de moléculas através de membranas.

Enzimas

Muitas das reações químicas do corpo podem ser reproduzidas em um tubo de ensaio. Surpreendentemente, a taxa na qual as reações ocorrem geralmente cai, na medida em que, para todos os efeitos práticos, a atividade química cessa. As células do corpo desenvolveram uma solução para esse problema aparente – são equipadas com uma enorme variedade

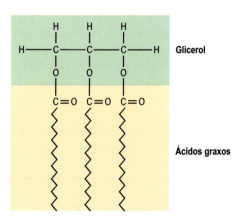

Figura 2.9 Estrutura da molécula de gordura (triglicerídeo).

SEÇÃO 1 O Corpo e seus Constituintes

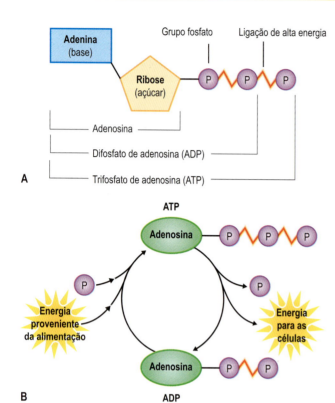

Figura 2.10 Trifosfato de adenosina e difosfato de adenosina. (A) Estruturas. (B) Ciclo de conversão.

de enzimas. Enzimas são proteínas que agem como catalisadores de reações bioquímicas, isto é, aceleram a reação, mas não são elas mesmas modificadas por ela, portanto podem ser usadas repetidas vezes. As enzimas são bastante seletivas e normalmente catalisam apenas uma reação específica. A molécula (ou moléculas) que entra na reação é chamada substrato e se liga a um sítio muito específico da enzima, chamado sítio ativo. Enquanto o(s) substrato(s) está(ão) ligado(s) ao sítio ativo, a reação prossegue, e, uma vez completo, o produto (ou produtos) da reação se separa da enzima e o sítio ativo está pronto para uso novamente (Fig. 2.11).

A ação enzimática é reduzida ou interrompida caso as condições sejam inadequadas. É provável que o aumento ou a diminuição da temperatura reduza a atividade da enzima, assim como qualquer alteração no pH. Algumas enzimas requerem a presença de um cofator, um íon ou uma pequena

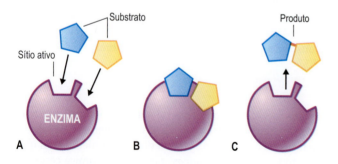

Figura 2.11 Ação de uma enzima. (A) Enzima e substratos. (B) Complexo enzima-substrato. (C) Enzima e produto.

molécula que permite à enzima se ligar ao seu(s) substrato(s). Algumas vitaminas agem como cofatores.

As enzimas podem catalisar reações sintéticas e de degradação, e seus nomes (quase sempre) terminam em "-ase". Quando uma enzima catalisa a combinação de dois ou mais substratos em um produto maior, isso é chamado reação anabólica. Reações catabólicas são aquelas em que a quebra do substrato gera produtos menores, como ocorre durante a digestão dos alimentos.

> ● **MOMENTO DE REFLEXÃO**
>
> 3. Como as estruturas de aminoácidos e monossacarídeos diferem umas das outras?
> 4. Explique o mecanismo de ação das enzimas.

Meio interno e homeostase

> **Resultados esperados da aprendizagem**
>
> Após estudar esta seção, você estará apto a:
> - Conceituar "meio interno" e "homeostase"
> - Comparar e diferenciar os mecanismos de controle por *feedback* negativo e positivo
> - Descrever as possíveis consequências do desequilíbrio homeostático.

O ambiente externo envolve o corpo e é a fonte de oxigênio e nutrientes exigidos por todas as células do corpo. Os produtos residuais da atividade celular são eventualmente excretados no ambiente externo. A pele (Capítulo 14) constitui uma barreira eficaz entre os tecidos do corpo e o ambiente externo, constantemente mutável e muitas vezes hostil.

O ambiente interno é o meio à base de água em que as células do corpo estão imersas. As células são banhadas por um fluido chamado intersticial ou tecidual. As células absorvem oxigênio e nutrientes do fluido intersticial circundante, que por sua vez absorve essas substâncias do sangue circulante. Por outro lado, os resíduos celulares difundem-se para a corrente sanguínea através do fluido intersticial e são transportados pelo sangue para o órgão excretor apropriado.

Homeostase

A composição do meio interno é rigidamente controlada, e esse estado relativamente constante é chamado homeostase. Literalmente, o termo significa "imutável", mas, na prática, descreve uma situação dinâmica, em constante mudança, em que uma infinidade de mecanismos e medidas fisiológicas é mantida dentro de limites estreitos. Quando esse equilíbrio é ameaçado ou perdido, há um sério risco de comprometimento do bem-estar do indivíduo. O Quadro 2.1 lista algu-

Processos Químicos e Fisiológicos CAPÍTULO 2

> **Quadro 2.1** Exemplos de variáveis fisiológicas.
>
> Temperatura corporal
> Concentração de água e eletrólitos
> pH (acidez ou alcalinidade) dos fluidos corporais
> Níveis de glicose sanguínea
> Níveis de oxigênio e dióxido de carbono no sangue e nos tecidos
> Pressão sanguínea

mas variáveis fisiológicas importantes mantidas dentro de limites estreitos pelos mecanismos de controle homeostático.

Sistemas de controle

A homeostase, também definida como equilíbrio dinâmico do corpo, é mantida por sistemas de controle que detectam e respondem a mudanças no ambiente interno. Um sistema de controle tem três componentes básicos: detector, centro de controle e efetor. O centro de controle determina os limites dentro dos quais o fator variável deve ser mantido. Ele recebe informações dos detectores ou sensores sobre as variações do meio interno e as transmitem para o centro de controle, que é responsável em integrá-las e emitir um comando. Quando o sinal emitido pelo sensor indica que um ajuste é necessário, o centro de controle responde e emite um comando para o efetor, responsável pelo ajuste fisiológico. Esse é um processo dinâmico que permite o reajuste constante de diversas variáveis fisiológicas. Quase todos são controlados por mecanismos de *feedback* (retroalimentação) negativo. O *feedback* positivo é muito menos frequente, e o controle das contrações uterinas durante o parto e a coagulação do sangue são alguns exemplos dessa regulação.

Mecanismo de *feedback* negativo

O *feedback* negativo (Fig. 2.12) significa que qualquer movimento de um sistema de controle longe de seu ponto de ajuste normal é negado (invertido). Se uma variável aumenta, o *feedback* negativo a reduz novamente, e, se ela cai, o *feedback* negativo a traz de volta ao seu nível normal. A resposta a um estímulo, portanto, reverte o efeito desse estímulo, mantendo o sistema em estado estacionário, e, assim, mantém a homeostase.

O controle da temperatura corporal é semelhante ao exemplo não fisiológico de um sistema de aquecimento central doméstico. O termostato (detector de temperatura) é sensível a mudanças na temperatura ambiente. Ele está conectado à unidade de controle da caldeira (centro de controle), que controla a caldeira (efetor). A unidade de controle da caldeira compara constantemente as informações do termostato com a temperatura predefinida e, quando necessário, ajusta a atividade da caldeira para alterar a temperatura da sala. Quando o termostato detecta que a temperatura ambiente é baixa, a unidade de controle da caldeira liga a caldeira. O resultado é a produção de calor pela caldeira, aquecendo a sala. Quando a temperatura predefinida é atingida, o sistema

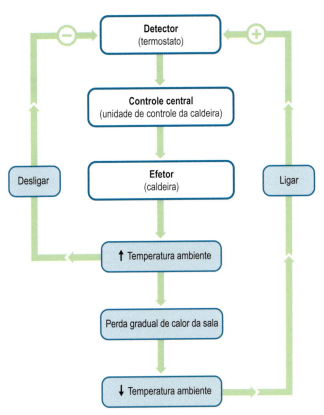

Figura 2.12 Exemplo de um mecanismo de *feedback* negativo. Controle da temperatura ambiente por uma caldeira doméstica/aquecedor.

é interrompido; inversamente, quando o termostato detecta a temperatura ambiente mais alta, a unidade de controle da caldeira a desliga, a produção de calor da caldeira para, e a sala esfria lentamente à medida que o calor é perdido. Essa série de eventos ilustra um mecanismo de *feedback* negativo que permite a autorregulação contínua, ou controle, de um fator variável dentro de um intervalo estreito.

A temperatura corporal é um exemplo de uma variável fisiológica controlada pelo *feedback* negativo (Fig. 2.13). Quando a temperatura corporal cai abaixo do nível predefinido (próximo a 37°C), isso é detectado por terminações nervosas especializadas sensíveis à temperatura, principalmente na pele. Elas retransmitem essa informação para o hipotálamo do cérebro, onde se localiza o centro de controle de temperatura do corpo. O hipotálamo, então, ativa mecanismos que aumentam a temperatura corporal (efetores). Esses mecanismos incluem:

- Estimulação dos músculos esqueléticos, causando tremores
- Constrição dos vasos sanguíneos na pele, reduzindo o fluxo sanguíneo e a perda de calor
- Alterações comportamentais, como ao vestir mais roupas ou encolher-se.

Quando a temperatura do corpo aumenta para dentro da faixa normal novamente, as terminações nervosas sensíveis à temperatura não são mais estimuladas, e seus sinais para o hipotálamo param; portanto, os tremores cessam e o fluxo sanguíneo para a periferia (pele) volta ao normal.

SEÇÃO 1 O Corpo e seus Constituintes

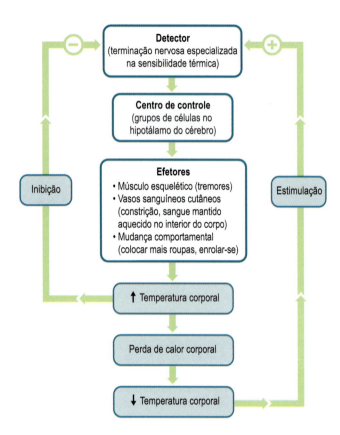

Figura 2.13 Exemplo de um mecanismo de *feedback* negativo fisiológico. Controle da temperatura corporal.

A maioria dos controles homeostáticos no corpo usa mecanismos de *feedback* negativo para prevenir mudanças repentinas e graves no meio interno. Vários outros mecanismos serão explicados nos capítulos seguintes.

Mecanismo de *feedback* positivo

Existem apenas alguns desses sistemas amplificadores no corpo. Nos mecanismos de *feedback* positivo, o estímulo aumenta progressivamente à resposta, de modo que, enquanto o estímulo é continuado, a resposta é progressivamente amplificada. Exemplos desse controle são a coagulação do sangue e as contrações uterinas durante o trabalho de parto.

Com relação ao trabalho de parto, as contrações do útero são estimuladas pelo hormônio ocitocina. Essa ação força a cabeça do bebê no colo uterino, estimulando os receptores de estiramento. Em resposta a isso, mais ocitocina é liberada, o que fortalece ainda mais as contrações e mantém o trabalho de parto. Após o nascimento do bebê, o estímulo (dilatação do colo do útero) não está mais presente, logo a liberação de ocitocina é interrompida (ver Fig. 9.5).

Desequilíbrio homeostático

Os mecanismos homeostáticos do corpo são sofisticados e altamente eficientes, mas sua capacidade de adaptação ao estresse não é ilimitada. Se a mudança em um sistema é excessiva, especialmente se acontecer rapidamente, eles podem não ser capazes de se adaptarem, e o sistema pode se deslocar para fora da faixa fisiológica normal. Caso o desequilíbrio não seja corrigido, pode causar interrupções ou doenças. Muitas dessas situações, inclusive as consequências de anormalidades das variáveis fisiológicas, apresentadas no Quadro 2.1, serão explicadas nos capítulos seguintes.

> ● **MOMENTO DE REFLEXÃO**
>
> 5. A temperatura corporal central é geralmente mantida muito próxima de 37°C. Usando os termos "*feedback* negativo", "hipotálamo" e "efetores", explique o que acontece quando a temperatura externa começa a cair.

Fluidos corporais

> **Resultados esperados da aprendizagem**
>
> Após estudar esta seção, você estará apto a:
> - Explicar, usando exemplos, por que o controle homeostático da composição desses fluidos é vital para a função do corpo
> - Comparar e diferenciar os processos de difusão e osmose
> - Definir os termos "fluido intracelular" e "fluido extracelular"
> - Descrever como as moléculas se movem dentro e entre os compartimentos de fluidos.

Movimento de substâncias nos fluidos corporais

O movimento de substâncias dentro e entre fluidos corporais, às vezes através de uma barreira como a membrana celular, é essencial na fisiologia.

Em líquidos ou gases, as moléculas se distribuem de uma área de alta concentração para uma de baixa concentração, desde que não haja barreira no caminho. Entre duas dessas áreas, existe um gradiente (diferença) de concentração, o movimento de substâncias que ocorre a favor desse gradiente até as moléculas estarem uniformemente espalhadas entre os dois compartimentos, isto é, quando o equilíbrio é alcançado. Como nenhuma energia é necessária para tal movimento, esse processo é considerado passivo.

Existem muitos exemplos no corpo de substâncias que se deslocam para cima, isto é, contra o gradiente de concentração, mas, nesse caso, há gasto de energia que vem, geralmente, da quebra do ATP. Esses processos são descritos como ativos. O movimento de substâncias através das membranas celulares pelo transporte ativo é descrito na p. 44.

Processos Químicos e Fisiológicos CAPÍTULO **2**

O movimento passivo de substâncias no corpo comumente ocorre de duas maneiras principais: difusão ou osmose.

Difusão

Difusão é o movimento de moléculas de uma área de alta concentração para uma área de baixa concentração, e ocorre principalmente em gases, líquidos e soluções. As moléculas de açúcar amontoadas no fundo de uma xícara de café que não foi mexida serão, com o tempo, distribuídas uniformemente por todo o líquido por difusão (Fig. 2.14). O processo de difusão será acelerado se a temperatura subir e/ou a concentração da substância difusora for aumentada.

A difusão também pode ocorrer através de uma membrana, como a membrana celular ou a parede capilar. Apenas moléculas pequenas ou solúveis o suficiente para atravessar a membrana podem se difundir. Por exemplo, o oxigênio se difunde livremente através das paredes dos alvéolos (bolsas de ar nos pulmões), onde as concentrações de oxigênio são altas, para a corrente sanguínea, onde as concentrações de oxigênio são baixas. No entanto, as células sanguíneas e as grandes moléculas de proteínas no plasma são grandes demais para atravessar e, assim, permanecem no sangue.

Osmose

Enquanto a difusão de moléculas através de uma membrana semipermeável resulta em concentrações iguais em ambos os seus lados, a osmose (Fig. 2.15) refere-se especificamente à difusão de água seguindo o seu gradiente de concentração. Isso geralmente ocorre porque qualquer outra molécula presente é muito grande para passar pelos poros da membrana. A força com a qual isso ocorre é chamada pressão osmótica. Imagine duas soluções de açúcar separadas por uma membrana semipermeável cujos poros são pequenos demais para permitir a passagem das moléculas de açúcar. De um lado, a solução açucarada é duas vezes mais concentrada do que a outra. Após um período, a concentração de moléculas de açúcar terá se equilibrado em ambos os lados da membrana, não porque as moléculas de açúcar tenham se difundido através da membrana, mas porque a pressão osmótica através da membrana "puxa" a água da solução diluída para a solução concentrada, ou seja, a água segue seu gradiente de concentração. A osmose prossegue até que o equilíbrio seja alcançado, no ponto em que as soluções de cada lado da

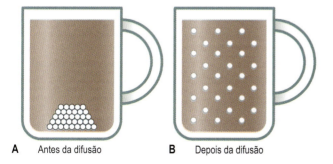

Figura 2.14 Processo de difusão. Uma colher de açúcar em uma xícara de café. (A) Antes da difusão. (B) Após a difusão.

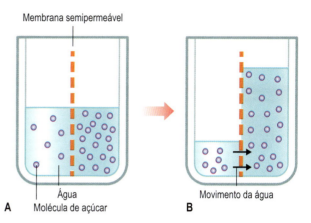

Figura 2.15 Osmose através de uma membrana semipermeável. (A) Os poros da membrana são muito pequenos para permitir a passagem das moléculas de açúcar, de modo que somente a água pode passar. A concentração de açúcar no compartimento direito é maior que no esquerdo. (B) Para manter a concentração de açúcar igual nos dois lados da membrana, as moléculas de água se movem para o compartimento direito.

membrana terão a mesma concentração de solutos, embora não o mesmo volume (ver Fig. 2.15), e são consideradas isotônicas. A importância do controle cuidadoso das concentrações de soluto nos fluidos corporais pode ser ilustrada observando o que acontece a uma célula (por exemplo, um glóbulo vermelho) quando esta é exposta a soluções que diferem das condições fisiológicas normais.

A osmolaridade plasmática é mantida dentro de um intervalo bastante estreito, pois, se a concentração de água no plasma aumentar, ou seja, se o plasma se tornar mais diluído que o líquido intracelular dentro dos glóbulos vermelhos, então a água se movimentará para dentro desses glóbulos, seguindo seu gradiente de concentração. Isso pode fazer com que os glóbulos vermelhos inchem e estourem. Nessa situação, o plasma é considerado hipotônico. Inversamente, se a concentração de água no plasma cai de modo que o plasma se torna mais concentrado do que o líquido intracelular dentro dos glóbulos vermelhos (o plasma se torna hipertônico), a água move-se passivamente por osmose das células sanguíneas para o plasma e as células do sangue encolhem (Fig. 2.16).

Compartimentalização dos fluidos

O volume total de água no corpo de adultos de constituição média é de cerca de 40 ℓ, o que equivale a 60% do peso corporal. Essa proporção é maior em bebês, jovens e adultos com peso abaixo da média e menor nos idosos e na obesidade em todas as faixas etárias. Também é menor no sexo feminino do que no masculino, porque elas têm proporcionalmente mais tecido adiposo do que muscular quando comparado a eles, uma vez que o tecido adiposo possui apenas 10% de água, comparado aos 75% de água do tecido muscular.

A água intracelular e a água extracelular representam os dois principais compartimentos de fluido do corpo. A água e solutos de tamanho pequeno se deslocam livremente entre

SEÇÃO 1 O Corpo e seus Constituintes

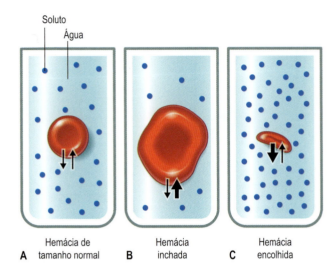

Figura 2.16 Processo de osmose. Movimento da água quando um glóbulo vermelho é imerso em soluções de concentrações variadas (tonicidade). (A) Solução isotônica. (B) Solução hipotônica. (C) Solução hipertônica.

esses dois compartimentos através das membranas celulares, embora moléculas maiores dependam de mecanismos de transporte específicos e, portanto, seu movimento é controlado.

Aproximadamente 22% do peso corporal é água extracelular e 38% água intracelular. A maior parte da água do corpo é intracelular (cerca de 70% ou 28 ℓ dos 40 ℓ). Os 30% restantes (12 ℓ) são extracelulares, compostos em geral por plasma e, sobretudo, pelo líquido intersticial que banha os tecidos (Fig. 2.17).

Fluido extracelular

O líquido extracelular (LEC) consiste basicamente em plasma, linfa, líquido cefalorraquidiano e líquido nos espaços intersticiais do corpo. Outros fluidos extracelulares estão presentes em quantidades muito pequenas, e sua função é principalmente a de lubrificação, o que inclui o fluido articular (sinovial), o fluido pericárdico (ao redor do coração), o líquido pleural (ao redor dos pulmões) e o líquido peritoneal (ao redor das vísceras abdominais).

O fluido intersticial ou intercelular (líquido tissular) banha todas as células do corpo, exceto as camadas externas da pele. É por meio desse líquido que as substâncias se difundem do sangue para as células do corpo e das células para o sangue. Todas as células do corpo em contato com o LEC dependem diretamente da composição desse fluido para o seu bem-estar. Pequenas mudanças na composição do LEC podem causar danos permanentes; portanto, sua composição é rigorosamente regulada. Por exemplo, um aumento nos níveis plasmáticos de potássio pode causar fraqueza muscular e arritmia cardíaca devido ao aumento da excitabilidade dos tecidos muscular e nervoso. A redução do potássio no sangue também interfere na função cardíaca e pode até mesmo fazer com que o coração pare de bater. Os níveis de potássio no sangue são apenas um dos muitos

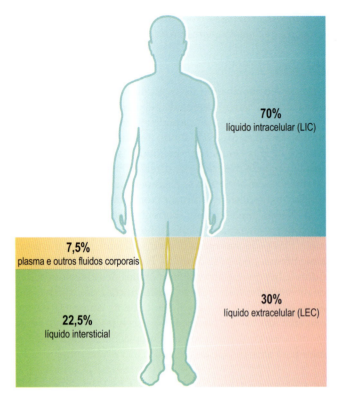

Figura 2.17 Distribuição da água corporal em uma pessoa de 70 kg.

parâmetros sob constante e cuidadoso ajuste pelos mecanismos homeostáticos do corpo.

Fluido intracelular

A composição do líquido intracelular (LIC) é largamente controlada pela própria célula porque existem mecanismos seletivos de captação e secreção de moléculas presentes na membrana celular. Em alguns aspectos, as composições do LIC e do LEC são muito diferentes. Por exemplo, os níveis de sódio são quase 10 vezes maiores no LEC do que no LIC. Essa diferença de concentração ocorre porque, embora o sódio se difunda para a célula a favor de seu gradiente de concentração, há uma bomba na membrana (a bomba Na^+/K^+, p. 44) que o bombeia seletivamente de volta. Esse gradiente de concentração é essencial para a função das células excitáveis (principalmente nervo e músculo). Por outro lado, muitas substâncias são encontradas dentro da célula em quantidades significativamente maiores do que fora; por exemplo, ATP, proteína e potássio. Como a água passa livremente em ambas as direções através da membrana celular, mudanças na concentração de água do LEC têm consequências imediatas para os níveis de água intracelular (Fig. 2.17).

> ● **MOMENTO DE REFLEXÃO**
>
> 6. Um glóbulo vermelho colocado em solução hipotônica incha e explode. Explique o processo que causa isso.

Processos Químicos e Fisiológicos CAPÍTULO 2

Rever e revisar

Complete cada uma das frases a seguir:

1. Os átomos são principalmente espaços vazios, com um _____ central contendo partículas subatômicas chamadas _____ e _____. Orbitando essa entidade central estão as partículas subatômicas chamadas _____, que carregam uma carga elétrica _____.

2. A principal moeda energética da célula é uma molécula chamada _____. A porção de açúcar dessa molécula é a _____, que está ligada a três grupos de _____ e a uma base, chamada _____.

3. Indique qual das seguintes afirmações é verdadeira: _____
   a. Ligações covalentes são mais fortes do que ligações iônicas
   b. Ligações iônicas são formadas entre os átomos de uma molécula de água
   c. Ligações covalentes produzem íons quando se dissociam
   d. As ligações iônicas se formam quando os átomos compartilham elétrons

4. Indique quais afirmações a seguir são verdadeiras: _____
   a. Difusão é o movimento das partículas a favor do seu gradiente de concentração
   b. Difusão requer energia
   c. Difusão refere-se especificamente ao movimento das moléculas de água
   d. A difusão é lenta em temperaturas mais baixas

5. Preencha as sentenças na Lista A com a resposta apropriada na Lista B. Você pode usar os itens da Lista B mais de uma vez:

Lista A
   (a) Enzimas são _____
   (b) A glicose é um exemplo desse tipo de molécula _____
   (c) Prostaglandinas são derivadas dos _____
   (d) Glicogênio é um exemplo desse tipo de molécula _____
   (e) A estrutura comum desse tipo de molécula inclui um grupo lateral variável e um grupo carboxila _____
   (f) Combinado com glicerol, esse tipo de molécula é usado para armazenar energia no corpo _____
   (g) A insulina é um exemplo desse tipo de molécula _____, produzida pela combinação _____

Lista B
   1. Proteína
   2. Monossacarídeo
   3. Aminoácido
   4. Polissacarídeo
   5. Triglicerídeos

6. Combine cada letra na Lista A com o número apropriado na Lista B. Você pode usar os itens da Lista B mais de uma vez:

Lista A
   (a) _____ (a) Porcentagem de água corporal encontrada dentro das células do corpo
   (b) _____ (b) Valores de pH acima desse número indicam alcalose
   (c) _____ (c) Número de elétrons na camada eletrônica mais interna
   (d) _____ (d) Número de átomos de oxigênio no oxigênio atmosférico
   (e) _____ (e) Peso atômico do sódio
   (f) _____ (f) Número de ácidos graxos na molécula de triglicerídeo
   (g) _____ (g) Número de aminoácidos principais utilizados na bioquímica humana

Lista B
   1. 2
   2. 3
   3. 7,45
   4. 20
   5. 23
   6. 70

CAPÍTULO 3

Células e Tecidos

Célula: estrutura e funções	**41**
Membrana plasmática	42
Organelas	44
Ciclo celular	46
Tecidos	**48**
Tecido epitelial	48
Tecido conjuntivo	49
Tecido muscular	53
Tecido nervoso	55
Regeneração do tecido	55
Membranas	55
Glândulas	55
Mudanças no tamanho e no número das células	**56**
Morte celular	56
Neoplasias ou tumores	**57**
Causas de neoplasias	57
Crescimento dos tumores	58
Efeitos dos tumores	59
Causas de morte em doenças malignas	59
Rever e revisar	**60**

As células são as menores unidades funcionais do organismo. Elas se agrupam para formar os tecidos, cada qual com uma função especializada, como o sangue, os músculos, os ossos. Diferentes tecidos se agrupam para formar os órgãos, como o coração, o estômago e o encéfalo. Os órgãos, por sua vez, se agrupam para formar os sistemas, os quais realizam um conjunto de funções relacionadas que visam manter a homeostase e contribuir para a saúde do indivíduo (ver Fig. 1.2). Por exemplo, o sistema digestório é responsável pela ingestão, digestão e absorção de alimentos, envolvendo assim diversos órgãos, inclusive o estômago e os intestinos. A estrutura e diferentes funções de células e tipos de tecidos são exploradas neste capítulo.

A seção final considera as características dos tumores benignos e malignos, suas causas comuns e como crescem e se espalham.

Célula: estrutura e funções

Resultados esperados da aprendizagem

Após estudar esta seção, você estará apto a:

- Descrever a estrutura da membrana plasmática
- Comparar e contrastar transporte ativo, passivo e de grandes partículas através da membrana celular
- Explicar as funções das principais organelas
- Delinear o processo de mitose.

O corpo humano se desenvolve a partir de uma única célula chamada zigoto, que resulta da fusão do óvulo (célula femi-

SEÇÃO 1 O Corpo e seus Constituintes

nina) com o espermatozoide (célula masculina). Segue-se a divisão celular, e, à medida que o feto cresce, células com diferentes especializações estruturais e funcionais se desenvolvem, todas com a mesma constituição genética que o zigoto. As células individuais são muito pequenas para serem vistas a olho nu. No entanto, elas podem ser vistas quando fatias finas de tecido são coradas em laboratório e ampliadas com o uso de um microscópio.

A célula consiste em uma membrana plasmática que envolve várias organelas suspensas em um meio aquoso denominado citosol (Fig. 3.1). O conteúdo celular, com exceção do núcleo, é formado pelo citoplasma, ou seja, o citosol e outras organelas.

Membrana plasmática

A estrutura e funções das membranas são fundamentais para a sobrevivência celular, uma vez que controlam a passagem de substâncias para dentro e para fora da célula, regulando assim o meio intracelular.

Estrutura

A membrana plasmática (Fig. 3.2) consiste em duas camadas de fosfolipídios (p. 33), com proteínas e açúcares incorporados a eles. Além dos fosfolipídios, o colesterol lipídico também está presente. As moléculas de fosfolipídios possuem uma cabeça, que é eletricamente carregada e hidrofílica (atrai a água), e uma cauda, que não tem carga e é hidrofóbica (repele a água; Fig. 3.2A). A bicamada fosfolipídica está disposta como um sanduíche, com as cabeças hidrofílicas alinhadas na superfície externa da membrana, e as caudas hidrofóbicas formam uma camada central repelente de água. Tais diferenças influenciam a transferência de substâncias através da membrana.

Proteínas da membrana

Essas proteínas que se estendem por toda a membrana formam canais que permitem a passagem de, por exemplo, eletrólitos e substâncias solúveis não lipídicas. Moléculas de proteínas na superfície da membrana plasmática são mostradas na Fig. 3.2B. As proteínas de membrana desempenham várias funções:

- Algumas moléculas de proteínas de membrana estão combinadas com moléculas de carboidrato ramificadas que se estendem para fora da célula; são as glicoproteínas, conferindo à célula sua identidade imunológica – efetuam o reconhecimento de elementos, funcionando como "automarcadores" (p. 412).

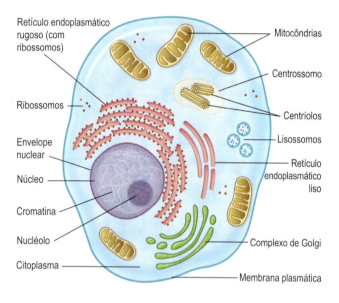

Figura 3.1 Célula simples.

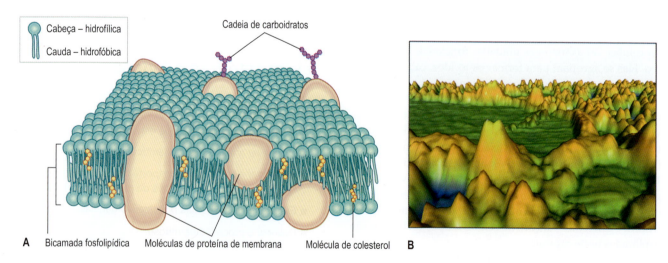

Figura 3.2 Membrana plasmática. (A) Diagrama evidencia a estrutura. (B) Micrografia de força atômica colorida da superfície mostra proteínas plasmáticas. (B – Hermann Schillers, Prof. Dr H Oberleithner, University Hospital of Münster/Science Photo Library. Reproduzida com permissão.)

- As glicoproteínas podem agir como receptores (locais de reconhecimento específico) para hormônios e outros mensageiros químicos
- Algumas são enzimas (p. 34)
- Proteínas transmembrana formam canais que são preenchidos com água e permitem a passagem de íons muito pequenos e solúveis em água através da membrana
- Algumas dessas proteínas formam bombas de transporte de moléculas, que transportam substâncias através da membrana.

Transporte de substâncias através de membranas celulares

Cada célula é envolvida por sua membrana plasmática, a qual provê uma barreira seletiva para substâncias que entram ou saem. Essa propriedade, chamada permeabilidade seletiva, permite à membrana da célula (plasmática) controlar a entrada e/ou saída de várias substâncias, dessa forma regulando a composição de seu ambiente interno. O tamanho da partícula é importante, uma vez que pequenas moléculas, tais como a água, podem passar livremente através da membrana por difusão simples, enquanto moléculas grandes não conseguem e podem, portanto, permanecer confinadas no fluido intersticial ou no fluido intracelular. Na Fig. 3.3A, as partículas rosa e laranja são muito grandes para se difundirem através dos poros da membrana; assim, as partículas rosa ficam presas dentro da célula e as laranja são excluídas.

Poros ou canais específicos na membrana plasmática admitem certas substâncias, mas não outras. Na Fig. 3.3B, embora as partículas verdes e amarelas tenham o mesmo tamanho, a membrana possui canais específicos, por exemplo, somente para as partículas verdes, logo as amarelas são excluídas.

A membrana também é atravessada por bombas ou transportadores especializados que importam ou exportam substâncias específicas. Na Fig. 3.3C, é mostrado que a membrana contém bombas que ativamente importam as partículas rosa e outras bombas que ativamente exportam as azuis; as partículas rosa, portanto, concentram-se dentro da célula, e as azuis fora da célula.

A permeabilidade seletiva garante que a composição química do fluido intracelular seja diferente do fluido intersticial que as recobre. Os mecanismos de transporte são explicados na próxima seção.

Transporte passivo

O transporte passivo ocorre quando substâncias podem atravessar as membranas semipermeáveis do plasma e das organelas e movem-se a favor do gradiente de concentração, sem utilizar energia.

Difusão

A difusão foi descrita na p. 36. Pequenas moléculas se difundem pelo seu gradiente de concentração:

- Materiais lipossolúveis, como o oxigênio, gás carbônico, ácidos graxos e esteroides, atravessam a membrana, dissolvendo-se em sua parte lipídica
- Materiais solúveis em água, como sódio, potássio e cálcio, atravessam a membrana passando por canais preenchidos por água.

Difusão facilitada

Este processo passivo é utilizado por algumas substâncias que são incapazes de se difundir sem auxílio através da membrana semipermeável, como a glicose e os aminoácidos. Moléculas transportadoras de proteínas especializadas na membrana contêm sítios específicos que atraem e se ligam às substâncias a serem transferidas, como um mecanismo chave-fechadura. O transportador sofre, então, uma alteração em seu formato e deposita a substância do outro lado da membrana (Fig. 3.4). Os sítios de ligação dos transportadores são específicos e podem ser usados somente para uma dada substância. Como há um número finito de transportadores, há uma quantidade limitada de substâncias que podem ser transportadas a qualquer momento. Isso é conhecido como capacidade máxima de transporte.

Osmose

Osmose é o movimento passivo de água a favor de seu gradiente de concentração em direção ao equilíbrio, através de uma membrana semipermeável. O processo está explicado na p. 39.

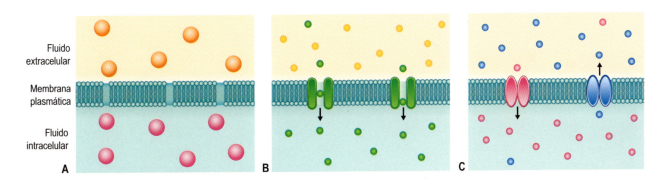

Figura 3.3 Papel da membrana celular na regulação da composição do líquido intracelular. (A) Tamanho da partícula. (B) Canais e poros específicos. (C) Bombas e transportadores.

SEÇÃO 1 O Corpo e seus Constituintes

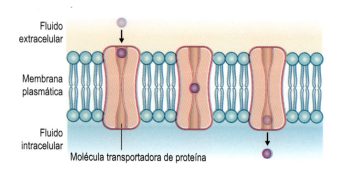

Figura 3.4 Moléculas portadoras de proteínas de membrana especializadas envolvidas na difusão facilitada e no transporte ativo.

Transporte ativo

Trata-se do transporte de substâncias contra o seu gradiente de concentração, ou seja, de baixa para alta concentração. A energia química na forma de trifosfato de adenosina (ATP, p. 37) direciona moléculas transportadoras de proteínas especializadas que transportam substâncias através da membrana em qualquer direção (Fig. 3.4). Os sítios de ligação dos transportadores são específicos e podem ser usados somente por uma substância; portanto, a taxa de transferência de uma substância dependerá do número de sítios de ligação disponíveis.

A bomba sódio-potássio

Todas as células contêm essa bomba, que indiretamente suporta a captação da glicose e é essencial na manutenção do gradiente elétrico necessário para gerar os potenciais de ação nas células nervosas e musculares.

Esse mecanismo de transporte ativo mantém as concentrações desiguais de íons sódio (Na^+) e potássio (K^+) em ambos os lados da membrana plasmática. Ele pode usar até 30% dos requisitos de ATP celular, como energia consumida no processo de transporte ativo.

Os níveis de potássio são muito mais elevados no interior da célula do que em seu exterior – esse é o principal cátion intracelular. Já os níveis de sódio são maiores no exterior da célula que em seu interior – esse é o principal cátion extracelular. Tais íons tendem a se difundir a favor de seus gradientes de concentração, ou seja, K^+ para fora e Na^+ para dentro da célula. Para manter seus gradientes de concentração, o excesso de Na^+ é constantemente bombeado para fora da membrana celular em troca do K^+.

Transporte de grandes partículas

A transferência de partículas muito grandes para cruzar as membranas celulares ocorre por pinocitose (ingestão de líquidos) ou fagocitose (ingestão de partículas). Essas partículas são englobadas por extensões de citoplasma (Fig. 3.5; ver também Fig. 15.1), que as envolve, formando um vacúolo ligado à membrana. A pinocitose permite que a célula absorva fluido. Na fagocitose, partículas maiores (por exemplo, fragmentos de células, materiais estranhos, micróbios) são levadas para o interior da célula. Os lisossomos (ver mais adiante) aderem, então, à membrana do vacúolo, e liberam enzimas que digerem seu conteúdo.

A extrusão de material residual pelo processo reverso através da membrana plasmática é denominada exocitose. As vesículas formadas pelo complexo de Golgi (ver adiante) geralmente deixam a célula dessa maneira, assim como quaisquer resíduos não digeríveis da fagocitose.

Organelas

As organelas (ver Fig. 3.1), que literalmente significam "pequenos órgãos", apresentam funções individualizadas e altamente especializadas e são frequentemente cercadas por sua própria membrana dentro do citosol. Elas incluem o núcleo, mitocôndrias, ribossomos, retículo endoplasmático, complexo de Golgi, lisossomos e citoesqueleto.

Núcleo

Todos os corpos celulares contêm um núcleo, com exceção dos eritrócitos maduros (células sanguíneas vermelhas). Fibras musculares esqueléticas e algumas outras células contêm diversos núcleos. O núcleo é a maior organela e está contido em um envelope nuclear, uma membrana similar à plasmática, porém com pequenos poros, através dos quais há troca de substâncias entre o núcleo e o citoplasma.*

O núcleo contém o material genético do nosso corpo, na forma de ácido desoxirribonucleico (DNA – *deoxyribonucleic acid*, p. 476), o qual direciona todas as suas atividades metabólicas. Em uma célula que não está em divisão, o DNA está presente como uma fina malha de filamentos denominada cromatina, mas, quando a célula se prepara para a divisão, a cromatina forma estruturas distintas chamadas cromos-

* *Nota da tradução*: a membrana nuclear é denominada carioteca.

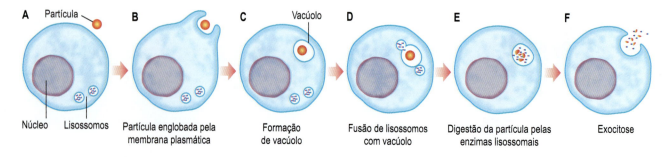

Figura 3.5 Transporte de grandes partículas através das membranas plasmáticas. (A-E) Fagocitose. (F) Exocitose.

somos (ver Fig. 17.1). Uma substância relacionada, o ácido ribonucleico (RNA – *ribonucleic acid*), também é encontrada no núcleo. Há diferentes tipos de RNA, embora nem todos sejam encontrados no núcleo; alguns estão no citoplasma, porém, em geral, estão envolvidos na síntese de proteínas.

No interior do núcleo há uma estrutura ligeiramente esférica denominada nucléolo, a qual está envolvida na síntese (fabricação) e montagem dos componentes dos ribossomos.

Mitocôndria

Mitocôndrias são estruturas membranosas, cujo formato varia de elipsoide, curvo a arredondado, e estão presentes no citoplasma. Algumas vezes, são descritas como a "casa de energia" da célula (Fig. 3.6). Elas são essenciais para a respiração aeróbica, processo pelo qual a energia química é disponibilizada na célula. Essa energia é armazenada pela molécula de ATP que, uma vez clivada ou quebrada em moléculas menores pela célula, consegue liberar a energia (ver Fig. 2.10). A síntese de ATP é mais eficiente nos estágios finais da respiração aeróbica, processo que requer oxigênio. Os tipos celulares mais ativos contêm o maior número de mitocôndrias, como, por exemplo, células do fígado, do músculo e espermatozoides.

Ribossomos

São pequenos grânulos compostos de RNA e proteína. Eles sintetizam proteínas a partir de aminoácidos e, para tanto, usam o RNA como modelo (ver Fig. 17.5). Quando presentes em unidades livres ou em pequenos aglomerados no citoplasma, os ribossomos produzem proteínas que serão usadas dentro da célula. Estas incluem as enzimas necessárias para o metabolismo. As vias metabólicas consistem em uma série de etapas, cada qual conduzida por uma enzima específica. Os ribossomos também são encontrados na superfície externa do invólucro nuclear e no retículo endoplasmático rugoso (ver Fig. 3.6 e a próxima seção), onde sintetizam proteínas que serão exportadas pela célula.

Retículo endoplasmático

O retículo endoplasmático (ER – *endoplasmic reticulum*) é uma extensa série de canais membranosos interconectados no citoplasma (Fig. 3.6). Há dois tipos de retículo endoplasmático: liso e rugoso. O ER liso sintetiza lipídios e hormônios esteroidais e está associado à desintoxicação de algumas drogas. Alguns dos lipídios são utilizados para repor e reparar a membrana plasmática e as membranas das organelas. O ER rugoso é recoberto por ribossomos, que são locais de síntese de proteínas, algumas exportadas a partir das células, como enzimas e hormônios que deixam a célula de origem por exocitose para serem utilizados por outras células em quaisquer outros locais (Fig. 3.5F).

Complexo de Golgi

O complexo de Golgi consiste em pilhas de sacos membranosos achatados e dobrados (Fig. 3.7). Está presente em todas as células, mas é maior naquelas que sintetizam e exportam proteínas. As proteínas se movem do ER para o complexo de Golgi, onde são "empacotadas" em vesículas ligadas à membrana. As vesículas são armazenadas e, quando necessário, se movem para a membrana plasmática e se fundem com ela, expulsando o conteúdo da célula. Esse processo é chamado exocitose (Fig. 3.5F).

Lisossomos

Os lisossomos são pequenas vesículas membranosas produzidas a partir do complexo de Golgi. Contêm uma variedade de enzimas envolvidas na quebra de fragmentos de organelas e grandes moléculas (por exemplo, RNA, DNA, carboidratos, proteínas) dentro da célula em partículas menores que são recicladas ou dela exportadas como material residual.*

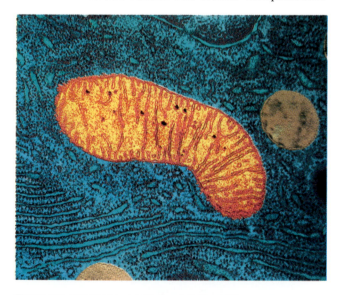

Figura 3.6 Mitocôndria e retículo endoplasmático rugoso. Eletromicrografia de transmissão artificialmente colorida evidencia mitocôndria (*laranja*) e retículo endoplasmático rugoso (*turquesa*) repleto de ribossomos (*pontos*). (Bill Longcore/Science Photo Library. Reproduzida com permissão.)

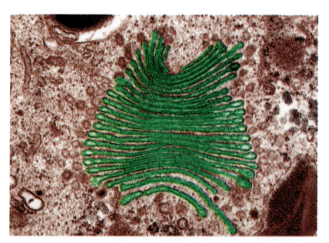

Figura 3.7 Eletromicrografia de transmissão colorida mostra o complexo de Golgi (*verde*). (Science Photo Library. Reproduzida com permissão.)

* *Nota da tradução*: formam um ambiente isolado para a ocorrência de reações que seriam tóxicas à célula.

SEÇÃO 1 O Corpo e seus Constituintes

Nos glóbulos brancos, os lisossomos contêm enzimas que digerem material estranho à célula, como micróbios.

Citoesqueleto

Consiste em uma extensa rede de minúsculas fibras de proteína (Fig. 3.8) e fornece um sistema de suporte interno para a célula, além de orientar o movimento dos materiais ao redor do interior dela.

Microfilamentos

Essas minúsculas fibras, feitas de actina, estão ancoradas no interior da membrana celular e propiciam suporte e forma à célula. O microfilamento de actina também está envolvido no processo contrátil nas células musculares (p. 456).

Microtúbulos

São proteínas grandes e rígidas que dão suporte mecânico à célula e fornecem orientação para o movimento interno de, por exemplo:

- Organelas
- Cromossomos durante a divisão celular.

Centrossomo

O centrossomo direciona a organização de microtúbulos dentro da célula. Consiste em um par de centríolos (pequenos agrupamentos de microtúbulos) e desempenha papel importante na divisão celular.

Extensões celulares

São projeções da membrana plasmática presentes em alguns tipos de células. Seus principais componentes são microtúbulos, que permitem movimento. As extensões celulares incluem:

- Microvilosidades – pequenas projeções que contêm microfilamentos. Cobrem a superfície exposta de certos tipos de células, por exemplo, células absortivas que revestem o intestino delgado (Fig. 3.9). As microvilosidades aumentam grandemente a área da superfície e tornam a estrutura dessas células ideal para a sua função, pois maximizam a absorção de nutrientes do intestino delgado, por exemplo
- Cílios – projeções cilíndricas ciliadas microscópicas contendo microtúbulos que se encontram ao longo das bordas livres de algumas células (ver Fig. 10.12). Eles se movimentam em uníssono, movendo substâncias ao longo da superfície, como o muco que se move para cima no trato respiratório
- Flagelos – projeções únicas, longas e semelhantes a chicotes, contêm microtúbulos, que formam as "caudas" dos espermatozoides (ver Fig. 1.15) que os impulsionam ao longo do canal reprodutivo feminino.

Ciclo celular

Células danificadas, mortas e desgastadas, dependendo do tipo, podem ser substituídas por divisão celular, de forma a manter a integridade e a função do tecido. A frequência com que ocorre a divisão celular varia nos diferentes tipos de tecido (p. 55). Normalmente, esse processo é cuidadosamente regulado para permitir a manutenção e o reparo efetivo dos tecidos do corpo. No fim de sua vida útil natural, células envelhecidas são programadas para a "autodestruição", e seus componentes são removidos por fagocitose em um processo conhecido como apoptose (p. 56).

Células nucleadas apresentam 46 cromossomos e se dividem por mitose, processo no qual duas novas células-filhas geneticamente idênticas são geradas. A única exceção a isso é a formação de gametas (células sexuais), ou seja, óvulos e espermatozoides, cuja divisão ocorre por meiose (p. 480).

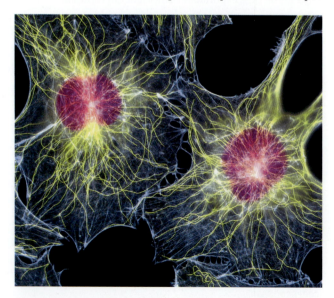

Figura 3.8 Fibroblastos. Micrografia de luz fluorescente evidencia núcleos (*roxo*) e citoesqueletos (*amarelo e azul*). (R. Torsten Wittman/Science Photo Library. Reproduzida com permissão.)

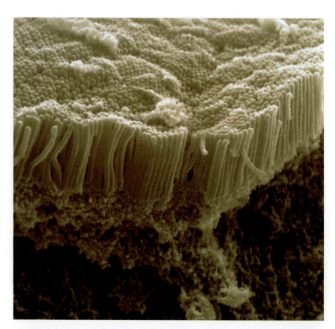

Figura 3.9 Microvilosidades no intestino delgado. Eletromicrografia de varredura colorida. (Eye of Science/Science Photo Library. Reproduzida com permissão.)

O período entre duas divisões celulares é conhecido como ciclo celular, composto por duas fases que podem ser identificadas na microscopia de luz: mitose (fase M) e intérfase (Fig. 3.10).

Intérfase

Esta é a fase mais longa. Três diferentes estágios são reconhecidos:

- Fase G_1 (*first gap phase*) – a célula cresce em tamanho e volume. Esta é geralmente a fase mais longa e mais variável em duração. Às vezes, as células não continuam no ciclo celular, mas entram em uma fase de repouso (G_0); apesar de ser chamada fase de repouso, as células nesse estágio em geral são altamente ativas e continuam a desempenhar suas funções específicas. A célula pode permanecer em G_0 pelo resto da vida, mas também pode reentrar no ciclo celular e começar a se dividir novamente, se necessário
- Síntese de DNA (fase S) – os cromossomos se replicam, formando duas cópias idênticas de DNA (p. 476). Portanto, após a fase S, a célula possui 92 cromossomos, ou seja, DNA suficiente para duas células, e está quase pronta para se dividir por mitose
- Fase G_2 (*second gap phase*) – ocorrem maior crescimento e preparação para a divisão celular.

Mitose

Mitose (Figs. 3.11 e 3.12) é um processo contínuo que envolve quatro estágios distintos visíveis por microscopia de luz.

Prófase
Durante essa fase, a cromatina replicada torna-se firmemente condensada e mais fácil de ser observada sob o microscópio.

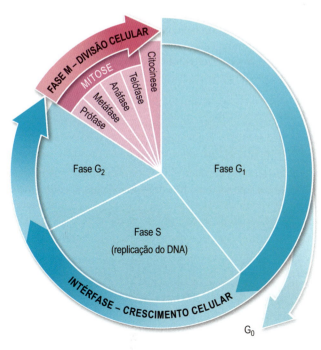

Figura 3.10 Ciclo celular.

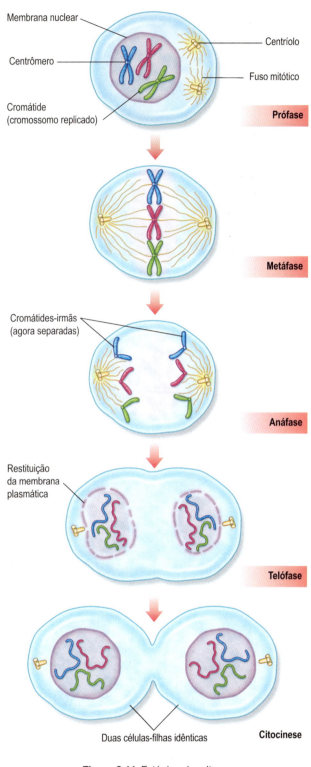

Figura 3.11 Estágios da mitose.

> ● **MOMENTO DE REFLEXÃO**
>
> 1. Descreva os principais eventos da fagocitose.
> 2. Cite, na ordem em que ocorrem, os estágios do ciclo celular.

SEÇÃO 1 O Corpo e seus Constituintes

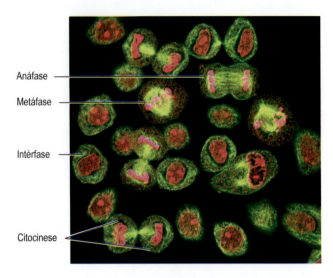

Figura 3.12 Mitose. Micrografia de luz mostra células em diferentes estágios de reprodução com cromatina/cromatídeos mostrados em rosa. (Dr Gopal Murti/Science Photo Library. Reproduzida com permissão.)

Cada um dos 46 cromossomos originais (nessa fase, chamado cromátide) está emparelhado com sua cópia em uma unidade de cromossomo duplo. As duas cromátides são unidas entre si no centrômero (ver Fig. 3.11). Há o surgimento do aparato mitótico, o qual consiste em dois centríolos separados pelo fuso mitótico, formado a partir de microtúbulos. Os centríolos migram, um para cada extremidade da célula, e o envelope nuclear desaparece.

Metáfase
As cromátides alinham-se no centro do fuso, presas por seus centrômeros.

Anáfase
Os centrômeros se separam, e um de cada par de cromátides-irmãs (agora chamadas cromossomos novamente) migra para cada extremidade do fuso à medida que os microtúbulos que formam o fuso mitótico se encurtam.

Telófase
O fuso mitótico desaparece, os cromossomos se desenrolam, e o envelope nuclear se forma novamente.

Após a telófase, ocorre a citocinese: o citosol, as organelas intracelulares e a membrana plasmática se dividem e formam duas células-filhas idênticas.

Tecidos

Resultados esperados da aprendizagem

Após estudar esta seção, você estará apto a:

- Descrever a estrutura e as funções dos tecidos epitelial, conjuntivo e muscular
- Delinear a estrutura e as funções das membranas epitelial e sinovial
- Comparar e contrastar a estrutura e as funções das glândulas exócrina e endócrina.

Os tecidos consistem em grande número do mesmo tipo de células. São classificados de acordo com o tamanho, a forma e as funções de suas células constituintes. Existem quatro tipos principais de tecido, cada um com subtipos. São eles:

- Tecido epitelial ou epitélio
- Tecido conectivo ou conjuntivo
- Tecido muscular
- Tecido nervoso.

Tecido epitelial

Este tipo de tecido recobre o corpo e suas cavidades, órgãos ocos e tubos. Também é encontrado nas glândulas. A estrutura do epitélio (Fig. 3.13) está intimamente relacionada com suas funções, que incluem:

- Proteção de estruturas subjacentes de, por exemplo, desidratação ou lesões químicas e mecânicas
- Secreção
- Absorção.

As células estão justapostas, e a substância intercelular, a matriz, é mínima. As células geralmente se encontram sobre uma membrana basal, que é um tecido conjuntivo inerte formado pelas próprias células epiteliais. O tecido epitelial pode ser:

- Simples: uma única camada de células
- Estratificado: várias camadas de células.

Epitélio simples

O epitélio simples consiste em uma única camada de células idênticas e é dividido em três tipos principais. Geralmente é

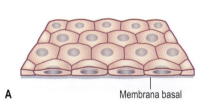
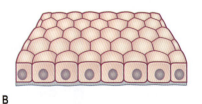
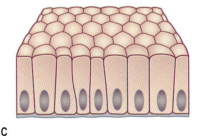

Figura 3.13 Epitélio simples. (A) Escamoso. (B) Cuboidal. (C) Colunar.

encontrado em superfícies de absorção ou secreção, onde a camada única de células otimiza esses processos; raramente é encontrado em superfícies submetidas a estresse. Os tipos de epitélio são nomeados de acordo com o formato de suas células, o qual varia conforme sua função. Quanto mais ativo o tecido, maior a altura das células.

Epitélio escamoso ou pavimentoso

É composto por uma camada de células achatadas (Fig. 3.13A). As células se encaixam como pedras pavimentadas e formam uma membrana fina e muito lisa através da qual a difusão ocorre facilmente. Esse epitélio forma o revestimento das seguintes estruturas:

- Coração – onde é conhecido como endocárdio
- Vasos sanguíneos
- Vasos linfáticos
- Alvéolos pulmonares
- Ductos coletores dos néfrons renais (ver Fig. 13.8).

Epitélio cuboidal

Consiste em células justapostas em formato de cubo que formam uma membrana basal (Fig. 3.13B). Forma a parede dos túbulos renais e é encontrado em glândulas como a tireoide (ver Fig. 9.8). O epitélio cuboidal está ativamente envolvido na secreção, absorção e/ou excreção.

Epitélio colunar

Formado por uma única camada de células altas e finas em uma membrana basal (Fig. 3.13C), reveste diversos órgãos e muitas vezes tem adaptações que o tornam adequado para uma dada função específica. O revestimento do estômago é formado a partir do epitélio colunar simples sem estruturas na superfície. A superfície livre do epitélio colunar que reveste o intestino delgado é coberta com microvilosidades (ver Fig. 3.9). As microvilosidades fornecem uma ampla área de superfícies para a absorção de nutrientes do intestino delgado. Na traqueia, o epitélio colunar é ciliado (ver Fig. 10.12) e contém, ainda, células caliciformes que secretam muco. Isso significa que as partículas inaladas que aderem à camada de muco são movidas para a garganta por cílios no trato respiratório. Nas tubas uterinas, os óvulos são impelidos ao longo da tuba em direção ao útero por ação ciliar.

Epitélio estratificado

O epitélio estratificado consiste em várias camadas de células de diferentes formatos. A divisão celular contínua nas camadas inferiores (basais) direciona as células para cima, cada vez mais próximas da superfície, onde são eliminadas. Nesse tipo de epitélio as membranas basais estão geralmente ausentes. A principal função do epitélio estratificado é proteger as estruturas subjacentes do desgaste mecânico e de rupturas. Existem dois tipos principais: escamoso estratificado e transicional.

Epitélio estratificado escamoso

O epitélio estratificado escamoso (Fig. 3.14) é composto de várias camadas de células. Nas camadas mais profundas, as células são principalmente colunares e, à medida que ascendem à superfície, tornam-se achatadas e então são eliminadas.

Epitélio estratificado queratinizado

É encontrado em superfícies secas, sujeitas ao uso e a ações do meio ambiente. Esse tipo de epitélio também reveste superfícies secas sujeitas a desgaste, como pele, cabelos e unhas. A camada superficial consiste em células epiteliais mortas que perderam seus núcleos e contêm a proteína queratina. Essa organização forma uma camada protetora resistente e relativamente impermeável que impede o ressecamento das células vivas subjacentes. A camada superficial da pele é removida e substituída pela camada logo abaixo (ver Figs. 1.12 e 14.5).

Epitélio estratificado não queratinizado

O epitélio estratificado não queratinizado protege superfícies úmidas sujeitas a desgaste e impede que sofram ressecamento, como a conjuntiva dos olhos, o revestimento da boca, a faringe, o esôfago e a vagina (Fig. 3.15).

Epitélio transicional

O epitélio transicional (Fig. 3.16) é composto por várias camadas de células piriformes. Está presente em diversas partes do trato urinário, como a bexiga, onde promove a elasticidade desta à medida que a urina se avoluma em seu interior.

Tecido conjuntivo

O tecido conjuntivo é o mais abundante no organismo. Suas células são bastante espaçadas, ao contrário do tecido epitelial. A substância intercelular (matriz extracelular) está presente em grandes quantidades. Normalmente há fibras presentes na matriz, a qual pode ser de consistência gelati-

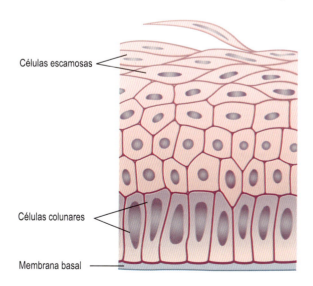

Figura 3.14 Epitélio estratificado.

SEÇÃO 1 O Corpo e seus Constituintes

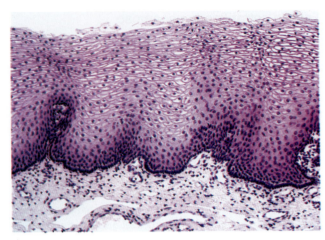

Figura 3.15 Seção de revestimento epitelial escamoso estratificado não queratinizado da vagina (ampliada 100x). (Telser AG, Young JK, Baldwin KM 2007 Elsevier's integrated histology. Edimburgo: Mosby.)

nosa semissólida ou densa e rígida, dependendo da posição e função do tecido. As fibras formam uma rede de suporte na qual as células se fixam. A maior parte dos tipos de tecido conjuntivo possui rico suprimento sanguíneo. As principais funções do tecido conjuntivo são:

- União e suporte estrutural
- Proteção
- Transporte
- Isolamento.

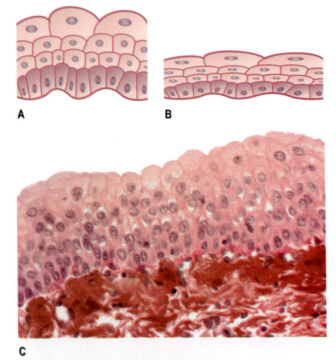

Figura 3.16 Epitélio de transição. **(A)** Relaxado. **(B)** Alongado. **(C)** Micrografia de luz da parede da bexiga mostra o epitélio de transição (*rosa*) acima do músculo liso e camada de tecido conjuntivo (*vermelho*). (C – Steve G Schmeissner/Science Photo Library. Reproduzida com permissão.)

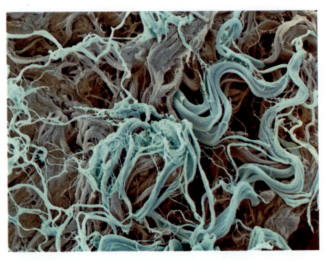

Figura 3.17 Fibras colágenas. Micrografia de varredura colorida. (Steve G Schmeissner/Science Photo Library. Reproduzida com permissão.)

Células do tecido conjuntivo

O tecido conjuntivo, exceto o sangue e a linfa (Capítulo 4), é encontrado em todos os órgãos e serve de suporte para tecidos especializados. O conjunto de tipos celulares nesse tecido inclui fibroblastos, células adiposas, macrófagos, leucócitos e mastócitos.

Fibroblastos

Fibroblastos são células grandes com processos irregulares (ver Fig. 3.8). Eles produzem fibras elásticas, colágenas e a matriz de material extracelular. As fibras de colágeno são mostradas na Fig. 3.17. Fibras bastante finas, chamadas fibras de reticulina, são encontradas nos tecidos com alta atividade, como o fígado e o tecido reticular. Os fibroblastos são particularmente ativos nos reparos teciduais (cicatrização), quando é necessária a união das superfícies de um corte ou para formar tecido de granulação seguinte à destruição tecidual (p. 399). As fibras de colágeno formadas durante a cicatrização encolhem à medida que envelhecem, às vezes interferindo nas funções do órgão envolvido e nas estruturas adjacentes.

Células adiposas

Também conhecidas como adipócitos, essas células podem estar dispostas isoladamente ou em grupo em muitos tipos de tecido conjuntivo e são especialmente abundantes no tecido adiposo (ver Fig. 3.20B). As células adiposas variam em tamanho e formato, de acordo com a quantidade de gordura que contêm.

Macrófagos

São células grandes e irregulares com grânulos no citoplasma. Alguns são fixos, isto é, ligados a fibras de tecido conjuntivo, enquanto outros são móveis. Os macrófagos são uma parte importante dos mecanismos de defesa do corpo porque são ativamente fagocíticos, englobam e digerem restos celulares, bactérias e outros corpos estranhos. Suas atividades são típicas daquelas do sistema de defesa de monócitos-macrófagos, como os monócitos no sangue, macrófagos hepáticos (células de Küpffer) em sinusoides hepáticos, células de revestimento sinusal em gânglios linfáticos e no baço, e a microglia no encéfalo (ver Fig. 4.13).

Leucócitos

As células brancas sanguíneas (p. 68) são normalmente encontradas em pequena quantidade no tecido conjuntivo saudável, porém neutrófilos migram em grande quantidade durante uma infecção, quando desempenham importante papel na defesa do tecido. As células do plasma se desenvolvem a partir de linfócitos B, um tipo de célula branca do sangue (p. 70). Eles sintetizam e secretam anticorpos de defesa específicos no sangue e nos tecidos (Capítulo 15).

Mastócitos

São similares aos leucócitos basófilos (p. 69). São encontrados no tecido conjuntivo frouxo, sob as cápsulas fibrosas de alguns órgãos, como o fígado e o baço e em considerável quantidade ao redor de vasos sanguíneos. Seu citoplasma é preenchido por grânulos contendo heparina, histamina e outras substâncias, que são liberadas após dano tecidual (Fig. 3.18). A liberação do conteúdo granular é chamada degranulação. A histamina está envolvida em reações inflamatórias locais e gerais, estimula a secreção do suco gástrico e está associada ao desenvolvimento de alergias e estados de hipersensibilidade (p. 417). A heparina impede a coagulação do sangue, o que ajuda a manter o fluxo sanguíneo através dos tecidos inflamados, suprindo as células com oxigênio e glicose e trazendo leucócitos adicionais para a área.

Tecido conjuntivo frouxo (areolar)

Este é o tipo mais generalizado de tecido conjuntivo. A matriz intercelular é semissólida com muitos fibroblastos e algumas células adiposas (adipócitos), mastócitos e macrófagos, amplamente separados por fibras elásticas e colágenas (Fig. 3.19). O tecido conjuntivo frouxo é encontrado em quase todas as partes do corpo, onde proporciona elasticidade e resistência à tração. Une e suporta outros tecidos, como:

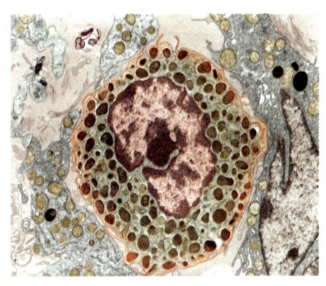

Figura 3.18 Mastócito. Eletromicrografia de transmissão colorida mostra o núcleo (*rosa e marrom*) e o citoplasma (*verde*) com grânulos (*marrom*). (Medimage/Science Photo Library. Reproduzida com permissão.)

- Sob a pele
- Entre os músculos
- Suporte de vasos sanguíneos e nervos
- No canal alimentar
- Nas glândulas que suportam células secretoras.

Tecido adiposo

O tecido adiposo consiste em células adiposas (adipócitos) que contêm grandes glóbulos de gordura, em uma matriz de tecido areolar (Fig. 3.20). Há dois tipos de tecido adiposo: branco e marrom.

Tecido adiposo branco

Representa de 20 a 25% da massa corporal em adultos com um índice de massa corporal normal (Capítulo 11); está mais presente em pessoas obesas e menos naqueles que estão

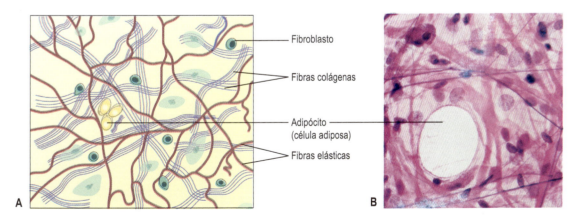

Figura 3.19 Tecido conjuntivo frouxo (areolar). (A) Diagrama da estrutura básica. (B) Micrografia em microscopia de luz. (B – Biophoto Associates/Science Photo Library. Reproduzida com permissão.)

SEÇÃO 1 O Corpo e seus Constituintes

abaixo do peso. O tecido adiposo secreta o hormônio leptina (Tabela 9.4). Os rins e globos oculares são suportados pelo tecido adiposo, que também é encontrado entre as fibras musculares e sob a pele, onde atua como isolante térmico e no armazenamento de energia.

Tecido adiposo marrom

Apresenta maior quantidade de mitocôndrias, uma rede capilar mais extensa em relação ao tecido adiposo branco e é metabolicamente mais ativo. Assim, sua mobilização gera mais calor que o tecido adiposo branco. É muito importante para manter o recém-nascido aquecido. Em adultos, a gordura marrom é encontrada em pequenas quantidades nas áreas superiores do tórax e pescoço.

Tecido reticular

O tecido reticular (Fig. 3.21) possui uma matriz semissólida com fibras de reticulina ramificadas e finas. Contém células reticulares e glóbulos brancos (monócitos e linfócitos) e é encontrado nos gânglios linfáticos e órgãos linfáticos (ver Fig. 6.1).

Tecido conjuntivo denso

Contém mais fibras e menos células que o tecido conjuntivo frouxo.

Tecido fibroso

O tecido fibroso (Fig. 3.22A) é composto, principalmente, por feixes de fibras de colágeno (ver Fig. 3.17) com pouca quantidade de matriz. Há pouca quantidade de fibrócitos (fibroblastos velhos e inativos), os quais estão dispostos em fileiras entre os feixes de fibras. O tecido fibroso:

- Forma ligamentos que unem os ossos
- Atua como envoltório protetor externo do osso, chamado periósteo
- Serve como envoltório protetor externo de alguns órgãos, como rins, linfonodos e o encéfalo
- Forma bainhas musculares, chamadas fáscia muscular (ver Fig. 16.16), que se estendem além do músculo para formar o tendão que liga o músculo ao osso.

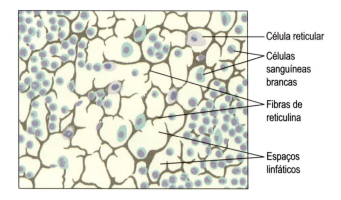

Figura 3.21 Tecido reticular.

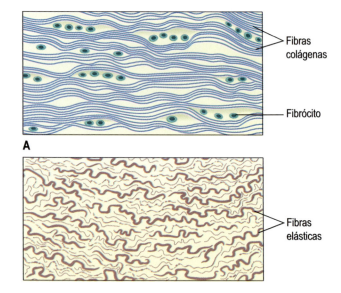

Figura 3.22 Tecido conjuntivo denso. (A) Tecido fibroso. (B) Tecido elástico.

Tecido elástico

O tecido elástico (Fig. 3.22B) possui considerável capacidade de extensão e encolhimento, além de poucas células. Sua matriz consiste, sobretudo, em massas de fibras elásticas secretadas pelos fibroblastos. O tecido elástico é encontrado

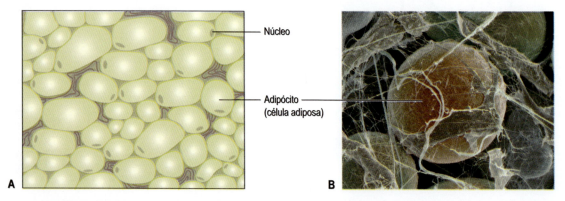

Figura 3.20 Tecido adiposo. (A) Diagrama da estrutura básica. (B) Eletromicrografia de varredura colorida de células adiposas circundada por filamentos de tecido conjuntivo. (B – Steve G Schmeissner/Science Photo Library. Reproduzida com permissão.)

em órgãos onde o alongamento ou a alteração do formato é requerido, como em grandes vasos sanguíneos, na traqueia e brônquios e nos pulmões.

Sangue

Este tecido conjuntivo fluido está descrito em detalhes no Capítulo 4.

Cartilagem

A cartilagem é mais firme do que outros tecidos conjuntivos. As células (condrócitos) são esparsas e estão embutidas na matriz extracelular, reforçadas por fibras colágenas e elásticas. Existem três tipos: cartilagem hialina, fibrocartilagem e fibrocartilagem elástica.

Cartilagem hialina

Os condrócitos neste tecido estão dispostos em pequenos grupos que formam agregados celulares, e sua matriz branco-azulada é sólida e lisa (Fig. 3.23A). A cartilagem hialina proporciona flexibilidade, suporte e superfícies lisas para o movimento nas articulações. É encontrada:

- Nas extremidades de ossos longos que formam as articulações
- Formando as cartilagens costais, que fixam as costelas ao esterno
- Formando parte da laringe, traqueia e brônquios.

Fibrocartilagem

Consiste em massas densas de fibras brancas de colágeno imersas em uma matriz semelhante à cartilagem hialina com as células amplamente dispersas (Fig. 3.23B). É um tecido de suporte resistente, ligeiramente flexível, encontrado:

- Como coxins, entre os corpos das vértebras, chamados discos intervertebrais
- Entre as superfícies articulares dos ossos da articulação do joelho, chamadas cartilagens semilunares
- Na borda das cavidades ósseas das articulações dos quadris e ombros, onde aprofundam as cavidades sem restringir o movimento.

Fibrocartilagem elástica

Este tecido flexível é formado por fibras elásticas amarelas dispersas em uma matriz sólida, entremeadas a condrócitos (Fig. 3.23C). Fornece suporte e mantém o formato, por exemplo, do pavilhão e do lobo da orelha, da epiglote e de parte da túnica média das paredes de vasos sanguíneos.

Osso

As células ósseas (osteócitos) são envolvidas por matriz de fibras de colágeno fortalecidas por sais inorgânicos, especialmente cálcio e fosfato, o que resulta em ossos com força e rigidez características. O osso também tem considerável capacidade de crescimento nas duas primeiras décadas de vida e de regeneração ao longo da vida. Dois tipos de ossos podem ser identificados a olho nu:

- Osso compacto, com aparência densa e sólida
- Osso esponjoso, com aparência de esponja ou de pequenos alvéolos.

Estão descritos em detalhes no Capítulo 16.

Tecido muscular

Este tecido é capaz de contrair e relaxar, o que propicia o movimento dentro do corpo e mesmo do próprio corpo. A contração muscular requer rico suprimento de sangue, propicia oxigênio, cálcio e nutrientes suficientes ao processo e ainda remove os produtos residuais. Existem três tipos de células contráteis especializadas, também conhecidas como fibras: músculo esquelético, músculo liso e músculo cardíaco.

Músculo esquelético

Este tipo de músculo é descrito como esquelético porque constitui os músculos que movem os ossos (do esqueleto), é estriado porque as estrias (listras) podem ser vistas à observação microscópica (Fig. 3.24) e é considerado voluntário por estar sob controle consciente. Embora a maioria dos músculos esqueléticos mova os ossos, o diafragma é feito desse tipo de músculo para acomodar certo grau de controle voluntário na respiração. Na realidade, muitos movimentos podem ser

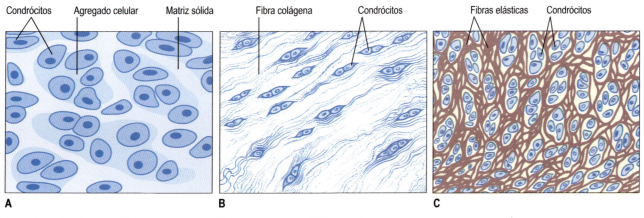

Figura 3.23 Cartilagem. (A) Cartilagem hialina. (B) Fibrocartilagem. (C) Fibrocartilagem elástica.

SEÇÃO 1 O Corpo e seus Constituintes

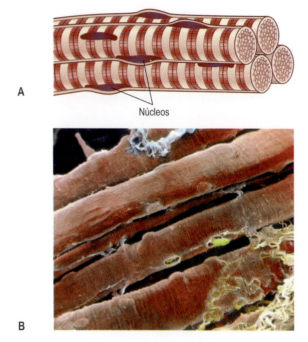

Figura 3.24 Fibras musculares esqueléticas. (A) Diagrama. (B) Eletromicrografia de varredura colorida de fibras musculares esqueléticas e fibras do tecido conjuntivo (canto inferior direito). (B – Professores PM Motta, PM Andrews, KR Porter and J Vial/ Science Photo Library. Reproduzida com permissão.)

finamente coordenados, como o ato de escrever, mas também podem ser controlados subconscientemente. Por exemplo, a manutenção de uma postura ereta normalmente não requer controle voluntário, a menos que uma nova habilidade locomotora esteja sendo aprendida, como patinar ou pedalar; por outro lado, o diafragma e os músculos intercostais mantêm a respiração mesmo durante o sono.

Essas fibras musculares (células) são cilíndricas, contêm múltiplos núcleos e podem ter até 35 cm de comprimento. A contração do músculo esquelético é estimulada por impulsos de nervos motores originados no encéfalo ou na medula espinal, e esses nervos terminam na junção neuromuscular (p. 456). As propriedades e funções do tecido muscular esquelético são explicadas em detalhes no Capítulo 16.

Músculo liso

O músculo liso (Fig. 3.25) é descrito como não estriado, visceral ou involuntário, uma vez que não possui estrias e não está sob comando voluntário. Alguns músculos lisos têm a capacidade intrínseca de iniciar suas próprias contrações (automaticidade), como o peristaltismo (p. 315). Esses músculos lisos são inervados pelo sistema nervoso autônomo (p. 186). Além dos impulsos nervosos autonômicos, alguns hormônios e metabólitos locais regulam sua contração. O músculo liso é rico em mitocôndrias que suprem energia à atividade lenta e sustentada, chegando à fadiga muito mais lentamente que o músculo esquelético. As células musculares lisas são geralmente organizadas em lâminas nas paredes dos órgãos ocos, de modo que a contração e o relaxamento determinam a pressão dentro do órgão, por exemplo:

- Regulam o diâmetro de vasos sanguíneos e partes do trato respiratório
- Propelem/empurram conteúdos adiante, como nos ureteres, nos dutos de glândulas e no trato alimentar
- Expelem conteúdos da bexiga urinária e do útero.

Quando examinadas sob microscópio, as células têm o formato de fuso com um único núcleo central.

Músculo cardíaco

É encontrado apenas na parede do coração. Não está sob controle consciente, mas, quando visto sob microscópio, apresenta listras transversais (estrias) características do músculo esquelético. Cada fibra (célula) tem um núcleo e um ou mais ramos (Fig. 3.26). As extremidades das células e seus ramos estão em contato muito próximo com as extremida-

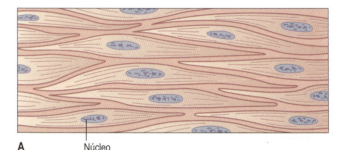

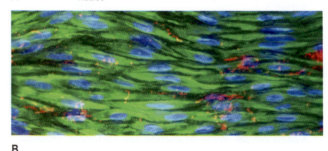

Figura 3.25 Músculo liso. (A) Diagrama. (B) Micrografia de luz fluorescente mostra actina, uma proteína muscular contrátil (*verde*), núcleos (*azul*) e capilares (*vermelho*). (B – R Bick, B Poindexter, UT Medical School/Science Photo Library. Reproduzida com permissão.)

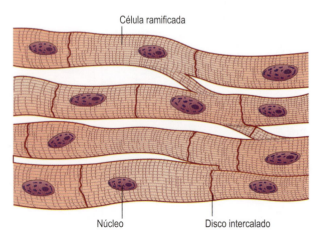

Figura 3.26 Fibras musculares cardíacas.

des e ramos das células adjacentes. Microscopicamente, essas "juntas", ou discos intercalados, aparecem como linhas mais grossas e mais escuras do que as listras transversais comuns. Esse arranjo fornece ao músculo cardíaco a aparência de uma folha de músculo, em vez de um número muito grande de fibras individuais. Tal organização é relevante, na contração cardíaca, à medida que uma onda de contração se espalha de célula para célula por meio dos discos intercalados; portanto, as fibras musculares cardíacas não precisam ser estimuladas individualmente.

O coração tem um sistema de marca-passo intrínseco que o permite contrair e relaxar de maneira coordenada, sem estimulação externa do sistema nervoso, embora a frequência e a amplitude de sua contração sejam influenciadas por impulsos nervosos autônomos, alguns hormônios, metabólitos locais e outras substâncias (Capítulo 5).

Tecido nervoso

Dois tipos de tecido são encontrados no sistema nervoso:

- Células excitáveis – são chamadas neurônios e iniciam, recebem, conduzem e transmitem informação
- Células não excitáveis – conhecidas também como células gliais; servem de suporte para os neurônios.

Ambos os tipos são descritos em detalhes no Capítulo 7.

Regeneração do tecido

A extensão em que a regeneração é possível, após danos nos tecidos, depende da taxa normal de renovação de determinados tipos de células. Aqueles com elevada taxa de renovação regeneram com maior eficácia. Existem três categorias gerais:

- Tecidos nos quais a replicação celular é um processo contínuo e se regeneram rapidamente; estes incluem células epiteliais, por exemplo, da pele, da membrana mucosa, das glândulas secretoras, do revestimento uterino e do tecido reticular
- Outros tecidos retêm a capacidade de se replicar, mas raramente o fazem; incluem o fígado, rim, fibroblastos e células musculares lisas. Esses tecidos levam mais tempo para se regenerarem
- Algumas células não conseguem replicar normalmente; incluem células nervosas (neurônios) e células musculares esqueléticas e cardíacas, o que significa que o tecido danificado não pode ser substituído.

O tecido extensamente danificado, em geral, é substituído por tecido fibroso, portanto as funções do tecido original são perdidas e a função do órgão como um todo é frequentemente prejudicada.

Membranas

Membranas epiteliais

Estas membranas são aglomerados de tecido epitelial e tecido conjuntivo de suporte que recobrem ou revestem muitas estruturas internas ou cavidades. As principais são a membrana mucosa, a membrana serosa e a pele (membrana cutânea; Capítulo 14).

Membrana mucosa

É o revestimento úmido dos tratos alimentar, respiratório e geniturinário, por vezes referido como mucosa. A superfície da membrana consiste em células epiteliais, algumas das quais produzem uma secreção chamada muco, líquido viscoso e tenaz que é liberado na superfície epitelial. Como as células são preenchidas com muco, têm a aparência de um cálice ou frasco e são conhecidas como caliciformes (ver Fig. 12.5). Órgãos revestidos por membrana mucosa têm uma superfície úmida e escorregadia. O muco protege a membrana de revestimento do ressecamento e de eventuais lesões mecânicas e químicas. No trato respiratório, o muco retém partículas inaladas, prevenindo sua entrada nos alvéolos pulmonares.

Membrana serosa

As membranas serosas secretam fluido aquoso seroso. Consistem em uma dupla camada de tecido conjuntivo areolar frouxo revestido por epitélio escamoso simples. A camada parietal reveste cavidades, e a visceral envolve os órgãos (as vísceras) dentro da cavidade. As duas camadas são separadas por fluido seroso secretado pelo epitélio. Existem três locais onde as membranas serosas são encontradas:

- Na pleura que reveste a cavidade torácica e envolve os pulmões (p. 272)
- No pericárdio que reveste a cavidade pericárdica e envolve o coração (p. 86)
- No peritônio que reveste a cavidade abdominal e os órgãos abdominais adjacentes (p. 314).

O fluido seroso entre as camadas visceral e parietal permite que um órgão deslize livremente dentro da cavidade sem ser danificado pelo atrito entre ele e os órgãos adjacentes. Por exemplo, o coração muda de forma e tamanho durante cada contração, e o dano por atrito é impedido pelo arranjo do pericárdio e seu fluido seroso.

Membrana sinovial

Esta membrana reveste as cavidades das articulações móveis e circunda os tendões que podem ser lesionados e assim atritar os ossos – o mesmo ocorre com as articulações do pulso. Não é uma membrana epitelial, mas consiste em tecido conjuntivo areolar e fibras elásticas.

A membrana sinovial secreta fluido sinovial claro, viscoso e oleoso, que lubrifica e nutre as articulações (Capítulo 16).

Glândulas

Glândulas são grupos de células epiteliais que produzem secreções especializadas. Aquelas que liberam sua secreção na superfície epitelial de órgãos ocos, diretamente ou através de um duto, são chamadas glândulas exócrinas e variam consideravelmente em tamanho, forma e complexidade, como mostrado na Fig. 3.27. Suas secreções incluem muco, saliva,

SEÇÃO 1 O Corpo e seus Constituintes

sucos digestivos e cera de ouvido. A Fig. 3.28 mostra glândulas tubulares simples do intestino grosso.

Outras glândulas liberam suas secreções no sangue e na linfa. Estas são chamadas glândulas endócrinas (glândulas sem ductos) e secretam hormônios (Capítulo 9).

> ● **MOMENTO DE REFLEXÃO**
>
> 3. Defina a estrutura e a função da membrana mucosa.
> 4. Glândulas endócrinas e exócrinas são ambas secretoras, mas qual a importante diferença entre elas?

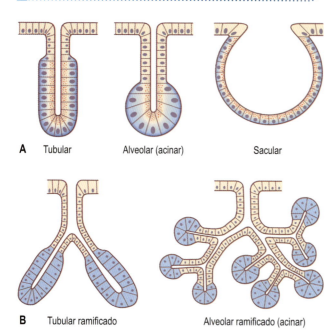

Figura 3.27 Glândulas exócrinas. (A) Glândulas simples. (B) Glândulas compostas (ramificadas).

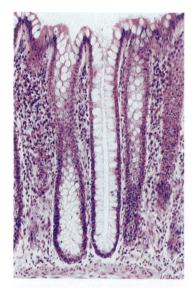

Figura 3.28 Glândulas tubulares simples no intestino grosso. Fotografia corada (ampliada 50x). (Young B, Lowe JS, Stevens A et al. 2006 Wheater's functional histology: a text and colour atlas. Edimburgo: Churchill Livingstone. Reproduzida com permissão.)

Mudanças no tamanho e no número das células

A parte anterior deste capítulo explorou características típicas de células e tecidos normais, mas estes podem ser afetados por alterações fisiológicas e/ou patológicas.

As células podem aumentar seu tamanho em um processo conhecido como hipertrofia (Fig. 3.29), em resposta a demandas adicionais; por exemplo, hipertrofia das células musculares esqueléticas em resposta ao treinamento físico, o que aumenta o volume e o tônus do músculo exercitado. Uma diminuição no tamanho ou no número de células é referida como atrofia. Sem utilização, as fibras musculares atrofiam (e a massa muscular também diminui), como o que ocorre com um membro engessado para imobilizar uma fratura. Nutrição ou suprimento de oxigênio prejudicados também podem levar a atrofia.

A hiperplasia (Fig. 3.29) ocorre quando as células se dividem mais rápida do que anteriormente, o que causa o aumento do número de células (e tamanho do tecido/órgão), como ocorre com o tecido produtor de leite das glândulas mamárias durante a gravidez e a amamentação. A hiperplasia anormal pode levar ao desenvolvimento de tumores quando a mitose escapa do controle, situação em que as células-filhas podem apresentar características internas anormais (ver diferenciação celular, p. 58).

Morte celular

Dois diferentes mecanismos são reconhecidos: apoptose e necrose.

Apoptose

Corresponde à morte celular normal, programada geneticamente, na qual uma célula envelhecida no final de seu ciclo de vida encolhe e seus fragmentos restantes são fagocitados sem qualquer reação inflamatória. Com o passar dos anos, menos células perdidas por apoptose são substituídas, contribuindo para a redução geral na massa de tecido e no tamanho dos órgãos em adultos mais velhos.

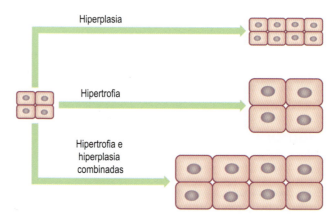

Figura 3.29 Hiperplasia e hipertrofia.

Necrose

Esta é a morte celular resultante da falta de oxigênio (isquemia), lesão ou processo patológico. A membrana plasmática se rompe, libera o conteúdo intracelular e desencadeia a resposta inflamatória. A inflamação é o primeiro estágio do reparo tecidual e é necessária para limpar a área dos restos celulares antes que a cicatrização e o reparo possam progredir (Capítulo 14).

> ● **MOMENTO DE REFLEXÃO**
>
> 5. Nomeie o processo de morte natural de células ao final de sua vida útil.

Tabela 3.1 Diferenças típicas entre tumores benignos e malignos.

Benigno	Maligno
Crescimento lento	Crescimento rápido
Células bem diferenciadas (lembram tecido de origem)	Células pouco diferenciadas (podem não se assemelhar ao tecido de origem)
Geralmente encapsulado	Não encapsulado
Nenhuma disseminação distante (metástase)	Disseminações (metástases): – Por infiltração local – Via linfa – Via sangue – Via cavidades do corpo
Recorrência é rara	Recorrência é comum

Neoplasias ou tumores

> **Resultados esperados da aprendizagem**
>
> Após estudar esta seção, você estará apto a:
>
> - Citar as causas mais comuns dos tumores
> - Explicar os termos "bem diferenciado" e "pouco diferenciado"
> - Delinear as causas de morte numa doença maligna
> - Comparar e contrastar os efeitos dos tumores benigno e maligno.

Um tumor ou neoplasia (que significa literalmente "novo crescimento") é uma massa de tecido que cresce mais rápido que o normal, de maneira desordenada, e continua a crescer após o término do estímulo inicial.

Os tumores são classificados como benignos ou malignos, embora uma distinção clara nem sempre seja possível (Tabela 3.1). Os tumores benignos raramente mudam de caráter e se tornam malignos. Quer sejam malignos, quer sejam benignos, os tumores podem ser classificados de acordo com o seu tecido de origem; por exemplo, adeno (glandular) ou sarco (tecido conjuntivo); o último pode ser ainda distinguido como mio- (músculo) ou osteo- (osso). Os tumores malignos são classificados de acordo com suas origens; por exemplo, o carcinoma, a forma mais comum de malignidade, origina-se do tecido epitelial, enquanto o sarcoma surge do tecido conjuntivo. Assim, um adenoma é um tumor benigno do tecido glandular, mas um adenocarcinoma é um tumor maligno do componente epitelial das glândulas; um tumor ósseo benigno é um osteoma, enquanto um tumor ósseo maligno é um osteossarcoma.

Causas de neoplasias

Há mais de 200 tipos diferentes de câncer, todos causados por mutações no material genético da célula. Algumas mutações são espontâneas, ou seja, ocorrem por acaso durante a divisão celular; outras estão relacionadas com a exposição a um agente mutagênico (um carcinógeno) e uma pequena proporção é herdada. O avanço do conhecimento na área levou à identificação de muitos genes específicos/mutações cromossômicas associadas diretamente a determinados cânceres. O crescimento celular é regulado por genes que o inibem (genes supressores de tumor) e genes que o estimulam (proto-oncogenes). Acredita-se que um importante gene supressor de tumor, *p53*, esteja defeituoso em 50 a 60% dos casos de câncer. Um proto-oncogene que se torna anormalmente ativado e permite o crescimento celular descontrolado também pode causar câncer e é então chamado oncogene.

Carcinógenos

Causam alterações malignas nas células e danificam irreversivelmente o seu DNA. É impossível especificar uma "dose máxima segura" de um carcinôgeno. Uma pequena dose pode iniciar a mudança, mas isso pode não ser suficiente para causar malignidade, a menos que haja doses repetidas ao longo do tempo e que tenham efeito cumulativo. Além disso, há períodos latentes bastante variados entre a exposição e os sinais de malignidade.

Carcinógenos químicos

Exemplos incluem:

- Fumaça de cigarro, principal fator de risco para o câncer de pulmão (brônquico; p. 292)
- Corante anilina, que predispõe ao câncer de bexiga (p. 389)
- Amianto, que está associado ao mesotelioma pleural (p. 292).

Radiação ionizante

A exposição à radiação ionizante, incluindo raios-X, isótopos radioativos, radiação ambiental e raios ultravioleta na luz solar, pode causar alterações malignas em algumas células e matar outras. As células são afetadas durante a mitose; portanto, aquelas que normalmente passam por divisões frequentes são mais suscetíveis à radiação ionizante. Dentre os tecidos lábeis, citamos a pele, mucosa, medula óssea, tecido reticular e gametas nos ovários e testículos. Por exemplo, episódios repetidos de queimaduras solares (causadas pela exposição aos raios ultravioleta da luz solar) predispõem ao desenvolvimento de câncer de pele (ver melanoma maligno, p. 405).

Vírus oncogênicos

Alguns vírus causam alterações malignas. Esses vírus entram nas células e incorporam seu DNA ou RNA no material genético da célula hospedeira, o que causa mutação. As células mutantes podem ser malignas. Exemplos incluem o vírus da hepatite B, que pode causar câncer de fígado (p. 364), e o papilomavírus humano, que está associado ao câncer cervical (p. 506).

Fatores do hospedeiro

Características individuais podem influenciar a suscetibilidade aos tumores. Alguns estão além do controle individual, como raça, aumento da idade e fatores hereditários (genéticos). Outros podem ser modificados e são referidos como fatores de estilo de vida; estes incluem dieta, hábito de fumar, níveis de exercício e peso corporal. Fazer escolhas saudáveis de estilo de vida, quando possível, é importante, pois acredita-se que esses fatores estejam envolvidos no desenvolvimento de quase metade de todos os tumores malignos. Tumores de tecidos e órgãos específicos são descritos em capítulos posteriores.

Crescimento dos tumores

Normalmente, as células se dividem de maneira ordenada. Células neoplásicas escapam dos controles normais e se multiplicam de maneira desordenada e descontrolada, quando então formam um tumor. Vasos sanguíneos crescem com as células em proliferação, proporcionando-lhes um bom suprimento de oxigênio e nutrientes que promovem seu crescimento. Em alguns tumores malignos, o suprimento sanguíneo não acompanha o crescimento, o que causa isquemia (falta de oxigênio), que leva à morte das células tumorais. Se o tumor estiver perto da superfície do corpo, isso pode resultar em ulceração e infecção da pele. Nos tecidos mais profundos, há fibrose; por exemplo, a retração do mamilo no câncer de mama é devida ao encolhimento do tecido fibroso em um tumor necrótico.

Diferenciação celular

A diferenciação em tipos celulares especializados, com características estruturais e funcionais particulares, ocorre em um estágio inicial do desenvolvimento fetal; por exemplo, as células epiteliais desenvolvem características diferentes das dos linfócitos. Mais tarde, quando ocorre a substituição de células, as células-filhas têm a mesma aparência, funções e constituição genética que as da célula-mãe. Nos tumores benignos, as células a partir das quais se originam são facilmente reconhecidas, isto é, as células tumorais são bem diferenciadas. Tumores com células bem diferenciadas geralmente são benignos, mas alguns podem ser malignos. Os tumores malignos crescem além de seus limites normais e apresentam diferentes níveis de diferenciação:

- Displasia leve – as células tumorais retêm a maioria das características normais, e suas células progenitoras geralmente podem ser identificadas
- Anaplasia – as células tumorais perderam a maioria das suas características normais, e suas células progenitoras não podem ser identificadas

Encapsulamento e disseminação de tumores

A maioria dos tumores benignos está contida dentro de uma cápsula fibrosa derivada em parte dos tecidos circundantes e em parte do tumor. Não invadem tecidos locais nem se espalham para outras partes do corpo, mesmo quando não são encapsulados.

Os tumores malignos não são encapsulados. Eles se espalham localmente ao se infiltrarem e infiltrarem tecidos próximos (conhecidos como invasão). Fragmentos tumorais podem se espalhar para outras partes do corpo no sangue ou na linfa. Algumas das células tumorais em expansão podem ser reconhecidas como "não próprias" e fagocitadas por macrófagos ou destruídas por células de defesa do sistema imunitário, como as células T citotóxicas e células *natural killer* (Capítulo 15). Outros podem escapar à detecção e se alojarem em tecidos situados longe do local primário, crescendo em tumores secundários (metástases). As metástases são frequentemente múltiplas. A Tabela 3.2 mostra locais comuns de tumores primários e suas metástases.

O prognóstico provável pode ser determinado pelo estadiamento, um processo que avalia o tamanho e a disseminação do tumor. Um exemplo comumente usado é o sistema TMN, em que T é o tamanho do tumor, N indica linfonodos regionais afetados e M identifica locais metastáticos. Para a maioria dos tumores, o tamanho grande e a disseminação extensiva sugerem pior prognóstico.

Disseminação local

Os tumores benignos aumentam e podem causar danos por pressão nas estruturas locais, mas não se espalham para outras partes do corpo. Tumores benignos ou malignos podem:

- Danificar os nervos, o que causa dor e perda do controle nervoso de outros tecidos e órgãos supridos pelos nervos danificados
- Comprimir estruturas adjacentes, o que ocasiona, por exemplo, isquemia (falta de oxigênio), necrose (morte do tecido), bloqueio de dutos, disfunção ou deslocamento de órgãos ou dor devido à pressão sobre os nervos.

Além disso, os tumores malignos invadem os tecidos circundantes e podem corroer as paredes dos vasos sanguíneos e linfáticos, o que promove a disseminação de células tumorais para partes distantes do corpo.

Células e Tecidos CAPÍTULO 3

Tabela 3.2 Locais comuns de tumores primários e suas metástases.

Tumor primário	Tumores metastáticos
Brônquios	Glândulas adrenais, encéfalo
Trato alimentar	Estruturas abdominais e pélvicas, especialmente o fígado
Próstata	Osso da pelve, vértebras
Glândula tireoide	Ossos da pelve, vértebras
Mamas	Vértebras, encéfalo, sangue

Disseminação em cavidades do corpo

Ocorre quando um tumor penetra na parede de uma cavidade. A cavidade peritoneal é mais frequentemente envolvida. Se, por exemplo, um tumor maligno em um órgão abdominal invade o peritônio visceral, as células tumorais podem sofrer metástases nas dobras do peritônio ou de qualquer órgão abdominal ou pélvico. Onde há menos espaço para o movimento de fragmentos dentro de uma cavidade, o tumor tende a ligar camadas de tecido; por exemplo, um tumor pleural liga as camadas visceral e parietal, limitando a expansão do pulmão.

Disseminação linfática

Ocorre quando tumores malignos invadem os vasos linfáticos próximos. Grupos de células tumorais se separam e são transportados para os linfonodos, onde se alojam e podem se transformar em tumores secundários. Pode haver disseminação adicional pelo sistema linfático e pelo sangue, porque a linfa drena para as veias subclávias.

Disseminação sanguínea

Ocorre quando um tumor maligno erode as paredes de um vaso sanguíneo. Um trombo (coágulo sanguíneo) pode se formar no local, e um êmbolo formado por fragmentos de tumor e coágulo sanguíneo entra na corrente sanguínea. Esses êmbolos bloqueiam pequenos vasos sanguíneos, provocam infartos (áreas de tecido morto) e o desenvolvimento de tumores metastáticos. É improvável fagocitose de células tumorais nos êmbolos, porque estas são protegidas pelo coágulo sanguíneo. Células tumorais isoladas também podem se alojar nos capilares de outros órgãos do corpo. Divisão e subsequente crescimento de tumores secundários, ou metástases, podem ocorrer. Os locais de metástase disseminada pelo sangue dependem da localização do tumor original e da anatomia do sistema circulatório na área. Os locais mais comuns dessas metástases são ossos, pulmões, encéfalo e fígado.

Efeitos dos tumores

Efeitos de pressão

Ambos os tumores benignos e malignos podem comprimir e danificar estruturas adjacentes, especialmente se presentes em espaço confinado. Os efeitos dependem do local do tumor, mas são mais evidentes em áreas onde há pouco espaço para expansão, como dentro do crânio, sob o periósteo dos ossos e nos seios ósseos e nas vias respiratórias. A compressão de estruturas adjacentes pode causar isquemia, necrose, bloqueio de dutos, disfunção ou deslocamento de órgãos e dor devido à invasão de nervos ou pressão nos nervos.

Efeitos hormonais

Os tumores das glândulas endócrinas podem secretar hormônios, o que ocasiona efeitos de hipersecreção. A extensão da displasia celular é um fator importante. Tumores benignos bem diferenciados são mais propensos a secretar hormônios do que tumores malignos marcadamente displásicos. Níveis elevados de hormônios são encontrados na corrente sanguínea, pois a secreção ocorre na ausência do estímulo normal e do mecanismo de controle homeostático. Alguns tumores malignos produzem hormônios não característicos; por exemplo, alguns tumores pulmonares produzem insulina. As glândulas endócrinas podem ser destruídas por tumores invasores e ocasionar deficiência hormonal.

Caquexia

Corresponde à perda de peso acentuada acompanhada de fraqueza progressiva, perda de apetite, debilitação e anemia que geralmente está associada ao câncer metastático avançado. A gravidade é geralmente indicativa do estágio da doença. As causas ainda não estão esclarecidas.

Causas de morte em doenças malignas

Infecção

A infecção aguda é uma causa comum de morte quando sobreposta à malignidade avançada. A predisposição à infecção é aumentada pela imobilidade prolongada ou repouso no leito e pela depressão do sistema imunológico por drogas citotóxicas e radioterapia ou isótopos radioativos usados no tratamento. As infecções mais comuns são pneumonia, septicemia, peritonite e pielonefrite.

Falência de órgão

Um tumor pode destruir tão gravemente o tecido saudável que pode levar ao não funcionamento do órgão. Danos graves a órgãos vitais, como os pulmões, encéfalo, fígado e rins, são causas comuns de morte.

Carcinomatose

Esta é a presença de doença metastática disseminada, a qual geralmente está associada à caquexia. Distúrbios fisiológicos e bioquímicos cada vez mais graves ocorrem, causando a morte.

SEÇÃO 1 O Corpo e seus Constituintes

Hemorragia

Ocorre quando um tumor cresce e rompe a parede de uma veia ou artéria. Os locais mais comuns são o trato gastrintestinal, o encéfalo, os pulmões e a cavidade peritoneal.

> ● **MOMENTO DE REFLEXÃO**
>
> 6. Explique por que o fígado é um local metastático muito comum de tumores do trato alimentar.

Rever e revisar

Complete cada uma das afirmativas a seguir:

1. O conteúdo da célula, excluindo o núcleo, é chamado _____, e é constituído por _____ e _____.

2. O aparato mitótico consiste em dois _____ separados pelo _____.

3. Os quatro principais tipos de tecidos são tecido _____, tecido _____, tecido _____ e tecido _____.

Escolha uma resposta para completar cada uma das afirmativas:

4. Fagocitose é uma forma de: ____
   a. Transporte passivo
   b. Osmose
   c. Transporte de grandes partículas
   d. Difusão

5. Na sequência, os estágios da mitose são: ____
   a. Telófase, anáfase, metáfase, prófase
   b. Prófase, metáfase, anáfase, telófase
   c. Metáfase, prófase, telófase, anáfase
   d. Anáfase, prófase, metáfase, telófase

Indique se cada uma das seguintes afirmativas é verdadeira ou falsa:

6. Hidrofóbico significa "que atrai a água". ____

7. Osmose é um movimento passivo a favor do gradiente de concentração. ____

8. Músculos lisos estão sob controle consciente. ____

9. Combine cada letra na Lista A com seu número correspondente na Lista B:

Lista A
____ (a) Retículo endoplasmático
____ (b) Nucléolo
____ (c) Centrossomo
____ (d) Lisossomo
____ (e) Mitocôndria
____ (f) Núcleo
____ (g) Flagelo
____ (h) Ribossomo

Lista B
1. Encontrado dentro do núcleo e envolvido na montagem dos ribossomos
2. Consiste em um par de centríolos
3. Um pequeno grânulo encontrado livre no citoplasma e aderido ao retículo endoplasmático rugoso
4. Uma pequena vesícula membranosa que contém enzimas digestivas
5. Formado por uma extensa rede de canais membranosos
6. Extensão celular que se assemelha a um chicote
7. A maior organela, que gerencia a atividade celular
8. Local da respiração aeróbica – a "casa de energia" da célula

10. Combine cada letra na Lista A com seu número correspondente na Lista B:

Lista A
____ (a) Adipócito
____ (b) Hiperplasia
____ (c) Apoptose
____ (d) Neurônio
____ (e) Necrose
____ (f) Osteócito
____ (g) Hipertrofia
____ (h) Condrócito

Lista B
1. Morte celular devido à falta de oxigênio
2. Célula nervosa
3. Aumento no tamanho da célula
4. Célula da cartilagem
5. Morte celular ao final de seu ciclo de vida normal
6. Aumento no número de células
7. Célula adiposa
8. Célula óssea

SEÇÃO 2

Sangue

CAPÍTULO 4

Plasma	62
Elementos celulares do sangue	63
Eritrócitos (células vermelhas do sangue)	63
Leucócitos (células brancas do sangue)	68
Plaquetas (trombócitos)	70
Distúrbios dos eritrócitos	73
Anemias	73
Policitemia	76
Distúrbios dos leucócitos	77
Leucopenia	77
Leucocitose	77
Leucemia	77
Doenças hemorrágicas	78
Trombocitopenia	78
Deficiência de vitamina K	79
Coagulação intravascular disseminada	79
Distúrbios congênitos	79
Rever e revisar	79

O sangue é um tecido conjuntivo fluido que circula constantemente ao redor do corpo, impulsionado pela ação de bombeamento do coração. O sangue transporta:

- Oxigênio
- Nutrientes
- Hormônios
- Calor
- Anticorpos e células do sistema imune
- Fatores de coagulação
- Resíduos.

O sangue é composto por um líquido aquoso claro, transparente, chamado plasma, no qual estão suspensos vários tipos de células sanguíneas. Normalmente, o plasma representa 55% do volume de sangue, enquanto os elementos celulares representam 45%. As células sanguíneas e o plasma podem ser separados por centrifugação (rotação) ou por simples decantação, quando o sangue é deixado em repouso (Fig. 4.1A). Por serem mais pesadas que o plasma, as células sanguíneas ocupam o fundo do tubo.

O sangue representa cerca de 7% do peso corporal (cerca de 5,6 ℓ em um homem de 70 kg). Essa proporção é menor em mulheres e é consideravelmente maior em crianças, diminuindo gradualmente com a idade, até que seja atingida a proporção dos adultos. O volume total de sangue nos adultos é de cerca de 80 mℓ/kg de peso corporal no sexo feminino e 70 mℓ/kg no sexo feminino.

O fluxo contínuo de sangue mantém o meio interno constante para as células do corpo. O volume e a concentração dos elementos sanguíneos são mantidos dentro de limites estreitos por mecanismos homeostáticos. O calor produzido a partir de órgãos metabolicamente ativos, como os músculos esqueléticos, o fígado e o tecido adiposo marrom, é distribuído pelo corpo através da corrente sanguínea, mantendo a temperatura corporal central.

A primeira parte deste capítulo discute a fisiologia do sangue, e as seções seguintes descrevem alguns de seus distúrbios. Os efeitos do envelhecimento na função dos glóbulos brancos são descritos no Capítulo 15.

SEÇÃO 2 Comunicação

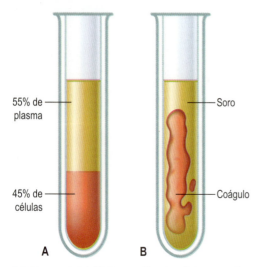

Figura 4.1 Sangue total. (A) Proporções de células sanguíneas e plasma no sangue total anticoagulado separado pela gravidade. (B) Um coágulo de sangue no soro.

Plasma

> **Resultados esperados da aprendizagem**
>
> Após estudar esta seção, você estará apto a:
> - Citar os constituintes do plasma
> - Descrever a função de cada constituinte do plasma.

O principal constituinte do plasma é a água (90 a 92%), que contém uma variedade de substâncias dissolvidas e suspensas, incluindo:

- Proteínas plasmáticas
- Sais inorgânicos (eletrólitos)
- Nutrientes, provenientes, principalmente da digestão de alimentos
- Produtos de excreção (resíduos)
- Hormônios
- Gases.

Proteínas plasmáticas

As proteínas plasmáticas, que correspondem a aproximadamente 7% do plasma, são normalmente mantidas no sangue porque são grandes demais para atravessar os poros capilares em direção aos tecidos. Essas proteínas são responsáveis por gerar a pressão osmótica do sangue (p. 85), que mantém o plasma dentro dos vasos sanguíneos. Se a concentração de proteínas plasmáticas cair, por redução na produção ou por perda através dos vasos sanguíneos, a pressão osmótica também será reduzida, e o plasma acumulará nos tecidos (edema) e nas cavidades do corpo.

A viscosidade plasmática (vulgarmente conhecida como "sangue grosso") é devida à presença de proteínas plasmáticas, em especial albumina e fibrinogênio. As proteínas plasmáticas, com exceção das imunoglobulinas, são formadas no fígado.

Albumina

As albuminas são as proteínas plasmáticas mais abundantes no plasma (cerca de 60% do total), e sua principal função é manter a pressão osmótica plasmática dentro da normalidade. As albuminas também atuam como moléculas transportadoras de ácidos graxos livres, algumas drogas e hormônios esteroides.

Globulinas

As principais funções das globulinas são:

- Como anticorpos (imunoglobulinas), proteínas complexas produzidas por linfócitos e que desempenham um papel importante na imunidade, pois se ligam aos corpos estranhos (antígenos), neutralizando-os, como os microrganismos (ver também p. 414)
- Como transportadores de alguns hormônios e sais minerais; por exemplo, a tireoglobulina carrega o hormônio tiroxina, e a transferrina carrega o íon ferro
- Como inibidores de algumas enzimas proteolíticas; por exemplo, a macroglobulina α-2 inibe a atividade da tripsina.

Fatores de coagulação

Os fatores de coagulação são responsáveis pela coagulação do sangue (p. 71). O soro é o plasma do qual os fatores de coagulação foram removidos (Fig. 4.1B). O fator de coagulação mais abundante é o fibrinogênio.

Eletrólitos

Os eletrólitos têm uma variedade de funções, incluindo contração muscular (por exemplo, Ca^{2+}), transmissão de impulsos nervosos (por exemplo, Ca^{2+}, K^+ e Na^+) e manutenção do equilíbrio ácido-base (por exemplo, fosfato, PO_4^{-3}). O pH do sangue é mantido entre 7,35 e 7,45 (ligeiramente alcalino) por um sistema tampão (p. 31).

Nutrientes

Os nutrientes são solutos essenciais para o crescimento celular e o metabolismo e incluem glicose, aminoácidos ácidos graxos, minerais e vitaminas. São transportados na corrente sanguínea do seu local de produção ou absorção para os tecidos, onde são utilizados imediatamente ou armazenados.

Produtos de excreção

Ureia, creatinina e ácido úrico são os resíduos do metabolismo proteico. Eles são formados no fígado e transportados através do sangue para os rins (local de excreção). O dióxido de carbono produzido a partir do metabolismo celular é transportado para os pulmões, onde é excretado.

Hormônios

Os hormônios (Capítulo 9) são mensageiros químicos sintetizados pelas glândulas endócrinas. Eles são liberados no sangue e transportados para os tecidos e órgãos-alvo do corpo.

Gases

O oxigênio não é muito solúvel em água, então apenas uma pequena quantidade pode ser transportada e dissolvida no plasma (menos de 2%). Isso está longe de ser suficiente para atender às necessidades do corpo, logo é necessário um mecanismo adicional de transporte de oxigênio, que é transportar o oxigênio ligado à hemoglobina dos glóbulos vermelhos. Mais de 98% do oxigênio no sangue é transportado dessa maneira, como oxi-hemoglobina (p. 65). A hemoglobina também se liga ao dióxido de carbono, embora a maior parte deste seja convertida em íons bicarbonato nas células vermelhas do sangue e, então, transportada no plasma (p. 281).

> **● MOMENTO DE REFLEXÃO**
>
> 1. Cite as três principais funções das globulinas.
> 2. Qual é o principal constituinte do plasma?

Elementos celulares do sangue

> **Resultados esperados da aprendizagem**
>
> Após estudar esta seção, você estará apto a:
>
> ■ Discutir a estrutura, função e produção dos glóbulos vermelhos, incluindo os sistemas utilizados na medicina para classificar os diferentes tipos
>
> ■ Discutir a formação e a função dos diferentes tipos de células brancas
>
> ■ Fazer um esquema da função das plaquetas na formação do coágulo sanguíneo.

Existem três tipos de células sanguíneas (Fig. 4.2; ver também Fig. 1.3).

- Eritrócitos (células vermelhas)
- Leucócitos (células brancas)
- Plaquetas (trombócitos).

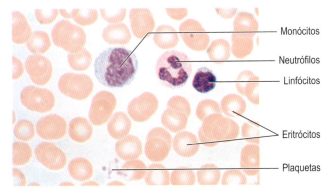

Figura 4.2 Esfregaço de sangue mostrando eritrócitos, um monócito, um neutrófilo, um linfócito e uma plaqueta. (Biophoto Associates/Science Photo Library. Reproduzida com permissão.)

A maioria das células do sangue é produzida na medula óssea vermelha. Adicionalmente, alguns linfócitos são produzidos no tecido linfoide. Na medula óssea, todas as células sanguíneas se originam de células-tronco pluripotentes (ou seja, capazes de se desenvolverem em um dos vários tipos de células) e passam por vários estágios de desenvolvimento antes de serem liberadas no sangue. Diferentes tipos de células sanguíneas seguem caminhos separados de desenvolvimento. O processo de formação das células do sangue é chamado hematopoese (Fig. 4.3).

Nos primeiros anos de vida, a medula vermelha preenche completamente o espaço dentro do osso. Nos 20 anos seguintes, a medula vermelha é substituída pela medula amarela (gordurosa), que não tem função hematopoética. Em adultos, a hematopoese no esqueleto está restrita aos ossos chatos, ossos irregulares e extremidades de ossos longos, sendo os principais locais de produção o esterno, as costelas, a pelve e o crânio.

Eritrócitos (células vermelhas do sangue)

Os glóbulos vermelhos são, de longe, o tipo mais abundante de células sanguíneas e correspondem a 99% de todas as células do sangue (ver Fig. 4.2). São discos bicôncavos sem núcleo, com diâmetro de aproximadamente 7 μm (Fig. 4.4). Sua principal função é o transporte de gases, principalmente oxigênio, mas eles também carregam um pouco de dióxido de carbono. A forma do eritrócito é adequada à sua função; a biconcavidade aumenta sua área de superfície para trocas gasosas, e a porção central fina permite a entrada e saída rápidas dos gases. Os eritrócitos são flexíveis, então podem se espremer através dos estreitos capilares, e não contêm organelas intracelulares, deixando mais espaço para a hemoglobina, a grande proteína pigmentada responsável pelo transporte dos gases. Sua forma achatada permite que se aglomerem na corrente sanguínea, reduzindo a turbulência.

As análises laboratoriais do número de glóbulos vermelhos, volume e conteúdo de hemoglobina são avaliações de rotina e úteis na prática clínica (Tabela 4.1). As letras entre parênteses na primeira coluna da tabela são as abreviaturas comumente usadas nos relatórios de laboratório.

Vida útil e função dos eritrócitos

Por não terem núcleo, os eritrócitos não podem se dividir e precisam ser continuamente substituídos por novas células da medula óssea vermelha, presentes nas extremidades dos ossos longos e nos ossos chatos e irregulares. Os eritrócitos passam por vários estágios de desenvolvimento antes de entrar no sangue. Sua vida útil na circulação é de cerca de 120 dias. Existem aproximadamente 30 trilhões (10^{14}) de glóbulos vermelhos no corpo humano médio, cerca de 25% da contagem total de células do corpo. Cerca de 1%, principalmente eritrócitos mais velhos, são destruídos e removidos do sangue diariamente.

SEÇÃO 2 Comunicação

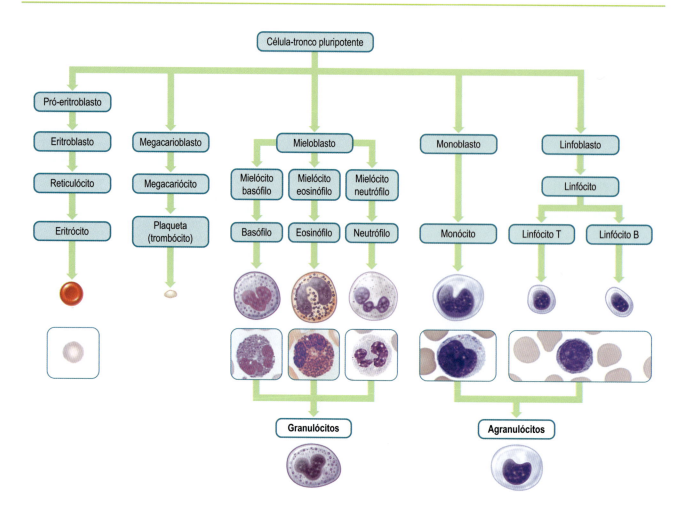

Figura 4.3 Hematopoese. Estágios de desenvolvimento das células sanguíneas. (Inserções fotográficas de Telser AG, Young JK, Baldwin KM 2007 Elsevier's integrated histology. Edimburgo: Mosby; e Young B, Lowe JS, Stevens A et al. 2006 Wheater's functional histology: a text and colour atlas. Edimburgo: Churchill Livingstone. Reproduzida com permissão.)

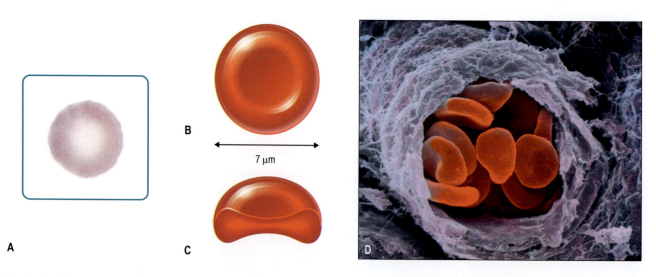

Figura 4.4 Glóbulo vermelho. (A) Por microscopia de luz. (B) Desenhado de frente. (C) Desenhado na seção. (D) Eletromicrografia de varredura colorida de um grupo de glóbulos vermelhos passando através de uma arteríola. (A – Telser AG, Young JK, Baldwin KM 2007 Elsevier's integrated histology. Edimburgo: Mosby. Reproduzida com permissão. D – Professores PM Motta e S Correr/Science Photo Library. Reproduzida com permissão.)

Sangue CAPÍTULO **4**

Tabela 4.1 Eritrócitos – valores normais.	
Medida	**Valores normais**
Contagem de eritrócitos – número de eritrócitos por litro, ou mililitro cúbico (mm³), de sangue	Homem: $4,5 \times 10^{12}/\ell$ a $6,5 \times 10^{12}/\ell$ (4,5 a 6,5 milhões/mm³)
	Mulher: $3,8 \times 10^{12}/\ell$ a $5,8 \times 10^{12}/\ell$ (3,8 a 5,8 milhões/mm³)
Volume corpuscular condensado (VCC, hematócrito) – volume de eritrócitos em 1 ℓ ou mm³ de sangue	0,40 a 0,55 ℓ/ℓ
Volume corpuscular médio (VCM) – volume médio da célula em litros, que internacionalmente pode ser medido em fentolitros (1 fℓ = 10^{-15} ℓ)	80 a 96 x 10^{-14} ℓ ou 80 a 90 fℓ
Hemoglobina (Hb) – concentração de hemoglobina no sangue total, medida em gramas/100 mℓ de sangue	Homem: 13 a 18 g/100 mℓ
	Mulher: 11,5 a 16,5 g/100 mℓ
Hemoglobina corpuscular média (HCM) – quantidade média de hemoglobina por célula, medida em picogramas (1 pg = 10^{-12} g)	27 a 32 pg/célula
Concentração de hemoglobina corpuscular média (CHCM) – concentração de hemoglobina em 100 mℓ de células vermelhas	30 a 35 g/100 mℓ de células vermelhas

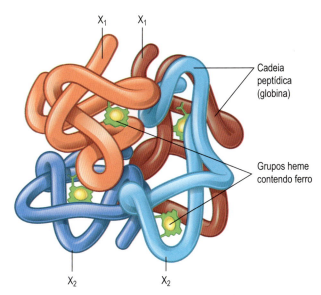

Figura 4.6 Molécula de hemoglobina.

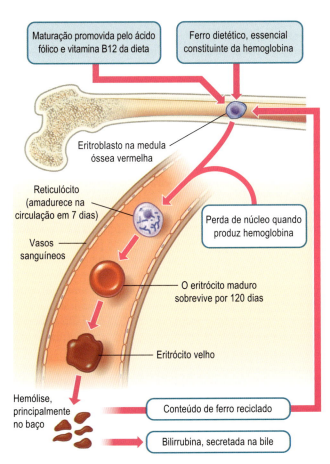

Figura 4.5 Ciclo de vida do eritrócito.

O processo de desenvolvimento de eritrócitos a partir de células-tronco leva cerca de 7 dias e é chamado eritropoese (Fig. 4.3). As células imaturas são liberadas na corrente sanguínea como reticulócitos e amadurecem em eritrócitos durante alguns dias dentro da circulação. Durante esse tempo, eles perdem o núcleo e, portanto, tornam-se incapazes de divisão (Fig. 4.5).

Tanto a vitamina B_{12} como o ácido fólico são necessários para a síntese de glóbulos vermelhos. Eles são absorvidos no intestino delgado, embora a vitamina B_{12} deva estar ligada ao fator intrínseco (p. 328) para absorção. Ambas as vitaminas estão presentes em produtos lácteos, carne e vegetais verdes. O fígado geralmente contém reservas substanciais de vitamina B_{12} (duração de vários anos), mas, em relação ao ácido fólico, sinais de sua deficiência aparecem em poucos meses. O ciclo de vida do eritrócito é mostrado na Fig. 4.5.

Hemoglobina

A hemoglobina é uma molécula grande e complexa que contém uma proteína globular (globina) e um complexo pigmentado contendo ferro, chamado heme. Cada molécula de hemoglobina contém quatro cadeias de globina e quatro unidades de heme, e cada heme contém um átomo de ferro (Fig. 4.6). Como cada átomo de ferro pode combinar com uma molécula de oxigênio, isso significa que uma única molécula de hemoglobina pode transportar até quatro moléculas de oxigênio. Um glóbulo vermelho médio transporta cerca de 280 milhões de moléculas de hemoglobina, conferindo teoricamente a cada célula a capacidade de transportar oxigênio de mais de um bilhão de moléculas de oxigênio.

O ferro é armazenado no fígado e transportado na corrente sanguínea ligado à sua proteína transportadora, a transferrina. A produção normal de hemácias requer um suprimento constante de ferro. A absorção do ferro no tubo digestório é muito lenta, mesmo se a dieta for rica em ferro, o que significa que a deficiência de ferro poderá ocorrer rapidamente se as perdas excederem a ingestão.

SEÇÃO 2 Comunicação

Transporte de oxigênio

Quando todos os quatro sítios de ligação do oxigênio em uma molécula de hemoglobina estão cheios, diz-se que a hemoglobina está saturada. A hemoglobina liga-se reversivelmente ao oxigênio para formar a oxi-hemoglobina, de acordo com a curva de dissociação desta:

$$\text{Hemoglobina (Hb)} + \text{oxigênio } (O_2) \leftrightarrow \text{oxi-hemoglobina } (HbO_2)$$

À medida que aumenta o teor de oxigênio no sangue, sua cor também muda. O sangue rico em oxigênio (geralmente sangue arterial) é vermelho-vivo devido aos altos níveis de oxi-hemoglobina que contém. Já o sangue com níveis mais baixos de oxigênio (geralmente sangue venoso) é de cor azul-escura porque não está saturado.

A associação do oxigênio com hemoglobina é fraca, de modo que a oxi-hemoglobina libera seu oxigênio prontamente, especialmente sob as condições descritas a seguir.

pH baixo

Os tecidos metabolicamente ativos, ou seja, o músculo em atividade contrátil, liberam produtos residuais ácidos, assim o pH local cai. Sob essas condições, a oxi-hemoglobina libera rapidamente o oxigênio para uso das células.

Baixa concentração de oxigênio (hipóxia)

Quando a concentração de oxigênio é baixa, a oxi-hemoglobina libera oxigênio. Nos tecidos, que consomem constantemente oxigênio, suas concentrações sempre são baixas, o que aumenta a liberação de oxigênio para as células. Além disso, quanto menor a concentração de oxigênio nos tecidos, mais ele é liberado, o que significa que, à medida que a demanda por oxigênio nos tecidos aumenta, a oferta de sangue também aumenta. Por outro lado, quando os níveis de oxigênio são altos, como nos pulmões, a formação de oxi-hemoglobina é favorecida.

Temperatura

Os tecidos metabolicamente ativos, que têm necessidades de oxigênio acima do normal, são mais quentes que os menos ativos, levando a curva de dissociação da oxi-hemoglobina para a direita e aumentando a liberação de oxigênio. Isso garante que tecidos muito ativos recebam mais oxigênio do que os menos ativos. Nos pulmões, onde os alvéolos são expostos ao ar inspirado, a temperatura é menor, favorecendo a formação da oxi-hemoglobina.

Controle da eritropoese

O número de células vermelhas permanece relativamente constante porque a medula óssea produz eritrócitos na medida em que são destruídos. Isso se deve a um mecanismo de *feedback* negativo. O hormônio que regula a produção de eritrócitos é a eritropoetina, produzida principalmente pelos rins.

O principal estímulo para o aumento da eritropoese é a hipóxia, ou seja, o suprimento deficiente de oxigênio para as células do corpo. A hipóxia pode resultar de anemia, bai-

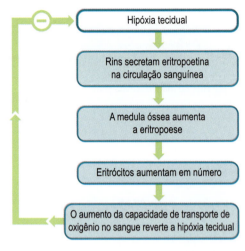

Figura 4.7 Controle da eritropoese: o papel da eritropoetina.

xo volume sanguíneo, fluxo sanguíneo deficiente, redução do conteúdo de oxigênio do ar inspirado (como na altitude) ou doença pulmonar. Cada um deles estimula a produção de eritropoetina na tentativa de restaurar o fornecimento de oxigênio aos tecidos.

A eritropoetina aumenta a produção de pró-eritroblastos e a liberação de mais reticulócitos no sangue, além de acelerar a maturação dos reticulócitos. Essas mudanças aumentam a capacidade de transporte do oxigênio no sangue e revertem a hipóxia tecidual, que foi o estímulo original para a produção dos eritrócitos. Quando a hipóxia tecidual é revertida, a produção de eritropoetina diminui (Fig. 4.7). Quando os níveis de eritropoetina são baixos, a produção de glóbulos vermelhos não ocorre, mesmo na presença de hipóxia. Nessa condição, a anemia se desenvolve (a incapacidade do sangue de transportar oxigênio em quantidade adequada para atender às necessidades corporais).

Destruição dos eritrócitos

O tempo de vida dos eritrócitos (ver Fig. 4.5) é de cerca de 120 dias, e a sua quebra, ou hemólise, é realizada por macrófagos no baço, na medula óssea e no fígado. À medida que os eritrócitos envelhecem, suas membranas celulares se tornam mais frágeis e, portanto, mais suscetíveis à hemólise. O ferro liberado pela hemólise é reutilizado pela medula óssea para formar novas moléculas de hemoglobina. A biliverdina é formada a partir do heme da hemoglobina e é quase completamente reduzida à bilirrubina (pigmento amarelo), antes de ser ligada à globulina plasmática e transportada para o fígado (Fig. 4.5; ver também Fig. 12.37). No fígado é alterada de uma forma solúvel em gordura para uma forma solúvel em água para ser excretada na bile.

Grupos sanguíneos

As primeiras tentativas de transfundir sangue de uma pessoa para outra ou de animais para humanos raramente foram bem-sucedidas, pois o receptor do sangue geralmente ficava muito doente ou morria. Hoje se sabe que a membrana dos glóbulos vermelhos contém uma variedade de proteínas diferentes (chamadas antígenos) que podem estimular uma resposta imune se transferidas de um indivíduo (o doador) para a corrente sanguínea de outro, incompatível (receptor). Esses antígenos, que são herdados, determinam o grupo sanguíneo do indivíduo. Além disso, as pessoas podem produzir anticorpos para esses antígenos, mas não para o seu próprio tipo de antígeno, já que, se eles reagissem, os antígenos e os anticorpos também reagiriam, causando uma reação transfusional potencialmente fatal.

Se os indivíduos são transfundidos com sangue do mesmo grupo, isto é, com os mesmos antígenos de superfície celular, seu sistema imune não os reconhece como estranhos e não os rejeita. Contudo, se lhes for dado sangue de um indivíduo de um tipo sanguíneo diferente, ou seja, com um tipo diferente de antígeno nas células vermelhas, o seu sistema imune produzirá anticorpos para os antígenos estranhos e destruir as células transfundidas. Essa é a base da reação transfusional: os dois tipos sanguíneos, do doador e do receptor, são incompatíveis.

Existem diferentes tipos de antígenos na superfície dos glóbulos vermelhos, mas os mais importantes são os sistemas ABO e Rhesus (Rh).

O sistema ABO

Aproximadamente 55% da população do Reino Unido tem antígenos do tipo A (grupo sanguíneo A), antígenos do tipo B (grupo sanguíneo B) ou ambos (grupo sanguíneo AB) na superfície dos seus glóbulos vermelhos. Os 45% restantes não apresentam antígenos do tipo A ou B (grupo sanguíneo O). Os anticorpos correspondentes são chamados anti-A e anti-B. Indivíduos do grupo sanguíneo A não podem produzir anti-A (portanto, não apresentam esses anticorpos no plasma), caso contrário uma reação às suas próprias células ocorreria; no entanto, eles podem fazer anti-B. Indivíduos do grupo sanguíneo B, pela mesma razão, podem fazer apenas anti-A. O grupo sanguíneo AB não faz nenhum, e o grupo sanguíneo O faz tanto anti-A quanto anti-B (Fig. 4.8).

Como as pessoas do grupo sanguíneo AB não produzem nem anticorpos anti-A nem anti-B, às vezes são chamadas receptores universais: transfusões de sangue tipo A ou tipo B nesses indivíduos provavelmente são seguras, já que não há anticorpos para reagir com eles. Por outro lado, as pessoas do grupo O não possuem antígenos A nem B nas membranas dos glóbulos vermelhos, e seu sangue pode ser transfundido com segurança nos tipos A, B, AB ou O; o grupo O às vezes é conhecido como doador universal. Os termos doador e receptor universal são enganosos, uma vez que implicam que o sistema ABO é o único que precisa ser considerado. Na prática, embora os sistemas ABO possam ser compatíveis, outros sistemas de antígeno nas células doadoras/receptoras podem ser incompatíveis e causar uma reação transfusional (p. 76). Por essa razão, antes da transfusão, a prova cruzada*

---

* *Nota da tradução*: prova cruzada é um exame utilizado na clínica para testar a compatibilidade entre o sangue do doador e o sangue do receptor.

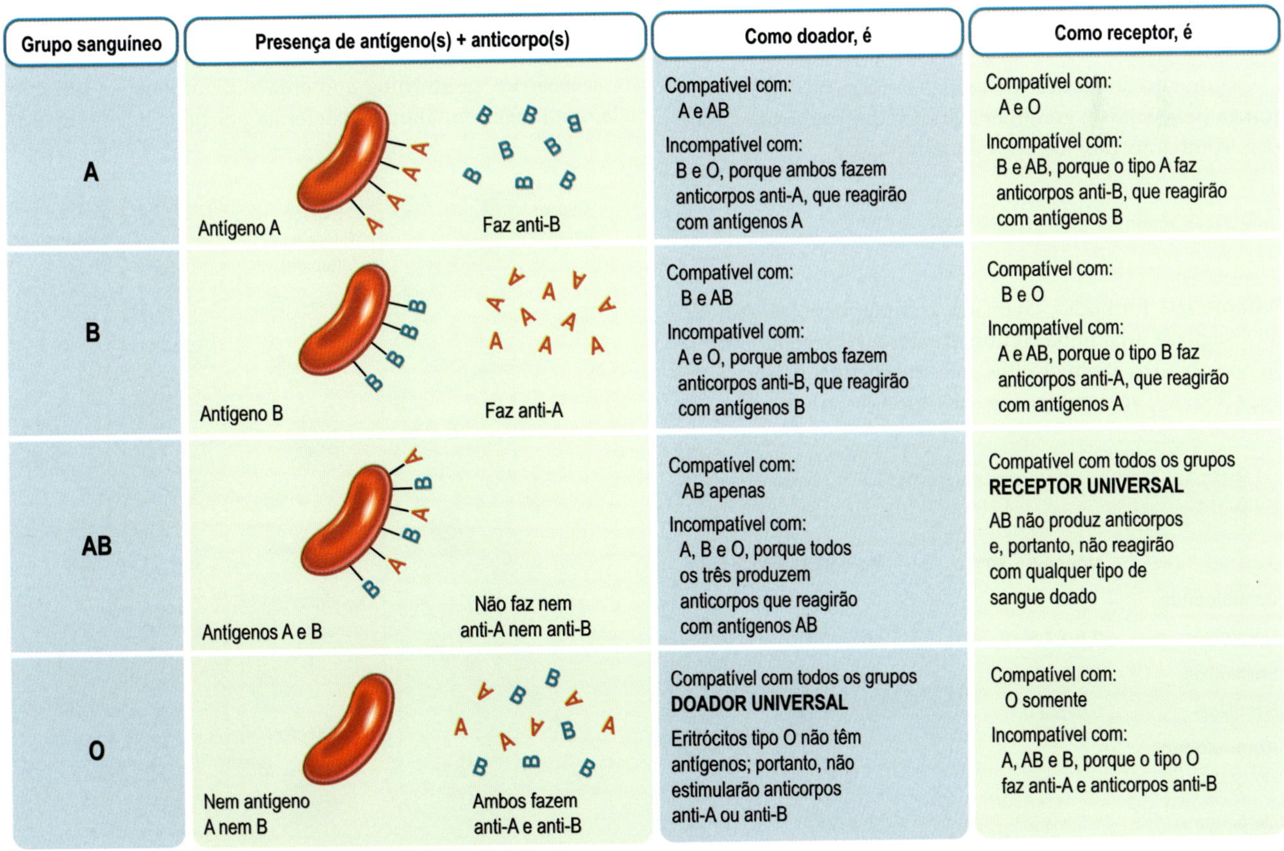

Grupo sanguíneo	Presença de antígeno(s) + anticorpo(s)		Como doador, é	Como receptor, é
A	Antígeno A	Faz anti-B	Compatível com: A e AB / Incompatível com: B e O, porque ambos fazem anticorpos anti-A, que reagirão com antígenos A	Compatível com: A e O / Incompatível com: B e AB, porque o tipo A faz anticorpos anti-B, que reagirão com antígenos B
B	Antígeno B	Faz anti-A	Compatível com: B e AB / Incompatível com: A e O, porque ambos fazem anticorpos anti-B, que reagirão com antígenos B	Compatível com: B e O / Incompatível com: A e AB, porque o tipo B faz anticorpos anti-A, que reagirão com antígenos A
AB	Antígenos A e B	Não faz nem anti-A nem anti-B	Compatível com: AB apenas / Incompatível com: A, B e O, porque todos os três produzem anticorpos que reagirão com antígenos AB	Compatível com todos os grupos **RECEPTOR UNIVERSAL** / AB não produz anticorpos e, portanto, não reagirão com qualquer tipo de sangue doado
O	Nem antígeno A nem B	Ambos fazem anti-A e anti-B	Compatível com todos os grupos **DOADOR UNIVERSAL** / Eritrócitos tipo O não têm antígenos; portanto, não estimularão anticorpos anti-A ou anti-B	Compatível com: O somente / Incompatível com: A, AB e B, porque o tipo O faz anti-A e anticorpos anti-B

Figura 4.8 Sistema ABO de grupo sanguíneo. Antígenos, anticorpos e compatibilidade.

SEÇÃO 2 Comunicação

ainda é necessária para garantir que não haja reação entre os sangues do doador e do receptor. A herança dos grupos sanguíneos ABO é descrita no Capítulo 17 (p. 482).

O sistema Rhesus

Aqui, o antígeno da membrana das hemácias que é importante é o Rhesus (Rh), ou fator Rhesus. Cerca de 85% das pessoas têm esse antígeno; eles são positivos para Rhesus (Rh^+) e, portanto, não produzem anticorpos anti-Rhesus. Os 15% restantes não têm antígeno Rhesus (são Rhesus-negativos ou Rh^-). Os indivíduos Rh^- são capazes de produzir anticorpos anti-Rhesus, mas são estimulados a fazê-lo apenas em certas circunstâncias, como na gravidez (p. 75), ou como resultado de uma transfusão de sangue incompatível.

Leucócitos (células brancas do sangue)

Essas células têm uma função importante na defesa e na imunidade. Elas detectam corpos estranhos ou anormais (antígenos) e os destroem por meio de uma série de mecanismos de defesa descritos a seguir e no Capítulo 15. Os leucócitos são as maiores células sanguíneas, mas representam apenas cerca de 1% do volume sanguíneo. Eles contêm núcleos, e alguns têm grânulos no citoplasma (Tabela 4.2; ver também Fig. 4.2). Existem dois tipos principais:

- Granulócitos (leucócitos polimorfonucleares) – neutrófilos, eosinófilos e basófilos
- Agranulócitos – monócitos e linfócitos.

O aumento do número de células brancas na corrente sanguínea (leucocitose) geralmente indica um problema fisiológico, como infecção, trauma ou malignidade.

Granulócitos (leucócitos polimorfonucleares)

Durante sua formação, chamada granulopoese, os granulócitos seguem uma linha comum de desenvolvimento através de mieloblastos até mielócitos antes de se diferenciar nos três tipos (Fig. 4.9; ver também Fig. 4.3). Todos os granulócitos têm

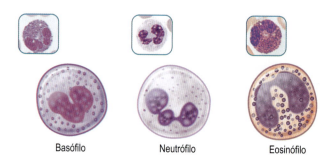

Figura 4.9 Granulócitos (leucócitos granulares). (Adaptada de Telser AG, Young JK, Baldwin KM 2007 Elsevier's integrated histology. Edimburgo: Mosby; e Young B, Lowe JS, Stevens A et al. 2006 Wheater's functional histology: a text and colour atlas. Edimburgo: Churchill Livingstone. Reproduzida com permissão.)

núcleos multilobulados no citoplasma. Seus nomes representam os corantes pelos quais têm afinidade quando corados em laboratório. Os eosinófilos absorvem o corante ácido vermelho, eosina; basófilos absorvem azul de metileno alcalino; e os neutrófilos são roxos porque absorvem ambos os corantes.

Neutrófilos

Estes pequenos, rápidos e ativos fagócitos protegem o organismo contra a invasão bacteriana e removem as células mortas e os detritos teciduais. Eles são atraídos em grande número para qualquer área de infecção por substâncias químicas chamadas quimiotaxinas, liberadas por células danificadas. Os neutrófilos são altamente móveis, espremem-se e atravessam as paredes dos capilares na área afetada por diapedese (Fig. 4.10). Numa área com lesão ou infecção, o número dos neutrófilos aumenta rapidamente e, uma vez lá, englobam e matam as bactérias por fagocitose (Fig. 4.11;

Tabela 4.2 Contagem normal de leucócitos no sangue de adultos.

	Número × $10^9/\ell$	Porcentagem do total
Granulócitos		
Neutrófilos	2,5 a 7,5	40 a 75
Eosinófilos	0,04 a 0,44	1 a 6
Basófilos	0,015 a 0,1	< 1
Agranulócitos		
Monócitos	0,2 a 0,8	2 a 10
Linfócitos	1,5 a 3,5	20 a 50
Total	5 a 9	100

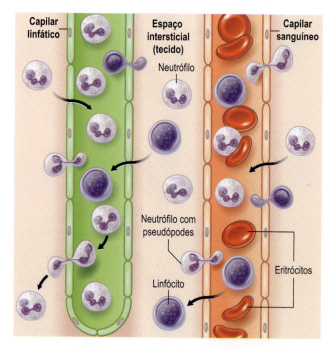

Figura 4.10 Diapedese de leucócitos através da parede capilar.

Sangue CAPÍTULO 4

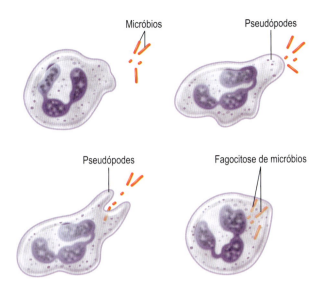

Figura 4.11 Ação fagocítica dos neutrófilos.

ver também Fig. 15.1). O núcleo dos neutrófilos é complexo, composto por até seis lobos (ver Fig. 4.2), e seus grânulos são lisossomos contendo enzimas para digerir o material englobado. Os neutrófilos vivem, em média, de 6 a 9 h na corrente sanguínea. A formação de pus numa área infectada consiste em células de tecidos mortos, micróbios mortos e vivos e fagócitos mortos por micróbios.

Eosinófilos

Os eosinófilos, embora sejam capazes de fagocitar, são menos ativos do que os neutrófilos; sua ação consiste na eliminação de parasitas, como os vermes, que são grandes demais para serem fagocitados. Eles contêm grânulos com mediadores químicos tóxicos que são liberados (degranulação) quando o eosinófilo se liga a um organismo infectante.

O acúmulo local de eosinófilos pode ocorrer na inflamação alérgica, como as alergias na pele e nas vias aéreas (asma). Lá eles promovem a inflamação do tecido, liberando uma variedade de produtos tóxicos, mas também podem amortecer o processo inflamatório através da liberação de outros produtos químicos, como a histaminase, enzima que quebra a histamina (p. 410).

Basófilos

Os basófilos, intimamente associados a reações alérgicas, contêm grânulos citoplasmáticos repletos de heparina (um anticoagulante), histamina (um agente inflamatório) e outras substâncias que promovem a inflamação. Normalmente, o estímulo que causa a degranulação de basófilos é um alérgeno (antígeno causador de alergia) de algum tipo, que se liga aos receptores na membrana do basófilo. Os mastócitos são muito semelhantes aos basófilos, mas, diferentemente destes, amadurecem nos tecidos e permanecem ali. Ocorre a desgranulação dos mastócitos em segundos após a ligação a um alérgeno, o que explica o rápido início dos sintomas alérgicos após a exposição, por exemplo, ao pólen da febre do feno (p. 417).

Agranulócitos

Os monócitos e linfócitos compõem de 25% a 50% do total de leucócitos (Fig. 4.12; ver também Fig. 4.3). Eles têm um núcleo grande e sem grânulos citoplasmáticos.

Monócitos

Os monócitos são os maiores glóbulos brancos do sangue (Fig. 4.2). Alguns circulam no sangue e são ativamente móveis e fagocíticos, enquanto outros migram para os tecidos e se convertem em macrófagos. Ambos os tipos de células produzem interleucina 1, que:

- Age no hipotálamo, causando o aumento da temperatura corporal que está associado à infecção microbiana
- Estimula a produção de algumas globulinas no fígado
- Aumenta a produção de linfócitos T ativados.

Os macrófagos exercem importante função na inflamação (p. 409) e imunidade (Capítulo 15).

Sistema mononuclear fagocítico

O sistema reticuloendotelial consiste, principalmente, em um complemento aos monócitos e macrófagos. Alguns macrófagos são móveis, enquanto outros são fixos, proporcionando defesa eficaz em áreas importantes do corpo. Os principais grupos de macrófagos fixos são mostrados na Fig. 4.13.

Os macrófagos têm uma variedade de funções relacionadas com a proteção e são ativamente fagocíticos (seu nome significa "grandes comedores"), além de serem muito mais poderosos e duradouros que os pequenos neutrófilos. Eles sintetizam e liberam uma série de substâncias químicas biologicamente ativas, chamadas citocinas, incluindo a interleucina 1, como já mencionado. Eles também têm um papel central, ligando os sistemas não específicos e específicos (imunológicos) de defesa do corpo (Capítulo 15), além de produzir fatores importantes na inflamação e no reparo. Eles podem encapsular aglomerados de partículas estranhas (células danificadas, resíduos ou microrganismos), isolando-os do tecido normal circundante. Nos pulmões, por exemplo, bactérias resistentes, como bacilos da tuberculose e poeiras inorgânicas inaladas, podem ser encapsuladas pelos macrófagos.

Linfócitos

Os linfócitos são menores que os monócitos e contêm núcleo grande. Alguns circulam no sangue, mas a maioria é en-

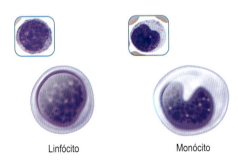

Figura 4.12 Agranulócitos.

SEÇÃO 2 Comunicação

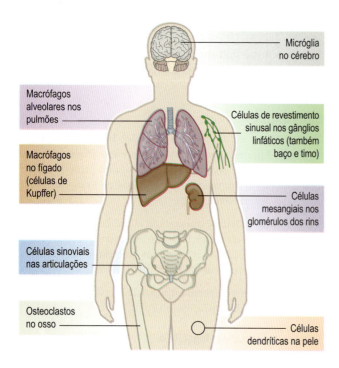

Figura 4.13 Principais grupos de macrófagos fixos do corpo.

contrada nos tecidos, incluindo o tecido linfático, como os gânglios linfáticos e o baço. Os linfócitos se desenvolvem a partir de células-tronco pluripotentes na medula óssea vermelha e de precursores no tecido linfoide.

Embora todos os linfócitos tenham origem em apenas um tipo de célula-tronco, as etapas finais do seu desenvolvimento levam à produção de dois tipos de linfócitos: linfócitos-T e linfócitos-B. As funções específicas desses dois tipos de células são discutidas no Capítulo 15.

Plaquetas (trombócitos)

Trata-se de fragmentos celulares muito pequenos, em forma de disco, com 2 a 4 µm de diâmetro, derivados dos megacariócitos da medula óssea vermelha (Figs. 4.2 e 4.3). Embora não tenham núcleo, o citoplasma é repleto de grânulos contendo uma variedade de substâncias que promovem a coagulação do sangue, o que causa hemostasia (cessação do sangramento).

A contagem normal de plaquetas no sangue está entre $200 \times 10^9/\ell$ e $350 \times 10^9/\ell$ (200.000 a 350.000/mm^3). Os mecanismos que regulam o número de plaquetas não são totalmente compreendidos, mas sabe-se que o fígado produz o hormônio trombopoetina, o qual estimula a produção de plaquetas.

A vida útil das plaquetas está entre 8 e 11 dias, e as que não são utilizadas na hemostasia são destruídas pelos macrófagos, principalmente no baço. Cerca de um terço das plaquetas são armazenadas no baço e não na circulação; este é um depósito de emergência, que libera plaquetas de acordo com a necessidade do corpo para controlar o sangramento excessivo.

Hemostasia

Quando um vaso sanguíneo se rompe, a perda de sangue é interrompida (hemostasia; Fig. 4.14), e a cicatrização ocorre. Esse fenômeno é caracterizado por uma série de processos sobrepostos, nos quais as plaquetas desempenham papel vital. Quanto mais danificada for a parede do vaso, mais rápida será a coagulação, às vezes até 15 segundos após a lesão.

1. Vasoconstrição

Quando as plaquetas entram em contato com um vaso sanguíneo danificado, sua superfície torna-se pegajosa, e ela adere à parede danificada. Elas então liberam serotonina (5-hidroxitriptamina, 5-HT) e tromboxanos, que contraem

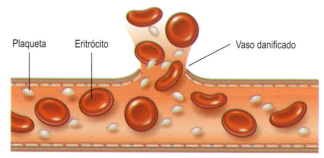

Lesão vascular - Vasos sanguíneos danificados permitem que o sangue e os componentes dele escapem para o tecido circundante

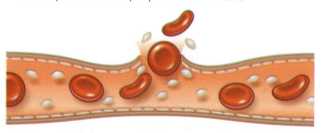

Vasoconstrição - O músculo liso da parede do vaso contrai para reduzir o fluxo sanguíneo

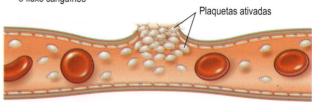

Formação do tampão plaquetário - As plaquetas aderem umas às outras e formam uma vedação temporária

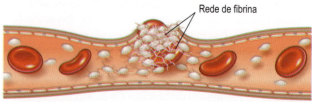

Coagulação - A trombina converte o fibrinogênio solúvel em uma malha insolúvel de fibrina, aprisionando os eritrócitos e as plaquetas e formando um coágulo mais forte

Figura 4.14 Estágios da coagulação sanguínea.

o vaso, reduzindo ou interrompendo o fluxo sanguíneo. Outros vasoconstritores, ou seja, as endotelinas, são liberadas pelo próprio vaso danificado.

2. Formação do tampão plaquetário

As plaquetas pegajosas se juntam e liberam outras substâncias, incluindo o difosfato de adenosina (ADP), atraindo mais plaquetas para o local da lesão. As plaquetas que chegam ao local aderem àquelas que já estão na parede do vaso danificado e liberam seus produtos químicos. Esse é um sistema de *feedback* positivo pelo qual muitas plaquetas se acumulam rapidamente no local do dano vascular e rapidamente formam um tampão temporário – o tampão de plaquetas, cuja formação em geral se completa dentro de 6 minutos após a lesão e pode obstruir pequenos orifícios nas paredes dos vasos sanguíneos. O tampão é, no entanto, macio e facilmente desfeito, além de ser precursor do coágulo de sangue que é muito mais durável.

3. Coagulação (coagulação sanguínea)

Este é um processo complexo que também envolve um sistema de *feedback* positivo; apenas alguns estágios são incluídos aqui. Os fatores de coagulação envolvidos estão listados no Quadro 4.1. Seus números representam a ordem em que foram descobertos, e não a ordem de participação no processo de coagulação. Esses fatores de coagulação se ativam mutuamente em uma ordem específica, resultando na formação do ativador da protrombina, que é o primeiro passo na via final comum. A protrombina ativa a enzima trombina, que converte o fibrinogênio inativo em fios insolúveis de fibrina (Fig. 4.15). À medida que a coagulação prossegue, o tampão de plaquetas é progressivamente estabilizado pelo aumento

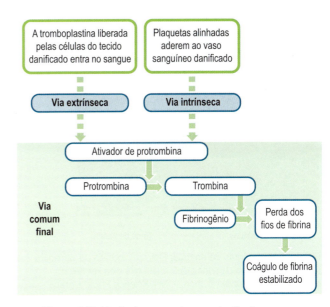

Figura 4.15 Via final comum da coagulação do sangue.

da quantidade de fibrina depositada sobre ele. Durante a sua formação, o coágulo sanguíneo retém células sanguíneas e proteínas plasmáticas, incluindo o plasminogênio (que acabará destruindo o coágulo), e é muito mais forte do que o tampão de plaquetas.

A via final comum pode ser iniciada por dois processos, que frequentemente ocorrem juntos: as vias extrínseca e intrínseca (Fig. 4.15). A via extrínseca é ativada rapidamente (em segundos) após o dano tecidual e é provavelmente a mais importante das duas. O tecido danificado libera um complexo de substâncias químicas chamado tromboplastina ou fator tecidual, que inicia a coagulação. A via intrínseca é mais lenta (3 a 6 min) e desencadeada quando o sangue entra em contato com o revestimento interno dos vasos sanguíneos danificados (endotélio).

Depois de um tempo, o coágulo se retrai porque as plaquetas se contraem, comprimindo o soro, um líquido pegajoso claro que consiste em plasma do qual os fatores de coagulação foram removidos. O encolhimento do coágulo une as bordas do vaso danificado, reduzindo a perda de sangue e fechando o buraco na parede do vaso.

A Fig. 4.16 mostra uma eletromicrografia de varredura de um coágulo de sangue. Os filamentos de fibrina (rosa) aprisionaram glóbulos vermelhos, plaquetas e um glóbulo branco.

4. Trombólise

Depois que o coágulo se formou, começam o processo de remoção dele e o de cicatrização do vaso sanguíneo danificado. A quebra da fibrina, ou fibrinólise, é o primeiro estágio. O plasminogênio, aprisionado dentro do coágulo quando se forma, é convertido na enzima plasmina por ativadores liberados das células endoteliais danificadas. A plasmina quebra a fibrina, removendo progressivamente o coágulo para permitir o reparo tecidual.

Quadro 4.1 Fatores de coagulação do sangue.

I Fibrinogênio

II Protrombina

III Fator tecidual (tromboplastina)

IV Cálcio (Ca^{2+})

Fator V de Leiden, proacelerina, Ac-globulina

(Não existe o fator VI)

Fator VII (fator estável), proconvertina

Fator VIII, globulina anti-hemofílica (GAH), fator A anti-hemofílico

Fator IX (fator de Christmas), componente tromboplastínico do plasma (PTA), fator anti-hemofílico B

Fator X (fator Stuart–Prower)

Fator XI, antecedente tromboplastínico do plasma (PTA), fator C anti-hemofílico

Fator XII (fator Hageman)

Fator XIII (fator estabilizante da fibrina)

A vitamina K é essencial para a síntese dos fatores II, VII, IX e X

SEÇÃO 2 Comunicação

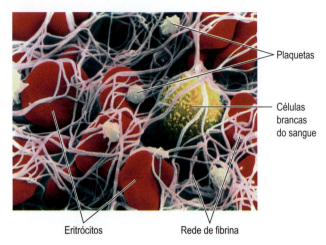

Figura 4.16 Coágulo de sangue. Eletromicrografia de varredura mostrando a malha de fibrina (*fios rosa*), glóbulos vermelhos, plaquetas e um glóbulo branco. (CNRI/Science Photo Library. Reproduzida com permissão.)

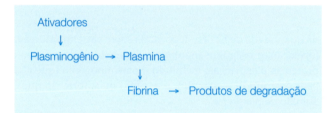

Controle da coagulação

A coagulação depende de vários processos que se autoperpetuam, ou seja, uma vez iniciados, um mecanismo de *feedback* positivo promove sua continuação. Por exemplo, a trombina é um poderoso estimulador da sua própria produção. Os mecanismos de controle e frenagem são essenciais para limitar o fenômeno de coagulação à área afetada e encerrar o processo no momento apropriado. Esses mecanismos incluem:

- A superfície íntegra do revestimento dos vasos sanguíneos evita a adesão de plaquetas em vasos sanguíneos saudáveis e não danificados
- Os fatores de coagulação são rapidamente inativados por anticoagulantes, como heparina e antitrombina III
- Os fatores de coagulação ativados são rapidamente removidos do sangue pelo fígado.

> ● **MOMENTO DE REFLEXÃO**
>
> 3. Descreva os principais aspectos estruturais das células vermelhas do sangue e sua função.
> 4. Defina diapedese.
> 5. Qual é a diferença entre o tampão plaquetário e o coágulo sanguíneo?

Distúrbios dos eritrócitos

> **Resultados esperados da aprendizagem**
>
> Após estudar esta seção, você estará apto a:
> - Definir o termo "anemia"
> - Comparar e diferenciar as causas e os efeitos da deficiência de ferro e das anemias megaloblásticas, aplásicas, hipoplásicas e hemolíticas
> - Explicar por que ocorre a policitemia.

Anemias

A anemia é a incapacidade do sangue de transportar oxigênio em quantidade suficiente para atender às necessidades do organismo. Geralmente, isso ocorre porque há baixa concentração de hemoglobina, mas às vezes se deve à produção de hemoglobina defeituosa. A classificação das anemias depende da sua causa:

- Produção insuficiente de eritrócitos ou eritrócitos defeituosos – se o número de glóbulos vermelhos liberados pela medula óssea for muito baixo ou se os glóbulos vermelhos estiverem defeituosos, isso pode resultar em anemia. As principais causas incluem deficiência de ferro, deficiência de vitamina B_{12}/ácido fólico e insuficiência da medula óssea.
- Perda de sangue ou lise excessiva de eritrócitos (hemólise) – se os eritrócitos diminuem na circulação, através da perda de sangue por hemorragia ou por hemólise acentuada, isso pode resultar em anemia.

Nas anemias, podem ocorrer alterações anormais no tamanho ou na cor dos glóbulos vermelhos, detectáveis microscopicamente. As mudanças características estão listadas na Tabela 4.3. A anemia pode estar associada a uma contagem normal de glóbulos vermelhos e ausência de anormalidades na estrutura eritrocitária (anemia normocítica normocrômica). Por exemplo, após hemorragia súbita, os glóbulos vermelhos na corrente sanguínea são normais em tamanho, forma e cor, mas menores em número.

Tabela 4.3 Termos utilizados para descrever as características das células vermelhas do sangue.

Termo	Definição
Normocrômico	Células com cor normal
Normocítico	Células com tamanho normal
Microcítico	Células menores do que o normal
Macrocítico	Células maiores do que o normal
Hipocrômico	Células mais pálidas do que o normal
Hemólise	Taxa elevada de destruição de células
Megaloblástica	Células grandes e imaturas

A anemia pode ser assintomática. Os sinais e sintomas se relacionam com a incapacidade do sangue em oferecer oxigênio suficiente para as células do corpo, podendo incluir palidez, fadiga e falta de ar ao esforço. Além disso, a tentativa do organismo em compensar a anemia pode levar a:

- Taquicardia – a frequência cardíaca aumenta para melhorar a oferta de sangue e acelerar o fluxo sanguíneo
- Palpitação ou angina *pectoris* (p. 133) – causado pelo esforço do músculo cardíaco sobrecarregado.

Anemia por deficiência de ferro

Esta é a forma mais comum de anemia em várias partes do mundo. O ferro da dieta vem principalmente da carne vermelha, dos cereais fortificados e vegetais coloridos. A necessidade diária de ferro nos homens é de cerca de 1 a 2 mg, enquanto as mulheres precisam de 3 mg por dia para combater a perda de sangue durante a menstruação e para atender às necessidades do feto em crescimento durante a gravidez. Já as crianças exigem mais do que os adultos para atender às suas necessidades de crescimento. Normalmente, apenas cerca de 10% do ferro da dieta é absorvido, embora a sua absorção aumente após hemorragia ou gravidez.

Na anemia por deficiência de ferro, a contagem de glóbulos vermelhos é geralmente normal, mas as células vermelhas são pequenas, pálidas, de tamanho variável e contêm menos hemoglobina que o normal.

A quantidade de hemoglobina em cada célula é considerada abaixo do normal quando a hemoglobina corpuscular média (HCM) é inferior a 27 pg/célula (ver Tabela 4.1). A anemia é considerada grave quando a concentração de hemoglobina está abaixo de 9 g/100 mℓ de sangue.

A anemia por deficiência de ferro pode ser resultado de uma ingestão deficiente, alta demanda por ferro ou má absorção no tubo digestório.

Ingestão deficiente

Devido à relativa ineficiência da absorção de ferro, a deficiência ocorre com frequência, mesmo em indivíduos cujas necessidades são normais. Em geral se desenvolve lentamente durante um período prolongado, e os sintomas aparecem apenas quando a anemia está bem estabelecida. O risco de deficiência aumenta nos casos de restrição dietética, como em dietas veganas mal planejadas, ou em dietas redutoras de peso, em que a variedade de alimentos ingeridos é pequena. Os bebês que dependem apenas do leite também poderão sofrer de anemia leve por deficiência de ferro se a transição do desmame para uma dieta mista se atrasar muito após o primeiro ano, já que o estoque de ferro no fígado dura apenas alguns meses e o leite é uma fonte pobre de ferro. Outros grupos de risco incluem adultos mais velhos e dependentes de álcool, cuja dieta pode ser pobre em minerais.

Alta demanda

Na gravidez, há aumento da necessidade do ferro para garantir o crescimento fetal e o aumento adicional de volume

SEÇÃO 2 Comunicação

sanguíneo no sistema cardiovascular da mãe. A necessidade de ferro também aumenta quando há perda crônica de sangue, cujas causas incluem úlceras pépticas (p. 352), sangramento menstrual intenso (menorragia), hemorroidas, ingestão regular de aspirina ou carcinoma do trato gastrintestinal (p. 353 e 357).

Má absorção

Como a absorção do ferro depende de um ambiente ácido no estômago, o aumento do pH gástrico pode reduzir sua absorção. Isso pode acontecer devido ao uso excessivo de antiácidos, remoção de parte do estômago, ou ocorrer na anemia perniciosa (ver adiante), quando as células do estômago, que liberam o ácido (parietal), são destruídas. A perda da área de superfície para absorção do ferro no intestino, após a remoção cirúrgica, também pode causar deficiência.

Anemia por deficiência de vitamina B_{12}/ácido fólico

A deficiência de vitamina B_{12} ou ácido fólico prejudica a maturação dos eritrócitos (Fig. 4.5) que aparecem na circulação anormalmente grandes (megaloblastos). Durante a eritropoese normal (Fig. 4.3), várias divisões celulares ocorrem, e as células-filhas em cada estágio são menores que a célula-mãe, uma vez que não há muito tempo para o aumento da célula entre as divisões. Na deficiência de vitamina B_{12} ou ácido fólico, a taxa de síntese de DNA e RNA é reduzida, retardando a divisão celular. As células crescem mais do que o normal entre as divisões e, na circulação, são imaturas, maiores que o normal e podem ter núcleo (volume corpuscular médio [VCM] > 94 fℓ). O conteúdo de hemoglobina de cada célula é normal ou aumentado. As células são frágeis, e sua vida útil é reduzida para 40 a 50 dias. A produção reduzida e a quebra precoce causam anemia.

Anemia por deficiência de vitamina B_{12}

Anemia perniciosa

Esta é a forma mais comum de anemia por deficiência de vitamina B_{12}. É uma doença autoimune, na qual os anticorpos destroem o fator intrínseco (FI) e as células parietais gástricas (p. 326). As mulheres são mais afetadas que os homens, e frequentemente há uma associação com outros distúrbios autoimunes, particularmente a doença da tireoide. É comum nos idosos.

Deficiência nutricional de vitamina B_{12}

A vitamina B_{12} está presente em alimentos de origem animal, incluindo produtos lácteos, carne e ovos, por isso a deficiência é rara, exceto em veganos, que não comem produtos de origem animal. O fígado tem estoques abundantes dessa vitamina, então a deficiência pode levar vários anos para aparecer.

Outras causas de deficiência da vitamina B_{12}

Essas causas incluem:

- *Gastrectomia* (remoção total ou parcial do estômago) – deixa menos células disponíveis para produzir FI
- *Gastrite crônica, doença maligna e radiação ionizante* – danificam a mucosa gástrica, incluindo as células parietais que produzem FI
- *Má absorção* – se o íleo terminal é removido ou inflamado, por exemplo, na doença de Crohn, a vitamina não pode ser absorvida.

Complicações da anemia por deficiência de vitamina B_{12}

Estas complicações podem aparecer antes dos sinais da anemia. Como a vitamina B_{12} é usada na produção de mielina, a deficiência leva a danos neurológicos irreversíveis, comumente na medula espinal (p. 200). Anormalidades da mucosa, como glossite (inflamação da língua), também são comuns, embora sejam reversíveis.

Anemia por deficiência de ácido fólico

A deficiência de ácido fólico provoca uma forma de anemia megaloblástica idêntica à observada na deficiência de vitamina B_{12}, mas não associada a danos neurológicos. Pode dever-se a:

- Deficiência nutricional, ou seja, em crianças, se houver atraso na introdução de uma dieta mista, no alcoolismo, na anorexia e na gravidez
- Má-absorção do jejuno causada, por exemplo, por doença celíaca, espru* tropical ou drogas anticonvulsivantes
- Interferência no metabolismo do folato por drogas citotóxicas e anticonvulsivantes, por exemplo.

Anemia aplásica

A anemia aplásica (hipoplásica) resulta da insuficiência da medula óssea. O número de eritrócitos está reduzido. Como a medula óssea também produz leucócitos e plaquetas, leucopenia (baixa contagem de células brancas) e trombocitopenia (baixa contagem de plaquetas) também são prováveis. Quando todos os três tipos celulares são baixos, a condição é chamada pancitopenia, acompanhada por anemia, imunidade diminuída e tendência ao sangramento. A condição é ocasionalmente herdada. Geralmente, nenhuma causa é identificada, mas as causas conhecidas incluem:

- Drogas, como terapia citotóxica. Raramente a anemia aplásica pode ocorrer como uma reação adversa aos medicamentos anti-inflamatórios e anticonvulsivantes e a alguns antibióticos
- Radiação ionizante
- Alguns produtos químicos, tais como benzeno e seus derivados
- Doença viral, incluindo hepatite
- Os sintomas presentes geralmente são infecção, anemia, sangramento e hematomas.

Anemias hemolíticas

Estas anemias ocorrem quando a lise (ruptura) do eritrócito está aumentada além do normal. Nessa condição, a vida útil

---

* *Nota da tradução*: doença intestinal caracterizada pela má-absorção.

dos eritrócitos, que é de cerca de 120 dias, está reduzida. A maior parte da hemólise ocorre no fígado ou no baço. Se a condição for moderada, o número de células vermelhas poderá permanecer estável porque a medula óssea vermelha aumenta a produção de eritrócitos para compensar; portanto, pode haver aumento da hemólise, mas sem anemia. No entanto, se a medula óssea não puder compensar, o número de glóbulos vermelhos diminuirá e a anemia aparecerá.

Mesmo na ausência de sintomas de anemia (palidez, cansaço, dispneia etc.), as anemias hemolíticas podem causar sintomas adicionais, como icterícia ou esplenomegalia.

Anemias hemolíticas congênitas

Nessas doenças, a anormalidade genética leva à produção de hemoglobina anormal e ao aumento da fragilidade da membrana eritrocitária, reduzindo a sua vida útil e a capacidade de transporte de oxigênio. As formas mais comuns são anemia falciforme e talassemia.

Anemia falciforme

As moléculas anormais de hemoglobina se tornam deformadas quando desoxigenadas, o que confere aos eritrócitos uma forma de foice (Fig. 4.17). Se as células contêm uma alta proporção de hemoglobina anormal, a anemia falciforme é permanente. Células falciformes são rapidamente removidas e hemolisadas, levando à anemia. As células falciformes não circulam adequadamente no sangue, obstruem o fluxo sanguíneo, levando a coagulação intravascular, isquemia tecidual e infarto. Episódios agudos (crises falciformes), causados pelo bloqueio de capilares, causam dor aguda na área afetada, geralmente nas mãos e nos pés. Problemas de longo prazo decorrentes da má perfusão e anemia incluem doença cardíaca, insuficiência renal, retinopatia, dificuldade de cicatrização tecidual e crescimento lento em crianças. A obstrução do fluxo sanguíneo no cérebro aumenta o risco de convulsões e acidente vascular encefálico, e, na gravidez, tanto a mãe como a criança correm risco de complicações.

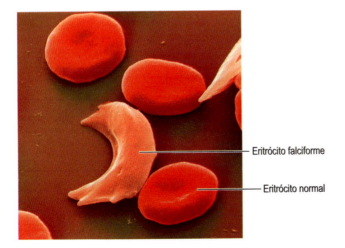

Figura 4.17 Eletromicrografia de varredura mostrando três eritrócitos normais e um eritrócito falciforme. (Eye of Science/Science Photo Library. Reproduzida com permissão.)

Complicações respiratórias, incluindo hipertensão pulmonar, são comuns e podem ser fatais. O crescimento e o desenvolvimento das crianças podem ser prejudicados, com possível atraso na maturidade sexual.

Os negros são mais afetados que outras etnias. Alguns indivíduos com anemia falciforme são imunes à malária porque a vida útil das células falciformes é mais curta do que o tempo que o parasita da malária necessita para amadurecer dentro dos eritrócitos.

Talassemias

Trata-se de uma condição hereditária que causa produção anormal de hemoglobina, que, por sua vez, reduz a eritropoese e estimula a hemólise. A anemia pode se apresentar em uma variedade de formas, de leve e assintomática a profunda e com risco de morte. Os sintomas da talassemia moderada a grave incluem o aumento da medula óssea e esplenomegalia (aumento do baço) para aumentar a produção de glóbulos vermelhos e corrigir a anemia. Na forma mais grave da doença, transfusões sanguíneas regulares são necessárias, o que pode levar à sobrecarga de ferro.

Doença hemolítica do recém-nascido

Nesse distúrbio, o sistema imunológico da mãe produz anticorpos contra os glóbulos vermelhos do bebê, destruindo os eritrócitos fetais. O sistema antigênico envolvido geralmente (mas nem sempre) é o antígeno Rhesus (Rh).

Uma mãe Rh^- não carrega nenhum antígeno Rh em seus glóbulos vermelhos, mas pode produzir anticorpos anti-Rh. Se ela concebe um filho, cujo pai é um homem Rh^+, e o bebê herda o antígeno Rh dele, a criança também pode ser Rh^+, ou seja, diferente da mãe. Durante a gravidez, a placenta protege o bebê do sistema imunológico da mãe, mas no momento do parto alguns glóbulos vermelhos fetais podem entrar na circulação materna. Por carregar um antígeno (o antígeno Rh) que é estranho à mãe, o sistema imunológico dela será estimulado a produzir anticorpos neutralizantes para ele. As hemácias do segundo e subsequentes bebês Rh^+ serão atacadas por esses anticorpos maternos, que podem atravessar a placenta e entrar na circulação fetal (Fig. 4.18). Nos casos mais graves, o bebê morre no útero devido à anemia profunda. Nos casos leves a moderados, sofre algum grau de anemia, corrigida com transfusões de sangue.

Atualmente, essa doença é muito menos comum do que no passado, pois se descobriu que, se uma mãe Rh^- recebe uma injeção de anticorpos anti-Rh dentro de 72 h após o nascimento de um bebê Rh^+, seu sistema imunológico não produz anticorpos anti-Rh contra as hemácias fetais, e gestações posteriores não serão afetadas. Os anticorpos anti-Rh administrados à mãe se ligam às hemácias fetais presentes na sua circulação e as neutralizam antes que seu sistema imunológico se torne sensível a elas.

Anemias hemolíticas adquiridas

Neste contexto, "adquirida" significa anemia hemolítica na qual não foram identificados fatores familiares ou raciais. Existem várias causas:

SEÇÃO 2 Comunicação

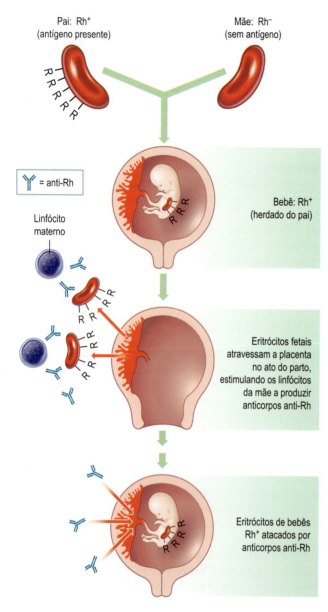

Figura 4.18 Imunidade da doença hemolítica do recém-nascido.

Agentes químicos
Estas substâncias causam hemólise precoce ou excessiva, tais como:

- Alguns fármacos, especialmente quando ingeridos por muito tempo e em grandes doses, como as sulfonamidas
- Produtos químicos presentes no ambiente geral ou de trabalho, por exemplo chumbo e compostos de arsênico
- Toxinas de microrganismos, como *Streptococcus pyogenes* e *Clostridium perfringens*.

Autoimunidade
Na autoimunidade, os indivíduos produzem anticorpos para seus próprios antígenos eritrocitários, causando hemólise. Pode ser aguda ou crônica e primária ou secundária a outras doenças, tais como carcinoma, infecção viral ou outras doenças autoimunes.

Reações transfusionais ao sangue
Normalmente, os indivíduos não produzem anticorpos para seus próprios antígenos de glóbulos vermelhos. Se o fizessem, os antígenos e os anticorpos reagiriam, causando aglomeração e lise dos eritrócitos (Fig. 4.8). No entanto, se os indivíduos receberem uma transfusão de sangue contendo antígenos diferentes dos seus, seu sistema imunológico irá reconhecê-los como estranhos, produzir anticorpos para eles e destruí-los (reação transfusional). Essa reação adversa entre o sangue de receptores incompatíveis e doadores leva a hemólise no sistema cardiovascular. Os produtos de degradação da hemólise se alojam nos néfrons e bloqueiam a filtração do plasma, prejudicando a função renal. Outros sinais relevantes de uma reação transfusional incluem febre, calafrios, dor lombar e choque.

Policitemia

Essa condição é caracterizada por uma contagem elevada e anormal de glóbulos vermelhos, o que aumenta a viscosidade do sangue, diminui o fluxo sanguíneo e aumenta o risco de coagulação intravascular, isquemia e infarto. A contagem de eritrócitos pode ser anormalmente alta simplesmente porque o volume plasmático está reduzido, como nas queimaduras, o que é denominado policitemia relativa. A policitemia verdadeira ocorre quando o volume plasmático é normal, mas o número de eritrócitos é genuinamente alto.

Policitemia primária
A maioria dos casos de policitemia primária está associada a uma mutação genética que interfere no controle da eritropoetina sobre o número de eritrócitos, levando a uma condição chamada policitemia vera. Os pacientes apresentam coceira, cansaço, dor de cabeça e, algumas vezes, complicações decorrentes da trombose. Muitas vezes há aumento do fígado e do baço. É mais comum naqueles com mais de 60 anos.

Policitemia secundária
Esta policitemia pode ser uma resposta compensatória esperada em situações de hipóxia, como viver em altas altitudes, insuficiência cardíaca ou tabagismo pesado. Também pode resultar de níveis inapropriadamente altos de eritropoetina, vistos, como em alguns tumores renais.

> **● MOMENTO DE REFLEXÃO**
>
> 6. O que é anemia perniciosa?
> 7. Descreva o mecanismo patológico da anemia falciforme.

Distúrbios dos leucócitos

Resultados esperados da aprendizagem

Após estudar esta seção, você estará apto a:
- Definir os termos "leucopenia" e "leucocitose"
- Revisar a importância fisiológica do aumento anormal e da diminuição do número de leucócitos no sangue
- Discutir os principais tipos de leucemia, incluindo as causas, os sinais e sintomas da doença.

Leucopenia

Nesta condição, a contagem total de leucócitos no sangue é inferior a $4 \times 10^9/\ell$ ($4.000/mm^3$).

Granulocitopenia (neutropenia)

Este é um termo geral que significa um número anormalmente baixo de granulócitos circulantes (leucócitos polimorfonucleares), normalmente chamado neutropenia, porque 40 a 75% dos granulócitos são neutrófilos. Números reduzidos de granulócitos circulantes ocorrem quando a produção não acompanha a remoção normal das células ou quando a vida útil delas é encurtada. Escassez extrema ou ausência de granulócitos é chamada agranulocitose. Uma redução temporária ocorre em resposta à inflamação, mas os números geralmente são restaurados rapidamente. A granulopoese inadequada pode ser causada por:

- Drogas, tais como medicamentos citotóxicos, fenotiazinas, algumas sulfonamidas e antibióticos
- Irradiação da medula óssea, como radioterapia
- Distúrbios da medula óssea vermelha, tais como leucemias e algumas anemias
- Infecção grave

Numa condição em que o baço está aumentado, um número excessivo de granulócitos fica retido, reduzindo o seu número em circulação. A neutropenia predispõe a infecções graves que podem levar a septicemia e morte. Septicemia é a presença de um número significativo de patógenos ativos no sangue (ver também choque séptico, p. 122).

Leucocitose

Um aumento no número de leucócitos circulantes ocorre como reação protetora normal em uma variedade de condições patológicas, especialmente infecções. Quando a infecção diminui, a contagem de leucócitos volta ao normal.

A leucocitose patológica existe quando uma contagem de leucócitos no sangue superior a $11 \times 10^9/\ell$ ($11.000/mm^3$) é desnecessariamente mantida. Pode envolver mais de um tipo de leucócito.

Leucemia

A leucemia é caracterizada por uma proliferação maligna dos precursores dos glóbulos brancos na medula óssea. Ela é resultado do aumento descontrolado na produção de leucócitos e/ou seus precursores. À medida que as células tumorais entram no sangue, a contagem total de leucócitos aumenta, mas, em alguns casos, a contagem pode ser normal ou mesmo baixa. Os blastos leucêmicos imaturos proliferativos eliminam outras células sanguíneas formadas na medula óssea, causando anemia, trombocitopenia e leucopenia (pancitopenia). Como os leucócitos são imaturos quando liberados, não exercem função; portanto, a imunidade é reduzida e o risco de infecção é alto.

Causas de leucemia

Algumas causas de leucemia são conhecidas, mas em muitos casos não podem ser determinadas. Algumas pessoas podem ter uma predisposição genética desencadeada por fatores ambientais, incluindo infecção viral. Outras causas conhecidas incluem radiação ionizante, substâncias químicas e fatores genéticos.

Radiação ionizante

A radiação de, por exemplo, raios-X e isótopos radioativos provoca alterações malignas nos precursores dos glóbulos brancos. O DNA das células pode ser danificado, e algumas células morrem, enquanto outras se reproduzem a uma taxa anormalmente rápida. A leucemia pode se desenvolver a qualquer momento após a irradiação, mesmo 20 ou mais anos depois.

Produtos químicos

Alguns produtos químicos, como o benzeno, drogas citotóxicas e o amianto, geram mutações no DNA dos precursores das células brancas do sangue na medula óssea.

Fatores genéticos

Gêmeos idênticos de portadores de leucemia têm um risco muito maior do que o normal de desenvolver a doença, sugerindo envolvimento de fatores genéticos.

Tipos de leucemia

As leucemias são classificadas de acordo com o tipo de célula envolvida, a maturidade das células e o estágio de desenvolvimento da doença (Fig. 4.3).

Leucemias agudas

Os tipos agudos geralmente têm início súbito e afetam as células "blastos/jovens" mal diferenciadas e imaturas (Fig. 4.3). Podem ser doenças agressivas, sobretudo em pessoas mais velhas. O acelerado progresso da invasão da medula óssea rapidamente causa insuficiência da medula óssea e culmina com anemia, hemorragia e suscetibilidade à infecção. Normalmente as mucosas da boca e do trato gastrintestinal superior são as mais afetadas.

A leucocitose geralmente está presente na leucemia aguda. A medula óssea é envolvida por grande número de células imaturas e anormais.

Leucemia mieloide aguda

A leucemia mieloide aguda (LMA) é caracterizada por proliferação de mieloblastos (Fig. 4.3) e é mais comum em adultos entre 25 e 60 anos, aumentando gradualmente o risco com a idade. Pode haver cura ou remissão da doença por um longo período.

Leucemia linfocítica aguda

A leucemia linfocítica aguda (LLA) é observada, sobretudo, em crianças, as quais têm um prognóstico melhor do que os adultos, com até 70% de chance de cura. A célula responsável é um linfócito B primitivo.

Leucemias crônicas

Estas leucemias são menos agressivas do que as formas agudas, e os leucócitos são mais diferenciados, ou seja, no estado de "célula madura" (ver Fig. 4.3).

A leucocitose é uma característica da leucemia crônica; há amontoamento de leucócitos imaturos e anormais na medula óssea, embora isso varie dependendo da forma da doença.

Leucemia mieloide crônica

A leucemia mieloide crônica (LMC) ocorre em todas as idades. Embora seu início seja gradual, na maioria dos pacientes, atinge rapidamente um estágio muito avançado, semelhante à LMA, tornando-se fatal. Às vezes, pode progredir para a LLA, que tem um prognóstico melhor. É causada por uma anormalidade dos cromossomos 22 e 9 (cromossomo Filadélfia). A morte geralmente ocorre dentro de 5 anos.

Leucemia linfocítica crônica

A leucemia linfocítica crônica (LLC) é caracterizada pela proliferação de linfócitos B e, geralmente, é menos agressiva que o LMC. É mais comum em idosos; a progressão da doença é habitualmente lenta, e os tempos de sobrevivência podem ser de até 25 anos.

> ● **MOMENTO DE REFLEXÃO**
>
> 8. Por que a leucemia está frequentemente associada à anemia?
>
> 9. Qual distúrbio está associado ao cromossomo Filadélfia?

Doenças hemorrágicas

> **Resultados esperados da aprendizagem**
>
> Após estudar esta seção, você estará apto a:
>
> ■ Indicar as principais causas e efeitos da trombocitopenia
>
> ■ Descrever como a deficiência de vitamina K se relaciona com os distúrbios de coagulação
>
> ■ Explicar o termo "coagulação intravascular disseminada", incluindo sua principal causa
>
> ■ Descrever as deficiências fisiológicas presentes na hemofilia.

Trombocitopenia

Essa condição é caracterizada por uma contagem de plaquetas no sangue abaixo de $150 \times 10^9/\ell$ ($150.000/mm^3$), embora o sangramento espontâneo não costume ocorrer, a menos que a contagem caia abaixo de $30 \times 10^9/\ell$ ($30.000/mm^3$). Pode ser devido a uma redução na taxa de produção das plaquetas ou aumento da sua taxa de destruição.

Produção reduzida de plaquetas

Geralmente, isso ocorre devido à insuficiência da medula óssea; portanto, nessa condição, a produção de eritrócitos e leucócitos também está reduzida, dando origem à pancitopenia. Muitas vezes, deve-se a:

- Eliminação das plaquetas da medula óssea nos casos de doença da medula óssea, como, por exemplo, leucemias, anemia perniciosa, tumores malignos
- Radiação ionizante, como raios-X ou isótopos radioativos que danificam as células precursoras (que são de divisão rápida) da medula óssea
- Drogas que podem danificar a medula óssea, tais como drogas citotóxicas, cloranfenicol, clorpromazina, sulfonamidas.

Aumento da degradação de plaquetas

Uma redução na contagem de plaquetas ocorre quando a sua produção não acompanha o ritmo de destruição de plaquetas danificadas e desgastadas. Isso ocorre na coagulação intravascular disseminada (ver adiante) e na púrpura trombocitopênica autoimune.

Púrpura trombocitopênica autoimune

Essa condição, que comumente afeta crianças e adultos jovens, pode ser desencadeada por uma infecção viral, como o sarampo. São formados anticorpos antiplaquetários que envolvem as plaquetas, levando à sua destruição e remoção da circulação. Uma característica importante dessa doença é a presença de púrpura: hemorragias na pele que variam em tamanho, desde pontos até grandes manchas. A gravidade da doença varia de sangramento leve na pele até hemorragia grave. Quando a contagem de plaquetas é muito baixa, pode haver hematomas graves, hemorragia gastrintestinal ou hemorragia intracraniana.

Deficiência de vitamina K

A vitamina K é essencial na produção de diversos fatores de coagulação pelo fígado e, assim, a sua deficiência predispõe aos distúrbios de coagulação.

Doença hemorrágica do recém-nascido

Os recém-nascidos, especialmente os prematuros, têm estoques limitados de vitamina K e, por essa razão, podem apresentar sangramentos nos primeiros meses de vida. O sangramento pode ser pequeno, mas podem ocorrer sangramentos significativos e prolongados, como no cérebro.

Deficiência no adulto

A vitamina K é lipossolúvel, e para a sua absorção no cólon (intestino) são necessários os sais biliares. A deficiência pode ocorrer na doença do fígado, obstrução prolongada do trato biliar ou qualquer outra doença em que a absorção de gordura é prejudicada, como a doença celíaca (p. 360). A deficiência nutricional é rara porque as bactérias do cólon sintetizam vitamina K em quantidade suficiente. No entanto, pode ocorrer deficiência durante o tratamento com medicamentos que esterilizam o intestino.

Coagulação intravascular disseminada

Na coagulação intravascular disseminada (CIVD), o sistema de coagulação é inapropriadamente ativado dentro dos vasos sanguíneos, levando à formação de coágulos intravasculares e deposição de fibrina nos tecidos. Devido a esse consumo de fatores de coagulação e plaquetas, existe uma tendência consequente à hemorragia. CIVD é uma complicação comum em vários outros distúrbios, incluindo:

- Infecção grave, tais como septicemia, quando endotoxinas são liberadas por bactérias Gram negativas
- Trauma grave
- Deslocamento prematuro de placenta, quando o líquido amniótico entra na circulação materna
- Pancreatite aguda, quando enzimas digestivas são liberadas na circulação sanguínea
- Câncer em estágio avançado
- Transfusão de um volume muito grande de sangue

Distúrbios congênitos

Hemofilias

Hemofilias são um grupo de distúrbios hereditários da coagulação devido à mutação de genes presentes no cromossoma X (isto é, a herança é ligada ao sexo, p. 482). Os genes defeituosos codificam fatores anormais de coagulação (fator VIII e fator de Christmas) e, se herdados por uma criança do sexo masculino, sempre causam hemofilia. As mulheres que herdam uma cópia são portadoras, mas, desde que seu segundo cromossomo X tenha uma cópia do gene normal, sua coagulação sanguínea é normal. É possível, mas incomum, que uma mulher herde duas cópias do gene anormal e tenha hemofilia.

Os hemofílicos experimentam episódios repetidos de sangramento grave e prolongado em qualquer local, mesmo na ausência de trauma. O sangramento recorrente nas articulações é comum, causando dor intensa e, em longo prazo, dano articular permanente. A doença varia em gravidade desde formas leves, em que o fator defeituoso tem atividade parcial, até formas extremas, em que o sangramento pode levar dias ou semanas para ser controlado.

Os dois principais tipos de hemofilia diferem apenas no fator de coagulação envolvido. O quadro clínico em ambos os casos é idêntico.

- Hemofilia A – o fator VIII é anormal e biologicamente menos ativo que o normal
- Hemofilia B (doença de Christmas) – é menos comum, e o fator IX é deficiente, resultando em deficiência de tromboplastina (fator de coagulação III).

Doença de von Willebrand

Nesta doença, uma deficiência no fator von Willebrand causa diminuição nos níveis do fator VIII. É a doença hemorrágica hereditária mais comum. Como sua herança não é ligada ao sexo, as hemorragias causadas pela coagulação prejudicada ocorrem igualmente em homens e mulheres.

> ● **MOMENTO DE REFLEXÃO**
>
> 10. Por que a doença celíaca, algumas vezes, leva ao aumento do tempo de coagulação?

Rever e revisar

Complete as sentenças:

1. A hemoglobina (Hb) é uma molécula complexa que contém um grupamento pigmentado, a porção _____, que confere ao sangue a cor vermelha. Cada molécula de Hb contém _____ átomos do metal _____, que é o responsável pelo transporte do _____ molecular para fornecer as células do corpo. Um glóbulo vermelho médio contém _____ milhões de moléculas de Hb. Quando a Hb é degradada, o grupamento pigmentado é degradado em _____ para produzir o produto residual colorido _____.

SEÇÃO 2 Comunicação

Escolha uma resposta para concluir cada uma das declarações a seguir:

2. Os eritrócitos sobrevivem na circulação uma média de: _____
    a. 6 dias
    b. 6 meses
    c. 3 semanas
    d. 3 meses

3. Os basófilos são estrutural e funcionalmente similares aos: _____
    a. Eosinófilos
    b. Mastócitos
    c. Macrófagos
    d. Plaquetas

4. A talassemia está associada a alterações no(a): _____
    a. Fibrinogênio
    b. Plasmina
    c. Hemoglobina
    d. Enzimas lisossomais

5. Os seguintes termos são utilizados para descrever células vermelhas do sangue. Relacione cada letra da Lista A com o seu número apropriado na Lista B:

    Lista A
    ___ (a) Normocrômica
    ___ (b) Normocítica
    ___ (c) Macrocítica
    ___ (d) Microcítica
    ___ (e) Hipocrômica
    ___ (f) Megaloblástica

    Lista B
    1. A célula é grande e imatura
    2. A célula é menor do que o normal
    3. A cor da célula é a esperada
    4. A célula é maior do que o normal
    5. O tamanho da célula é o esperado
    6. A célula é mais pálida do que o normal

6. As seguintes substâncias estão associadas à fisiologia do sangue. Relacione cada letra da Lista A com o seu número apropriado na Lista B:

    Lista A
    ___ (a) Albumina
    ___ (b) Creatinina
    ___ (c) Plasmina
    ___ (d) Serotonina
    ___ (e) Eritropoetina
    ___ (f) Trombina
    ___ (g) Heparina
    ___ (h) Vitamina K
    ___ (i) Ácido fólico

    Lista B
    1. Liberado(a) por plaquetas durante a coagulação
    2. Anticoagulante liberado por mastócitos
    3. A proteína mais abundante no plasma
    4. Exigido(a) para a síntese de células vermelhas do sangue
    5. Estimula a produção de células vermelhas
    6. Quebra de coágulos do sangue
    7. Exigido(a) para a produção de fatores de coagulação
    8. Produtos residuais da degradação proteica
    9. Enzima que libera a fibrina

CAPÍTULO 5

Sistema Circulatório

Vasos sanguíneos	82
Coração	86
Posição	86
Estrutura	86
Fluxo sanguíneo através do coração	88
Fornecimento de sangue ao coração (circulação coronariana)	89
Complexo estimulante do coração	89
Ciclo cardíaco	92
Débito cardíaco	94
Pressão arterial	96
Controle da pressão arterial	98
Pulso	100
Circulação sanguínea	101
Circulação pulmonar	101
Circulação sistêmica	104
Resumo dos principais vasos sanguíneos	116
Circulação fetal	116
Características da circulação fetal	116
Alterações no nascimento	119
Efeitos do envelhecimento no sistema circulatório	120
Envelhecimento e o coração	120
Envelhecimento dos vasos sanguíneos	121
Choque	122
Trombose e embolismo	123
Doenças dos vasos sanguíneos	125
Ateroma	125
Arteriosclerose	126
Aneurismas	127
Trombose venosa	127
Varizes	128
Tumores de vasos sanguíneos e linfáticos	129
Edema	129
Derrames e ascites	130
Doenças do coração	131
Insuficiência cardíaca	131
Distúrbios das valvas cardíacas	132
Doença isquêmica cardíaca	132
Doença reumática cardíaca	133
Endocardite infecciosa	133
Arritmias cardíacas	134
Anormalidades congênitas	135
Distúrbios na pressão arterial	136
Hipertensão	136
Hipotensão	138
Rever e revisar	138

A primeira parte deste capítulo descreve as estruturas e funções do sistema circulatório, compreendendo o coração, um órgão muscular do tamanho aproximado de um punho entre os pulmões, e um extenso sistema de vasos sanguíneos, transportando sangue bombeado pelo coração para todos os tecidos do corpo. Impressionantemente, um adulto de estatura média possui cerca de 100.000 km de vasos sanguíneos, mais que o suficiente para dar duas voltas ao redor da linha do Equador, assim como o coração bate mais de dois e meio bilhões de vezes até os 70 anos de idade. A função cardiovascular normalmente diminui com o envelhecimento, como será discutido na p. 120. Doenças no sistema circulatório são comuns na maior parte do mundo, e algumas condições cardiovasculares serão discutidas na seção de doenças.

O sistema linfático está intimamente conectado, tanto estrutural quanto funcionalmente ao sistema circulatório, e é discutido no Capítulo 6.

SEÇÃO 2 Comunicação

O coração bombeia sangue para dois sistemas de vasos sanguíneos anatomicamente separados (Fig. 5.1):

- A circulação pulmonar
- A circulação sistêmica.

O lado direito do coração bombeia sangue para os pulmões (circulação pulmonar), onde ocorre a troca gasosa, ou seja, o sangue coleta oxigênio dos sacos alveolares e o excesso de dióxido de carbono se difunde pela expiração. O lado esquerdo do coração bombeia sangue para a circulação sistêmica, a qual fornece sangue para todo o restante do corpo. Aqui, os resíduos de tecidos passam para o sangue para serem eliminados, e as células extraem nutrientes e oxigênio.

O sistema cardiovascular garante o fluxo contínuo de sangue para todas as células do corpo e está sujeito a contínuos ajustes fisiológicos a fim de manter um suprimento adequado de sangue. Se o fornecimento de oxigênio e nutrientes das células do corpo se tornar inadequado, pode ocorrer dano no tecido, possivelmente seguido de morte celular.

Vasos sanguíneos

> **Resultados esperados da aprendizagem**
>
> Após estudar esta seção, você estará apto a:
>
> - Descrever as estruturas e funções das artérias, veias e capilares
> - Explicar a relação entre os diferentes tipos de vasos sanguíneos
> - Explicar o mecanismo pelo qual a troca de nutrientes, gases e resíduos ocorre entre o sangue e os tecidos.

Vasos sanguíneos variam em estrutura, tamanho e função. Arteríolas se ramificam em enormes redes de capilares com paredes delgadas, os quais são minúsculos vasos de troca, permitindo que os nutrientes, a água e o oxigênio se difundam nos tecidos e que resíduos celulares, assim como o dióxido de carbono, se difundam na corrente sanguínea e sejam eliminados. Os capilares se fundem para formar pequenas vênulas, que por sua vez se fundem para formar grandes veias, levando o sangue de volta ao coração (Fig. 5.2).

Embora a estrutura das paredes das artérias e veias apresente diferenças importantes que refletem em suas diferentes funções, ambas contêm três camadas de tecidos:

- Túnica externa (adventícia): camada externa de tecido fibroso que protege e suporta o vaso
- Túnica média: camada média contendo uma quantidade variável de músculo liso e fibras elásticas
- Túnica íntima ou endotelial: camada de revestimento interno com apenas uma célula de espessura. Esse endotélio é a única camada presente na parede dos capilares, o que os torna muito mais delgados do que as artérias e veias.

Artérias e arteríolas

As paredes das artérias são mais espessas do que as das veias para resistir a maior pressão arterial no sistema arterial. A estrutura das paredes arteriais varia dependendo da proximidade da artéria com o coração. Nas artérias maiores (às vezes chamadas artérias elásticas), a túnica média contém mais fibras elásticas e menos músculo liso, o que permite à parede do vaso se estender, absorvendo a onda de pressão gerada pelo batimento do coração. Essas proporções mudam gradualmente à medida que as artérias se ramificam muitas vezes e se tornam menores, até que nas arteríolas (as menores artérias) a túnica média consiste quase inteiramente de músculo liso. Isso permite que o diâmetro seja controlado com precisão, o que regula a pressão dentro delas. A pressão arterial sistêmica é determinada principalmente pela resistência que essas minúsculas artérias oferecem ao fluxo sanguíneo e, por essa razão, são chamadas vasos de resistência.

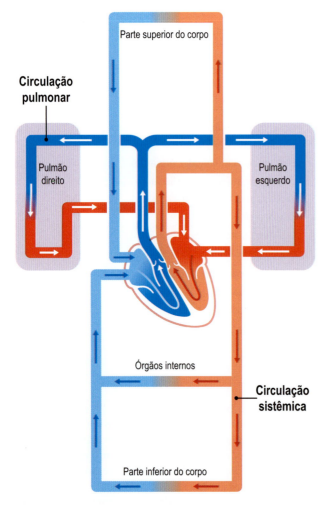

Figura 5.1 Relação entre a circulação pulmonar e a circulação sistêmica.

Sistema Circulatório CAPÍTULO 5

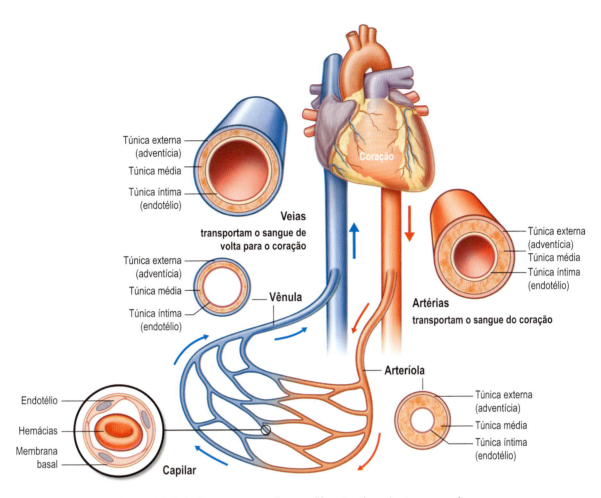

Figura 5.2 Relação entre o coração e os diferentes tipos de vasos sanguíneos.

Anastomoses e artérias terminais

Anastomoses são artérias que formam uma união entre a artéria principal que supre uma determinada área, como o suprimento arterial da palma da mão (p. 108) e as solas dos pés, cérebro, articulações e, até certo ponto, o músculo cardíaco. Se o fornecimento de sangue de uma artéria em determinada área é bloqueado, artérias anastomóticas proporcionam uma circulação colateral. É mais provável que isso forneça um suprimento sanguíneo adequado quando o bloqueio ocorre gradualmente, dando tempo às artérias anastomóticas se dilatarem.

Uma artéria terminal é uma artéria que é a única fonte de sangue para o tecido, por exemplo, os ramos do círculo arterioso do cérebro (círculo de Willis) ou a artéria central da retina no olho. Quando uma artéria terminal é bloqueada, os tecidos supridos morrem, uma vez que não existe fornecimento alternativo de sangue.

Capilares e sinusoides

As arteríolas menores se ramificam em um grande número de diminutos capilares. As paredes dos capilares consistem em uma única camada de células endoteliais sobre uma membrana basal muito fina, permeável à água e a outras pequenas moléculas; no entanto, células sanguíneas e moléculas grandes, como as proteínas plasmáticas, normalmente são muito grandes para se difundirem. Os capilares formam uma vasta rede de minúsculos vasos que se conectam às menores arteríolas e vênulas. O diâmetro dos capilares varia de 3 a 4 μm (cerca de metade do diâmetro dos glóbulos vermelhos/eritrócitos) a cerca de 170 μm no fígado, onde uma rápida e extensa troca de substâncias é muito importante para permitir ao fígado modificar a composição do sangue que flui através dele. O leito capilar é o local de troca de substâncias entre o sangue e o fluido tecidual, que banha as células do corpo e, com exceção das células da superfície da pele e na córnea do olho, todas as outras células se encontram perto de um capilar.

Em certos lugares, incluindo o fígado e a medula óssea, os capilares são significativamente mais largos e sinuosos do que o normal. Esses capilares são chamados sinusoides, pois possuem paredes incompletas e lúmen maior do que o usual; assim, o sangue flui mais lentamente sob menos pressão e pode entrar diretamente em contato com as células fora da parede sinusoide. Isso possibilita uma troca muito mais rápida de substâncias entre o sangue e os tecidos, útil, por exemplo, no fígado, que regula a composição do sangue que chega do trato gastrintestinal.

SEÇÃO 2 Comunicação

Tempo de reperfusão capilar

Quando uma área da pele é pressionada firmemente com um dedo, ela se torna branca (embranquecida), uma vez que o fluxo de sangue nos capilares é interrompido. Normalmente em menos de 2 segundos após a retirada do dedo, os capilares são preenchidos novamente, e a pele recupera a sua coloração normal. Embora seja possível que o teste não produza resultados confiáveis, particularmente em adultos, em crianças pode ser útil, e um tempo de enchimento capilar prolongado sugere má perfusão ou desidratação.

Veias e vênulas

Os capilares convergem para formar pequenas vênulas. A pressão arterial cai significativamente nos leitos capilares, de modo que o sangue que passa pelo sistema venoso o faz sob pressão muito baixa. As paredes venosas são mais finas do que as arteriais, embora elas tenham as mesmas três camadas de tecido.

Quando cortadas, as veias colapsam, enquanto as artérias com paredes mais espessas permanecem abertas. Quando uma artéria é cortada, o sangue jorra a alta pressão, enquanto um fluxo mais lento e constante de sangue escapa de uma veia.

Algumas veias contêm válvulas, que impedem o refluxo de sangue (Fig. 5.3). Elas são formadas por uma dobra de túnica íntima e reforçada por tecido conjuntivo. As válvulas (cúspides) apresentam um formato semilunar (meia-lua) com a concavidade em direção ao coração. As válvulas são abundantes nas veias dos membros, especialmente os inferiores, onde o sangue percorre uma considerável distância contra a gravidade quando o indivíduo está em pé. As válvulas são ausentes nas menores veias ou nas maiores veias no tórax e no abdome. As válvulas e a bomba musculovenosa (p. 95) asseguram um fluxo sanguíneo de retorno ao coração.

As veias são chamadas vasos de capacitância porque se estendem e, portanto, têm a capacidade de reter uma grande proporção do sangue do corpo. Aproximadamente dois terços do sangue estão no sistema venoso. Isso permite que o sistema vascular absorva (até certo ponto) mudanças repentinas no volume sanguíneo, tal como na hemorragia; as veias podem se contrair, ajudando a prevenir uma queda súbita da pressão arterial.

Fornecimento de sangue

A camada externa de tecido das espessas paredes dos vasos sanguíneos recebe sangue via uma rede de vasos sanguíneos denominada *vasa vasorum* (vasos dos vasos). As paredes delgadas e o endotélio dos vasos recebem oxigênio e nutrientes por difusão do sangue que passa através deles.

Troca capilar

Troca de gases

Respiração interna (Fig. 5.4; ver também p. 280) é o processo pelo qual os gases são trocados entre o sangue no

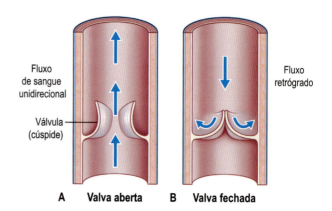

Figura 5.3 Interior de uma veia. (A) As valvas e as válvulas (cúspides). (B) A direção do fluxo sanguíneo através da valva.

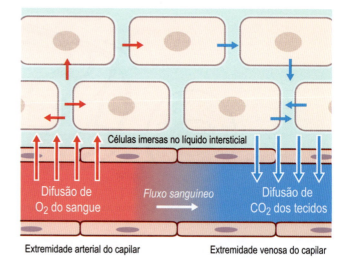

Figura 5.4 Troca de gases na respiração interna.

capilar e as células locais. A troca de gases nos pulmões, através das paredes dos capilares, é chamada respiração externa.

O oxigênio é transportado dos pulmões para os tecidos junto com as hemoglobinas (p. 65) como oxi-hemoglobina. Quando chega aos capilares, com suas paredes permeáveis, o sangue difunde seu gradiente de concentração, do sangue arterial rico em oxigênio, para os tecidos, onde os níveis de oxigênio são mais baixos devido ao consumo constante.

A oxi-hemoglobina é um composto instável que se quebra (dissocia) facilmente para liberar oxigênio. Fatores que aumentam a dissociação são discutidos na p. 66.

O dióxido de carbono é um dos produtos residuais do metabolismo celular e se difunde para o sangue através das paredes delgadas dos capilares ao longo de seu gradiente de concentração. O sangue transporta dióxido de carbono por três diferentes mecanismos para os pulmões para serem eliminados:

- Dissolvido na água do plasma sanguíneo – 7%
- Em combinação química com sódio na forma de bicarbonato de sódio – 70%
- Em combinação com hemoglobina – 23%.

Troca de outras substâncias

Nutrientes, incluindo glicose, aminoácidos, ácidos graxos, vitaminas e sais minerais requeridos por todas as células, são transportados pelo corpo no plasma sanguíneo. Eles se difundem através das paredes semipermeáveis dos capilares para os tecidos (Fig. 5.5). A água é trocada livremente entre o plasma e o fluido tecidual por osmose. Difusão e osmose são descritos na p. 36.

Dinâmica dos fluidos capilares

As duas principais forças que determinam o movimento geral do fluido através da parede capilar são a pressão hidrostática (pressão arterial), que tende a empurrar o fluido para fora da corrente sanguínea, e a pressão osmótica do sangue, que tende a puxá-lo para dentro, e é devido principalmente à presença de proteínas plasmáticas, especialmente albumina (Fig. 5.6).

Na extremidade arterial, a pressão hidrostática é de cerca de 5 kPa (35 mmHg), e a pressão osmótica oposta do sangue é de apenas 3 kPa (25 mmHg). A força resultante na extremidade do capilar é, portanto, uma pressão externa de 2 kPa (15 mmHg), o que direciona o fluido para fora do capilar e para os espaços teciduais. Essa perda de fluido da corrente sanguínea deve ser recuperada porque mais de 20 ℓ de líquidos são filtrados fora dos capilares todos os dias.

Na extremidade venosa dos capilares, a situação é inversa. O fluxo sanguíneo é mais lento do que na extremidade

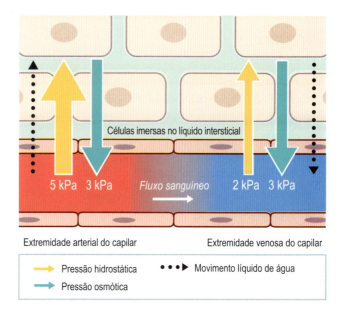

Figura 5.6 Difusão de fluidos, nutrientes e resíduos entre capilares e células.

arterial porque a pressão hidrostática diminui ao longo do capilar para apenas 2 kPa (15 mmHg). A pressão osmótica permanece inalterada em 3 kPa (25 mmHg) e, por isso, agora ela excede a pressão hidrostática, assim o fluido se move de volta para os capilares.

Essa transferência de substâncias, incluindo água, para os espaços teciduais é um processo dinâmico. Como o sangue flui lentamente através da grande rede de capilares da extremidade arterial para a venosa, há uma constante mudança. Nem toda a água e os produtos residuais retornam para os capilares sanguíneos. Dos cerca de 24 ℓ de líquidos que saem do sangue através das paredes capilares todos os dias, apenas cerca de 21 ℓ retornam à corrente sanguínea na extremidade venosa do leito capilar. Os 3 ℓ restantes drenam para longe dos espaços teciduais nos diminutos capilares linfáticos, os quais se originam como tubos de extremidade cega com paredes similares, apesar de mais permeáveis do que as dos capilares sanguíneos (Fig. 5.5). Esse fluido tecidual extra e alguns materiais residuais de células entram nos capilares linfáticos, formando a linfa eventualmente devolvida à corrente sanguínea (Capítulo 6).

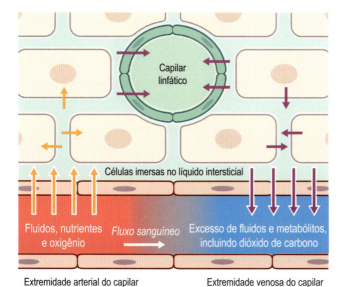

Figura 5.5 Efeito das pressões capilares no movimento da água entre capilares e células.

> ● **MOMENTO DE REFLEXÃO**
>
> 1. Liste as três camadas de tecido encontradas nas paredes das artérias e veias e identifique suas funções.
>
> 2. Compare e contraste a estrutura e função dos capilares e sinusoides.

SEÇÃO 2 Comunicação

Coração

> **Resultados esperados da aprendizagem**
>
> Após estudar esta seção, você estará apto a:
>
> - Descrever a estrutura do coração e sua posição no tórax
> - Descrever a circulação do sangue pelo coração e os vasos sanguíneos do corpo
> - Esboçar o complexo estimulante do coração
> - Relacionar a atividade elétrica do complexo estimulante do coração com o ciclo cardíaco
> - Descrever os principais fatores determinantes da frequência e do débito cardíaco.

O coração é um órgão muscular cônico oco. Possui cerca de 10 cm de comprimento e pesa aproximadamente 225 g nas mulheres e 310 g nos homens.

A base do coração é achatada, o que, talvez confusamente, forme a superfície superior, com o ápice apontado para baixo e para a esquerda.

Posição

O coração encontra-se obliquamente na cavidade torácica (Fig. 5.7), no mediastino (o espaço entre os pulmões), ligeiramente mais à esquerda do tórax. O ápice está cerca de 9 cm para a esquerda da linha média ao nível do 5° espaço intercostal, isto é, um pouco abaixo do mamilo e ligeiramente

mais perto da linha média. A base se estende ao nível da 2ª costela.

Órgãos associados ao coração

- *Inferiormente*: o ápice, que repousa sobre o centro tendíneo do músculo diafragma (Fig. 5.8)
- *Superiormente*: os grandes vasos sanguíneos, ou seja, a aorta, veia cava superior, artéria pulmonar e veias pulmonares, que entram no coração em sua base
- *Posteriormente*: o esôfago, traqueia, brônquios esquerdo e direito, aorta descendente, veia cava inferior e vértebras torácicas
- *Lateralmente*: os pulmões; o pulmão esquerdo se sobrepõe ao lado esquerdo do coração
- *Anteriormente*: o osso esterno, costelas e músculos intercostais.

Estrutura

Parede do coração

A parede do coração é composta por três camadas de tecido (Fig. 5.9A): pericárdio, miocárdio e endocárdio.

Pericárdio

O pericárdio é a camada mais externa, composto de dois sacos. O saco externo (pericárdio fibroso) consiste em tecido fibroso, e o interno (pericárdio seroso), em uma contínua camada dupla de membrana serosa.

O pericárdio fibroso é contínuo com a túnica externa (adventícia) dos grandes vasos sanguíneos acima e é fixado abaixo no diafragma. Sua natureza fibrosa e inelástica protege e previne a distensão excessiva do coração.

O pericárdio seroso é uma membrana formada por uma única camada de células endoteliais, dobrada sobre si mesma, de modo a formar uma membrana dupla ao redor do coração, com um espaço fechado entre as camadas (Fig. 5.10). Um arranjo similar é visto ao redor dos pulmões com a pleura (Fig. 10.15).

A camada interna está inserida firmemente ao miocárdio e é chamada lâmina visceral. A camada externa é a lâmina parietal e reveste o pericárdio fibroso. Cerca de 20 mℓ de um líquido lubrificante, o líquido pericárdico, fica entre as duas camadas, de modo que o coração pode bater sem esfregar contra o pericárdio fibroso.

Miocárdio

O miocárdio é composto de músculo cardíaco especializado encontrado apenas no coração (Fig. 5.9B). Ele é estriado, como o músculo esquelético, mas não está sob controle voluntário. Cada fibra (célula) possui um núcleo e um ou mais ramos. As extremidades das células e seus ramos estão em contato muito próximo com as extremidades e ramos de células adjacentes. Microscopicamente, essas "junções", ou discos intercalares, são mais grossos, formando linhas mais escuras do que as estriações. Esse arranjo confere ao músculo cardíaco a aparência

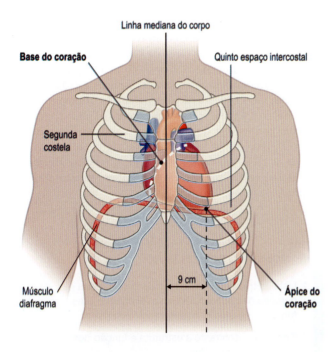

Figura 5.7 Posição do coração no tórax.

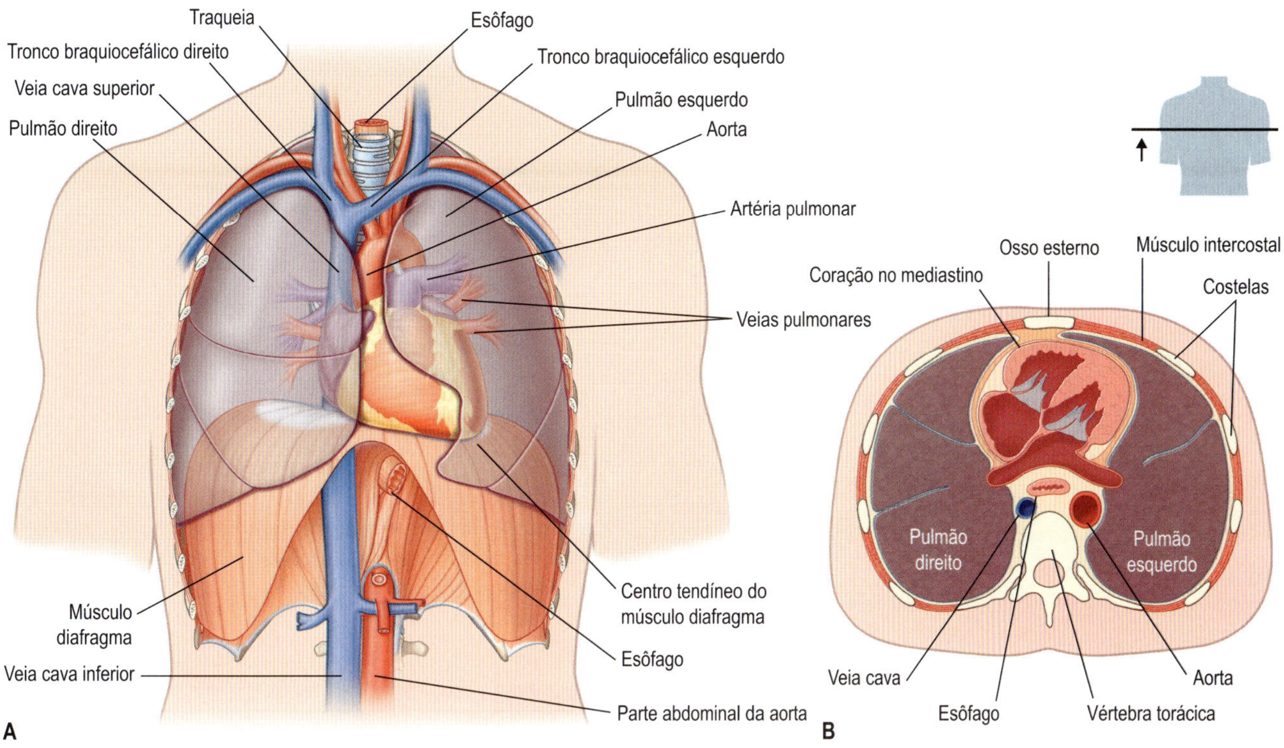

Sistema Circulatório CAPÍTULO **5**

Figura 5.8 Órgãos associados ao coração. (A) Vista frontal. (B) Seção transversa, vista inferior.

de camadas de músculo em vez de um grande número de células individuais. Por causa da continuidade de ponta a ponta das fibras, cada uma delas não precisa ter um suprimento nervoso separado. Quando um impulso é iniciado, ele se espalha para cada célula através dos ramos e discos intercalares sobre todas as "camadas" de músculo, causando a contração. A organização em "camadas" do miocárdio permite que o coração inteiro se contraia de maneira coordenada e eficiente.

Correndo através do miocárdio está também a rede de fibras de condução especializadas que formam o complexo estimulante do coração, responsáveis por transmitir seus sinais elétricos. O miocárdio é mais espesso no ápice e vai se tornando mais fino em direção à base (Fig. 5.11). A parede do ventrículo esquerdo é mais espessa do que a do ventrículo direito porque tem de bombear o sangue pelo corpo, enquanto o ventrículo direito bombeia sangue, sob baixa pressão, apenas para os pulmões.

Células musculares especializadas nas paredes dos átrios secretam o peptídeo natriurético atrial (ANP, p. 247).

Esqueleto fibroso do coração

O miocárdio está apoiado por uma rede de finas fibras que percorrem todo o músculo cardíaco. Isso é chamado esqueleto fibroso do coração. Além disso, os átrios e os ventrículos são separados por um anel de tecido fibroso, que não conduz impulsos elétricos. Consequentemente, quando uma onda da atividade elétrica passa pelos átrios, ela pode se espalhar para os ventrículos apenas pelo complexo estimulante que liga o anel fibroso dos átrios aos ventrículos (Fig. 5.16).

Endocárdio

Delimita as câmaras e valvas do coração. É uma membrana fina e lisa que garante um fluxo suave de sangue pelo coração. Consiste em células epiteliais achatadas e é continua com o endotélio que reveste os vasos sanguíneos.

Interior do coração

O coração é dividido em lado direito e esquerdo por um septo (Fig. 5.11), e a porção que compreende o miocárdio é revestida internamente pelo endocárdio. Após o nascimento, o sangue não pode atravessar o septo de um lado ao outro. Cada lado é dividido por uma valva atrioventricular; acima, localiza-se o átrio e abaixo, o ventrículo (Fig. 5.12A). As valvas atrioventriculares são formadas por dobras duplas de endocárdio fortalecidas por um pequeno tecido fibroso. A valva atrioventricular direita (valva tricúspide) possui três válvulas (cúspides), e a valva atrioventricular esquerda (valva mitral) possui duas válvulas (cúspides). O fluxo de sangue no coração é unidirecional: o sangue entra no coração via átrios e passa para os ventrículos.

As valvas entre os átrios e ventrículos se abrem e se fecham passivamente, de acordo com alterações de pressão nas respectivas câmaras (Fig. 5.12B e C). Elas se abrem quando a pressão nos átrios é maior do que nos ventrículos. Durante a sístole ventricular (contração) a pressão nos ventrículos torna-se maior do que nos átrios e as valvas se fecham, impedindo o retorno do sangue aos átrios. As valvas são impedidas de se abrir para dentro dos átrios por cordões tendíneos inelásticos, chamados cordas tendíneas

SEÇÃO 2 Comunicação

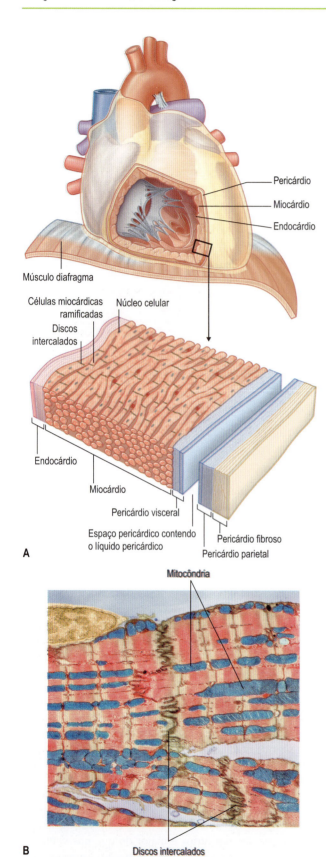

Figura 5.9 Tecidos das paredes do coração. (A) Camadas das paredes do coração: endocárdio, miocárdio e pericárdio. (B) Eletromicrografia de transmissão colorida do tecido muscular cardíaco. (Thomas Deerinck, NCMIR/Science Photo Library. Reproduzida com permissão.)

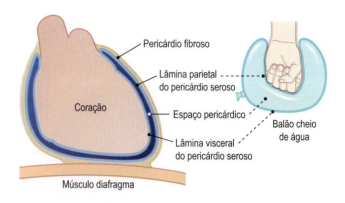

Figura 5.10 Membranas envolvendo o coração.

(Fig. 5.12D), que fixam a superfície inferior das válvulas aos músculos papilares. Os músculos papilares são delgadas extensões do miocárdio que ancoram as cordas tendíneas firmemente na parede ventricular.

Fluxo sanguíneo através do coração

As duas maiores veias do corpo, a veia cava superior e a veia cava inferior (Fig. 5.13), levam o sangue para o átrio direito. Esse sangue passa através da valva atrioventricular direita (valva tricúspide) para o ventrículo direito, e dele é bombeado para o tronco pulmonar e, em seguida, para a artéria pulmonar. Na abertura do tronco pulmonar, localiza-se a valva do tronco pulmonar, formada por três válvulas (cúspides) semilunares (Fig. 5.14). Essa valva previne o retorno do sangue para o ventrículo direito quando os ventrículos relaxam. O tronco pulmonar se divide em artéria pulmonar direita e artéria pulmonar esquerda, que levam o sangue desoxigenado (venoso) aos pulmões, onde ocorrem as trocas de gases: o dióxido de carbono é eliminado, e o oxigênio é absorvido.

As duas veias pulmonares de cada pulmão levam o sangue oxigenado (arterial) para o átrio esquerdo. O sangue, então, passa através da valva atrioventricular esquerda (valva mitral) para o ventrículo esquerdo e é bombeado para a aorta, a primeira artéria da circulação sistêmica. Na abertura da aorta está localizada a valva da aorta, formada por três válvulas (cúspides) semilunares (Fig. 5.14), que previne o retorno do sangue para o ventrículo esquerdo no final de cada contração.

O sangue passa do lado direito para o esquerdo do coração via pulmões, ou circulação pulmonar (Fig. 5.1). Note que ambos os átrios se contraem ao mesmo tempo, e isso é seguido pela contração simultânea de ambos os ventrículos.

A camada muscular das paredes dos átrios é mais fina do que a dos ventrículos (Fig. 5.11). Isso é consistente com a quantidade de trabalho que eles realizam. Os átrios são ajudados significativamente pela gravidade, pois bombeiam o sangue através das valvas atrioventriculares para os ventrículos, enquanto os ventrículos precisam de mais força de contração para bombear o sangue para os pulmões e todo o restante do corpo.

Sistema Circulatório CAPÍTULO 5

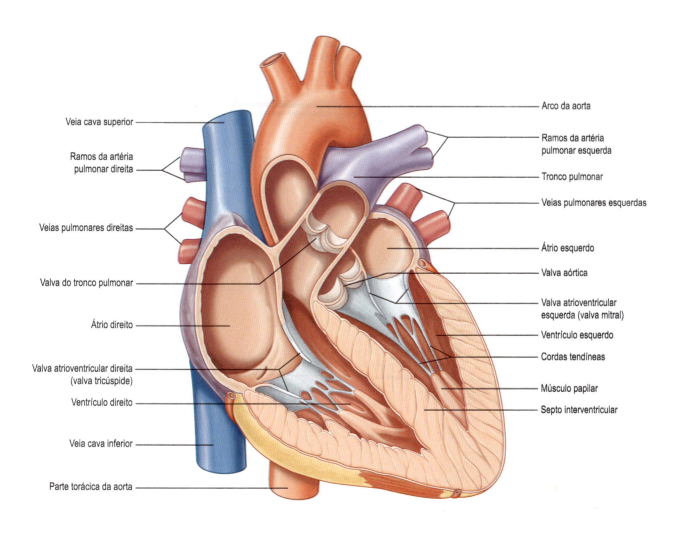

Figura 5.11 Interior do coração.

Fornecimento de sangue ao coração (circulação coronariana)

Irrigação arterial

O coração recebe sangue oxigenado (arterial) pelas artérias coronárias direita e esquerda, que são ramos da aorta imediatamente distais à valva da aorta (Fig. 5.15; ver também Fig. 5.14). As artérias coronárias recebem cerca de 5% do sangue bombeado pelo coração, embora este represente apenas 0,5% do peso corporal. Esse suprimento sanguíneo desproporcionalmente grande, dos quais a maioria vai para o ventrículo esquerdo, destaca a importância da função do coração para o corpo. Os ramos das artérias coronárias eventualmente formam uma vasta rede de capilares.

Drenagem venosa

A maior parte do sangue desoxigenado (venoso) é coletado por várias veias cardíacas que se juntam para formar o seio coronariano, o qual se abre no átrio direito. O restante passa diretamente para as câmaras cardíacas através de minúsculas veias denominadas veias cardíacas mínimas.

Complexo estimulante do coração

O coração tem a propriedade de autorritmicidade, o que significa que ele gera seu próprio impulso elétrico e bate independentemente do sistema nervoso ou controle hormonal, ou seja, não depende de mecanismo externo para iniciar cada batimento cardíaco. Contudo, ele recebe tanto fibras nervosas simpáticas quanto parassimpáticas que, respectivamente, aumentam e diminuem a frequência cardíaca. Além disso, o coração responde a diversos hormônios circulantes, incluindo adrenalina (epinefrina) e tiroxina.

Pequenos grupos de células neuromusculares especializadas no miocárdio iniciam e conduzem impulsos, causando e sincronizando as contrações do músculo cardíaco (Fig. 5.16).

SEÇÃO 2 Comunicação

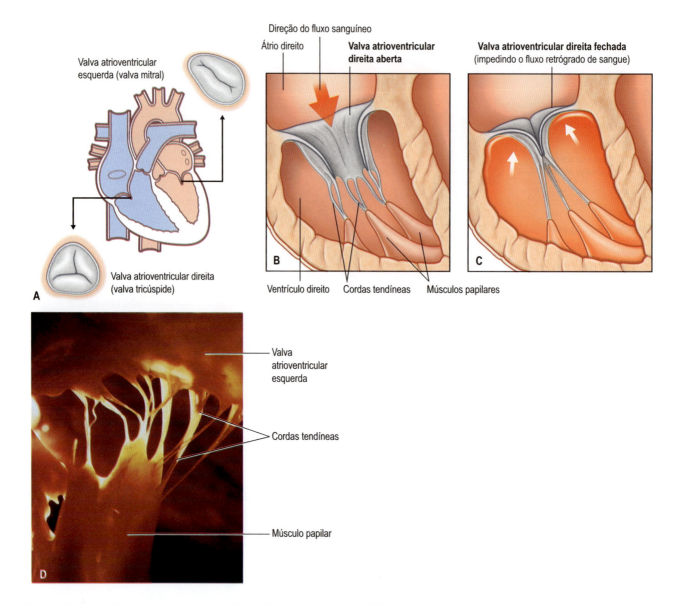

Figura 5.12 Valva atrioventricular esquerda (mitral). (A) Posição no coração. (B) Valva aberta. (C) Valva fechada. (D) Fotografia das cordas tendíneas. (D – Philippe Plailly/Science Photo Library. Reproduzida com permissão.)

Nó sinoatrial

O nó sinoatrial (nó SA) é uma pequena massa de células especializadas, localizado na parede do átrio direito, próximo da abertura da veia cava superior (Fig. 5.16).

As células do nó SA geram impulsos regulares porque são eletricamente instáveis. Essa instabilidade leva-as a descarregar (despolarizar) regularmente, em geral entre 60 e 90 vezes/min. Essa despolarização é seguida de recuperação (repolarização), mas quase imediatamente sua instabilidade leva-as a descarregar novamente. Como despolariza mais rápido do que qualquer outra parte do coração, o nó SA normalmente define a frequência cardíaca e é chamado marca-passo do coração. O disparo do nó SA desencadeia a contração atrial.

Os impulsos do nó SA levam cerca de 0,1 s para chegarem ao nó atrioventricular. Essa é a única via de condução entre os átrios e ventrículos, uma vez que o anel fibroso não conduz impulsos e separa as partes superiores das inferiores do coração.

Nó atrioventricular

O nó atrioventricular (nó AV) é uma pequena massa de tecido neuromuscular que está situado na parede do septo atrial, próximo das valvas atrioventriculares (Fig. 5.16). Normalmente o nó AV apenas transmite os sinais elétricos dos átrios para os ventrículos. Existe um atraso aqui; o sinal elétrico leva 0,1 s para passar aos ventrículos. Isso permite que os átrios terminem a contração antes de os ventrículos iniciarem.

O nó AV também tem uma função secundária de marca-passo e a assume se houver um problema com o nó SA, ou com a transmissão de impulsos dos átrios. Sua taxa de disparo

Sistema Circulatório CAPÍTULO **5**

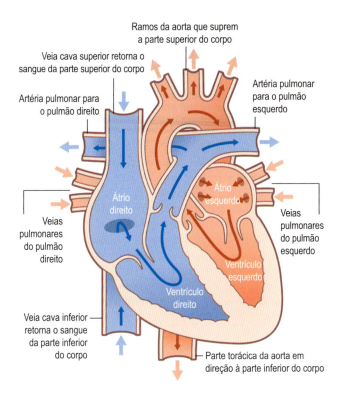

Figura 5.13 Direção do fluxo sanguíneo pelo coração.

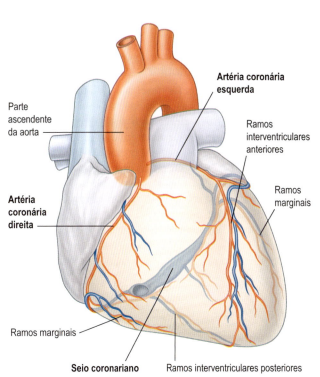

Figura 5.15 Artérias coronárias.

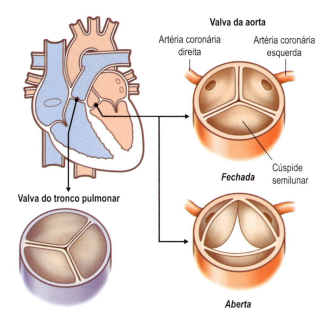

Figura 5.14 Estrutura das valvas da aorta e do tronco pulmonar.

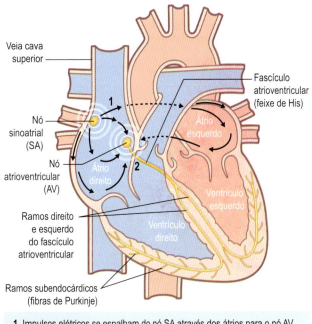

1. Impulsos elétricos se espalham do nó SA através dos átrios para o nó AV
2. O nó AV direciona os impulsos elétricos para os ventrículos

Figura 5.16 Complexo estimulante do coração.

intrínseco, no entanto, é mais lenta do que a definida pelo nó SA (40 a 60 bpm).

Fascículo atrioventricular

O fascículo atrioventricular (fascículo AV ou feixe de Hiss) é uma massa de fibras especializadas que se originam do nó AV. O fascículo AV atravessa o anel fibroso que separa os átrios dos ventrículos e, na extremidade superior do septo interventricular, divide-se em ramos direito e esquerdo. Dentro do miocárdio ventricular, os ramos se dividem em finas fibras, chamadas ramos subendocárdicos. O fascículo AV, ramos direito e esquerdo, assim como os ramos subendocárdicos, transmitem impulsos elétricos do nó AV ao ápice do miocárdio, onde as ondas de contração ventricular se iniciam; em seguida, as ondas correm para cima e para fora, bombeando sangue para o tronco pulmonar e para a aorta.

Inervação do coração

Como já mencionado, o coração é influenciado por nervos autônomos (simpáticos e parassimpáticos) originados no centro cardiovascular no bulbo cerebral (medula oblonga).

O nervo vago (parassimpático) inerva principalmente os nós SA e AV e a musculatura dos átrios. O estímulo vagal reduz a taxa de disparo do nó SA, diminuindo a frequência e a força do batimento cardíaco.

A inervação simpática dos nós SA e AV, assim como do miocárdio, aumenta a estimulação, frequência e força dos batimentos cardíacos.

Fatores que afetam a frequência cardíaca

Os fatores mais importantes estão listados no Quadro 5.1 e explicados com mais detalhes na p. 95.

Ciclo cardíaco

Em repouso, o coração adulto saudável apresenta uma frequência cardíaca de 60 a 90 bpm. Durante cada batimento cardíaco, ou ciclo cardíaco (Fig. 5.17), o coração se contrai (sístole) e depois relaxa (diástole).

Quadro 5.1 Principais fatores que afetam a frequência cardíaca.

Atividade autônoma
Hormônios circulantes
Atividade e exercício
Gênero
Idade
Temperatura
Reflexo barorreceptor
Estado emocional

Estágios do ciclo cardíaco

Utilizando uma frequência de 74 bpm como exemplo, cada ciclo dura cerca de 0,8 s e consiste em:

- Sístole atrial – contração dos átrios
- Sístole ventricular – contração dos ventrículos
- Diástole cardíaca completa – relaxamento dos átrios e ventrículos.

Não importa em qual estágio do ciclo cardíaco uma descrição começa. Por conveniência, é escolhido o período de quando os átrios são preenchidos.

Os átrios são continuamente preenchidos com o sangue que chega principalmente pelas veias cavas superior e inferior (átrio direito) e pelas veias pulmonares (átrio esquerdo). Como a pressão aumenta nos átrios, as valvas atrioventriculares são empurradas para se abrirem e o fluxo sanguíneo fluir passivamente para os ventrículos, auxiliados pela gravidade, se o indivíduo estiver em pé. Até 70% do enchimento ventricular pode ser feito sem qualquer contração atrial.

O nó AS desencadeia uma onda de contração que se espalha sobre o miocárdio de ambos os átrios, esvaziando-os e completando o enchimento ventricular (a sístole atrial ocorre em 0,1 s; Fig. 5.17A). Quando o impulso elétrico atinge o nó AV, ele é retardado, atrasando a transmissão atrioventricular. Essa demora significa que o resultado mecânico da estimulação atrial, contração atrial, fica atrás da atividade elétrica por uma fração de segundo. Isso permite que os átrios terminem o esvaziamento nos ventrículos antes de estes começarem a se contrair. Após esse breve atraso, o nó AV desencadeia seu próprio impulso elétrico, que rapidamente se espalha para os ventrículos através do fascículo AV, dos ramos direito e esquerdo e ramos subendocárdicos. Isso resulta em uma onda de contração que se dirige para cima a partir do ápice do coração através das paredes dos dois ventrículos, bombeando sangue para o tronco pulmonar e a aorta (a sístole ventricular ocorre em 0,3 s; Fig. 5.17B). A alta pressão gerada durante a contração ventricular força as valvas atrioventriculares a se fecharem, prevenindo o retorno do sangue para os átrios.

A contração dos ventrículos é seguida por uma completa diástole cardíaca, em um período de 0,4 segundo, quando os átrios e ventrículos estão relaxados. Durante esse tempo o miocárdio se recupera e fica pronto para o próximo batimento cardíaco; então, os átrios recebem sangue novamente e um novo ciclo se inicia (Fig. 5.17C).

As valvas do coração e dos grandes vasos se abrem e se fecham de acordo com a pressão dentro das câmaras cardíacas. As valvas atrioventriculares se abrem durante o enchimento atrial e a sístole porque a pressão nos átrios é maior do que nos ventrículos. Quando a pressão ventricular é maior do que na aorta e no tronco pulmonar, as valvas presentes nessas artérias se abrem e o sangue passa por esses vasos. Quando os ventrículos relaxam e a pressão dentro deles diminui, ocorre o processo inverso. Primeiro as valvas do tronco pulmonar e da aorta se fecham, então as valvas atrioventriculares se abrem, e um novo ciclo é iniciado nova-

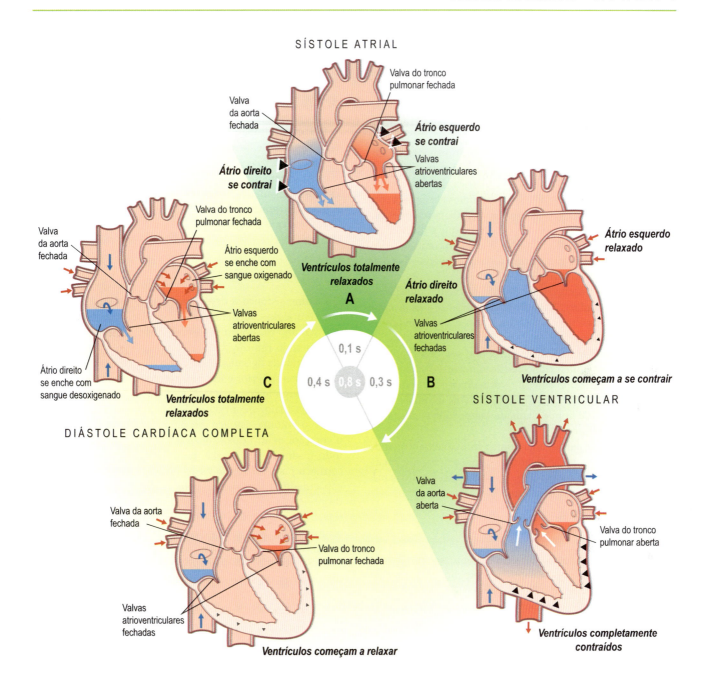

Figura 5.17 Ciclo cardíaco.

mente. Essa sequência de abertura e fechamento das valvas garante um fluxo sanguíneo unidirecional.

Sons do coração

Colocando-se a orelha ou o diafragma de um estetoscópio na parede torácica, um pouco abaixo do mamilo esquerdo e um pouco mais próximo da linha média, o batimento cardíaco pode ser escutado sobre o ápice do coração.

Existem quatro sons do coração, e cada um corresponde a um evento particular no ciclo cardíaco. Os dois primeiros são mais fáceis de distinguir e, através do estetoscópio, soam como "tum-tá". O primeiro som, "tum", é bem alto e se deve ao fechamento das valvas atrioventriculares, o que corresponde ao início da sístole ventricular. O segundo som, "tá", é mais suave e causado pelo fechamento das valvas da aorta e do tronco pulmonar. Isso corresponde à diástole ventricular.

Atividade elétrica do coração

Os tecidos e líquidos do corpo conduzem bem a eletricidade, de modo que a atividade elétrica do coração pode ser registrada na superfície da pele usando eletrodos posicionados

SEÇÃO 2 Comunicação

nos membros e/ou no peito. Essa gravação, chamada eletrocardiograma (ECG), mostra a propagação dos sinais elétricos gerados pelo nó SA à medida que percorre o átrio, o nó AV e os ventrículos. O ECG em condições normais apresenta cinco ondas, chamadas P, Q, R, S e T (Fig. 5.18).

A onda P representa o impulso do nó SA percorrendo os átrios (despolarização atrial).

O complexo QRS representa a rápida propagação do impulso do nó AV através do fascículo AV e dos ramos subendocárdicos, bem como a atividade elétrica dos ventrículos (despolarização ventricular). Nota-se o intervalo entre a conclusão da onda P e o início do complexo QRS. Isso representa a condução do impulso através do nó AV, que é muito mais lento do que a condução em outras partes do coração, e permite que a contração atrial termine completamente, antes de iniciar a contração ventricular.

A onda T representa o relaxamento dos ventrículos (repolarização ventricular). A repolarização atrial ocorre durante a contração ventricular e, portanto, não é vista devido ao complexo QRS ser maior.

O ECG descrito anteriormente pode ser observado na Fig. 5.18 e representa o ritmo cardíaco normal originado do nó SA, chamado ritmo sinusal. Normalmente, a frequência cardíaca gira em torno de 60 a 90 bpm. Uma frequência cardíaca acima de 100 bpm é chamada taquicardia e, abaixo de 60 bpm, de bradicardia.

O ECG é uma ferramenta clínica fundamental; quando lida com precisão, pode identificar precisamente anormalidades de condução, localização de áreas do miocárdio isquêmico e o mau funcionamento nodal.

Débito cardíaco

O débito cardíaco é a quantidade de sangue ejetado de cada ventrículo por minuto. A quantidade expelida de cada ventrículo por contração é o volume sistólico. O débito cardíaco é expresso em litros por minuto (ℓ/min) e é calculado multiplicando o volume sistólico pela frequência cardíaca (medida em batimentos por minuto):

> Débito cardíaco = volume sistólico × frequência cardíaca

Em um adulto saudável, o volume sistólico é de aproximadamente 70 mℓ e, se a frequência cardíaca é de 72/bpm/min, o débito cardíaco é de 5 ℓ/min. O débito cardíaco pode aumentar para cerca de 25 ℓ/min durante o exercício e até 35 ℓ/min em atletas. Esse aumento durante o exercício físico é chamado reserva cardíaca.

Fatores que afetam o débito cardíaco estão listados no Quadro 5.2.

Volume sistólico

O volume sistólico é determinado pelo volume de sangue nos ventrículos imediatamente antes de se contraírem, isto é, o volume diastólico final ventricular (VEDV), por vezes denominado pré-carga. A pré-carga, por sua vez, depende da quantidade de sangue que retorna ao coração através das veias cavas superior e inferior (retorno venoso). O aumento da pré-carga leva a contrações miocárdicas mais fortes, assim uma maior quantidade de sangue é expelida, aumentando o volume sistólico e o débito cardíaco. Dessa forma, o coração, dentro dos limites fisiológicos, bombeia sempre todo o sangue que recebe, permitindo-lhe ajustar o débito cardíaco para corresponder às necessidades do corpo. Essa capacidade de aumentar o volume sistólico com o aumento da pré-carga é limitada e, quando o limite é alcançado, ou seja, o retorno venoso excede o débito cardíaco (isto é, mais sangue chega aos átrios do que os ventrículos podem bombear), o débito cardíaco diminui e o coração começa a falhar. Outros fatores que aumentam a força e a taxa de contração miocárdica incluem o aumento da atividade nervosa simpática e hormônios circulantes, tais como adrenalina (epinefrina), noradrenalina (norepinefrina) e tiroxina.

Pressão arterial

A pressão arterial afeta o volume sistólico, pois cria resistência para o sangue ser bombeado dos ventrículos para os

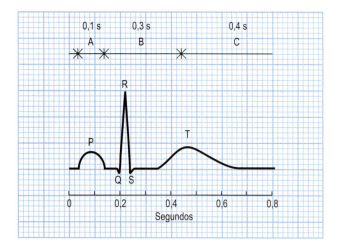

Figura 5.18 Eletrocardiograma de um ciclo cardíaco. (A), (B) e (C) correspondem às fases do ciclo cardíaco mostrado na Fig. 5.17.

> **Quadro 5.2** Resumo dos fatores que afetam o débito cardíaco.
>
> Débito cardíaco = volume sistólico × frequência cardíaca
>
> **Fatores que afetam o volume sistólico**
> Volume diastólico final ventricular (VEDV – pré-carga)
> Retorno venoso:
>   Posição do corpo
>   Bomba musculovenosa
>   Bomba respiratória
> Força de contração do miocárdio
> Volume sanguíneo

grandes vasos. Essa resistência (algumas vezes denominada pós-carga) é determinada pela distensibilidade, ou elasticidade, das grandes artérias e pela resistência periférica das arteríolas (p. 96). O aumento da pós-carga aumenta a carga de trabalho dos ventrículos, pois aumenta a pressão contra o sangue que precisa ser bombeado. Isso pode reduzir o volume sistólico se a pressão arterial sistêmica se tornar significativamente mais alta que o normal.

Volume de sangue

O volume de sangue normalmente é mantido constante pelos rins. Se o volume de sangue diminuir – devido a uma hemorragia súbita, por exemplo –, isso pode fazer com que o volume sistólico, o débito cardíaco e o retorno venoso caiam. Contudo, um mecanismo compensatório do corpo tende a restabelecer esses valores ao normal, a menos que a perda de sangue seja muito repentina ou severa para compensação (ver choque, p. 122).

Retorno venoso

O retorno venoso é o maior determinante do débito cardíaco. Normalmente o coração bombeia todo o sangue que chega até ele. A pressão venosa sistêmica é muito menor do que a pressão arterial, pois a onda de pressão no coração é perdida quando o sanguíneo flui pelos capilares a baixa pressão. O sangue retorna ao coração, auxiliado por válvulas venosas, apesar da oposição da gravidade, porém auxiliado pela contração dos músculos esqueléticos e da bomba respiratória.

Efeito da gravidade

O retorno venoso de todas as estruturas abaixo do nível do coração resiste à gravidade quando o corpo está em pé e pode levar ao acúmulo de sangue nos membros inferiores. Ao deitar e/ou elevar os pés, o fluxo sanguíneo de volta ao coração melhora.

Contração muscular

A contração dos músculos esqueléticos ao redor de veias profundas as comprime, empurrando o sangue em direção ao coração. Nos membros inferiores, isso é chamado bomba musculovenosa (Fig. 5.19).

Usar meias de compressão e fazer exercícios em voos longos ou durante períodos de imobilidade promove a ação da bomba musculovenosa, auxiliando o retorno venoso e reduzindo o risco de coagulação do sangue nas pernas.

Bomba respiratória

Durante a inspiração, a expansão do tórax cria uma pressão negativa dentro dele, ajudando o fluxo de sangue para o coração a partir da cabeça e dos braços.

Frequência cardíaca

A frequência cardíaca é o principal determinante do débito cardíaco. Se ela aumentar, o débito cardíaco também aumenta, e, se cair, o débito cardíaco cai junto. Os principais fatores que determinam a frequência cardíaca são descritos aqui.

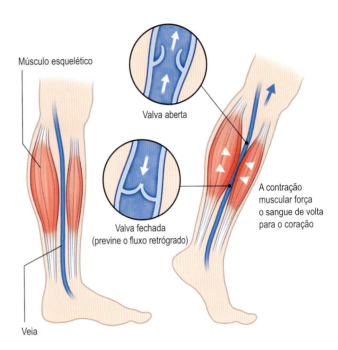

Figura 5.19 Bomba musculovenosa.

Sistema nervoso autônomo

A taxa intrínseca em que o coração se contrai é um balanço entre a atividade simpática e parassimpática, e esse é o fator mais importante na determinação da frequência cardíaca. A atividade do sistema nervoso simpático aumenta a frequência cardíaca, enquanto a atividade parassimpática diminui.

Produtos químicos circulantes

Os hormônios adrenalina (epinefrina) e noradrenalina (norepinefrina), secretados pela medula das glândulas suprarrenais (adrenais), têm o mesmo efeito da estimulação simpática, ou seja, aumentam a frequência cardíaca.

Outros hormônios, incluindo tiroxina, também aumentam a frequência cardíaca. Hipóxia e níveis elevados de dióxido de carbono, como durante o exercício físico, estimulam a frequência cardíaca. Desequilíbrios eletrolíticos podem também afetá-la – a hipercalemia, por exemplo, deprime a função cardíaca e leva à bradicardia. Algumas drogas, tais como antagonistas dos betabloqueadores (atenolol, por exemplo), usados em casos de hipertensão, também podem causar bradicardia.

Posição

Quando a pessoa está em pé, a frequência cardíaca normalmente é maior do que quando ela está deitada.

Sexo

A frequência cardíaca é maior nas mulheres do que nos homens.

Idade

Nos bebês e nas crianças pequenas, a frequência cardíaca é maior do que em crianças mais velhas e nos adultos.

SEÇÃO 2 Comunicação

Temperatura
A frequência cardíaca aumenta e diminui com a temperatura corporal.

Reflexo barorreceptor
Ver a p. 98.

> ● **MOMENTO DE REFLEXÃO**
>
> 3. Descreva a localização do coração e sua relação com as estruturas ao redor.
>
> 4. Qual é a função do nó sinoatrial e qual será a consequência se ele falhar?

Pressão arterial

> **Resultados esperados da aprendizagem**
>
> Após estudar esta seção, você estará apto a:
> - Definir o termo "pressão arterial"
> - Descrever os principais fatores que controlam o diâmetro dos vasos sanguíneos
> - Listar os fatores que influenciam a pressão arterial
> - Explicar os dois principais mecanismos que controlam a pressão arterial.

Pressão arterial (PA) é a força ou pressão que o sangue exerce nas paredes dos vasos sanguíneos. A pressão arterial sistêmica mantém o fluxo de sangue essencial para dentro ou para fora dos órgãos. Manter a pressão arterial dentro dos limites normais é muito importante. Pressão alta (hipertensão) pode danificar os vasos sanguíneos, causando sangramento nos locais de ruptura dos vasos. O fluxo de sangue através dos leitos de tecidos pode ser inadequado se a pressão arterial estiver muito baixa. Isso é particularmente perigoso para órgãos vitais como o coração, o cérebro ou os rins.

A pressão arterial diminui em repouso e durante o sono. Ela aumenta com a idade e é normalmente maior em mulheres do que em homens.

Pressões sistólicas e diastólicas
Quando o ventrículo esquerdo se contrai e empurra o sangue para a aorta, a pressão arterial aumenta acentuadamente e produz a pressão sistólica. Em adultos, gira em torno de 120 mmHg. Na diástole cardíaca completa, quando o coração está em repouso durante os batimentos, a pressão dentro das artérias é muito menor e é chamada pressão diastólica; no adulto, essa pressão é de cerca de 80 mmHg. Enquanto a pressão sistólica reflete o pico de pressão gerado pela contração do ventrículo esquerdo, a pressão diastólica representa o grau de constrição do sistema vascular e tende a variar menos do que a pressão sistólica. A diferença entre as duas pressões é chamada pressão de pulso. Fatores que aumentam a pressão sistólica, como o aumento do débito cardíaco, ou que reduzem a complacência dos vasos sanguíneos, aumentam a pressão de pulso. O aumento da pressão de pulso é observado em pessoas idosas com aterosclerose (p. 125) porque seus vasos sanguíneos estão rígidos e menos complacentes, de modo que, a cada batimento cardíaco, a pressão no sistema vascular aumenta consideravelmente.

A pressão arterial é medida com o auxílio de um esfigmomanômetro e geralmente é expressa com a pressão sistólica escrita sobre a pressão diastólica:

$$PA = \frac{120}{80} \text{ mmHg}$$

Relação entre pressão, fluxo e diâmetro do vaso sanguíneo

A pressão arterial, o fluxo e o diâmetro do vaso estão intimamente relacionados.

Túnica média e diâmetro do vaso

A túnica média das grandes artérias contém muito tecido elástico, o que permite que se expandam com facilidade em cada batimento cardíaco, a fim de minimizar a carga de trabalho do coração. Quando o ventrículo esquerdo ejeta sangue dentro da elástica aorta, o vaso se expande para acomodá-lo e recua elasticamente. Essa ação empurra o sangue em direção ao sistema arterial, e uma onda de distensões e contrações ocorre em todas as grandes artérias, mantendo a pressão alta e o sangue se movendo para frente. Em contraste, a túnica média das menores artérias e seus ramos, as arteríolas, são ricos em músculos lisos e contêm muito menos tecido elástico. Esses músculos lisos são inervados por fibras nervosas autônomas que controlam o diâmetro dos vasos, regulando o fluxo e a pressão. Esses são os vasos mais importantes que determinam a pressão arterial sistêmica e são chamados vasos de resistência porque determinam a resistência contra a qual o coração deve bombear.

As veias contêm apenas uma pequena camada de músculo liso em suas paredes, que se contrai em resposta a uma queda na pressão arterial. Como o sistema venoso contém a maior parte do sangue do corpo, mesmo um pequeno grau de vasoconstrição pode fazer uma diferença significativa na pressão arterial, como após uma hemorragia.

Diâmetro do vaso sanguíneo e fluxo sanguíneo

A resistência ao fluxo de líquidos ao longo de um tubo é determinada por três fatores: o diâmetro e o comprimento do tubo e a viscosidade do líquido. O fator mais importante que determina a facilidade com que o fluxo sanguíneo passa pelos vasos é o primeiro dessas variáveis, ou seja, o diâmetro de resistência dos vasos (resistência periférica). A resistência periférica é o principal fator que regula a pressão arterial e é discutida mais à frente, na p. 96.

O diâmetro dos vasos sanguíneos é regulado pelo músculo liso da túnica média, que é inervado por nervos simpáticos do sistema nervoso autônomo (p. 186). Não existe inervação parassimpática na maioria dos vasos sanguíneos; portanto, o tônus do músculo liso (grau de contração) é determinado pelo grau de atividade simpática. Essa atividade simpática geralmente contrai o músculo liso dos vasos sanguíneos e estreita o vaso (vasoconstrição), aumentando a pressão em seu interior. Um grau de atividade simpática de repouso mantém um tônus basal constante na parede dos vasos e evita que a pressão caia muito (Fig. 5.20). Quando o estímulo simpático diminui, relaxa o músculo liso, afinando a parede do vaso e aumentando o lúmen (vasodilatação). Isso resulta em aumento do fluxo sanguíneo sob baixa pressão.

O constante ajuste do diâmetro dos vasos sanguíneos ajuda a regular a resistência periférica e a pressão arterial sistêmica.

Embora a maioria das arteríolas responda à estimulação simpática com vasoconstrição, a resposta é muito menor em alguns leitos capilares, como no músculo esquelético e no cérebro. Isso é importante para que, em uma resposta ao estresse, como durante um voo ou uma luta (p. 243), quando a atividade simpática é muito maior, esses tecidos essenciais recebem oxigênio extra e os nutrientes de que precisam.

Autorregulação

As necessidades de oxigênio e nutrientes dos tecidos variam, dependendo da atividade, por isso é importante que o fluxo sanguíneo seja regulado localmente para garantir que o fluxo corresponda às necessidades do tecido. A capacidade de um órgão controlar seu próprio fluxo sanguíneo por meio de vasodilatação ou vasoconstrição de acordo com as necessidades é chamada autorregulação. Alguns órgãos, incluindo o sistema nervoso central, o fígado e os rins, recebem um fluxo sanguíneo proporcionalmente maior. Outros tecidos, como os músculos esqueléticos em repouso, recebem muito menos, mas o fornecimento de sangue pode aumentar em até 20 vezes durante exercícios físicos intensos. Outros exemplos incluem o aumento do fluxo sanguíneo no trato gastrintestinal após uma refeição devido à sua maior atividade, e o ajuste do fluxo de sangue na pele para controlar a temperatura corporal (p. 397). A autorregulação nos rins protege os delicados capilares glomerulares de danos se a pressão arterial sistêmica estiver alta e garante que o cérebro receba o adequado suprimento de sangue quando a pressão arterial estiver baixa. O principal mecanismo associado a esse controle local do fluxo sanguíneo inclui:

- Eliminação de produtos metabólicos residuais, como CO_2 e ácido láctico – os tecidos ativos liberam mais resíduos do que tecidos em repouso, e os níveis elevados de resíduos aumentam o fluxo sanguíneo local
- Temperatura tecidual – um aumento da atividade metabólica aumenta a temperatura do tecido, que, por sua vez, causa vasodilatação e aumenta o fluxo sanguíneo
- Hipóxia, ou falta de oxigênio – estimula a vasodilatação e aumenta o fluxo sanguíneo no tecido afetado
- Liberação de substâncias químicas vasodilatadoras – os tecidos inflamados e metabolicamente ativos produzem um número de vasodilatadores que aumenta o suprimento sanguíneo no local. Um importante vasodilatador é o óxido nítrico, o qual tem curta duração, mas é importante na dilatação de grandes artérias que suprem um órgão. Outros agentes incluem substâncias liberadas na resposta inflamatória, como a histamina e a bradicinina (p. 410)
- Ação de vasoconstritores – o hormônio simpático adrenalina (epinefrina), liberado pela medula da glândula suprarrenal (adrenal), é um poderoso vasoconstritor. Outros incluem a angiotensina-2 (p. 377).

Fatores que determinam a pressão arterial

A pressão arterial é determinada pelo débito cardíaco e pela resistência periférica. Mudanças em um desses parâmetros tendem a alterar a pressão arterial sistêmica, embora os mecanismos compensatórios do corpo geralmente se ajustem a qualquer mudança significativa.

Pressão arterial = débito cardíaco × resistência periférica

Débito cardíaco

O débito cardíaco é determinado pelo volume sistólico e pela frequência cardíaca (p. 95). Fatores que afetam a frequência cardíaca e o volume sistólico foram descritos anteriormente;

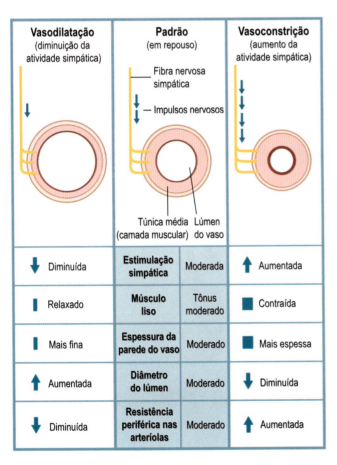

Figura 5.20 Relação entre o estímulo simpático e o diâmetro do vaso sanguíneo.

SEÇÃO 2 Comunicação

eles podem aumentar ou diminuir o débito cardíaco e, por sua vez, a pressão arterial. Um aumento no débito cardíaco aumenta as pressões sistólica e diastólica. Já um aumento no volume sistólico eleva mais a pressão sistólica do que a diastólica.

Resistência periférica

O coração bombeia sangue para um sistema circulatório fechado contra a pressão arterial já existente. Essa resistência é chamada resistência periférica, determinada principalmente pelo diâmetro dos vasos sanguíneos sistêmicos. Se existir um elevado grau de vasoconstrição sistêmica, a resistência do fluxo e a pressão arterial aumentam. A vasodilatação, por outro lado, diminui a resistência periférica e a pressão do sangue. As pequenas arteríolas musculares são mais importantes no controle da resistência periférica. O enriquecimento das paredes arteriais relacionado com a idade aumenta a resistência periférica e a pressão arterial (p. 126).

Controle da pressão arterial

A pressão arterial é controlada de duas maneiras:

- Em curto prazo, em um "momento a momento", que envolve principalmente o reflexo barorreceptor, discutido a seguir, e quimiorreceptores e hormônios circulantes
- Em longo prazo, o qual envolve a regulação do volume sanguíneo pelos rins e o sistema renina-angiotensina-aldosterona (RAAS, p. 377).

Controle da pressão arterial em curto prazo

O centro cardiovascular (CVC) é uma coleção de neurônios interconectados no bulbo (medula oblonga) e na ponte do tronco encefálico. O CVC recebe, integra e coordena as entradas de:

- Barorreceptores (receptores de pressão)
- Quimiorreceptores
- Centros superiores no cérebro.

O CVC envia nervos autônomos (simpáticos e parassimpáticos) para o coração e vasos sanguíneos (Tabela 5.1), além de controlar a pressão arterial diminuindo ou aumentando a frequência cardíaca e dilatando ou contraindo os vasos sanguíneos. A atividade dessas fibras é essencial para o controle da pressão arterial (Fig. 5.21).

Barorreceptores

Dentro da parede da aorta e do seio carotídeo existem barorreceptores, terminações nervosas sensitivas ao estiramento (pressão; Fig. 5.22), os quais são o principal mecanismo regulador momento a momento para o controle da pressão arterial. Um aumento da pressão arterial nessas artérias estimula os barorreceptores, aumentando seu aporte ao CVC. O CVC responde aumentando a atividade parassimpática no coração, o que o faz desacelerar. Ao mesmo tempo, o estímulo simpático nos vasos sanguíneos é inibido, causando vasodilatação. O resultado é uma diminuição da pressão arterial sistêmica para reverter o aumento inicial.

Por outro lado, se a pressão dentro do arco da aorta e do seio carotídeo diminuir, a taxa de descarga do barorreceptor também cairá. O CVC responde aumentando o impulso simpático para o coração a fim de acelerá-lo. A atividade simpática nos vasos sanguíneos também é aumentada, levando à vasoconstrição. Essas duas medidas neutralizam a queda da pressão arterial, cujo controle pelo barorreceptor também é chamado reflexo barorreceptor (Fig. 5.22).

Tabela 5.1 Efeitos do sistema nervoso autônomo no coração e vasos sanguíneos.

	Estimulação simpátican	Estimulação parassimpática
Coração	↑ Frequência	↓ Frequência
	↑ Força de contração	↓ Força de contração
Vasos sanguíneos	Causa constrição na maioria dos vasos, mas as artérias que irrigam os músculos esqueléticos e o cérebro são dilatados	A maioria dos vasos sanguíneos não tem uma inervação parassimpática

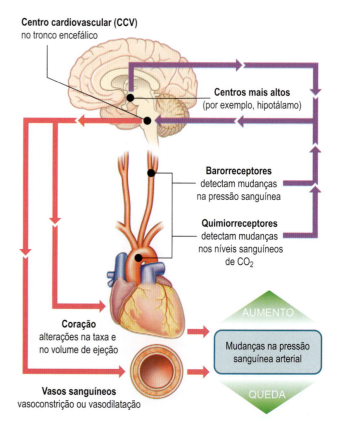

Figura 5.21 Resumo dos principais mecanismos de controle da pressão arterial.

Sistema Circulatório CAPÍTULO 5

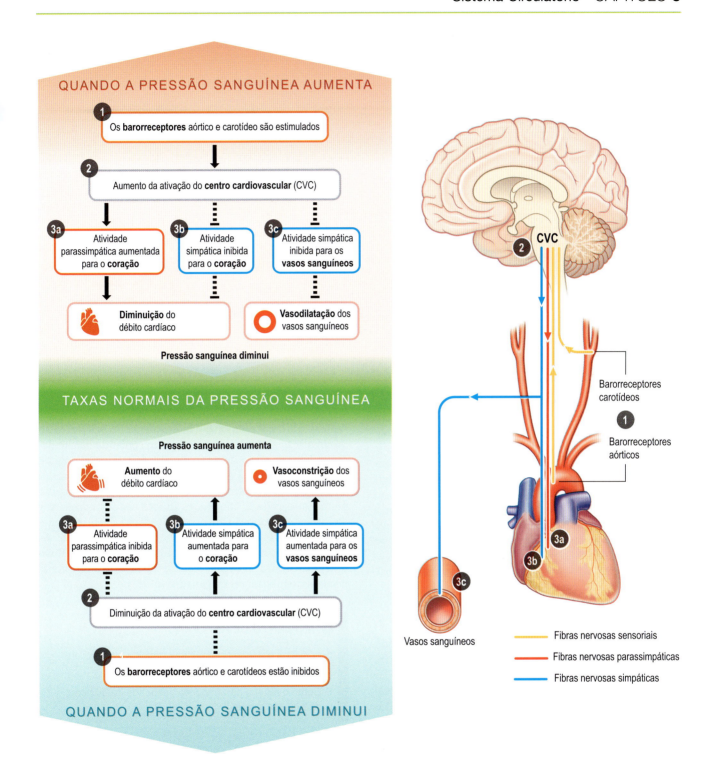

Figura 5.22 Reflexo barorreceptor.

Quimiorreceptores

São terminações nervosas situadas nos glomos (corpos) carotídeos e aórticos, primariamente envolvidas no controle da respiração (ver Fig. 10.26), além de serem sensíveis a alterações nos níveis de dióxido de carbono, oxigênio e acidez do sangue (pH; Fig. 5.23). O aumento dos níveis de CO_2 e a diminuição de O_2 no sangue, e/ou o decréscimo do pH sanguíneo, indicam uma falha na perfusão tecidual. Quando essas mudanças são detectadas pelos quimiorreceptores, eles enviam sinais ao CVC, que aumenta o estímulo simpático

SEÇÃO 2 Comunicação

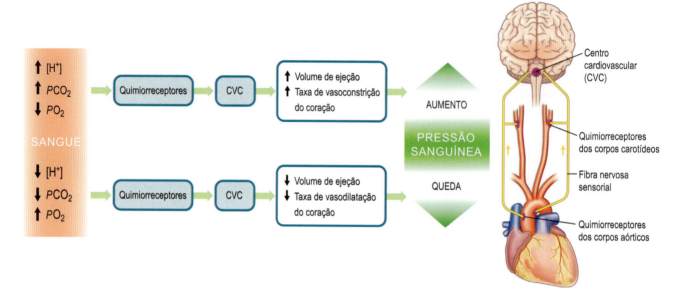

Figura 5.23 Papel dos quimiorreceptores no controle da pressão arterial.

para o coração e vasos sanguíneos, elevando a pressão arterial para melhorar o suprimento sanguíneo tecidual. Como o esforço respiratório também é estimulado, os níveis de oxigênio também aumentam.

O envio de influxos dos quimiorreceptores ao CVC influencia uma resposta apenas quando ocorre uma interrupção severa da função respiratória ou quando a pressão arterial cai abaixo de 80 mmHg. Quimiorreceptores similares são encontrados na superfície do cérebro e no bulbo (medula oblonga) e respondem a mudanças nos níveis de dióxido de carbono/oxigênio e no pH do líquido cerebrospinal circulante. Alterações do normal ativam respostas similares às já descritas pelos receptores aórtico/carotídeo.

Centros superiores no cérebro

O estímulo do CVC por um centro superior é influenciado pelo estado emocional, como medo, ansiedade, dor e raiva, podendo promover mudanças na pressão arterial.

O hipotálamo, no cérebro, controla a temperatura corporal e influencia o CVC, que responde ajustando o diâmetro dos vasos sanguíneos na pele. Esse importante mecanismo regula a manutenção e perda de calor, de modo que a temperatura corporal central permaneça em condições normais (p. 397).

Controle da pressão arterial em longo prazo

Mudanças mais lentas e duradouras na pressão arterial são afetadas pelo RAAS (p. 377) e pela ação do hormônio antidiurético (ADH, p. 374). Esses dois sistemas regulam o volume de sangue, influenciando a pressão arterial. Além disso, o ANP (p. 247), um hormônio liberado pelo próprio coração, causa perda de sódio e água pelos rins, reduzindo a pressão arterial, opondo-se à atividade de ADH e RAAS.

Pressão da circulação pulmonar

A pressão arterial pulmonar é muito menor do que a pressão da circulação sistêmica. Isso se deve ao conteúdo da circulação pulmonar, que é de cerca de 10% de todo o volume de sangue circulante, e à existência de vários capilares nos pulmões, os quais mantêm a pressão baixa. Se a pressão capilar pulmonar excede 25 mmHg, os fluidos são forçados a sair da corrente sanguínea para dentro dos sacos alveolares (edema pulmonar, p. 138), com consequências bastante graves. A autorregulação na circulação pulmonar garante que o fluxo sanguíneo através da vasta rede de capilares seja direcionado aos sacos alveolares oxigenados (p. 281).

> ● **MOMENTO DE REFLEXÃO**
>
> 5. O que as pressões sanguíneas sistólica e diastólica representam?
>
> 6. Como o reflexo barorreceptor responde ao aumento da pressão arterial?

Pulso

Resultados esperados da aprendizagem

Após estudar esta seção, você estará apto a:

- Definir o termo "pulso"
- Listar o principal local na superfície do corpo onde o pulso é detectado
- Descrever o principal fator que afeta o pulso

O pulso pode ser sentido com uma pressão suave dos dedos na superfície da artéria quando a sua parede está distendida pelo sangue bombeado do ventrículo esquerdo durante a contração (sístole). A onda passa rapidamente quando a parede arterial recua. Cada contração do ventrículo esquerdo ejeta cerca de 60 a 80 mℓ de sangue através da aorta e do sistema arterial. A onda de pressão na aorta é transferida pelo sistema arterial e pode ser sentida em qualquer ponto onde a superfície arterial possa ser pressionada firmemente, mas de forma suave contra o osso (Fig. 5.24). O número de pulsações por minuto normalmente representa a frequência cardíaca, varia consideravelmente em pessoas diferentes e até na mesma pessoa em momentos diferentes. Uma média de 60 a 80 bpm é comum em repouso. O termo "bradicardia" refere-se à pulsação menor que 60 bpm, e "taquicardia", a uma pulsação acima de 100 bpm. As informações que podem ser obtidas do pulso incluem:

- A frequência cardíaca
- A regularidade do batimento cardíaco – os intervalos entre cada batimento devem ser iguais
- O volume ou a força do batimento – deve ser possível comprimir a artéria com pressão moderada, interrompendo o fluxo de sangue; a compressibilidade do vaso sanguíneo dá algumas indicações da pressão arterial e do estado das paredes do vaso

- A tensão – a parede da artéria deve ser macia e flexível sob os dedos.

Fatores que afetam o pulso

Em uma pessoa saudável, as pulsações são idênticas. Fatores que influenciam a frequência cardíaca são resumidos na p. 95. Em certas circunstâncias, o pulso contado pode ser menor do que a frequência cardíaca. Isso pode ocorrer, por exemplo, nas seguintes condições:

- As artérias que suprem os tecidos periféricos estão estreitadas ou bloqueadas, assim o sangue não é bombeado por elas em cada batimento cardíaco. Isso pode acontecer, por exemplo, em doenças vasculares periféricas nas pernas, reduzindo o fluxo sanguíneo para os pés. Contanto que sangue suficiente esteja atingindo uma extremidade para nutri-la, ela permanecerá na coloração normal e quente ao toque, mesmo que o pulso não possa ser sentido.
- Existem distúrbios da contração cardíaca, como fibrilação atrial (p. 134), em que o coração é incapaz de gerar força suficiente em cada contração para circular o sangue através das artérias periféricas.

> ● **MOMENTO DE REFLEXÃO**
>
> 7. Qual é a definição de bradicardia?

Circulação sanguínea

> **Resultados esperados da aprendizagem**
>
> Após estudar esta seção, você estará apto a:
>
> ■ Descrever a circulação do sangue através dos pulmões e nomear os principais vasos nela envolvidos
>
> ■ Listar as artérias que fornecem sangue para a maior parte das estruturas do corpo
>
> ■ Delinear a drenagem venosa envolvida no retorno do sangue do corpo ao coração
>
> ■ Explicar a disposição dos vasos sanguíneos relacionados com a circulação porta hepática

Embora a circulação do sangue ao redor do corpo seja contínua (ver Fig. 5.1), é conveniente descrevê-la em duas partes:

- Circulação pulmonar
- Circulação sistêmica (Figs. 5.25 e 5.26).

Circulação pulmonar

Essa é a circulação do sangue do ventrículo direito para os pulmões e de volta para o átrio esquerdo. Nos pulmões, o dióxido de carbono é expelido e o oxigênio é absorvido.

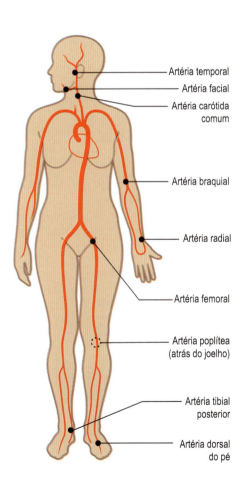

Figura 5.24 Principais pontos de pulsação.

SEÇÃO 2 Comunicação

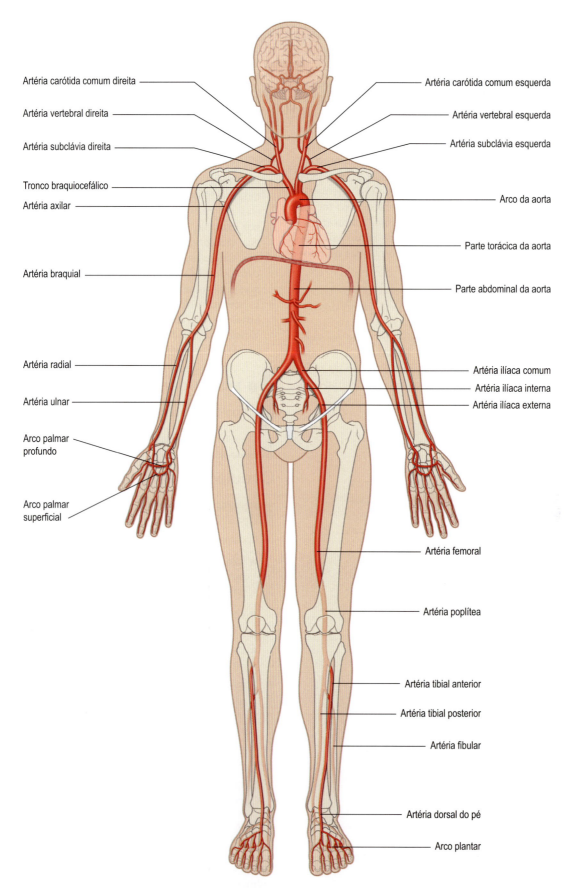

Figura 5.25 Aorta e as principais artérias dos membros.

Sistema Circulatório   CAPÍTULO **5**

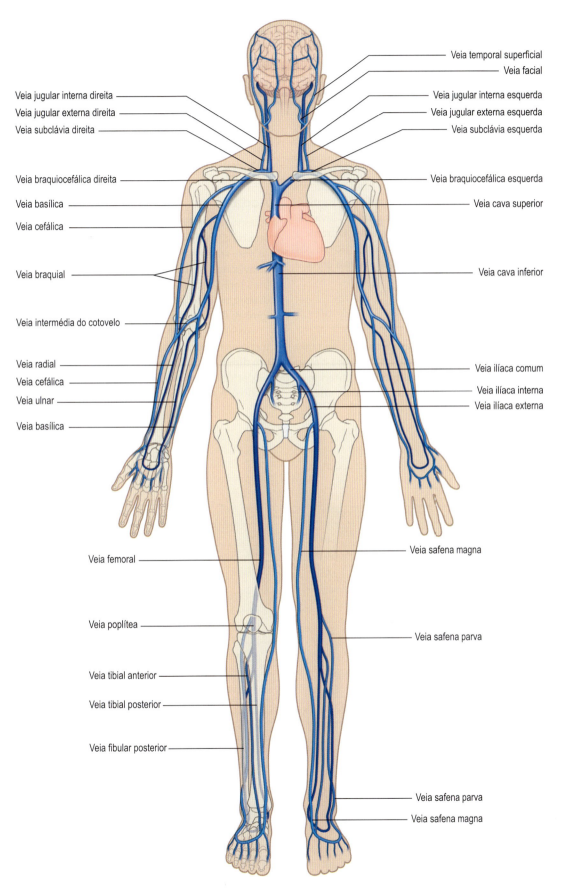

Figura 5.26 Veias cavas e as principais veias dos membros.

SEÇÃO 2 Comunicação

O tronco pulmonar e as artérias pulmonares transportam o sangue desoxigenado que é ejetado da parte superior do ventrículo direito. O sangue passa pelo tronco pulmonar e se divide nas artérias pulmonares direita e esquerda ao nível da 5ª vértebra torácica. As artérias pulmonares entram em seus respectivos pulmões pelo hilo pulmonar e se dividem em ramos menores que, por sua vez, dão origem à densa rede de capilares que circundam os minúsculos alvéolos e sacos alveolares dos pulmões.

As trocas gasosas são realizadas entre os capilares sanguíneos e o ar presente nos alvéolos (p. 280). Em cada pulmão, os capilares contendo sangue oxigenado se fundem em vênulas progressivamente maiores e, eventualmente, formam duas veias pulmonares, que deixam cada pulmão, levando sangue oxigenado ao átrio esquerdo do coração. Durante a sístole atrial, o sangue é bombeado para o ventrículo esquerdo e durante a sístole ventricular é conduzido para a aorta, a primeira artéria da circulação sistêmica.

Circulação sistêmica

O sangue bombeado pelo ventrículo esquerdo é conduzido pelos ramos da aorta para todo o corpo e retorna para o átrio direito do coração pelas veias cavas superior e inferior. A Fig. 5.25 mostra a posição da aorta e das principais artérias dos membros. A Fig. 5.26 fornece uma visão geral das veias cavas e das veias dos membros.

A circulação do sangue para as diferentes partes do corpo será descrita na ordem em que suas artérias se ramificam na aorta.

Principais vasos sanguíneos

A aorta é a maior artéria do corpo. As duas maiores veias são a cava superior e a inferior, as quais fazem retornar o sangue de todas as partes do corpo para o coração.

Aorta

A aorta (Fig. 5.27) começa na parte superior do ventrículo esquerdo e, após passar para cima por um curto trajeto, arqueia-se para trás e para a esquerda. Então, desce atrás do coração através da cavidade torácica um pouco à esquerda das vertebras torácicas. No nível da 12ª vértebra torácica, atravessa o diafragma e, na cavidade abdominal no nível da 4ª vértebra lombar, divide-se em artéria ilíaca comum direita e esquerda.

Ao longo do seu comprimento, a aorta dá origem a numerosos ramos. Alguns desses ramos são pares, isto é, existe um direito e um esquerdo com os mesmos nomes (por exemplo, artéria renal direita e artéria renal esquerda, que irrigam os rins), e algumas são únicas (por exemplo, tronco celíaco).

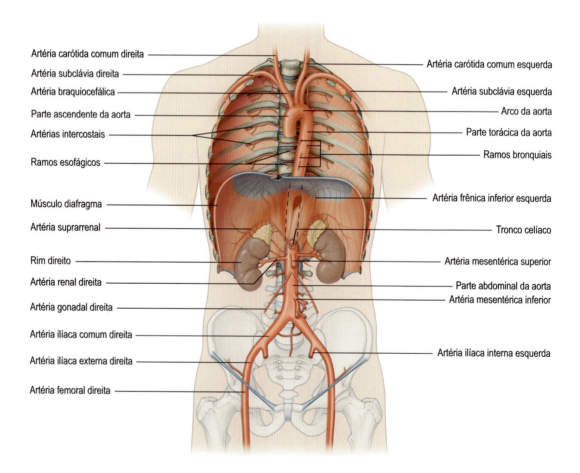

Figura 5.27 Aorta e seus principais ramos.

A aorta será descrita aqui de acordo com sua localização:

- Parte torácica da aorta
- Parte abdominal da aorta.

Parte torácica da aorta

A parte torácica da aorta (Fig. 5.27) encontra-se acima do diafragma e é descrita em três partes:

- Parte ascendente da aorta
- Arco da aorta
- Parte descendente da aorta no tórax.

Parte ascendente da aorta. É a parte curta da aorta que se eleva do coração. Possui cerca de 5 cm de comprimento e encontra-se bem protegida atrás do esterno.

As artérias coronárias direita e esquerda são seus únicos ramos. Elas se abrem acima do nível da valva da aorta (ver Fig. 5.14) e irrigam o miocárdio.

Arco da aorta. A aorta curva-se acentuadamente para baixo, atrás do lado esquerdo do coração, anterior à traqueia, formando o arco da aorta. O arco é claramente visível nas radiografias do tórax, e três artérias surgem na porção superior do arco: o tronco braquiocefálico, a artéria carótida comum esquerda e a artéria subclávia esquerda.

O tronco braquiocefálico possui cerca de 4 a 5 cm de comprimento, em um trajeto obliquamente para cima e para trás do lado direito. Ao nível da articulação esternoclavicular se divide em artéria carótida comum direita e artéria subclávia direita.

Parte descendente da aorta no tórax. Esse é o segmento longo da aorta, que atravessa o diafragma e inicia-se no nível da 4ª vértebra torácica. Estende-se para baixo, imediatamente em posição anterior aos corpos das vértebras torácicas até o nível da 12ª vértebra torácica, onde atravessa o diafragma e se torna a parte abdominal da aorta.

A parte descendente da aorta no tórax dá origem a muitos ramos pares de artérias que irrigam as paredes da cavidade torácica e órgãos contidos nela (p. 110).

Parte abdominal da aorta

A parte abdominal da aorta (Fig. 5.27) é uma continuação da parte torácica. O nome muda quando a aorta entra na cavidade abdominal após atravessar o diafragma no nível da 12ª vértebra torácica. Ela desce anteriormente a coluna vertebral até o nível da 4ª vértebra lombar, onde se divide em artérias ilíacas comuns direita e esquerda.

Vários ramos originam-se da parte abdominal da aorta, alguns deles pares e outros únicos, levando sangue aos órgãos e estruturas abdominais (p. 111).

Veias cavas

As veias cavas superior e inferior (Fig. 5.28) são as maiores veias do corpo humano e levam sangue diretamente para o átrio direito do coração (ver Fig. 5.13). A veia cava superior drena todas as estruturas acima do diafragma, enquanto a veia cava inferior drena o sangue de todas as estruturas abaixo do diafragma.

Veia cava superior

Esta veia possui cerca de 7 cm de comprimento e é formada pela união das veias braquiocefálicas esquerda e direita.

Veia cava inferior

Formada no nível da 5ª vértebra lombar pela união das veias ilíacas comuns direita e esquerda, a veia cava inferior possui um trajeto ascendente no abdome, próxima da coluna vertebral, paralela e à direita da parte abdominal da aorta. Atravessa o centro tendíneo do diafragma para penetrar o tórax ao nível da 8ª vértebra torácica. Como a veia cava inferior ascende através do abdome, o conteúdo drenado pelas veias dos órgãos pélvicos e abdominais é despejado nela (p. 112).

Circulação da cabeça e do pescoço

Irrigação arterial

As artérias pares que irrigam a cabeça e o pescoço são as artérias carótidas comuns e as artérias vertebrais (Figs. 5.29 e 5.30).

Artérias carótidas

A artéria carótida comum direita é um ramo do tronco braquiocefálico. A artéria carótida comum esquerda origina-se diretamente do arco da aorta. Ambas têm um trajeto ascendente de cada lado do pescoço e a mesma distribuição em cada lado. As artérias carótidas comuns são envoltas por uma fáscia chamada bainha carótida. No nível da borda superior da cartilagem tireoide, cada artéria carótida comum bifurca-se em artéria carótida interna e artéria carótida externa.

Os seios carotídeos são discretas dilatações no local da divisão (bifurcação) das artérias carótidas comuns em seus ramos interno e externo. As paredes dos seios são finas e contêm numerosas terminações nervosas do nervo glossofaríngeo (IX). Essas terminações nervosas, ou barorreceptores, são estimulados pela mudança na pressão arterial no seio carotídeo. Os impulsos nervosos resultantes iniciam reflexos de ajuste da pressão arterial através do centro vasomotor no bulbo (p. 98).

Os glomos carotídeos (corpo carotídeo) são dois pequenos grupos de quimiorreceptores, um deles em estreita associação na bifurcação de cada artéria carótida comum. Eles são supridos pelo nervo glossofaríngeo (IX) e são estimulados por mudanças na quantidade de dióxido de carbono e oxigênio no sangue. Quando ativados, iniciam um reflexo para ajustar a respiração através do centro respiratório no bulbo (p. 275).

Artéria carótida externa (Fig. 5.29). Essa artéria fornece sangue aos tecidos superficiais da cabeça e do pescoço, via ramos:

- A artéria tireóidea superior irriga a glândula tireoide e músculos adjacentes
- A artéria lingual irriga a língua, a membrana que reveste a boca, as estruturas no assoalho da boca, a tonsila e a epiglote
- A artéria facial passa por fora e sobre a mandíbula, em frente ao ângulo desta, para fornecer sangue aos mús-

SEÇÃO 2 Comunicação

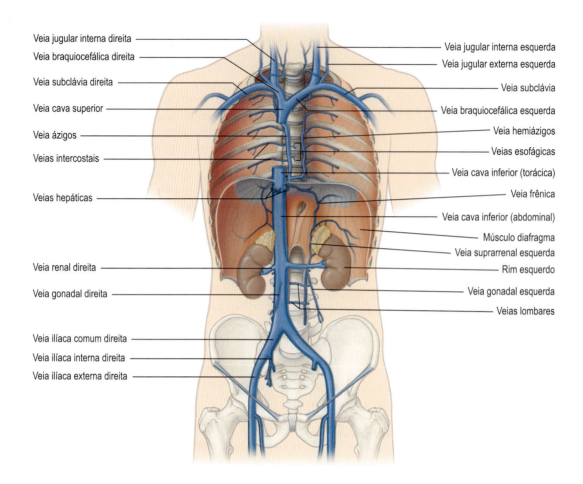

Figura 5.28 Veias cavas e as principais veias que as compõem.

culos da expressão facial (p. 458) e estruturas da boca. Um pulso pode ser sentido onde a artéria cruza o osso maxilar
- A artéria occipital supre a parte posterior do couro cabeludo
- A artéria temporal possui um trajeto ascendente, passa sobre o processo zigomático em frente à orelha e supre partes dos ossos frontal, temporal e parietal e do couro cabeludo. O pulso temporal pode ser sentido na frente da parte superior da orelha
- A artéria maxilar irriga os músculos da mastigação; um ramo dessa artéria, a artéria meníngea média, corre profundamente para suprir estruturas no interior do crânio.

Artéria carótida interna. É um dos principais contribuintes para o círculo arterioso do cérebro (círculo de Willis; Figs. 5.30 e 5.31), que supre a maior parte do cérebro. Também possui ramos que irrigam os olhos, a testa e o nariz. Sobe até a base do crânio e passa através do canal carotídeo no osso temporal.

Círculo arterioso do cérebro (círculo de Willis). A maior parte do cérebro é suprida com sangue arterial por um arranjo de artérias chamado círculo arterioso do cérebro (círculo de Willis; Fig. 5.31). Quatro grandes artérias, as duas carótidas internas e as duas artérias vertebrais (Fig. 5.30), se unem para formar esse canal circular completo no espaço subaracnóideo, na parte inferior do cérebro. As artérias vertebrais são ramos das artérias subclávias, apresentam um trajeto ascendente, passando por um forame no processo transverso das vértebras cervicais, entram no crânio através do forame magno e então se unem para formar a artéria basilar. O arranjo do círculo arterioso do cérebro é tão importante que o cérebro recebe um adequado suprimento sanguíneo, mesmo se uma artéria contribuinte estiver danificada e durante movimentos extremos da cabeça e do pescoço.

Anteriormente, as duas artérias cerebrais anteriores originam-se das artérias carótidas internas e são unidas pela artéria comunicante anterior.

Posteriormente, as duas artérias vertebrais se unem para formar a artéria basilar. Após percorrer uma curta distância, a artéria basilar se divide para formar duas artérias cerebrais posteriores. Cada uma delas se conecta com a artéria carótida interna correspondente por uma artéria comunicante posterior, completando o círculo. O círculo arterioso do cérebro é, então, formado por:

Sistema Circulatório CAPÍTULO **5**

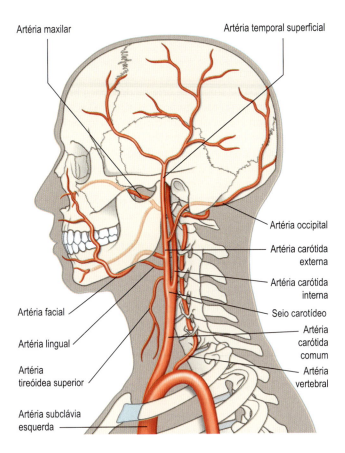

Figura 5.29 Principais artérias do lado esquerdo da cabeça e do pescoço.

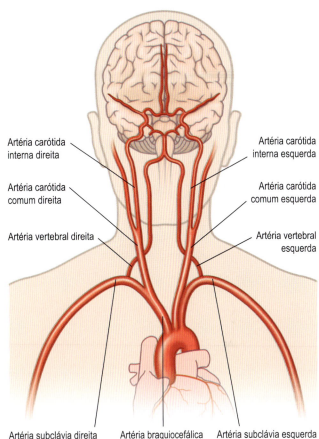

Figura 5.30 Artérias que formam o círculo arterioso do cérebro (círculo de Willis).

- Duas artérias cerebrais anteriores
- Duas artérias carótidas internas
- Uma artéria comunicante anterior
- Duas artérias comunicantes posteriores
- Duas artérias cerebrais posteriores
- Uma artéria basilar.

Desse círculo as artérias cerebrais anteriores fornecem sangue para a parte anterior do cérebro, as artérias cerebrais médias dirigem-se para irrigar a porção lateral do cérebro, e as artérias cerebrais posteriores suprem a parte posterior do cérebro.

Ramos da artéria basilar irrigam partes do tronco encefálico.

Retorno venoso

O sangue venoso (desoxigenado) da cabeça e do pescoço retorna por veias profundas e superficiais.

Veias superficiais, com os mesmos nomes dos ramos da artéria carótida externa, retornam sangue venoso (desoxigenado) das estruturas superficiais da face e do couro cabeludo e se unem para formar a veia jugular externa (Fig. 5.32).

A veia jugular externa se inicia no pescoço ao nível do ângulo da mandíbula. Possui um trajeto descendente, passando em frente ao músculo esternocleidomastóideo, e passa atrás da clavícula antes de encontrar a veia subclávia.

O sangue venoso das regiões profundas do cérebro é coletado em canais chamados seios venosos durais (Fig. 5.33), os quais são formados por camadas de dura-máter revestidas com endotélio. A dura-máter é o revestimento de proteção externo do cérebro (p. 162). Os principais seios venosos são:

- Seio sagital superior – transporta o sangue venoso da parte superior do cérebro. Ele se inicia na região frontal e passa diretamente para trás na linha média do crânio para a região occipital, onde se volta para o lado direito e continua como seio transverso direito
- Seio sagital inferior – fica no interior do cérebro e passa para trás para formar o seio reto
- Seio reto – corre para trás e para baixo para se tornar o seio transverso esquerdo
- Seios transversos – começam na região occipital. Eles correm para a frente e medialmente em um sulco curvo do crânio, para se tornarem contínuos com os seios sigmoides
- Seios sigmoides – continuação dos seios transversos. Cada um deles se curva para baixo e medialmente, e se encontram em um sulco do processo mastoide do

SEÇÃO 2 Comunicação

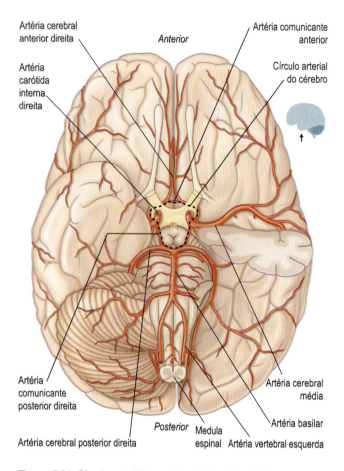

Figura 5.31 Círculo arterial do cérebro (círculo de Willis), visualizado por baixo.

Circulação do membro superior

Irrigação arterial

Artérias subclávias

A artéria subclávia direita se origina do tronco braquiocefálico, e o ramo esquerdo, do arco da aorta. Elas são ligeiramente arqueadas e passam por trás das clavículas e sobre as primeiras costelas antes de penetrar nas axilas, onde continuam como artérias axilares (Fig. 5.34).

Antes de entrar na axila, cada artéria subclávia dá origem a dois ramos: a artéria vertebral, que possui um trajeto ascendente e fornece sangue ao cérebro (Fig. 5.30), e a artéria torácica interna, que irriga a mama e um número variado de estruturas na cavidade torácica.

A artéria axilar é uma continuação da artéria subclávia e está localizada na axila. A primeira parte dela encontra-se mais a fundo, em seguida percorre um trajeto mais superficial e se torna artéria braquial.

A artéria braquial é uma continuação da artéria axilar. Ela desce pela porção medial do braço, passa para a frente do cotovelo e se estende até cerca de 1 cm abaixo da articulação, onde se divide em artéria radial e artéria ulnar.

A artéria radial passa pelo lado do osso rádio ou na porção lateral do antebraço até o punho. Logo acima do punho, encontra-se superficialmente e pode ser sentida em frente ao osso rádio, como pulso radial. A artéria, então, passa entre o primeiro e segundo metacarpos e entra na palma da mão.

A artéria ulnar corre pelo lado da ulna ou porção medial do antebraço para atravessar o punho e passa para a mão.

Existem anastomoses entre as artérias radial e ulnar, chamados arcos palmares profundos e superficiais, das quais surgem as artérias metacarpais palmares e as artérias digitais palmares para suprir as estruturas da mão e dos dedos.

Retorno venoso

Os membros superiores são drenados pelas veias superficiais e profundas (Fig. 5.35). As veias profundas seguem o trajeto das artérias e possuem os mesmos nomes:

- Veias metacarpais palmares
- Arco venoso palmar profundo
- Veia ulnar e veia radial
- Veia braquial
- Veia axilar
- Veia subclávia.

As veias superficiais se iniciam na mão e consistem em:

- Veia cefálica
- Veia basílica
- Veia intermédia do antebraço
- Veia intermédia do cotovelo.

A veia cefálica se inicia no dorso da mão, onde coleta sangue de um complexo de veias superficiais – muitas delas podem ser facilmente observadas. Em seguida, gira em torno do lado radial até a porção anterior do antebraço. Em frente

osso temporal. Anteriormente, apenas uma fina placa de osso separa os seios das células mastóideas no osso temporal. Inferiormente, continuam como a veia jugular interna.

As veias jugulares internas começam nos forames jugulares na fossa média do crânio (Fig. 16.12), e cada uma delas é continuação de um seio sigmoide. Elas correm para baixo no pescoço atrás dos músculos esternocleidomastóideos e, posteriormente à clavícula, se unem com as veias subclávias, transportando sangue dos membros superiores para formar as veias braquiocefálicas.

As veias braquiocefálicas estão situadas uma em cada lado na raiz do pescoço. Cada uma é formada pela união da veia jugular interna com a veia subclávia. A veia braquiocefálica esquerda possui um comprimento maior do que a direita e passa obliquamente atrás do manúbrio do esterno, onde se junta com a veia braquiocefálica direita para formar a veia cava superior (Fig. 5.28).

A veia cava superior, que drena todo o sangue venoso da cabeça, do pescoço e dos membros superiores, possui cerca de 7 cm de comprimento, bem como um trajeto descendente ao longo da margem direita do esterno, e termina no átrio direito do coração.

Sistema Circulatório CAPÍTULO 5

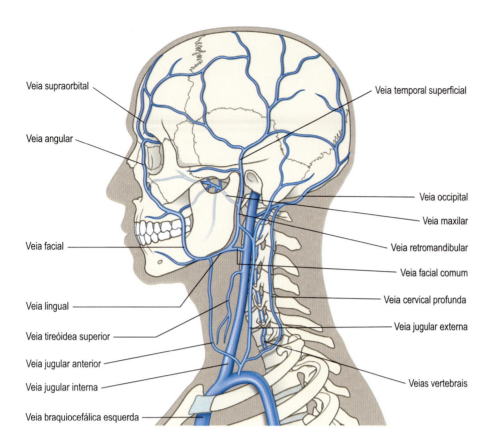

Figura 5.32 Veias do lado esquerdo da cabeça e do pescoço.

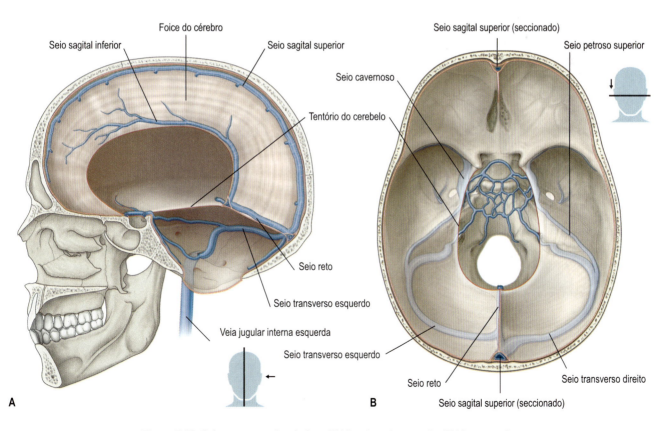

Figura 5.33 Seios venosos do cérebro. (A) Vista lateral esquerda. (B) Vista superior.

SEÇÃO 2 Comunicação

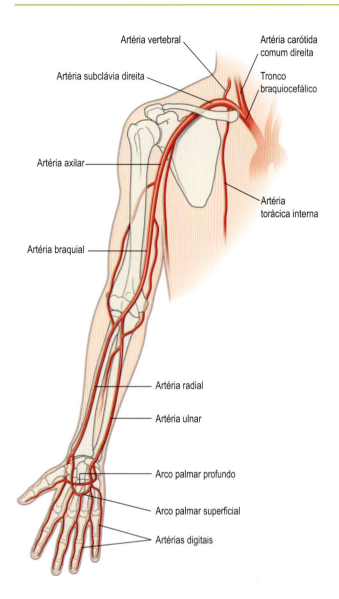

Figura 5.34 Principais artérias do membro superior direito.

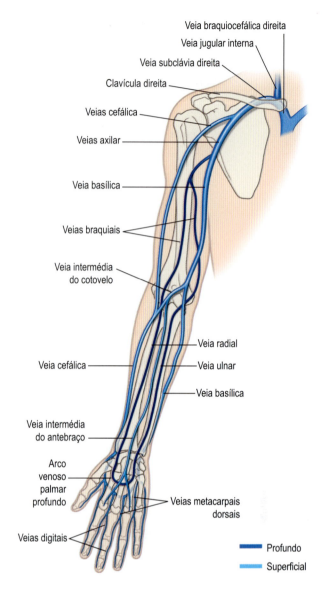

Figura 5.35 Principais veias do membro superior direito.

ao cotovelo, dá origem a um grande ramo, a veia intermédia do antebraço, a qual se inclina para cima e medialmente para unir-se à veia basílica. Após cruzar a articulação do cotovelo, a veia cefálica passa pela face lateral do braço e na frente da articulação do ombro para terminar na veia axilar. Ao longo do seu trajeto, recebe sangue de tecidos superficiais da porção lateral da mão, do antebraço e do braço.

A veia basílica tem origem no dorso da mão na região ulnar. Ela sobe pelo lado medial do antebraço e do braço até se encontrar com a veia axilar, e recebe sangue da região medial da mão, antebraço e braço. Existem diversas pequenas veias que unem as veias cefálica e basílica.

A veia intermédia do cotovelo é uma pequena veia que nem sempre está presente. Tem origem na superfície palmar da mão, ascende em frente ao antebraço e termina na veia basílica ou na veia intermédia do antebraço.

A veia braquiocefálica é formada quando a veia jugular interna e a veia subclávia se unem. Existe uma de cada lado.

A veia cava superior é formada quando as duas veias braquiocefálicas se unem. Ela drena todo o sangue venoso da cabeça, do pescoço e dos membros superiores e se abre no átrio direito. Seu comprimento é de cerca de 7 cm, com um trajeto descendente ao longo da margem direita do esterno.

Circulação do tórax

Irrigação arterial

Ramos da parte torácica da aorta (Fig. 5.27) irrigam estruturas no tórax, incluindo:

- Artérias bronquiais, que irrigam os pulmões, mas não estão diretamente envolvidas na troca gasosa
- Artérias esofágicas, que irrigam o esôfago
- Artérias intercostais, situadas ao longo da margem infe-

rior de cada costela, que suprem os músculos intercostais, alguns músculos do tórax e costelas, pele e seus tecidos conjuntivos subjacentes.

Retorno venoso

A maior parte do sangue venoso dos órgãos da cavidade torácica é drenada pela veia ázigos e pela veia hemiázigos (Fig. 5.28). Algumas das principais veias que se juntam a elas são as brônquicas, esofágicas e intercostais. A veia ázigos se une com a veia cava superior e a veia hemiázigos com a veia braquiocefálica esquerda. Na extremidade distal do esôfago, algumas veias esofágicas se juntam com a veia ázigos, e outras, à veia gástrica esquerda. Um plexo venoso é formado pela anastomose entre as veias que se juntam com a veia ázigos e aquelas que se unem às veias gástricas esquerdas, ligando a circulação porta e a sistêmica (Fig. 12.47). Há muitas conexões anastomóticas entre as veias que drenam as cavidades torácica e abdominal, de modo que, se um canal for bloqueado, o sangue terá rotas alternativas para o coração.

Circulação do abdome

Irrigação arterial

Ramos da parte abdominal da aorta (Fig. 5.27) irrigam estruturas no abdome.

Ramos pares

Estes incluem:

- Artérias frênicas, que irrigam o diafragma
- Artérias renais, que irrigam os rins
- Artérias suprarrenais, que irrigam as glândulas suprarrenais
- Artérias gonadais, que irrigam os ovários (mulher) e os testículos (homem). Essas artérias são muito mais compridas do que os demais ramos pares, pois as gônadas começam seu desenvolvimento na parte superior da cavidade abdominal. À medida que o desenvolvimento do feto avança, as gônadas descem para a pelve e suas artérias se tornam correspondentemente mais longas para manter o fornecimento de sangue.

Ramos únicos

Estes incluem:

- Tronco celíaco (algumas vezes chamado artéria celíaca; Fig. 5.36), uma curta e espessa artéria com cerca de 1,25 cm de comprimento. Emerge imediatamente abaixo do diafragma e se divide em três ramos:
  - A artéria gástrica esquerda irrigando o estômago
  - A artéria esplênica irrigando o baço e o pâncreas
  - A artéria hepática irrigando o fígado, a vesícula biliar e partes do estômago, duodeno e pâncreas

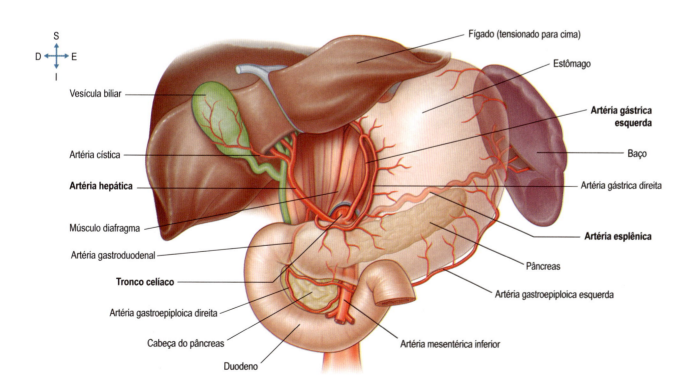

Figura 5.36 Artéria celíaca e seus ramos.

SEÇÃO 2 Comunicação

- Artéria mesentérica superior (Fig. 5.37), que se ramifica da aorta entre o tronco celíaco e as artérias renais. Irriga todo o intestino delgado e cerca de metade da porção proximal do intestino grosso
- Artéria mesentérica inferior (Fig. 5.37), ramo da aorta a cerca de 4 cm acima de sua bifurcação em artérias ilíacas comuns direita e esquerda. Irriga a metade distal do intestino grosso e parte do reto.

Retorno venoso

O sangue é drenado de alguns órgãos diretamente para a veia cava inferior via veias que têm os mesmos nomes das artérias correspondentes (Fig. 5.28). As veias hepáticas drenam o fígado, as veias renais drenam os rins, as veias suprarrenais drenam as glândulas suprarrenais, as veias lombares drenam as estruturas inferiores da cavidade abdominal, e as veias gonadais drenam os ovários (mulheres) e os testículos (homens). Entretanto, a maior parte do sangue dos órgãos digestórios no abdome é drenada para a veia porta e passa pelo fígado antes de ser levado até a veia cava inferior (circulação porta hepática).

Circulação porta hepática

Como regra geral, o sangue venoso passa dos tecidos para o coração pela via mais direta através de apenas um leito capilar. Na circulação porta hepática, o sangue venoso dos leitos capilares da parte abdominal do sistema digestório, do baço e do pâncreas é conduzido primeiramente para o fígado (Fig. 5.38). No fígado, passa por um segundo leito capilar, os sinusoides hepáticos, antes de entrar na circulação sistêmica via veia cava inferior. Dessa forma, o sangue, com uma alta concentração de nutrientes, absorvidos do estômago e dos intestinos, vai primeiro para o fígado. Isso fornece ao fígado uma rica fonte de nutrientes por sua extensa atividade metabólica e assegura que a composição do sangue que deixa o trato alimentar seja adequadamente regulada. Assegura, também, que os materiais indesejados e/ou potencialmente tóxicos, como medicamentos, sejam eliminados antes que o sangue retorne à circulação sistêmica. Isso é chamado metabolismo de primeira passagem.

As veias retais drenam sangue dos dois terços inferiores do reto e conduzem o sangue para as veias sistêmicas, não para a veia porta; assim, ele é levado para o coração sem passar primeiro pelo fígado. Medicamentos absorvidos de formulações retais são, portanto, absorvidos diretamente pela circulação sistêmica. Isso retarda sua eliminação pelo fígado, o que pode ser muito útil clinicamente.

Veia porta

A veia porta é formada pela união de várias veias (Fig. 5.39; ver também Fig. 5.38). Cada uma delas drena sangue de uma área irrigada pela artéria correspondente:

- A veia esplênica drena sangue do baço, do pâncreas e de parte do estômago

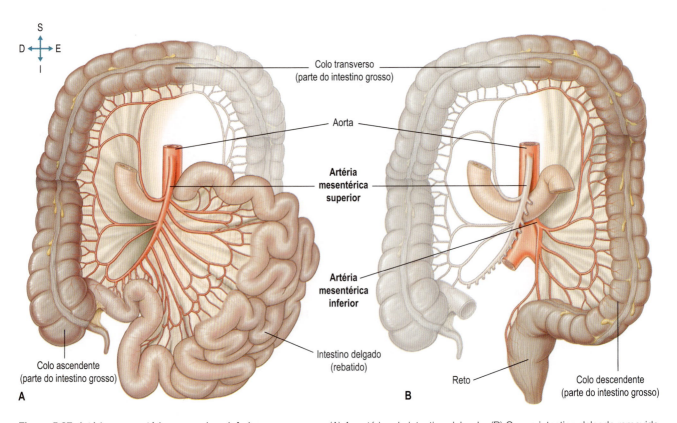

Figura 5.37 Artérias mesentéricas superior e inferior e seus ramos. (A) As artérias do intestino delgado. (B) Com o intestino delgado removido.

Sistema Circulatório CAPÍTULO **5**

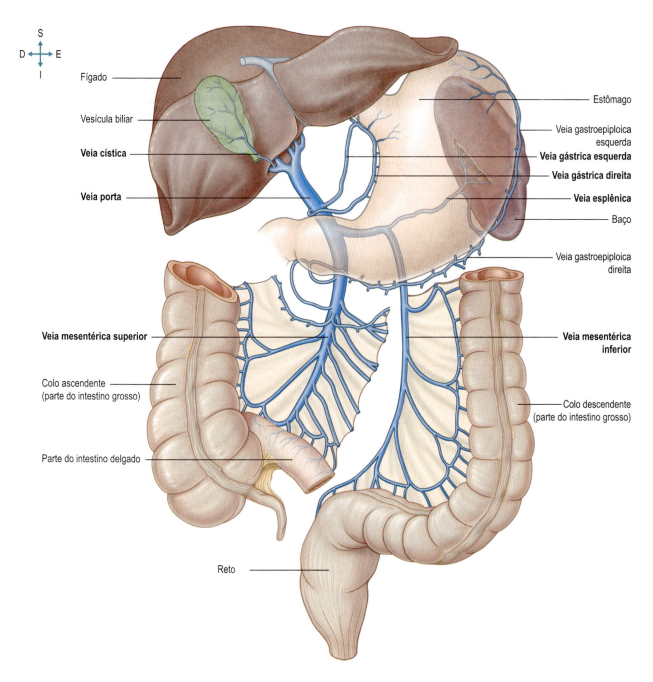

Figura 5.38 Drenagem venosa dos órgãos abdominais e a formação da veia porta.

- A veia mesentérica inferior transporta o sangue venoso do reto, estruturas pélvicas e do colo descendente do intestino grosso, além de se unir à veia esplênica
- A veia mesentérica superior transporta sangue venoso do intestino delgado e parte proximal do intestino grosso, isto é, do ceco e dos colos ascendente e transverso. Ela se une com a veia esplênica para formar a veia porta
- As veias gástricas drenam sangue do estômago e da extremidade distal do esôfago, juntando-se à veia porta
- A veia cística drena o sangue venoso da vesícula biliar e se une à veia porta.

O sangue da circulação porta hepática retorna diretamente para a veia cava inferior através da veia hepática.

Circulação da pelve e dos membros inferiores

Irrigação arterial
Artérias ilíacas comuns
A aorta abdominal se divide ao nível da 4ª vértebra lombar em artérias ilíacas comuns direita e esquerda (Fig. 5.27). À

113

SEÇÃO 2 Comunicação

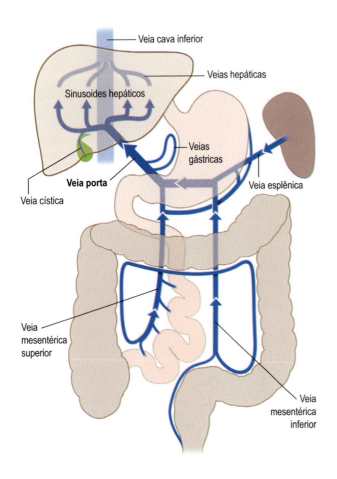

Figura 5.39 Veia porta: origem e término.

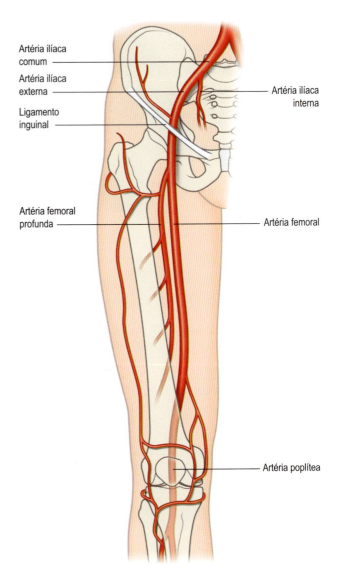

Figura 5.40 Artéria femoral e seus principais ramos.

frente da articulação sacroilíaca, cada uma ainda se divide em artérias ilíacas interna e externa.

A artéria ilíaca interna possui um trajeto medial e irriga órgãos dentro da cavidade pélvica. Nas mulheres, um dos maiores ramos é a artéria uterina, que fornece o principal aporte sanguíneo para os órgãos reprodutores.

A artéria ilíaca externa corre obliquamente para baixo e passa atrás do ligamento inguinal até a coxa, onde se torna a artéria femoral.

A artéria femoral (Fig. 5.40) tem início no ponto médio do ligamento inguinal e estende-se para baixo na porção anterior da coxa. O pulso femoral pode ser sentido na origem da artéria femoral. Em seguida, gira medialmente e eventualmente passa pelo lado medial do fêmur para entrar no espaço poplíteo, onde se torna a artéria poplítea. Ela fornece sangue para estruturas da coxa e algumas estruturas pélvicas superficiais e inguinais.

A artéria poplítea (Fig. 5.41) passa através da fossa poplítea atrás do joelho, onde o pulso poplíteo pode ser sentido. Ela irriga estruturas nessa área, incluindo a articulação do joelho. Na margem inferior da fossa poplítea, divide-se em artérias tibiais anterior e posterior.

A artéria tibial anterior (Fig. 5.41) passa para frente entre a tíbia e a fíbula e fornece sangue às estruturas anteriores da perna. Encontra-se na tíbia, passa à frente da articulação do tornozelo e continua sobre o dorso do pé como artéria dorsal do pé.

A artéria dorsal do pé é uma continuação da artéria tibial anterior e passa sobre o dorso do pé, onde o pulso pode ser sentido e transporta sangue arterial para as estruturas dessa área. Ela termina passando entre o primeiro e segundo ossos metatarsais na planta do pé, onde contribui para a formação do arco plantar.

A artéria tibial posterior (Fig. 5.41) corre para baixo e medialmente na parte posterior da perna. Próximo de sua origem, emite um ramo chamado artéria fibular, que irriga a parte lateral da perna. Na porção mais inferior, torna-se superficial e passa medialmente à articulação do tornozelo para alcançar a planta do pé, onde continua como artéria plantar.

A artéria plantar supre as estruturas da planta do pé. Essa artéria, seus ramos e a artéria dorsal do pé formam o arco

Sistema Circulatório CAPÍTULO 5

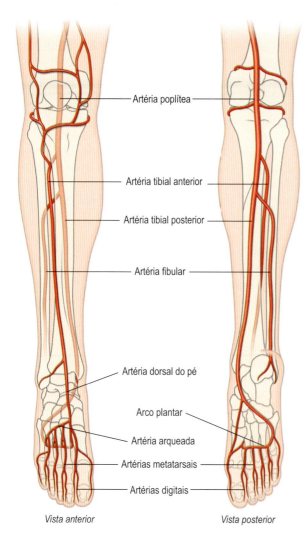

Figura 5.41 Artéria poplítea direita e seus principais ramos.

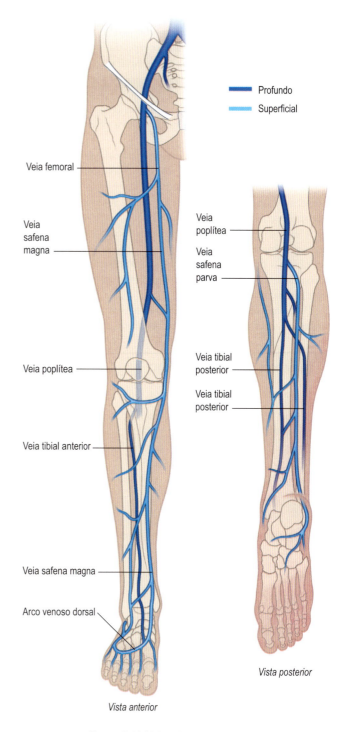

Figura 5.42 Veias do membro inferior.

plantar, do qual ramos de artérias digitais surgem para irrigar os dedos.

Retorno venoso

Existem veias superficiais e profundas nos membros inferiores (Fig. 5.42). O sangue que entra nas veias superficiais passa para as veias profundas através de veias comunicantes. O movimento do sangue em direção ao coração é parcialmente dependente da contração dos músculos esqueléticos. O fluxo sanguíneo para trás é impedido por grande número de válvulas. As veias superficiais recebem menos suporte de tecidos adjacentes do que as veias profundas.

Veias profundas

As veias profundas (Fig. 5.42) acompanham as artérias e seus ramos e têm os mesmos nomes. São elas:

- Veia femoral, que ascende na coxa ao nível do ligamento inguinal, onde se torna a veia ilíaca externa
- Veia ilíaca externa, continuação da veia femoral, que penetra na pelve próximo da artéria femoral. Passa ao longo da borda da pelve, e ao nível da articulação sacroilíaca se une com a veia ilíaca interna para formar a veia ilíaca comum
- Veia ilíaca interna, que recebe tributárias de diversas veias que drenam os órgãos da cavidade pélvica

SEÇÃO 2 Comunicação

- Duas veias ilíacas comuns, que têm origem ao nível das articulações sacroilíacas. Ascendem obliquamente e terminam um pouco à direita do corpo da 5ª vértebra lombar, unindo-se para formar a veia cava inferior.

Veias superficiais

As duas principais veias superficiais (Fig. 5.42) que drenam sangue dos membros inferiores são a veia safena parva e a veia safena magna.

A veia safena parva tem origem atrás da articulação do tornozelo, onde várias veias pequenas que drenam o dorso do pé se juntam. Ela sobe superficialmente ao longo da parte posterior da perna e no espaço poplíteo e se une à veia poplítea, uma veia profunda.

A veia safena magna é a veia mais comprida do corpo humano. Inicia-se na metade medial do dorso do pé, sobe cruzando a porção medial da tíbia e continua até o lado interno da coxa. Logo abaixo do ligamento inguinal, une-se à veia femoral.

Diversas veias comunicantes ligam as veias superficiais e unem as veias superficiais e profundas do membro inferior.

> ● **MOMENTO DE REFLEXÃO**
>
> 8. Nomeie as três partes da aorta.
> 9. Qual é a característica principal da circulação porta hepática?

Resumo dos principais vasos sanguíneos

Os principais vasos sanguíneos estão resumidos na Fig. 5.43.

Circulação fetal

> **Resultados esperados da aprendizagem**
>
> Após estudar esta seção, você estará apto a:
> - Delinear as funções da placenta
> - Descrever a circulação fetal
> - Comparar o fluxo sanguíneo através do coração, pulmões e fígado antes e logo depois do nascimento.

Características da circulação fetal

O feto em desenvolvimento obtém oxigênio e nutrientes e excreta seus resíduos na circulação da mãe. Para esse fim, tanto a circulação maternal quanto a fetal desenvolvem adaptações específicas exclusivas para a gravidez. Como os pulmões, sistema gastrintestinal e rins não começam a funcionar antes do nascimento, certas modificações na circulação fetal desviam o fluxo sanguíneo para atender às necessidades pré-natais.

Placenta

A placenta é uma estrutura temporária que fornece uma interface entre a mãe e o feto e permite as trocas de substâncias entre seus sistemas circulatórios. Ela se desenvolve da superfície do óvulo fertilizado incorporado ao endométrio do útero materno (Fig. 5.44). A placenta é eliminada do útero durante o estágio final do parto após o nascimento, quando não é mais necessária.

Estrutura

A placenta madura (Fig. 5.44A) possui um formato discoide, pesa cerca de 500 g e tem um diâmetro de 20 cm e uma espessura média de 2,5 cm, embora ocorra ampla variação individual. A placenta é fixada firmemente à parede do útero e consiste em uma extensa rede de capilares fetais com sangue materno. Enquanto os capilares fetais estão muito próximos do suprimento sanguíneo materno, as duas circulações estão completamente separadas. Ramos da artéria uterina trazem sangue materno (cerca de 500 mℓ/min) para as câmaras da placenta, chamadas espaços intervilosos. Os feixes de capilares são projetados nos espaços intervilosos trazendo sangue do feto. Oxigênio e nutrientes se difundem ou são ativamente transportados para o sangue fetal a partir do sangue materno, e os resíduos fetais são eliminados no sangue da mãe. A placenta está ligada ao feto por um cordão (cordão umbilical), que normalmente possui cerca de 50 cm de comprimento e contém duas artérias umbilicais e uma veia umbilical envoltas em uma camada de tecido conjuntivo frouxo (Fig. 5.44B). O cordão umbilical entra no feto em um ponto do abdome chamado umbigo.

Funções

As funções da placenta incluem a troca de substâncias, proteção do feto e manutenção da gravidez.

Troca de nutrientes e resíduos

O sangue fetal desoxigenado que flui através da rede de capilares da placenta absorve oxigênio e nutrientes do sangue materno e excreta seus resíduos.

Proteção do feto

A imunidade temporariamente passiva (p. 416) com duração de alguns meses é fornecida pelos anticorpos maternos que atravessam a placenta antes do nascimento.

A troca indireta entre as circulações fetal e materna fornece uma "barreira" a substâncias potencialmente prejudiciais, incluindo bactérias e drogas, embora algumas possam entrar no feto causando um desenvolvimento anormal. Qualquer substância que cause um desenvolvimento anormal do feto é chamada teratógeno. Importantes teratógenos incluem o álcool, certas drogas, como alguns antibióticos e agentes

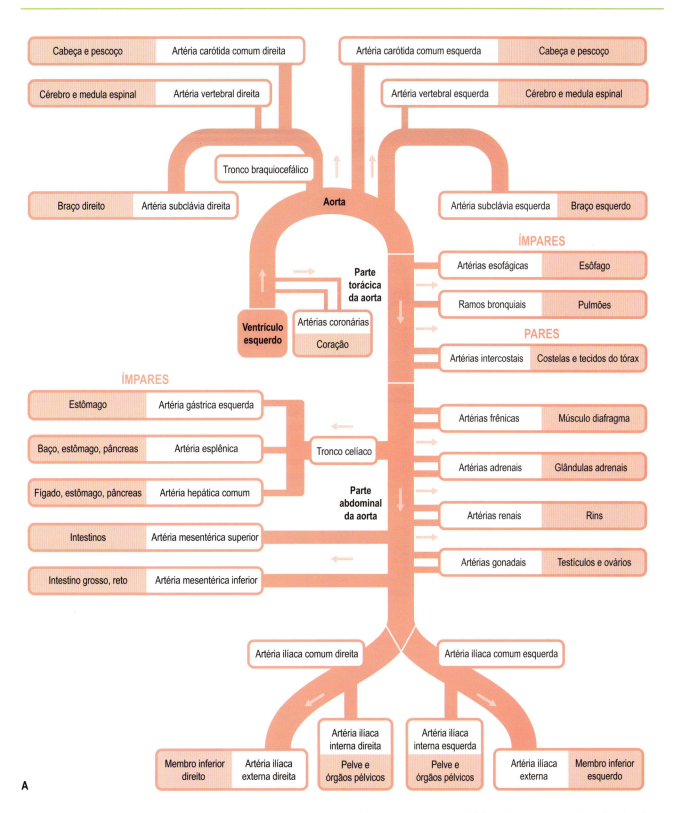

Figura 5.43 Resumo das principais artérias. (A) A aorta e as principais artérias do corpo humano. (B) As veias cavas e as principais veias do corpo humano.

Continua

SEÇÃO 2 Comunicação

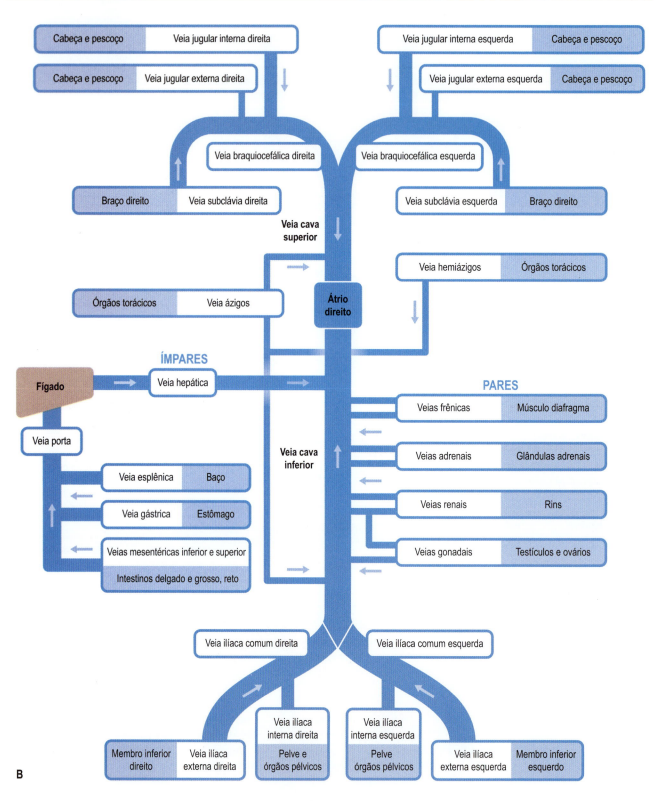

Figura 5.43 Continuação.

Sistema Circulatório CAPÍTULO 5

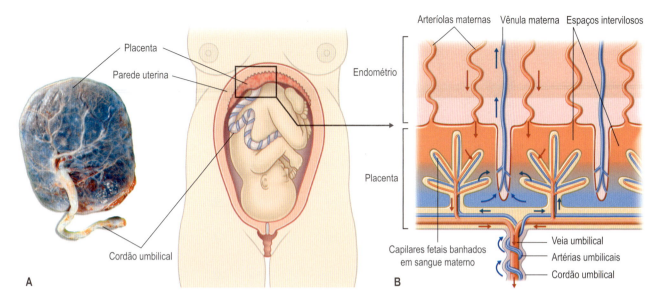

Figura 5.44 Placenta. (A) A placenta madura. (B) A relação entre a parede uterina e a placenta. (Biophoto Associates/Science Photo Library. Reproduzida com permissão.)

anticancerígenos, radiação ionizante e algumas infecções, incluindo o vírus da rubéola, citomegalovírus e sífilis.

Manutenção da gravidez
A placenta apresenta uma função endócrina essencial e secreta hormônios que mantêm a gravidez.
Gonadotrofina coriônica humana (hCG). É secretada no início da gravidez, atingindo seu pico por volta da 8ª ou 9ª semana; depois disso, é secretada em quantidades menores. Ela estimula o corpo lúteo (p. 494) a continuar secretando progesterona e estrógeno, os quais previnem a menstruação e mantêm o endométrio uterino, sustentando a gravidez nas semanas iniciais (Fig. 18.10).
Progesterona e estrógeno. Conforme a gravidez progride, a placenta assume a secreção desses hormônios do corpo lúteo, que se degenera após cerca de 12 semanas. A partir da 12ª semana até o parto, a placenta secreta níveis crescentes de progesterona e estrógeno. Esses hormônios são essenciais para a manutenção da gravidez.

Adaptações fetais
As adaptações são mostradas na Fig. 5.45A.

Duto venoso
É uma continuação da veia umbilical que retorna o sangue diretamente para a veia cava inferior do feto, e a maior parte do sangue, portanto, contorna o fígado fetal não funcional.

Duto arterial
Esse pequeno vaso conecta a artéria pulmonar à parte torácica (descendente) da aorta e desvia o sangue para a circulação sistêmica, o que significa que muito pouco sangue passa pelos pulmões do feto (Fig. 5.58).

Forame oval
É uma abertura no septo que separa os dois átrios. É coberto por um retalho de tecido que atua como uma válvula unidirecional (a válvula septoatrial; Figs. 5.45 e 5.59), permitindo que o sangue flua entre o átrio direito e o esquerdo, de modo que a maior parte do sangue seja desviada dos pulmões fetais não funcionais.

Alterações no nascimento

Estas alterações estão resumidas na Fig. 5.45B.

Quando o bebê respira pela primeira vez, os pulmões também inflam pela primeira vez, aumentando o fluxo de sangue pulmonar. O sangue que retorna dos pulmões aumenta a pressão no átrio esquerdo, fechando o retalho sobre o forame oval e impedindo o fluxo sanguíneo entre os átrios. O sangue que entra no átrio direito é, portanto, enviado para o ventrículo direito e para a circulação pulmonar através das artérias pulmonares. À medida que a circulação pulmonar é estabelecida (Fig. 5.1), os níveis de oxigênio no sangue aumentam, causando constrição e o fechamento do duto arterial. Se essas adaptações à vida extrauterina não ocorrem após o nascimento, elas se tornam evidentes como anormalidades congênitas (Figs. 5.58 e 5.59). Quando a circulação da placenta cessa, logo após o nascimento, a veia umbilical, o duto venoso e as artérias umbilicais colapsam, já que não são mais necessárias.

> ● **MOMENTO DE REFLEXÃO**
>
> 10. Descreva a estrutura e a função da placenta.
> 11. Qual é a função do duto venoso?

SEÇÃO 2 Comunicação

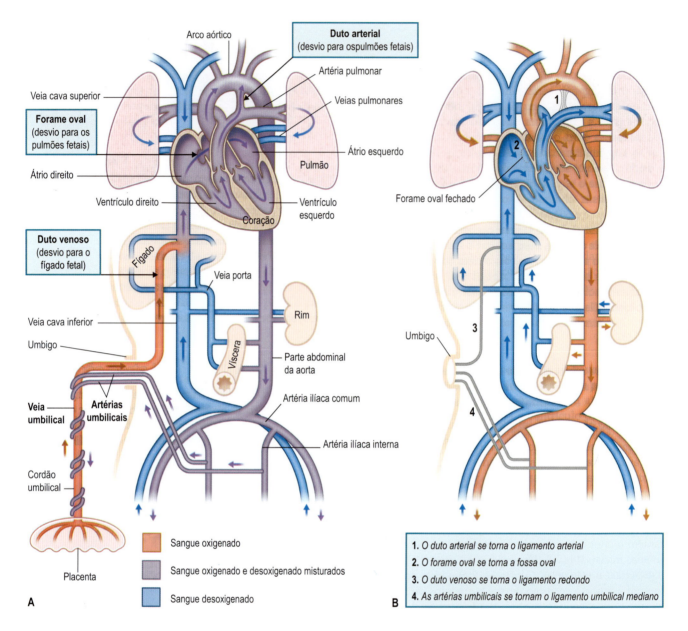

Figura 5.45 Circulação fetal. (A) Antes do nascimento. (B) Alterações após o nascimento.

Efeitos do envelhecimento no sistema circulatório

Resultados esperados da aprendizagem

Após estudar esta seção, você estará apto a:

- Descrever os efeitos do envelhecimento no sistema circulatório.

Envelhecimento e o coração

À medida que o coração envelhece, sua função normalmente diminui; o débito cardíaco cai, e as vias de condução se tornam menos eficientes. O número de células do músculo cardíaco reduz constantemente com a idade, mas a hipertrofia (aumento celular) geralmente equilibra isso, e os ventrículos em adultos mais velhos são na verdade ligeiramente maiores do que em pessoas mais jovens. A complacência (estiramento) do coração diminui com a idade, principalmente porque o esqueleto fibroso do coração enrijece, aumentando a carga de trabalho do coração. A capacidade do músculo cardíaco para responder à adrenalina (epinefrina) e noradrenalina (norepinefrina) diminui, e a força contrátil do coração e a da reserva cardíaca se reduzem. O coração mais velho é, portanto, mais propenso à insuficiência cardíaca (p. 131).

Essas mudanças ocorrem no envelhecimento do coração saudável e não são consequências de doenças. É importante ressaltar que o declínio da função cardiovascular relacionado com a idade é menor em indivíduos que praticam exercícios regularmente, mesmo na velhice.

Envelhecimento dos vasos sanguíneos

As respostas de vasoconstrição e vasodilatação são menos eficientes em vasos sanguíneos envelhecidos; portanto, a regulação do fluxo sanguíneo para os tecidos não é tão bem controlada. As paredes das artérias e arteríolas se tornam mais rígidas e menos complacentes, o que eleva a pressão arterial e aumenta o trabalho do ventrículo esquerdo. A pressão arterial tende a aumentar com a idade, mesmo na ausência de qualquer doença cardiovascular. A quantidade de músculo liso nas paredes da maioria das artérias, incluindo aquelas do coração, rins e cérebro aumenta com a idade, o que contribui para o seu enrijecimento. Isso significa que o fornecimento de sangue para a maior parte dos órgãos tende a diminuir, mas na velhice saudável não causa problemas porque é acompanhado por uma redução na taxa metabólica.

O reflexo barorreceptor (p. 98) torna-se menos intenso com a idade, não apenas porque o coração e os vasos sanguíneos são mais lentos para responder, mas também devido ao envelhecimento neural. Isso pode levar à hipotensão postural (p. 138).

● **MOMENTO DE REFLEXÃO**

12. Descreva como o declínio da função cardíaca relacionado com a idade pode ser minimizado.

SEÇÃO 2 Comunicação

Choque

> **Resultados esperados da aprendizagem**
>
> Após estudar esta seção, você estará apto a:
>
> - Definir o termo "choque"
> - Descrever as principais alterações fisiológicas que ocorrem durante o choque
> - Explicar o mecanismo fisiopatológico dos principais tipos de choque.

O choque (insuficiência circulatória) ocorre quando o fluxo sanguíneo é inadequado e, portanto, a oferta de nutrientes e oxigênio é insuficiente para atender às necessidades metabólicas das células. Com efeito, há uma redução no volume sanguíneo circulante, na pressão arterial e no débito cardíaco. Isso causa hipóxia tecidual, suprimento inadequado de nutrientes e acúmulo de resíduos. Existem diferentes maneiras de classificar o choque, inclusive pela causa, o que é descrito mais adiante.

Choque hipovolêmico

Este tipo de choque ocorre quando o volume de sangue é reduzido em 15 a 25%. O baixo volume sanguíneo leva à redução do retorno venoso, condição que provoca queda severa do débito cardíaco. Diferentes situações podem provocar o choque hipovolêmico:

- Hemorragia grave – o sangue total é perdido
- Queimaduras extensas – o soro é perdido
- Diarreia e vômitos graves – a água e os eletrólitos são perdidos.

Choque cardiogênico

Este tipo de choque ocorre na doença cardíaca aguda quando, após lesão grave, o músculo cardíaco não consegue mais manter um débito cardíaco adequado, como no infarto do miocárdio.

Choque séptico (bacteriemia, endotoxemia)

Sepse, ou septicemia, significa infecção na corrente sanguínea e pode levar ao choque séptico quando desencadeia uma resposta imunológica e inflamatória sistêmica. Os glóbulos brancos são ativados, e uma ampla gama de poderosos mediadores inflamatórios é liberada no sangue, com efeitos generalizados sobre o funcionamento dos órgãos. O choque séptico tem alta taxa de mortalidade, mesmo quando tratado. Os sintomas incluem hipotensão devido à vasodilatação intensa, depressão da contratilidade cardíaca, má perfusão tecidual e deterioração do estado mental.

Choque neurogênico

As causas incluem dor aguda súbita, experiência emocional severa, raquianestesia e lesão medular. Essas condições interferem no controle nervoso do diâmetro dos vasos sanguíneos, levando a vasodilatação intensa e hipotensão.

Choque anafilático

A anafilaxia (p. 417) é uma reação alérgica grave que pode ser desencadeada em indivíduos sensíveis a substâncias como penicilina, amendoim ou borracha de látex. A vasodilatação provocada pela liberação sistêmica de mediadores inflamatórios, tais como histamina e bradicinina, causa acúmulo de sangue nas veias e hipotensão. A broncoconstrição severa leva a dificuldade respiratória aguda e hipóxia. O início geralmente é súbito, e, em casos graves, pode causar a morte em questão de minutos se não for tratado.

Alterações fisiológicas durante o choque

No curto prazo, as mudanças estão associadas a tentativas fisiológicas de restaurar um adequado fluxo sanguíneo (Fig. 5.46). Se não for corrigido, as alterações de longo prazo poderão ser irreversíveis.

Choque compensado

À medida que a pressão arterial diminui, vários reflexos compensatórios são acionados e hormônios são secretados na tentativa de restaurá-lo. Estes elevam a pressão arterial, aumentando a resistência periférica, o volume sanguíneo e o débito cardíaco (Fig. 5.46).

O aumento da estimulação simpática aumenta a frequência e o débito cardíaco, além de causar vasoconstrição, que

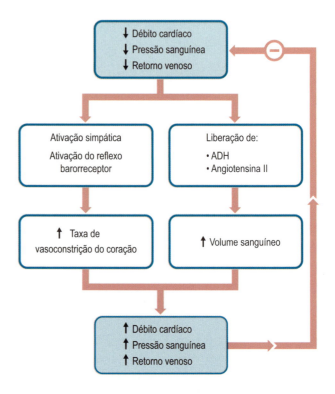

Figura 5.46 Mecanismos compensatórios em choque. *ADH*, hormônio antidiurético.

aumentam a pressão arterial. O baixo volume sanguíneo e o aumento da osmolaridade do sangue causam secreção do ADH (p. 239) e ativam o SRAA (p. 377). A consequente liberação de aldosterona reduz a excreção de sódio e água e promove vasoconstrição. As veias também se contraem, reduzindo o acúmulo de sangue e favorecendo o retorno venoso.

Se esses mecanismos compensatórios e as intervenções médicas forem suficientes, a perfusão do coração e do cérebro poderá ser mantida e a condição do paciente poderá ser estabilizada.

Choque descompensado

Se o insulto é mais grave, o choque se torna persistente, e uma sequência de eventos acelera a deterioração da função cardiovascular – fase descompensada do choque (Fig. 5.47). A hipóxia faz com que o metabolismo celular se torne anaeróbico (p. 344), resultando em acúmulo de ácido lático e acidose progressiva, que danifica os capilares. Os capilares se tornam mais permeáveis; portanto, há extravasamento de fluido do sistema vascular para os tecidos, o que diminui ainda mais a pressão arterial e a perfusão tecidual. Além disso, o acúmulo de resíduo celular causa vasodilatação, o que se contrapõe aos mecanismos de controle da pressão arterial. Os órgãos, incluindo o coração, são privados de oxigênio e podem começar a falhar.

Eventualmente, o sistema circulatório atinge o estágio em que, embora seus mecanismos compensatórios estejam operando ao máximo, é incapaz de suprir a demanda metabólica do cérebro. À medida que o cérebro, incluindo os centros cardiovascular e respiratório no tronco encefálico, fica sem oxigênio e nutrientes, ele começa a falhar, e há perda do controle central dos mecanismos compensatórios do corpo, resultando no colapso circulatório. Finalmente, a deterioração da função cardiovascular leva ao dano irreversível e progressivo do tronco encefálico, resultando na morte.

> ● **MOMENTO DE REFLEXÃO**
>
> 13. O que é um choque compensado?
>
> 14. Como a alergia grave causa choque?

Trombose e embolismo

Resultados esperados da aprendizagem

Após estudar esta seção, você estará apto a:

- Definir os termos "trombose", "embolismo" "isquemia" e "infarto"
- Explicar, em termos gerais, os efeitos da trombose e do embolismo no corpo
- Descrever os três fatores de risco para a formação de trombos.

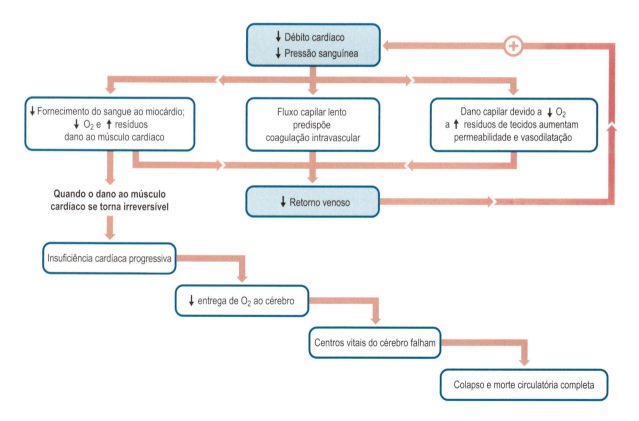

Figura 5.47 Choque não compensado.

SEÇÃO 2 Comunicação

Trombose

Trombose é a formação de um coágulo sanguíneo (trombo) dentro de um vaso sanguíneo, interrompendo o suprimento de sangue para os tecidos. O risco de um trombo se desenvolver dentro de um vaso sanguíneo é aumentado por vários fatores.

Fluxo sanguíneo lento

Isso pode acontecer durante a imobilização. Por exemplo, durante o assento ou repouso prolongado, ou em voos de longa duração, ou se um vaso sanguíneo é comprimido por uma estrutura adjacente, como tumor ou roupas apertadas, ou se houver queda sustentada na pressão arterial, como no choque.

Dano no endotélio dos vasos

Geralmente, isso está associado à aterosclerose (p. 125).

Hipercoagulabilidade do sangue

Desidratação, gravidez e parto, distúrbios da coagulação do sangue, algumas doenças malignas, a presença de cateter intravenoso e estrógenos (inclusive quando usados como anticoncepcionais) aumentam o risco de formação de coágulos sanguíneos.

Embolismo

Embolismo é o bloqueio de um vaso sanguíneo por qualquer massa de material (um êmbolo) que circula no sangue. Geralmente é um trombo ou um fragmento de um trombo, mas outros materiais embólicos são mostrados no Quadro 5.3.

Os êmbolos que se originam de uma artéria se afastam do coração até chegarem a uma artéria estreita demais para deixá-los passar; eles se alojam ali, bloqueando parcial ou completamente o suprimento de sangue para os tecidos distais. Essa é uma causa comum de acidente vascular encefálico (derrame; p. 194), infarto do miocárdio (p. 133) e gangrena de membros (Fig. 5.48). Os êmbolos originados nas veias (trombose venosa profunda, ou TVP; p. 127) circulam na direção do coração e de lá para os pulmões através da artéria pulmonar. Então, se alojam no primeiro ramo mais estreito do que eles (embolismo pulmonar).

Quadro 5.3 Possíveis materiais embólicos.

- Fragmentos de placas ateromatosas (p. 125)
- Fragmentos de vegetações das valvas do coração, como na endocardite infecciosa (p. 133)
- Fragmentos tumorais, que podem causar metástases
- Líquido amniótico, durante o parto
- Gordura de fraturas ósseas
- Ar, de um vaso sanguíneo perfurado – por exemplo, por uma costela quebrada ou durante um procedimento clínico
- Bolhas de nitrogênio na doença descompressiva
- Pus de um abcesso

Embolismo pulmonar

O bloqueio de uma artéria pulmonar ou de um de seus ramos maiores causa a redução imediata no fluxo sanguíneo através do pulmão – essa é uma das consequências mais graves do embolismo venoso. O embolismo pulmonar maciço bloqueia uma artéria pulmonar principal e, geralmente, causa colapso circulatório e morte.

Infarto e isquemia

Infarto é o termo utilizado para se referir à morte do tecido por causa da interrupção do fluxo sanguíneo. As consequências da interrupção do suprimento de sangue para os tecidos dependem do tamanho da artéria bloqueada e das funções do tecido afetado. A isquemia é caracterizada por dano na função tecidual devido à hipóxia e ao acúmulo de resíduos celulares (Fig. 5.48).

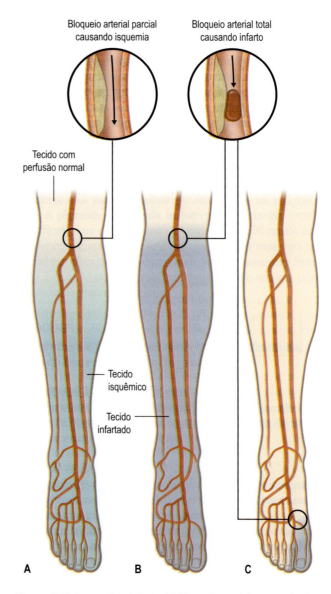

Figura 5.48 Isquemia e infarto. (A) Bloqueio parcial com perfusão normal. (B) e (C) Bloqueio completo causando isquemia distal do tecido e infarto, dependente da localização do bloqueio.

Sistema Circulatório   CAPÍTULO 5

> ● **MOMENTO DE REFLEXÃO**
>
> 15. Qual é a diferença entre trombose e embolismo?
> 16. Qual é a diferença entre isquemia e infarto?

Doenças dos vasos sanguíneos

Resultados esperados da aprendizagem

Após estudar esta seção, você estará apto a:

- Discutir as principais causas, efeitos e complicações da doença arterial, incluindo ateroma, arteriosclerose, trombose venosa e aneurisma
- Discutir as bases das anormalidades das varizes
- Listar os fatores predisponentes e os locais comuns de ocorrência de varizes
- Descrever os principais tumores que afetam os vasos sanguíneos.

Quadro 5.4 Fatores predisponentes na aterosclerose.

(Os fatores modificáveis são mostrados em itálico)

Hereditariedade – histórico familiar
Obesidade
Gênero – os homens são mais suscetíveis do que as mulheres, até depois da menopausa feminina
Gordura saturada e colesterol
Envelhecimento
Cigarros
Diabetes melito
Estresse emocional excessivo
Hipertensão
Estilo de vida sedentário
Hiperlipidemia, especialmente níveis elevados de lipoproteína de baixa densidade (p. 302)
Consumo excessivo de álcool

Ateroma

Alterações patológicas

Placas ateromatosas são alterações irregulares que se desenvolvem na camada íntima das artérias de grande e médio calibre. As alterações iniciais mostram uma faixa gordurosa na parede da artéria. As placas maduras são formadas por colesterol e outros lipídios acumulados, hipertrofia do músculo liso e presença de macrófagos cheios de gordura (células espumosas). A placa é coberta com uma capa fibrosa áspera. À medida que as placas crescem e engrossam, elas se espalham ao longo da parede da artéria e se projetam no lúmen. Finalmente, toda a espessura da parede do vaso pode ser afetada (Fig. 5.49). As placas podem se romper, expondo elementos subendoteliais e colocando-os em contato com o sangue, o que pode causar trombose e vasoespasmo e comprometer o fluxo sanguíneo.

As artérias mais frequentemente envolvidas são aquelas no coração, cérebro, rins, intestino delgado e membros inferiores.

Causas do ateroma

A origem das placas ateromatosas é incerta. As faixas de gordura localizadas nas paredes das artérias dos bebês são geralmente absorvidas, mas sua absorção incompleta pode ser a origem das placas de ateroma na vida adulta.

A aterosclerose (a presença de placas) é considerada uma doença de pessoas idosas, pois geralmente é nessa faixa etária que aparecem os sinais clínicos. Em países desenvolvidos, as placas começam a se formar na infância, o que explica a alta incidência de ateroma nesses países. O motivo pelo qual as placas ateromatosas se desenvolvem ainda não está claro, mas os fatores predisponentes parecem exercer seus efeitos por um longo período. Isso pode significar que o desenvolvimento do ateroma é retardado ou mesmo interrompido por uma mudança no estilo de vida (Quadro 5.4).

Efeitos do ateroma

As placas ateromatosas podem causar obstrução parcial ou completa de uma artéria (Fig. 5.49). O bloqueio pode ser complicado pela formação de coágulos. As consequências disso dependem do local, do tamanho da artéria envolvida e da extensão da circulação colateral.

Estreitamento de uma artéria

Os tecidos localizados depois do ponto de estreitamento da artéria se tornam isquêmicos. As células podem receber sangue suficiente para satisfazer suas necessidades mínimas, mas não para atender um aumento da demanda metabólica – por exemplo, quando a atividade muscular aumenta. Isso causa dor isquêmica aguda, semelhante a cãibras, que desaparece quando o esforço é interrompido. O músculo cardíaco e os músculos esqueléticos dos membros inferiores são os mais frequentemente afetados. A dor isquêmica no coração é chamada angina *pectoris* (p. 133) e, nos membros inferiores, claudicação intermitente.

Oclusão de uma artéria

Quando uma artéria é completamente bloqueada, os tecidos nutridos por ela rapidamente degeneram (isquemia), o que leva ao infarto (p. 124). Se uma artéria calibrosa que nutre uma grande área tecidual for afetada, as consequências provavelmente serão mais graves do que se a obstrução ocorrer em um vaso menor. Se o tecido tiver uma adequada circula-

SEÇÃO 2 Comunicação

ção colateral (tal como o círculo arterioso do cérebro), o dano tecidual será menor do que se houver poucos vasos colaterais (o que pode ser o caso do coração).

Quando uma artéria coronária é ocluída, ocorre infarto do miocárdio (p. 133). A oclusão de artérias no cérebro provoca isquemia cerebral, o que leva ao infarto cerebral (AVC, p. 194).

Complicações do ateroma

Trombose e infarto

Se a capa fibrosa sobreposta a uma placa de ateroma se rompe, o contato do sangue com elementos subendoteliais ativa as plaquetas e se forma um coágulo sanguíneo intravascular (trombose), bloqueando a artéria e causando isquemia e infarto (p. 124). Os êmbolos podem se romper, circular na corrente sanguínea e se alojar em pequenas artérias distais ao coágulo, causando pequenos infartos.

Hemorragia

As placas podem se tornar calcificadas, tornando a artéria frágil, rígida e mais propensa à formação de aneurismas, aumentando o risco de ruptura e hemorragia.

Aneurisma

Quando a parede arterial é enfraquecida pela disseminação da placa entre as camadas de tecido, uma dilatação local (aneurisma) pode se desenvolver (ver adiante). Isso pode levar a trombose e embolismo, ou o aneurisma pode se romper, causando hemorragia grave. Os locais comumente afetados pelo ateroma são a aorta, as artérias abdominais e pélvicas.

Arteriosclerose

Esta é uma degeneração progressiva das paredes arteriais, associada ao envelhecimento e acompanhada de hipertensão.

Em artérias de grande e médio calibre, a túnica média é infiltrada com tecido fibroso e cálcio. Isso faz com que os vasos se tornem dilatados, inelásticos e tortuosos (Fig. 5.50). A perda de elasticidade aumenta a pressão arterial sistólica e a pressão de pulso (p. 96).

Quando pequenas artérias (arteríolas) estão envolvidas, seu lúmen é estreitado por causa da deposição de uma substância chamada material hialino, que reduz a elasticidade da parede do vaso. Como as arteríolas controlam a resistência periférica (p. 96), esse estreitamento aumenta a resistência periférica e a pressão arterial. Danos a pequenos vasos têm um grave efeito no fluxo sanguíneo, levando à isquemia dos tecidos nutridos pelas artérias afetadas. Nos membros, a isquemia resultante predispõe à gangrena, que é particular-

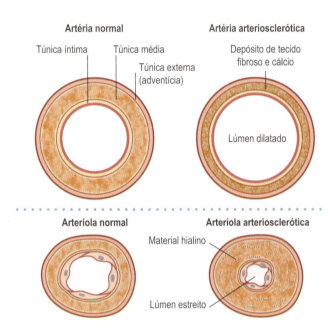

Figura 5.50 Artérias arterioscleróticas.

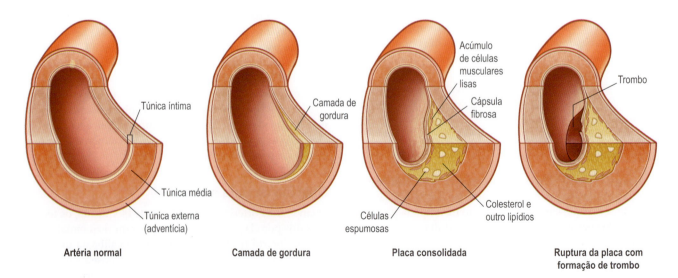

Figura 5.49 Estágios da formação de uma placa de ateroma.

mente grave no diabetes melito. Se as artérias que nutrem o cérebro forem afetadas, a isquemia cerebral poderá resultar em deterioração progressiva das funções cerebrais superiores (p. 194).

Aneurismas

Os aneurismas são dilatações anormais em um local das artérias que variam consideravelmente em tamanho (Fig. 5.51). Os fatores predisponentes incluem ateroma, hipertensão e malformação do colágeno na parede arterial.

Se um aneurisma se rompe, temos hemorragia, e as consequências dependem do local e da extensão dessa hemorragia. É provável que a ruptura da aorta seja fatal, assim como o sangramento no espaço subaracnóideo, que pode causar morte ou incapacidade permanente. O sangramento no cérebro pode levar a sintomas de derrame cerebral (p. 194). Um aneurisma causa lesão no endotélio dos vasos sanguíneos, tornando-o mais rígido que o normal e aumentando o risco de formação de coágulos. Os coágulos podem bloquear a circulação local, ou outro lugar, caso circulem na corrente sanguínea como êmbolos. Além disso, o inchaço associado à distensão da artéria pode causar pressão nas estruturas locais, como outros vasos sanguíneos, nervos ou órgãos.

Tipos de aneurisma

Os aneurismas saculares (Fig. 5.51A) se projetam de um lado da artéria. Quando se desenvolvem na parede de artérias relativamente finas do círculo arterioso do cérebro (Fig. 5.31), são, por vezes, chamados aneurismas *berry*.* Podem ser congênitos ou estar associados à malformação do colágeno ou ao ateroma.

Os aneurismas fusiformes ou na forma de fuso (Fig. 5.51B) se desenvolvem principalmente na aorta abdominal e geralmente estão associados ao ateroma.

Os aneurismas dissecantes (Fig. 5.51C), por sua vez, aparecem principalmente no arco da aorta. Eles se desenvolvem quando o sangue é forçado contra o endotélio e contra a camada média do vaso, iniciando um processo de dano endotelial.

A Fig. 5.52 mostra a protrusão da parede da aorta abdominal causada por um aneurisma.

Trombose venosa

Os fatores de risco que predispõem ao desenvolvimento de um coágulo dentro de uma veia são discutidos na p. 124.

A trombose venosa é classificada em tromboflebite superficial, que geralmente se resolve espontaneamente, ou trombose venosa profunda.

Tromboflebite superficial

Se um trombo se formar em uma veia superficial, o tecido ao redor da veia afetada fica inflamado, vermelho e dolorido. As causas mais comuns são infusão intravenosa e varicosidades na veia safena.

Trombose venosa profunda

A trombose venosa profunda (TVP) comumente afeta os membros inferiores, as veias pélvicas ou ilíacas e, às vezes, as veias dos membros superiores. Pode ser acompanhada por dor e inchaço local, mas muitas vezes é assintomática. Os fatores de risco incluem veias varicosas, cirurgia, gravidez e imobilidade prolongada – por exemplo, em viagens longas com espaço limitado para as pernas ("síndrome da classe econômica"). Esse tipo de trombose representa um risco significativo de morte (muitas vezes, de embolismo pulmonar, p. 124) se um grande fragmento de coágulo circulante atinge os pulmões).

Nota da tradução: esse tipo de aneurisma recebe esse nome devido à sua forma de amora.

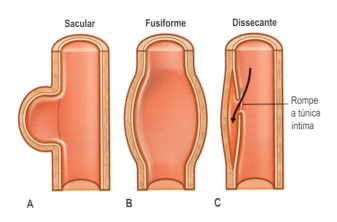

Figura 5.51 Tipos de aneurisma. (A) Sacular. (B) Fusiforme. (C) Dissecante.

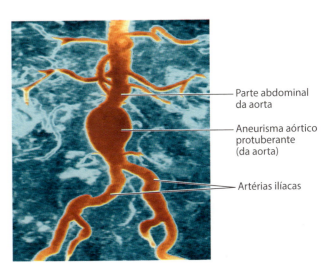

Figura 5.52 Aneurisma da parte abdominal da aorta. (Zephyr/Science Photo Library. Reproduzida com permissão.)

SEÇÃO 2 Comunicação

Varizes

O sangue acumulado distende a veia e danifica sua parede fina, tornando-a inelástica, dilatada e tortuosa. Geralmente, veias superficiais com pouco suporte são mais suscetíveis. As válvulas venosas não fecham adequadamente porque a veia está distendida, o que piora o acúmulo de sangue e o ingurgitamento.

Locais das varizes e seus efeitos

Varizes nas pernas

O sangue nas veias da perna está constantemente sujeito à gravidade, o que pode tornar o retorno venoso lento e favorecer o acúmulo de sangue nessas veias. Se as válvulas se tornarem incompetentes, o sangue se acumulará nas veias da perna, tornando-as cronicamente dilatadas, tortuosas e alongadas. As veias superficiais são mais propensas do que as mais profundas, pois há menos suporte de tecidos circundantes, como o músculo. Nessa condição, as varizes se tornam claramente visíveis (Fig. 5.53A). As veias safena magna, safena parva e as veias tibiais anteriores são mais afetadas, causando dor e fadiga nas pernas, especialmente se permanecemos em pé por longos períodos. Se ferida ou agredida, essas veias dilatadas e rígidas se rompem facilmente, causando hemorragia. O retorno venoso é mantido porque as veias superficiais são geralmente conectadas à rede de veias mais profundas, que estão protegidas pelos tecidos circundantes e, portanto, menos propensas a se tornarem varicosas (Fig. 5.54).

O suprimento sanguíneo da pele que recobre uma veia varicosa pode ficar reduzido devido à estase do sangue, o

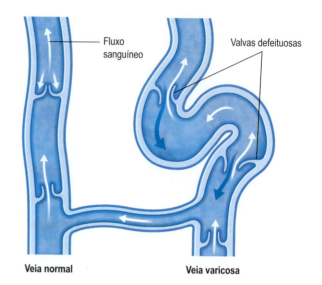

Figura 5.54 Conexão anastomótica entre uma veia superficial varicosa (direita) e uma veia profunda normal (esquerda).

que pode levar à úlcera varicosa, geralmente na porção medial da perna logo acima do tornozelo.

Os fatores de risco incluem aumento da idade, obesidade, gravidez, permanência em pé por longos períodos, uso de roupas apertadas, histórico familiar e gênero feminino.

Hemorroidas

O aumento da pressão nas veias dilatadas da junção anorretal leva ao aumento da pressão venosa, à incompetência

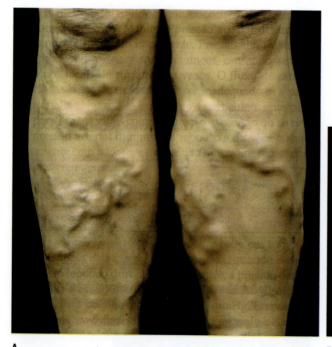

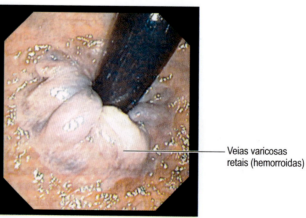

Figura 5.53 Veia varicosa. (A) Da perna. (B) No reto (hemorroida). (A e B – Alex Barte/Biblioteca de Fotos de Ciência. Reproduzida com permissão.)

valvular e ao desenvolvimento de hemorroidas (hemorroidas; ver Fig. 5.53B). As causas mais comuns são a constipação crônica e o aumento da pressão na pelve no final da gravidez. Sangramento leve pode ocorrer cada vez que se evacua e, com o tempo, pode causar anemia. Hemorragia grave é rara.

Varicocele

Cada cordão espermático é cercado por um plexo de veias que podem se tornar varicosas, especialmente em homens cujo trabalho envolve ficar de pé por longos períodos. Se a varicocele é bilateral, há aumento da temperatura local devido à congestão venosa, podendo diminuir a espermatogênese e causar infertilidade.

Varizes de esôfago

O aumento de pressão nas veias esofágicas inferiores pode provocar ruptura, levando a uma hemorragia potencialmente fatal (p. 350).

Tumores de vasos sanguíneos e linfáticos

Angiomas

Os angiomas são tumores benignos de vasos sanguíneos (hemangiomas) ou vasos linfáticos (linfangiomas). O último raramente ocorre, então o angioma é geralmente considerado hemangioma.

Hemangiomas

Os hemangiomas não são tumores verdadeiros, mas são suficientemente semelhantes aos tumores para serem classificados como tal. São caracterizados por um excessivo crescimento de vasos sanguíneos dispostos de maneira anormal e intercalados com fibras de colágeno.

Hemangiomas capilares. O crescimento excessivo do capilar, intercalado com colágeno, em uma área do corpo cria uma densa rede de tecido semelhante a um plexo. Cada hemangioma é mantido por um vaso sanguíneo apenas que, se desenvolver trombose, provoca atrofia do hemangioma e ele desaparece.

Os hemangiomas comumente estão presentes ao nascimento e são vistos como uma marca roxa/vermelha ou de nascença. Eles podem ser bastante pequenos ao nascer, mas crescem a um ritmo alarmante nos primeiros meses de vida, acompanhando o crescimento da criança. Depois de 1 a 3 anos, a atrofia pode começar e, após 5 anos, cerca de 80% desapareceram.

> ● **MOMENTO DE REFLEXÃO**
>
> 17. Qual é a diferença entre uma faixa gordurosa em um vaso sanguíneo e uma placa ateromatosa madura?
>
> 18. O que é uma veia varicosa?

Edema

> **Resultados esperados da aprendizagem**
>
> Após estudar esta seção, você estará apto a:
> - Definir o termo "edema"
> - Descrever as principais causas de edema
> - Relacionar as causas do edema com problemas clínicos relevantes
> - Explicar as causas e consequências do excesso de líquido acumulado nas cavidades do corpo.

No edema, há acúmulo de líquido no tecido, o que causa inchaço. Pode ocorrer em tecidos superficiais ou em órgãos mais profundos.

Locais de edema

O edema dos tecidos superficiais provoca uma depressão, isto é, um recuo permanece após uma pressão firme ser aplicada no local. O edema se desenvolve em locais diferentes, dependendo da posição do corpo e da gravidade. Quando em pé ou sentado, o edema se desenvolve nos membros inferiores, começando nos pés e tornozelos. Pacientes acamados tendem a desenvolver edema na área sacral. Isso é chamado edema dependente.

No edema pulmonar, a congestão venosa nos pulmões ou o aumento da permeabilidade dos capilares pulmonares resulta no acúmulo de líquido nos espaços teciduais e nos alvéolos. Isso reduz a área disponível para trocas gasosas e leva à dispneia (falta de ar), cianose e tosse com escarro espumoso. As causas mais comuns de edema pulmonar são insuficiência cardíaca, inflamação ou irritação dos pulmões e infusão excessiva de líquidos intravenosos.

Causas do edema

O líquido se acumula nos tecidos quando a dinâmica dos fluidos nos capilares é anormal (Fig. 5.55A; ver também p. 85).

Aumento da pressão hidrostática venosa (sangue)

A congestão venosa aumenta a pressão hidrostática nas veias, reduzindo o efeito da pressão osmótica que retira o líquido do espaço tecidual e o devolve ao capilar. Nesse caso, o líquido excedente permanece nos tecidos. Isso pode ser causado por insuficiência cardíaca, doença renal, compressão de um membro devido a um longo período sentado ou ao uso de roupas apertadas.

Diminuição da pressão osmótica do plasma

Quando as concentrações plasmáticas de proteínas caem, menos fluido retorna à circulação através da extremidade

SEÇÃO 2 Comunicação

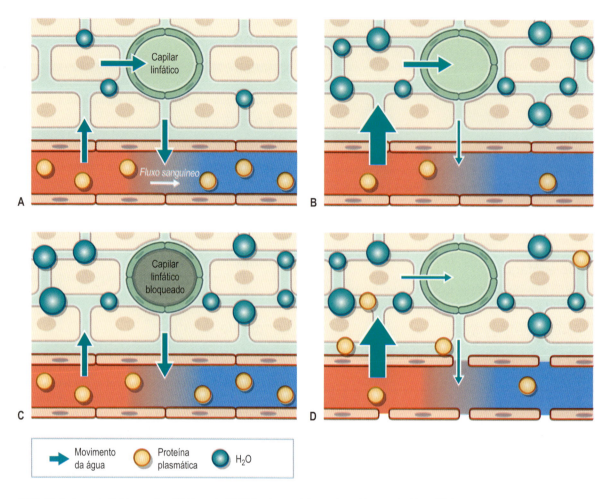

Figura 5.55 Dinâmicas do fluido capilar. (A) Normal. (B) Efeito das proteínas plasmáticas reduzidas. (C) Efeito da drenagem linfática prejudicada. (D) Efeito da permeabilidade capilar aumentada.

venosa do capilar (Fig. 5.55B). As causas incluem perda excessiva de proteínas na doença renal e diminuição de proteínas no plasma, causada, por exemplo, por insuficiência hepática ou dieta pobre em proteínas.

Deficiência na drenagem linfática

Sempre que algum fluido retorna à circulação através do sistema linfático, e, quando o fluxo é prejudicado, desenvolve-se o edema (Fig. 5.55C). As causas incluem malignidade que bloqueia a drenagem linfática e a remoção cirúrgica ou destruição dos linfonodos pela inflamação crônica.

Aumento da permeabilidade dos capilares

Na inflamação, os mediadores químicos aumentam a permeabilidade dos capilares na área afetada. Em seguida, as proteínas plasmáticas deixam a circulação (Fig. 5.55D), aumentando a pressão osmótica no tecido, o que atrai fluido plasmático, causando inchaço da área afetada. Esse tipo de edema também ocorre em reações alérgicas (p. 417), como anafilaxia, asma ou febre do feno.

Derrames e ascites

O acúmulo anormal de líquido nos espaços do corpo, como no saco pericárdico ou no espaço articular, está frequentemente associado a inflamação, infecção ou obstrução. Essa condição é chamada derrame.

Derrame pleural

Trata-se de um excesso de líquido na cavidade pleural, geralmente por infecção ou inflamação da pleura (p. 272) ou por insuficiência ventricular esquerda, que aumenta a pressão na circulação pulmonar, pois o ventrículo esquerdo não é capaz de bombear todo o sangue proveniente dos pulmões.

Ascites

Trata-se do acúmulo de líquido na cavidade peritoneal. As causas mais comuns incluem insuficiência hepática (quando a síntese de proteínas plasmáticas é reduzida), obstrução dos

Sistema Circulatório CAPÍTULO 5

linfonodos abdominais que drenam a cavidade peritoneal ou condições inflamatórias. Este último inclui os cânceres, pois muitos tumores liberam mediadores químicos pró-inflamatórios.

> ● **MOMENTO DE REFLEXÃO**
> 19. Por que a insuficiência ventricular esquerda causa edema pulmonar?
> 20. Como a insuficiência hepática causa ascite?

Doenças do coração

Resultados esperados da aprendizagem

Após estudar esta seção, você estará apto a:

- Descrever as consequências da falha de quaisquer dos lados ou ambos os lados do coração
- Explicar os mecanismos compensatórios que ocorrem na insuficiência cardíaca
- Explicar as causas das valvopatias e suas consequências para o coração
- Definir o termo "doença cardíaca isquêmica"
- Discutir as principais condições associadas à cardiopatia isquêmica
- Descrever a doença cardíaca reumática e seus efeitos na função cardíaca
- Explicar a fisiopatologia da endocardite
- Descrever, com base no traçado padrão do ECG, as principais arritmias cardíacas
- Descrever as principais anormalidades cardíacas congênitas.

Insuficiência cardíaca

O coração se torna insuficiente quando não é capaz de bombear sangue num volume que atenda às necessidades do corpo. Nos casos leves, o débito cardíaco é adequado no repouso, mas, se as necessidades do corpo são aumentadas, ele se torna inadequado – por exemplo, no exercício físico. A insuficiência cardíaca pode afetar os dois lados do coração, mas, como ambos fazem parte de um único circuito, quando metade da bomba começa a falhar isso frequentemente leva a um aumento da tensão e à eventual falha do outro lado. As principais manifestações clínicas dependem de que lado do coração é mais afetado. A insuficiência ventricular esquerda é mais comum que a direita devido à maior carga de trabalho do ventrículo esquerdo.

Mecanismos de compensação na insuficiência cardíaca

Na insuficiência cardíaca aguda, o corpo tem pouco tempo para fazer mudanças compensatórias, mas, se o coração tem falhado durante certo período, é provável que ocorram alterações, especialmente de órgãos vitais, na tentativa de manter o débito cardíaco e a perfusão tecidual. Essas alterações são:

- A massa muscular cardíaca aumenta (hipertrofia), o que torna as paredes das câmaras mais espessas
- As câmaras do coração aumentam
- O fluxo sanguíneo renal diminui, causando ativação do SRAA (p. 377), o que leva à retenção de sal e água. Isso aumenta o volume sanguíneo e a carga de trabalho do coração. A ação vasoconstritora da angiotensina II aumenta a resistência periférica e, consequentemente, a pressão sobre o coração insuficiente.

Insuficiência cardíaca aguda

Se a insuficiência cardíaca ocorre abruptamente, o suprimento de sangue oxigenado para os tecidos do corpo é repentino e catastroficamente reduzido, e não há tempo para uma compensação significativa. A morte poderá acontecer se o cérebro estiver com falta de oxigênio. Mesmo que a pessoa sobreviva à fase aguda, o dano miocárdico pode levar à insuficiência cardíaca crônica. As principais causas da insuficiência cardíaca são:

- Infarto do miocárdio (p. 133)
- Embolia pulmonar (p. 124), que bloqueia o fluxo sanguíneo através da circulação pulmonar – o coração falha se não conseguir bombear o sangue com força suficiente para superar a obstrução
- Arritmia cardíaca com risco de morte – a ação de bombeamento do coração está seriamente prejudicada ou interrompida
- A ruptura de uma câmara cardíaca ou de uma válvula cúspide aumenta, em muito, o esforço cardíaco necessário para manter um débito cardíaco adequado
- Hipertensão maligna grave (p. 137) – aumenta notavelmente a resistência ao fluxo sanguíneo.

Insuficiência cardíaca crônica

A insuficiência cardíaca crônica se desenvolve gradualmente, e, nos estágios iniciais, pode não haver sintomas, pois ocorrem mudanças compensatórias, conforme já discutido. Quando a compensação não é possível, a função miocárdica diminui gradualmente. As causas dessa insuficiência incluem alterações degenerativas do coração com o avanço da idade ou condições crônicas, tais como anemia, doença pulmonar, hipertensão ou doença cardíaca.

Insuficiência do lado direito (insuficiência cardíaca congestiva)

O ventrículo direito falha quando não consegue gerar força suficiente para empurrar o sangue em direção aos pulmões.

SEÇÃO 2 Comunicação

Quando a compensação atinge seu limite e o ventrículo não consegue mais se esvaziar adequadamente, o átrio direito e as veias cavas se tornam congestionados com sangue, condição que leva ao congestionamento do sistema venoso. Os primeiros órgãos afetados são o fígado, o baço e os rins. Também há edema (p. 129) dos membros e ascite (excesso de líquido na cavidade peritoneal).

A insuficiência ventricular direita pode ser causada por aumento da resistência vascular nos pulmões ou fraqueza do miocárdio.

Resistência ao fluxo sanguíneo através dos pulmões
Quando essa resistência é aumentada, o ventrículo direito trabalha mais. As duas principais causas são embolia pulmonar e insuficiência ventricular esquerda. Quanto à última, como o ventrículo esquerdo não está bombeando todo o sangue que flui para dentro dele, o sangue fica congestionado na circulação pulmonar.

Enfraquecimento do miocárdio
É causado por dano miocárdico após isquemia ou infarto.

Insuficiência do lado esquerdo (ventricular esquerda)

Essa insuficiência ocorre quando o ventrículo esquerdo não consegue contrair com força suficiente para bombear o sangue para dentro da aorta; portanto, o ventrículo não consegue bombear o sangue que recebe. As causas dessa insuficiência incluem doença cardíaca isquêmica, que reduz a eficiência do miocárdio, e a hipertensão, que aumenta o trabalho cardíaco devido à elevada resistência sistêmica. A doença da(s) valva(s) mitral (atrioventricular esquerda) e/ou aórtica pode impedir o adequado esvaziamento das câmaras cardíacas, aumentando o trabalho do miocárdio.

A falha do ventrículo esquerdo leva à dilatação do átrio esquerdo e ao aumento da pressão arterial pulmonar, o que pode se refletir no lado direito do coração e, eventualmente, causar congestão venosa sistêmica.

A tolerância ao exercício físico se torna progressivamente reduzida à medida que a condição se agrava. Essa condição é acompanhada por tosse, causada por edema pulmonar. A pessoa se cansa facilmente, pois a pressão arterial está baixa e os tecidos periféricos são pouco perfundidos.

A congestão nos pulmões leva ao edema pulmonar e à dispneia, que geralmente é mais grave à noite. Essa dispneia paroxística noturna pode se dever ao aumento do volume sanguíneo proveniente da reabsorção do edema periférico provocado pela movimentação da pessoa na cama durante o sono.

Distúrbios das valvas cardíacas

As válvulas cardíacas impedem o refluxo de sangue no coração durante o ciclo cardíaco. As valvas atrioventricular esquerda (mitral) e aórtica estão sujeitas a pressões maiores que as do lado direito e, com isso, mais suscetíveis a danos.

Os diferentes sons cardíacos aparecem quando as valvas se fecham durante o ciclo cardíaco (p. 92). Valvas com lesão geram sons cardíacos anormais chamados sopros. Um distúrbio valvar grave causa insuficiência cardíaca. As causas mais comuns de defeitos valvares são febre reumática (p. 133), fibrose após inflamação e anomalias congênitas.

Estenose

A estenose é o estreitamento da abertura da valva, impedindo o fluxo sanguíneo através dela. Ocorre quando a inflamação e as incrustações enrijecem as bordas das cúspides, de modo que se unem, estreitando a abertura da valva. Durante o processo de cicatrização, forma-se fibrose nesse tecido, a qual diminui à medida que o indivíduo envelhece, o que aumenta a estenose e causa a insuficiência cardíaca.

Insuficiência

Às vezes chamada regurgitação, é causada por falha no fechamento completo da valva, permitindo que o sangue flua para trás.

Doença isquêmica cardíaca

A isquemia do miocárdio geralmente é causada por placas de ateroma, diminuindo ou ocluindo um ou mais ramos das artérias coronárias (Fig. 5.56). A oclusão pode ser apenas por placas, ou placas pioradas por trombose. O efeito global depende do tamanho da artéria coronária envolvida e se é apenas estreitamento ou um bloqueio completo. O estreitamento de uma artéria leva à angina *pectoris*, enquanto à oclusão leva ao infarto do miocárdio.

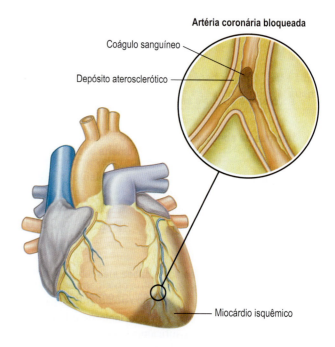

Figura 5.56 Bloqueio da artéria coronária e isquemia do miocárdio.

Quando o ateroma se desenvolve lentamente, pode haver tempo para se desenvolver uma circulação colateral capaz de manter o suprimento de sangue. Isso acontece por causa da dilatação das artérias anastomóticas que se juntam às artérias adjacentes. Quando ocorre um estreitamento ou oclusão súbita grave de uma artéria, as artérias anastomóticas ainda se dilatam, mas podem não fornecer sangue suficiente para atender às necessidades do miocárdio.

Angina *pectoris*

Às vezes, é chamada angina de esforço porque o aumento do débito cardíaco durante o esforço físico causa dor torácica intensa, que também pode irradiar para os braços, pescoço e mandíbula. Outros fatores precipitantes para a angina incluem o clima frio e os estados emocionais.

Uma artéria coronária estreita pode fornecer sangue suficiente ao miocárdio para suprir suas necessidades durante o repouso ou exercício moderado, mas não quando o débito cardíaco é grandemente aumentado; por exemplo, andar pode ser tolerado, mas não correr. A parede espessa e inflexível da artéria ateromatosa é incapaz de se dilatar para permitir o aumento do fluxo sanguíneo exigido pelo miocárdio em atividade, levando à isquemia. Nos estágios iniciais da doença, a dor no peito para quando o exercício acaba.

Infarto do miocárdio

O infarto do miocárdio ocorre (p. 124) quando um ramo de uma artéria coronária é bloqueado, em geral por uma placa ateromatosa piorada por trombose (Fig. 5.56). O dano é permanente porque o músculo cardíaco não pode se regenerar, e o músculo morto é substituído por tecido fibroso não funcional. O rápido restabelecimento do fluxo sanguíneo através da artéria bloqueada, por meio de drogas de dissolução de coágulos (trombolíticos), pode reduzir em muito a extensão do dano e melhorar o prognóstico; contudo, para isso o tratamento deve ser iniciado dentro de poucas horas após o infarto. Os efeitos e as complicações são maiores quando o ventrículo esquerdo está envolvido.

O infarto do miocárdio normalmente é acompanhado por forte dor torácica atrás do esterno, que, diferentemente da angina *pectoris*, continua mesmo quando o indivíduo está em repouso. É uma causa importante de morte no mundo desenvolvido.

Complicações

Podem ser fatais e incluem:

- Arritmias graves e, por vezes, potencialmente fatais, especialmente fibrilação ventricular (p. 134), devido à ruptura do sistema de condução cardíaco
- Insuficiência cardíaca aguda (p. 131), se o dano é tão extenso que o débito cardíaco não pode ser mantido e, em casos graves, choque cardiogênico
- Ruptura de uma parede do ventrículo, comumente dentro de 2 semanas após o episódio original, que ocorre porque o tecido danificado se liquefaz, enfraquecendo o músculo no local
- Embolia pulmonar ou cerebral originada de qualquer coágulo que se forma dentro do coração infartado
- Pericardite
- Angina *pectoris* (p. 133)
- Reincidência.

Doença reumática cardíaca

A febre reumática é uma doença inflamatória que, por vezes, está associada a infecções estreptocócicas da garganta, mais comumente em crianças e jovens adultos. É uma doença autoimune, pois os anticorpos produzidos para combater a infecção original danificam os tecidos conjuntivos, incluindo o coração, articulações (artrite reumatoide, p. 470) e pele.

Raras vezes a morte ocorre na fase aguda, mas as válvulas cardíacas podem ser permanentemente danificadas, levando eventualmente à incapacidade e, possivelmente, à insuficiência cardíaca.

Doença reumática cardíaca aguda

Na fase aguda, todas as camadas da parede do coração estão inflamadas (pancardite, "pan-", que significa "todas"). As valvas cardíacas, especialmente a valva atrioventricular esquerda (mitral), são frequentemente afetadas. Pelo menos metade dos casos agudos desenvolve insuficiência valvar crônica após a recuperação. O miocárdio inflamado pode falhar, levando a sinais de insuficiência cardíaca, incluindo taquicardia, falta de ar e aumento do tamanho do coração. A inflamação do pericárdio pode levar ao atrito dentro da cavidade pericárdica quando o coração contrai, dor atrás do esterno, e limitar o bombeamento do coração. A fibrose pode fundir as camadas visceral e parietal do pericárdio seroso, restringindo a ação do coração.

Doença reumática cardíaca crônica

O tecido inflamado se torna fibroso à medida que cicatriza. Esse tecido fibroso interfere na função do miocárdio e das valvas cardíacas. Nódulos fibróticos se desenvolvem em suas válvulas (cúspides), que encolhem à medida que envelhecem, distorcendo a cúspide e causando estenose e insuficiência da valva. A grande maioria desses pacientes tem danos na valva atrioventricular esquerda (mitral), mas a valva aórtica também é frequentemente afetada. Alterações fibróticas crônicas no pericárdio e no miocárdio causam insuficiência cardíaca.

Em alguns casos, a doença valvar reumática não apresenta história de febre reumática aguda ou infecção estreptocócica.

Endocardite infecciosa

Os patógenos no sangue podem colonizar qualquer parte do endocárdio, mas os locais mais comuns são as valvas cardíacas (incluindo próteses valvares) ou perto delas e ao redor de uma malformação cardíaca. Essas áreas são suscetíveis à infecção porque estão expostas a um fluxo rápido de sangue que pode causar um trauma leve. Essa doença, que pode ser aguda ou subaguda, é grave e, quando não tratada, pode ser fatal. Geralmente é de origem bacteriana, estafilocócica ou estreptocócica, embora outras bactérias ou fungos possam estar envolvidos.

Os principais fatores predisponentes são bacteriemia, depressão da resposta imune e anormalidades cardíacas.

Bacteriemia

As bactérias na corrente sanguínea, se não forem destruídas por fagócitos ou anticorpos, tendem a aderir às plaquetas e formar pequenos êmbolos infectados. Dentro do coração, os êmbolos são mais propensos a se acomodar no endocárdio já danificado. Agregados de plaquetas e fibrina, cercam os microrganismos, protegendo-os das defesas normais do corpo e dos antibióticos. Por essa razão, a infecção pode ser causada por uma ampla gama de bactérias, incluindo algumas que normalmente não causam infecção clínica porque fazem parte da microbiota da pele ou da boca.

Depressão da resposta imune

Essa condição permite que microrganismos de baixa virulência, incluindo a microbiota do corpo, se estabeleçam e causem infecção. A imunossupressão pode ser causada por infecção por HIV, doença maligna, drogas citotóxicas, radioterapia ou terapia com esteroides.

Anormalidades cardíacas

A infecção em qualquer local do corpo é uma condição anormal. Os microrganismos na corrente sanguínea não podem aderir ao endotélio saudável, mas, se o revestimento endotelial estiver danificado, a infecção será mais provável. Muitas vezes, as valvas cardíacas estão envolvidas, especialmente se forem danificadas por doença reumática ou malformação congênita. Outros locais prováveis de infecção incluem regiões de malformação cardíaca, tais como o defeito do septo interventricular (p. 135) e a persistência do canal arterial (p. 135). As próteses valvares (artificiais) também podem ser foco de infecção.

Arritmias cardíacas

A frequência cardíaca normalmente é determinada por impulsos intrínsecos gerados no nó SA. O ritmo é determinado pela rota de transmissão dos impulsos elétricos através do sistema de condução, o que pode ser mostrado em um traçado padrão de ECG (Fig. 5.57A). Uma arritmia cardíaca é qualquer distúrbio da frequência ou do ritmo cardíaco e o resultado da geração ou da condução anormal dos impulsos. O ciclo cardíaco normal (p. 92) é resultado de um ritmo sinusal normal, que é aquela com frequência cardíaca entre 60 e 100 bpm.

Bradicardia sinusal

Trata-se de um ritmo sinusal normal, mas abaixo de 60 bpm. Isso pode ocorrer durante o sono e é comum em atletas. É

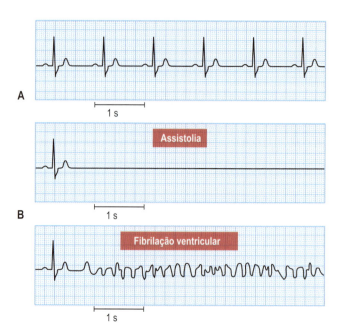

Figura 5.57 Traços de ECG. (A) Ritmo sinusal normal. (B) Arritmias com risco de vida.

tratada como anormalidade quando associada ao infarto do miocárdio ou à hipertensão intracraniana (p. 192).

Taquicardia sinusal

Trata-se de um ritmo sinusal normal, mas acima de 100 bpm, quando o indivíduo está em repouso. Essa condição é comum no exercício físico e na ansiedade, mas também é um indicador de alguns distúrbios, como febre, hipertireoidismo e algumas doenças cardíacas.

Assistolia

Ocorre quando não há atividade elétrica nos ventrículos e, portanto, também não há débito cardíaco. O ECG mostra uma linha reta/plana (Fig. 5.57B). Fibrilação ventricular e assistolia causam perda súbita e completa do débito cardíaco, ou seja, parada cardíaca e morte.

Fibrilação

Trata-se de contração do músculo cardíaco em uma sequência desordenada e descoordenada. As câmaras não se contraem como uma unidade coordenada, e a ação de bombeamento é interrompida.

Na fibrilação atrial (FA), o bombeamento atrial é ineficaz, e a estimulação do nó AV é irregular. A FA é muito comum, especialmente em adultos mais velhos. Pode ser assintomática porque, embora a função atrial esteja desordenada, a maior parte do enchimento ventricular ocorre passivamente e a contração atrial apenas completa o enchimento, de modo que o débito cardíaco é mantido. Os sintomas mais comuns incluem palpitação, falta de ar e fadiga. O pulso é irregular, e não há ondas P discerníveis no ECG. Muitas vezes, a causa é desconhecida, mas a FA pode se desenvolver como resultado de diversos tipos de doença cardíaca, tireotoxicose (p. 250), alcoolismo e doenças pulmonares.

A fibrilação ventricular é uma emergência médica que leva rapidamente à morte se não for tratada, pois a atividade elétrica caótica dos músculos ventriculares não pode coordenar uma ação efetiva de bombeamento (parada cardíaca). O coração para de bombear para as circulações pulmonar e sistêmica. Nenhum pulso pode ser sentido; a consciência se perde, e a respiração cessa. O ECG mostra um traço caótico irregular sem padrão de onda reconhecível (Fig. 5.57B).

Bloqueio cardíaco

O bloqueio cardíaco ocorre quando a transmissão normal do impulso elétrico é bloqueada ou prejudicada. Uma forma comum envolve a obstrução da transmissão do impulso através do nó AV, mas (menos comumente) a condução nos átrios ou ventrículos também pode ser afetada. Quando o nó AV está envolvido, o atraso entre a contração atrial e ventricular é aumentado. A gravidade depende da extensão da perda de estimulação do nó AV.

No bloqueio cardíaco completo, a contração ventricular é totalmente independente dos impulsos provenientes do nó SA. Livres da ação de estimulação normal do nó SA, os ventrículos se contraem por impulsos gerados pelo nó AV, resultando em contrações ventriculares lentas e regulares com frequência cardíaca de 30 a 40 bpm. Nesse estado, o coração é incapaz de responder rapidamente a um aumento súbito da demanda, por exemplo, durante o exercício físico. As causas mais comuns são:

- Doença cardíaca isquêmica aguda
- Fibrose do miocárdio após vários infartos ou miocardite comprometendo parte da via de condução
- Drogas utilizadas no tratamento da doença cardíaca, tais como digitálicos e propranolol.

Quando o bloqueio cardíaco se desenvolve gradualmente, há algum grau de ajuste no corpo para reduzir o débito cardíaco, mas, se progressivo, finalmente leva à morte por insuficiência cardíaca e anóxia cerebral.

Anormalidades congênitas

Anormalidades no coração e nos grandes vasos ao nascimento podem ser ocasionados por erros de desenvolvimento intrauterino ou falha do coração e dos vasos sanguíneos em adaptar-se à vida extrauterina. Às vezes, não há sintomas no início da vida, e a anormalidade é reconhecida apenas quando surgem complicações.

Persistência do canal arterial

No feto, o duto arterial desvia o sangue dos pulmões não funcionais (Fig. 5.58). Ao nascimento, quando a circulação pulmonar é estabelecida, o duto arterial se fecha completamente. Se o duto permanece (aberto), o sangue regurgita da aorta para a artéria pulmonar, onde a pressão é menor, o que reduziria o volume que entra na circulação sistêmica e aumentaria

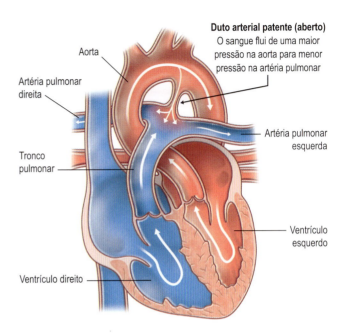

Figura 5.58 Duto arterial no feto.

o volume de sangue na circulação pulmonar. Isso leva à congestão pulmonar e, por fim, à insuficiência cardíaca.

Defeito no septo atrial

Comumente conhecido como "buraco no coração", ocorre quando o forame oval (Fig. 5.59) não se fecha adequadamente após o nascimento. Após o nascimento, quando a circulação pulmonar é estabelecida e a pressão no átrio esquerdo excede a do átrio direito, a válvula do forame oval se fecha. Mais tarde, o fechamento se torna permanente devido à fibrose (Fig. 5.59).

Se a válvula do forame oval não selar completamente o orifício, uma abertura entre os átrios permanecerá depois do nascimento. Em muitos casos, é bastante pequeno para causar sintomas no início da vida, mas podem aparecer mais tarde. Em casos graves, o sangue flui de volta para o átrio direito a partir do átrio esquerdo. Isso aumenta a pressão ventricular e pulmonar direita, causando hipertrofia do miocárdio e, por fim, insuficiência cardíaca. À medida que a pressão no átrio direito aumenta, o fluxo sanguíneo através do defeito pode ser revertido, mas isso não representa uma melhora, pois o sangue desoxigenado está entrando na circulação sistêmica.

Coarctação da aorta

O local mais comum de coarctação (estreitamento) da aorta fica entre a artéria subclávia esquerda e o duto arterial, o que direciona o sangue em um volume mais do que o normal para o tronco braquiocefálico e as artérias carótida comum esquerda e subclávia esquerda, levando à hipertensão na parte superior do corpo. Poderá haver hipotensão sistêmica se houver fluxo inadequado para além do ponto da coarctação, ou seja, baixo volume sanguíneo circulando na aorta descendente e seus ramos.

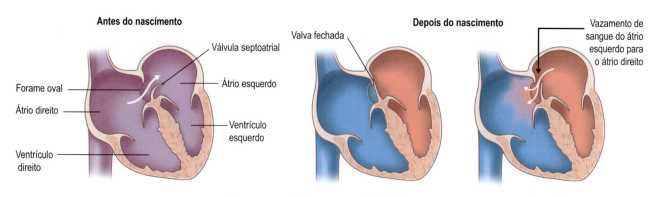

Figura 5.59 Válvula septoatrial. Fechamento normal e incompleto após o nascimento.

Tetralogia de Fallot

Esta é uma combinação de quatro anormalidades cardíacas congênitas, que causam cianose, retardo de crescimento e intolerância à atividade física em bebês e crianças pequenas. As quatro anormalidades são:

- Estenose da artéria pulmonar no seu ponto de origem, o que aumenta a carga de trabalho do ventrículo direito
- Defeito do septo ventricular, isto é, um orifício de comunicação anormal entre os dois ventrículos, logo abaixo das valvas atrioventriculares
- Deslocamento aórtico, ou seja, a origem da aorta é deslocada para a direita, de modo que fique imediatamente acima do defeito septal
- Hipertrofia ventricular direita para se contrapor à estenose pulmonar

A função cardíaca é inadequada para atender às necessidades da criança em crescimento. A correção cirúrgica melhora o prognóstico.

> ● **MOMENTO DE REFLEXÃO**
>
> 21. O que é um sopro cardíaco?
> 22. Como uma infecção estreptocócica na garganta pode levar a doença cardíaca?

Distúrbios na pressão arterial

> **Resultados esperados da aprendizagem**
>
> Após estudar esta seção, você estará apto a:
>
> - Explicar o termo "hipertensão"
> - Definir "hipertensão essencial" e "secundária" e listar as principais causas da última
> - Discutir os efeitos da hipertensão prolongada no corpo, incluindo a pressão arterial elevada nos pulmões
> - Explicar o termo "hipotensão".

Tabela 5.2 Hipertensão: leituras indicativas da pressão arterial (British Hypertension Society/NICE guidelines, 2011).

Grau	Leitura sistólica (mmHg)	Leitura diastólica (mmHg)
1, suave	140 a 59	90 a 99
2, moderada	160 a 179	100 a 109
3, grave	≥ 180	≥ 110

Hipertensão

O termo "hipertensão" é usado para descrever um valor de pressão arterial que, considerando todos os demais fatores de risco cardiovascular, beneficiaria o paciente se reduzido. As leituras de pressão arterial, em que os valores sistólicos e diastólicos estão abaixo de 130/85 mmHg, respectivamente, são consideradas normais. Leituras que indicam hipertensão estão listadas na Tabela 5.2. A pressão arterial tende a aumentar naturalmente com a idade. A arteriosclerose (p. 126) pode contribuir para isso, mas não é o único fator.

A hipertensão é classificada como essencial (primária, idiopática) ou secundária a outras doenças. Independentemente da causa, a hipertensão afeta comumente os rins (p. 385).

Hipertensão essencial

A hipertensão essencial (hipertensão de causa desconhecida), bastante comum no mundo desenvolvido, é responsável por 95% dos casos de hipertensão. O tratamento visa prevenir complicações, que podem ser graves, principalmente doenças cardiovasculares e renais. Às vezes, complicações como insuficiência cardíaca, acidente vascular cerebral ou infarto do miocárdio são a primeira indicação de hipertensão, mas frequentemente a condição não tem sintomas e só é descoberta durante um exame de rotina.

Fatores de risco

Os fatores de risco para hipertensão incluem obesidade, diabetes melito, história familiar, tabagismo, sedentarismo e consumo elevado de sal ou álcool. O estresse pode aumentar a

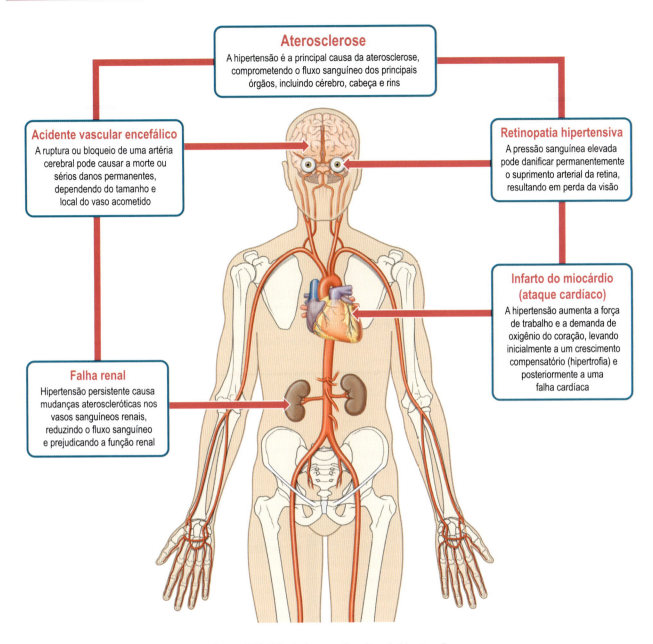

Figura 5.60 Principais complicações da hipertensão.

pressão arterial, e há uma ligação bem documentada entre baixo peso ao nascer e incidência de hipertensão na vida adulta.

Hipertensão maligna (acelerada)

Esta é uma aceleração rápida e agressiva da doença hipertensiva. Pressão diastólica acima de 120 mmHg é comum nessa condição. Os efeitos são sérios e rapidamente se tornam aparentes, tais como hemorragias na retina, papiledema (edema ao redor do disco óptico), encefalopatia (edema cerebral) e doença renal progressiva, levando à insuficiência cardíaca.

Hipertensão secundária

A hipertensão resultante de outras doenças é responsável por 5% de todos os casos (Quadro 5.5).

Efeitos e complicações da hipertensão

Os efeitos do aumento duradouro e progressivo da pressão arterial são sérios (Fig. 5.60). A hipertensão predispõe à aterosclerose e tem efeitos específicos em órgãos específicos.

Coração

Ocorre aumento da frequência e da força de contração do coração para manter o débito cardíaco contra um aumento persistente da pressão arterial. A hipertrofia do ventrículo esquerdo aumenta sua força contrátil, mas começa a falhar quando a compensação atinge seu limite. Isso é seguido por contrapressão, acúmulo de sangue nos pulmões (congestão pulmonar), hipertrofia do ventrículo direito e, finalmente, por insuficiência ventricular direita. A hipertensão também

SEÇÃO 2 Comunicação

> **Quadro 5.5** Alguns casos de hipertensão secundária.
>
> Doença renal (p. 385)
>
> Distúrbios da glândula suprarrenal
>
> > Secreção excessiva de esteroide (síndrome de Conn, síndrome de Cushing, p. 253)
> >
> > Secreção excessiva de adrenalina (epinefrina), como feocromocitoma (p. 255)
>
> Tireotoxicose (p. 350)
>
> Compressão da aorta
>
> Álcool
>
> Obesidade
>
> Gravidez
>
> Tratamento medicamentoso, como contraceptivos orais contendo estrógeno, corticosteroides

predispõe à doença cardíaca isquêmica (p. 132) e à formação de aneurisma (p. 127).

Encéfalo

É muito comum acidente vascular cerebral causado por hemorragia cerebral ou encefálica (p. 195). Os efeitos dependem do local e do tamanho do vaso rompido. Quando vários pequenos vasos sanguíneos se rompem (microaneurismas), em diferentes momentos, há incapacidade progressiva. A ruptura de um grande vaso causa extensa perda de função ou morte.

Rins

Em certa medida, os mecanismos de autorregulação (p. 97) protegem os rins de flutuações na pressão arterial sistêmica, todavia a hipertensão sustentada causa danos nos rins. Se o dano for mantido por um período curto, a recuperação poderá ser completa. Caso contrário, o dano renal causa mais hipertensão devido à ativação do SRAA (p. 377), perda progressiva da função renal e insuficiência renal.

Vasos sanguíneos

A hipertensão danifica os vasos sanguíneos. As paredes das artérias pequenas endurecem, e, nas artérias maiores, o desenvolvimento do ateroma é acelerado. Se outros fatores de risco para doença vascular estiverem presentes, como diabetes ou tabagismo, o dano será mais extenso. A parede do vaso pode se tornar tão enfraquecida por essas alterações que um aneurisma se desenvolve, e, à medida que os vasos sanguíneos se tornam progressivamente danificados e menos elásticos, a hipertensão se agrava.

Os capilares da retina e dos rins são particularmente suscetíveis aos efeitos da hipertensão crônica, levando ao sangramento da retina e à redução da função renal. O dano nos vasos sanguíneos da retina é claramente visível por meio de um exame oftalmológico, e a primeira indicação de hipertensão pode ser detectada durante um teste oftalmológico de rotina.

Hipertensão pulmonar

Normalmente, a circulação pulmonar é um sistema de baixa pressão, para evitar que líquidos saiam dos capilares pulmonares para os alvéolos. Quando a pressão arterial sobe, os alvéolos começam a se encher de líquido (edema pulmonar), o que bloqueia as trocas gasosas. O aumento da pressão arterial pulmonar pode resultar da insuficiência cardíaca do lado esquerdo (p. 132) ou de outros problemas relacionados com a função ventricular esquerda. Essas condições provocam acúmulo de sangue na circulação pulmonar, pois o ventrículo esquerdo não está bombeando sangue eficientemente. A doença pulmonar também pode aumentar a pressão arterial pulmonar devido à destruição dos capilares pulmonares, como no enfisema. Hipertensão pulmonar primária, quando não há causa identificável, é condição rara.

Hipotensão

Geralmente ocorre como complicação de outras condições, como choque (p. 122) ou doença de Addison (p. 254). A pressão arterial baixa leva ao suprimento inadequado de sangue no cérebro, e, dependendo da causa, a inconsciência pode ser breve (desmaios) ou mais prolongada, o que pode causar a morte.

A hipotensão postural é uma queda abrupta da pressão arterial ao se levantar subitamente de uma posição sentada ou deitada. Provoca tontura e ocasionalmente síncope (desmaio). É mais comum em pessoas idosas, cujo reflexo barorreceptor não responde com rapidez suficiente para manter a pressão arterial durante mudanças súbitas da posição do corpo.

> ● **MOMENTO DE REFLEXÃO**
>
> 23. Explique a diferença entre hipertensão primária e secundária.
> 24. Qual leito capilar pode ser examinado por meios não invasivos e fornecer uma indicação precoce de hipertensão?

Referência e leitura adicional

National Institute for Health and Care Excellence (NICE), 2011. Hypertension in adults: diagnosis and management. Disponível em: http://guidance.nice.org.uk/CG127.

Rever e revisar

Complete cada uma das questões a seguir:

1. O coração é um órgão muscular contendo _____ câmaras. As câmaras superiores são chamadas _____,

e as inferiores são os _____. A parede muscular entre os lados direito e esquerdo do coração é o _____. As valvas separando as câmaras superiores das inferiores são as valvas _____. A membrana que reveste as câmaras do coração é chamada _____, e o músculo das paredes do coração é o _____.

2. A circulação arterial para o braço direito ocorre através da artéria _____, que se ramifica diretamente do tronco braquiocefálico. Essa artéria continua através da axila como artéria _____ e torna-se a artéria _____ ao cruzar o cotovelo. No lado distal do cotovelo, ela se divide em artérias _____ e _____, as quais correm para baixo nas regiões lateral e medial do antebraço, respectivamente. Os ramos que suprem a mão são as artérias _____, e as que irrigam os dedos são as artérias _____.

Escolha uma resposta para completar as questões a seguir:

3. O ECG registra: _____
   a. A contração muscular do coração
   b. A passagem de um sinal elétrico através do músculo cardíaco
   c. O fluxo de sangue através das câmaras cardíacas
   d. A abertura e o fechamento das valvas do coração

4. O centro cardiovascular é encontrado em: _____
   a. Seios carotídeos
   b. Parede atrial
   c. Cérebro
   d. Tronco encefálico

5. Na placenta: _____
   a. O sangue fetal e materno é separado pelo cordão umbilical
   b. O sangue proveniente da circulação materna é conduzido pela artéria umbilical
   c. O sangue materno preenche os espaços intervilosos
   d. Os níveis de oxigênio no sangue fetal chegam conforme o sangue flui através da circulação placentária

6. Esta mudança é associada à função cardiovascular em pessoas idosas: _____
   a. Aumento na pressão arterial média
   b. Aumento na complacência das paredes dos vasos sanguíneos
   c. Redução da probabilidade de hipotensão postural
   d. Tendência de aumento da taxa metabólica

7. Um aneurisma envolvendo sangramento diretamente na parede arterial é chamado _____
   a. Aneurisma *berry*, em formato de amora
   b. Aneurisma fusiforme
   c. Aneurisma dissecante
   d. Aneurisma sacular

8. Este vaso sanguíneo conecta o trato gastrintestinal e o fígado: _____
   a. Veia mesentérica
   b. Artéria hepática
   c. Artéria gastromental
   d. Veia porta hepática

9. Edema é: _____
   a. Baixo volume de sangue
   b. Excesso de líquido intersticial
   c. Fluxo sanguíneo lento
   d. Um desequilíbrio eletrolítico

10. Começando pelo átrio direito da Lista A, coloque os itens da Lista B na ordem correta para descrever a circulação do sangue:

Lista A
Átrio direito
_____
_____
_____
_____
_____
_____
_____
_____
_____
_____
_____
_____
_____
Átrio direito

Lista B
Veia pulmonar
Ventrículo esquerdo
Capilares pulmonares
Valva atrioventricular esquerda
Capilares sistêmicos
Ventrículo direito
Aorta
Tronco pulmonar
Veias sistêmicas
Valva atrioventricular direita
Valva da aorta
Átrio esquerdo
Artérias sistêmicas

SEÇÃO 2 Comunicação

11. Combine cada letra da Lista A ao número(s) apropriado(s) da Lista B:

Lista A

_____ (a) Túnica íntima
_____ (b) Túnica média
_____ (c) Túnica externa (adventícia)

Lista B

Rica em músculo liso
Fibrosa para proteção
Regula o tônus
Única camada presente nos capilares
Espessura de apenas uma célula
Responde ao estímulo autônomo
Reveste valvas e veias
Contínua com o endocárdio

CAPÍTULO 6

Sistema Linfático

Funções do sistema linfático	141
Linfa e vasos linfáticos	**143**
Linfa	143
Capilares linfáticos	143
Vasos linfáticos maiores	143
Circulação da linfa	143
Órgãos e tecidos linfáticos	**144**
Linfonodos	144
Tonsilas	145
Baço	146
Timo	147
Tecido linfoide associado à mucosa	147
Patologia do vaso linfático	**149**
Disseminação de doença	149
Obstrução linfática	149
Doenças dos linfonodos	**149**
Linfadenite	150
Linfomas	150
Distúrbios do baço	**150**
Esplenomegalia	150
Doenças do timo	**151**
Rever e revisar	**151**

O corpo das células é imerso em líquido (tecido) intersticial, que é liberado constantemente para fora da corrente sanguínea por meio da permeabilidade das paredes dos capilares sanguíneos. É, portanto, muito semelhante em composição ao plasma sanguíneo. A maior parte do fluido que sai da corrente sanguínea é reabsorvida nas extremidades venosas dos capilares sanguíneos, mas o excesso, juntamente com qualquer material particulado, incluindo detritos de células e bactérias, é removido por uma rede de capilares linfáticos que contêm paredes delgadas. Isso evita que os tecidos fiquem inchados, mas, como os fluidos drenados são filtrados através dos linfonodos, repletos de células do sistema imunológico, também cumprem uma importante função de defesa, monitorando a saúde dos tecidos e alertando o sistema imunológico sobre invasores. Como os capilares sanguíneos, os capilares linfáticos se fundem para formar progressivamente vasos linfáticos cada vez maiores, que eventualmente se esvaziam em uma veia principal, retornando os fluidos que saíram da corrente sanguínea.

O sistema linfático (Fig. 6.1) consiste em:

- Linfa, o líquido que flui em um vaso linfático
- Vasos linfáticos
- Linfonodos
- Órgãos linfáticos, como o baço e o timo
- Tecido linfoide difuso, como as tonsilas
- Medula óssea

A primeira seção deste capítulo explora as estruturas e funções desses órgãos. Na seção final, são consideradas as consequências dos distúrbios do sistema imunológico. Os principais efeitos do envelhecimento no sistema linfático estão relacionados com o declínio da imunidade, descrito no Capítulo 15.

Funções do sistema linfático

Drenagem de tecidos

Todos os dias, cerca de 21 ℓ de fluidos do plasma, carregando substâncias dissolvidas e algumas proteínas plasmáticas, saem das extremidades arteriais dos capilares para os tecidos. A maior parte desse líquido retorna diretamente à corrente sanguínea através das extremidades venosas dos capilares, mas o excesso, cerca de 3 a 4 ℓ de fluido, é drenado pelos vasos linfáticos. Se isso não acontecesse, os tecidos ficariam rapida-

SEÇÃO 2 Comunicação

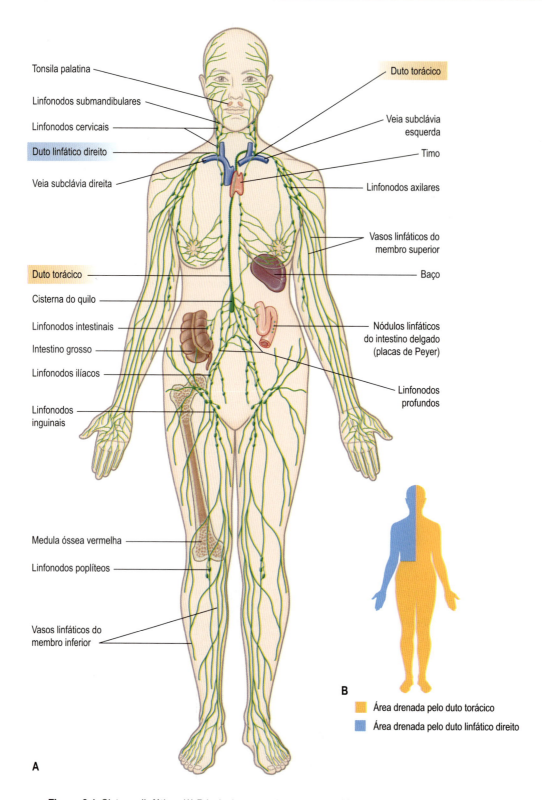

Figura 6.1 Sistema linfático. (A) Principais partes do sistema linfático. (B) Drenagem regional da linfa.

mente encharcados, e o sistema circulatório começaria a falhar à medida que o volume sanguíneo diminuísse.

Absorção no intestino delgado
Produtos de decomposição de gordura e materiais lipossolúveis, como vitaminas lipossolúveis, são absorvidos por vasos linfáticos presentes no centro das vilosidades do intestino delgado (Capítulo 12; p. 330).

Imunidade
Os órgãos linfáticos têm relação com a produção e maturação de linfócitos, as células brancas do sangue, responsáveis pela imunidade (Capítulo 15). A medula óssea é considerada um tecido linfático, uma vez que os linfócitos são produzidos por ela.

Linfa e vasos linfáticos

> **Resultados esperados da aprendizagem**
>
> Após estudar esta seção, você estará apto a:
> - Descrever a composição, a circulação e as principais funções da linfa
> - Identificar os locais e as funções dos principais vasos linfáticos do corpo.

Linfa

A linfa é um líquido aquoso claro, de composição idêntica à do fluido intersticial e de composição semelhante à do plasma, embora contenha muito menos proteínas. Ela transporta as proteínas plasmáticas que saem dos leitos capilares de volta à corrente sanguínea e também grandes partículas, tais como bactérias e resquícios celulares de tecidos lesados, que podem então ser filtrados e destruídos nos linfonodos. A linfa contém linfócitos (células de defesa, p. 412) que circulam pelo sistema linfático, permitindo-lhes patrulhar as diferentes regiões do corpo. As gorduras absorvidas nos capilares linfáticos presentes no intestino delgado conferem à linfa (agora chamada quilo) uma aparência leitosa.

Capilares linfáticos

Os capilares linfáticos se originam como tubos de fundo cego nos espaços intersticiais (Fig. 6.2). Eles têm a mesma estrutura dos capilares sanguíneos, isto é, uma única camada de células endoteliais, mas suas paredes são mais permeáveis a todos os constituintes dos fluidos intersticiais, incluindo proteínas e resquícios celulares. Os minúsculos capilares se juntam para formar grandes vasos linfáticos.

Quase todos os tecidos contam com uma rede de vasos linfáticos; importantes exceções são o sistema nervoso central, a córnea do olho, os ossos e as camadas mais superficiais da pele.

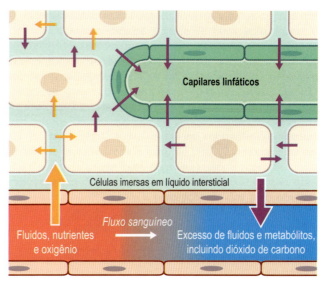

Figura 6.2 Origem de um capilar linfático.

Vasos linfáticos maiores

Os vasos linfáticos são frequentemente encontrados correndo ao lado das artérias e veias que servem a área. Suas paredes geralmente têm a mesma espessura das encontradas nas veias pequenas e a mesma camada de tecido, isto é, uma camada externa fibrosa, uma camada média de músculo liso e tecido elástico e uma camada interna de endotélio. Como as veias, os vasos linfáticos apresentam numerosas válvulas com formato de copo para garantir que a linfa flua em um único sentido em direção ao tórax (Fig. 6.3).

Os vasos linfáticos tornam-se maiores à medida que se juntam e finalmente formam dois grandes dutos, o torácico e o linfático direito, os quais transportam a linfa às veias subclávias.

Duto torácico

Este duto tem origem na cisterna do quilo, um canal linfático dilatado situado na frente dos corpos das primeira e segunda vértebras lombares. O duto possui cerca de 40 cm de comprimento e se abre na veia subclávia esquerda na raiz do pescoço. Ele drena a linfa dos membros inferiores, das cavidades pélvica e abdominal, da metade esquerda do tórax, cabeça e pescoço e do membro superior esquerdo (Fig. 6.1).

Duto linfático direito

Este duto é um vaso linfático dilatado com cerca de 1 cm de comprimento. Encontra-se na raiz do pescoço e se abre na veia subclávia direita. Drena a linfa da metade direita do tórax, da cabeça, do pescoço e do membro superior direito (Fig. 6.1).

Circulação da linfa

Não existe uma "bomba", como o coração, envolvida no movimento progressivo da linfa, mas a camada muscular nas

SEÇÃO 2 Comunicação

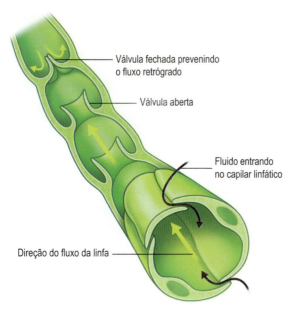

Figura 6.3 Vaso linfático cortado e aberto para mostrar as válvulas.

paredes dos grandes vasos linfáticos possui uma capacidade intrínseca de se contrair ritmicamente (a bomba linfática).

Além disso, os vasos linfáticos são comprimidos pela atividade de estruturas adjacentes, tais como as contrações musculares e o pulso regular das grandes artérias. Essa ação de "ordenha" na parede dos vasos linfáticos auxilia a empurrar a linfa.

Alterações da pressão torácica associadas ao ciclo respiratório também ajudam no movimento da linfa. No pico da inspiração, quando a pressão na cavidade torácica é mais baixa, a linfa é "sugada" ao longo do duto torácico direito, aumentando o fluxo linfático para a veia subclávia direita.

> ● **MOMENTO DE REFLEXÃO**
>
> 1. Qual vaso linfático drena a linfa do membro superior direito?
> 2. Cite três fatores que mantêm a linfa se movendo a baixa pressão, mesmo contra a gravidade.

Órgãos e tecidos linfáticos

Resultados esperados da aprendizagem

Após estudar esta seção, você estará apto a:

- Comparar e contrastar as estruturas e funções de um típico linfonodo com as do baço
- Descrever localização, estrutura e função do timo
- Descrever as localizações e a função das tonsilas
- Descrever localização, estrutura e função do tecido linfático associado à mucosa (MALT).

Linfonodos

Linfonodos são órgãos ovais ou em formato de feijão que se encontram ao longo do comprimento dos vasos sanguíneos, com frequência em grupos. A linfa é drenada através de numerosos linfonodos, normalmente de 8 a 10, antes de retornar à circulação venosa. Esses linfonodos variam consideravelmente de tamanho: alguns são tão pequenos quanto uma cabeça de alfinete, e os maiores são do tamanho de uma amêndoa.

Estrutura

Os linfonodos (Fig. 6.4) contêm uma cápsula externa de tecido fibroso que se projeta para o interior do nódulo, formando partições ou trabéculas. O conteúdo principal do nódulo consiste em tecidos reticular e linfático. As células reticulares produzem a rede de fibras que fornece a estrutura interna do linfonodo. O tecido linfático está repleto de células imune e de defesa, incluindo linfócitos e macrófagos.

Até quatro ou cinco vasos linfáticos aferentes podem entrar em um linfonodo; contudo, apenas um vaso eferente transporta a linfa para longe do nódulo. Cada nódulo possui uma superfície côncava chamada hilo, onde sua artéria entra e sua veia e os vasos linfáticos eferentes saem.

O grande número de linfonodos situados em posições estratégicas em todo o corpo está organizado em grupos superficiais e profundos.

A linfa da cabeça e do pescoço passa através de linfonodos cervicais superficiais e profundos (Fig. 6.5).

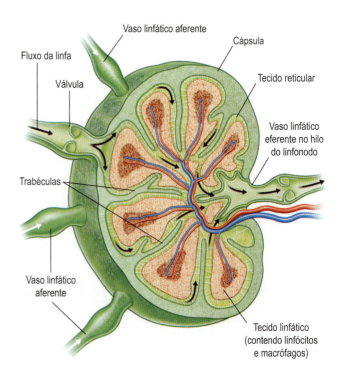

Figura 6.4 Seção de um linfonodo. As setas indicam a direção do fluxo de linfa.

Sistema Linfático CAPÍTULO **6**

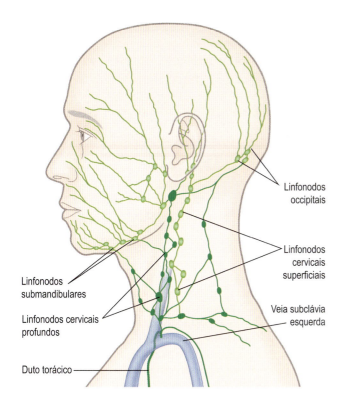

Figura 6.5 Alguns linfonodos da face e do pescoço.

A linfa dos membros superiores passa por linfonodos situados na região do cotovelo e, depois, por linfonodos axilares superficiais e profundos.

A linfa de órgãos e tecidos da cavidade torácica drena através de grupos de linfonodos localizados próximo ao mediastino, grandes vias aéreas, esôfago e parede torácica. A maior parte da linfa das mamas passa pelos linfonodos axilares.

A linfa das cavidades pélvica e abdominal passa por diversos linfonodos antes de entrar na cisterna do quilo. Os linfonodos pélvicos e abdominais estão situados, principalmente, próximos dos vasos sanguíneos que irrigam os órgãos e das principais artérias, isto é, a aorta e as artérias ilíacas internas e externas.

A linfa dos membros inferiores é drenada através dos linfonodos superficiais e profundos, incluindo grupos de linfonodos atrás dos joelhos (linfonodos poplíteos) e na virilha (linfonodos inguinais).

Funções

Defesa

A linfa flui lentamente através dos linfonodos e é filtrada pelo tecido linfático e reticular à medida que passa. O material particulado pode incluir bactérias, fagócitos mortos e vivos contendo micróbios ingeridos, células de tumores malignos, células de tecidos desgastados e danificados e partículas inaladas. O material inorgânico é destruído nos linfonodos pelos macrófagos e anticorpos. Algumas partículas inorgânicas inaladas não podem ser destruídas pela fagocitose. Estas permanecem no interior dos macrófagos, causando nenhum dano ou matando a célula. O material não filtrado e tratado em um linfonodo passa por linfonodos sucessivos e, quando a linfa entra no sangue, normalmente é eliminado com corpos estranhos e resquícios celulares. Em alguns casos, nos quais a fagocitose de bactérias é incompleta, podem estimular a inflamação e o aumento dos linfonodos (linfadenopatia).

Maturação e proliferação de linfócitos

Alguns linfócitos terminam seu processo de maturação nos linfonodos, e linfócitos T e B ativados (p. 412) se multiplicam. Os anticorpos produzidos pelos linfócitos B sensibilizados entram na linfa e no sangue drenado pelo linfonodo.

A Fig. 6.6 mostra uma eletromicrografia de varredura de um linfonodo, com células reticulares, células sanguíneas brancas e macrófagos.

Tonsilas

Tonsilas (Fig. 6.7) são coleções de tecido linfoide não capsulado localizadas estrategicamente na porção posterior da boca e da garganta, idealmente posicionadas para interceptar antígenos engolidos ou inalados. São geralmente maiores na infância e regridem com a idade. Sua estrutura apresenta fossas profundas ou fissuras para capturar bactérias, que são, então, destruídas pelas células de defesa presentes nas tonsilas. Existem três grupos principais de tonsilas.

Tonsilas faríngeas (adenoides)

Estão localizadas na parte posterior da cavidade nasal, na parede posterossuperior da parte nasal da faringe. Na infância, podem inchar como resultado de infecções respiratórias e bloquear parcialmente as passagens nasais, interferindo na respiração. Por essa razão, podem ser removidas (tonsilectomia).

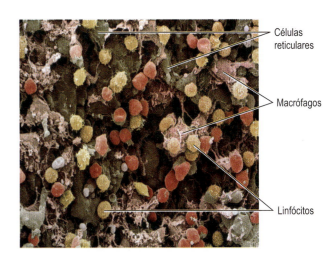

Figura 6.6 Eletromicrografia de varredura colorida do tecido linfoide. A população celular inclui células reticulares (*marrom*), macrófagos (*rosa*) e linfócitos (*amarelo*). (Steve G Schmeissner/ Science Photo Library. Reproduzida com permissão.)

SEÇÃO 2 Comunicação

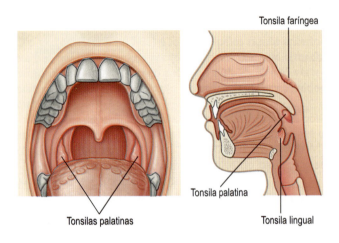

Figura 6.7 Principais tonsilas da boca e da faringe.

Tonsilas palatinas
Estas tonsilas* estão situadas na parede faríngea na porção posterior da boca. Elas também podem inchar, causando obstrução incômoda das vias aéreas, além de poderem ser removidas.

Tonsilas linguais
São coleções de tecido linfoide na parte posterior e do lado da língua.

Baço

O baço (Fig. 6.8; ver também Fig. 4.13) contém tecido linfático e reticular e é o maior órgão linfático. Está localizado na região hipocondríaca esquerda da cavidade abdominal, en-

---
Nota da tradução: podem causar obstrução das vias respiratórias e atrapalhar na deglutição, uma vez que estão situadas na parte oral da faringe, que serve para passagem de ar e alimento.

tre o fundo do estômago e o diafragma. De cor púrpura, varia de tamanho em indivíduos diferentes e geralmente tem cerca de 12 cm de comprimento, 7 cm de altura e 2,5 cm de espessura. Seu peso é de aproximadamente 200 g.

Órgãos associados ao baço
- *Superiormente e posteriormente*: diafragma
- *Inferiormente*: flexura esquerda do colo do intestino grosso
- *Anteriormente*: fundo do estômago
- *Medialmente*: pâncreas e rim esquerdo
- *Lateralmente*: diafragma, que separa o baço da 9ª, 10ª e 11ª costelas e dos músculos intercostais.

Estrutura
O baço tem um formato ligeiramente oval, com o hilo na borda médio-inferior (Fig. 6.9). A superfície anterior é coberta com peritônio. Está revestido por uma cápsula fibroelástica que penetra o órgão, formando trabéculas. O material celular, constituído de linfócitos e macrófagos, é chamado polpa esplênica e encontra-se entre as trabéculas. A polpa vermelha é a parte impregnada de sangue, e a polpa branca consiste em áreas de tecido linfático onde existem linfócitos e macrófagos ao redor dos vasos sanguíneos.

As estruturas que entram e saem do baço pelo hilo são:

- Artéria esplênica, um ramo do tronco celíaco
- Veia esplênica, uma tributária da veia porta
- Vasos linfáticos (apenas eferentes)
- Nervos.

O sangue que passa pelo baço flui em sinusoides (p. 83), que possuem poros distintos entre as células endoteliais, permitindo que ele entre em estreita associação à polpa esplênica. Isso é essencial para a remoção de células envelhecidas ou danificadas da corrente sanguínea, uma das funções do baço.

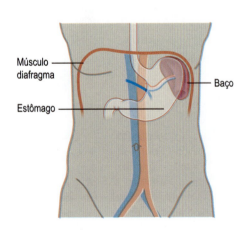
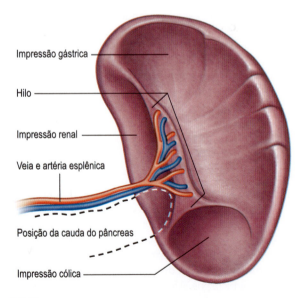

Figura 6.8 Baço.

Sistema Linfático   CAPÍTULO **6**

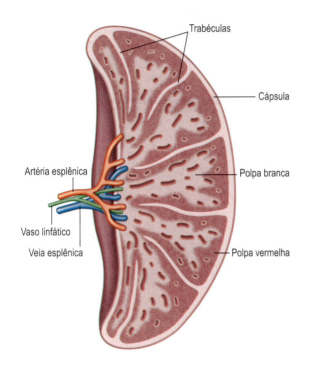

Figura 6.9 Seção do baço.

Funções

Fagocitose

Como descrito no Capítulo 4 (p. 66), eritrócitos anormais e velhos são destruídos principalmente no baço, e os produtos da degradação, a bilirrubina (ver Fig. 12.37) e o ferro, são transportados para o fígado através das veias esplênica e porta. Outros materiais celulares, como leucócitos, plaquetas e bactérias, são fagocitados no baço.

Ao contrário dos linfonodos, o baço não contém vasos linfáticos aferentes entrando nele, portanto não é exposto a doenças disseminadas pela linfa.

Armazenamento de sangue

O baço contém até 350 mℓ de sangue e, em resposta à estimulação simpática, pode rapidamente devolver a maior quantidade desse volume para a circulação, como em casos de hemorragia.

Resposta imune

O baço contém linfócitos B e T, ativados pela presença de antígenos – por exemplo, na infecção. A proliferação de linfócitos durante uma infecção grave pode causar o aumento do baço (esplenomegalia).

Eritropoese

O baço e o fígado são locais importantes na produção de células sanguíneas fetais. O baço também pode cumprir essa função em adultos em momentos de grande necessidade.

Timo

O timo localiza-se no mediastino superior atrás do esterno e se estende para a raiz do pescoço (Fig. 6.10). Pesa cerca de 10 a 15 g ao nascimento e cresce até a puberdade, quando então começa a se atrofiar. Seu peso máximo na puberdade fica entre 30 e 40 g; já na meia-idade, retorna aproximadamente ao seu peso ao nascer.

Órgãos associados ao timo

- *Anteriormente:* o esterno e as quatro cartilagens costais superiores
- *Posteriormente:* o arco da aorta e seus ramos, as veias braquiocefálicas e a traqueia
- *Lateralmente:* pulmões
- *Superiormente:* estruturas da raiz do pescoço
- *Inferiormente:* coração.

Estrutura

O timo consiste em dois lobos, unidos por tecido conjuntivo. Os lobos são envoltos por uma cápsula fibrosa que penetra seu interior dividindo-se em lóbulos, os quais formam uma estrutura de ramificação irregular contendo células epiteliais e linfócitos.

Funções

Os linfócitos são originados de células-tronco da medula óssea vermelha (Fig. 4.3). Aqueles que entram no timo se desenvolvem em linfócitos T (p. 412).

O timo produz linfócitos T maduros que podem distinguir o "próprio" tecido do corpo de outros estranhos, além de proporcionar a cada linfócito T a capacidade de reagir apenas a um antígeno específico de milhões que encontrará. Alguns linfócitos T deixam o timo e entram na corrente sanguínea, ao passo que outros entram em tecidos linfoides. A produção de linfócitos T, embora seja mais prolífica nos jovens, provavelmente continua ao longo da vida a partir de uma população residente de células-tronco no timo.

A maturação do timo e outros tecidos linfoides é estimulada pela timosina, um hormônio secretado pelas células epiteliais que formam a estrutura do timo. A atrofia do timo inicia-se na adolescência, e, com o envelhecimento, a eficácia da resposta dos linfócitos T aos antígenos diminui.

Tecido linfoide associado à mucosa

Por todo o corpo, em locais estratégicos, estão coleções de tecido linfoide que, ao contrário do baço e do timo, não estão contidos em uma cápsula. Eles contêm linfócitos T e B, que migraram da medula óssea e do timo, e são importantes na detecção precoce de invasores. Entretanto, como não contém vasos linfáticos aferentes, eles não filtram a linfa e, portanto, não estão expostos a doenças disseminadas pela linfa. O tecido linfoide associado à mucosa (MALT) é encontrado em todo o trato gastrintestinal, no trato respiratório e no trato

SEÇÃO 2 Comunicação

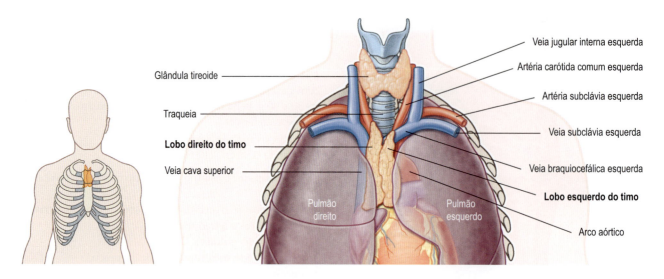

Figura 6.10 Timo e as estruturas relacionadas no adulto.

geniturinário; todos os sistemas do corpo expostos ao ambiente externo.

Os principais grupos de MALT são as tonsilas (descritas anteriormente) e os folículos linfáticos agregados (placas de Peyer; ver Fig. 12.25), que são grandes coleções de tecido linfoide no intestino delgado.

● **MOMENTO DE REFLEXÃO**

3. Descreva brevemente a estrutura de um linfonodo.
4. Qual é a função dos sinusoides no baço?

Sistema Linfático   CAPÍTULO **6**

Patologia do vaso linfático

> **Resultados esperados da aprendizagem**
>
> Após estudar esta seção, você estará apto a:
> - Explicar o papel dos vasos linfáticos na disseminação de doenças infecciosas e malignas
> - Discutir as principais causas e consequências da obstrução linfática.

As principais participações dos vasos linfáticos estão relacionadas com a disseminação de doenças no corpo e os efeitos da obstrução linfática. A Tabela 6.1 define alguns termos comuns usados na descrição da patologia do sistema linfático.

Disseminação de doença

As principais substâncias normalmente disseminadas pelos vasos linfáticos do local de origem para a circulação sanguínea são fragmentos de tumores e substâncias infectadas.

Doença maligna

Os tumores malignos expelem as células no líquido intersticial circundante, que drena para os vasos linfáticos locais e transporta as células tumorais para o conjunto mais próximo de linfonodos. Aqui, se as células tumorais chegam em número suficiente, elas podem estabelecer crescimentos secundários (metástases). Dos linfonodos locais, o tumor geralmente se espalha para outros linfonodos e/ou através da corrente sanguínea para órgãos distantes.

Infecção

Patógenos de tecidos infectados podem entrar nos vasos linfáticos. Se as células de defesa nos linfonodos forem incapazes de destruir todos os micróbios, a infecção poderá se espalhar de um linfonodo a outro e, por fim, atingir a corrente sanguínea.

Linfangite

Ocorre em algumas infecções bacterianas agudas nas quais os micróbios na linfa drenada da área infectada se espalham ao longo das paredes dos vasos linfáticos; por exemplo, na infecção aguda da mão por *Streptococcus pyogenes,* uma linha vermelha pode ser vista estendendo-se da mão até a axila. Isso é causado por um vaso linfático superficial e tecidos adjacentes inflamados. A infecção pode ser interrompida no primeiro linfonodo ou se espalhar através da rede de drenagem linfática para o sangue.

Obstrução linfática

Quando um vaso linfático é obstruído, a linfa se acumula distalmente à obstrução (linfedema). A quantidade de inchaço resultante e o tamanho da área afetada dependem do tamanho do vaso envolvido. Normalmente o linfedema leva a uma inflamação de baixo grau e fibrose do vaso linfático. As causas mais comuns são tumores e remoção cirúrgica dos linfonodos.

Tumores

Os tumores podem comprimir os vasos linfáticos, bloqueando o fluxo de linfa e a drenagem dos tecidos. Um tumor também pode se desenvolver e bloquear um vaso linfático ou linfonodo, obstruindo o fluxo linfático.

Cirurgia

Em alguns procedimentos cirúrgicos, os linfonodos são removidos porque as células cancerígenas já podem ter se espalhado para eles. Isso visa a prevenir o crescimento de tumores secundários nos linfonodos locais e a disseminação adicional da doença através do sistema linfático – os linfonodos axilares, por exemplo, podem ser removidos durante uma mastectomia (remoção da mama), o que pode obstruir a drenagem linfática e causar linfedema do braço afetado.

> ● **MOMENTO DE REFLEXÃO**
>
> 5. Explique por que a remoção da mama leva ao inchaço do braço do mesmo lado.

Tabela 6.1 Termos comuns usados na patologia do sistema linfático.

Termo	Definição
Linfangite	Inflamação dos vasos linfáticos
Linfadenite	Infecção dos linfonodos
Linfadenopatia	Aumento dos linfonodos
Esplenomegalia	Aumento do baço
Linfedema	Inchaço nos tecidos cuja drenagem linfática foi obstruída de alguma forma

Doenças dos linfonodos

> **Resultados esperados da aprendizagem**
>
> Após estudar esta seção, você estará apto a:
> - Explicar o termo "linfadenite" e listar as causas primárias
> - Descrever os efeitos das duas principais formas de linfoma
> - Explicar por que a doença secundária dos linfonodos é normalmente encontrada em pessoas com câncer.

SEÇÃO 2 **Comunicação**

Linfadenite

As linfadenites agudas (infecção aguda dos linfonodos) geralmente são causadas por micróbios transportados na linfa de outras áreas de infecção. Os linfonodos tornam-se inflamados, aumentados e congestionados com sangue, e a quimiotaxia (movimento direcionado de células de defesa para tecidos infectados e danificados) atrai uma grande quantidade de fagócitos. Se as defesas dos linfonodos (produção de fagócitos e anticorpos) estiverem sobrecarregadas, a infecção poderá ocasionar a formação de abscessos dentro do linfonodo. Os tecidos adjacentes podem vir a ser comprometidos, e as substâncias infectadas podem ser transportadas através de outros linfonodos para o sangue.

A linfadenite aguda é secundária a várias condições. Pequenas linfadenites acompanham diversas infecções e indicam uma proliferação normal de células de defesa. Uma infecção mais grave ocorre, por exemplo, no sarampo, na febre tifoide e na febre do arranhão do gato, assim como em feridas ou infecções da pele. A linfadenite crônica ocorre após infecções agudas não tratadas, na tuberculose, na sífilis e em algumas infecções de baixo grau.

Mononucleose infecciosa (febre glandular)

Trata-se de uma infecção viral altamente contagiosa, disseminada por contato direto e que normalmente ocorre em adultos jovens. Durante o período de incubação, de 7 a 10 dias, os vírus se multiplicam nas células epiteliais da faringe. Subsequentemente, espalham-se pelos linfonodos cervicais e, em seguida, para todo o tecido linfoide do corpo. As características clínicas incluem tonsilite (amigdalite), linfadenopatia e esplenomegalia. Uma complicação comum é a encefalomielite miálgica (síndrome da fadiga crônica, p. 198).

Linfomas

Os linfomas são tumores malignos do tecido linfoide, classificados como linfomas de Hodgkin ou não Hodgkin.

Linfoma de Hodgkin

O linfoma de Hodgkin (LH) é um grupo de doenças que quase sempre se apresentam com aumento indolor dos linfonodos em todo o corpo, à medida que o tecido linfoide se prolifera dentro deles. Os linfonodos superficiais no pescoço são frequentemente os primeiros a serem notados. A doença é maligna e sua causa é desconhecida. Os homens geralmente são mais afetados do que as mulheres, e os dois grupos de idade que apresentam as maiores incidências são os de 20 a 35 anos e os de 50 a 70 anos. O prognóstico varia consideravelmente, mas o padrão de disseminação é previsível porque a doença se espalha de um linfonodo ao outro e para os tecidos adjacentes, seguindo os canais linfáticos locais. A efetividade do tratamento depende, em grande parte, do estágio em que a doença começa, mas, em geral, é curável, sobretudo se for diagnosticada precocemente. A doença leva à redução da imunidade, pois a função linfática é deprimida, e é comum a infecção recorrente. À medida que os linfonodos aumentam, podem comprimir os tecidos adjacentes e os órgãos. Anemia e alterações no número de leucócitos ocorrem se a medula óssea estiver envolvida. É raro que a doença se espalhe para tecidos não linfoides ou órgãos.

Linfoma não Hodgkin

Os linfomas não Hodgkin (LNH) constituem um grupo de linfomas que são mais comuns do que o LH e podem estar associados ao estado de imunodeficiência e a certas infecções virais, incluindo HIV (p. 418). Os LNH incluem o mieloma múltiplo e o linfoma de Burkitt e podem ocorrer em qualquer tecido linfoide ou na medula óssea. São classificados de acordo com o tipo de célula envolvida e o grau de malignidade, isto é, baixo, intermediário ou alto grau. Tumores de baixo grau consistem em células bem diferenciadas e o progresso da doença é lento – a morte ocorre após um período de anos. Os linfomas de alto grau consistem em células pouco diferenciadas, e o progresso da doença é rápido, no qual a morte ocorre em semanas ou meses. Alguns tumores de grau intermediário ou baixo mudam seu *status* para alto com aumento da taxa de progresso.

A expansão dos linfonodos pode comprimir tecidos adjacentes e órgãos. A deficiência imunológica leva ao aumento da incidência de infecções, e, se a medula óssea ou o baço (ou ambos) estiver envolvida, pode haver vários graus de anemia e leucopenia.

> ● **MOMENTO DE REFLEXÃO**
>
> 6. Por que a linfadenite é frequentemente acompanhada de infecção?
> 7. Com relação aos linfomas, descreva o grau de diferenciação e a taxa de progresso de tumores de alto grau.

Distúrbios do baço

Resultados esperados da aprendizagem

Após estudar esta seção, você estará apto a:

- Identificar as principais causas da esplenomegalia.

Esplenomegalia

Trata-se do aumento do baço, normalmente secundário a outras condições, incluindo infecções, distúrbios circulatórios, doenças do sangue e neoplasmas malignos.

Infecções

O baço pode ser infectado por micróbios transmitidos pelo sangue ou por disseminação de infecções. A polpa vermelha fica cheia de sangue, enquanto os fagócitos e as células plasmáticas se acumulam em seu interior. Infecções agudas são raras.

Infecções crônicas

Algumas infecções crônicas causam esplenomegalia, mas isso geralmente é menos grave do que as infecções agudas. As infecções primárias de ocorrência mais comum incluem tuberculose (p. 291), febre tifoide (p. 355), malária e mononucleose infecciosa.

Distúrbios circulatórios

Se o fluxo sanguíneo através do fígado for impedido – por fibrose na cirrose do fígado, por exemplo, ou bloqueio venoso portal na insuficiência cardíaca do lado direito –, o sangue que retorna através da circulação portal poderá causar entupimento e aumento do baço.

Doença do sangue

A esplenomegalia pode ser causada por distúrbios sanguíneos. O baço aumenta para lidar com a carga extra de trabalho associada à remoção de células sanguíneas danificadas, desgastadas e anormais; por exemplo, na anemia hemolítica e macrocítica, na policitemia e na leucemia mieloide crônica (Capítulo 4).

A esplenomegalia pode causar distúrbios sanguíneos. Quando o baço é aumentado por qualquer razão, especialmente pela hipertensão portal, a hemólise prematura e excessiva das hemácias ou a fagocitose de glóbulos brancos normais e plaquetas levam a anemia, leucopenia e trombocitopenia acentuadas.

Tumores

Os tumores benignos e malignos primários do baço são raros, mas fragmentos de tumores espalhados pelo sangue de outras partes do corpo podem causar metástases. A esplenomegalia causada pela infiltração de células malignas é característica de algumas condições, especialmente leucemia crônica, LH e LNH.

Doenças do timo

> **Resultados esperados da aprendizagem**
>
> Após estudar esta seção, você estará apto a:
> - Descrever os principais distúrbios do timo.

O aumento do timo está associado a algumas doenças auto-imunes, tais como a tireotoxicose e a doença de Addison.

Os tumores são raros, embora a pressão causada pelo aumento do timo possa prejudicar ou interferir nas funções das estruturas adjacentes, como a traqueia, o esôfago ou as veias do pescoço.

Na miastenia grave (p. 472), a maioria dos pacientes tem hiperplasia do timo, ou timoma (a minoria), embora o papel da função tímica nesse distúrbio não seja compreendido.

Rever e revisar

Complete as sentenças a seguir:

1. O baço é praticamente _____ em formato e pesa cerca de _____ g em um adulto de estatura média. Está envolto em uma _____ que penetra no _____ pela artéria _____ que irriga o órgão. A face anterior é recuada por órgãos adjacentes, incluindo _____, _____, _____ e _____.

2. Os linfonodos do pescoço são chamados linfonodos _____. Os linfonodos das axilas são chamados linfonodos _____. Os linfonodos da virilha são chamados linfonodos _____.

Escolha uma das respostas para completar cada uma das seguintes questões:

3. A medula óssea é classificada como um tecido linfoide porque:
   a. Filtra o sangue
   b. Produz linfócitos T maduros
   c. Produz proteínas plasmáticas
   d. Produz linfócitos

4. Os capilares linfáticos são:
   a. Paredes grossas
   b. Equipados com válvulas
   c. Fundo-cego
   d. Comunicação direta com os capilares sanguíneos

5. A febre glandular:
   a. É de origem viral
   b. Não é infecciosa
   c. Envolve deficiência da medula óssea
   d. Frequentemente recorrente

SEÇÃO 2 Comunicação

6. Combine cada letra da Lista A com o número apropriado da Lista B. Você pode usar qualquer item da Lista B mais de uma vez:

Lista A
____ (a) Baço
____ (b) Timo
____ (c) Linfonodos

Lista B
1. Filtra a linfa
2. Produz linfócitos
3. É(são) encontrado(s) na cavidade abdominal
4. Filtra o sangue
5. É normalmente aumentado na miastenia grave
6. Está localizado atrás do esterno
7. Armazena sangue
8. É o maior órgão linfoide

CAPÍTULO 7

Sistema Nervoso

Células e tecidos do sistema nervoso	154
Neurônios	155
Nervos	158
Neuróglia	160
Respostas do tecido nervoso a dano	161
Sistema nervoso central	**162**
Meninges e líquido cerebrospinal	162
Encéfalo	165
Medula espinal	171
Sistema nervoso periférico	**176**
Nervos espinais	176
Nervos torácicos	182
Nervos cranianos	182
Sistema nervoso autônomo	185
Efeitos do envelhecimento no sistema nervoso	**190**
Desordens do cérebro	**192**
Aumento da pressão intracraniana	192
Ferimentos na cabeça	193
Hipóxia cerebral	194
Acidente vascular encefálico	194
Demência	196
Doença de Parkinson	196
Efeitos de venenos no encéfalo	196

Infecções do sistema nervoso central	**197**
Infecções bacterianas	197
Infecções virais	197
Doenças desmielinizantes	**199**
Esclerose múltipla	199
Encefalomielite disseminada aguda	199
Doenças da medula espinal	**199**
Neurônios motores	199
Condições motoras e sensoriais mistas	200
Doenças dos nervos periféricos	**201**
Neuropatia periférica	201
Esclerose amiotrófica lateral – síndrome de Guillain-Barré	201
Paralisia do nervo facial – paralisia de Bell	201
Anormalidades do desenvolvimento do sistema nervoso	**202**
Espinha bífida	202
Hidrocefalia	203
Tumores do sistema nervoso	**203**
Rever e revisar	**203**

O sistema nervoso detecta e responde a mudanças internas e externas ao corpo. Junto com o sistema endócrino, coordena e controla aspectos vitais das funções corpóreas e mantém a homeostase, de forma a propiciar uma resposta imediata enquanto a atividade endócrina (Capítulo 9) é, usualmente, mais lenta e prolongada.

O sistema nervoso consiste no encéfalo*, na medula espinal e nos nervos periféricos (ver Fig. 1.7). A estrutura e a organização dos tecidos que formam esses componentes possibilitam rápida comunicação entre todas as partes do corpo.

---

* *Nota da tradução*: todo o conteúdo neural da caixa craniana.

SEÇÃO 2 Comunicação

Para propósitos descritivos, as partes do sistema nervoso são agrupadas como segue:

- O sistema nervoso central (SNC), o qual consiste no encéfalo e na medula espinal
- Os nervos periféricos ou sistema nervoso periférico (SNP), o qual consiste em todos os nervos fora do SNC e da medula espinal.

O SNP compreende pares de nervos cranianos e espinais. Alguns são sensoriais (aferentes) e transmitem impulsos para o SNC; alguns são motores (eferentes) e transmitem impulsos do SNC; e outros são mistos, com fibras nervosas sensoriais e motoras. É importante considerar duas partes funcionais no SNP:

- A divisão sensorial
- A divisão motora (Fig. 7.1).

A divisão motora é formada por duas partes:

- O sistema nervoso somático, que controla os movimentos voluntários dos músculos esqueléticos
- O sistema nervoso autônomo, que controla os processos involuntários como batidas cardíacas, peristalse (p. 315) e atividade glandular. Tem duas divisões: simpática e parassimpática.

Em resumo, o SNC recebe informação sensorial do meio interno e externo pelos nervos aferentes, além de integrar e processar esses impulsos e responder, quando apropriado, enviando impulsos nervosos pelos nervos motores para os órgãos efetores: músculos e glândulas. Por exemplo, respostas que mudam o meio interno regulam funções involuntárias essenciais do corpo, como a respiração e a pressão sanguínea; respostas a mudanças do meio externo mantêm a postura e outras atividades voluntárias.

A primeira seção deste capítulo explora a estrutura e as funções dos componentes do sistema nervoso, inclusive o impacto do envelhecimento, enquanto as últimas consideram os efeitos das funções corpóreas quando um ou mais de seus componentes não funcionam normalmente.

Células e tecidos do sistema nervoso

Resultados esperados da aprendizagem

Após estudar esta seção, você estará apto a:

- Comparar e contrastar a estrutura e as funções de neurônios mielinizados e amielínicos
- Definir as funções de neurônios motores e sensoriais
- Explicar os efeitos que ocorrem após a liberação do neurotransmissor na sinapse
- Descrever brevemente as funções das células neuronais e gliais
- Descrever a resposta do tecido nervoso ao dano.

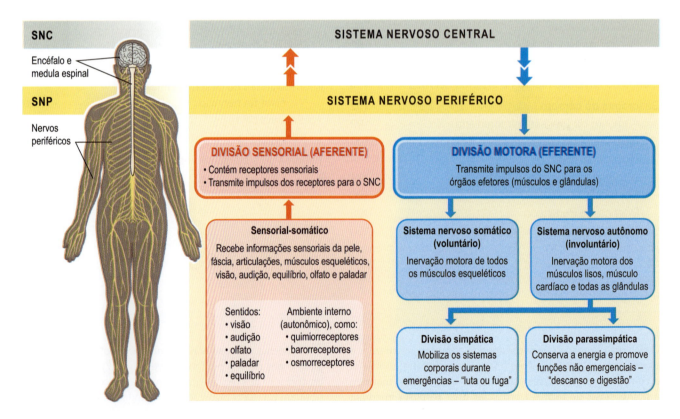

Figura 7.1 Componentes funcionais do sistema nervoso.

Há dois tipos de tecido: neuronal e neuroglial. Os neuronais (células neurais) constituem as unidades de trabalho do sistema nervoso que geram e transmitem impulsos nervosos. Os neurônios estão envolvidos em tecido conjuntivo, coletivamente chamado neuróglia, o qual é formado por diferentes tipos de células gliais. Há um vasto número de células de ambos os tipos: 1 trilhão (10^{12}) de células gliais e 10 vezes menos (10^{11}) neurônios.

Neurônios

Cada neurônio (Fig. 7.2) consiste em um corpo celular e seus processos: um axônio e, geralmente, muitos dendritos. Os neurônios são geralmente chamados células nervosas. Feixes de axônios agrupados juntos são chamados nervos. Os neurônios não se dividem e, para sobreviverem, necessitam de suprimento contínuo de oxigênio e glicose. Diferentemente de outras células, os neurônios normalmente podem sintetizar energia química (trifosfato de adenosina, ATP) apenas a partir de glicose.

Os neurônios geram e transmitem impulsos elétricos chamados potenciais de ação. A amplitude inicial do potencial de ação é mantida por todo o comprimento do axônio. Alguns neurônios iniciam potenciais de ação, enquanto outros atuam como "estações relê", onde os impulsos são transmitidos ou às vezes redirecionados.

Os potenciais de ação podem ser iniciados em resposta a estímulos:

- Externos ao corpo, tais como ondas luminosas
- Internos ao corpo – uma mudança na concentração de dióxido de carbono no sangue, por exemplo, altera a respiração; um pensamento pode resultar de um movimento voluntário.

A transmissão dos sinais nervosos pode ser elétrica ou química. O potencial de ação que se propaga pelo axônio, ou fibra nervosa, é um sinal elétrico, mas, como os axônios geralmente não fazem contato direto entre si, o sinal entre uma célula nervosa e a próxima na cadeia usualmente é químico (p. 157).

Corpos celulares

As células nervosas variam consideravelmente em tamanho e forma, mas todas são muito pequenas para serem vistas a olho nu. Os corpos celulares formam a matéria cinzenta do sistema nervoso e se localizam na periferia do córtex cerebral e cerebelar, mas também em agregados nas demais porções do SNC onde formam os núcleos, enquanto formam gânglios no SNP. Os núcleos da base do cérebro constituem exceção a esses agregados (p. 167).

Axônios e dendritos

Axônios e dendritos são extensões dos corpos celulares que formam a substância branca do sistema nervoso quando estão envoltos por bainha de mielina. Os axônios em geral se

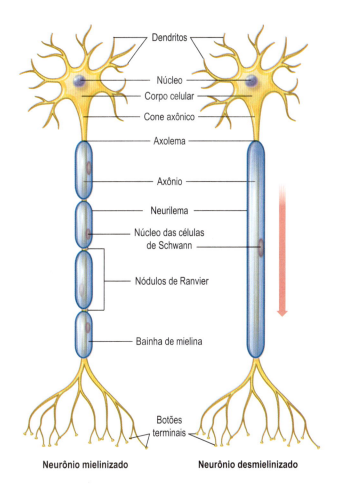

Figura 7.2 Estrutura dos neurônios. A *seta vermelha* indica a direção da condução do impulso.

localizam no interior do sistema nervoso central, podendo formar grupos denominados tratos ou fascículos. Porém, na periferia, fora do encéfalo ou da medula espinal, são denominados nervos.

Axônios

Cada célula neural tem apenas um axônio, que se inicia em uma área afilada do corpo celular, o cone axônico. Os axônios carreiam impulsos para fora do corpo celular e são usualmente muito mais longos que os dendritos, podendo ter mais de 100 cm de comprimento, dependendo da altura do indivíduo.

Estrutura de um axônio

A membrana do axônio é chamada axolema e circunda a extensão citoplasmática do corpo celular.
Neurônios mielinizados. Os grandes axônios e aqueles dos nervos periféricos são envoltos por uma bainha de mielina (Figs. 7.3A e C). Essa bainha é formada por séries de células de Schwann arranjadas ao longo do axônio. Cada uma dessas células se enrola ao redor do axônio, de forma que ele fica coberto por várias camadas concêntricas da membrana plasmática das células de Schwann. Entre essas camadas,

SEÇÃO 2 Comunicação

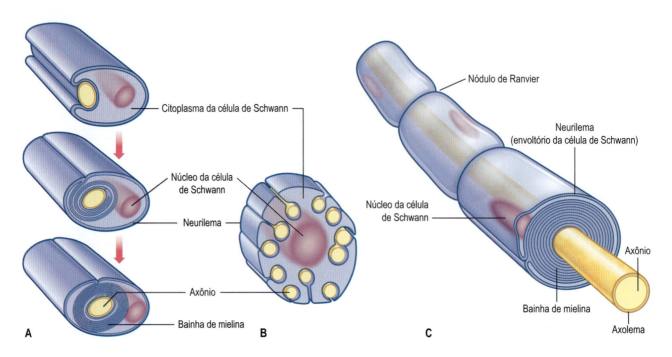

Figura 7.3 Arranjo da mielina. (A) Neurônio mielinizado. (B) Neurônio desmielinizado. (C) Comprimento do axônio mielinizado.

há uma porção de substância gordurosa chamada mielina. A camada mais externa da membrana plasmática da célula de Schwann é chamada neurilema. Há diminutas porções expostas do axolema entre células de Schwann adjacentes ao redor do axônio, e essas partes expostas são chamadas nódulos de Ranvier (ver Fig. 7.2), os quais permitem a condução do impulso nervoso. A Fig. 7.4 mostra um corte em uma fibra nervosa na região do nódulo de Ranvier, onde a área sem mielina pode ser vista claramente.

Neurônios amielínicos. As fibras pós-ganglionares e algumas no SNC são amielínicas. Nesse tipo de fibra, diversos axônios estão envoltos em uma célula de Schwann (ver Fig. 7.3B). As células de Schwann adjacentes estão em íntima associação e não apresentam porção de axolema exposto. A condução dos potenciais de ação é significativamente menor nas fibras amielínicas.

Dendritos

Estes compõem os vários processos curtos que recebem e conduzem potenciais de ação para os corpos celulares dos neurônios. Os dendritos têm a mesma estrutura dos axônios, mas são menores e ramificados. Nos neurônios motores, formam parte das sinapses (ver Fig. 7.7), e nos neurônios sensoriais formam receptores que respondem a estímulos específicos, tais como terminais de dor.

Potencial de ação (impulso nervoso)

Um impulso nervoso é iniciado pela estimulação dos terminais nervosos sensoriais ou pela passagem de um impulso de uma a outra célula nervosa. A transmissão do potencial de ação é efetuada pelo movimento de íons pela membrana

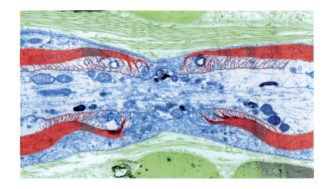

Figura 7.4 Nódulo de Ranvier. Eletromicrografia de transmissão colorida de uma seção longitudinal de uma fibra nervosa mielinizada. O tecido nervoso é mostrado em *azul*. E a mielina em *vermelho*. (CMEABG – UCBL1, ISM/Science Photo Library. Reproduzida com permissão.)

celular do neurônio. No estado de repouso, a membrana do axônio está polarizada devido a diferenças de concentração iônica em ambos os lados da membrana plasmática. Isso significa que há diferença na distribuição de cargas elétricas em ambos os lados da membrana plasmática, a qual é chamada potencial de repouso da membrana. Nessa condição, as cargas do lado interno da membrana são negativas, e as do lado externo, positivas. Os principais íons envolvidos nessa diferença de potencial são:

- Sódio (Na^+), o principal cátion extracelular
- Potássio (K^+), o principal cátion intracelular.

No estado de repouso, há uma tendência contínua de difusão desses íons a favor do seu gradiente de concentração, isto é: K^+ para fora e Na^+ para dentro das células. Quando estimulado o neurônio, muda a permeabilidade da membrana celular a esses íons. Em resposta à chegada de um potencial de ação, os canais de sódio na membrana se abrem, e o Na^+ flui para dentro do axônio a partir do fluido extracelular, o que causa a despolarização e dispara um potencial de ação. A despolarização é muito rápida e propicia a condução de um impulso nervoso ao longo de toda a extensão do axônio daquele neurônio em poucos milissegundos. Isso ocorre do ponto de estimulação em uma direção apenas, isto é, para longe desse ponto de estimulação para a área do potencial de repouso. A transmissão do potencial de ação é dita unidirecional porque a membrana atrás desse potencial que está se propagando fica temporariamente refratária ou inexcitável até a repolarização ocorrer.

Quase imediatamente após a entrada de Na^+, os canais de K^+ se abrem e o K^+ flui para fora do axônio. O movimento desses íons faz retornar o potencial de membrana para o estado de repouso. Esse intervalo é denominado período refratário, durante o qual a reestimulação não é possível. A ação da bomba de sódio-potássio, que está em contínua operação, expele Na^+ da célula em troca por K^+ (p. 158), retornando assim os níveis de Na^+ e K^+ ao estado do potencial de repouso original do neurônio.

Nos neurônios mielinizados, as propriedades isolantes da bainha de mielina restringem o movimento dos íons. Portanto, as mudanças das cargas elétricas através da membrana podem ocorrer apenas nos intervalos da bainha de mielina, isto é, nos nódulos de Ranvier (ver Fig. 7.2). Quando ocorre um impulso no nódulo, a despolarização passa ao longo da bainha de mielina para o próximo nódulo, de forma que o fluxo de corrente parece "saltar" de um nódulo para o próximo. Esse movimento é chamado condução "saltatória" (Fig. 7.5).

A velocidade de condução depende do diâmetro do neurônio: quanto maior ele for, mais rápida será a condução. Ainda, as fibras mielinizadas conduzem potenciais de ação mais rapidamente que as fibras amielínicas porque a condução saltatória é mais rápida que a condução contínua ou de propagação simples que ocorre nelas (Fig. 7.6). As fibras mais rápidas podem conduzir potenciais de ação para, por exemplo, músculos esqueléticos à velocidade de 130 m/s, enquanto as fibras mais lentas conduzem impulsos a 0,5 m/s.

Sinapse e neurotransmissores

Há sempre mais de um neurônio envolvido na transmissão de um impulso nervoso desde a sua origem até o seu destino, motor ou sensorial. Não há contato físico entre dois neurônios nas sinapses químicas. O ponto onde o potencial de ação passa do terminal pré-sináptico ao pós-sináptico é chamado sinapse (Fig. 7.7). Em seu terminal livre, o axônio do neurônio pré-sináptico se divide em minúsculos ramos que terminam em pequenas intumescências, chamadas botões sinápticos. Estes estão em proximidade íntima com os dendritos e o corpo celular do neurônio pós-sináptico. O espaço entre eles é chamado fenda sináptica. Os botões sinápticos contêm vesículas sinápticas esféricas aderidas à membrana, as quais armazenam substância química, o neurotransmissor que é liberado na fenda sináptica. Os neurotransmissores são sintetizados pelos corpos celulares dos neurônios e, em seguida, transportados ao longo do axônio e armazenados nas vesículas sinápticas. Eles são liberados por exocitose em resposta ao potencial de ação na fenda sináptica de onde irão se difundir e atuar em sítios específicos da membrana pós-sináptica. Sua ação tem curta duração porque, imediatamente após agirem na membrana pós-sináptica, são inativados ou captados de volta no botão sináptico. Algumas drogas importantes mimetizam, neutralizam (antagonizam) ou prolongam a atividade do neurotransmissor. Os neurotransmissores usualmente têm efeito excitatório nos receptores pós-sinápticos, mas algumas vezes atuam como inibidores.

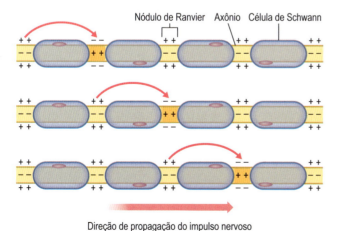

Figura 7.5 Condução saltatória do potencial de ação em uma fibra nervosa mielinizada.

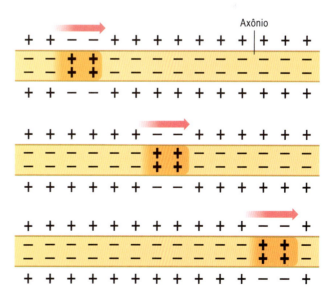

Figura 7.6 Propagação simples do potencial de ação em uma fibra nervosa não mielinizada. As *setas vermelhas* indicam a direção da transmissão por impulso.

SEÇÃO 2 Comunicação

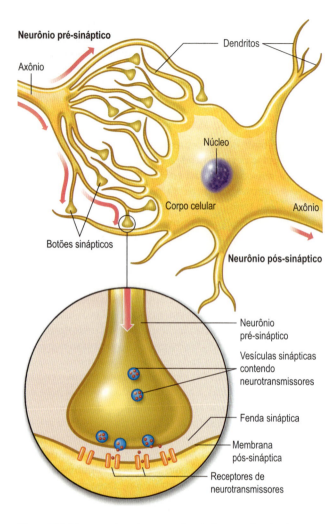

Figura 7.7 Sinapse. As *setas vermelhas* indicam a direção de propagação do potencial de ação.

Há mais de 50 neurotransmissores no encéfalo e na medula espinal, incluindo noradrenalina (norepinefrina), adrenalina (epinefrina), dopamina, histamina, serotonina, ácido gama-aminobutírico (GABA) e acetilcolina. Outras substâncias, tais como encefalinas, endorfinas e substância P, têm papel especializado, por exemplo, na transmissão de sinais de dor. A Fig. 7.8 apresenta um resumo dos principais neurotransmissores do sistema nervoso periférico.

Nervos

Um nervo é formado por vários neurônios agregados em feixes (os feixes de fibras nervosas no SNC são conhecidos como tratos ou fascículos). Por exemplo, nervos grandes, como o isquiático (p. 181), contêm dezenas ou milhares de axônios. Cada feixe tem várias camadas protetoras de tecido conjuntivo (Fig. 7.9):

- O endoneuro é formado por um tecido delicado que circunda cada fibra individualmente, de forma que o axônio é contínuo com o septo que passa para o interior do perineuro
- O perineuro é formado pelo tecido conjuntivo liso que envolve cada feixe de fibras nervosas
- O epineuro é formado por tecido fibroso que circunda e envolve vários feixes de fibras nervosas. A maioria das fibras grandes é coberta por ele.

Nervos sensoriais ou aferentes

Os nervos sensoriais conduzem informação do corpo para a medula espinal (ver Fig. 7.1). Os impulsos podem, então, passar para o encéfalo ou para neurônios dos circuitos de arcos reflexos na medula espinal (p. 175).

Receptores sensoriais

Os neurônios sensoriais possuem especializações nos terminais que respondem a diferentes e específicos estímulos (mudanças) internos ou externos ao corpo.

Receptores somáticos, cutâneos ou gerais

Estes receptores estão imersos na pele e captam sensações de dor, tato, pressão, calor e frio. Terminais de nervos sensoriais na pele se ramificam em pequenos filamentos sem revestimento de mielina (ver Fig. 14.4). Quando estimulados, um potencial de ação é gerado e transmitido pelo nervo sensorial para o encéfalo, onde a sensação é percebida.

Proprioceptores

Estes receptores estão inseridos nos músculos e nas juntas (Capítulo 16). Eles enviam informações para o cérebro quanto à posição do corpo e suas partes no espaço, possibilitando a manutenção da postura e do equilíbrio.

Receptores especiais

Existem receptores especializados para a visão, audição, equilíbrio, olfato e paladar, os quais serão discutidos em detalhe no Capítulo 8.

Nervos autonômicos aferentes

Estes nervos têm origem em órgãos internos, glândulas e tecidos – por exemplo, os barorreceptores envolvidos no controle da pressão sanguínea (Capítulo 5) e os quimiorreceptores envolvidos no controle da respiração (Capítulo 10) – e estão associados à regulação reflexa de atividade involuntária e dor visceral.

Nervos motores ou eferentes

Os nervos motores originam-se no encéfalo, na medula espinal e nos gânglios autonômicos. Eles transmitem impulsos aos órgãos efetores: músculos e glândulas (ver Fig. 7.1). Além disso, são de dois tipos:

- Nervos somáticos – envolvidos nas contrações voluntárias e reflexas dos músculos esqueléticos
- Nervos autonômicos (simpáticos e parassimpáticos) – envolvidos na contração dos músculos cardíaco, liso e na secreção glandular, assim como em funções involuntárias.

Sistema Nervoso CAPÍTULO 7

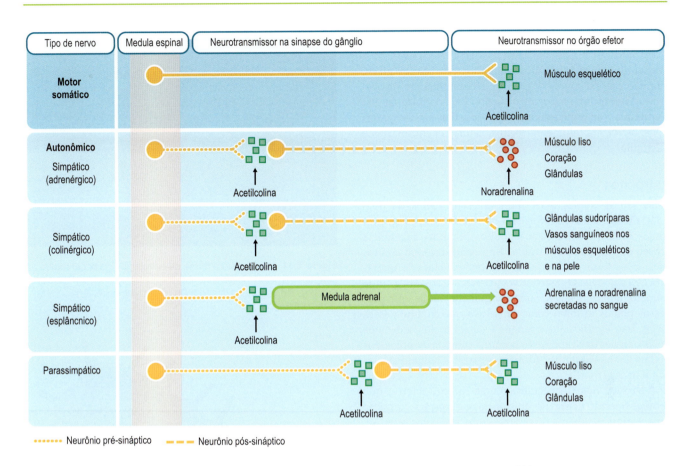

Figura 7.8 Principais neurotransmissores nas sinapses do sistema nervoso periférico.

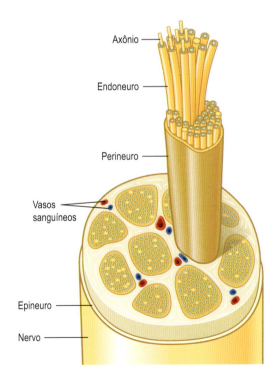

Figura 7.9 Corte transversal de um nervo periférico mostrando os revestimentos protetores dos tecidos conjuntivos.

Há um ou dois nervos envolvidos nas vias do SNP (ver Fig. 7.8). Vias motoras de nervos somáticos, que suprem os músculos esqueléticos (voluntários), possuem apenas um único neurônio que emerge da medula espinal e conduz as informações trazidas pelos neurônios motores superiores (células piramidais do córtex motor) diretamente para o músculo esquelético. Esse nervo é chamado nervo do neurônio motor inferior (p. 174); sua sinapse com o músculo é especificamente chamada junção neuromuscular (p. 186), onde o neurotransmissor é sempre a acetilcolina. As vias neurais autonômicas (p. 186) envolvem dois neurônios, o pré-ganglionar, que emerge da medula espinal e estabelece sinapse com um segundo neurônio, e o pós-sináptico, que estabelece sinapse com o tecido efetor, por exemplo, o músculo cardíaco, músculo liso ou glândulas. Os principais neurotransmissores nessas vias são a noradrenalina (norepinefrina) e a acetilcolina.

Nervos mistos

Na medula espinal, os nervos sensoriais e motores estão arranjados em grupos separados, ou tratos. Fora da medula espinal, quando os nervos sensorial e motor são envolvidos dentro da mesma camada de tecido conjuntivo, são chamados nervos mistos.

159

SEÇÃO 2 Comunicação

Neuróglia

Os neurônios do SNC são sustentados por células gliais, que não são excitáveis (Fig. 7.10). Diferentemente das células nervosas, que não podem se dividir, as células da glia continuam a se replicar por toda a vida. Elas são de quatro tipos: astrócitos, oligodendrócitos, células ependimárias e micróglia.

Astrócitos

Estas são as células mais abundantes da neuróglia (Fig. 7.11). Os astrócitos têm formato de estrela, com finos processos ramificados, e estão envoltos por uma substância à base de mucopolissacarídeo. Na região terminal das ramificações livres, há pequenas intumescências, chamadas processos podais. Os astrócitos são encontrados, em grande número, adjacentes aos vasos sanguíneos, onde seus processos podais formam como uma luva que circunda esses vasos. Isso significa que o sangue é separado dos neurônios pelas paredes dos capilares e por uma camada de processos podais, os quais, juntos, formam a barreira hematoencefálica (Fig. 7.12).

A barreira hematoencefálica é uma barreira seletiva que protege o tecido neural de substâncias e variações químicas potencialmente tóxicas do sangue, como após uma refeição. O oxigênio e o gás carbônico, glicose e substâncias lipossolúveis, tais como o álcool, rapidamente atravessam a barreira hematoencefálica e entram no tecido neural. Algumas moléculas grandes, muitas drogas, íons inorgânicos e aminoácidos passam mais lentamente, ou não, do sangue para o tecido neural.

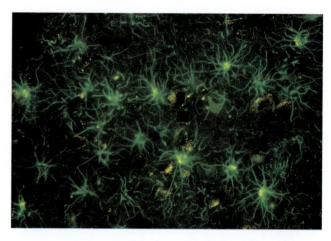

Figura 7.11 Astrócitos em forma de estrela no córtex cerebral. (Standring S, 2004 Gray's anatomy: the anatomical basis of clinical practice, 39ª edition. Edimburgo: Churchill Livingstone. Reproduzida com permissão.)

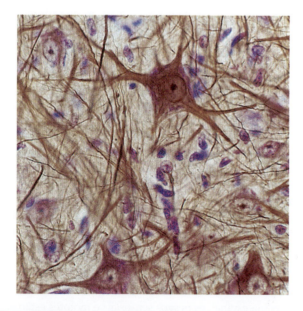

Figura 7.10 Neurônios e células da glia. Micrografia de luz manchada de neurônios (*cor dourada*) e núcleos das células gliais mais numerosas (*azul*). (Young B, Lowe JS, Stevens A et al. 2006 Wheater' s functional histology: a text and colour atlas. Edimburgo: Churchill Livingstone. Reproduzida com permissão.)

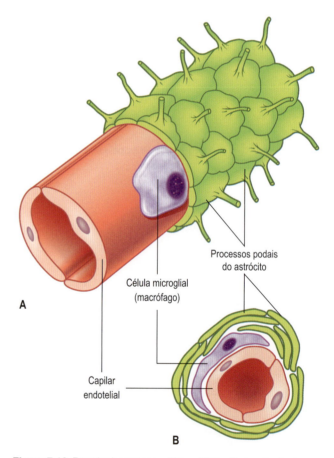

Figura 7.12 Barreira hematoencefálica. (A) Seção longitudinal. (B) Seção transversal.

Oligodendrócitos

Estas células são menores que os astrócitos. São encontradas em agregados circundando os corpos celulares da substância cinzenta e se dispõem adjacentes, e ao longo do comprimento, das fibras mielinizadas no SNC. Como as células de

Schwann no SNP, os oligodendrócitos formam e mantêm a mielina no SNC.

Células ependimárias

Essas células formam o revestimento dos ventrículos do encéfalo e o canal central da medula espinal. Aquelas que formam o plexo coroide dos ventrículos secretam o liquor, também conhecido como líquido cerebrospinal. Algumas dessas células possuem cílios que auxiliam o fluxo do líquido cerebrospinal entre os ventrículos.

Micróglia

São as menores e menos numerosas células da glia; acredita-se que sejam originárias de monócitos que migram do sangue para o sistema nervoso antes do nascimento. Espalhadas por todo o sistema nervoso, as micróglias migram e se tornam fagocíticas, removendo micróbios e tecido lesado, em áreas de inflamação e destruição celular.

Respostas do tecido nervoso a dano

Diferentemente da neuróglia, que tem a capacidade de se reproduzir, os neurônios alcançam a maturidade poucas semanas após o nascimento e não podem mais se dividir.

Danos aos neurônios podem causar tanto necrose rápida com falha funcional aguda como lenta atrofia com gradual aumento de disfunção. Essas mudanças podem resultar de:

- Hipóxia e anóxia
- Déficits nutricionais
- Venenos, tais como chumbo orgânico
- Trauma
- Infecções
- Envelhecimento
- Hipoglicemia.

Regeneração de nervos periféricos

Os axônios dos nervos periféricos em algumas condições podem se regenerar, caso o seu corpo celular esteja intacto (Fig. 7.13). Distal ao dano, o axônio e a camada de mielina desintegram e são removidos por macrófagos; o músculo suprido pela fibra danificada sofre atrofia na ausência de estímulo neural. O neurilema, então, se regenera (cerca de 1,5 mm por dia) a partir do ponto de lesão até a estrutura efetora ao longo de sua via original, devido às duas partes do neurilema que estão em aposição próxima (Fig. 7.13A). A nova célula de Schwann desenvolve dentro do neurilema e, assim, propicia a via dentro da qual o axônio pode se regenerar.

A restauração da função depende do restabelecimento satisfatório das conexões neurais com o órgão efetor. Quando o neurilema está fora da posição ou destruído, os axônios que brotam e as células de Schwann formam um agregado

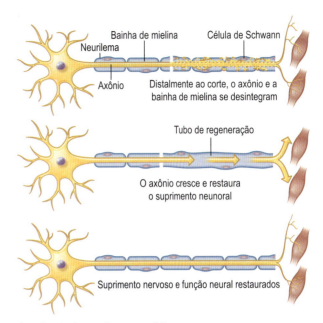

A   Terminais cortados em aposição

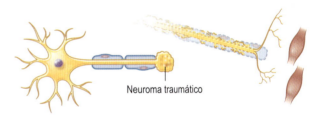

B   Terminais cortados sem aposição

Figura 7.13 Regeneração dos nervos periféricos após lesão.

semelhante a tumor (neuroma traumático), o que causa dor grave, por exemplo, após algumas fraturas e a amputação de membros (Fig. 7.13B).

Dano neuroglial

Astrócitos

Quando estas células são danificadas, seus processos se multiplicam e formam uma rede ou "cicatriz", que inibe a regeneração dos neurônios danificados no SNC.

Oligodendrócitos

Estas células aumentam em número ao redor dos neurônios em degeneração e são destruídas em doenças desmielinizantes como a esclerose múltipla (p. 199).

Micróglia

Onde há inflamação e destruição celular a micróglia é ativada e migra para o local do dano, onde ela se torna fagocítica. Isso é evidente, por exemplo, na esclerose múltipla (p. 199), na doença de Alzheimer (p. 196) e no acidente vascular encefálico (derrame; p. 194).

SEÇÃO 2 Comunicação

> **● MOMENTO DE REFLEXÃO**
>
> 1. Descreva a transmissão de um potencial de ação.
> 2. Explique por que a velocidade de condução do impulso nervoso é maior em neurônios mielinizados do que em neurônios amielínicos.

Sistema nervoso central

O SNC consiste no encéfalo e na medula espinal (ver Fig. 7.1). Essas estruturas essenciais estão bem protegidas contra dano: o encéfalo está envolvido pelo crânio, e a medula espinal está envolvida pela coluna vertebral. Os envoltórios membranosos chamados meninges fornecem proteção adicional. A estrutura e as funções das meninges, encéfalo e medula espinal serão exploradas nesta seção.

Meninges e líquido cerebrospinal

> **Resultados esperados da aprendizagem**
>
> Após estudar esta seção, você estará apto a:
> - Descrever a estrutura das meninges
> - Descrever o fluxo do líquido cerebrospinal no encéfalo
> - Listar as funções do líquido cerebrospinal.

Meninges

O encéfalo e a medula espinal estão completamente envoltos por três camadas de tecido, as meninges (Fig. 7.14), que se situam entre o crânio e o tecido nervoso e entre o forame vertebral e a medula espinal.

Nomeadas de fora para dentro, elas são:

- Dura-máter
- Aracnoide-máter
- Pia-máter.

No encéfalo, há dois espaços associados com as meninges:

- O espaço subdural – é um espaço potencial que se situa entre as meninges, dura-máter e aracnoide-máter, que contém uma diminuta quantidade de fluido seroso
- O espaço subaracnóideo – separa as meninges aracnoide-máter e pia-máter e contém o líquido cerebrospinal

Esses espaços se continuam no canal espinal, o qual contém um espaço adicional: o epidural (ver Fig. 7.26).

Dura-máter

A dura-máter encefálica é formada por duas camadas de tecido fibroso denso. A camada externa se adere ao periósteo na superfície interna dos ossos do crânio, e a camada interna propicia proteção ao tecido nervoso, recobrindo-o. Há apenas um espaço potencial entre as duas camadas da dura-máter, exceto onde se aderem, formando extensões membranosas que parcialmente dividem a cavidade craniana, que são:

- A foice do cérebro, que separa os dois hemisférios cerebrais (ver Fig. 7.14)
- A foice do cerebelo, que separa os dois hemisférios cerebelares
- O tentório (que significa "semelhante a tenda") cerebelar, ou tentório do cerebelo, que separa o cérebro do cerebelo (ver Fig. 7.14)

O sangue venoso do cérebro drena nos seios venosos entre as duas camadas da dura-máter. O seio sagital superior é formado pela foice do cérebro, e o tentório do cerebelo forma os seios reto e transverso (ver Fig. 5.33).

A dura-máter espinal forma uma membrana frouxa ao redor da medula espinal, que se estende desde o forame magno até a segunda vértebra sacral. A partir daí, ela envolve o filamento terminal, e eles se fundem com o periósteo do cóccix. É uma extensão da camada interna da dura-máter cerebral, está separada do periósteo das vértebras e ligamentos internos do canal medular pelo espaço epidural (ver Fig. 7.26), onde contém vasos sanguíneos e tecido conjuntivo areolar. Essa membrana da dura-máter está ligada ao forame magno e por prolongamentos de tecido fibroso ao ligamento posterior longitudinal em vários intervalos ao longo de seu comprimento. Os nervos aferentes e eferentes da medula espinal passam pelo espaço epidural. Esses ligamentos estabilizam a medula espinal no canal vertebral. Corantes usados para fins de diagnóstico e anestésicos ou analgésicos locais para minimizar a dor podem ser injetados no espaço epidural.

Aracnoide-máter

Esta é uma camada de tecido fibroso localizada entre a dura-máter e a pia-máter. Está separada da dura-máter pelo espaço subdural, o qual contém pequena quantidade de líquido, e da pia-máter pelo espaço da subaracnoide-máter, o qual contém o LCE. A aracnoide-máter passa sobre as circunvoluções do encéfalo e acompanha a camada interna da dura-máter na formação da foice do cérebro. Ela se continua inferiormente, envolve a medula espinal (ver Fig. 7.25) e termina se fundindo à dura-máter ao nível da segunda vértebra sacral.

Pia-máter

Esta é uma delicada camada de tecido conjuntivo, que possui muitos vasos sanguíneos diminutos. Adere-se ao encéfalo e cobre completamente as circunvoluções, bem como se aprofunda em cada sulco e fissura. A pia-máter se continua inferiormente e envolve a medula espinal (ver Fig. 7.25). Ao término da medula espinal, ela se continua com o filamento terminal, perfura o tubo da aracnoide-máter e, unida com a dura-máter, se funde ao periósteo do cóccix (ver Fig. 7.26).

Sistema Nervoso CAPÍTULO 7

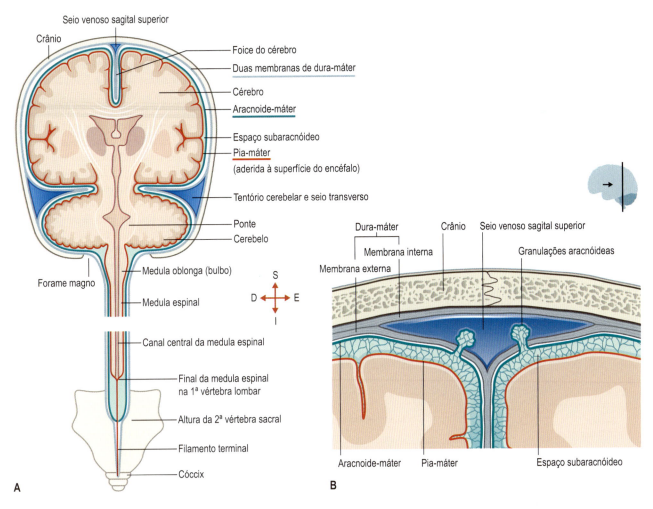

Figura 7.14 Meninges. (A) Seção frontal do cérebro. (B) Arranjo no seio sagital superior.

Ventrículos do encéfalo e o líquido cerebrospinal

O encéfalo contém quatro cavidades de formato irregular, ou ventrículos, que contêm o LCE (Fig. 7.15):

- Ventrículos laterais direito e esquerdo
- Terceiro ventrículo
- Aqueduto cerebral
- Quarto ventrículo.

Ventrículos laterais

Estas cavidades se localizam nos hemisférios cerebrais, uma de cada lado do plano mediano, logo abaixo do corpo caloso. Estão separadas uma da outra por uma fina membrana, o septo pelúcido, e seu interior é revestido por epitélio ciliado. Ambos os ventrículos laterais se comunicam com o terceiro ventrículo pelo forame interventricular.

Terceiro ventrículo

O terceiro ventrículo é uma cavidade situada sob e entre os ventrículos laterais entre as duas partes do tálamo. Comunica-se com o quarto ventrículo por um canal, o aqueduto cerebral.

Aqueduto cerebral

É um canal que comunica o terceiro ao quarto ventrículo e se localiza no cerne do mesencéfalo, o qual atravessa até encontrar o quarto ventrículo.

Quarto ventrículo

O quarto ventrículo é uma cavidade com forma de diamante invertido, localizada abaixo e atrás do terceiro ventrículo, entre o cerebelo, a ponte e a medula oblonga. Ele é contínuo com o canal central da medula espinal e se comunica com o espaço subaracnoide por um forame no seu teto e dois foramens laterais, na região abaixo do cerebelo. O LCE entra no espaço subaracnoide por esses foramens.

Líquido cerebrospinal – liquor

O líquido cerebroespinal (LCE), produzido por células especializadas (plexo coroide) nos ventrículos, circula constantemente dos ventrículos para o espaço subaracnoide do encéfalo e da medula espinal.

SEÇÃO 2 Comunicação

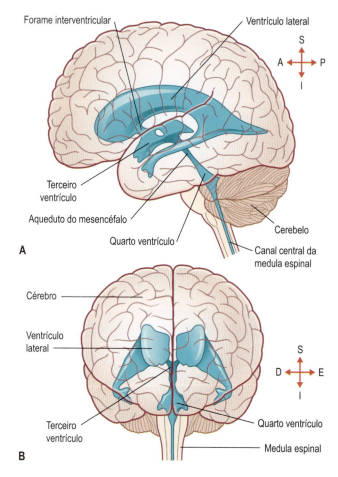

Figura 7.15 Os ventrículos do cérebro. (A) Visão do lado esquerdo. (B) Visão anterior.

O LCE é claro, ligeiramente alcalino, com densidade específica de 1,005 e contém:

- Água
- Sais minerais
- Glicose
- Proteínas plasmáticas: pequenas quantidades de albumina e globulina e alguns leucócitos
- Pequenas quantidades de creatinina
- Pequenas quantidades de ureia.

O LCE é produzido em cada ventrículo pelo plexo coroide. Estes são formados por pequenas áreas de tecido rico em vasos sanguíneos, circundados por células do epêndima aderido às paredes dos ventrículos. O LCE volta à circulação por pequeninas projeções da aracnoide-máter semelhantes a pés, chamadas vilosidades aracnóideas (granulações aracnóideas, ver Fig. 7.14B), as quais se projetam para o interior dos seios venosos. O movimento do LCE do espaço subaracnóideo para os seios venosos depende da diferença de pressão em cada lado das paredes de vilosidades aracnóideas, as quais agem como válvulas de uma via única. Quando a pressão do LCE é maior, as vilosidades aracnóideas colapsam e, assim, previnem a passagem de constituintes do sangue no LCE. A absorção do LCE deve ocorrer, também, pelas células das paredes dos ventrículos onde ele é formado e circula.

Do teto do quarto ventrículo, o LCE flui pelo forame para o espaço da subaracnoide-máter e irá envolver completamente todo o SNC, encéfalo e medula espinal (Fig. 7.16). Embora não haja uma bomba para o LCE, seu movimento é auxiliado pela pulsação dos vasos sanguíneos, respiração e postura.

O LCE é secretado continuamente à taxa de 0,5 mℓ por minuto, isto é, 730 mℓ por dia. O volume presente no SNC permanece constante ao redor de 150 mℓ, uma vez que a absorção é compensada pela secreção. O LCE pode ser amostrado pela inserção de uma agulha no espaço subaracnóideo acima ou abaixo da 4ª vértebra lombar, a qual está ao redor de 2 cm abaixo do final da medula espinal. Esse procedimento é conhecido como punção lombar; a pressão do LCE pode ser aferida acoplando-se um tubo vertical à agulha inserida.

A pressão permanece bastante estável e, ao redor de 10 cm H_2O, quando o indivíduo está deitado sobre um dos lados do corpo, e sobe para 30 cm H_2O, quando o indivíduo está sentado. Caso o encéfalo esteja aumentado, por exemplo, por hemorragia ou tumor, o LCE é de alguma forma compensado e apresenta volume reduzido. Por outro lado, caso o volume do encéfalo esteja reduzido por degeneração ou atrofia, o volume do LCE é aumentado.

Funções do líquido cerebrospinal

O LCE propicia suporte e proteção ao encéfalo e à medula espinal ao manter a pressão ao redor dessas estruturas vitais

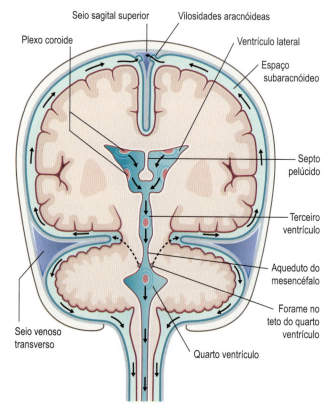

Figura 7.16 Seção frontal do crânio. *Setas pretas*, fluxo de líquido cerebrospinal.

e por atuar como um amortizador de choque ou pressão entre o encéfalo e a caixa craniana.

O LCE mantém a umidade do encéfalo e da medula espinal e atua também como meio de troca de nutrientes e metabólitos entre o LCE e o meio intersticial do encéfalo. Está envolvido, ainda, na regulação da respiração, pois banha a superfície do bulbo (medula oblonga), onde os quimiorreceptores respiratórios centrais estão localizados (Capítulo 10).

Encéfalo

> **Resultados esperados da aprendizagem**
>
> Após estudar esta seção, você estará apto a:
> - Descrever o suprimento sanguíneo do encéfalo
> - Nomear os lobos e o sulco principal do encéfalo
> - Esboçar as funções do encéfalo
> - Identificar as principais áreas sensoriais e motoras do cérebro
> - Esboçar a posição e as funções do tálamo e hipotálamo
> - Descrever a posição e as funções do mesencéfalo, ponte, medula oblonga e sistema reticular ativador
> - Descrever a estrutura e as funções do cerebelo.

O cérebro é um grande órgão, que pesa cerca de 1,4 kg e está localizado internamente à cavidade craniana. Suas partes são (Fig. 7.17):

- Encéfalo
- Cerebelo.

Suprimento sanguíneo e drenagem venosa

O ciclo arterioso e as artérias que o formam (ver Fig. 5.31) desempenham papel vital na manutenção do suprimento contínuo de oxigênio e glicose ao encéfalo quando a cabeça se movimenta e quando uma artéria está estreitada. O encéfalo recebe cerca de 15% do débito cardíaco, aproximadamente 750 mℓ de sangue/min. A autorregulação do diâmetro das artérias mantém o fluxo sanguíneo constante e compensa as flutuações na pressão sanguínea sistêmica. Esse mecanismo protege o encéfalo, ao manter a pressão sanguínea na faixa de 65 a 140 mmHg.

O sangue venoso do encéfalo é drenado para o espaço dos seios venosos da dura-máter, que daí segue inferiormente para as veias jugulares internas (ver Fig. 5.33).

Cérebro

Esta é a parte maior do encéfalo e ocupa as fossas anterior e média do crânio (ver Fig. 16.12). Ele é dividido por uma fenda profunda, a fissura longitudinal do cérebro, em hemisférios cerebrais direito e esquerdo, cada qual contendo um dos ventrículos laterais. Interna e profundamente os hemisférios estão conectados por uma massa de substância branca (fibras nervosas) chamada corpo caloso. A foice do cérebro é formada pela dura-máter (ver Fig. 7.14). Ela separa os dois hemisférios cerebrais e penetra profundamente até o corpo caloso. A parte superficial do cérebro é composta pelos corpos celulares dos neurônios (substância cinzenta) que formam o córtex cerebral, enquanto as camadas mais profundas desse córtex possuem fibras nervosas, axônios (substância branca), que se projetam para e das diferentes áreas do córtex cerebral e mesmo do SNC.

A superfície do córtex cerebral apresenta muitas circunvoluções e invaginações de profundidade variada. As áreas expostas formam os giros (circunvoluções), e estes são separados pelos sulcos (fissuras). Essas circunvoluções ampliam em muito a área de superfície do cérebro.

Para propósitos descritivos, cada hemisfério do cérebro está dividido em lobos, cujo nome repete o dos ossos do crânio que estão em contato com eles:

- Frontal
- Parietal
- Temporal
- Occipital.

Os limites dos lobos estão marcados por sulcos profundos. Estes são os sulcos: central, lateral e parieto-occipital (Fig. 7.18).

Tratos cerebrais e núcleos da base

A superfície do córtex cerebral é composta de substância cinzenta (corpos celulares de neurônios). Os lobos do cérebro são conectados internamente por massas de fibras nervosas mielinizadas, ou tratos, os quais compõem a substância branca do cérebro (Fig. 7.19). As fibras aferentes e eferentes que ligam as várias partes do cérebro e da medula espinal são:

- Tratos de associação (arqueado), que são numerosos e conectam diferentes partes de um hemisfério cerebral ao estender-se de um giro a outro. Alguns são de giros adjacentes, e outros, de giros distantes
- Tratos comissurais, que conectam áreas correspondentes dos dois hemisférios; a maior e mais importante comissura é o corpo caloso
- Tratos de projeção, que conectam o córtex cerebral com a substância cinzenta de partes internas do encéfalo e com a medula espinal, como a cápsula interna.

A cápsula interna (Fig. 7.19) é um importante trato de projeção situado profundamente no encéfalo, entre os núcleos da base e o tálamo. Muitos dos impulsos nervosos que chegam e saem do córtex cerebral são conduzidos pelas fibras que formam a cápsula interna. Fibras motoras (neurônio motor superior) que saem do córtex e passam pela cápsula interna formam o trato piramidal (corticospinal). Essas fibras que cruzam (decussam) de um lado para outro do encéfalo na medula oblonga e constituem a principal via motora para os músculos esqueléticos. As fibras motoras que não passam

SEÇÃO 2 Comunicação

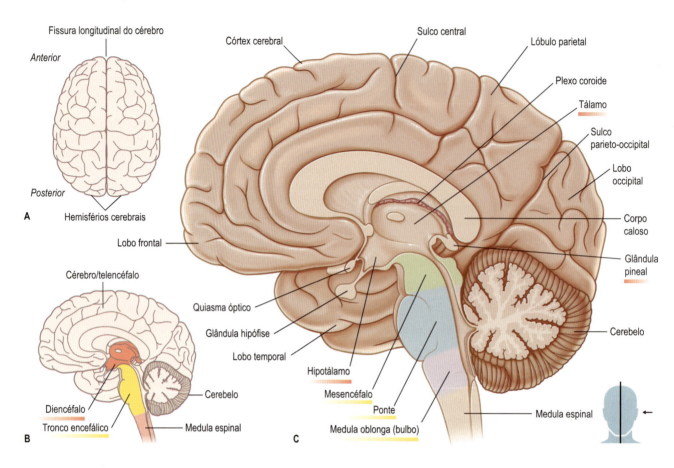

Figura 7.17 Cérebro. (A) O cérebro visto de cima. (B) Regiões do cérebro. (C) As principais estruturas.

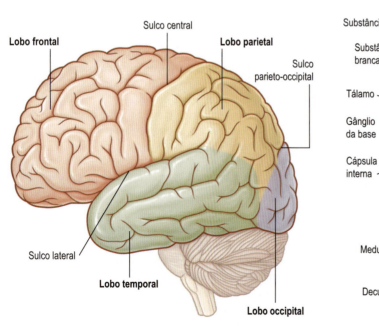

Figura 7.18 Lobos e principais sulcos do cérebro. Visão do lado esquerdo.

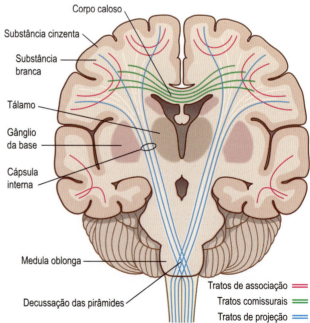

Figura 7.19 Seção frontal do cérebro mostrando os trechos importantes.

pela cápsula interna formam o trato extrapiramidal, o qual estabelece conexões com diversas partes do encéfalo, incluindo os núcleos da base, tálamo e cerebelo.

Núcleos da base

Os núcleos da base são grupos de corpos celulares que se localizam profundamente no cérebro e cujas fibras formam parte do trato extrapiramidal. Eles atuam como "estações relê" com conexões para muitas partes do encéfalo, incluindo áreas motoras do córtex cerebral e do tálamo. As funções dos núcleos da base incluem o início e controle de movimentos complexos e coordenação de atividades aprendidas, como postura e caminhada. Caso o controle seja inadequado ou ausente, os movimentos são espasmódicos, desajeitados e descoordenados.

Funções do córtex cerebral

Há três tipos principais de atividade associada ao córtex cerebral:

- Funções de ordem superior, tais como linguagem, memória, senso de responsabilidade, pensamento, raciocínio, tomada de decisões morais e aprendizado
- Percepção sensorial, inclusive de dor, temperatura, tato, visão, audição, paladar e olfato
- Início e controle da contração dos músculos esqueléticos e, portanto, do movimento voluntário.

Áreas funcionais do córtex cerebral

As principais áreas do córtex cerebral (Fig. 7.20) foram identificadas, mas é improvável que uma dada área esteja associada exclusivamente a uma função. Exceto onde seja especificamente mencionado, as diferentes áreas estão ativas em ambos os hemisférios; contudo, há algumas variações entre os indivíduos. Há diversos tipos de áreas funcionais:

- Motora, que dispara diretamente (voluntariamente) movimentos musculares
- Sensorial, que recebe e decodifica impulsos sensoriais, possibilitando a percepção sensorial
- Associação, as quais estão envolvidas com a integração e o processamento de funções mentais complexas, como inteligência, memória, raciocínio, julgamento e emoções.

Em geral, as áreas localizadas anteriormente ao sulco central estão associadas a funções motoras, e aquelas situadas posteriormente ao sulco central se associam a funções sensoriais.

Áreas motoras do córtex cerebral

Área motora primária

Esta se situa no lobo frontal, imediatamente anterior ao sulco central. O corpo celular de seus maiores neurônios é piramidal, e eles controlam a atividade dos músculos esqueléticos. Dois neurônios estão envolvidos na via para os músculos esqueléticos. O primeiro, chamado neurônio motor superior, deixa o córtex motor pela cápsula interna em direção à medula oblonga, onde ele cruza para o lado oposto e desce à medula espinal. No nível apropriado da medula espinal, estabelece sinapse com o segundo neurônio (o neurônio motor inferior), que deixa a medula espinal em direção ao músculo-alvo. Termina na placa motora da fibra muscular (Fig. 7.21). Isso significa que a área motora do hemisfério direito do cérebro controla os movimentos voluntários dos músculos do lado esquerdo do corpo e vice-versa. Danos a quaisquer desses neurônios podem causar paralisia.

É importante observar que na área motora do cérebro o corpo é representado de cima para baixo, isto é, as células mais superiores controlam as pernas, e aquelas da parte lateral e mais inferiores controlam a cabeça, o pescoço, a face e os dedos (Fig. 7.22A). O tamanho dessas áreas no córtex cerebral, representando diferentes partes do corpo, é proporcional à complexidade do movimento que aquela dada parte do corpo é capaz de realizar, e não ao seu tamanho físico propriamente. A Fig. 7.22A mostra que – em comparação com o tronco do corpo – a mão, o pé, a língua e os lábios estão representados por áreas corticais maiores, o que reflete o maior grau de controle motor associado a essas áreas.

Área motora da fala (área de Broca)

Esta área está situada no lobo frontal logo acima e lateralmente ao sulco lateral. Essa área controla os músculos necessários aos movimentos da fala e é dominante no hemisfério esquerdo em pessoas destras e vice-versa em pessoas canhotas.*

Áreas sensoriais do córtex cerebral

Área somatossensorial

Esta área está logo atrás do sulco central, onde sensações de dor, temperatura, pressão e tato, consciência de movimentos musculares e da posição das articulações (propriocepção) são percebidas. A área somatossensorial do hemisfério direi-

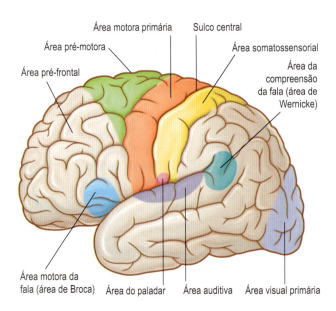

Figura 7.20 Cérebro e suas principais áreas funcionais. Visão do lado esquerdo.

---

* *Nota da tradução*: há pessoas com representação em ambos os hemisférios.

SEÇÃO 2 Comunicação

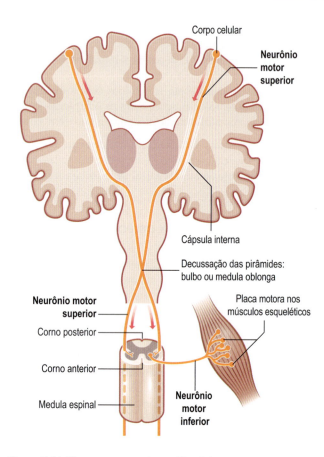

Figura 7.21 Vias nervosas motoras. Neurônios motores superiores e inferiores.

to recebe impulsos nervosos do lado esquerdo do corpo e vice-versa. O tamanho das áreas corticais que representam as diferentes partes do corpo (Fig. 7.22B) é proporcional à extensão da inervação sensorial – por exemplo, a maior área da face é consistente com o extensivo suprimento nervoso sensorial pelos três ramos dos nervos trigeminais (o 5º nervo craniano).

Área da audição
Esta área está localizada logo abaixo do sulco lateral, internamente ao lobo temporal. As células nervosas recebem e interpretam os impulsos transmitidos da orelha interna pela parte coclear (audição) do nervo vestibulococlear (8º nervo craniano).

Área da olfação
Esta se localiza profundamente no lobo temporal, onde impulsos oriundos do epitélio olfatório do nariz, transmitidos via nervos olfatórios (1º par de nervos cranianos), são recebidos e interpretados.

Área do paladar
Esta se localiza lateral ao sulco lateral, nas camadas profundas da área somatossensorial. Aqui, os impulsos dos receptores sensoriais das papilas linguais são recebidos e percebidos como paladar.

Área visual
Esta área está localizada atrás do sulco parieto-occipital e inclui a maior parte do lobo occipital. Os nervos ópticos (2º par de nervo craniano) oriundos do olho em direção a essa área traz impulsos nervosos que aí são interpretados e propiciam as impressões visuais.

Áreas de associação
Estas áreas estão conectadas entre si e outras áreas do córtex cerebral por tratos de associação, alguns deles citados a seguir. Eles recebem, coordenam e interpretam impulsos dos córtices sensorial e motor, permitindo habilidades cognitivas superiores. Embora a Fig. 7.23 mostre algumas das áreas envolvidas, suas funções são muito mais complexas.

Área pré-motora
Esta está localizada no lobo frontal, imediatamente anterior à área motora. Os neurônios coordenam os movimentos iniciados pelo córtex motor primário, assegurado a repetição dos padrões de movimento aprendidos. Por exemplo, ao amarrar os cadarços do sapato ou escrever, diversos músculos executam a ação muscular, mas esta deve ser coordenada e desenvolvida em uma sequência particular. Tais padrões de movimento, quando estabelecidos, são descritos como destreza manual.

Área pré-frontal
Estende-se anteriormente, desde a área pré-motora, e inclui a parte remanescente do lobo frontal. É uma área ampla, mais desenvolvida em humanos do que em outros animais. Funções intelectuais nela controladas incluem a percepção e a compreensão da passagem do tempo, a habilidade de antecipar consequências de eventos e o gerenciamento das emoções.

Área de compreensão da linguagem (área de Wernicke)
Está situada no lobo temporal, adjacente à área parieto-occipital. Nessa região a linguagem, escrita e falada, é percebida, analisada e compreendida. A compreensão da linguagem é questão central nas funções mentais superiores, uma vez que estão baseadas na linguagem. Essa área é dominante no hemisfério esquerdo em pessoas destras e vice-versa nas canhotas.

Área parieto-occipital
Esta área está posterior ao córtex somatossensorial e inclui a maior parte do lobo parietal (inclusive a área de Wernicke). São atribuídas, entre suas funções, a consciência especial, a interpretação da linguagem e a habilidade de nomear objetos (Fig. 7.23). Tem-se sugerido que objetos sejam reconhecidos pelo tato, devido a experiências passadas (memória) armazenadas nesse local.

Diencéfalo

O diencéfalo (ver Fig. 7.17) conecta o cérebro e o mesencéfalo. É composto por estruturas situadas ao redor do terceiro ventrículo. As principais delas, consideradas neste texto, são

Sistema Nervoso CAPÍTULO 7

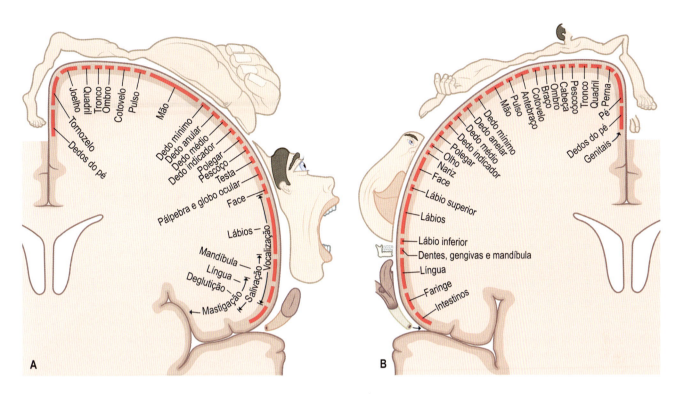

Figura 7.22 Áreas funcionais do córtex cerebral. (A) O homúnculo motor, mostrando como o corpo é representado na área motora do cérebro. (B) O homúnculo sensorial, mostrando como o corpo é representado na área sensorial do cérebro. (Penfield W, Rasmussen T 1950 The cerebral cortex of man. Nova York: Macmillan. © 1950 Macmillan Publishing Co., renovado em 1978 Theodore Rasmussen. Reproduzida com permissão.)

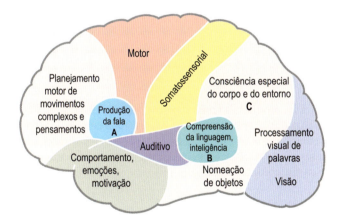

Figura 7.23 Áreas do córtex cerebral envolvidas nas funções mentais superiores. (A) Área do discurso motor (Broca). (B) Área da fala sensorial (Wernicke). (C) Área parieto-occipital.

o tálamo e o hipotálamo. A glândula pineal (p. 247), a glândula hipófise e o quiasma óptico estão situados nessa região (ver Fig. 7.40).

Tálamo

É formado por duas massas de substância cinzenta e branca internamente e abaixo dos hemisférios cerebrais, logo abaixo do corpo caloso, cada uma delas localizadas ao lado do terceiro ventrículo (ver Fig. 7.19). Receptores sensoriais na pele e nas vísceras informam sobre as condições de tato, dor e temperatura, assim como informações dos sentidos especiais chegam ao tálamo, onde são reconhecidas, embora ainda de forma básica, uma vez que a percepção refinada dessas modalidades sensoriais envolve outras partes do encéfalo. O tálamo que tem sido relacionado com o alerta, o processamento de emoções e os reflexos complexos, processa e redistribui impulsos da maioria das partes do encéfalo para o córtex cerebral.

Hipotálamo

O hipotálamo (ver Fig. 7.17) corresponde a uma pequena, mas muito importante estrutura. Pesa ao redor de 7 g e abrange alguns núcleos, situados abaixo e na porção anterior do tálamo, imediatamente acima da glândula hipófise. Está conectado ao lobo posterior da glândula hipófise por fibras nervosas e ao seu lobo anterior por um pequeno, mas complexo sistema de vasos sanguíneos (ver Figs. 9.2 e 9.3). Por meio dessas conexões o hipotálamo controla a liberação de hormônios de ambos os lobos hipofisários (p. 235).

Outras funções do hipotálamo incluem:

- Efetores do sistema nervoso autônomo (p. 186)
- Apetite e saciedade
- Sede e balanço hídrico
- Temperatura corpórea (p. 397)
- Reações emocionais, tais como prazer, medo, raiva e desejo sexual
- Ritmos circadianos, como o ciclo sono-vigília.

SEÇÃO 2 Comunicação

Tronco encefálico
Como evidencia a Fig. 7.17.

Mesencéfalo
O mesencéfalo corresponde à área situada ao redor do aqueduto mesencefálico (ver Fig. 7.15), entre o diencéfalo e a ponte. Consiste em núcleos e fibras nervosas (tratos), os quais conectam o cérebro com as demais partes do encéfalo e da medula espinal. Os núcleos atuam como "estações relê" para fibras ascendentes e descendentes, além de exercerem papel importante nos reflexos auditivos e visuais.

Ponte
A ponte está situada anteriormente ao cerebelo, abaixo do mesencéfalo e acima do bulbo. É composta principalmente por fibras nervosas (substância branca) que formam a ponte entre os dois hemisférios do cerebelo, e fibras de passagem entre os níveis superiores do encéfalo e a medula espinal. A ponte também processa informação de vários nervos cranianos, inclusive o 5º par de nervos cranianos (informação sensorial da face, crânio, boca e nariz, e controle motor dos músculos da mastigação) e o 8º par de nervos cranianos (audição e equilíbrio). A ponte contém, ainda, a área pneumotáxica, que opera em conjunto com os centros respiratórios da medula oblonga (bulbo) para controlar a respiração (Capítulo 10).

A estrutura anatômica da ponte é oposta à do córtex, pois nela os corpos celulares (substância cinzenta) se localizam mais ao fundo, enquanto a maioria das fibras nervosas ocupa sua superfície periférica.

Bulbo (medula oblonga)
O bulbo corresponde à parte mais inferior do tronco encefálico (Fig. 7.24; ver também Fig. 7.17). Estende-se desde a ponte e se continua com a medula espinal abaixo. Mede cerca de 2,5 cm de comprimento e está localizado dentro do crânio, logo acima do forame magno. Suas superfícies anterior e posterior estão marcadas pelas fissuras medianas, dorsal e ventral; suas porções superficiais são compostas por substância branca, que passa entre as porções anteriores do encéfalo e a medula espinal, enquanto a substância cinzenta está localizada centralmente. Alguns nervos medulares associam e conduzem informações de audição e equilíbrio a outros centros encefálicos.

Os centros vitais, agregados de corpos celulares (núcleos), estão associados a reflexos autonômicos, localizados profundamente na medula oblonga. São:

- Centro cardiovascular
- Centro respiratório
- Centros reflexos do vômito, tosse, espirro e deglutição.

A medula oblonga apresenta várias características especiais.

Decussação (cruzamento) das pirâmides
No bulbo, os nervos motores descendentes (eferentes) da área motora do cérebro para a medula espiral compõem os tratos piramidais (corticospinais), que cruzam de um lado para outro. Isso implica que o hemisfério cerebral do lado esquerdo controla a parte direita do corpo e vice-versa. Esses tratos são as principais vias (voluntárias) de informações para os músculos esqueléticos.

Decussação sensorial
Alguns dos nervos aferentes ao encéfalo a partir da medula espinal cruzam de um lado para o outro no bulbo (medula oblonga); outros decussam em porções mais baixas da medula espinal.

Centros cardiovasculares
Os centros cardiovasculares (CCV) controlam a pressão sanguínea, a taxa e a amplitude da contração cardíaca (p. 98). Internamente aos centros vasculares, outros grupos de células nervosas formam os centros vasomotores dos vasos sanguíneos, especialmente de pequenas artérias e arteríolas. Os centros vasomotores são estimulados pelos barorreceptores arteriais, temperatura corporal e emoções, como o desejo sexual e a raiva. A dor em geral causa vasoconstrição, embora dor severa possa causar vasodilatação, falha na pressão sanguínea e desmaio.

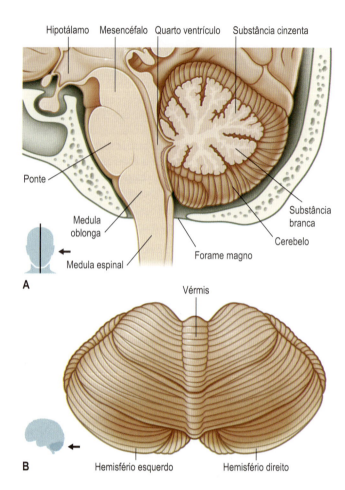

Figura 7.24 Cerebelo. (A) Mostrando estruturas associadas. (B) Visão posterior.

Centro respiratório

Esta região controla a taxa e profundidade da respiração. Dela impulsos nervosos seguem para os nervos frênico e intercostais, os quais estimulam a contração do diafragma e dos músculos intercostais, iniciando a inspiração. Sua função é sinérgica à da área pneumotáxica na ponte (p. 281).

Centros reflexos

A presença de substâncias irritantes no estômago ou trato respiratório estimula a medula oblonga e ativa centros reflexos. Vômito, tosse e espirro são reflexos de proteção que buscam expelir agentes irritantes.

Formação reticular

A formação reticular corresponde a uma coleção de neurônios no cerne do tronco cerebral, rodeados por numerosas e difusas vias neurais que conduzem informações ascendentes e descendentes entre o encéfalo e a medula espinal. Essa região apresenta vasta quantidade de conexões sinápticas com outras partes do cérebro e está constantemente recebendo "informações" que estão sendo transmitidas por tratos ascendentes ou descendentes.

Sistema reticular ativador

O sistema reticular ativador (SRA) consiste em áreas da formação reticular que, quando ativadas, produzem estimulação aumentada no córtex cerebral, acompanhada de excitação e maior atenção, embora os mecanismos envolvidos ainda sejam pouco entendidos. O SRA também media alerta seletivo, o que quer dizer que ele seletivamente bloqueia ou permite a transmissão de informações sensoriais do córtex cerebral – por exemplo, o menor ruído feito por uma criança doente se movendo no berço pode acordar uma mãe adormecida, mas o barulho regular de trens passando não a abala.

Cerebelo

O cerebelo (Fig. 7.24) está localizado posteriormente à ponte e abaixo da porção posterior do cérebro, ocupando a fossa posterior do crânio. Tem a forma ovoide e possui dois hemisférios, separados por uma faixa estreita chamada vérmis. A substância cinzenta localiza-se sobretudo na superfície, o córtex cerebelar, enquanto a matéria branca se situa profundamente e envolve os núcleos cerebelares.

Funções

O cerebelo controla e coordena os movimentos de vários grupos de músculos esqueléticos, assegurando ações suaves, uniformes e precisas. A atividade cerebelar não está sob controle voluntário. Ele coordena atividades associadas com a manutenção da postura e do equilíbrio. Os impulsos sensoriais para essas funções são oriundos dos receptores musculares, articulações, olhos e sistema vestibular, o qual se localiza na porção petrosa do osso temporal, ao lado da cóclea, nas orelhas internas. Impulsos de proprioceptores de estiramento nos músculos e nas articulações indicam suas posições em relação ao corpo como um todo; os olhos e o sistema vestibular fornecem informações que regulam a atividade dos músculos esqueléticos de forma que o equilíbrio e a postura sejam coordenados.

O cerebelo tem sido relacionado, também, com o processamento da linguagem e do aprendizado.

Danos ao cerebelo causam movimentos descoordenados e desajeitados, resultando em marcha cambaleante e inabilidade para executar movimentos suaves, firmes e precisos.

Medula espinal

> **Resultados esperados da aprendizagem**
>
> Após estudar esta seção, você estará apto a:
>
> - Descrever a anatomia geral da medula espinal
> - Indicar as funções sensoriais (aferentes, ascendentes) e motoras (eferentes, descendentes) na medula espinal
> - Explicar os eventos de um arco reflexo simples.

A medula espinal é uma parte alongada, quase cilíndrica, do SNC, localizada no canal vertebral e rodeada pelas meninges e LCE (Fig. 7.25). As meninges estão descritas na p. 162. A medula espinal é a continuação da medula oblonga, estende-se da borda superior da vértebra atlas (1ª vértebra cervical) até a 1ª vértebra lombar (Fig. 7.26) e tem aproximadamente 45 cm de comprimento em homens adultos e espessura de 1 cm.

Exceto pelos nervos cranianos, a medula espinal corresponde ao tecido que conecta o encéfalo ao restante do corpo (Fig. 7.27). Nervos conduzindo impulsos do encéfalo para os vários órgãos e tecidos descem pela medula espinal. No nível apropriado, deixam a medula espinal por entre as vértebras adjacentes e seguem para a estrutura que irão inervar. De maneira similar, os nervos sensoriais conduzindo infor-

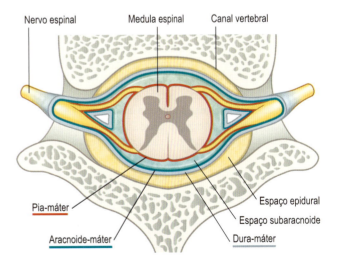

Figura 7.25 Meninges cobrindo a medula espinal. Seção transversal.

SEÇÃO 2 Comunicação

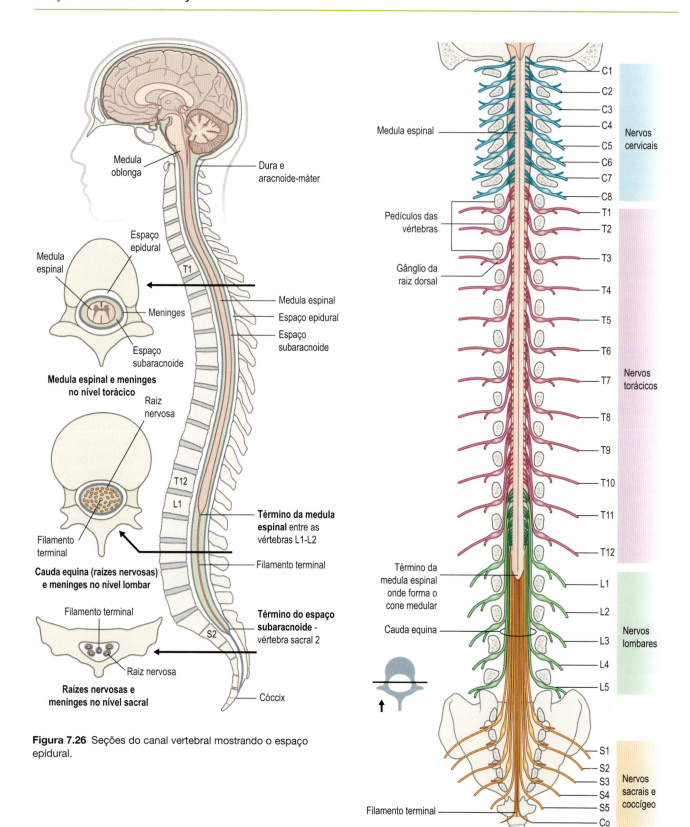

Figura 7.26 Seções do canal vertebral mostrando o espaço epidural.

Figura 7.27 A medula espinal e os nervos espinais.

mações de diferentes tecidos e órgãos entram na medula espinal e ascendem em direção superior às diferentes partes do encéfalo.

Algumas atividades da medula espinal são independentes do encéfalo e controladas em nível medular pelos reflexos espinais. Para tanto, há extensivas conexões neuronais entre os neurônios motores e neurônios sensoriais no mesmo ou em diferentes níveis da medula espinal.

Um corte transverso da medula espinal revela que ela é completamente dividida em duas partes iguais: anteriormente por uma pequena fissura mediana anterior e, posteriormente, por um septo estreito, o septo ou sulco mediano posterior. A medula espinal é composta por substância cinzenta na parte central, circundada por substância branca apoiada pela neuróglia. Dois feixes de fibras se unem em cada lado da medula espinal. Estes são conhecidos como raízes nervosas. Os da raiz nervosa dorsal (ou posterior) conduzem informações sensoriais para a medula espinal, enquanto as fibras da raiz nervosa ventral (anterior) conduzem impulsos da medula espinal para os tecidos e órgãos-alvo. A Fig. 7.28 ilustra as partes da medula espinal e suas raízes ventral e dorsal.

Substância cinzenta

A organização da substância cinzenta na medula espinal assemelha-se à forma da letra H, com duas colunas posteriores, duas anteriores e duas laterais. As colunas cinzentas se estendem por todo o comprimento da medula espinal e contêm os corpos celulares dos neurônios que ascendem e descendem impulsos na medula espinal. A região da substância cinzenta disposta transversalmente constitui a comissura transversa que é perfurada pelo canal central, o qual corresponde à extensão do quarto ventrículo e contém o LCE. Os corpos celulares neuronais pertencem a:

- Neurônios sensoriais, os quais recebem impulsos da periferia do corpo
- Neurônios motores inferiores, os quais transmitem impulsos dos músculos esqueléticos
- Interneurônios, os quais diretamente ligam um neurônio sensorial a um neurônio motor para formar um arco reflexo.

Os neurônios sensoriais e motor podem entrar na medula espinal ou deixá-la no mesmo nível ou em níveis diferentes.

Colunas posteriores da substância cinzenta

Estas são compostas pelos corpos celulares dos nervos sensoriais, os quais carreiam informações do corpo para o encéfalo. Essas fibras nervosas contribuem para a substância branca da medula espinal, que conduz impulsos sensoriais aos centros superiores. Os gânglios da raiz posterior (dorsal) são formados pelos corpos celulares dos neurônios que compõem os nervos sensoriais.

Colunas anteriores da substância cinzenta

Estas são compostas por corpos celulares dos neurônios motores inferiores que são estimulados pelos neurônios motores superiores ou por interneurônios que conectam as colunas anteriores e posteriores e, assim, formam arcos reflexos.

Substância branca

A substância branca da medula espinal está arranjada em três colunas ou tratos: anterior, posterior e lateral. Esses tratos são formados por fibras ascendentes ou aferentes ao encéfalo, fibras motoras descentes ou eferentes e fibras de interneurônios.

Geralmente, os tratos são denominados de acordo com seus pontos de origem e destino, como o espinotalâmico e o corticospinal.

Tratos de nervos sensoriais na medula espinal

Neurônios que transmitem impulsos para o encéfalo são chamados sensoriais (aferentes, ascendentes). Há duas fontes principais de neurônios sensoriais que transmitem sensações ao encéfalo via medula espinal.

Pele

Os receptores sensoriais (terminações nervosas) na pele são estimulados por dor, calor, frio e tato, inclusive pressão (Capítulo 14). Os impulsos gerados são conduzidos por três neurônios para o córtex sensorial do hemisfério no lado oposto, onde as sensações serão percebidas (Fig. 7.29). O cruzamento para o lado oposto, ou decussação, ocorre tanto ao nível de entrada na medula espinal quanto no bulbo.

Tendões, músculos e articulações

Os receptores sensoriais são terminações nervosas especializadas nessas estruturas, chamadas proprioceptoras, estimuladas por estiramento. Juntamente com impulsos oriundos dos olhos, da cóclea e do sistema vestibular, esses impulsos são associados para a manutenção da postura e do equilíbrio. Eles têm dois destinos:

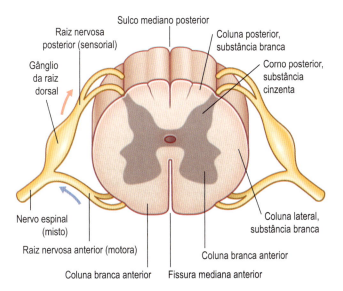

Figura 7.28 Seção transversa da medula espinal mostrando raízes nervosas.

SEÇÃO 2 Comunicação

- Pelo sistema de três neurônios, os impulsos nervosos alcançam a área sensorial do hemisfério oposto do cérebro.
- Pelo sistema de dois neurônios, os impulsos nervosos alcançam o hemisfério cerebelar do mesmo lado do corpo onde se originaram.

A Tabela 7.1 resume as principais vias sensoriais.

Tratos de nervos motores na medula espinal

Os neurônios que transmitem impulsos nervosos do córtex motor cerebral são denominados neurônios motores (eferentes ou descendentes). A estimulação dos neurônios motores causa:

- Contração muscular (músculos esquelético, cardíaco ou liso)
- Secreção glandular.

Movimentos musculares voluntários

A ação muscular que move as articulações está, em geral, sob controle consciente (voluntário), o que significa que a ação é iniciada em nível consciente no cérebro. Entretanto, a atividade do músculo esquelético é regulada por impulsos do mesencéfalo, tronco cerebral e cerebelo. Essa atividade voluntária está associada à coordenação da atividade muscular – por exemplo, em movimentos muito delicados e na manutenção da postura e do equilíbrio.

Impulsos nervosos são transmitidos do cérebro para outras partes do corpo via feixes de fibras nervosas (tratos) na medula espinal. As vias motoras do cérebro para os músculos são formadas por dois neurônios (ver Fig. 7.21). Essas vias, ou tratos, são tanto o piramidal (corticospinal) quanto o extrapiramidal (p. 165).

Neurônios motores superiores. Estes têm seus corpos celulares na área motora primária do cérebro. Os axônios passam pela cápsula interna, ponte e medula. Na medula espinal, formam os tratos corticospinais laterais de substância branca, e essas fibras estabelecem sinapses com os corpos celulares dos neurônios motores inferiores nas colunas de substância cinzenta. Os axônios do neurônio superior compõem os tratos que decussam no bulbo, formando as pirâmides.

Neurônios motores inferiores. Estes têm seus corpos celulares no corno anterior da substância cinzenta da medula espinal. Os axônios emergem da medula espinal pela raiz anterior, unem-se às fibras sensoriais e formam o nervo espinal misto que passa pelo forame intervertebral.

Os neurônios motores inferiores são a via comum final dos impulsos nervosos para os músculos esqueléticos. Os corpos celulares desses neurônios são influenciados por neurônios motores superiores originados em locais do córtex motor e por alguns neurônios que se iniciam e terminam na medula espinal. Alguns desses neurônios estimulam o neurônio motor inferior, enquanto outros o inibem. O resultado dessa influência excitatória e inibitória são movimentos musculares suaves e coordenados, alguns deles voluntários, outros involuntários.

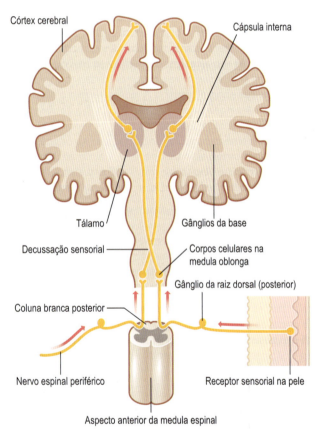

Figura 7.29 Caminho do nervo sensorial da pele ao cérebro.

Tabela 7.1 Aferências de nervos sensoriais: origens, trajetórias e projeções.

Receptor	Trajetória	Destino
Dor, tato, temperatura	Neurônio 1 – raiz posterior Neurônio 2 – decussação logo imediatamente ao início da medula espinal e no trato espinotalâmico anterolateral Neurônio 3	Medula espinal Tálamo Lobo parietal do cérebro
Tato, proprioceptores	Neurônio 1 – no trato espinotalâmico posterior Neurônio 2 – na decussação do bulbo, transmissão Neurônio 3	Bulbo Tálamo Lobo parietal do cérebro
Proprioceptores	Neurônio 1 Neurônio 2 – sem decussação, no trato espinocerebelar posterior	Medula espinal Cerebelo

Sistema Nervoso CAPÍTULO 7

Movimentos musculares involuntários

Neurônios motores superiores. O corpo celular desses neurônios que comandam os movimentos musculares involuntários está localizado no tronco cerebral, mesencéfalo, ponte e bulbo, no cerebelo ou na medula espinal. Eles influenciam as atividades que mantêm a postura e o equilíbrio, coordenam os movimentos dos músculos esqueléticos e controlam o tônus muscular.

A Tabela 7.2 apresenta detalhes da área de origem desses neurônios e os tratos que seus axônios formam até alcançar o corpo celular do neurônio motor inferior na medula espinal.

Reflexos espinais. Consistem em três elementos:

- Neurônios sensoriais
- Interneurônios na medula espinal
- Neurônios motores inferiores.

O arco reflexo mais simples é composto por apenas um de cada desses neurônios (Fig. 7.30). Uma ação reflexa é uma resposta motora involuntária e imediata a um estímulo sensorial que invariavelmente é de natureza protetora. Por exemplo, os impulsos de dor iniciados pelo tato, toque dos dedos, em uma superfície quente, são conduzidos à medula espinal por fibras sensórias de nervos mistos. Estas estimulam muitos interneurônios e os neurônios motores inferiores na medula espinal, o que resulta em contração de diversos músculos esqueléticos da mão, do braço e ombros e na remoção dos dedos do local. As ações reflexas ocorrem muito rapidamente; de fato, a resposta motora pode ocorrer quase simultaneamente com a percepção da dor pelo cérebro. Reflexos protetores podem ocasionalmente ser inibidos. Por exemplo, se um prato precioso está muito quente quando

Tabela 7.2 Neurônios motores superiores: origens e trato.

Origem	Nome do trato	Localização na medula espinal	Funções
Mesencéfalo e ponte	Tacto rubrospinal – decussação no tronco encefálico	Coluna lateral	Controle do movimento realizado por músculo estriado esquelético
Formação reticular Mesencéfalo e ponte Mesencéfalo e ponte	Trato reticulospinal – não ocorre decussação Trato tatospinal – decussação no mesencéfalo Trato vestibulospinal – decussação de algumas fibras na medula espinal	Coluna lateral Coluna anterior Coluna anterior	Coordenação de contração muscular Manutenção de postura e equilíbrio

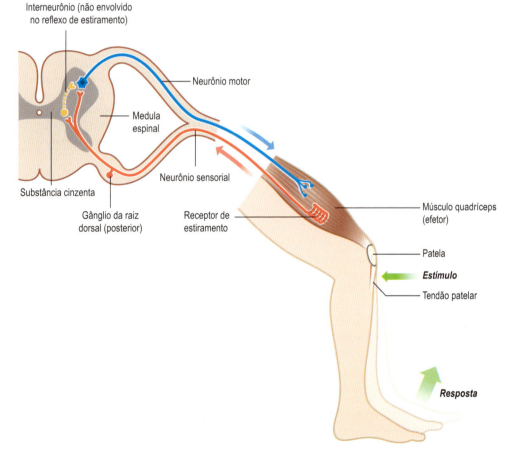

Figura 7.30 Reflexo patelar (do joelho). Lado esquerdo.

SEÇÃO 2 Comunicação

pego e levantado, todos os esforços serão feitos no sentido de superar e contornar a dor e prevenir a sua queda.

Reflexos de estiramento. Apenas dois neurônios estão envolvidos. O corpo celular do neurônio motor inferior é diretamente estimulado pelo neurônio sensorial, sem participação de interneurônio entre os dois (Fig. 7.30). O reflexo patelar é um exemplo desse tipo de reflexo que pode ser demonstrado em qualquer ponto onde o tendão estirado cruza a articulação. Caso o tendão seja tocado logo abaixo do joelho quando este esteja dobrado, os terminais nervosos no tendão e nos músculos da coxa são estirados. Essa ação inicia o impulso nervoso que segue para o corpo celular do neurônio motor inferior na substância cinzenta do corno ventral, da coluna anterior, da medula espinal do mesmo lado do estímulo. Assim, os músculos da coxa rapidamente contraem, e o pé chuta à frente. Esse reflexo é usado para avaliar a integridade do arco reflexo, que tem a função de proteger e prevenir movimentos excessivos das articulações e danos aos tendões, ligamentos e músculos.

Reflexos autonômicos. Estes incluem o reflexo à luz, quando a pupila imediatamente é contraída em resposta à luz brilhante, a fim de prevenir danos à retina.

> ● **MOMENTO DE REFLEXÃO**
>
> 3. Descreva a secreção e reabsorção do líquido cerebrospinal.
>
> 4. As áreas funcionais do córtex cerebral são descritas como motoras, sensoriais e de associação. Identifique a função de cada tipo.

Sistema nervoso periférico

> **Resultados esperados da aprendizagem**
>
> Após estudar esta seção, você estará apto a:
>
> ■ Identificar a função dos plexos nervosos
>
> ■ Listar os nervos espinais integrantes de cada plexo e os nervos que emergem deles
>
> ■ Descrever as áreas inervadas pelos nervos torácicos
>
> ■ Identificar a função dos 12 pares de nervos cranianos
>
> ■ Comparar e contrastar as estruturas e os neurotransmissores das divisões dos nervos autônomicos
>
> ■ Comparar e contrastar os efeitos da estimulação das duas divisões do sistema nervoso autônomo no corpo.

O SNP é composto por todos os nervos, pertencentes aos sistemas somático e autônomo, que chegam ao SNC e saem dele. E são agrupados em:

- Nervos espinais, que deixam a medula espinal pelos espaços dos forames intervertebrais entre as vértebras
- Nervos cranianos, que têm origem na base do encéfalo e o deixam pelos forames (pequenos buracos) na base do crânio.

Os nervos periféricos podem ser sensoriais (conduzem impulsos do corpo ao encéfalo), motores (conduzem impulsos do SNC aos músculos esquelético, liso e cardíaco ou glândulas) ou mistos (conduzem impulsos de ambas as fibras sensoriais e motoras, em direções diferentes).

Nervos espinais

Trinta e um pares de nervos espinais deixam o canal vertebral pelos forames intervertebrais, formados por vertebras adjacentes. Eles são nomeados e agrupados conforme a vértebra à qual estão associados (ver Fig. 7.27):

- 8 cervicais
- 12 torácicos
- 5 lombares
- 5 sacrais
- 1 coccígeo.

Embora haja apenas sete vértebras cervicais, há oito nervos cervicais porque o primeiro par emerge do canal vertebral entre o osso occipital e a vértebra atlas (primeira vértebra cervical), e o oitavo par emerge abaixo da última vértebra cervical (sétima vértebra). Portanto, os nervos recebem o nome e número da vértebra imediatamente acima.

Os nervos lombares, sacrais e coccígeo emergem da medula espinal próximo à sua porção final e se estendem inferiormente dentro do canal vertebral, no espaço da subaracnoide-máter, formando um feixe de nervos semelhante à cauda de cavalo, daí ser nomeado de cauda equina (ver Fig. 7.27). Esses nervos deixam o canal vertebral no nível lombar, sacral ou coccígeo apropriado, dependendo de sua origem e destino.

Raízes nervosas

Os nervos espinais surgem de ambos os lados da medula espinal e emergem pelos forames intervertebrais (ver Fig. 16.27). Cada nervo é formado pela união de uma raiz nervosa motora (anterior) e uma sensorial (posterior), sendo, assim, um nervo misto (Fig. 7.31). Os nervos espinais torácicos e lombares superiores (L1 e L2) contribuem para formar a parte simpática do sistema nervoso autônomo pela adição de uma fibra pré-ganglionar (axônio de neurônio cujo corpo está na medula espinal).

O Capítulo 16 descreve os ossos e músculos mencionados nas seguintes seções. Ossos e articulações são supridos por nervos adjacentes.

A raiz nervosa anterior consiste em fibras nervosas motoras, as quais são os axônios do neurônio motor inferior da coluna de substância cinzenta anterior da medula espinal, e, nas regiões torácicas e lombares, as fibras nervosas simpáticas, que são os axônios das células da coluna intermediolateral da substância cinzenta da medula espinal.

Sistema Nervoso CAPÍTULO 7

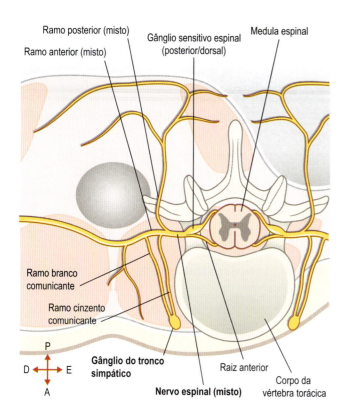

Figura 7.31 Relação entre os nervos espinais simpáticos e mistos.

A raiz nervosa posterior consiste em fibras nervosas sensoriais. Ao lado externo da coluna vertebral, há um gânglio espinal (gânglio da raiz posterior ou dorsal), composto por um pequeno agrupamento de corpos celulares. As fibras nervosas sensoriais passam por esse gânglio antes de entrarem na medula espinal. A área da pele cujos receptores sensoriais contribuem para cada nervo sensorial é chamada dermátomo (ver Figs. 7.36 e 7.39).

Por uma distância bem pequena, após deixar a medula espinal, a raiz nervosa é recoberta pela dura-máter e aracnoide-máter. Esse revestimento mielínico termina antes de as duas raízes nervosas se unirem para formar o nervo espinal misto. As raízes nervosas não têm revestimento da pia-máter.

Ramos

Imediatamente após emergir do forame intervertebral, os nervos espinais se dividem em ramos: um ramo comunicante, um ramo posterior e um ramo anterior.

Os ramos comunicantes são parte dos neurônios do sistema simpático pré-ganglionar do sistema nervoso autônomo (Fig. 7.31).

O ramo posterior passa para trás e se divide em ramos menores: medial e lateral, que suprem a pele e os músculos de áreas relativamente pequenas da parte posterior da cabeça, do pescoço e do tronco.

O ramo anterior supre as porções anterior e lateral do pescoço, tronco e membros superiores e inferiores.

Plexos

Nas regiões cervical, lombar e sacral, os ramos anteriores unem-se próximos à sua origem para formar grandes massas de nervos, ou plexos, onde as fibras nervosas são reagrupadas e rearranjadas antes de seguir para suprir a pele, os ossos, músculos e as articulações de uma região específica (Fig. 7.32). Isso significa que essas estruturas recebem suprimento neural de mais de um nervo espinal e, portanto, o dano a um dos nervos espinais não necessariamente causa perda de função na região. Além disso, eles se localizam profundamente no interior do corpo, em geral sob músculos grandes, e assim estão protegidos contra dano.

Na região torácica, os ramos anteriores não formam plexos.

Existem cinco grandes plexos de nervos mistos formados em cada lado da coluna vertebral:

- Plexo cervical
- Plexo braquial
- Plexo lombar
- Plexo sacral
- Plexo coccígeo.

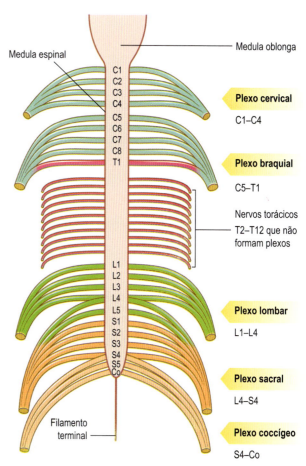

Figura 7.32 Plexos formados pelos nervos espinais.

SEÇÃO 2 Comunicação

Plexo cervical

O plexo cervical (Fig. 7.33) é formado pelos ramos anteriores dos quatro primeiros nervos cervicais. Ele está situado profundamente no pescoço próximo a 1ª, 2ª, 3ª e 4ª vértebras cervicais, sob a proteção do músculo esternocleidomastóideo.

Os ramos superficiais suprem estruturas nas partes posterior e lateral da cabeça, e a pele da frente do pescoço, até o nível do osso esterno.

Os ramos profundos suprem músculos do pescoço, por exemplo, o esternocleidomastóideo e o trapézio.

O nervo frênico origina-se das raízes dos nervos cervicais 3, 4 e 5 e passa inferiormente pela cavidade torácica na frente da raiz dos pulmões para suprir o diafragma, a iniciar a inspiração. Doenças ou lesões na medula espinal nessa região culminarão em morte, pois inviabiliza a respiração.

Plexo braquial

Os ramos anteriores dos quatro nervos cervicais e a maior parte do primeiro nervo torácico formam o plexo braquial. A Fig. 7.34 ilustra sua formação e os nervos que emergem dele. Esse plexo está situado profundamente no pescoço e nos ombros acima e atrás dos vasos subclávios e na axila.

Os ramos do plexo braquial suprem a pele e os músculos dos membros superiores e alguns dos músculos do tórax. Cinco nervos grandes e vários nervos pequenos

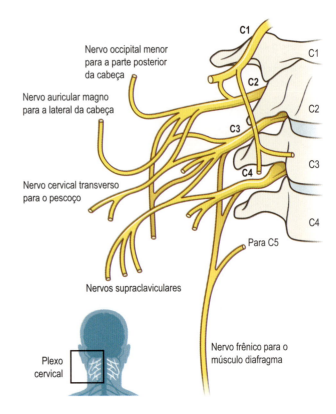

Figura 7.33 Plexo cervical.

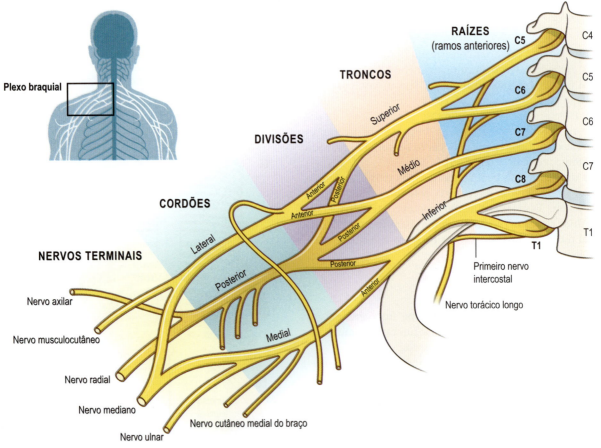

Figura 7.34 Plexo braquial.

emergem desse plexo, cada qual constituído por mais de uma raiz nervosa, contendo fibras sensoriais, motoras e autonômicas:

- Nervo axilar (circunflexo): C5, 6
- Nervo radial: C5, 6, 7, 8, T1
- Nervo musculocutâneo: C5, 6, 7
- Nervo mediano: C5, 6, 7, 8, T1
- Nervo ulnar: C7, 8, T1
- Nervo medial cutâneo: C8, T1.

O nervo axilar (circunflexo) nervo contorna o úmero na região do seu colo cirúrgico e, então, se divide em ramos diminutos para suprir o músculo deltoide, a articulação do ombro e a pele adjacente.

O nervo radial é o maior ramo do plexo braquial. Ele supre o músculo tríceps atrás do úmero, cruza em frente da articulação do cotovelo e se volta para a parte posterior do antebraço para suprir os músculos extensores do pulso e das articulações dos dedos. O ramo superficial continua no dorso da mão e supre a pele da parte dorsal do polegar, primeiro e segundo dedos (indicador e médio) e a lateral do terceiro dedo (anular).

O nervo musculocutâneo passa inferiormente para a parte lateral do antebraço. Seus ramos suprem os músculos do membro superior e, como nervos cutâneos, a pele do antebraço.

O nervo mediano passa inferiormente à linha média do braço em associação íntima com a artéria braquial. Ele passa na frente da articulação do cotovelo e segue inferiormente para suprir os músculos da parte anterior do braço. Continua até a mão, onde supre os pequenos músculos e a pele da parte anterior do polegar (aspecto palmar), os dois primeiros dedos e a parte lateral do terceiro dedo. Não possui ramos acima do cotovelo.

O nervo ulnar desce pelo membro superior, medialmente à artéria braquial. Passa por trás do epicôndilo do úmero para suprir os músculos na região ulnar do antebraço. Continua inferiormente para suprir os músculos da região palmar e a pele de todo o quarto dedo e a metade lateral do terceiro dedo. Não possui ramos acima do cotovelo.

Os principais nervos do braço são mostrados na Fig. 7.35. A distribuição e a origem dos nervos sensoriais cutâneos do braço, isto é, os dermátomos, são mostrados na Fig. 7.36.

Plexo lombar

O plexo lombar (Figs. 7.37, 7.38 e 7.39) é formado pelos ramos anteriores dos três primeiros nervos e parte do 4º nervo lombar. Esse plexo está situado à frente dos processos transversos da vértebra lombar e atrás do músculo psoas. Os ramos principais e suas raízes nervosas são os:

- Nervo ílio-hipogástrico: L1
- Nervo ilioinguinal: L1
- Nervo genitofemoral: L1, 2
- Nervo lateral femoral cutâneo da coxa: L2, 3
- Nervo femoral: L2, 3, 4
- nervo obturador: L2, 3, 4
- Tronco lombossacral: L4, 5.

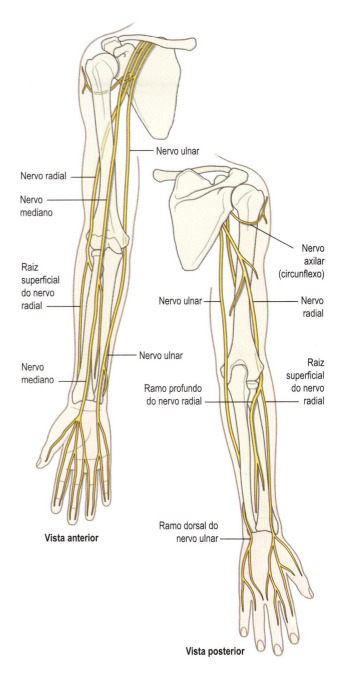

Figura 7.35 Principais nervos do braço.

Os nervos ílio-hipogástrico, ilioinguinal e genitofemoral suprem os músculos e a pele da área inferior do abdome, os aspectos superior e medial da coxa e a região inguinal.

O nervo lateral femoral da coxa supre a pele e os aspectos laterais da coxa, incluindo parte das superfícies anterior e posterior.

O nervo femoral é um dos ramos maiores. Passa atrás do ligamento inguinal para entrar em íntima associação com a artéria femoral. Esse nervo se divide em ramos cutâneo e muscular para suprir a pele e os músculos da parte anterior da coxa. Um ramo, o nervo safeno, supre as porções medial da perna, do tornozelo e do pé.

SEÇÃO 2 Comunicação

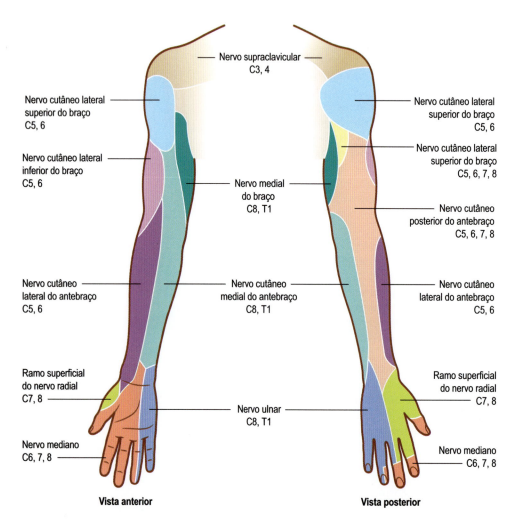

Figura 7.36 Distribuição e origens dos nervos cutâneos do braço. A cor distingue os dermátomos.

Sistema Nervoso CAPÍTULO 7

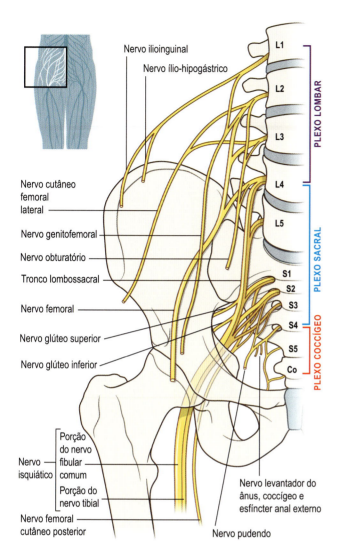

Figura 7.37 Plexos lombossacrais e coccígeos. (Thibodeau GA, Patton KT 2007 Anthony's textbook of anatomy and physiology, 18ª ed. St Louis: Mosby. Reproduzida com permissão.)

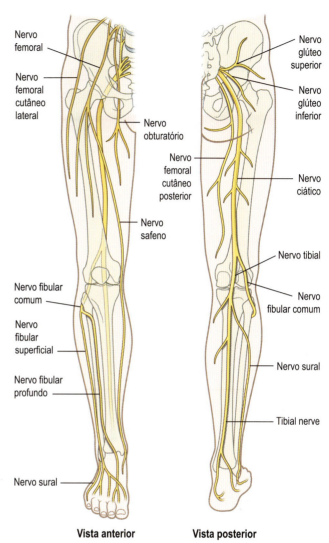

Figura 7.38 Principais nervos da perna.

O nervo obturador supre os músculos da coxa e a pele da porção medial da coxa. Termina logo acima da articulação do joelho.

O tronco lombossacral desce na pelve e se une ao plexo sacral.

Plexo sacral

O plexo sacral (Figs. 7.37, 7.38 e 7.39) é formado pelos ramos anteriores do tronco lombossacral e o 1º, 2º e 3º nervos sacrais. O tronco lombossacral é formado pelo 5º e parte do 4º nervos lombares. Está localizado na parede posterior da cavidade pélvica.

O plexo sacral é dividido em vários ramos que suprem os músculos e a pele do assoalho pélvico, dos músculos ao redor da articulação do quadril e dos órgãos pélvicos. Ainda faz parte do nervo isquiático, o qual contém fibras da região lombar L4 e L5 e da S1-3.

O nervo isquiático é o maior nervo do corpo. Possui ao redor de 2 cm de largura na origem, passa pelo grande forame isquiático para as nádegas e então desce pela porção posterior da cocha, inervando os músculos isquiotibiais. Ao redor da metade do fêmur ele se divide e forma os nervos tibial e fibular comum.

O nervo tibial desce pela fossa poplítea na parte posterior da perna, onde supre os músculos e a pele. Passa sob o maléolo para suprir os músculos e a pele da planta do pé e os dedos. Um de seus ramos principais é o nervo sural, que supre os tecidos da área do calcanhar, a porção lateral do tornozelo e parte do dorso do pé.

O nervo fibular comum desce obliquamente ao longo da face lateral da fossa poplítea, onde circunda a cabeça da fíbula na parte anterior da perna e se divide e forma os nervos fibular profundo (tibial anterior) e fibular superficial (musculocutâneo). Esses nervos suprem a pele e os músculos da parte anterior da perna e o dorso do pé e dos dedos.

SEÇÃO 2 Comunicação

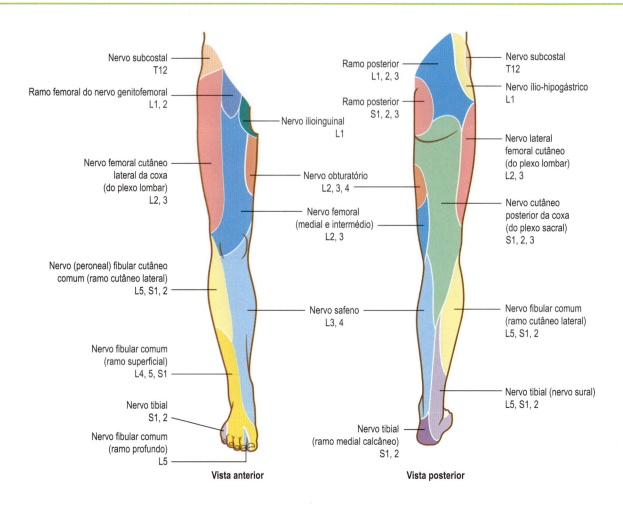

Figura 7.39 Distribuição e origens dos nervos cutâneos da perna. A cor distingue os dermátomos.

O ramo perineal do nervo pudendo (S2, 3, 4) supre o esfíncter anal externo, o esfíncter uretral e a pele adjacente.

As Figs. 7.38 e 7.39 mostram os principais nervos da perna, os dermátomos e a origem dos principais nervos.

Plexo coccígeo

O plexo coccígeo (ver Fig. 7.37) é um plexo bastante pequeno, formado por parte do 4º e 5º nervos sacrais e pelo nervo coccígeo. Os nervos desse plexo suprem a pele ao redor do cóccix e a área do ânus.

Nervos torácicos

Há 12 pares de nervos torácicos; diferentemente dos nervos dos plexos cervical, lombar e sacral, eles não se unem para formar plexos. Os primeiros 11 nervos são intercostais, os quais passam entre as costelas e as suprem, assim como os músculos e a pele adjacente. O 12º par consiste nos nervos subcostais. Os nervos 12º e 7º também inervam os músculos e a pele das paredes anterior e posterior abdominal.

Nervos cranianos

Há 12 pares de nervos cranianos (Figs. 7.40 e 7.41), que têm origem na superfície inferior do encéfalo, principalmente do tronco cerebral. Alguns são sensoriais, alguns motores e outros mistos. Seus nomes sugerem sua distribuição ou função, as quais, em geral, estão relacionadas com a cabeça e o pescoço. São numerados por algarismos romanos, de acordo com a ordem em que estão conectados com o encéfalo, começando anteriormente. Esses nervos são:

I. Olfatório: sensorial
II. Ótico: sensorial
III. Oculomotor: motor
IV. Troclear: motor
V. Trigeminal: misto
VI. Abducente: motor
VII. Facial: misto
VII. Vestibulococlear (auditivo): sensorial
IX. Glossofaríngeo: misto
X. Vago: misto
XI. Acessório: motor
XII. Hipoglosso: motor

Sistema Nervoso CAPÍTULO **7**

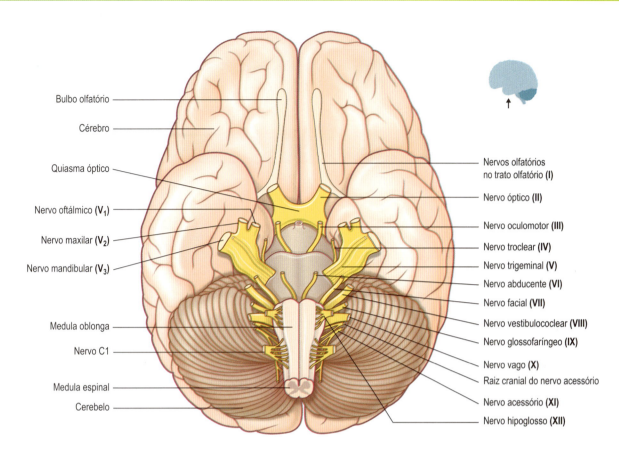

Figura 7.40 Superfície inferior do cérebro mostrando os nervos cranianos e estruturas associadas.

I. Nervos olfatórios (sensoriais)

São os nervos do sentido do olfato. Seus receptores e fibras nervosas têm origem no epitélio olfatório da cavidade nasal, ascendem pela placa cribriforme do osso etmoide e passam ao bulbo olfatório (ver Fig. 8.24). Os nervos, então, seguem posteriormente sob o encéfalo como trato olfatório, para o lobo temporal, onde os odores são percebidos (Capítulo 8).

II. Nervos ópticos (sensoriais)

São os nervos da visão. Suas fibras originam-se na retina, onde se combinam para formar os nervos ópticos (ver Fig. 8.13). Eles se dirigem para a parte posterior do encéfalo e medialmente pela parte posterior da cavidade orbital e, então, seguem pelo forame óptico do osso esfenoide na cavidade craniana, onde seu cruzamento para o lado oposto forma o quiasma óptico. Os nervos continuam posteriormente como tratos ópticos para o corpo geniculado lateral do tálamo. Os impulsos passam daí para a área visual no lobo occipital do cérebro e para o cerebelo. A visão é percebida no córtex visual, mais especificamente no lobo occipital, porém no cerebelo os impulsos dos olhos contribuem para a manutenção do equilíbrio, postura e orientação da cabeça no espaço.

III. Nervos oculomotores (motores)

Estes nervos surgem do núcleo oculomotor próximo ao aqueduto cerebral. Eles suprem:

- Quatro ou seis músculos extrínsecos que movem o globo ocular, isto é, os músculos reto superior, medial e inferior do músculo oblíquo (ver Tabela 8.1)
- Os músculos intrínsecos (intraoculares):
  - Músculos ciliares, os quais alteram a forma das lentes, mudando seu poder refrativo para focar a imagem da retina
  - Músculos circulares da íris, os quais contraem a pupila
- Os músculos elevadores das pálpebras, os quais elevam as pálpebras.

IV. Nervos trocleares (motores)

Estes nervos surgem dos núcleos próximos do aqueduto cerebral. Eles inervam os músculos oblíquos, músculos extrínsecos dos olhos.

V. Nervos trigeminais (mistos)

Estes nervos estão entre os maiores do crânio. São os principais nervos da face e da cabeça (incluindo as cavidades nasal e oral e os alvéolos dentais), transmitindo os impulsos sensoriais, por exemplo, de dor, temperatura e tato. As fibras motoras estimulam os músculos da mastigação.

Como o nome sugere, há três principais ramos dos nervos trigeminais. Os dermátomos inervados pelas fibras sensoriais no lado direito são mostrados na Fig. 7.42.

Os nervos oftálmicos são apenas sensoriais e suprem as glândulas lacrimais, conjuntiva dos olhos, fronte, sobran-

SEÇÃO 2 Comunicação

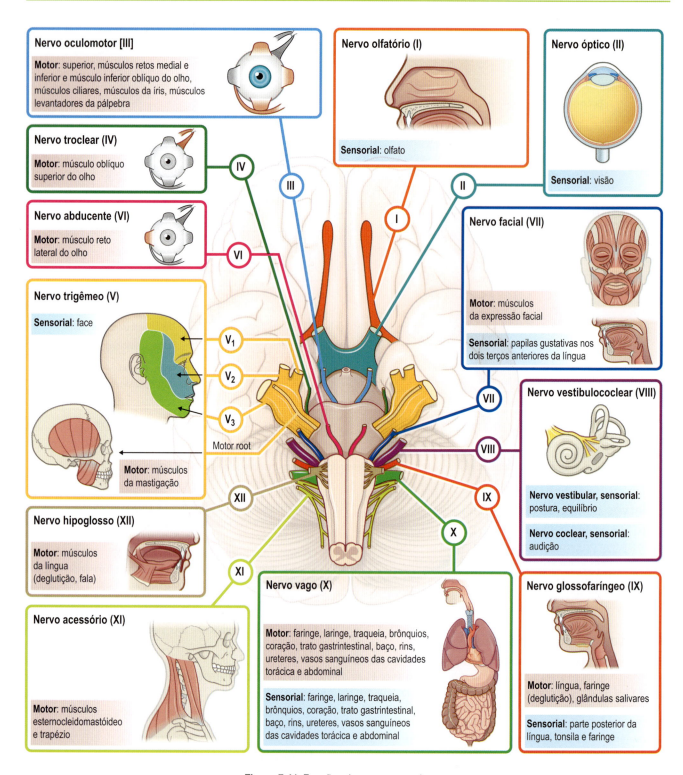

Figura 7.41 Funções dos nervos cranianos.

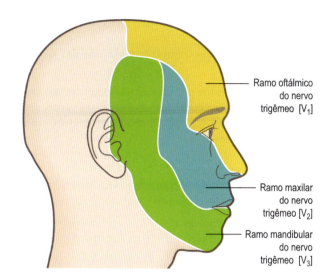

Figura 7.42 Distribuição cutânea dos principais ramos do nervo trigêmeo direito.

celhas, parte anterior do escalpo e membrana mucosa do nariz.

Os nervos maxilares são sensoriais e suprem as bochechas, a gengiva superior, os alvéolos dos dentes superiores e as pálpebras inferiores.

Os nervos mandibulares contêm tanto fibras motoras e sensoriais. Essas são as maiores das três divisões que suprem os dentes e as gengivas da mandíbula inferior, os lóbulos das orelhas, o lábio inferior e a língua. As fibras motoras suprem os músculos da mastigação.

VI. Nervos abducentes (motores)

Estes nervos surgem dos núcleos sob o assoalho do quarto ventrículo. Eles suprem os músculos retos do globo ocular que causam a sua abdução, como o nome sugere.

VII. Nervos faciais (mistos)

Estes nervos surgem de núcleos nas partes inferior e distal da ponte. Suas fibras motoras suprem os músculos da expressão facial, e suas fibras sensoriais conduzem impulsos das papilas gustativas nos dois terços anteriores da língua para a percepção do paladar no córtex cerebral (ver Fig. 7.20).

VIII. Nervos vestibulococleares (nervos sensoriais)

Estes nervos são compostos de duas divisões: os nervos vestibulares e os cocleares.

Os nervos vestibulares surgem dos canais semicirculares da orelha interna e conduzem impulsos ao cerebelo. Eles estão associados à manutenção da postura e do equilíbrio.

Os nervos cocleares têm origem no órgão espiral (de Corti) na orelha interna e conduzem impulsos para o córtex auditivo no lobo temporal do córtex cerebral, onde o som é percebido.

IX. Nervos glossofaríngeos (mistos)

As fibras motoras surgem dos núcleos na medula oblonga e estimulam os músculos da língua e da faringe e as células secretoras da glândula parótida (salivar).

As fibras sensoriais conduzem impulsos para o córtex cerebral do terço posterior da língua, das tonsilas da faringe e das papilas gustativas na língua e da faringe. Esses nervos são essenciais aos reflexos da deglutição e do engasgo. Algumas fibras conduzem impulsos do seio carotídeo, o qual tem papel importante no controle da pressão arterial (p. 98).

X. Nervos vagos (mistos)

Estes nervos têm a mais extensiva distribuição dos nervos cranianos (Fig. 7.43); seu nome apropriadamente significa "andarilho". Passam inferiormente pelo pescoço e vão para o tórax e o abdome. Formam parte importante dos nervos parassimpáticos do sistema nervoso (ver Fig. 7.45).

Suas fibras motoras surgem dos núcleos no bulbo e inervam os músculos lisos e das glândulas secretoras da faringe, laringe, traqueia, brônquios, coração, corpos carotídeos, esôfago, estômago, intestinos, pâncreas exócrino, vesícula e dutos biliares, baço, rins, ureteres e vasos sanguíneos nas cavidades torácica e abdominal.

As fibras sensoriais conduzem impulsos das membranas que revestem as mesmas estruturas para o encéfalo.

XI. Nervos acessórios (motores)

Estes nervos surgem de núcleos no bulbo e na medula espinal. As fibras suprem os músculos esternocleidomastóideo e trapézio. Alguns ramos unidos ao nervo vago inervam os músculos da faringe e laringe no pescoço.

XII. Nervos hipoglossos (motores)

Estes nervos surgem de núcleos no bulbo. Inervam os músculos da língua e aqueles ao redor do osso hioide e contribuem para a deglutição e a fala.

Funções dos nervos cranianos

As funções dos nervos cranianos estão resumidas na Fig. 7.41.

Sistema nervoso autônomo

O sistema nervoso autônomo (ver Fig. 7.1) controla as funções involuntárias do corpo. Contudo, o controle não é voluntário, e o indivíduo pode às vezes ter consciência desses efeitos – por exemplo, um aumento na frequência cardíaca.

O sistema nervoso autônomo está organizado em duas divisões:

- Simpática (os nervos emergem na região toracolombar)
- Parassimpática (os nervos emergem na região craniossacral).

SEÇÃO 2 Comunicação

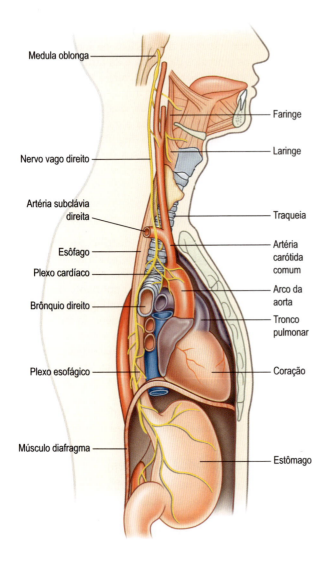

Figura 7.43 Estruturas fornecidas pelo nervo vago direito.

As duas divisões trabalham de forma integrada e complementar para manter as funções involuntárias e a homeostase. A maioria dos órgãos do corpo possui inervação de ambas as divisões: simpática e parassimpática, cujos efeitos em geral se opõem. Tais atividades incluem a coordenação e o controle da respiração, pressão sanguínea, balanço hídrico, digestão e taxa metabólica. A atividade simpática predomina em situações de estresse, uma vez que ela prepara o organismo para responder quando o esforço e o exercício são requeridos. A atividade parassimpática está aumentada em situações de calma e não estressantes (quando a atividade simpática normalmente está diminuída). É importante lembrar que há semelhanças e diferenças entre as duas divisões. Algumas semelhanças são mencionadas nesta seção e, em seguida, são descritas as duas divisões.

Como nas demais partes do sistema nervoso, os efeitos da atividade autonômica são rápidos. Os órgãos efetores são:

- Músculo liso, aquele que controla o diâmetro das pequenas passagens de ar e nos vasos sanguíneos
- Músculo cardíaco, que controla a taxa e a força da contração cardíaca
- Glândulas, as quais controlam o volume das secreções gastrintestinais.

Os nervos eferentes (motores) do sistema nervoso autônomo têm origem no encéfalo e emergem em vários níveis, entre o mesencéfalo e a região sacral da medula espinal. Muitos deles viajam na mesma bainha dos nervos periféricos somáticos para alcançar os órgãos que irão inervar, ou acompanham vasos sanguíneos até esses órgãos.

Cada divisão tem dois neurônios entre o SNC e órgãos efetores. Eles são denominados:

- Neurônio pré-ganglionar
- Neurônio pós-ganglionar.

O corpo celular do neurônio pré-ganglionar está localizado no encéfalo ou na medula espinal. Seus terminais axônicos estabelecem sinapse com o corpo celular do neurônio pós-ganglionar, em um dos gânglios do sistema nervoso autônomo, os quais estão localizados fora do SNC. O neurônio pós-ganglionar conduz os impulsos para o órgão efetor.

Sistema nervoso simpático

Está resumido na Fig. 7.44, com as principais estruturas que suprem os efeitos de sua estimulação. Os neurônios pré-ganglionares dessa divisão são oriundos da medula espinal nos níveis torácicos e lombares, e também lhes é atribuído o nome de divisão toracolombar.

Neurônio pré-ganglionar

Este neurônio tem seu corpo celular imerso na coluna lateral da substância cinzenta da medula espinal entre os níveis da 1ª e 2ª ou 3ª vértebras lombares. As fibras nervosas dessas células deixam a raiz anterior da medula espinal e terminam em uma sinapse no gânglio da cadeia lateral da divisão simpática, ou passam pelo gânglio e se dirigem ao gânglio pré-vertebral (ver adiante). A acetilcolina é o neurotransmissor no gânglio simpático.

Neurônio pós-ganglionar

O corpo celular desse neurônio simpático está em um gânglio simpático e termina no órgão ou tecido suprido. A noradrenalina (norepinefrina) é geralmente o neurotransmissor dos órgãos efetores simpáticos. A maior exceção é a falta de suprimento parassimpático nas glândulas sudoríparas, pele e vasos sanguíneos dos músculos esqueléticos. Essas estruturas são inervadas apenas pelos neurônios pós-ganglionares simpáticos, conhecidos como nervos simpáticos colinérgicos, pois comumente a acetilcolina é o neurotransmissor presente nessas estruturas (ver Fig. 7.8).

Gânglio simpático

Cadeias laterais de gânglios simpáticos

Estas cadeias se estendem desde o nível cervical ao sacro, uma de cada lado da coluna vertebral. Os gânglios estão ligados uns aos outros por fibras nervosas. Os neurônios

Sistema Nervoso   CAPÍTULO 7

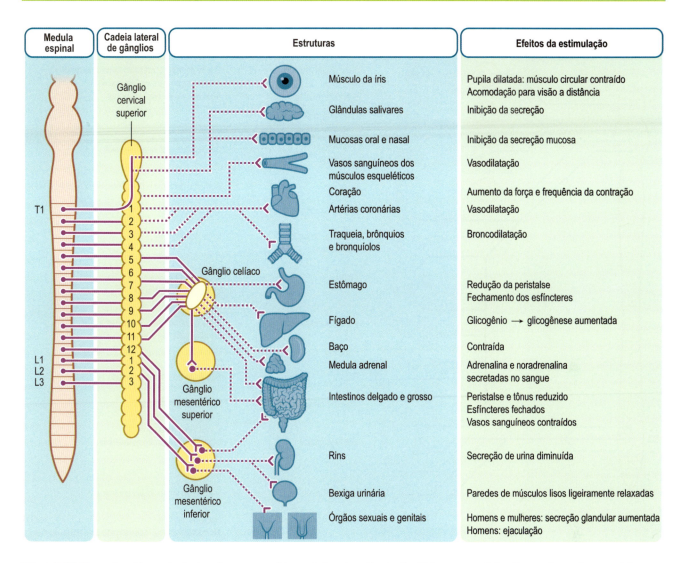

Figura 7.44 Fluxo simpático, principais estruturas supridas e efeitos da estimulação. *Linhas roxas sólidas*, fibras pré-ganglionares; *linhas roxas tracejadas*, fibras pós-ganglionares. Existem cadeias laterais direita e esquerda dos gânglios.

pré-ganglionares que emergem da coluna vertebral podem estabelecer sinapse com a célula do neurônio pós-ganglionar no mesmo nível em que passa para baixo ou para cima por um ou mais gânglios antes de formar a sinapse. Por exemplo, o nervo que dilata a pupila dos olhos deixa a medula espinal ao nível da 1ª vértebra torácica e passa acima na cadeia paravertebral para o gânglio cervical superior antes de estabelecer sinapse com o corpo dos neurônios pós-sinápticos. Esses neurônios pós-sinápticos se direcionam, então, para os olhos.

O arranjo dos gânglios permite excitação dos nervos em múltiplos níveis rapidamente e, assim, uma resposta simpática rápida e ampla, de forma que o corpo responde eficientemente quando uma "luta ou fuga" é necessária.

Gânglios pré-vertebrais
Existem três gânglios pré-vertebrais situados na cavidade abdominal próximos à origem das artérias que lhes dão o mesmo nome:

- Gânglio celíaco
- Gânglio mesentérico superior
- Gânglio mesentérico inferior.

O gânglio é composto de corpos celulares difusamente distribuídos em uma rede de fibras nervosas que formam plexos. As fibras pré-ganglionares simpáticas passam pela cadeia lateral para alcançar esses gânglios.

Sistema nervoso parassimpático

Está resumido na Fig. 7.45, que mostra as principais estruturas inervadas por ele e os efeitos de sua estimulação. Como o sistema nervoso simpático, neste, dois neurônios (pré-ganglionar e pós-ganglionar) estão envolvidos na transmissão dos impulsos aos órgãos efetores. O neurotransmissor em ambas as sinapses é a acetilcolina.

SEÇÃO 2   Comunicação

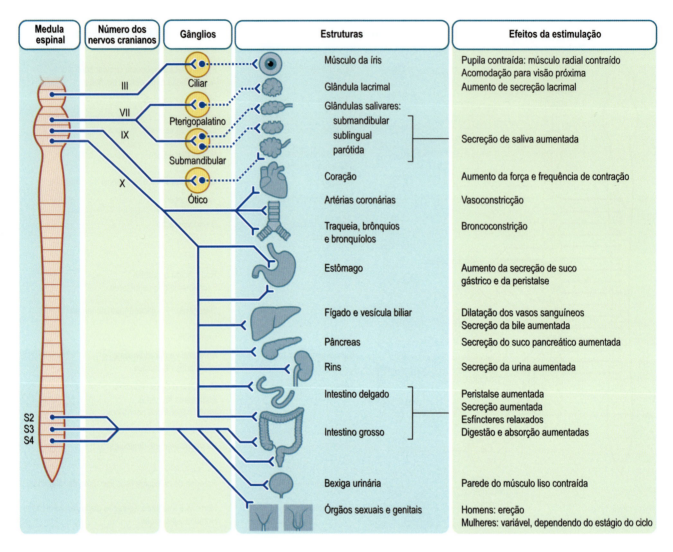

Figura 7.45 Fluxo parassimpático, principais estruturas supridas e efeitos da estimulação. *Linhas azuis sólidas*, fibras pré-ganglionares; *linhas azuis tracejadas*, fibras pós-ganglionares. Onde não há linhas quebradas, o neurônio pós-ganglionar está na parede da estrutura.

Neurônio pré-ganglionar

Este usualmente é longo, em comparação com o do sistema nervoso simpático, e seus corpos celulares são originários do tronco encefálico ou da medula espinal. Os corpos celulares no encéfalo formam a via cranial, composta pelos nervos III, VII, IX e X, os quais têm origem nos núcleos do tronco cerebral. Os corpos celulares com origem na porção sacral estão localizados na coluna lateral da substância cinzenta na porção distal da medula espinal. Suas fibras emergem da coluna vertebral nos segmentos 2, 3 e 4 dos segmentos sacrais. As fibras nervosas dos neurônios pré-ganglionares parassimpáticos usualmente estabelecem sinapse com os neurônios pós-ganglionares próximos ou nos órgãos efetores.

Neurônio pós-ganglionar

Este, em geral, é muito curto, e seus corpos celulares estão no gânglio ou, habitualmente, na parede do órgão que suprem.

Funções do sistema nervoso autônomo

O sistema nervoso autônomo está envolvido em muitas atividades reflexas complexas e involuntárias (Figs. 7.44 e 7.45), as quais, à semelhança dos reflexos descritos nas seções iniciais, dependem não apenas de estimulação sensorial do encéfalo para a medula espinal, mas também da saída motora. Nesse caso, a ação reflexa é uma contração rápida, ou inibição da contração, de músculos involuntários (liso ou cardíaco) ou secreção. Essas atividades são coordenadas inconscientemente. Algumas vezes, estímulos sensoriais não são percebidos conscientemente e podem provocar inibição temporária da ação reflexa – reflexo de micção, por exemplo, pode ser inibido temporariamente.

A maioria dos órgãos do corpo é inervada tanto pelo sistema simpático como pelo parassimpático, os quais têm efeitos complementares e, em geral, opostos, finamente balanceados para assegurar o funcionamento adequado às necessidades do corpo a qualquer momento.

Sistema nervoso simpático

A estimulação simpática prepara o corpo para lidar com situações estimulantes e estressantes, por exemplo, reforçando suas defesas em momentos de perigo em temperaturas extremas. Vários estados emocionais, tais como medo, constrangimento e raiva, também causam estimulação simpática.

As glândulas adrenais secretam noradrenalina (norepinefrina) e, por vezes, adrenalina (epinefrina) na circulação sanguínea em resposta à estimulação simpática. Esses hormônios agem como neurotransmissores quando alcançam os órgãos-alvo do sistema nervoso simpático. Dessa forma, eles potencializam e sustentam os efeitos da estimulação simpática.

A estimulação simpática mobiliza o corpo para "luta ou fuga". Os efeitos da estimulação no coração, nos vasos sanguíneos e nos pulmões (ver adiante) possibilitam ao corpo responder ao exercício. Efeitos adicionais incluem aumento na taxa metabólica e conversão aumentada de glicogênio a glucose. Durante o exercício, como luta ou corrida, situações em que as necessidades de oxigênio e energia para os músculos esqueléticos estão muito aumentadas, essas mudanças possibilitam ao corpo responder prontamente à demanda aumentada de energia.

Sistema nervoso parassimpático

A estimulação parassimpática tende a diminuir o ritmo cardíaco e a atividade respiratória, porém estimula a digestão e absorção de alimento e as funções dos sistemas geniturinários. Seu efeito geral é o de "descansa e digere", permitindo a digestão e processos restaurativos de forma silenciosa e calma quando requeridos.

Efeitos da estimulação autônoma

Normalmente ambos os sistemas funcionam juntos, mantendo a frequência regular do coração, a temperatura normal e a constância do meio interno, compatíveis com as necessidades fisiológicas deles e do entorno.

Sistema cardiovascular

Estimulação simpática
- Acelera os disparos do nó sinoatrial no coração, aumentando a taxa e a força da batida cardíaca
- Dilata as artérias coronárias, aumentando o afluxo de sangue ao músculo cardíaco e o suprimento de oxigênio, assim como os nutrientes e a remoção de rejeitos metabólitos, fazendo crescer a capacidade de trabalho do músculo
- Dilata os vasos sanguíneos que irrigam os músculos esqueléticos, com efeitos semelhantes aos do músculo cardíaco, como descrito no item anterior
- Eleva a resistência periférica e a pressão pela constrição de pequenas artérias e arteríolas na pele. Dessa forma, um suprimento sanguíneo aumentado é disponibilizado para o tecido altamente ativo, como os músculos esqueléticos, o coração e o encéfalo
- Contrai os vasos sanguíneos nas glândulas secretoras do sistema digestório, o que aumenta o volume de sangue disponível na circulação em vasos sanguíneos dilatados, tais como o músculo cardíaco e os músculos esqueléticos
- Acelera a coagulação devido à vasoconstrição.

Estimulação parassimpática
- Diminui a taxa e a amplitude dos batimentos cardíacos
- Contrai as artérias coronárias, reduzindo o suprimento cardíaco ao músculo cardíaco.

O sistema nervoso parassimpático exerce pouco ou nenhum efeito nos vasos sanguíneos, exceto nas artérias coronárias.

Sistema respiratório

Estimulação simpática
Promove o relaxamento da musculatura lisa e, portanto, a dilatação das vias respiratórias superiores (broncodilatação), especialmente dos bronquíolos, permitindo a entrada de mais ar nos pulmões em cada inspiração, além de aumentar a taxa respiratória. Em sinergia com a frequência cardíaca aumentada, a entrada de oxigênio e a saída de gás carbônico do corpo são aumentadas para lidar com situações de "luta ou fuga".

Estimulação parassimpática
Causa contração da musculatura lisa nas vias respiratórias, o que promove a broncoconstrição.

Sistemas digestório e urinário

Estimulação simpática
- Aumenta a conversão de glicogênio a glucose pelo fígado, o que prontamente disponibiliza mais combustível para o gasto de energia
- Inibe a contração dos músculos lisos e a secreção dos sucos digestivos no estômago e no intestino delgado, retardando a digestão, movimentos de deslocamento e absorção dos alimentos; aumenta o tônus dos músculos de esfíncteres
- Aumenta a secreção de adrenalina (epinefrina) e noradrenalina (norepinefrina) das glândulas adrenais e, assim, potencializa e mantém os efeitos da estimulação simpática por todo o corpo
- Aumenta o tônus dos esfíncteres e relaxa a parede da bexiga, inibindo a micção e a defecação
- Aumenta significativamente a taxa metabólica.

Estimulação parassimpática
- Aumenta a secreção da bile pelo fígado
- Aumenta a motilidade e secreção do estômago e do intestino delgado, assim como a taxa de digestão e absorção
- Aumenta a secreção do suco pancreático

SEÇÃO 2 Comunicação

- Relaxa o esfíncter uretral interno, juntamente com a contração dos músculos da parede da bexiga, ocorrendo assim a micção. Similar relaxamento do esfíncter interno anal é acompanhado de contração da musculatura do intestino reto, o que propicia a defecação. Em ambos os casos, há relaxamento voluntário dos esfíncteres externos.

Em contraste com a estimulação simpática, a estimulação parassimpática não tem efeito nas glândulas adrenais ou mesmo na taxa metabólica.

Olhos
Estimulação simpática
Causa contração das fibras radiais do músculo da íris e, assim, dilata a pupila. Retrai os músculos levantadores das pálpebras, o que promove maior abertura delas, logo os olhos são abertos amplamente e dão a impressão de alerta e excitação. O músculo ciliar que ajusta a espessura das lentes do cristalino é ligeiramente relaxado, o que facilita a visão a distância.

Estimulação parassimpática
Esta contrai as fibras dos músculos circulares da íris e o diâmetro da pupila. As pálpebras tendem a se fechar, o que dá a impressão de sonolência. O músculo ciliar contrai, o que facilita a visão de perto.

Pele
Estimulação simpática
- Aumenta a secreção de suor, o que induz maior perda do calor gerado pela atividade muscular aumentada
- Contrai os músculos eretores dos pelos (os músculos dos folículos pilosos da pele), o que confere a aparência de "pele de ganso"
- Contrai os vasos sanguíneos periféricos, aumentando o suprimento sanguíneo para os órgãos ativos, tais como o coração e os músculos esqueléticos.

Não há inervação parassimpática para a pele. Algumas fibras simpáticas adrenérgicas causam vasoconstrição, e algumas colinérgicas causam vasodilatação (ver Fig. 7.8).

Impulsos aferentes das vísceras

Fibras sensoriais das vísceras acompanham fibras autonômicas e algumas vezes são chamadas aferentes autonômicas. Os impulsos que transmitem estão associados a:

- Reflexos viscerais, geralmente inconscientes, como tosse, pressão arterial (barorreceptores)
- Sensação, por exemplo, de forme, sede, náusea, sensação sexual, distensão da bexiga ou do reto
- Dor visceral.

Dor visceral
Normalmente, as vísceras (órgãos internos) são insensíveis ao corte, queimadura ou compressão. Entretanto, a sensação de desconforto e dor fracamente localizada é percebida quando:

- Os nervos viscerais são estirados
- Muitas fibras são estimuladas
- Ocorrem isquemia e acúmulo local de metabólitos
- A sensibilidade dos terminais nervosos a estímulos dolorosos é aumentada, como durante uma inflamação.

Se a causa de dor, por exemplo, inflamação, afeta a parede parietal da membrana serosa (pleura, peritônio, p. 314), a dor é aguda e facilmente identificada no local da inflamação. Isso porque os nervos espinais periféricos que inervam os tecidos superficiais também inervam as paredes parietais das membranas serosas. Eles transmitem impulsos para o córtex cerebral, onde a dor somática é percebida e localizada com precisão. Apendicite é um exemplo desse tipo de dor. Inicialmente, aparece como desconforto e vagamente localizada ao redor da linha média do abdome. Conforme a condição progride, o peritônio parietal é envolvido, e a dor aguda aparece claramente localizada na fossa ilíaca direita, isto é, sobre o apêndice.

Dor referida
Em alguns casos de doenças viscerais, a dor pode ser sentida na superfície de tecidos distantes da origem, isto é, dor referida (Fig. 7.46). Essa condição ocorre quando as fibras sensoriais de um órgão afetado pertencem ao mesmo segmento da medula espinal dos nervos somáticos, isto é, aqueles dos tecidos superficiais. Acredita-se que o nervo sensorial do órgão danificado estimule o nervo da medula espinal que esteja próximo ou intimamente associado e transmita os impulsos sensoriais da área para o córtex cerebral, onde a dor é percebida como originária da área suprida pelo nervo somático. Exemplos de dor referida estão citados na Tabela 7.3.

Efeitos do envelhecimento no sistema nervoso

> **Resultados esperados da aprendizagem**
>
> Após estudar esta seção, você estará apto a:
> - Descrever os efeitos do envelhecimento no sistema nervoso.

Os neurônios não são substituídos após o nascimento, e ocorre decréscimo natural em número com o avanço da idade; entretanto, uma considerável reserva significa que as funções cognitivas não são necessariamente prejudicadas. O encéfalo de adultos mais idosos geralmente tem tamanho e peso reduzidos, enquanto os giros se tornam menores e os sulcos mais largos. Em idosos, placas e acúmulo de material proteico são geralmente encontrados ao

Sistema Nervoso CAPÍTULO 7

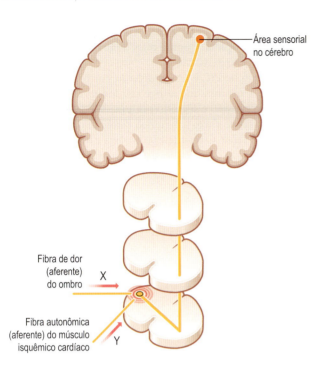

Figura 7.46 Dor referida. O tecido cardíaco isquêmico gera impulsos no nervo Y, que então estimula o nervo X, e a dor é percebida no ombro.

Tabela 7.3 Dor referida.	
Tecido de origem da dor	**Local da dor referida**
Coração	Ombro esquerdo
Fígado e vias biliares	Ombro direito
Rim e ureter	Dorso e região inguinal
Útero	Parte inferior do dorso
Genitais masculinos	Parte inferior do abdome
Prolapso de disco intervertebral	Perna

redor dos neurônios do SNC, e emaranhados fibrilares podem se desenvolver em seu interior, embora seu significado não seja conhecido.

Fluxo sanguíneo diminuído pode ocorrer nas artérias que nutrem o sistema nervoso por um longo período (ateroma e arteriosclerose; Capítulo 4), o que torna suas paredes mais propensas a ruptura. Se isso ocorrer, sangramento no tecido envolvendo o tecido nervoso causa sinais e sintomas de derrame ou acidente vascular cerebral (p. 194).

O controle motor preciso dos movimentos fica diminuído, o que implica que idosos levam mais tempo para desenvolver ações motoras do que adultos jovens, e eles são mais propensos a quedas. A taxa de condução dos impulsos nervosos é menor, o que pode contribuir para um controle motor menos efetivo, por exemplo, vasodilatação, vasoconstrição e reflexos dos barorreceptores (Capítulo 5).

A memória de passado recente tipicamente é difícil de ser recuperada, embora a memória de longo prazo, incluindo habilidades de resolver problemas, permanece intacta e geralmente recuperada. Por razões desconhecidas, alguns idosos ficam mais rapidamente incapacitados em relação a outros por mudanças progressivas do SNC, tais como demência (p. 156).

Os efeitos do envelhecimento nos sentidos, quase universais, serão abordados no Capítulo 8. A termorregulação é abordada no Capítulo 14.

> ● **MOMENTO DE REFLEXÃO**
>
> 5. Esboce os impactos do envelhecimento na memória.

SEÇÃO 2 Comunicação

Desordens do cérebro

Resultados esperados da aprendizagem

Após estudar esta seção, você estará apto a:

- Listar três causas de aumento da pressão intracraniana
- Relacionar os efeitos do aumento da pressão intracraniana com as funções do encéfalo e alterações nos sinais vitais
- Delinear como o encéfalo é danificado durante diferentes tipos de trauma craniano
- Descrever quatro complicações de trauma craniano
- Explicar os efeitos da hipóxia encefálica e do acidente vascular encefálico
- Delinear as causas e os efeitos da demência
- Relacionar os efeitos da doença de Parkinson com os efeitos nas funções orgânica.

Aumento da pressão intracraniana

Esta é uma complicação grave de diversas condições que afetam o cérebro. O crânio forma uma cavidade rígida que envolve o cérebro, os vasos sanguíneos cerebrais e o líquido cerebrospinal. Um aumento no volume de qualquer um deles leva à pressão intracraniana elevada (PIC).

Por vezes, os efeitos da PIC são mais graves do que a condição que a causa, isto é, interrupção do fornecimento de sangue ou distorção da forma do cérebro, especialmente se a PIC aumenta rapidamente. Um aumento lento na PIC permite que seja feito um ajustamento compensatório, isto é, uma ligeira redução no volume de sangue circulante e do líquido cerebrospinal. Quanto mais lento o aumento da PIC, mais eficaz a compensação.

O aumento da PIC é acompanhado por bradicardia e hipertensão. À medida que atinge seu limite, outro pequeno aumento na pressão é seguido por uma súbita e geralmente grave redução no fluxo sanguíneo cerebral, conforme a autorregulação falha. O resultado é hipóxia e um aumento nos níveis de dióxido de carbono, causando dilatação arteriolar, o que aumenta ainda mais a PIC. Isso leva à perda rápida e progressiva de neurônios funcionais, o que exacerba a bradicardia e a hipertensão. Sem compensação fisiológica ou intervenção médica, o aumento da PIC comente é fatal.

As causas do aumento da PIC incluem:

- Edema cerebral
- Hidrocefalia, o acúmulo de excesso de líquido cerebrospinal
- Lesões expansivas no interior do crânio, também conhecidas como lesões de ocupação do espaço, tais como:
- Hemorragia ou hematoma (traumático ou espontâneo)
- Tumores (primários ou secundários).

Lesões em expansão podem ocorrer no cérebro ou nas meninges e danificar o cérebro de várias maneiras (Fig. 7.47).

Efeitos do aumento da pressão intracraniana

Deslocamento do encéfalo

As lesões que causam o deslocamento em geral são unilaterais, mas podem afetar ambos os lados e podem causar:

- Herniação (deslocamento de parte do encéfalo do seu compartimento usual) do hemisfério cerebral entre o corpo caloso e a borda livre da foice do cerebelo, do mesmo lado
- Herniação do mesencéfalo entre a ponte e a borda livre do tentório do cerebelo do mesmo lado

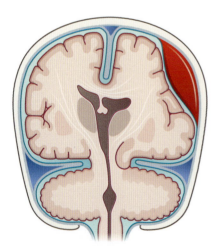
A Hematoma subdural

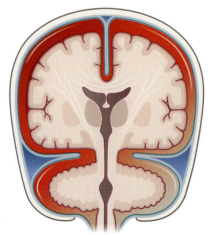
B Hemorragia subaracnóidea

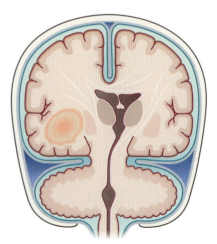
C Tumor ou hemorragia intracerebral

Figura 7.47 Efeitos de diferentes tipos de lesões em expansão no interior do crânio. (A) Hematoma subdural. (B) Hemorragia na região subaracnoide. (C) Hemorragia tumoral ou intracerebral.

Sistema Nervoso CAPÍTULO 7

- Compressão do espaço subaracnóideo e achatamento das convoluções cerebrais
- Distorção da forma dos ventrículos e seus dutos
- Herniação do cerebelo através do forame magno
- Protrusão do bulbo através do forame magno (*"coning"*).

Obstrução do fluxo do líquido cerebrospinal

Os ventrículos ou seus dutos podem estar deslocados ou um duto obstruído. Os efeitos dependem da posição da lesão; por exemplo, a compressão do aqueduto do mesencéfalo causa dilatação dos ventrículos laterais e do terceiro ventrículo, aumentando ainda mais a PIC.

Dano vascular

Vasos sanguíneos podem estar distendidos ou comprimidos, causando:

- Hemorragia quando os vasos sanguíneos distendidos se rompem
- Isquemia intracraniana e infarto devido à compressão dos vasos sanguíneos
- Papiledema (edema ao redor do disco óptico) devido à compressão da veia da retina na bainha do nervo óptico, onde atravessa o espaço subaracnóideo.

Dano neurológico

Os centros vitais do bulbo podem ser danificados quando o aumento da PIC causa protrusão. O alongamento do tronco encefálico pode danificar os nervos cranianos, especialmente o oculomotor (III) e o abducente (VI), causando distúrbios do movimento e acomodação dos olhos. A dilatação de uma pupila e a perda do reflexo de luz (incapacidade da pupila de se contrair em resposta à luz) são causadas pela compressão do nervo oculomotor.

Edema encefálico

O edema (p. 129) ocorre quando há excesso de líquido nas células dos tecidos e/ou espaços intersticiais. No encéfalo, é conhecido como edema cerebral e aumenta a PIC. Está associado a:

- Traumatismo cranioencefálico
- Hemorragia
- Infecções e abscessos
- Hipóxia, isquemia local ou infartos
- Tumores
- Inflamação do cérebro ou meninges
- Hipoglicemia (p. 257).

Hidrocefalia

Nesta condição, o volume de LCE é anormalmente alto e em geral acompanhado por aumento da PIC. Uma obstrução ao fluxo do LCE é a causa mais comum. É descrito como uma comunicação quando há fluxo livre de LCE do sistema ventricular para o espaço subaracnoide; quando não é possível essa comunicação, há obstrução no sistema de ventrículos, forames ou dutos (ver Fig. 7.15).

O aumento da cabeça ocorre em crianças quando a ossificação dos ossos cranianos está incompleta, mas, apesar disso, os ventrículos se dilatam e causam alongamento e afinamento do cérebro. Após a ossificação estar completa, a hidrocefalia causa aumento acentuado da PIC e destruição do tecido nervoso.

Ferimentos na cabeça

Danos ao cérebro podem ser sérios, mesmo quando não há sinais externos de lesão. No local da lesão, pode haver:

- Ferida no couro cabeludo, com hemorragia entre este e os ossos do crânio
- Danos nas meninges e/ou no cérebro subjacentes com hemorragia local no interior do crânio
- Uma fratura do crânio deprimida, causando dano local às meninges subjacentes e ao tecido cerebral
- Uma fratura do osso temporal, criando uma abertura entre a orelha média e as meninges
- Uma fratura envolvendo os seios paranasais esfenoidal, etmoidal ou frontal, fazendo uma abertura entre o nariz e as meninges.

Lesões por aceleração e desaceleração

Como o cérebro flutua de forma relativamente livre em uma "almofada" de LCE, a aceleração ou desaceleração súbita têm efeito de inércia. Por exemplo, quando um veículo para de repente, os passageiros são lançados para a frente: a cabeça, então, se move para frente ou para trás em relação ao resto do corpo, causando ferimentos no cérebro no ponto de impacto se ele se mover dentro do crânio. Nos ferimentos do "contragolpe", o dano cerebral é mais grave do lado oposto ao local do impacto. Outras lesões incluem:

- De células nervosas, geralmente nos lobos frontal e parietal, devido ao movimento do cérebro sobre a superfície rugosa dos ossos da base do crânio
- Danos nas fibras nervosas devido ao alongamento, especialmente após o movimento rotacional
- Hemorragia (ver a próxima seção).

Complicações do traumatismo craniano

Se o indivíduo sobreviver aos efeitos imediatos, as complicações poderão se desenvolver horas ou dias depois. Às vezes, são a primeira indicação de danos sérios causados por uma lesão aparentemente trivial. Seus efeitos podem aumentar a PIC, danificar o tecido cerebral ou fornecer uma rota de entrada para infecção.

Hemorragia intracraniana traumática

Hemorragia pode ocorrer, causando dano cerebral secundário no local da lesão, no lado oposto do cérebro ou difusamente por ele todo. Se o sangramento continuar, o hematoma em expansão aumentará a PIC, comprimindo o cérebro.

Hemorragia extradural

Pode seguir um golpe direto que pode ou não causar uma fratura. O indivíduo pode se recuperar rapidamente, e sinais de aumento da PIC geralmente aparecem apenas algumas horas depois, à medida que o hematoma cresce e a camada externa da dura-máter (perióstero) é removida do osso. O hematoma cresce rapidamente quando os vasos sanguíneos arteriais estão danificados. Em crianças, as fraturas são raras porque os ossos do crânio ainda estão moles e as articulações (suturas) não se fundiram. O hematoma geralmente permanece localizado.

Hemorragia subdural aguda

Deve-se à hemorragia de veias pequenas na dura-máter ou veias maiores entre as camadas da dura-máter antes de entrarem nos seios venosos. O sangue pode se espalhar no espaço subdural sobre um ou ambos os hemisférios cerebrais (Fig. 7.47A). Pode haver hemorragia subaracnóidea concomitante (Fig. 7.47B), especialmente quando há extensas contusões e lacerações cerebrais.

Hemorragia subdural crônica

Pode ocorrer semanas ou meses após pequenos ferimentos, e, às vezes, não há histórico de ferimentos. Ocorre mais frequentemente quando existe alguma atrofia cerebral, como em adultos mais velhos e em uso indevido de álcool. Evidência de aumento da PIC pode ser retardada quando o volume cerebral é reduzido. O hematoma aumenta gradualmente em tamanho devido a repetidas pequenas hemorragias e causa inflamação crônica leve e acúmulo de exsudato inflamatório. Com o tempo, é isolado por uma parede de tecido fibroso.

Hemorragia intracerebral e edema cerebral

Ocorrem após contusões, lacerações e lesões por cisalhamento associadas a aceleração e desaceleração, especialmente movimentos rotacionais.

O edema cerebral (p. 193) é uma complicação comum das contusões cerebrais, levando ao aumento da PIC, hipóxia e outros danos cerebrais.

Meningite

Ver a p. 197.

Epilepsia pós-traumática

Esta é caracterizada por convulsões e pode se desenvolver na primeira semana ou vários meses após a lesão. O desenvolvimento inicial é mais comum após lesões graves, embora em crianças a própria lesão possa parecer trivial. Após fraturas deprimidas ou grandes hematomas, a epilepsia tende a se desenvolver mais tarde.

Estados vegetativos

Esta condição é consequência de danos cerebrais corticais graves. O indivíduo parece acordado, e observa-se que ele sofre ciclos de sono-vigília; no entanto, não há sinais de consciência ou respostas ao ambiente externo. À medida que o tronco cerebral permanece intacto, os centros vitais continuam a funcionar, isto é, a respiração e a pressão sanguínea são mantidas. Considera-se permanente se não houver recuperação 12 meses após o trauma ou mais de 6 meses depois de qualquer outra causa.

Hipóxia cerebral

A hipóxia pode ser causada por distúrbios na autorregulação do suprimento de sangue para o cérebro ou condições que afetam os vasos sanguíneos cerebrais.

Quando a pressão arterial média cai abaixo de cerca de 60 mmHg, os mecanismos de autorregulação que controlam o fluxo sanguíneo para o cérebro, ajustando o diâmetro das arteríolas, falham. A consequente diminuição rápida no suprimento de sangue cerebral leva à hipóxia e falta de glicose. Se a hipóxia grave é sustentada por mais de alguns minutos, há danos cerebrais irreversíveis. Os neurônios são afetados primeiro, depois as células neurogliais e, na sequência, as meninges e os vasos sanguíneos. As condições em que a autorregulação é dividida incluem:

- Parada cardiorrespiratória
- Hipotensão grave súbita
- Envenenamento por monóxido de carbono
- Hipercapnia (excesso de dióxido de carbono no sangue)
- Sobredose medicamentosa com, por exemplo, analgésicos opiáceos ou hipnóticos.

As condições que afetam os vasos sanguíneos cerebrais e podem levar à hipóxia cerebral incluem:

- Oclusão de uma artéria cerebral por, por exemplo, uma lesão intracraniana em rápida expansão, ateroma, trombose ou embolia (Capítulo 5)
- Estenose arterial que ocorre na arterite, poliarterite nodosa, sífilis, diabetes melito ou alterações degenerativas em idosos.

Se o indivíduo sobreviver ao episódio inicial de isquemia, poderão ocorrer infarto, necrose e perda de função da área afetada do cérebro.

Acidente vascular encefálico

A doença cerebrovascular é a causa subjacente da maioria dos acidentes vasculares cerebrais e ataques isquêmicos transitórios. Fatores predisponentes incluem:

- Hipertensão
- Ateroma
- Diabetes melito
- Tabagismo.

O acidente vascular encefálico é uma causa muito comum de morte e incapacidade em adultos mais velhos. A incidência é maior nas populações asiáticas e negras africanas e aumenta acentuadamente com a idade. Os efeitos aparecem em poucos minutos e geralmente incluem paralisia de um membro ou de um lado do corpo (hemiparesia), frequentemente acompanhados por distúrbios da fala e da visão. A natureza e a extensão dos danos dependem da localização dos vasos sanguíneos afetados. A grande maioria é causada por infarto cerebral (cerca de 85%), com hemorragia intracraniana espontânea responsável pela maior parte do restante.

Cerca de 80% dos pacientes sobrevivem por pelo menos um mês após um acidente vascular cerebral agudo; melhora gradual dos movimentos dos membros ocorre em cerca de 50% dos casos, o que às vezes é acompanhado por melhora da fala. Recorrência é comum.

Ataque isquêmico transitório

Em contraste com um acidente vascular cerebral, um ataque isquêmico transitório (AIT) é um breve período de déficit cerebral reversível. Normalmente, há um curto período (minutos ou horas) em que há fraqueza de um membro e/ou perda de fala e/ou visão, seguida de recuperação completa. Um AIT pode preceder um acidente vascular cerebral (cerca de 30% em 5 anos) ou, menos comumente, infarto do miocárdio (Capítulo 5). A definição arbitrária de um AIT com duração inferior a 24 h não é mais utilizada.

Infarto cerebral

Ocorre quando o fluxo sanguíneo para o cérebro é subitamente interrompido, resultando em hipóxia cerebral. A causa principal é o ateroma, que afeta a artéria carótida ou o arco aórtico, que é complicado pela trombose (p. 124), embora uma artéria bloqueada que fornece o cérebro também possa surgir de um êmbolo originado no coração, por exemplo, endocardite infecciosa (p. 133).

Hemorragia intracraniana espontânea

A hemorragia pode estar no espaço subaracnoide ou ser intracerebral (Fig. 7.48). É comumente associada a um aneurisma ou hipertensão. Em cada caso, o sangue que escapou pode causar espasmo arterial, levando a isquemia, infarto, fibrose (gliose) e dano cerebral hipóxico. Uma hemorragia grave pode ser instantaneamente fatal, enquanto hemorragias pequenas repetidas têm um efeito cumulativo na extensão do dano cerebral (demência por múltiplos infartos).

Hemorragia intracerebral

A hipertensão prolongada leva à formação de múltiplos microaneurismas nas paredes de artérias muito pequenas no cérebro. A ruptura de um ou mais destes, devido a um aumento contínuo da pressão arterial, é geralmente a causa da hemorragia intracerebral. Os locais mais comuns são ramos da artéria cerebral média na região da cápsula interna e dos núcleos da base (Fig. 7.19).

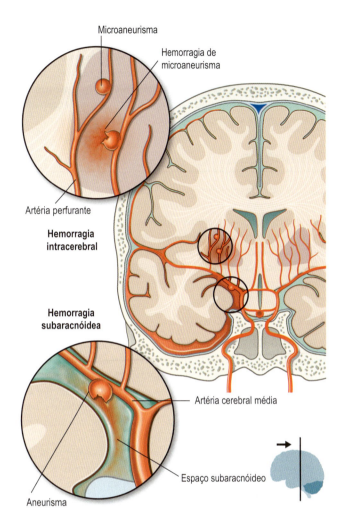

Figura 7.48 Tipos de hemorragia que causam acidente vascular cerebral.

Hemorragia grave causa compressão e destruição do tecido, aumento repentino da PIC e distorção e herniação do cérebro. A morte ocorre quando os centros vitais do bulbo são danificados por hemorragia ou se há conização.

Hemorragia menos grave causa paralisia e perda da sensibilidade de gravidade variável, afetando o lado do corpo oposto à hemorragia. Se a hemorragia parar e não voltar a ocorrer, desenvolve-se um cisto cheio de fluido, isto é, o hematoma é resolvido pela gliose, o coágulo de sangue é gradualmente absorvido e a cavidade fica cheia com exsudato de tecido. Quando a PIC volta ao normal, alguma função pode ser restaurada, como a fala e o movimento de membros.

Hemorragia subaracnoide

É responsável por um pequeno número de acidentes vasculares encefálicos e geralmente se deve à ruptura de um aneurisma em uma das principais artérias cerebrais, ou com menor frequência a sangramento de um vaso sanguíneo congenitamente malformado (Fig. 7.48). O sangue pode permanecer localizado, mas geralmente se espalha no espaço subaracnóideo ao redor do cérebro e da medula espinal, causando um aumento geral na PIC sem distorção do cérebro (Fig. 7.47B). O efeito irritante do sangue pode causar espasmo arterial, levando a isquemia, infarto, gliose e efeitos de danos cerebrais localizados. É mais comum na meia-idade, mas ocasionalmente em jovens, devido à ruptura de um vaso sanguíneo malformado. Essa condição é frequentemente fatal ou resulta em incapacidade permanente.

Demência

Há um enfraquecimento gradual da memória (especialmente de curto prazo), do intelecto e do raciocínio, apesar de a consciência não ser afetada. Labilidade emocional e mudança de personalidade também podem ocorrer. A demência é causada pela degeneração progressiva e irreversível do córtex cerebral e resulta em deterioração mental, em geral ao longo de vários anos.

Doença de Alzheimer

Esta condição é a forma mais comum de demência nos países desenvolvidos. A etiologia é desconhecida, embora fatores genéticos possam estar envolvidos. As mulheres são afetadas duas vezes mais que os homens e comumente encontrada naqueles com mais de 60 anos, aumentando a incidência com a idade. Geralmente afeta pessoas com síndrome de Down aos 40 anos de idade.

Observa-se atrofia progressiva do córtex cerebral, acompanhada de deterioração do funcionamento mental. A morte habitualmente ocorre entre 2 e 8 anos após o início.

Doença de Huntington

Em geral se manifesta entre os 30 e 50 anos. É herdada como um distúrbio autossômico dominante (p. 481) e está associada à produção deficiente do neurotransmissor ácido gama-aminobutírico (GABA). Um filho de pai com Huntington tem 50% de chances de herdar o gene.

As alterações extrapiramidais causam coreia: movimentos rápidos e descoordenados dos membros e contração involuntária dos músculos faciais. Conforme a doença progride, a atrofia cortical causa alterações de personalidade e demência.

Demências secundárias

A demência pode ocorrer em associação a outras condições:

- Demência vascular, também conhecida como demência por enfarte múltiplo, que pode acompanhar a doença cerebrovascular
- Toxicidade, uso indevido de álcool e solventes e, menos frequentemente, deficiências de vitamina B
- Tumores, geralmente metástases, mas às vezes tumores intracranianos primários
- Metabólica (por exemplo, uremia, insuficiência hepática) e endócrina (por exemplo, hipotireoidismo)
- Infecções, embora estas sejam menos comuns, tais como sífilis, HIV e doença de Creutzfeldt-Jakob (DCJ).

Doença de Parkinson

Nesta condição, observa-se degeneração gradual e progressiva dos neurônios liberadores de dopamina no sistema extrapiramidal, especialmente nos núcleos da base, o que leva à falta de controle e coordenação do movimento muscular, resultando em:

- Lentidão do movimento (bradicinesia) e dificuldade para iniciar movimentos
- Tônus muscular fixo, causando características faciais inexpressivas e rigidez dos músculos voluntários, levando a marcha lenta característica, marcha arrastada e postura inclinada
- Tremor muscular das extremidades que geralmente começa com uma mão, movimento dos dedos em "pílula"
- Problemas de fala, salivação excessiva e, na doença avançada, disfagia.

O início comumente ocorre entre 45 e 60 anos, e afeta mais os homens do que mulheres. A causa geralmente é desconhecida, mas alguns casos estão associados a traumas repetidos, como os boxeadores "socados bêbados"; tumores que causam compressão mesencefálica; drogas como fenotiazinas; e intoxicação por metais pesados. Há incapacidade física progressiva, mas a função cognitiva não é prejudicada (Fig. 7.49).

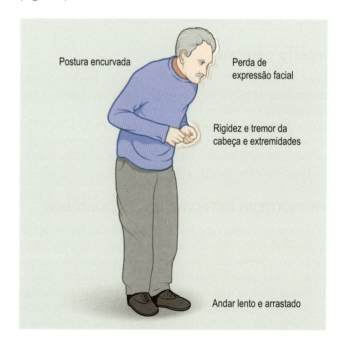

Figura 7.49 Postura típica da doença de Parkinson.

Efeitos de venenos no cérebro

Diversos produtos químicos, incluindo drogas, toxinas ambientais, produtos microbianos e resíduos metabólicos, podem danificar o tecido nervoso. Isso pode variar de distúrbio neurológico reversível de curto prazo, como depressão das funções cognitivas e motoras após o consumo de álcool, até danos permanentes em longo prazo, como intoxicação por metais pesados (por exemplo, chumbo) ou encefalopatia hepática (p. 363).

> ● **MOMENTO DE REFLEXÃO**
>
> 6. Explique por que a hidrocefalia em crianças, mas não em adultos, pode ser acompanhada de aumento do crânio.
> 7. Relacione a patologia da doença de Parkinson com seus sinais e sintomas comuns.

Infecções do sistema nervoso central

Resultados esperados da aprendizagem

Após estudar esta seção, você estará apto a:
- Descrever infecções comuns do sistema nervoso e seus efeitos na função do corpo.

O encéfalo e a medula espinal estão relativamente bem protegidos da infecção microbiana pela barreira hematoencefálica.

As infecções do SNC são geralmente bacterianas ou virais, mas também podem ser protozoárias ou fúngicas. Podem se originar nas meninges (meningite) ou no encéfalo (encefalite) e, depois, se espalhar de um local para outro.

Infecções bacterianas

A entrada de bactérias no SNC pode ser:

- Direta – através de uma fratura craniana composta ou através dos ossos do crânio, por exemplo, infecções do ouvido médio ou dos seios paranasais, mastoidite
- Transmitida pelo sangue – da infecção em outras partes do corpo, por exemplo septicemia, endocardite bacteriana (p. 133)
- Iatrogênica – introduzida durante um procedimento invasivo, como punção lombar.

Meningite bacteriana

O termo "meningite" usualmente se refere à inflamação do espaço subaracnóideo. A infecção é mais comumente transmitida através do contato com um indivíduo infectado. A meningite bacteriana geralmente é precedida por uma leve infecção do trato respiratório superior, durante a qual algumas bactérias entram na corrente sanguínea e são transportadas para as meninges. Os micróbios comuns incluem:

- *Haemophilus influenzae* em crianças entre 2 e 5 anos de idade
- *Neisseria meningitidis* entre 5 e 30 anos (o tipo mais comum)
- *Streptococcus pneumoniae* em pessoas com mais de 30 anos

Outras bactérias patológicas podem também causar meningite, como aquelas envolvidas na tuberculose (p. 291) e na sífilis.

A meningite também pode afetar a dura-máter, especialmente quando a disseminação é direta através de uma fratura craniana composta, já que o vazamento de LCE e sangue do local fornece uma rota de entrada para micróbios. LCE e sangue podem escapar pela:

- Pele, em fraturas cranianas compostas
- Orelha média, em fraturas do osso temporal (otorreia do LCE)
- Nariz, em fraturas dos ossos esfenoidal, etmoidal ou frontal quando estão envolvidos seios aéreos (rinorreia do LCE).

Também pode surgir de infecções próximas, por exemplo, da orelha. Se um abscesso extradural ou subdural se formar, a infecção pode se espalhar ainda mais localmente, se houver ruptura.

O início geralmente é repentino, com dor de cabeça intensa, rigidez de nuca, fotofobia (intolerância à luz forte) e febre. Às vezes, acompanha-se de pontos redondos e pontiagudos sob a pele devido a sangramento, conhecido como erupção petequial. O LCE parece turvo, devido à presença de muitas bactérias e neutrófilos. As taxas de mortalidade e morbidade são consideráveis.

Infecções virais

A entrada de vírus no SNC em geral é transmitida pelo sangue por infecção viral em outras partes do corpo; menos comumente, é transmitido pelo sistema nervoso. Na última situação, os vírus neurotrópicos, isto é, com uma afinidade para o tecido nervoso, viajam ao longo dos nervos periféricos a partir de um local para outro, a exemplo do poliovírus. Eles entram no corpo via:

- Aparelho digestivo, por exemplo, poliomielite
- Trato respiratório, como zona
- Abrasões na pele, como raiva.

Os efeitos das infecções virais variam de acordo com o local e a quantidade de tecido destruído. Os vírus podem danificar os neurônios, multiplicando-se dentro deles ou estimulando uma reação imunológica, o que pode explicar por que os sinais de algumas infecções não aparecem até que haja um alto título de anticorpos, 1 a 2 semanas após a infecção.

Meningite viral

Esta é a forma mais comum de meningite, em geral relativamente leve e seguida de recuperação completa.

Encefalite viral

A encefalite viral é rara e comumente associada a uma infecção viral recente. A maioria dos casos é leve, e a recuperação

SEÇÃO 2 Comunicação

habitualmente é completa. Casos mais graves são geralmente associados aos vírus da raiva ou do herpes-simples. Vários locais diferentes podem ser afetados, e, como os neurônios não podem ser substituídos, a perda da função reflete a extensão do dano. Em infecções graves, os neurônios e a neuróglia podem ser afetados, seguidos por necrose e gliose. Se o indivíduo sobreviver à fase aguda inicial, poderá haver disfunção residual, como comprometimento cognitivo e epilepsia. Se centros vitais na medula estiverem envolvidos, a condição poderá ser fatal.

Herpes-zóster

Os vírus herpes-zóster causam catapora (varicela), principalmente em crianças, e zona (zóster) em adultos. Crianças suscetíveis podem contrair varicela de uma pessoa com herpes-zóster, mas o inverso não é verdadeiro. Os adultos infectados podem não mostrar sinais imediatos da doença. Os vírus podem permanecer dormentes nos gânglios da raiz posterior dos nervos espinais e se tornar ativos anos depois, causando o herpes-zóster. A reativação pode ser espontânea ou associada a doença intercorrente ou depressão do sistema imunitário, por exemplo, por drogas, velhice ou AIDS.

O gânglio da raiz posterior fica agudamente inflamado. A partir daí, os vírus viajam ao longo do nervo sensitivo para os tecidos da superfície fornecidos, pele ou córnea. A infecção em geral é unilateral, e os lugares mais comuns são:

- Nervos que suprem o tronco, às vezes dois ou três dermátomos adjacentes
- A divisão oftálmica do nervo trigêmeo (ver Fig. 7.42), causando neuralgia do trigêmeo, e, se houver formação de vesículas na córnea, pode haver ulceração, cicatrização e interferência residual na visão.

Os tecidos afetados tornam-se inflamados, e as vesículas, contendo fluido seroso e vírus, se desenvolvem ao longo do trajeto do nervo. Isso se acompanha de dor persistente e hipersensibilidade ao toque (hiperestesia). A recuperação é geralmente lenta, e pode haver alguma perda de sensibilidade, dependendo da gravidade da doença.

Poliomielite

Esta doença é causada por poliovírus geralmente e por outros enterovírus ocasionalmente. A infecção é transmitida por alimentos contaminados com matéria fecal infectada; inicialmente, a multiplicação viral ocorre no trato alimentar. Os vírus são então transportados pelo sangue para o sistema nervoso e invadem as células do corno anterior na medula espinal. Geralmente, há uma doença febril leve, sem indicação de danos nos nervos. Em casos leves, observa-se recuperação completa, mas há incapacidade permanente em muitos outros. Danos irreversíveis nos neurônios motores inferiores (p. 174) causam paralisia muscular que, nos membros, pode levar à deformidade devido à contração tonal sem oposição dos músculos antagonistas. A morte pode ser causada por paralisia respiratória (falha) se os músculos intercostais forem afetados. Programas de vacinação quase erradicaram essa doença em países desenvolvidos.

Raiva

Todos os animais de sangue quente são suscetíveis ao vírus da raiva, endêmico em diversos países, mas não no Reino Unido. Os principais reservatórios são animais selvagens, alguns dos quais podem ser portadores. Quando infectam animais domésticos, estes últimos tornam-se a fonte da infecção humana. Os vírus se multiplicam nas glândulas salivares e estão presentes em grande número na saliva. Eles entram no corpo através de abrasões na pele, e acredita-se que viajem para o cérebro ao longo dos nervos periféricos. O período de incubação varia de cerca de 2 semanas a vários meses, possivelmente refletindo a distância que os vírus percorrem entre o local de entrada e o cérebro. Há encefalomielite aguda com danos extensos aos núcleos da base, mesencéfalo e bulbo. O envolvimento dos gânglios da raiz posterior dos nervos periféricos causa irritação meníngea, hiperestesia extrema, espasmos musculares e convulsões. Hidrofobia (fobia de água) e transbordamento de saliva da boca se devem a espasmos dolorosos dos músculos da garganta que inibem a deglutição. Nos estágios avançados, o espasmo muscular pode se alternar com a paralisia flácida, e a morte em geral é causada por espasmo muscular respiratório ou paralisia.

Nem todas as pessoas expostas ao vírus contraem a raiva, mas, naquelas que o fazem, a taxa de mortalidade é alta.

Vírus da imunodeficiência humana

O cérebro é frequentemente afetado em indivíduos com AIDS (p. 418), resultando em infecção oportunista (por exemplo, meningite) e demência.

Doença de Creutzfeldt-Jakob

Esta condição infecciosa pode ser causada por um vírus "lento", cuja natureza e transmissão são pouco compreendidas. A transmissão parece se dar por meio de uma partícula transmissível resistente ao calor, conhecida como proteína priônica. A DCJ é uma forma rapidamente progressiva de demência (p. 196), para a qual não há tratamento conhecido, motivo pelo qual a condição é sempre fatal.

Encefalite miálgica

A encefalite miálgica (EM) também é conhecida como síndrome pós-viral ou síndrome da fadiga crônica. Afeta principalmente adolescentes e adultos jovens, e sua etiologia é desconhecida. Às vezes a condição segue uma doença viral. Os efeitos incluem mal-estar, fadiga severa, má concentração e mialgia. A recuperação comumente é espontânea, mas às vezes resulta em incapacidade crônica.

> ● **MOMENTO DE REFLEXÃO**
>
> 8. Descreva a relação entre varicela e herpes-zóster.

Sistema Nervoso CAPÍTULO 7

Doenças desmielinizantes

> **Resultados esperados da aprendizagem**
>
> Após estudar esta seção, você estará apto a:
>
> - Explicar como os sinais e sintomas da doença desmielinizante estão relacionados com alterações patológicas no sistema nervoso.

Estas doenças são causadas por lesões nos axônios ou por distúrbios de células que segregam mielina, isto é, oligodendrócitos e células de Schwann.

Esclerose múltipla

Na esclerose múltipla (EM), áreas de substância branca desmielinizada, chamadas placas, substituem a mielina. Eles são distribuídos irregularmente por todo o cérebro e medula espinal. A substância cinzenta no cérebro e na medula espinal também pode ser afetada por causa do arranjo dos oligodendrócitos-satélites em torno dos corpos celulares. Nos estágios iniciais, pode haver pouco dano aos axônios.

A EM geralmente se desenvolve entre os 20 e os 40 anos e afeta duas vezes mais mulheres do que homens. A(s) causa(s) real(ais) da EM não é(são) conhecida(s), mas vários fatores parecem estar envolvidos. Parece ser um distúrbio autoimune, possivelmente desencadeado por uma infecção viral, como o sarampo.

O ambiente antes da adolescência está implicado porque a doença é mais prevalente em pessoas que passam seus anos pré-adolescentes em climas temperados, e aqueles que se mudam para outros climas depois dessa idade mantêm sua suscetibilidade à EM. Pessoas de áreas equatoriais que se deslocam para um clima temperado durante a adolescência ou na vida adulta parecem não ser suscetíveis.

Fatores genéticos também estão implicados, pois há um aumento na incidência de EM entre irmãos, especialmente gêmeos idênticos, e pais de pacientes.

Efeitos da esclerose múltipla

Os sintomas dependem do tamanho e da localização das placas em desenvolvimento e incluem:

- Fraqueza dos músculos esqueléticos e às vezes paralisia
- Perda de coordenação e movimento
- Sensação perturbada, como queimadura ou alfinetes e agulhas
- Incontinência urinária
- Distúrbios visuais, especialmente embaçamento e visão dupla. Os nervos ópticos são comumente afetados no início da doença.

O padrão da doença, em geral, é de recaídas e remissões de duração bastante variável. Cada recaída causa perda adicional de tecido nervoso e disfunção progressiva. Em alguns casos, pode haver progressão crônica sem remissão, ou doença aguda rapidamente levando à morte.

Encefalomielite disseminada aguda

Esta é uma condição rara, mas grave, que pode ocorrer como complicação de uma infecção viral, a exemplo de sarampo ou catapora, ou raramente segue imunização primária contra doenças virais, sobretudo em crianças mais velhas e adultos.

A causa da desmielinização difusa aguda não é conhecida. Tem sido sugerido que um efeito autoimune na mielina é desencadeado por vírus durante uma infecção viral, como o sarampo, ou por uma resposta imune a vacinas. Os efeitos variam consideravelmente, de acordo com a distribuição e o grau de desmielinização, e são semelhantes aos da EM. O estado febril inicial pode evoluir para paralisia e coma. A maioria dos pacientes sobrevive à fase inicial e se recupera completamente, mas alguns apresentam comprometimento neurológico grave.

> **● MOMENTO DE REFLEXÃO**
>
> 9. Descreva as alterações patológicas características da esclerose múltipla.

Doenças da medula espinal

> **Resultados esperados da aprendizagem**
>
> Após estudar esta seção, você estará apto a:
>
> - Explicar como distúrbios da medula espinal causam função anormal.

Como o espaço no canal neural e no forame intervertebral é limitado, qualquer condição que distorça sua forma ou reduza o espaço pode danificar a medula espinal ou as raízes nervosas periféricas, ou comprimir os vasos sanguíneos, causando isquemia. Tais condições incluem:

- Fratura e/ou luxação de vértebras
- Tumores das meninges ou vértebras
- Disco intervertebral prolapsado.

Os efeitos da doença ou lesão dependem da gravidade do dano e do tipo e posição dos neurônios envolvidos.

Neurônios motores

A Tabela 7.4 apresenta um resumo dos efeitos dos danos nos neurônios motores. As partes do corpo afetadas dependem de quais neurônios foram danificados e seu local no cérebro, medula espinal ou nervo periférico.

SEÇÃO 2 Comunicação

Tabela 7.4 Resumo dos efeitos de danos a neurônios motores.

Neurônio motor superior	Neurônio motor inferior
Fraqueza muscular e paralisia espástica	Fraqueza muscular e paralisia flácida
Reflexo tendíneo excessivo	Ausência de reflexo tendíneo
Contração muscular	Perda de massa muscular Contratura muscular Circulação prejudicada

Lesões do neurônio motor superior

As lesões dos neurônios motores superiores (NMS) acima do nível da decussação das pirâmides afetam o lado oposto do corpo – por exemplo, a hemorragia ou infarto na cápsula interna de um hemisfério causa paralisia do lado oposto do corpo. Lesões abaixo da decussação afetam o mesmo lado do corpo. Os neurônios motores inferiores são liberados do controle cortical, e o tônus muscular é aumentado (Tabela 7.4).

Lesões do neurônio motor inferior

Os corpos celulares dos neurônios motores inferiores (NMI) estão na medula espinal, e os axônios fazem parte dos nervos periféricos. Lesões de NMIs levam à fraqueza ou paralisia e atrofia dos músculos efetores que eles inervam.

Doença do neurônio motor

Esta é uma degeneração progressiva crônica de NMSs e NMIs, mais comum em homens com mais de 50 anos. A causa é raramente conhecida, embora alguns casos sejam hereditários, como um distúrbio autossômico dominante (p. 481). Os neurônios motores no córtex cerebral, no tronco encefálico e nos cornos anteriores da medula espinal são destruídos e substituídos pela gliose. Os efeitos iniciais geralmente são fraqueza e espasmos dos pequenos músculos da mão e dos músculos do braço e da cintura escapular. As pernas são afetadas mais tarde. A morte ocorre dentro de 3 a 5 anos, em geral por dificuldades respiratórias ou complicações da imobilidade.

Condições motoras e sensoriais mistas

Degeneração combinada subaguda da medula espinal

Esta condição ocorre mais comumente como uma complicação da anemia perniciosa (p. 74). A vitamina B_{12} é necessária para a formação e manutenção da mielina pelas células de Schwann e oligodendrócitos. Embora a degeneração da medula espinal possa ser aparente antes da anemia, é interrompida pelo tratamento com vitamina B_{12}.

A degeneração da mielina ocorre nas colunas posterior e lateral da substância branca na medula espinal, em especial nas regiões cervical e torácica alta. Menos frequentemente, as alterações ocorrem nos gânglios da raiz posterior e nos nervos periféricos. A desmielinização das fibras proprioceptoras (sensoriais) leva à ataxia, e o envolvimento dos neurônios motores superiores leva ao aumento do tônus muscular e à paralisia espástica. Sem tratamento, a morte pode ocorrer dentro de 5 anos.

Compressão da medula espinal e de raízes nervosas

As causas incluem:
- Disco intervertebral prolapsado
- Siringomielia
- Tumores: metastático, meníngeo ou bainha do nervo
- Fraturas com deslocamento de fragmentos ósseos.

Prolapso de disco intervertebral

Esta é a causa mais comum de compressão da medula espinal e/ou raízes nervosas. Os corpos vertebrais são separados pelos discos intervertebrais, cada um consistindo em uma borda externa da cartilagem, o ânulo fibroso e um núcleo central de material gelatinoso macio, o núcleo pulposo.

O prolapso de um disco é a herniação do núcleo pulposo, fazendo que o ânulo fibroso e o ligamento longitudinal posterior se projetem para o canal neural. É mais comum na região lombar, comumente abaixo do nível da medula espinal, ou seja, abaixo de L2; portanto, afeta apenas as raízes nervosas (Fig. 7.50). Se ocorrer na região cervical, o cordão também poderá ser comprimido. A herniação pode ocorrer repentinamente, tipicamente em adultos jovens durante exercícios ou esforços extenuantes, ou progressivamente em pessoas idosas quando há doença óssea ou degeneração do disco, o que leva à ruptura durante o exercício mínimo. A hérnia pode ser:

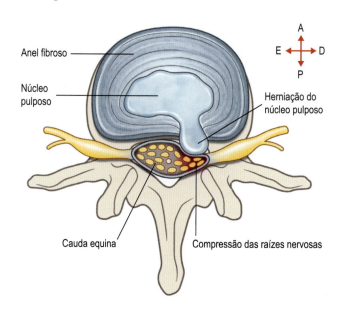

Figura 7.50 Prolapso do disco intervertebral.

Sistema Nervoso **CAPÍTULO 7**

- Unilateral, causando danos de pressão a uma raiz nervosa
- Na linha média, comprimindo a medula espinal, a artéria espinal anterior e possivelmente raízes nervosas bilaterais.

O resultado depende do tamanho da hérnia e do tempo que a pressão é aplicada. Pequenas hérnias causam dor local pela pressão nas terminações nervosas no ligamento longitudinal posterior. Hérnias grandes podem causar:

- Paralisia unilateral ou bilateral
- Dor aguda ou crônica percebida como originária da área fornecida pelo nervo sensorial comprimido, como na perna ou no pé
- Compressão da artéria espinal anterior, causando isquemia e possivelmente necrose da medula espinal
- Espasmo muscular local devido à pressão nos nervos motores.

Siringomielia

Esta dilatação (siringe) do canal central da medula espinal é mais comum na região cervical e está associada à anomalia congênita da extremidade distal do quarto ventrículo. À medida que o canal central se dilata, a pressão causa danos progressivos aos neurônios sensoriais e motores.

Os efeitos iniciais incluem anestesia dissociada, isto é, insensibilidade ao calor e dor, devido à compressão das fibras sensoriais que atravessam o cordão imediatamente ao entrar. No longo prazo, observa-se destruição dos tratos motor e sensitivo, levando à paralisia espástica e perda de sensibilidade e reflexos.

> ● **MOMENTO DE REFLEXÃO**
>
> 10. Descreva as alterações em um disco intervertebral que se prolapsou.

Doenças dos nervos periféricos

> **Resultados esperados da aprendizagem**
>
> Após estudar esta seção, você estará apto a:
>
> ■ Comparar e contrastar as causas e os efeitos das polineuropatias e mononeuropatias.
> ■ Descrever os efeitos da síndrome de Guillain-Barré e da paralisia de Bell.

Neuropatia periférica

Este é um grupo de doenças dos nervos periféricos não associados à inflamação. Eles são classificados como:

- Polineuropatia: vários nervos são afetados
- Mononeuropatia: um único nervo é geralmente afetado.

Polineuropatia

Danos a vários nervos e suas bainhas de mielina ocorrem em associação a distúrbios como:

- Deficiências vitamínicas, tais como B_1, B_6, B_{12}
- Perturbações metabólicas, como diabetes melito, uremia (na insuficiência renal), insuficiência hepática, malignidade
- Reações tóxicas a, por exemplo, álcool, chumbo, mercúrio, corantes de anilina e alguns fármacos, como fenitoína e isoniazida.

Os nervos longos geralmente são afetados primeiro, a exemplo daqueles que fornecem os pés e as pernas. O resultado depende da causa da neuropatia e da extensão do dano.

Mononeuropatia

Normalmente, apenas um nervo é danificado, e a causa mais comum é a isquemia, devido à pressão. A disfunção resultante depende do local e da extensão da lesão. Exemplos incluem:

- Pressão aplicada aos nervos cranianos no forame ósseo craniano devido à distorção do cérebro pelo aumento da PIC
- Compressão de um nervo em um espaço confinado causado por inflamação e edema circundantes, como o nervo mediano na síndrome do túnel do carpo (p. 472)
- Pressão externa sobre um nervo, como em uma pessoa inconsciente deitada com um braço pendurado ao lado de uma cama ou um carrinho
- Compressão do nervo axilar (circunflexo) por muletas mal ajustadas
- Aprisionamento de um nervo entre as extremidades quebradas de um osso
- Isquemia devido à trombose dos vasos sanguíneos que suprem um nervo.

Esclerose amiotrófica lateral – síndrome de Guillain-Barré

Também conhecida como polineuropatia inflamatória aguda, é uma fraqueza muscular ou paralisia ascendente súbita, aguda, progressiva e bilateral. Começa nos membros inferiores e se espalha para os braços, tronco e nervos cranianos. Geralmente ocorre de 1 a 3 semanas depois de uma infecção do trato respiratório superior. Existe uma inflamação generalizada, acompanhada por alguma desmielinização dos nervos espinais, periféricos e cranianos e dos gânglios espinais. A paralisia pode afetar todos os membros e músculos respiratórios. Os pacientes que sobrevivem à fase aguda normalmente se recuperam completamente em semanas ou meses.

Paralisia do nervo facial – paralisia de Bell

A compressão do nervo facial no forame do osso temporal* causa paralisia dos músculos faciais com a perda de expres-

---
* *Nota da tradução*: forame estilomastóideo.

SEÇÃO 2 Comunicação

são facial no lado afetado. A causa imediata envolve inflamação e edema do nervo. A causa subjacente é considerada viral. O início pode ser repentino ou se desenvolver por várias horas. Distorção das características se deve ao tônus muscular no lado não afetado, enquanto o lado afetado é inexpressivo. A recuperação é geralmente concluída dentro de 3 a 8 semanas, embora a condição seja às vezes permanente.

> ● **MOMENTO DE REFLEXÃO**
>
> 11. Descreva a paralisia de Bell e suas consequências usuais.

Anormalidades do desenvolvimento do sistema nervoso

> **Resultados esperados da aprendizagem**
>
> Após estudar esta seção, você estará apto a:
> - Descrever anormalidades do desenvolvimento do sistema nervoso
> - Relacionar os seus efeitos com a função anormal do corpo.

Espinha bífida

Esta é uma malformação congênita do tubo neural embrionário e da medula espinal (Fig. 7.51). Os arcos vertebrais (neurais) estão ausentes, e a dura-máter é anormal, mais comumente na região lombossacra. As causas não são conhecidas, embora a condição esteja associada à deficiência dietética de ácido fólico no momento da concepção. Esses defeitos do tubo neural podem ser genéticos ou atribuídos a fatores ambientais, como irradiação, ou infecção materna (rubéola) em um estágio crítico no desenvolvimento das vértebras fetais e da medula espinal. Os efeitos dependem da extensão da anormalidade.

Espinha bífida oculta

Nessa condição "oculta", a pele sobre o defeito está intacta, e o crescimento excessivo de pelos no local pode ser o único sinal de anormalidade. Isso por vezes é associado a pequenos defeitos nervosos que comumente afetam a bexiga.

Meningocele

A pele sobre o defeito é muito fina e pode se romper após o nascimento. Observa-se dilatação do espaço subaracnóideo posteriormente. A medula espinal está corretamente posicionada.

Meningomielocele

As meninges e a medula espinal são totalmente anormais. A pele pode estar ausente ou romper-se. Em ambos os casos, há vazamento de LCE, e as meninges podem se infectar. Defeitos nervosos graves resultam em paraplegia e falta de controle esfincteriano, causando incontinência de urina e fezes. Também pode haver comprometimento mental.

> ● **MOMENTO DE REFLEXÃO**
>
> 12. Identifique os fatores que supostamente predispõem à espinha bífida.

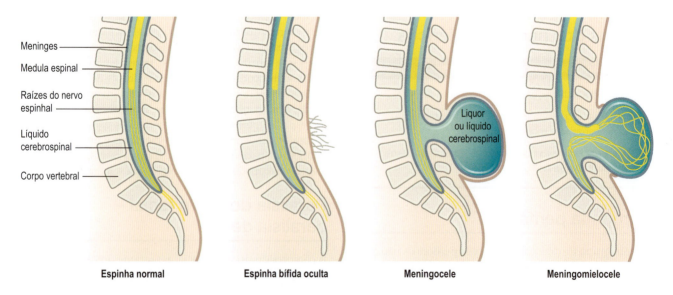

Figura 7.51 Espinha bífida. Vértebras em visão lateral.

Hidrocefalia

Ver a p. 193.

> **Resultados esperados da aprendizagem**
>
> Após estudar esta seção, você estará apto a:
>
> ■ Delinear os efeitos dos tumores do sistema nervoso.

Tumores do sistema nervoso

Cerca de 50% dos tumores cerebrais são metástases de outros locais primários, geralmente o brônquio, a mama, o estômago ou a próstata (ver adiante).

Os tumores primários do sistema nervoso habitualmente surgem da neuróglia, meninges ou vasos sanguíneos. Neurônios raramente são envolvidos porque normalmente não se multiplicam. Os tumores do tecido nervoso raramente sofrem metástase. Por causa disso, a taxa de crescimento de um tumor intracraniano é mais importante do que a probabilidade de disseminação fora do sistema nervoso. Nesse contexto, "benigno" significa crescimento lento, e crescimento rápido, "maligno". Por exemplo, um pequeno tumor benigno encapsulado pode ter consequências maciças e desproporcionais se bloquear a drenagem do LCE ou comprimir os centros críticos. Os sinais precoces incluem tipicamente dores de cabeça, vômitos, distúrbios visuais e papiledema (inchaço do disco óptico visto por oftalmoscopia). Sinais de aumento da PIC aparecem após os limites da compensação terem sido alcançados (p. 192).

Dentro do espaço confinado do crânio, a hemorragia dentro de um tumor exacerba o aumento da PIC causada pelo tumor.

Tumores de crescimento lento

Isso permite tempo para a compensação pelo aumento da PIC, de modo que o tumor pode ser bastante grande antes que seus efeitos sejam evidentes. Compensação envolve redução gradual no volume de LCE e sangue circulante.

Tumores que crescem rapidamente

Estes não permitem tempo para ajuste para compensar o rápido aumento da PIC, de modo que os efeitos rapidamente se tornam aparentes (ver Fig. 7.47C). As complicações incluem:

- Comprometimento neurológico, dependendo do local e do tamanho do tumor
- Efeitos do aumento da PIC (p. 192)
- Necrose do tumor, causando hemorragia e edema.

Tumores específicos

Os tumores cerebrais surgem tipicamente de células diferentes em adultos e crianças e podem variar de benignos a altamente malignos. Os tumores mais comuns em adultos são glioblastomas e meningiomas, que em geral são benignos e provêm de granulações aracnóideas. Astrocitomas e meduloblastomas são responsáveis pela maioria dos tumores cerebrais em crianças.

Metástases no cérebro

O prognóstico desta condição é pobre, e os efeitos dependem do(s) local(is) e da taxa de crescimento das metástases. Existem duas formas: tumores múltiplos discretos, principalmente no cérebro, e tumores difusos na substância aracnóidea.

> ● **MOMENTO DE REFLEXÃO**
>
> 13. Explique por que os tumores primários do sistema nervoso quase sempre surgem da glia, das meninges ou dos vasos sanguíneos.

Rever e revisar

Complete as declarações a seguir:

1. Existem dois tipos de tecido nervoso. As células que geram e transmitem impulsos são conhecidas como _____ e são apoiadas por células do tecido conjuntivo coletivamente chamadas de _____. Existem quatro tipos dessas células, duas das quais são _____ e _____.

2. A região onde um potencial de ação passa de um nervo para o próximo é o _____. Um produto químico, o _____, é liberado de _____ _____ para o _____ _____, o espaço entre os dois neurônios.

3. Um _____ é uma resposta involuntária e imediata a um estímulo sensorial. O neurônio sensorial entra na medula espinal através da raiz nervosa _____, e o impulso no neurônio motor (efetor) o deixa pela raiz nervosa _____.

4. O sistema nervoso periférico consiste em _____ pares de nervos espinais e _____ pares de nervos cranianos.

5. A forma mais comum de demência nos países desenvolvidos é _____.
A causa dessa forma é desconhecida, mas a demência também pode ser secundária a outras condições; a doença cerebrovascular está associada à demência _____, e as causas infecciosas incluem _____.

SEÇÃO 2 Comunicação

Escolha uma resposta para concluir cada uma das declarações a seguir:

6. O tecido conectivo que cobre cada feixe de fibras nervosas dentro de um nervo é: _____
   a. Endoneuro
   b. Perineuro
   c. Epineuro
   d. Bainha de mielina

7. Os sentidos especiais não incluem: _____
   a. Dor
   b. Equilíbrio
   c. Visão
   d. Paladar

8. É verdade que: _____
   a. O sistema nervoso central é formado por cérebro, medula espinal e músculos involuntários.
   b. Os nervos aferentes levam os impulsos para longe do sistema nervoso central.
   c. O sistema nervoso autônomo controla a atividade do músculo voluntário.
   d. Os barorreceptores e quimiorreceptores enviam informações sobre o ambiente interno para o sistema nervoso central.

9. Uma punção lombar é usada para obter acesso ao líquido cerebrospinal, que é encontrado no: _____
   a. Espaço subdural
   b. Espaço subaracnoide
   c. Espaço epidural
   d. Canal central

10. A causa da poliomielite é: _____
    a. Bacteriana
    b. Viral
    c. Genética
    d. Idiopática

Indique se cada uma das afirmações a seguir é verdadeira ou falsa:

11. Os nervos aferentes carregam impulsos para o sistema nervoso central. _____

12. Os músculos esqueléticos são os únicos órgãos efetores do sistema nervoso somático (voluntário). _____

13. A dura-máter é a fina camada mais interna das meninges que cobre completamente o cérebro. _____

14. Os nervos vestibulococleares estão associados a audição, postura e equilíbrio. _____

15. Os vírus herpes-simples causam tanto a varicela como, depois de um período latente, as telhas. _____

16. Combine cada letra da Lista A com o número apropriado da Lista B:

Lista A
____ (a) Células de Schwann
____ (b) Propagação contínua
____ (c) Células ependimárias
____ (d) Substância branca
____ (e) Oligodendrócitos
____ (f) Substância cinzenta
____ (g) Micróglia
____ (h) Astrócitos

Lista B
1. Células cujos processos podais formam a barreira hematoencefálica
2. Células que removem bactérias e tecidos danificados no sistema nervoso central
3. Células que secretam o líquido cerebrospinal
4. Formação pelos corpos das células nervosas
5. Condução nervosa utilizada pelos nervos não mielinizados
6. Micróglias que secretam e mantêm a mielina
7. Células que secretam e mantêm a mielina no sistema nervoso periférico
8. Formação a partir de axônios das células nervosas

17. Combine cada letra da Lista A com o número apropriado da Lista B:

Lista A
____ (a) Corpo caloso
____ (b) Giro
____ (c) Decussação
____ (d) Tratados
____ (e) Córtex cerebral
____ (f) Diencéfalo
____ (g) Sulcos
____ (h) Núcleos

Lista B
1. Parte superficial do cérebro
2. Massa de substância branca que liga os dois hemisférios cerebrais
3. Parte do cérebro que inclui o tálamo e o hipotálamo
4. Grupos de corpos celulares no sistema nervoso central
5. Passagem das fibras nervosas no sistema nervoso central
6. Feixes de fibras nervosas que compõem a substância branca do cérebro
7. As muitas circunvoluções da superfície do cérebro
8. Os muitos sulcos na superfície do cérebro

18. Combine cada letra da Lista A com o número apropriado da Lista B:

Lista A
____ (a) Nervo motor
____ (b) Dermátomo
____ (c) Plexo
____ (d) Nervo frênico
____ (e) Nervo pudendo
____ (f) Nervo sensorial
____ (g) Nervo isquiático
____ (h) Nervo intercostal

Lista B
1. Supre os músculos isquiotibiais
2. Leva impulsos para o sistema nervoso central
3. Área onde os nervos convergem e há o reagrupamento das fibras
4. Supre o esfíncter anal externo
5. Leva os impulsos para longe do sistema nervoso central
6. Supre os músculos da respiração que se encontram entre as costelas
7. Área da pele cujos receptores sensoriais estão associados a um nervo específico
8. Supre o diafragma

19. Combine cada letra da Lista A com o número apropriado da Lista B:

Lista A
____ (a) Papiledema
____ (b) Espinha bífida
____ (c) Hidrocefalia
____ (d) *Haemophilus influenzae*
____ (e) Neurotrópico
____ (f) Hérnia
____ (g) Ataque isquêmico transitório
____ (h) Hemiparesia

Lista B
1. Termo usado para descrever micróbios com afinidade pelo tecido nervoso
2. Deslocamento de parte do cérebro de seu compartimento normal
3. Um período de déficits cerebrais que são restaurados, mas podem preceder um derrame
4. Inchaço ao redor do disco óptico visto na oftalmoscopia
5. Paralisia de um membro ou de um lado do corpo
6. Volume anormalmente alto de líquido cerebrospinal
7. Uma bactéria que causa meningite em crianças pequenas
8. Uma condição congênita que afeta a medula espinal

Sentidos Especiais

CAPÍTULO 8

Audição e orelha	**207**
Estrutura	208
Fisiologia da audição	211
Equilíbrio e orelha	**212**
Fisiologia do equilíbrio	212
Visão e olho	**213**
Estrutura	213
Fisiologia da visão	216
Músculos extrínsecos do olho	220
Órgãos acessórios do olho	221
Sentido do olfato	**223**
Fisiologia do olfato	223
Sentido do paladar	**224**
Fisiologia do paladar	224
Efeitos do envelhecimento nos sentidos especiais	**225**
Presbiacusia	225
Visão	225
Distúrbios da orelha	**226**
Perda auditiva	226
Infecções da orelha	227
Labirintite	227
Enjoo	227
Distúrbios do olho	**227**
Condições inflamatórias	227
Glaucoma	228
Estrabismo	229
Presbiopia	229
Catarata	229
Retinopatias	229
Descolamento da retina	229
Retinite pigmentosa	230
Tumores	230
Erros de refração do olho	**230**
Rever e revisar	**232**

Os sentidos especiais são audição, visão, olfato, paladar e equilíbrio; todos têm receptores sensoriais especializados que coletam e transmitem informações para áreas específicas do cérebro. Os impulsos nervosos que chegam das orelhas, olhos, nariz e boca são integrados e coordenados dentro do cérebro, permitindo a percepção dessa informação. Até 80% do que percebemos vêm de estímulos sensoriais externos. As primeiras seções deste capítulo exploram os sentidos especiais, enquanto os posteriores consideram o efeito do envelhecimento e os problemas que surgem quando ocorrem desordens nas estruturas envolvidas na audição e na visão.

Audição e orelha

Resultados esperados da aprendizagem

Após estudar esta seção, você estará apto a:

- Descrever a estrutura das partes externa, média e interna da orelha
- Explicar a fisiologia da audição.

SEÇÃO 2 Comunicação

A orelha é o órgão da audição e está envolvida no equilíbrio. É suprida pelo ramo coclear do oitavo nervo craniano (vestibulococlear), que responde às vibrações geradas pelas ondas sonoras e transmite essa informação ao cérebro.

Com exceção da orelha (pavilhão auricular), as estruturas que formam a orelha são encapsuladas na porção petrosa do osso temporal.

Estrutura

A orelha é dividida em três partes distintas (Fig. 8.1): orelha externa, orelha média (cavidade timpânica) e orelha interna.

A orelha externa coleta ondas sonoras e as direciona para a orelha média, que por sua vez as transfere para a orelha interna. A orelha interna converte as ondas sonoras em impulsos nervosos, que são transmitidos para o córtex auditivo (área auditiva) do cérebro.

Orelha externa

A orelha externa consiste no pavilhão auricular (orelha) e no meato acústico externo (canal auditivo).

Pavilhão auricular

O pavilhão auricular é a parte visível da orelha que se projeta do lado da cabeça. Composto de cartilagem fibroelástica e coberto com pele, é profundamente estriado e rugoso; a crista externa mais proeminente é a hélice.

O lóbulo (lóbulo da orelha) é a parte flexível e maleável na extremidade inferior, composta de tecido fibroso e adiposo ricamente suprido de sangue.

Meato acústico externo (canal auditivo externo)

O meato acústico externo é um canal em forma de "S" que se estende do pavilhão auricular até a membrana do tímpano, com aproximadamente 2,5 cm de comprimento. O terço lateral está embutido na cartilagem, e o restante está dentro do osso temporal. É forrado de pele contínua com a da orelha. Existem numerosas glândulas ceruminosas e folículos pilosos, com glândulas sebáceas associadas, na pele do terço lateral. As glândulas ceruminosas são glândulas sudoríparas modificadas que segregam cerume (cera de ouvido), material pegajoso que contém substâncias protetoras, incluindo a enzima bactericida lisozima e imu-

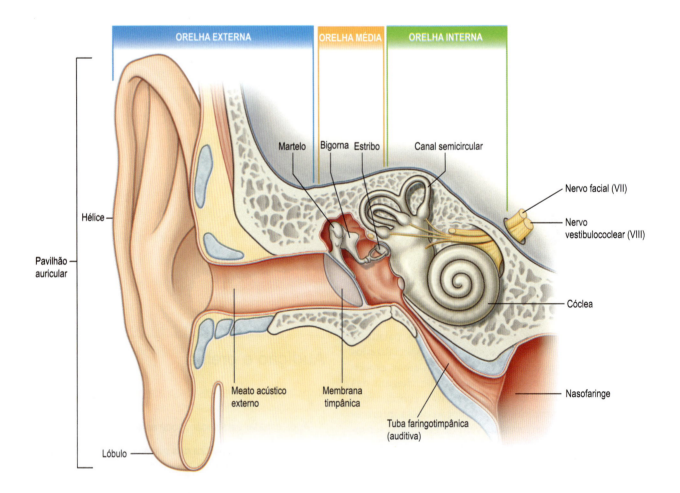

Figura 8.1 Partes da orelha.

noglobulinas. Materiais estranhos, como poeira, insetos e micróbios, são impedidos de atingir a membrana timpânica por cera, pelos e pela curvatura do meato. Movimentos da articulação temporomandibular durante a mastigação e a fala "massageiam" o meato cartilaginoso, movendo a cera para o exterior.

A membrana timpânica (tímpano; Fig. 8.2) separa completamente o meato acústico externo da orelha média. É ovalada, com a borda ligeiramente mais larga para cima e formada por três camadas de tecido: uma cobertura externa de pele sem pelos, uma camada intermediária de tecido fibroso e um revestimento interno de mucosa contínua com a da orelha média.

Orelha média (cavidade timpânica)

A orelha média é uma cavidade preenchida por ar, situada no interior da parte petrosa do osso temporal (Fig. 8.3; ver também Fig. 8.1). A cavidade, o seu conteúdo e os sacos de ar que se abrem para fora dela são revestidos com epitélio escamoso ou cuboide simples.

A parede lateral da orelha média é formada pela membrana timpânica.

O teto e o assoalho são formados pelo osso temporal.

A parede posterior é formada pelo osso temporal com aberturas que levam ao antro mastoide, através do qual o ar passa para as células aéreas dentro do processo mastoide.

A parede medial é uma fina camada do osso temporal onde existem duas aberturas:

- Janela do vestíbulo
- Janela da cóclea (ver Fig. 8.6).

A janela do vestíbulo é coberta por parte de um pequeno osso chamado estribo, e a janela da cóclea, por uma fina camada de tecido fibroso.

O ar atinge a cavidade através da tuba faringotimpânica (auditiva ou de Eustáquio), que liga a nasofaringe e a orelha média. Tem cerca de 4 cm de comprimento e é revestida por epitélio colunar ciliado. A presença de ar à pressão atmosférica em ambos os lados da membrana timpânica é mantida pela tuba auditiva, o que permite à membrana vibrar quando as ondas sonoras a atingem. A tuba auditiva está normalmente fechada, mas, quando existe pressão desigual através da membrana timpânica – em altas altitudes, por exemplo –, ela é aberta, engolindo ou bocejando, e os ouvidos "estouram", equalizando a pressão novamente.

Ossículos da audição

São três ossos muito pequenos, com apenas alguns milímetros de tamanho, que formam uma cadeia no ouvido médio, da membrana timpânica até a janela do vestíbulo (Fig. 8.3; ver também Fig. 8.1). Dentre os ossos existem articulações sinoviais que permitem a eles vibrar dentro da cavidade timpânica cheia de ar. Os ossículos são mantidos no lugar por ligamentos finos e são nomeados de acordo com suas formas.

Martelo. Este é o osso lateral em forma de martelo. O cabo está em contato com a membrana timpânica, e a cabeça forma uma articulação sinovial com a bigorna.

Bigorna. Este é o osso médio em forma de bigorna. Seu corpo se articula com o martelo e o ramo longo com o estribo; estabiliza-se pelo ramo curto, fixado por tecido fibroso à parede posterior da cavidade timpânica.

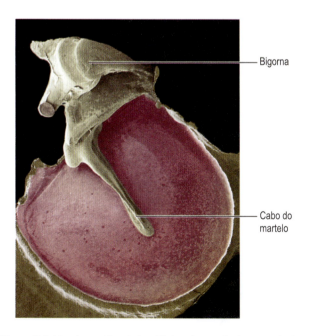

Figura 8.2 Membrana timpânica. Eletromicrografia de transmissão colorida mostrando o martelo e a bigorna. (Steve G Schmeissner/ Science Photo Library. Reproduzida com permissão.)

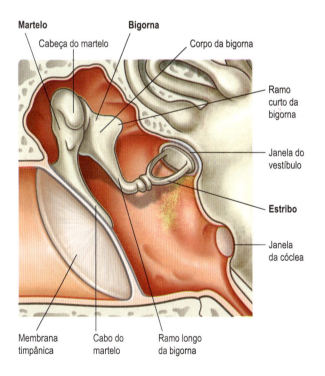

Figura 8.3 Ossículos da audição.

SEÇÃO 2 Comunicação

Estribo. Este é o osso em forma de estribo medial. Sua cabeça se articula com a bigorna, e sua base se encaixa na janela do vestíbulo.

Orelha interna

A orelha interna (Fig. 8.4), ou labirinto, contém os órgãos da audição e do equilíbrio. É descrita em duas partes: o labirinto ósseo e o labirinto membranáceo. Está dividida em três regiões principais:

- O vestíbulo, contendo o utrículo e o sáculo
- Três canais semicirculares
- A cóclea.

O ouvido interno é formado por uma rede de canais e cavidades no osso temporal (o labirinto ósseo). Dentro do labirinto ósseo, como um tubo dentro de um tubo, está o labirinto membranáceo, uma rede de membranas cheias de fluido que reveste e preenche o labirinto ósseo (Fig. 8.4).

Labirinto ósseo
O labirinto ósseo é revestido com periósteo. Dentro do labirinto ósseo, o labirinto membranáceo está suspenso em um fluido aquoso chamado perilinfa.

Labirinto membranáceo
O labirinto membranáceo é preenchido com endolinfa.

Vestíbulo

O vestíbulo é a parte expandida mais próxima da orelha média. As janelas do vestíbulo e da cóclea estão localizadas em sua parede lateral. Contém dois sacos membranáceos, o utrículo e o sáculo, que são importantes no equilíbrio (p. 212).

Canais semicirculares

Estes são três tubos dispostos de modo que um esteja situado em cada um dos três planos do espaço. Eles são contínuos com o vestíbulo e são importantes no equilíbrio (p. 212).

Cóclea

A cóclea se assemelha à concha de um caracol. Tem uma base larga, onde é contínua com o vestíbulo e um ápice estreito, e gira em torno de uma coluna óssea central.

Um corte transversal da cóclea (Fig. 8.5) contém três compartimentos:

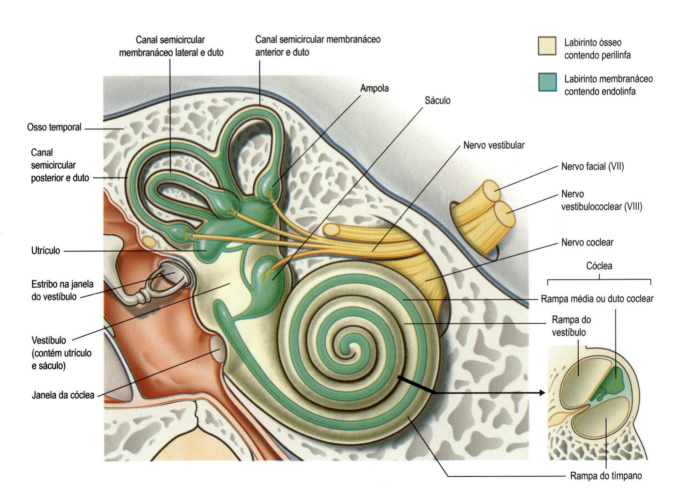

Figura 8.4 Orelha interna. O labirinto membranáceo dentro do labirinto ósseo.

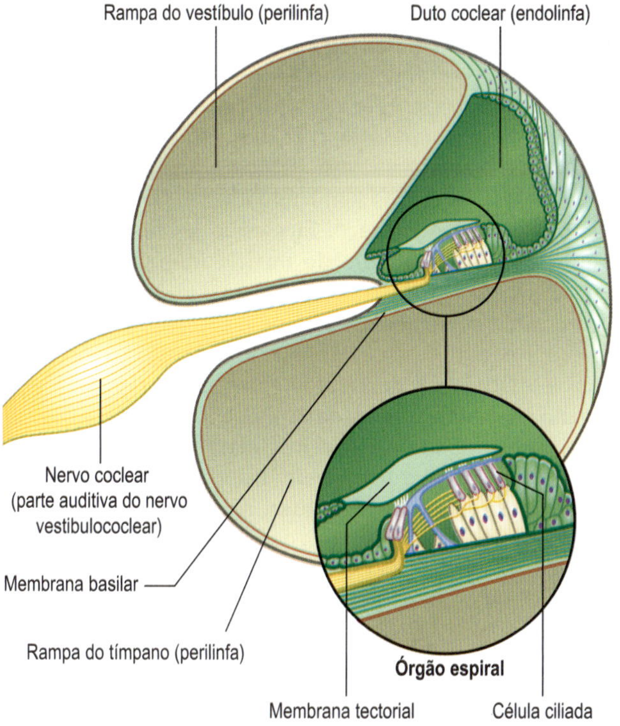

Sentidos Especiais CAPÍTULO **8**

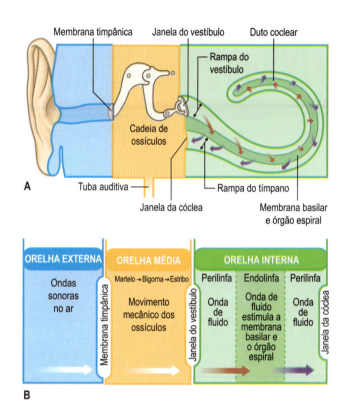

Figura 8.5 Corte transversal da cóclea mostrando o órgão espiral (de Corti).

Figura 8.6 Passagem das ondas sonoras: (A) Orelha com cóclea desenrolada. (B) Resumo da transmissão.

- Rampa do vestíbulo
- Rampa média, ou duto coclear
- Rampa do tímpano

Em corte transversal, a cóclea óssea contém dois compartimentos contendo perilinfa: a rampa do vestíbulo, que se origina na janela do vestíbulo, e a rampa do tímpano, que termina na janela da cóclea. Os dois compartimentos são contínuos entre si, e a Fig. 8.6 mostra a relação entre essas estruturas. O duto coclear, que é uma extensão do labirinto membranáceo, situa-se entre a rampa do vestíbulo e a rampa do tímpano, é triangular em seção transversal e contém os órgãos da audição. Na membrana basilar, ou base do triângulo, existem células de suporte e células ciliadas especializadas da cóclea, contendo receptores auditivos. Essas células formam o órgão espiral (de Corti), o órgão sensorial que responde à vibração iniciando impulsos nervosos que são então percebidos como audição dentro do cérebro. Os receptores auditivos são dendritos de nervos aferentes (sensoriais) que se combinam, formando a parte coclear (auditiva) do nervo vestibulococlear (VIII nervo craniano), que passa por um forame no osso temporal para atingir a área de audição no lobo temporal do cérebro (ver Fig. 7.20).

Fisiologia da audição

O som é transportado como ondas de pressão (som) no ar, que viajam a cerca de 340 m/s. A orelha, devido à sua forma, coleta e concentra as ondas sonoras e as direciona ao longo do canal auditivo, fazendo vibrar a membrana timpânica. As vibrações da membrana timpânica são transmitidas e amplificadas pela orelha média pelo movimento dos ossículos (Fig. 8.6). Em sua extremidade medial, a base do estribo balança para frente e para trás na janela do vestíbulo, instalando ondas fluidas na perilinfa da rampa do vestíbulo. Parte da força dessas ondas é transmitida ao longo do comprimento da rampa do vestíbulo e da rampa do tímpano, mas a maior parte da pressão é transmitida para o duto coclear. Isso causa um movimento ondulatório correspondente na endolinfa, resultando em vibração da membrana basilar e estimulação dos receptores auditivos nas células ciliadas do órgão em espiral. Os impulsos nervosos gerados passam para o cérebro na porção coclear (auditiva) do nervo vestibulococlear. A onda fluida é finalmente expelida na orelha média pela vibração da membrana da janela da cóclea. O nervo vestibulococlear transmite os impulsos para os núcleos auditivos na medula, onde fazem sinapse antes de serem conduzidos para a área auditiva no lobo temporal do cérebro (Fig. 7.20). Como algumas fibras atravessam a medula e outras não, as áreas auditivas esquerda e direita do cérebro recebem impulsos de ambas as orelhas.

As ondas sonoras têm as propriedades de altura e volume (Fig. 8.7). A altura é determinada pela frequência das ondas sonoras e é medida em hertz (Hz). Sons de frequências di-

SEÇÃO 2 Comunicação

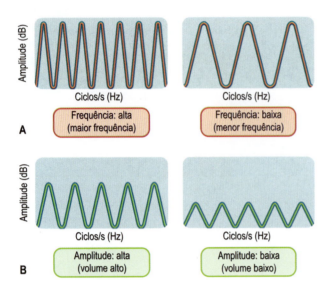

Figura 8.7 Comportamento das ondas sonoras. (A) Diferença na frequência, mas a mesma amplitude. (B) Diferença de amplitude, mas a mesma frequência.

ferentes estimulam a membrana basilar (Fig. 8.6A) em diferentes locais ao longo do seu comprimento, permitindo a discriminação da altura. A membrana basilar perto da janela do vestíbulo é sensível a sons agudos, enquanto a região em direção à extremidade da cóclea é responsiva a sons mais graves.

O volume depende da magnitude das ondas sonoras e é medido em decibéis (dB). Quanto maior é a amplitude da onda criada na endolinfa, maior é a estimulação dos receptores auditivos nas células ciliadas no órgão espiral, possibilitando a percepção de sons com volume diferente. A exposição prolongada ao ruído excessivo causa deficiência auditiva, pois danifica as células ciliadas sensíveis do órgão em espiral.

> ● **MOMENTO DE REFLEXÃO**
>
> 1. Delineie as características e funções do meato acústico externo.
> 2. Descreva o papel dos ossículos na audição.

Equilíbrio e orelha

> **Resultados esperados da aprendizagem**
>
> Após estudar esta seção, você estará apto a:
> ■ Descrever a fisiologia do equilíbrio.

Canais semicirculares e o vestíbulo

Os canais semicirculares (Fig. 8.4) não têm função auditiva, embora estejam intimamente associados à cóclea. Em vez disso, eles fornecem informações sobre a posição da cabeça no espaço, contribuindo para a manutenção da postura e do equilíbrio.

Existem três canais semicirculares, um em cada um dos três planos do espaço. Eles estão situados acima, ao lado e atrás do vestíbulo do ouvido interno e se abrem para ele.

Os canais semicirculares, como a cóclea, são compostos por uma parede óssea externa e tubos ou dutos membranáceos internos. Os dutos membranáceos contêm endolinfa e são separados da parede óssea pela perilinfa.

O utrículo é um saco membranáceo que faz parte do vestíbulo, e os três dutos membranáceos se abrem para ele em suas extremidades dilatadas, as ampolas. O sáculo é uma parte do vestíbulo e se comunica com o utrículo e a cóclea.

Nas paredes do utrículo, sáculo e ampola, estão células epiteliais finas e especializadas, com projeções diminutas, chamadas células ciliadas. Entre as células ciliadas existem receptores nas terminações nervosas sensoriais, que se combinam, formando o nervo vestibulococlear.

Fisiologia do equilíbrio

Os canais semicirculares e o vestíbulo (utrículo e sáculo) estão relacionados com a estabilidade ou com o equilíbrio. O arranjo dos três canais semicirculares, um em cada plano, permite a percepção não apenas da posição da cabeça no espaço, mas também da direção e da velocidade de qualquer movimento. Qualquer mudança de posição da cabeça provoca movimento na endolinfa banhando as células ciliadas, que as distorcem e estimulam os receptores sensoriais no utrículo, sáculo e ampola. Os impulsos nervosos resultantes são transmitidos pelo nervo vestibular, que se une ao nervo coclear para formar o nervo vestibulococlear. O ramo vestibular passa primeiro para o núcleo vestibular e depois para o cerebelo.

O cerebelo também recebe impulsos nervosos dos olhos e proprioceptores (receptores sensoriais) nos músculos esqueléticos e nas articulações. O cerebelo coordena os impulsos de entrada do nervo vestibular, dos olhos e dos proprioceptores. Posteriormente os impulsos são transmitidos para o cérebro e músculos esqueléticos, permitindo a percepção da posição do corpo e quaisquer ajustes necessários para manter a postura e o equilíbrio. Isso mantém a postura ereta e a fixação dos olhos no mesmo ponto, independentemente dos movimentos da cabeça.

> ● **MOMENTO DE REFLEXÃO**
>
> 3. Delineie os papéis dos canais semicirculares e vestíbulo na manutenção do equilíbrio.

Visão e olho

Resultados esperados da aprendizagem

Após estudar esta seção, você estará apto a:

- Descrever a estrutura macroscópica do olho
- Descrever o caminho percorrido pelos impulsos nervosos da retina ao cérebro
- Explicar como a luz que entra no olho é focada na retina
- Definir as funções dos músculos extrínsecos do olho
- Explicar as funções dos órgãos acessórios do olho.

O olho é o órgão da visão. Está situado na cavidade orbital, uma cavidade óssea construída nos ossos da face e inervada pelo nervo óptico (II nervo craniano). É de forma quase esférica e com cerca de 2,5 cm de diâmetro. O espaço entre o olho e a cavidade orbital é ocupado pelo tecido adiposo. As paredes ósseas da órbita e a gordura dentro dela protegem os olhos de ferimentos.

Estruturalmente, os dois olhos são separados, mas, ao contrário das orelhas, algumas de suas atividades são coordenadas de modo que normalmente funcionam como um par. É possível ver com apenas um olho (visão monocular), mas a visão tridimensional é prejudicada quando apenas um deles é usado, especialmente em relação ao julgamento de velocidade e distância.

Estrutura

Internamente, o olho é dividido em duas câmaras, anterior e posterior, com a lente do olho, o corpo ciliar e os ligamentos suspensores (Fig. 8.8) separando-os. A câmara anterior é preenchida com um fluido claro e aquoso chamado humor aquoso, e a câmara posterior é preenchida com uma substância gelatinosa chamada humor vítreo (corpo vítreo).

Existem três camadas de tecido nas paredes do olho:

- A camada fibrosa externa: esclera e córnea
- A camada vascular média ou trato uveal: a coroide, o corpo ciliar e a íris
- A camada de tecido nervosa interna: a retina.

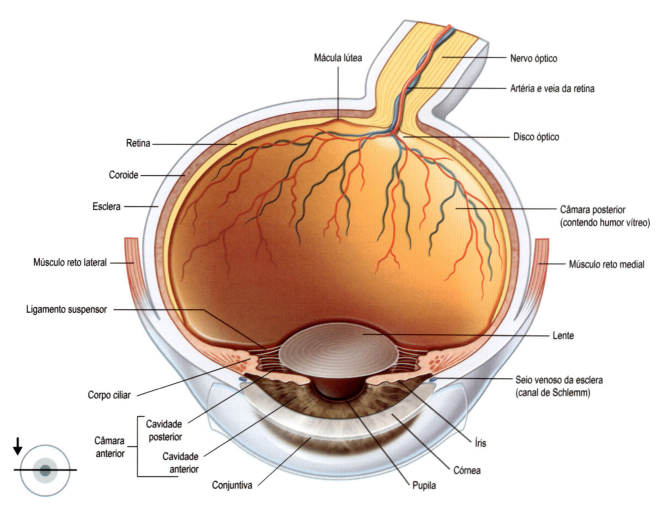

Figura 8.8 Corte transversal do olho direito.

SEÇÃO 2 Comunicação

Esclera e córnea

A esclera, ou branco do olho, forma a camada mais externa dos aspectos posteriores e laterais do globo ocular e é contínua anteriormente com a córnea. Trata-se uma membrana fibrosa firme que mantém a forma do olho e dá ligação aos músculos extrínsecos do olho (ver Tabela 8.1, p. 221).

Anteriormente, a esclera continua como uma membrana epitelial transparente, a córnea, através da qual passam raios de luz para alcançar a retina. A córnea é convexa anteriormente e está envolvida em raios de luz refrativos (flexão) para focalizá-los na retina.

Coroide

A coroide (Fig. 8.9; ver também Fig. 8.8) reveste os cinco sextos posteriores da superfície interna da esclera. É bastante rica em vasos sanguíneos e tem cor marrom-escura. A luz entra no olho através da pupila, estimula os receptores sensoriais na retina (ver a seguir) e, então, é absorvida pela coroide.

Corpo ciliar

O corpo ciliar é a continuação anterior da coroide e consiste em músculo ciliar (fibras musculares lisas circulares) e células epiteliais secretoras. A lente é fixada ao corpo ciliar, de onde emite ligamentos suspensores, como os raios de uma roda (ver Fig. 8.10). A contração e o relaxamento das fibras musculares ciliares, que estão ligadas a esses ligamentos, determinam o tamanho e a espessura da lente.

As células epiteliais secretam humor aquoso, que circula pela câmara anterior para nutrir suas estruturas.

O corpo ciliar é inervado por ramos parassimpáticos do nervo oculomotor (III nervo craniano). A estimulação provoca contração do músculo ciliar e a acomodação do olho (p. 218).

Íris

A íris é o anel colorido visível na frente do olho e se estende anteriormente do corpo ciliar, situado atrás da córnea e na frente da lente. Ele divide a câmara anterior do olho em cavidades anterior e posterior, que contêm humor aquoso secretado pelo corpo ciliar. A íris é composta de células pigmentadas e duas camadas de fibras musculares lisas, uma circular e a outra radial (ver Fig. 8.9). No centro, há uma abertura, chamada pupila.

A íris é inervada pelos nervos parassimpático e simpático. A estimulação parassimpática contrai a pupila e a estimulação simpática a dilata (Figs. 7.45 e 7.44, respectivamente).

A cor da íris é geneticamente determinada e depende do número de células pigmentadas presentes. Os albinos não têm células pigmentadas, e as pessoas de olhos azuis têm menos do que aquelas de olhos castanhos.

Lente

A lente (Fig. 8.10) é um corpo biconvexo circular altamente elástico, situado imediatamente atrás da pupila. Consiste

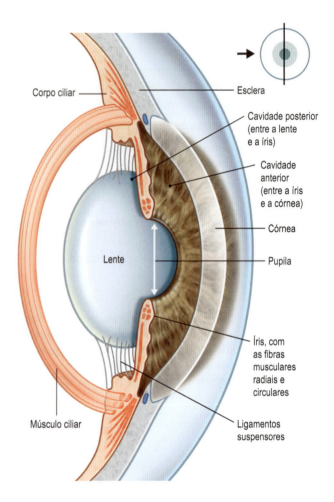

Figura 8.9 Coroide, corpo ciliar e íris. Visão frontal.

em fibras inseridas dentro de uma cápsula e é suspensa do corpo ciliar pelo ligamento suspensor. Sua espessura é controlada pelo músculo ciliar através do ligamento suspensor. A lente dobra (refrata) os raios de luz refletidos no olho por objetos no campo visual. É a única estrutura no olho que pode variar em sua espessura e, portanto, seu poder refratário, para focar os raios de luz na retina.

Quando o músculo ciliar se contrai, libera sua força na lente, aumentando sua espessura. Quanto mais próximo o objeto é visualizado, mais espessa a lente se torna para permitir o foco (ver Fig. 8.18).

Retina

A retina é o revestimento mais interno do olho (Fig. 8.8). É uma estrutura extremamente delicada, composta de várias camadas de corpos celulares nervosos e seus axônios, encontrando-se sobre uma camada pigmentada de células epiteliais. A camada sensível à luz consiste em células receptoras sensoriais, os bastonetes e cones, que contêm pigmentos fotossensíveis que convertem os raios de luz em impulsos nervosos.

A retina envolve cerca de três quartos do globo ocular e é mais espessa nas costas. Ela diminui anteriormente para acabar logo atrás do corpo ciliar. Perto do centro da parte poste-

Sentidos Especiais   CAPÍTULO **8**

rior, está a mácula lútea, ou ponto amarelo (Figs. 8.11A e 8.12). No centro desse ponto, há uma pequena depressão, chamada fóvea central, que consiste apenas em cones. Em direção à parte anterior da retina, há menos cones do que bastonetes.

Cerca de 0,5 cm para o lado nasal da mácula lútea, todas as fibras nervosas da retina convergem para formar o nervo óptico. A pequena área da retina, onde o nervo óptico deixa o olho, é o disco óptico ou o ponto cego. Não há células sensíveis à luz.

Suprimento sanguíneo para o olho

O suprimento arterial ocorre pelas artérias ciliares e pela artéria central da retina. Estes são ramos da artéria oftálmica, um ramo da artéria carótida interna.

A drenagem venosa é feita por várias veias, incluindo a veia central da retina, que eventualmente se esvazia em um seio venoso profundo.

A artéria e a veia central da retina estão envoltas no nervo óptico, que entra no olho no disco óptico (Fig. 8.8).

Interior do olho

A câmara anterior do olho, isto é, o espaço entre a córnea e o cristalino, é dividida incompletamente pela íris em câmaras anterior e posterior (ver Fig. 8.8). Ambas as cavidades contêm um fluido aquoso claro, o humor aquoso, secretado na câmara posterior pelas glândulas ciliares. Circula na frente da lente, através da pupila até a câmara anterior, e retorna à circulação venosa através do seio venoso da esclera (canal de Schlemm) no ângulo entre a íris e a córnea (Fig. 8.8). A pressão intraocular permanece relativamente constante entre 1,3 e 2,6 kPa (10 e 20 mmHg), uma vez que as taxas de produção e drenagem do humor aquoso são iguais. Um aumento dessa pressão provoca o glaucoma (p. 228). O humor aquoso fornece nutrientes e remove resíduos das estruturas transparentes na frente do olho que não têm suprimento sanguíneo, isto é, a córnea, a lente e a cápsula do cristalino.

Atrás da lente e preenchendo a câmara posterior do bulbo ocular, está o corpo vítreo. Esta é uma substância gelatinosa, transparente, incolor e macia composta de 99% de água, sais minerais e mucoproteína. Mantém a pressão intraocular suficiente para suportar a retina contra a coroide e evitar que o bulbo ocular colapse.

O olho mantém a sua forma devido à pressão intraocular exercida pelo humor vítreo e pelo humor aquoso.

Nervos ópticos (II par de nervos cranianos)

As fibras do nervo óptico (Fig. 8.13) se originam na retina e convergem para formar o nervo óptico cerca de 0,5 cm para o

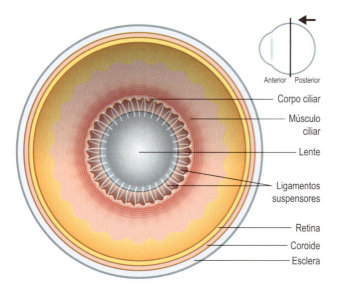

Figura 8.10 Lente e os ligamentos suspensores vistos de frente. A íris foi removida.

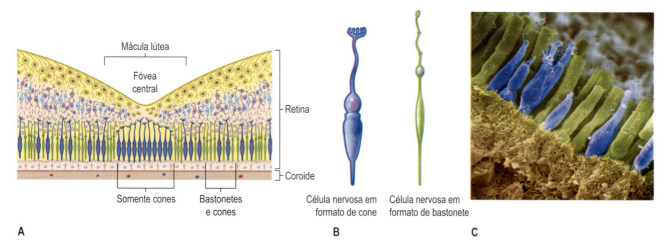

Figura 8.11 Retina. (A) Seção ampliada. (B) Células nervosas sensíveis à luz: bastonetes e cones. (C) Eletromicrografia de transmissão colorida de bastonetes (*verdes*) e cones (*azuis*). (C – Omikron/Science Photo Library. Reproduzida com permissão.)

SEÇÃO 2 Comunicação

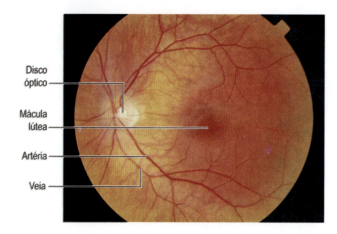

Figura 8.12 Retina. Visão através da pupila com um oftalmoscópio. (Paul Barker/Science Photo Library. Reproduzida com permissão.)

lado nasal da mácula lútea no disco óptico. O nervo perfura a coroide e a esclera antes de passar para trás e medialmente através da cavidade orbital. Em seguida, passa através do forame óptico do osso esfenoide, para trás e medialmente para encontrar sua contraparte do outro olho no quiasma óptico.

Quiasma óptico

Este está situado imediatamente à frente e acima da hipófise, que se encontra na fossa hipofisária do osso esfenoide (Fig. 9.2). No quiasma óptico, as fibras nervosas do nervo óptico do lado nasal de cada retina atravessam para o lado oposto. As fibras do lado temporal não se cruzam, mas continuam para trás do mesmo lado. Esse cruzamento proporciona a ambos os hemisférios cerebrais a entrada sensorial de cada olho.

Tratos ópticos

Estas são as vias dos nervos ópticos, posteriormente ao quiasma óptico (Fig. 8.13). Cada trato consiste em fibras nasais da **retina de um olho e nas fibras temporais da retina do outro.** Os tratos ópticos passam para trás para fazer sinapse com as **células nervosas dos corpos geniculados laterais do tálamo.** A partir daí, as fibras nervosas avançam para trás e medialmente, como as radiações ópticas, para terminar na área visual do córtex cerebral nos lobos occipitais do cérebro (Fig. 7.20). Outros neurônios originados nos corpos geniculados laterais transmitem impulsos dos olhos para o cerebelo, onde, juntamente com os impulsos dos canais semicirculares das orelhas internas e dos músculos esqueléticos e das articulações, contribuem para a manutenção da postura e do equilíbrio.

Fisiologia da visão

As ondas de luz viajam a 300.000.000 m/s, ou cerca de 186.000 milhas/s. Isso é muito maior do que a velocidade do som no ar (cerca de 340 m/s) e explica por que vemos raios antes de ouvir o trovão.

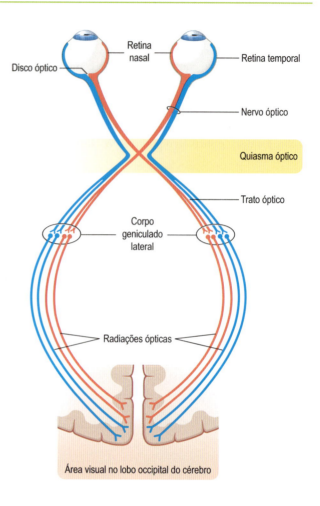

Figura 8.13 Nervos ópticos e suas vias.

A luz é refletida nos olhos por objetos dentro do campo de visão. A luz branca é uma combinação de todas as cores do espectro visual (arco-íris), isto é, vermelho, laranja, amarelo, verde, azul, anil e violeta. Isso é demonstrado pela passagem da luz branca por um prisma de vidro que refrata (decompõe) os raios das diferentes cores em maior ou menor extensão, dependendo de seus comprimentos de onda (Fig. 8.14). A luz vermelha tem o maior comprimento de onda e a violeta, a mais curta.

Essa faixa de cor é o espectro da luz visível. Em um arco-íris, a luz branca do sol é decomposta pelos pingos de chuva, que funcionam como prismas e refletores.

Espectro eletromagnético

O espectro eletromagnético é amplo, mas apenas uma pequena parte é visível ao olho humano (Fig. 8.15). No de extremidade longa estão as ondas infravermelhas (calor), micro-ondas e ondas de rádio. No de extremidade curta estão os raios ultravioleta (UV), raios-X e raios gama. A luz UV não é normalmente visível porque é absorvida por um pigmento amarelo na lente. Após a remoção da lente (remoção de catarata), ela é geralmente substituída por uma artificial

Sentidos Especiais   CAPÍTULO **8**

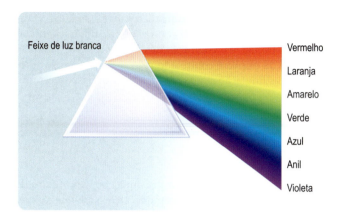

Figura 8.14 Refração. A luz branca é decomposta nas cores do espectro visível quando passa por um prisma de vidro.

para evitar danos em longo prazo à retina, causados pelos raios de luz UV.

Uma cor específica é percebida quando apenas um comprimento de onda é refletido pelo objeto e todos os outros são absorvidos, como um objeto que aparece vermelho quando reflete apenas a luz vermelha. Os objetos aparecem brancos quando refletem todos os comprimentos de onda da luz no olho, e pretos quando absorvem toda a luz que os atinge; logo, não refletem nada.

Para obter uma visão clara, a luz refletida dos objetos dentro do campo visual é focada na retina de cada olho. Os processos envolvidos na produção de uma imagem visual clara são:

- Refração de raios de luz
- Mudança no tamanho das pupilas
- Acomodação (ajuste da lente para visão de perto; ver a seguir).

Cada um desses processos é explicado individualmente nas próximas seções, mas a visão efetiva depende de todos os três funcionarem de maneira coordenada.

Refração dos raios de luz

Quando os raios de luz passam de um meio de uma densidade para um meio de densidade diferente, eles são refratados. A Fig. 8.14 mostra como um prisma de vidro separa um feixe de luz branca em suas cores constituintes, refratando cada comprimento de onda em um grau diferente. Nos olhos, a lente biconvexa refrata e foca os raios de luz (Fig. 8.16). Esse princípio é usado para focar a luz na retina. Antes de chegar à retina, os raios de luz passam sucessivamente através da conjuntiva, córnea, humor aquoso, lente e humor vítreo. Essas estruturas são todas mais densas que o ar e, com exceção das lentes, possuem uma potência refratária constante, semelhante à da água. Isso significa que, embora todos refratem os raios de luz que entram no olho, sua capacidade de fazer isso é fixa e, portanto, não pode ser ajustada para auxiliar no foco.

Foco de uma imagem na retina

Os raios de luz refletidos por um objeto são refratados pela lente quando entram no olho, como mostrado na Fig. 8.16, embora a imagem na retina esteja, de fato, de cabeça para baixo (Fig. 8.17). O cérebro se adapta a isso no início da vida, de modo que os objetos são percebidos "no caminho certo para cima".

A refração anormal dentro do olho é corrigida por lentes biconvexas ou bicôncavas (p. 230).

Lente

A lente é um corpo biconvexo elástico transparente, suspenso atrás da íris do corpo ciliar pelo ligamento suspensor (Fig. 8.10), e é a única estrutura no olho capaz de alterar seu poder de refração. Os raios de luz que entram no olho precisam ser refratados para focá-los na retina. A luz de objetos distantes precisa de menos refração, e, à medida que o objeto se aproxima, a quantidade de refração necessária aumenta. Para focar os raios de luz de objetos próximos na retina, o poder refratário da lente deve ser aumentado – por acomodação. Para tanto, o músculo ciliar contrai, movendo o corpo ciliar para dentro em direção à lente, o que diminui a força dos ligamentos suspensores e permite que a lente se dilate, aumentando sua convexidade e focando os raios de luz na retina (Fig. 8.18B).

Para focar os raios de luz de objetos distantes na retina, o músculo ciliar circular relaxa, aumentando sua força nos ligamentos suspensores. Isso torna a lente mais fina e foca os raios de luz de objetos distantes na retina (Fig. 8.18A).

Tamanho das pupilas

O tamanho da pupila contribui para a visão clara, controlando a quantidade de luz que entra no olho. Sob luz forte,

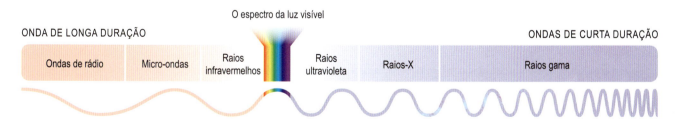

Figura 8.15 Espectro eletromagnético.

SEÇÃO 2 Comunicação

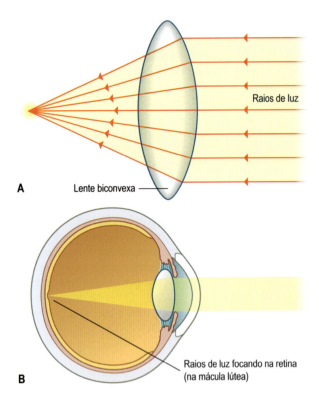

Figura 8.16 Refração dos raios de luz que passam através de uma lente biconvexa. (A) Uma lente de vidro. (B) A lente no olho.

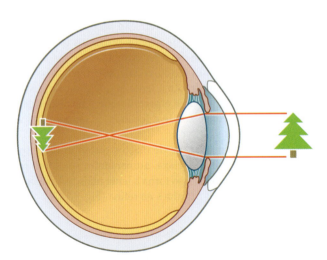

Figura 8.17 Seção do olho mostrando a focalização dos raios de luz na retina. Representação diagramática dos raios de luz atingindo a retina mostrando a imagem invertida.

as pupilas são constritas e, sob luz fraca, ficam dilatadas (Fig. 8.19).

Se as pupilas estivessem dilatadas sob luz intensa, muita luz entraria no olho e danificaria a retina sensível. Na penumbra, se as pupilas estivessem contraídas, a luz insuficiente entraria no olho para ativar os pigmentos sensíveis à luz nos bastonetes e cones, que estimulam as terminações nervosas da retina, permitindo a visão.

A íris compreende uma camada circular e uma das fibras musculares lisas radiais. A contração das fibras circulares contrai a pupila, e a contração das fibras radiais a dilata. O tamanho da pupila é controlado pelo sistema nervoso autônomo; a estimulação simpática dilata as pupilas, e a estimulação parassimpática as contrai.

Acomodação

Visão de perto

Para se concentrar em objetos próximos, ou seja, dentro de cerca de 6 m, é necessária a acomodação, e o olho deve fazer os seguintes ajustes:

- Constrição das pupilas
- Convergência
- Mudança no poder refratário da lente.

Constrição das pupilas

Ajuda na acomodação, reduzindo a largura do feixe de luz que entra no olho, de modo que ele passe através da parte curvada central da lente (ver Fig. 8.17).

Convergência (movimento dos bulbos dos olhos)

Raios de luz de objetos próximos entram nos dois olhos em diferentes ângulos e, para uma visão clara, devem estimular as áreas correspondentes das duas retinas. Os músculos extrínsecos movem os olhos e, para obter uma imagem nítida, também os rotacionam, de modo a convergirem para o objeto visualizado. Essa atividade muscular coordenada está sob controle autonômico. Quando há movimento voluntário dos olhos, ambos os olhos se movem, e a convergência é mantida. Quanto mais próximo um objeto estiver dos olhos, maior será a rotação do olho necessária para alcançar a convergência; por exemplo, concentrar-se perto da ponta do nariz dá a aparência de ser "vesgo". Se a convergência não estiver completa, os olhos estarão focados em objetos ou em pontos diferentes do mesmo objeto. Existem duas imagens enviadas para o cérebro, e isso pode levar à visão dupla ou diplopia. Se a convergência não é possível, o cérebro tende a ignorar os impulsos recebidos do olho divergente (ver estrabismo, p. 229).

Mudando o poder refratário da lente

Mudanças na espessura da lente são feitas para focar a luz na retina. A quantidade de ajuste depende da distância do objeto dos olhos, ou seja, a lente é mais espessa para visão de perto e mais fina quando focaliza objetos a mais de 6 m de distância (ver Fig. 8.18). Olhar para objetos próximos "cansa" os olhos mais rapidamente, pelo uso contínuo do músculo ciliar. A lente perde a elasticidade e endurece com a idade, condição conhecida como presbiopia (p. 225).

Visão distante

Objetos a mais de 6 m dos olhos são focados na retina sem ajuste da lente ou convergência dos olhos.

Sentidos Especiais CAPÍTULO 8

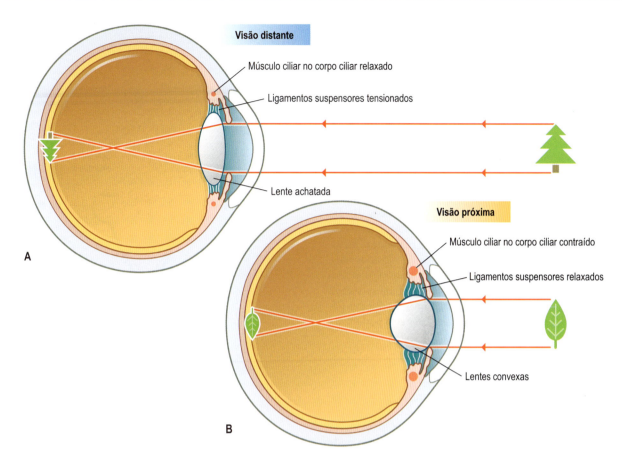

Figura 8.18 Acomodação: ação do músculo ciliar sobre a forma da lente. (A) Visão distante. (B) Visão próxima.

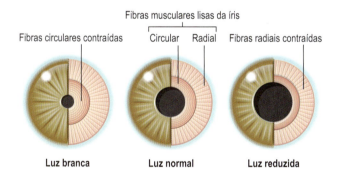

Figura 8.19 Alterações no tamanho da pupila em resposta à intensidade da luz.

Funções da retina

A retina é a parte sensível à luz (fotossensível) do olho. As células nervosas sensíveis à luz são os bastonetes e cones, e sua distribuição na retina é mostrada na Fig. 8.11A. Os raios de luz causam alterações químicas nos pigmentos sensíveis à luz nessas células e geram impulsos nervosos, conduzidos aos lobos occipitais do cérebro através dos nervos ópticos (Fig. 8.13).

Cones

Os cones são sensíveis à luz e cor; uma luz brilhante é necessária para ativá-los e dar uma visão clara e nítida das cores. Os cones concentram-se na mácula lútea, ponto da retina onde os raios de luz caem de um objeto no campo direto de visão. Isso significa que tudo o que está sendo observado diretamente é visto em detalhes, de cores vivas e com foco nítido. Números de cone caem acentuadamente, e o número de bastonetes sobe na retina periférica rumo à macula lútea.

Bastonetes

Os bastonetes são muito mais sensíveis à luz do que os cones (ver Fig. 8.11), então são usados quando os níveis de luz estão baixos. A estimulação dos bastonetes leva à visão monocromática (preto e branco). Os bastonetes superam os cones na retina em cerca de 16:1 e são muito mais numerosos em direção à periferia.

Rodopsinas

Trata-se da família de pigmentos sensíveis à luz, encontrados tanto em bastonetes quanto em cones, decompostos (branqueados) quando absorvem a luz que atinge a célula. A degradação da molécula de rodopsina gera um potencial de ação. Após o branqueamento, a molécula de rodopsina tem de ser remontada antes de voltar a funcionar. Existe apenas

SEÇÃO 2 Comunicação

um tipo de rodopsina nos bastonetes, absorvendo em um único comprimento de onda, razão pela qual os bastonetes dão uma visão monocromática. Cones, no entanto, têm uma das três diferentes rodopsinas, absorvendo em três diferentes comprimentos de onda e originando os chamados cones vermelhos, azuis e verdes. A percepção da cor depende da combinação de cones vermelhos, azuis e verdes estimulados. Um bom suprimento de vitamina A é necessário para uma produção adequada de rodopsina.

Daltonismo

Esta é uma condição comum, que afeta mais homens do que mulheres. Embora os indivíduos afetados vejam as cores, nem sempre podem diferenciá-los, pois os pigmentos sensíveis à luz (vermelho, verde ou azul) nos cones são anormais. Existem diferentes formas, mas a mais comum é o daltonismo vermelho-verde, transmitido por um gene recessivo ligado ao sexo (ver Fig. 17.11); verdes, laranjas, vermelho-pálidos e marrons parecem todos da mesma cor e só podem ser distinguidos pela sua intensidade.

Adaptação escura

Quando exposta a luz brilhante, a rodopsina dentro dos bastonetes sensíveis é completamente degradada. Isso não afeta a visão em boa luz, quando há luz suficiente para ativar os cones. No entanto, mover-se para uma área escura onde a intensidade da luz é insuficiente para estimular os cones causa deficiência visual temporária, enquanto a rodopsina está sendo regenerada dentro dos bastonetes: "adaptação escura". Quando a regeneração da rodopsina ocorreu, a visão normal retorna.

Exposição repentina a luz brilhante, por exemplo um *flash* de câmera, causa o branqueamento imediato da rodopsina em bastonetes e cones e cegueira temporária até a regeneração da rodopsina.

É mais fácil ver uma estrela fraca no céu à noite se a cabeça estiver levemente afastada, pois a luz de baixa intensidade é focada em uma área da retina onde há maior concentração de bastonetes. Se uma estrela fraca é vista diretamente, a intensidade da luz não é suficiente para estimular os cones menos sensíveis na área da mácula lútea. Na fraca luz da noite, as cores não podem ser distinguidas porque a intensidade da luz é insuficiente para estimular os pigmentos sensíveis à cor nos cones.

Visão binocular

A visão binocular ou estereoscópica permite visões tridimensionais, embora cada olho "veja" uma cena de um ângulo ligeiramente diferente (Fig. 8.20). Os campos visuais se sobrepõem no meio, mas o olho esquerdo vê mais à esquerda do que pode ser visto pelo outro olho e vice-versa. As imagens dos dois olhos estão integradas no cérebro, de modo que apenas uma imagem é percebida.

A visão binocular fornece uma avaliação bem mais precisa de um objeto em relação a outro, por exemplo sua distância,

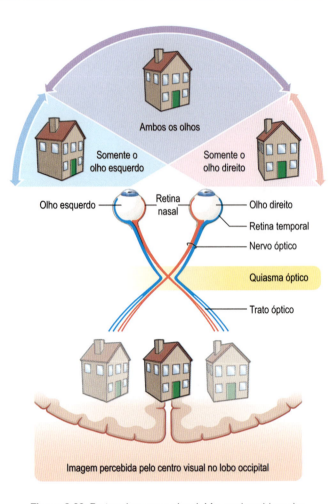

Figura 8.20 Partes do campo visual. Monocular e binocular.

profundidade, altura e largura. Pessoas com visão monocular podem achar difícil, por exemplo, julgar a velocidade e a distância de um veículo que se aproxima.

Músculos extrínsecos do olho

Estes incluem os músculos das pálpebras e aqueles que movem os bulbos dos olhos. O bulbo do olho é movido por seis músculos extrínsecos, unidos em uma extremidade ao bulbo do olho e na outra às paredes da cavidade orbital. Existem quatro músculos retos e dois oblíquos (Fig. 8.21).

Mover os olhos para olhar em uma direção particular está sob controle voluntário, mas a coordenação do movimento, necessária para a convergência e acomodação para a visão próxima ou distante, está sob controle autonômico (involuntário). Movimentos dos olhos resultantes da ação desses músculos são mostrados na Tabela 8.1.

Inervação para os músculos do olho

A Tabela 8.1 mostra os nervos que inervam os músculos extrínsecos. Os nervos oculomotores inervam os músculos intrínsecos da íris e do corpo ciliar.

Sentidos Especiais CAPÍTULO **8**

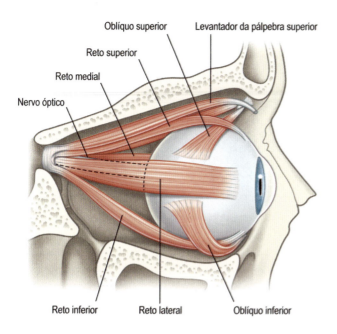

Figura 8.21 Músculos extrínsecos do olho.

Tabela 8.1 Músculos extrínsecos do olho: suas ações e inervação por nervos cranianos.

Nome	Ação	Inervação por nervo craniano
Reto medial	Move o bulbo do olho para dentro	Nervo oculomotor (III nervo craniano)
Reto lateral	Move o bulbo do olho para fora	Nervo abducente (VI nervo craniano)
Reto superior	Move o bulbo do olho para cima	Nervo oculomotor (III nervo craniano)
Reto inferior	Move o bulbo do para baixo	Nervo oculomotor (III nervo craniano)
Oblíquo superior	Move o bulbo do olho para baixo e para fora	Nervo troclear (IV nervo craniano)
Oblíquo inferior	Move o bulbo do olho para cima e para fora	Nervo oculomotor (III nervo craniano)

Órgãos acessórios do olho

O olho é um órgão delicado, protegido por várias estruturas (Fig. 8.22):

- Sobrancelhas
- Pálpebras e cílios
- Aparelho lacrimal.

Supercílios

São duas arestas arqueadas das margens supraorbitárias do osso frontal. Numerosos pelos (sobrancelhas) se projetam

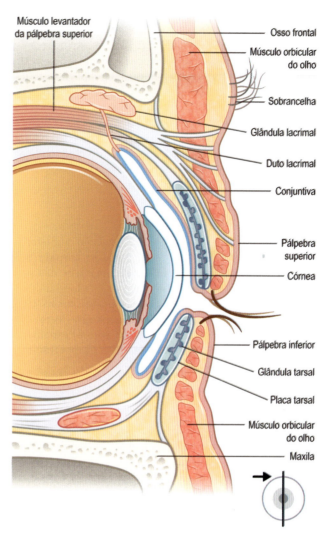

Figura 8.22 Seção do olho e suas estruturas acessórias.

obliquamente da superfície da pele. Eles protegem o bulbo do olho de suor, poeira e outros corpos estranhos.

Pálpebras

As pálpebras são duas dobras móveis de tecido situadas acima e abaixo da frente de cada olho. Em suas bordas livres, estão os pelos curtos e curvos: os cílios. As camadas de tecido que as formam são:

- Uma fina camada de pele
- Uma fina camada de tecido conjuntivo subcutâneo (areolar frouxo)
- Dois músculos – o orbicular do olho e o elevador da pálpebra superior
- Uma fina camada de tecido conjuntivo denso – a placa tarsal, maior na parte superior da pálpebra inferior, que suporta as demais estruturas
- Um revestimento membranáceo – a conjuntiva.

SEÇÃO 2 Comunicação

Conjuntiva

Esta é uma fina membrana transparente que reveste as pálpebras e a frente do bulbo do olho (Fig. 8.22). No lugar onde reveste as pálpebras, consiste em epitélio colunar altamente vascular. A conjuntiva corneal consiste em epitélio estratificado avascular, isto é, sem vasos sanguíneos. Quando as pálpebras estão fechadas, a conjuntiva se torna um saco fechado. Protege a delicada córnea e a frente do olho. Quando os colírios são administrados, são colocados no saco conjuntival inferior. Os ângulos medial e lateral do olho, onde as pálpebras superior e inferior se unem, são chamados canto medial e canto lateral, respectivamente.

Margens palpebrais

Ao longo das bordas das pálpebras, existem numerosas glândulas sebáceas, algumas com dutos se abrindo nos folículos pilosos dos cílios e outras nas margens das pálpebras entre os pelos. As glândulas tarsais são glândulas sebáceas modificadas embutidas nas placas tarsais com dutos que se abrem para o interior das margens livres das pálpebras. Elas secretam um material oleoso, espalhado pela conjuntiva ao piscar, o que retarda a evaporação das lágrimas.

Funções

As pálpebras e os cílios protegem o olho da lesão:

- O fechamento reflexo das pálpebras ocorre quando a conjuntiva ou os cílios são tocados, quando um objeto se aproxima do olho, se uma luz brilhante é iluminada no olho (ver Fig. 8.19), ou se qualquer coisa entre em contato direto com a córnea (reflexo corneal)
- Piscando em intervalos de 3 a 7 s, espalham-se lágrimas e secreções oleosas sobre a córnea, impedindo a secagem.

Quando os músculos orbiculares se contraem, os olhos se fecham. Quando os músculos elevadores da pálpebra se contraem, as pálpebras se abrem (Fig. 16.60).

Aparelho lacrimal

O aparelho lacrimal (Fig. 8.23) compreende as estruturas que secretam lágrimas e as drenam da frente do bulbo do olho:

- 1 glândula lacrimal e seus dutos
- 2 canalículos lacrimais
- 1 saco lacrimal
- 1 duto nasolacrimal.

As glândulas lacrimais são glândulas exócrinas situadas em recessos nos ossos frontais no aspecto lateral de cada olho, logo atrás da margem supraorbital. Cada glândula tem aproximadamente o tamanho e a forma de uma amêndoa e é composta por células epiteliais secretoras. As glândulas secretam lágrimas compostas de água, sais minerais, anticorpos (imunoglobulinas; Capítulo 15) e lisozima, uma enzima bactericida.

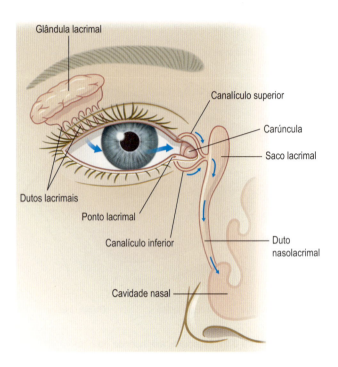

Figura 8.23 TO aparelho lacrimal. *Setas azuis*, direção do fluxo de lágrimas.

As lágrimas deixam a glândula lacrimal por vários pequenos dutos e passam pela parte frontal do olho sob as pálpebras em direção ao canto medial, onde drenam nos dois canalículos lacrimais; a abertura de cada um é chamada ponto lacrimal. Os dois canalículos estão um acima do outro, separados por um pequeno corpo vermelho, a carúncula. As lágrimas, então, drenam para o saco lacrimal, a extremidade superior expandida do duto nasolacrimal. Trata-se de um canal membranoso de cerca de 2 cm de comprimento, estendendo-se desde a parte inferior do saco lacrimal até a cavidade nasal, abrindo-se no nível da concha inferior. Normalmente, a taxa de secreção de lágrimas acompanha o ritmo da drenagem. Quando um corpo estranho ou outro irritante entra no olho, a secreção de lágrimas aumenta muito, e os vasos sanguíneos conjuntivais se dilatam. A secreção de lágrimas também é aumentada em estados emocionais, como chorando ou rindo.

Funções

O fluido que preenche o saco conjuntival é uma mistura de lágrimas e a secreção oleosa das glândulas tarsais, que se espalha pela córnea por piscar. As funções desse fluido incluem:

- Fornecimento de oxigênio e nutrientes para a conjuntiva avascular da córnea e drenagem de resíduos
- Lavagem de materiais irritantes, tais como poeira e areia
- Prevenção da infecção microbiana pela enzima bactericida lisozima
- Atraso da evaporação e prevenção de fricção ou secagem de conjuntiva devido à sua oleosidade.

Sentidos Especiais CAPÍTULO **8**

> ● **MOMENTO DE REFLEXÃO**
>
> 4. Nomeie os ajustes feitos pelo olho para focar objetos próximos.
>
> 5. Descreva as funções das pálpebras e cílios.

Sentido do olfato

Resultados esperados da aprendizagem

Após estudar esta seção, você estará apto a:

■ Descrever a fisiologia do olfato.

O olfato origina-se na cavidade nasal. O olfato humano é menos apurado do que em outros animais. Muitos animais secretam substâncias químicas odoríferas chamadas feromônios, que desempenham um papel importante na comunicação química – por exemplo, no comportamento territorial, no acasalamento e no vínculo entre mães e recém-nascidos. O papel dos feromônios em humanos é desconhecido.

Nervos olfatórios (primeiros nervos cranianos)

Estes são os nervos sensoriais do olfato. Originam-se como quimiorreceptores (terminações nervosas olfatórias especializadas) na membrana mucosa do teto da cavidade nasal acima das conchas nasais superiores (Fig. 8.24). Em cada lado do septo nasal, as fibras nervosas passam através da lâmina cribriforme do osso etmoide para o bulbo olfatório, onde ocorrem interconexões e sinapses. Do bulbo, feixes de fibras nervosas formam o trato olfatório, que passa de trás para a área olfatória no lobo temporal do córtex cerebral em cada hemisfério, onde os impulsos são interpretados e o odor é percebido.

Fisiologia do olfato

Todos os materiais odoríferos liberam moléculas voláteis, que são transportadas para o nariz com ar inalado, e mesmo em concentrações muito baixas, quando dissolvidas no muco, estimulam os quimiorreceptores olfatórios.

O ar que entra no nariz é aquecido, e as correntes de convecção transportam ar inspirado para o teto da cavidade nasal. "Cheirar" concentra moléculas voláteis no teto do nariz. Isso aumenta o número de receptores olfatórios estimulados e, portanto, a percepção do olfato. O sentido do olfato e o sentido do paladar estão intimamente relacionados; o sentido do olfato pode afetar o apetite. Se os odores são agradáveis, o apetite pode melhorar e vice-versa. Quando acompanhado pela visão da comida, um cheiro apetitoso aumenta a salivação e estimula o sistema digestório (Capítulo 12). O sentido do olfato pode criar memórias

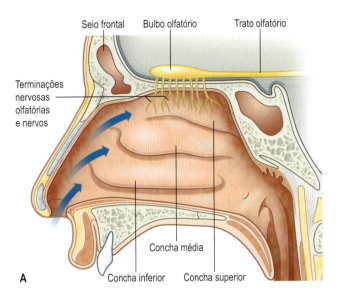

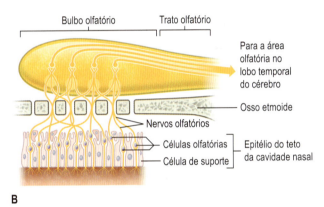

Figura 8.24 Sentido do olfato. (A) as estruturas olfatórias. (B) Seção ampliada do aparato olfatório no nariz e na superfície inferior do cérebro.

poderosas e duradouras, especialmente para odores distintos, como cheiros hospitalares, ou alimentos favoritos ou menos preferidos.

A inflamação da mucosa nasal evita que substâncias odoríferas atinjam a área olfatória do nariz, causando perda do sentido do olfato (anosmia). A causa usual é um resfriado.

Adaptação

Quando um indivíduo é continuamente exposto a um odor, a percepção dele diminui e cessa em poucos minutos. Essa perda de percepção afeta apenas aquele odor específico.

> ● **MOMENTO DE REFLEXÃO**
>
> 6. Defina o termo "olfato".

SEÇÃO 2 Comunicação

Sentido do paladar

Resultados esperados da aprendizagem

Após estudar esta seção, você estará apto a:
- Descrever a fisiologia do paladar.

O sentido do paladar, ou gustação, está intimamente ligado ao olfato e, como este, também envolve a estimulação dos quimiorreceptores por substâncias químicas dissolvidas.

As papilas gustativas contêm quimiorreceptores (receptores sensoriais) que são encontrados nas papilas da língua e estão amplamente distribuídos em seus epitélios. Existem três tipos de papilas (Fig. 8.25A).

As papilas circunvaladas são as maiores e são visíveis na base da língua, dispostas em forma de V invertido. Existem cerca de 10 desse tipo.

As papilas fungiformes localizam-se principalmente ao redor do ápice e das margens da língua, sendo mais numerosas que as papilas circunvaladas.

As papilas filiformes são as menores e mais numerosas. Elas estão situadas nos dois terços anteriores da língua. Não contêm papilas gustativas, mas endurecem a superfície da língua e fornecem "aderência" à medida que empurram os alimentos para dentro da boca.

As papilas gustativas consistem em pequenas terminações nervosas sensoriais dos nervos glossofaríngeo, facial e vago (nervos cranianos VII, IX e X). Algumas das células têm cílios semelhantes a pelos em sua borda livre, projetando-se em direção a minúsculos poros no epitélio (Fig. 8.25C). Os receptores sensoriais são altamente sensíveis e estimulados por quantidades muito pequenas de substâncias químicas que entram nos poros dissolvidos na saliva. Impulsos nervosos são gerados e conduzidos ao longo dos nervos glossofaríngeo, facial e vago antes da sinapse no bulbo e tálamo. Seu destino é a área gustatória no lobo parietal do córtex cerebral, onde o sabor é percebido (Fig. 7.20).

Fisiologia do paladar

Quatro sensações fundamentais do paladar têm sido descritas: doce, azedo, amargo e salgado; no entanto, outros também foram sugeridos, incluindo metálico e *umami* (um sabor japonês "salgado"). No entanto, a percepção varia muito, e muitos "paladares" não podem ser facilmente classificados. Acredita-se que todas as papilas gustativas sejam estimuladas por todos os "paladares". O paladar fica prejudicado quando a boca está seca porque as substâncias só podem ser "saboreadas" quando em solução.

O sentido do paladar está intimamente ligado ao do olfato. Por exemplo, quando uma pessoa tem um resfriado, é comum que a comida tenha um sabor insípido e desagradável. Além disso, o sabor desencadeia a salivação e a secreção do suco gástrico (Capítulo 12). O sentido do sabor também tem uma função protetora – alimentos com gosto ruim, por exemplo, podem induzir engasgos reflexos ou vômitos.

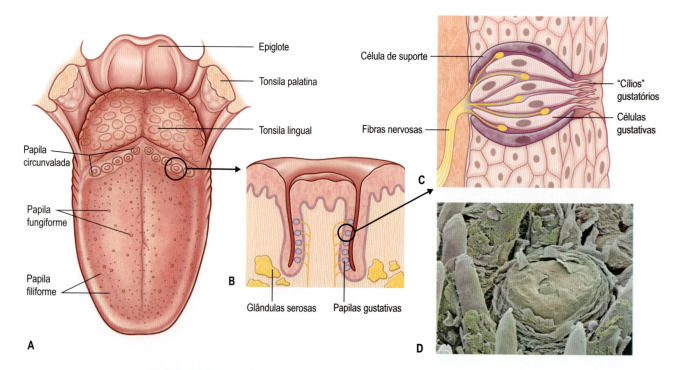

Figura 8.25 Estrutura das papilas gustativas. (A) Diagrama mostrando as papilas da língua. (B) Seção de uma papila. (C) Uma papila gustativa, grandemente ampliada. (D) Eletromicrografia de transmissão colorida de um botão gustativo (centro) na língua. (D – Steve G Schmeissner/Science Photo Library. Reproduzida com permissão.)

Sentidos Especiais CAPÍTULO 8

> ● **MOMENTO DE REFLEXÃO**
>
> 7. Nomeie os quatro tipos de paladar fundamentais.

Efeitos do envelhecimento nos sentidos especiais

> **Resultados esperados da aprendizagem**
>
> Após estudar esta seção, você estará apto a:
>
> ■ Descrever o impacto do envelhecimento nos sentidos especiais.

As alterações na audição e visão que ocorrem como parte do envelhecimento normalmente são quase universais e muitas vezes acompanhadas pela diminuição dos sentidos do paladar e olfato. O número de receptores olfativos reduz em torno dos 50 anos, diminuindo o sentido do paladar; os adultos mais velhos podem queixar-se de que seus alimentos sejam insípidos, enquanto as crianças podem achar o mesmo alimento muito condimentado. De maneira semelhante, adultos mais velhos podem não sentir o cheiro (perceber) de odores fracos. O efeito das mudanças associadas ao envelhecimento na audição e visão são considerados aqui.

Presbiacusia

Esta forma de deficiência auditiva acompanha o processo de envelhecimento e, portanto, é comum em adultos mais velhos. Alterações degenerativas nas células sensoriais do órgão espiral resultam em perda auditiva neurossensorial (p. 226). A percepção de som de alta frequência é prejudicada primeiro e, posteriormente, o som de baixa frequência também pode ser afetado. A dificuldade na discriminação desenvolve-se, por exemplo, após uma conversa, especialmente na presença de ruído de fundo.

Visão

A presbiopia e a catarata são consequências comuns do envelhecimento normal.

Presbiopia

Mudanças relacionadas com a idade na lente levam à perda de acomodação à medida que a lente perde a elasticidade e se torna mais firme. Isso impede o foco da luz na retina, causando visão turva. A correção é obtida por meio de óculos com lentes convexas para visão de perto, por exemplo, para a leitura (ver Fig. 8.29).

Catarata

A catarata surge quando há opacidade da lente (Fig. 8.26). Raios de luz fracos não podem passar facilmente através de uma lente menos transparente ou turva, e essa é a razão pela qual muitos adultos mais velhos usam uma luz mais brilhante para a leitura e podem ter dificuldades com a visão noturna. São mais comumente relacionadas om a idade, como resultado da exposição a fatores predisponentes que incluem luz UV, raios-X e fumaça de cigarro. Existem também outras causas importantes de catarata (p. 229).

> ● **MOMENTO DE REFLEXÃO**
>
> 8. Qual condição relacionada com a idade afeta os olhos e leva a maioria das pessoas com mais de 40 anos a precisar de óculos para leitura?

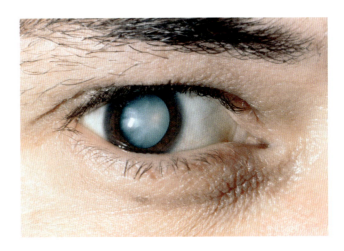

Figura 8.26 Catarata. (Sue Ford/Science Photo Library. Reproduzida com permissão.)

SEÇÃO 2 Comunicação

Distúrbios da orelha

> **Resultados esperados da aprendizagem**
>
> Após estudar esta seção, você estará apto a:
>
> - Comparar e contrastar as características da perda auditiva de condução e neurossensorial
> - Descrever as causas e os efeitos das doenças da orelha.

Perda de audição

A deficiência auditiva pode ser classificada em duas categorias principais: de condução e neurossensorial. A deficiência auditiva também pode ser misturada quando há uma combinação de perda auditiva de condução e neurossensorial em uma orelha.

Deficiência auditiva de condução

Ocorre quando uma anormalidade da orelha externa ou média prejudica a condução das ondas sonoras para a janela do vestíbulo; exemplos comuns estão listados no Quadro 8.1.

Otosclerose

Esta é uma causa comum de perda auditiva de condução progressiva em adultos jovens, que pode afetar uma orelha, mas é mais comumente bilateral. Em geral é hereditária e mais comum em mulheres do que em homens; muitas vezes piora durante a gravidez. O osso anormal se desenvolve ao redor da base do estribo, fundindo-o à janela do vestíbulo e reduzindo a capacidade de transmitir ondas sonoras através da cavidade timpânica.

Otite média serosa

Também conhecida como "ouvido de cola", ou otite média serosa, é uma coleção de líquido (efusão) na cavidade da orelha média. As causas incluem:

- Obstrução da tuba auditiva, como inchaço faríngeo, adenoides aumentadas ou tumor
- Barotrauma (geralmente por descida em um avião quando sofre de um resfriado)
- Otite média aguda não tratada.

O ar normalmente presente na orelha média é absorvido, e a pressão negativa se desenvolve, causando retração da membrana timpânica. Depois disso, o fluido é atraído para a cavidade de baixa pressão a partir dos vasos sanguíneos adjacentes, causando perda auditiva de condução.

Adultos experimentam perda auditiva e bloqueio da orelha, que frequentemente é indolor. Em crianças que não falam, no entanto, essa é uma causa comum de deficiência auditiva, que pode se manifestar como fala tardia e/ou a realização de marcos de desenvolvimento. Infecção secundária pode complicar essa condição em adultos e crianças.

Perda auditiva neurossensorial

Esta é a forma mais prevalente de deficiência auditiva, resultado de um distúrbio dos nervos da orelha interna ou do sistema nervoso central, como a cóclea, o ramo coclear do nervo vestibular ou a área auditiva do cérebro. A perda auditiva induzida por ruído é uma causa da deficiência auditiva neurossensorial, que pode surgir como consequência de:

- Trabalho – por exemplo, na construção, fabricação ou indústria musical
- Atividades sociais, como ouvir música alta em equipamentos pessoais ou casas noturnas.

Outras causas estão listadas no Quadro 8.1.

Os fatores de risco para a deficiência auditiva neurossensorial congênita incluem história familiar, exposição a vírus intrauterinos, como rubéola materna e hipóxia aguda no nascimento.

Doença de Ménière

Nesta condição, há acúmulo de endolinfa, causando distensão e aumento da pressão dentro do labirinto membranáceo com destruição das células sensoriais da ampola e da cóclea. Geralmente é unilateral no início, mas ambas as orelhas podem ser afetadas mais tarde. A causa não é conhecida. A doença de Ménière está associada a episódios recorrentes de tontura incapacitante (vertigem), náusea e vômito, com duração de várias horas. Períodos de remissão variam de dias a meses. Durante e entre os ataques, pode haver um zumbido contínuo no ouvido afetado (tinido). Perda de audição é experimentada durante episódios que podem gradualmente

---

Quadro 8.1 Causas comuns de perda auditiva.

De condução
- Otite média aguda
- Otite média serosa
- Otite média crônica
- Barotrauma
- Otosclerose
- Otite externa
- Lesão da membrana timpânica

Neurossensorial
- Cera ou corpo estranho impactado
- Presbiacusia
- Exposição prolongada a ruído excessivo
- Congênito
- Doença de Ménière
- Drogas ototóxicas, tais como antibióticos aminoglicosídicos, diuréticos e quimioterápicos
- Infecções, tais como caxumba, herpes-zóster, meningite, sífilis

tornar-se permanentes durante um período de anos, à medida que o órgão em espiral é destruído.

Presbiacusia
Ver a p. 225.

Infecções da orelha

Otite externa

A infecção por *Staphylococcus aureus* é a causa comum da inflamação localizada (furúnculo) no canal auditivo. A inflamação mais generalizada pode ser causada pela exposição prolongada a bactérias ou fungos ou por uma reação alérgica a, por exemplo, sabonetes, *sprays* de cabelo ou tinturas de cabelo.

Otite média aguda

Trata-se de uma inflamação da cavidade da orelha média, geralmente por disseminação para cima de micróbios de uma infecção do trato respiratório superior através da tuba auditiva. É bastante comum em crianças, acompanhada por dor de ouvido grave. Ocasionalmente se espalha para dentro da orelha externa através de uma perfuração na membrana timpânica.

A infecção bacteriana leva ao acúmulo de pus e ao abaulamento externo da membrana timpânica. Às vezes, há o rompimento da membrana timpânica se rompe e as descargas de pus na orelha média (otorreia). A propagação da infecção pode causar mastoidite e labirintite (ver adiante). Como a parte petrosa do osso temporal é bastante fina, a infecção pode se espalhar pelo osso e causar meningite (p. 197) e abscesso cerebral.

Otite média crônica

Nesta condição, há perfuração permanente da membrana timpânica após a otite média aguda (especialmente quando recorrente, persistente ou não tratada) e lesões mecânicas ou por explosão. Quando ocorre a cura, o epitélio estratificado da orelha externa às vezes cresce na orelha média, formando um colesteatoma. Essa é uma coleção de células epiteliais descamadas e material purulento. O desenvolvimento continuado do colesteatoma pode levar a:

• Destruição dos ossículos e perda auditiva de condução
• Erosão do teto da orelha média e meningite
• Propagação da infecção para a orelha interna, o que pode causar labirintite

Labirintite

Esta complicação da infecção da orelha média pode ser causada pelo desenvolvimento de uma fístula de um colesteatoma (ver seção anterior). É acompanhada por vertigem, náusea e vômito, e nistagmo. Em alguns casos, o órgão espiral é destruído, causando perda auditiva neurossensorial profunda e súbita no ouvido afetado.

Enjoo

Ocorre quando o cérebro recebe informações sensoriais conflitantes; a informação visual recebida do olho não corresponde à informação dos canais semicirculares da orelha interna sobre a posição de alguém em relação ao ambiente. Causa náuseas e vômitos em algumas pessoas e está geralmente associado a viagens, como de carro, barco ou avião.

> ● **MOMENTO DE REFLEXÃO**
>
> 9. O que é "ouvido de cola"?
> 10. Descreva a deficiência auditiva neurossensorial.

Distúrbios do olho

Resultados esperados da aprendizagem

Após estudar esta seção, você estará apto a:

■ Descrever as alterações patológicas e os efeitos de doenças do olho.

Condições inflamatórias

Terçol

Também conhecida como hordéolo, trata-se de uma infecção bacteriana aguda e dolorosa das glândulas sebáceas ou tarsais da margem palpebral. A causa mais comum é o *Staphylococcus aureus*. Uma "colheita" de terçóis pode ocorrer devido à disseminação localizada para as glândulas adjacentes. A infecção das glândulas tarsais pode bloquear seus dutos, levando à formação de cisto (calázio), que pode danificar a córnea.

Blefarite

É a inflamação crônica das margens da pálpebra, em geral por infecção bacteriana ou alergia, como infecção estafilocócica ou seborreia (secreção excessiva das glândulas sebáceas). Se ocorrer ulceração, a cicatrização por fibrose poderá distorcer as margens da pálpebra, impedindo o fechamento completo do olho. Isso pode levar à secura do olho, conjuntivite e possivelmente ulceração da córnea.

Conjuntivite

A inflamação da conjuntiva pode ser causada por irritantes, como fumaça, poeira, vento, ar frio ou seco, micróbios ou antígenos, e pode ser aguda ou crônica (Fig. 8.27). A ulceração da córnea (ver adiante) é uma complicação rara.

Infecção

É altamente contagiosa e, em adultos, com frequência causada por cepas de estafilococos, estreptococos ou *Haemophilus*.

SEÇÃO 2 Comunicação

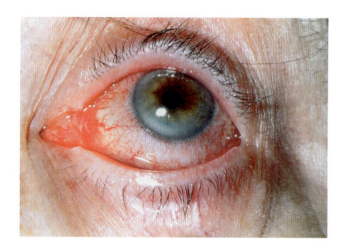

Figura 8.27 Conjuntivite. (Dr. P Marazzi/Science Photo Library. Reproduzida com permissão.)

Conjuntivite neonatal
As doenças sexualmente transmissíveis na mãe, incluindo gonorreia, clamídia e herpes genital, podem infectar os olhos do recém-nascido quando o bebê passa pelo canal do parto.

Conjuntivite alérgica
Pode ser uma complicação da febre do feno ou ser causada por uma ampla variedade de antígenos transportados pelo ar, como poeira, pólen, esporos de fungos, pelos de animais, cosméticos, *sprays* de cabelo ou sabonetes. A condição às vezes se torna crônica.

Tracoma
Esta condição inflamatória crônica é causada pela *Chlamydia trachomatis* e é uma causa comum de perda de visão em países em desenvolvimento. A deposição de tecido fibroso na conjuntiva e na córnea leva à deformidade da pálpebra e à cicatrização da córnea quando os cílios se esfregam contra a superfície do olho. Os micróbios são espalhados por falta de higiene, o que pode ser exemplificado pelo uso comum de água de lavagem contaminada, infecção cruzada entre mãe e filho ou toalhas e roupas contaminadas.

Úlcera da córnea
Esta é uma necrose local do tecido da córnea, habitualmente associada à infecção da córnea (ceratite) após trauma (por exemplo, abrasão), ou disseminação da infecção a partir da conjuntiva ou das pálpebras. Organismos causadores incluem estafilococos, estreptococos e herpes-vírus. Dor aguda, injeção (vermelhidão da córnea), fotofobia e lacrimação interferem na visão durante a fase aguda. Em casos graves, a extensa ulceração ou perfuração e cicatrização por fibrose podem causar opacidade da córnea, exigindo o transplante de córnea.

Glaucoma

Este é um grupo de condições nas quais a pressão intraocular aumenta devido à drenagem deficiente do humor aquoso através do seio venoso da esclera (canal de Schlemm) no ângulo entre a íris e a córnea na câmara anterior (Fig. 8.28). A pressão intraocular aumentada persistentemente pode danificar o nervo óptico por compressão mecânica ou por compressão do seu suprimento sanguíneo, causando isquemia.

Danos ao nervo óptico prejudicam a visão, cuja extensão varia de alguma deficiência visual a completa perda de visão.

Para além dos glaucomas primários aqui descritos, a condição é ocasionalmente congênita ou secundária a outras causas, tais como uveíte anterior ou tumor.

Glaucomas primários
Glaucoma primário de ângulo aberto
No glaucoma primário de ângulo aberto (GPAA), há um aumento indolor gradual da pressão intraocular, com perda progressiva da visão. A visão periférica é perdida primeiro,

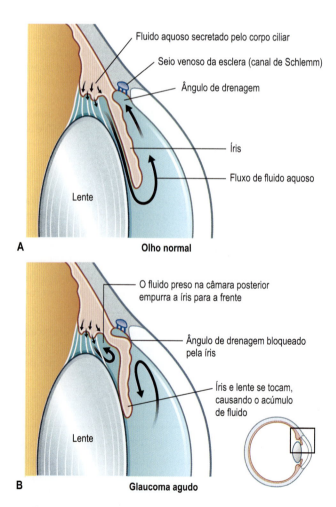

Figura 8.28 Glaucoma. (A) Olho normal. (B) Glaucoma agudo.

mas pode não ser notada até que somente a visão central (túnel) permaneça. Conforme a condição progride, ocorre atrofia do disco óptico, levando à perda irreversível da visão. É comumente bilateral e ocorre sobretudo em pessoas com mais de 40 anos de idade. A causa não é conhecida, mas existe uma tendência familiar.

Glaucoma agudo de ângulo fechado

É mais comum em pessoas acima dos 40 anos de idade e geralmente afeta um olho só. Durante a vida, a lente aumenta gradualmente em tamanho, empurrando a íris para a frente. Com pouca luz, quando o a pupila dilata, a íris se projeta ainda mais para a frente e pode entrar em contato com a córnea, bloqueando o canal escleral (canal de Schlemm) e subindo repentinamente a pressão intraocular. Dor intensa repentina, fotofobia, dor de cabeça, náusea e visão turva acompanham o quadro agudo. Pode se resolver espontaneamente, se a íris responder à luz brilhante, contraindo a pupila e liberando a pressão no seio venoso escleral. Após episódios repetidos e espontâneos, a recuperação pode ser incompleta e a visão progressivamente prejudicada.

Glaucoma crônico de ângulo fechado

A pressão intraocular aumenta gradualmente sem sintomas. Mais tarde, a visão periférica se deteriora, seguida de atrofia do disco óptico e perda da visão.

Estrabismo

Na visão binocular normal, os olhos estão alinhados para que cada olho veja a mesma imagem, o que significa que ambos enviam imagens muito semelhantes ao cérebro. No estrabismo, apenas um olho é direcionado ao objeto observado e o outro diverge (é direcionado para outro lugar). O resultado é que duas imagens bem diferentes são enviadas ao cérebro, uma de cada olho. É causada por fraqueza muscular extrínseca unilateral ou comprometimento do suprimento de nervos cranianos (III, IV ou VI) para os músculos extrínsecos. Na maioria dos casos, a imagem do olho estrábico é suprimida pelo cérebro; caso contrário, há visão dupla (diplopia).

Presbiopia

Ver a p. 225.

Catarata

Esta é a opacidade da lente, que prejudica a visão, especialmente em condições de pouca luz e escuridão, quando os raios de luz fracos não podem mais passar através da lente turva para a retina (ver Fig. 8.26). Embora seja mais comumente relacionada com a idade (p. 225), essa condição também pode ser congênita ou secundária a outras condições, como trauma ocular, uveíte ou diabetes melito.

Causa mais comum de deficiência visual em todo o mundo, a catarata pode afetar um ou ambos os olhos. A extensão da deficiência visual depende da localização e extensão da opacidade.

A catarata congênita pode ser idiopática ou devida a anormalidade genética ou infecção materna no início da gravidez, como a rubéola. O tratamento precoce é necessário para evitar a perda permanente da visão.

Retinopatias

Retinopatias vasculares

A oclusão da artéria ou veia central da retina causa perda súbita e indolor da visão, uma vez que esses vasos fornecem o único suprimento arterial e drenagem venosa. A oclusão arterial é geralmente causada por embolia de, por exemplo, placas ateromatosas ou endocardite. A oclusão venosa geralmente é associada ao aumento da pressão intraocular em, por exemplo, glaucoma, diabetes melito ou hipertensão. As veias da retina tornam-se distendidas, e ocorrem hemorragias da retina.

Retinopatia diabética

Ocorre no diabetes melito tipo 1 e tipo 2 (p. 255) e é a causa mais comum de cegueira em adultos com idade entre 30 e 65 anos em países desenvolvidos. As alterações nos vasos sanguíneos da retina aumentam com a gravidade e a duração da hiperglicemia. Microaneurismas capilares se desenvolvem, e mais tarde pode haver proliferação de vasos sanguíneos. Hemorragias, fibrose e descolamento secundário da retina podem ocorrer, e, com o tempo, pode haver degeneração da retina grave e perda da visão.

Retinopatia da prematuridade

A retinopatia da prematuridade (ROP) afeta bebês prematuros. Os fatores de risco incluem nascimento antes de 32 semanas de gestação, peso ao nascer inferior a 1.500 g, necessidade de oxigenoterapia e doença grave. Há um desenvolvimento anormal dos vasos sanguíneos da retina e a formação de tecido fibrovascular no corpo vítreo, causando vários graus de interferência na transmissão da luz. O prognóstico depende da gravidade, e muitos casos se resolvem espontaneamente. Em situações graves, também pode haver hemorragia no corpo vítreo, descolamento da retina e perda de visão.

Deslocamento da retina

Esta condição indolor ocorre quando uma lágrima ou buraco na retina permite que o fluido se acumule entre as camadas das células da retina ou entre a retina e a coroide. Em geral é localizado de início, mas à medida que o líquido coleta os fragmentos de descolamento. Há distúrbios visuais, muitas vezes manchas diante dos olhos ou *flashes* de luz devido à estimulação anormal dos nervos sensoriais e perda progressiva da visão, às vezes descrita como "sombra" ou "cortina". Em muitos casos, a causa é desconhecida, mas pode estar associada a trauma no olho ou na cabeça, tumores, hemorragia, cirurgia de catarata quando há redução da pressão intraocular ou retinopatia diabética.

Retinite pigmentosa

Este é um grupo de doenças hereditárias em que há degeneração da retina que afeta sobretudo os bastonetes. O comprometimento progressivo da visão periférica, especialmente sob luz fraca, geralmente se torna aparente na primeira infância. Com o tempo, isso leva à visão de túnel e, finalmente, perda de visão.

Tumores

Melanoma maligno da coroide

Esta é a malignidade ocular mais comum em adultos, que ocorre entre 40 e 70 anos de idade. A visão normalmente não é afetada, até que o tumor cause descolamento de retina ou glaucoma secundário, em geral quando está bem avançado. O tumor se espalha localmente na coroide, e as metástases transmitidas pelo sangue geralmente se desenvolvem no fígado.

Retinoblastoma

Este é o tumor maligno mais comum em crianças. Um pequeno número de casos é familiar. É normalmente evidente antes dos 4 anos de idade e em geral afeta um lado. A condição apresenta um estrabismo e aumento do olho. À medida que o tumor cresce, a deficiência visual se desenvolve, e a pupila parece pálida. Espalha-se localmente no corpo vítreo e pode crescer ao longo do nervo óptico, invadindo o cérebro.

> ● **MOMENTO DE REFLEXÃO**
>
> 11. O que é uma catarata?
> 12. Por que um êmbolo que obstrui a artéria central da retina causa perda súbita e irreversível da visão?

Erros de refração do olho

> **Resultados esperados da aprendizagem**
>
> Após estudar esta seção, você estará apto a:
>
> ■ Explicar como as lentes corretivas superam os erros de refração do olho.

No olho emetrópico ou normal, a luz de objetos próximos e distantes é focalizada na retina (Fig. 8.29A).

Miopia

Esta anormalidade é chamada miopia. Como o bulbo do olho é muito longo, objetos distantes são focados na frente da retina (Fig. 8.29B). Objetos próximos são focados normalmente, mas a visão distante é borrada. A correção é obtida usando uma lente bicôncava (Fig. 8.29D).

Hipermetropia

Esta anormalidade é chamada hipermetropia. Faz com que uma imagem próxima seja focada atrás da retina porque o bulbo do olho é muito curto (Fig. 8.29C). Objetos distantes são focados normalmente, mas a visão de perto é borrada. Uma lente convexa corrige isso (Fig. 8.29E).

Astigmatismo

É a curvatura anormal de parte da córnea ou lente. Interfere no caminho da luz através do olho e impede o foco da luz na retina, causando visão turva. A correção requer lentes cilíndricas. É muito comum e pode coexistir com outros distúrbios refrativos.

> ● **MOMENTO DE REFLEXÃO**
>
> 13. Em qual erro de refração o bulbo do olho é muito longo?

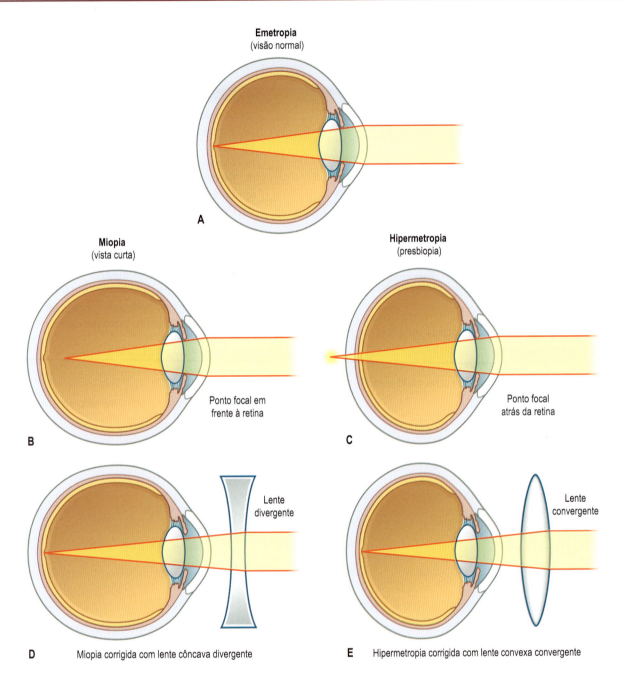

Figura 8.29 Erros de refração comuns do olho e lentes corretivas. (A) Olho normal. (B) Miopia. (C) Hipermetropia. (D) Correção da miopia. (E) Correção da hipermetropia.

SEÇÃO 2 Comunicação

Rever e revisar

Complete cada uma das declarações a seguir:

1. Os nervos olfatórios surgem como diminutas terminações nervosas no _____ da cavidade nasal. Eles passam através do osso etmoide para o _____. Após a sinapse, as fibras nervosas convergem e passam para trás como _____ para a área olfativa no _____, onde o odor é percebido.

2. Uma infecção aguda da orelha média também é conhecida como _____. Os micróbios geralmente se espalham através do _____. O acúmulo de _____ na orelha média leva ao abaulamento externo do _____.

Escolha uma resposta para concluir cada uma das seguintes declarações:

3. A propriedade característica de uma onda sonora que é percebida como alta é: _____
   a. Alta amplitude
   b. Baixa amplitude
   c. Alto número de ciclos/s
   d. Baixo número de ciclos/s

4. A estrutura que causa a refração mais significativa das ondas de luz é: _____
   a. Conjuntiva
   b. Córnea
   c. Lente
   d. Corpo vítreo

Indique se cada uma das afirmações a seguir é verdadeira ou falsa:

5. O labirinto membranáceo circunda o labirinto ósseo como um "tubo dentro de um tubo". _____

6. A parte vestibular do nervo vestibulococlear transmite impulsos que mantêm o equilíbrio. _____

7. Combine cada letra da Lista A com o número apropriado da Lista B:

Lista A
____ (a) Cerume
____ (b) Lóbulo
____ (c) Tímpano
____ (d) Estribo
____ (e) Martelo
____ (f) Bigorna
____ (g) Endolinfa
____ (h) Perilinfa

Lista B
1. Ossículo adjacente à janela da cóclea
2. Fluido dentro do labirinto ósseo
3. Cera de ouvido
4. Ossículo em contato com a membrana timpânica
5. Fluido dentro do labirinto membranáceo
6. Lóbulo da orelha
7. Ossículo em forma de bigorna
8. Membrana timpânica

Combine cada letra da lista A com o número apropriado da Lista B:

Lista A
____ (a) Íris
____ (b) Disco óptico
____ (c) Córnea
____ (d) Conjuntiva
____ (e) Pupila
____ (f) Corpo vítreo
____ (g) Bastonetes
____ (h) Cones

Lista B
1. Substância gelatinosa que preenche a cavidade posterior
2. Ativação da visão de cores
3. Parte anterior da esclera
4. Área da retina onde o nervo óptico sai
5. Abertura anterior que controla a quantidade de luz que entra no olho
6. A parte colorida visível do olho anterior
7. Revestimento membranoso das pálpebras
8. Contém a rodopsina pigmentada sensível à luz

Sistema Endócrino

CAPÍTULO 9

Hipófise e hipotálamo	**235**
Hipófise anterior (adeno-hipófise)	235
Hipófise posterior (neuro-hipófise)	238
Glândula tireoide	**240**
Glândulas paratireoides	**242**
Glândulas suprarrenais	**242**
Medula suprarrenal	243
Córtex suprarrenal	243
Ilhotas pancreáticas	**246**
Glândula pineal	**246**
Órgãos com funções endócrinas secundárias	**247**
Hormônios locais	**247**
Efeitos do envelhecimento no sistema endócrino	**248**
Distúrbios da hipófise	**249**
Hipersecreção de hormônios da adeno-hipófise	249
Hipossecreção de hormônios da adeno-hipófise	249
Distúrbios da neuro-hipófise	250
Distúrbios da glândula tireoide	**250**
Hipertireoidismo	250
Hipotireoidismo	251
Bócio simples	251
Tumores da glândula tireoide	252
Distúrbios das glândulas paratireoides	**252**
Hiperparatireoidismo	252
Hipoparatireoidismo	252
Distúrbios do córtex suprarrenal	**253**
Hipersecreção de glicocorticoides (síndrome de Cushing)	253
Hipossecreção de glicocorticoides	254
Hipersecreção de mineralocorticoides	254
Hipossecreção de mineralocorticoides	254
Insuficiência adrenocortical crônica (doença de Addison)	254
Insuficiência adrenocortical aguda (crise addisoniana)	254
Distúrbios da medula suprarrenal	**255**
Tumores	255
Distúrbios das ilhotas pancreáticas	**255**
Diabetes melito	255
Referências e leitura adicional	**258**
Rever e revisar	**258**

O sistema endócrino consiste em glândulas que são amplamente separadas e não têm conexões físicas entre si (Fig. 9.1). As glândulas endócrinas são grupos de células secretoras circundadas por extensas redes de capilares que facilitam a difusão dos hormônios (mensageiros químicos) das células secretoras para a corrente sanguínea. Elas também são referidas como glândulas sem dutos porque os hormônios se difundem diretamente na corrente sanguínea. Os hormônios são, então, transportados na corrente sanguínea para alcançar tecidos e órgãos que podem estar distantes, onde influenciam o crescimento e o metabolismo celular.

A homeostase do ambiente interno é mantida em parte pelo sistema nervoso autônomo e em parte pelo sistema endócrino. O sistema nervoso autônomo está relacionado com

SEÇÃO 2 Comunicação

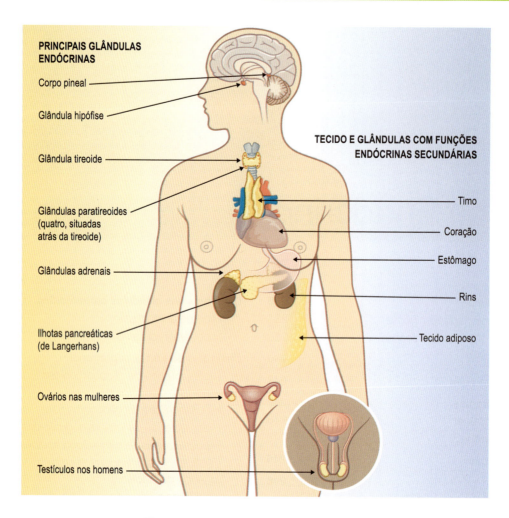

Figura 9.1 Posições das glândulas endócrinas.

mudanças rápidas, enquanto o controle endócrino geralmente está envolvido com ajustes mais lentos e precisos.

As principais glândulas endócrinas são mostradas na Fig. 9.1, embora muitos outros órgãos e tecidos também secretem hormônios como função secundária. Por exemplo, o tecido adiposo produz leptina (Tabela 9.4, p. 247), que está envolvida na regulação do apetite, e o coração secreta o peptídio natriurético atrial (ANP, Tabela 9.4, p. 247), que age nos rins.

Embora o hipotálamo seja classificado como parte do encéfalo, e não como uma glândula endócrina, ele controla a hipófise e indiretamente influencia muitas outras.

Os ovários e os testículos secretam hormônios associados ao sistema reprodutor após a puberdade; suas funções são descritas no Capítulo 18. A placenta, que se desenvolve para nutrir o feto em desenvolvimento durante a gravidez, também tem uma função endócrina, que é descrita no Capítulo 5.

As glândulas endócrinas mais importantes são exploradas nas primeiras seções deste capítulo. Alguns hormônios, tais como as prostaglandinas, que não atuam em órgãos distantes, mas agem localmente, serão considerados brevemente na p. 248. Mudanças nas funções endócrinas que acompanham o envelhecimento são exploradas. Os problemas que surgem quando há anormalidades são causados pela superatividade ou subatividade das glândulas endócrinas são explicados nas seções finais do capítulo.

Visão geral da ação hormonal

Quando um hormônio chega à sua célula-alvo, ele se liga a um receptor específico, onde age como um sinalizador que influencia reações químicas ou metabólicas dentro da célula. Receptores para hormônios peptídicos estão situados na membrana celular, e aqueles para hormônios baseados em lipídios estão localizados dentro das células. Exemplos de hormônios peptídicos e lipídicos são mostrados no Quadro 9.1.

O nível de um hormônio no sangue é variável e autorregulável dentro de sua faixa normal. Um hormônio é liberado em resposta a um estímulo específico, e, geralmente, sua ação reverte ou anula o estímulo por meio de um mecanismo de *feedback* negativo (p. 35). Isso pode ser controlado indiretamente por meio da liberação de hormônios pelo hipotálamo e pela adeno-hipófise, como os hormônios esteroides e tireoidianos, ou diretamente pelo estímulo de níveis sanguíneos, como a insulina e o glucagon, determinados pelos níveis de glicose no plasma.

Sistema Endócrino CAPÍTULO 9

Quadro 9.1 Exemplos de hormônios lipídicos e peptídicos.

Hormônios à base de lipídios
 Esteroides, tais como glicocorticoides, mineralocorticoides
 Hormônios tireoidianos

Hormônios peptídicos
 Adrenalina (epinefrina), noradrenalina (norepinefrina)
 Insulina
 Glucagon

O efeito de um mecanismo de *feedback* positivo é a amplificação do estímulo e o aumento da liberação do hormônio até um processo particular estar completo e o estímulo cessar, como a liberação de ocitocina durante o trabalho de parto (p. 239).

Hipófise e hipotálamo

Resultados esperados da aprendizagem

Após estudar esta seção, você estará apto a:

- Descrever a estrutura do hipotálamo e da hipófise
- Explicar a influência do hipotálamo nos lóbulos da hipófise
- Delinear as ações dos hormônios secretados pelos lóbulos anterior e posterior da hipófise.

A hipófise e o hipotálamo agem como uma unidade, regulando a atividade da maioria das demais glândulas endócrinas. A glândula pituitária encontra-se na fossa hipofisial do osso esfenoide abaixo do hipotálamo, à qual está presa por um pedúnculo (Fig. 9.2). É do tamanho de uma ervilha, pesa cerca de 500 mg e consiste em duas partes principais que se originam de diferentes tipos de células. A adeno-hipófise é composta de tecido glandular secretor de hormônios, pois é um crescimento de tecido glandular da faringe, e a neuro-hipófise é composta de tecido nervoso, por ser um crescimento de tecido nervoso do encéfalo. Existe uma rede de fibras nervosas entre o hipotálamo e a hipófise posterior (Fig. 9.3).

Suprimento sanguíneo

Sangue arterial

O suprimento arterial é feito através de ramos da artéria carótida interna. A adeno-hipófise é suprida indiretamente pelo sangue que já passou pelo leito capilar no hipotálamo (ver adiante), e a neuro-hipófise é suprida diretamente.

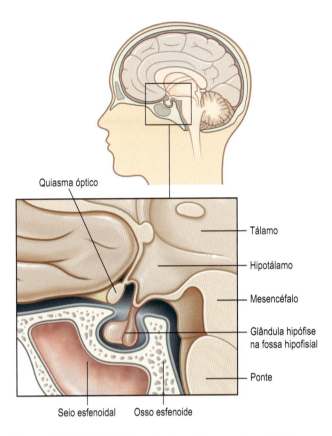

Figura 9.2 Glândula hipófise. Seção mediana mostrando sua posição e estruturas associadas.

Drenagem venosa

O sangue venoso, contendo hormônios de ambos os lobos, deixa a glândula em veias curtas que penetram nos seios venosos entre as camadas da dura-máter.

Influência do hipotálamo na glândula hipófise

O hipotálamo controla a liberação de hormônios da adeno-hipófise e neuro-hipófise, mas de maneiras diferentes, explicadas nas próximas seções.

Hipófise anterior (adeno-hipófise)

A adeno-hipófise é suprida de sangue arterial que já passou pelo leito capilar no hipotálamo (Fig. 9.3A). O hipotálamo e a adeno-hipófise estão ligados por uma rede de capilares chamada sistema porta-hipofisário.

Sistema porta-hipofisário

Essa rede de vasos transporta sangue do hipotálamo para a adeno-hipófise, onde entra em uma rede de pequenos sinusoidais (p. 83) que estão em contato próximo com as células secretoras, permitindo a fácil passagem de hormônios para a corrente sanguínea. Além de fornecer oxigênio e nutrientes,

SEÇÃO 2 Comunicação

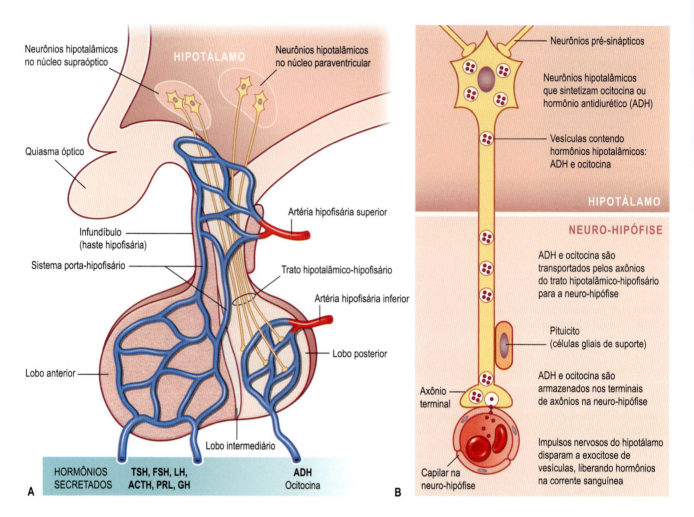

Figura 9.3 Glândula hipófise. (A) Os lobos da glândula hipófise e sua relação com o hipotálamo. (B) Síntese e armazenamento do hormônio antidiurético (*ADH*) e ocitocina. *ACTH*, hormônio adrenocorticotrófico; *FSH*, hormônio folículo-estimulante; *GH*, hormônio do crescimento; *LH*, hormônio luteinizante; *PRL*, prolactina (hormônio lactogênico); *TSH*, hormônio estimulante da tireoide.

esse sangue transporta os hormônios liberadores e inibidores secretados pelo hipotálamo. Esses hormônios influenciam especificamente a secreção e liberação de outros hormônios formados na adeno-hipófise (Tabela 9.1).

Estimulação e inibição da adeno-hipófise

Alguns dos hormônios secretados pelo lobo anterior estimulam ou inibem a secreção por outras glândulas endócrinas (glândula-alvo), enquanto outros têm um efeito direto sobre os tecidos-alvo. A Tabela 9.1 resume as principais relações entre os hormônios do hipotálamo, a adeno-hipófise e as glândulas-alvo ou tecidos.

A secreção de um hormônio da adeno-hipófise segue a estimulação da glândula por um hormônio liberador específico produzido pelo hipotálamo e transportado para a glândula através do sistema porta-hipofisário já descrito. Todo o sistema é controlado por um mecanismo de *feedback* negativo (Capítulo 2), isto é, quando o nível de um hormônio no sangue que supre o hipotálamo é baixo, isso produz o hormônio liberador apropriado, que estimula a liberação de um hormônio trófico pela região da adeno-hipófise. Isso, por sua vez, estimula a glândula-alvo a produzir e liberar seu hormônio. Como resultado, o nível sanguíneo desse hormônio aumenta e inibe a secreção de seu fator de liberação pelo hipotálamo (Fig. 9.4).

Hormônio do crescimento

O hormônio do crescimento (GH) é o hormônio mais abundante sintetizado pela adeno-hipófise. Ele estimula o crescimento e a divisão da maioria das células do corpo, ou seja, tem efeitos anabólicos, sobretudo nos ossos e músculos esqueléticos. Sua secreção é mais alta na infância e adolescência, acelerando a divisão celular, aumentando a massa tecidual e impulsionando o rápido crescimento do corpo que ocorre neste momento. Na vida adulta, o GH controla o crescimento e a regeneração de quase todos os tecidos do corpo, especialmente músculos e ossos esqueléticos. Também regula aspectos do metabolismo em muitos órgãos, tais como fígado, intestinos e pâncreas. Estimula a síntese de proteínas, em especial para o crescimento e a reparação de tecidos, pro-

Sistema Endócrino CAPÍTULO 9

Tabela 9.1 Hormônios do hipotálamo, adeno-hipófise e seus tecidos-alvo.

Hipotálamo	Adeno-hipófise	Glândula-alvo ou tecido
Hormônio de liberação do hormônio do crescimento (GHRH)	Hormônio do crescimento (GH, somatotrofina)	Maioria dos tecidos Vários órgãos
Hormônio inibidor da liberação do hormônio do crescimento (GHRIH, somatostatina)	Inibição de GH Inibição do hormônio estimulante da tireoide (TSH)	Glândula tireoide Ilhotas pancreáticas Maioria dos tecidos
Hormônio liberador de tireotrofina (TRH)	TSH	Glândula tireoide
Hormônio liberador de corticotrofina (CRH)	Hormônio adrenocorticotrófico (ACTH)	Córtex suprarrenal
Hormônio liberador de prolactina (PRH)	Prolactina (hormônio lactogênico, PRL)	Mama
Hormônio inibidor da prolactina (dopamina, PIH)	Inibição da PRL	Mama
Hormônio liberador do hormônio luteinizante (LHRH) ou	Hormônio folículo-estimulante (FSH)	Ovários e testículos
Hormônio liberador de gonadotrofina (GnRH)	Hormônio luteinizante (LH)	Ovários e testículos

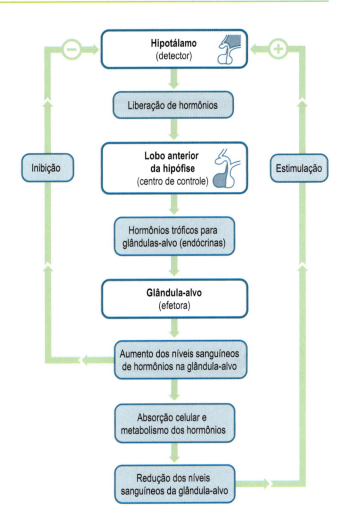

Figura 9.4 Regulação por *feedback* negativo da secreção de hormônios pelo lobo anterior da glândula hipófise.

move a quebra de gorduras e aumenta os níveis de glicose no sangue (Capítulo 12).

Sua liberação é estimulada pelo hormônio de liberação do hormônio do crescimento (GHRH) e suprimida pelo hormônio inibidor da liberação do hormônio do crescimento (GHRIH), também conhecido como somatostatina, ambos secretados pelo hipotálamo.

A secreção de GH é controlada por um sistema de *feedback* negativo; ele é inibido quando o nível no sangue aumenta e quando o GHRIH é liberado pelo hipotálamo. O GHRIH também suprime a secreção do hormônio estimulador de tireoide e secreções gastrintestinais, como suco gástrico, gastrina e colecistocinina (Capítulo 12).

A secreção de GH é maior à noite durante o sono profundo e estimulada por hipoglicemia (glicemia baixa), exercício e ansiedade. Distúrbios do sono em crianças, por exemplo na asma infantil, podem levar à restrição do crescimento normal.

O GH é um hormônio do estresse e, como tal, liberado durante situações como fome e trauma.

Prolactina

Este hormônio, também conhecido como hormônio lactogênico, é secretado durante a gravidez para preparar as mamas para a lactação (produção de leite) após o parto. O nível sanguíneo de prolactina é estimulado pelo hormônio liberador de prolactina (PRH) liberado pelo hipotálamo e diminuído pelo hormônio inibidor de prolactina (PIH, dopamina) e pelo aumento do nível sanguíneo de prolactina. Imediatamente após o nascimento, a amamentação estimula a secreção de prolactina e a lactação. O elevado nível sanguíneo de prolactina é um fator na redução da incidência da concepção durante a lactação.

A prolactina, juntamente com estrógenos, corticosteroides, insulina e tiroxina, está envolvida no início e na manutenção da lactação. A secreção de prolactina está relacionada com o sono, aumentando durante qualquer período de sono, noite ou dia.

Hormônio estimulante da tireoide

A liberação do hormônio estimulante da tireoide (TSH) é estimulada pelo hormônio liberador de tireotrofina (TRH) do hipotálamo. Estimula o crescimento e a atividade da glândula tireoide, que secreta os hormônios tiroxina (T4) e tri-iodotironina (T3). Sua secreção é regulada por um mecanismo de *feedback* negativo: isto é, quando o nível sanguíneo dos hormônios tireoidianos é alto, a secreção de TSH é reduzida e vice-versa (Fig. 9.4). A exposição ao frio é um poderoso estimulante da secreção de TSH, levando ao au-

SEÇÃO 2 Comunicação

mento da liberação dos hormônios tireoidianos e da taxa metabólica.

Hormônio adrenocorticotrófico (corticotrofina)

O hormônio liberador de corticotrofina (CRH) do hipotálamo promove a síntese e liberação do hormônio adrenocorticotrófico (ACTH) pela adeno-hipófise. Estimulando o crescimento e a atividade do córtex suprarrenal, aumenta a produção de hormônios esteroides adrenocorticais, especialmente o cortisol.

Os níveis de ACTH são mais altos por volta das 8 da manhã e caem para o seu mais nível mais baixo por volta da meia-noite, embora níveis altos às vezes ocorram ao meio-dia e às 18 h. Esse ritmo circadiano é mantido ao longo da vida e está associado a padrões de sono, e o seu ajuste a alterações demora vários dias, como depois de mudar de turno de trabalho ou viajar para um fuso horário diferente (*jet lag*).

Sua secreção também é regulada por um mecanismo de *feedback* negativo, suprimida quando o nível sanguíneo de ACTH aumenta (Fig. 9.4). Outros fatores que estimulam a secreção incluem hipoglicemia, exercício e demais fatores de estresse, tais como estados emocionais e febre.

Gonadotrofinas

Imediatamente antes da puberdade, duas gonadotrofinas (hormônios sexuais) são secretadas em quantidades gradualmente crescentes pela adeno-hipófise em resposta à liberação hipotalâmica do hormônio liberador do hormônio luteinizante (LHRH), também conhecido como hormônio liberador de gonadotrofina (GnRH). O aumento dos níveis desses hormônios na puberdade promove a maturação dos órgãos reprodutivos. Tanto nos homens quanto nas mulheres, os hormônios responsáveis são:

- Hormônio folículo-estimulante (FSH)
- Hormônio luteinizante (LH).

Em ambos os sexos

O FSH estimula a produção de gametas (óvulos ou espermatozoides) pelas gônadas (ovário nas mulheres e testículo nos homens).

Nas mulheres

O LH e o FSH controlam a secreção dos hormônios estrógeno e progesterona durante o ciclo menstrual (Figs. 18.9 e 18.10). À medida que os níveis de estrógeno e progesterona aumentam, a secreção de LH e FSH é suprimida.

Nos homens

O LH, também chamado hormônio estimulador de células intersticiais (ICSH), estimula as células intersticiais dos testículos a secretar a testosterona (Capítulo 18).

A Tabela 9.2 resume as secreções hormonais da adeno-hipófise.

Hipófise posterior (neuro-hipófise)

A neuro-hipófise é formada a partir de tecido nervoso e consiste em células nervosas envolvidas por células gliais de suporte chamadas pituicitos. Esses neurônios têm seus corpos celulares nos núcleos supraóptico e paraventricular do hipotálamo, e seus axônios formam um feixe conhecido como trato hipotalâmico-hipofisário (Fig. 9.3A). Os hormônios da neuro-hipófise são sintetizados nos corpos neuronais, transportados ao longo dos axônios e armazenados em vesículas dentro dos terminais do axônio na neuro-hipófise (Fig. 9.3B).

Ao contrário da adeno-hipófise, na qual a secreção é estimulada por hormônios, os impulsos nervosos do hipotálamo desencadeiam a exocitose das vesículas, liberando hormônios da neuro-hipófise na corrente sanguínea.

A estrutura da neuro-hipófise e sua relação com o hipotálamo são explicadas na p. 235. A ocitocina e o hormônio antidiurético (ADH, vasopressina) são os hormônios liberados dos terminais axônicos na neuro-hipófise (Fig. 9.3B). Esses hormônios atuam diretamente no tecido não endócrino.

Ocitocina

A ocitocina estimula dois tecidos-alvo durante e após o parto: o músculo liso uterino e as células musculares da mama lactante.

Durante o parto, a neuro-hipófise libera quantidades crescentes de ocitocina na corrente sanguínea em resposta ao aumento da estimulação dos receptores de estiramento sensorial no colo uterino, à medida que a cabeça do bebê a dilata progressivamente. Os impulsos sensoriais são gerados e

Tabela 9.2 Resumo dos hormônios secretados pela adeno-hipófise e suas funções.

Hormônio	Função
Hormônio do crescimento (GH)	Regula o metabolismo e promove o crescimento dos tecidos, especialmente dos ossos e músculos
Hormônio estimulante da tireoide (TSH)	Estimula o crescimento e a atividade da glândula tireoide e secreção de T_3 e T_4
Hormônio adrenocorticotrófico (ACTH)	Estimula o córtex suprarrenal a secretar glicocorticoides
Prolactina (PRL)	Estimula o crescimento do tecido mamário e a produção de leite
Hormônio folículo-estimulante (FSH)	Estimula a produção de espermatozoides nos testículos, estimula a secreção de estrógeno pelos ovários, a maturação dos folículos ovarianos, a ovulação
Hormônio luteinizante (LH)	Estimula a secreção de testosterona pelos testículos, estimula a secreção de progesterona pelo corpo lúteo

transmitidos ao hipotálamo, estimulando a neuro-hipófise a liberar mais ocitocina. Isso, por sua vez, estimula contrações uterinas mais fortes e o maior alongamento do colo uterino, conforme a cabeça do bebê é forçada para baixo. Esse é o exemplo de um mecanismo de *feedback* positivo, que para logo após o nascimento do bebê, quando a distensão do colo uterino é bastante reduzida (Fig. 9.5).

O processo de ejeção do leite também envolve um mecanismo de *feedback* positivo. A amamentação gera impulsos sensoriais que são transmitidos da mama para o hipotálamo, desencadeando a liberação de ocitocina pela neuro-hipófise. Ao atingir a mama em lactação, a ocitocina estimula a contração dos dutos de leite e células mioepiteliais ao redor das células glandulares, ejetando-o. A amamentação também inibe a liberação do hormônio inibidor da prolactina (PIH), prolongando a secreção de prolactina e a lactação.

Os níveis de ocitocina aumentam durante a excitação sexual em homens e mulheres. Isso faz crescer a contração do músculo liso, que está associada à secreção glandular e à ejaculação nos homens. Nas mulheres, a contração do músculo liso na vagina e no útero promove o movimento do espermatozoide em direção às tubas uterinas. Acredita-se que o cheiro de ocitocina possa estar envolvido no reconhecimento social e no vínculo entre mãe e recém-nascido.

Hormônio antidiurético (vasopressina)

O principal efeito do hormônio antidiurético (ADH) é reduzir o débito urinário (a diurese é a produção de grandes volumes de urina). O ADH atua no túbulo contorcido distal e nos dutos coletores dos rins, aumentando sua permeabilidade à água (Capítulo 13). Isso resulta no aumento da reabsorção de água do filtrado glomerular e uma redução correspondente no volume de urina produzida. A secreção de ADH é determinada pela pressão osmótica do sangue circulando para os osmorreceptores, que se encontram no hipotálamo próximo ao núcleo supraóptico (Fig. 9.3A).

À medida que a pressão osmótica aumenta – por exemplo, como resultado da desidratação –, a secreção de ADH é aumentada. Mais água, portanto, é reabsorvida pelos rins, e a produção de urina é reduzida. Isso significa que o corpo retém mais água e o aumento da pressão osmótica é revertido. Inversamente, quando a pressão osmótica do sangue é baixa, como após uma grande ingestão de líquidos, a secreção de ADH é reduzida, menos água é reabsorvida, e mais urina é produzida (Fig. 9.6).

Em altas concentrações, por exemplo, após uma perda grave de sangue, o ADH causa contração do músculo liso, especialmente vasoconstrição em pequenas artérias musculares (arteríolas) – o que tem um efeito pressor, elevando a pressão sanguínea sistêmica; o nome alternativo desse hormônio, a vasopressina, reflete esse efeito.

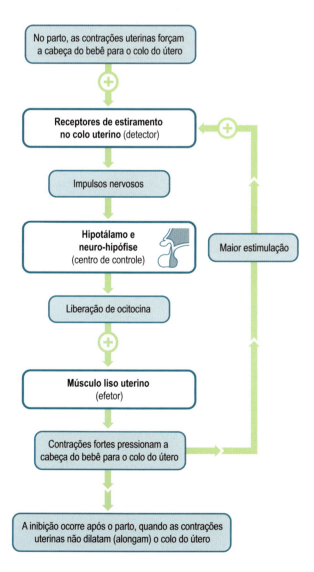

Figura 9.5 Regulação por *feedback* positivo da secreção de ocitocina.

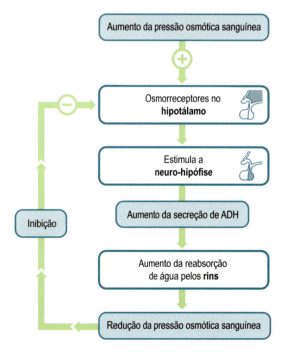

Figura 9.6 Regulação por *feedback* negativo da secreção do hormônio antidiurético (ADH).

SEÇÃO 2 Comunicação

> ● **MOMENTO DE REFLEXÃO**
>
> 1. Estabeleça a relação entre o hipotálamo e a secreção de hormônios pela adeno-hipófise.

Glândula tireoide

> **Resultados esperados da aprendizagem**
>
> Após estudar esta seção, você estará apto a:
>
> ■ Descrever a posição da glândula tireoide e das estruturas relacionadas a ela
> ■ Descrever a estrutura microscópica da glândula tireoide
> ■ Delinear as ações dos hormônios da tireoide
> ■ Explicar como os níveis sanguíneos dos hormônios tireoidianos T3 e T4 são regulados.

A glândula tireoide (Fig. 9.7) está situada no pescoço, anteriormente à laringe e à traqueia, ao nível da 5ª, 6ª e 7ª vértebras cervicais e da 1ª vértebra torácica. É uma glândula altamente vascularizada que pesa cerca de 25 g e é envolvida por uma cápsula fibrosa. Assemelha-se a uma borboleta em forma e consiste em dois lobos, um de cada lado da cartilagem tireoide e anéis cartilaginosos superiores da traqueia. Os lobos são unidos por um istmo estreito, situado anterior à traqueia, de formato aproximadamente cônico e cerca de 5 cm de comprimento e 3 cm de largura.

A glândula é composta de folículos largamente esféricos formados a partir do epitélio cuboide (Fig. 9.8). Estes secretam e armazenam o coloide, material de proteína grosso e pegajoso. Entre os folículos estão as células parafoliculares (às vezes chamadas células-C), encontradas isoladamente ou em grupos. Elas secretam o hormônio calcitonina.

Suprimento sanguíneo e nervoso. O suprimento de sangue arterial para a glândula ocorre através das artérias tireóideas superior e inferior. A artéria tireóidea superior é ramo da artéria carótida externa, e a tireóidea inferior é ramo da artéria subclávia.

O retorno venoso ocorre pelas veias tireóideas, que drenam para as veias jugulares internas.

Os nervos laríngeos recorrentes passam para cima, perto dos lobos da glândula, e se situam próximos da artéria tireóidea inferior, sobretudo no lado direito (Fig. 9.7).

Tiroxina e tri-iodotironina

O iodo é essencial à formação dos hormônios tireoidianos, tiroxina (T_4) e tri-iodotironina (T_3), numerados quando essas moléculas contêm quatro e três átomos de iodo, respectivamente. As principais fontes alimentares de iodo são frutos do mar, vegetais cultivados em solo rico em iodo e sal de cozinha iodado. A glândula tireoide seletivamente absorve o iodo do sangue, processo chamado aprisionamento de iodo.

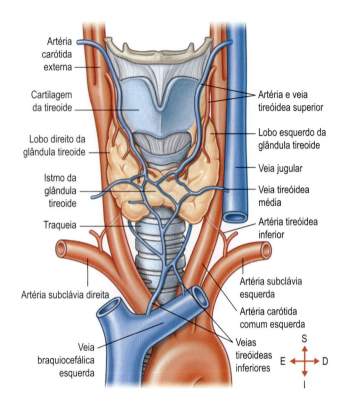

Figura 9.7 Glândula tireoide. Vista anterior mostrando a posição e estruturas associadas.

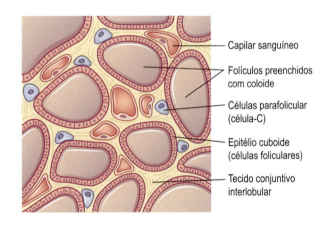

Figura 9.8 Estrutura microscópica da glândula tireoide.

Os hormônios tireoidianos são sintetizados como moléculas precursoras grandes chamadas tireoglobulina, o principal constituinte do coloide. A liberação de T_3 e T_4 no sangue é estimulada pelo hormônio estimulante da tireoide (TSH) da adeno-hipófise.

A secreção de TSH é estimulada pelo hormônio liberador de tireotrofina (TRH) do hipotálamo, e a secreção de TRH é estimulada pela exposição ao frio, exercício, estresse, desnutrição, baixos níveis glicêmicos e sono. A secreção de TSH depende dos níveis plasmáticos de T_3 e T_4, pois são esses hormônios que controlam a sensibilidade da adeno-hipófise ao TRH. Por meio do mecanismo de *feedback* negativo, níveis aumentados de T_3 e T_4 diminuem a secreção de TSH e vice-versa (Fig. 9.9). A deficiência dietética de iodo aumenta em grande parte a secreção de TSH, causando proliferação de células da glândula tireoide e aumento da glândula (bócio; ver Fig. 9.17).

A secreção de T_3 e T_4 começa ao redor de 3 meses de vida fetal e aumenta na puberdade e em mulheres durante os anos reprodutivos, em especial durante a gravidez; caso contrário, permanece bastante constante ao longo da vida. Dos dois hormônios da tireoide, o T_4 é muito mais abundante; porém, é menos potente que o T_3, mais importante fisiologicamente. A maioria do T_4 é convertida em T_3 dentro das células-alvo.

Os hormônios da tireoide entram no núcleo da célula e regulam a expressão gênica, ou seja, aumentam ou diminuem a síntese proteica (Capítulo 17). Eles aumentam os efeitos de outros hormônios, como a adrenalina (epinefrina) e noradrenalina (norepinefrina). O T_3 e o T_4 afetam a maioria das células do corpo por:

- Aumentar a taxa metabólica e a produção de calor
- Regular o metabolismo de carboidratos, proteínas e gorduras.

O T_3 e o T_4 são essenciais para o crescimento e desenvolvimento normal, especialmente do esqueleto e do sistema nervoso. A maioria dos demais órgãos e sistemas também é influenciada pelos hormônios da tireoide. Os efeitos fisiológicos de T_3 e T_4 no coração, músculos esqueléticos, pele e sistemas digestório e reprodutor são mais evidentes quando há subatividade ou excesso de atividade da glândula tireoide e podem ser profundos na infância (Tabela 9.3).

Calcitonina

Este hormônio é secretado pelas células "C" ou parafoliculares na glândula tireoide (Fig. 9.8). A calcitonina reduz os níveis de cálcio no sangue (Ca^{2+}). Isso é feito agindo em:

- Células ósseas, promovendo o armazenamento de cálcio (Capítulo 16)
- Túbulos renais, inibindo a reabsorção de cálcio.

Sua ação se opõe à do hormônio paratireóideo, secretado pelas glândulas paratireoides. A liberação de calcitonina é estimulada pelo aumento dos níveis de cálcio no sangue.

Esse hormônio é importante durante a infância, quando o desenvolvimento dos ossos sofre mudanças consideráveis em tamanho e forma.

> ● **MOMENTO DE REFLEXÃO**
>
> 2. Qual hormônio envolvido na regulação dos níveis de cálcio no sangue é secretado pela glândula tireoide?

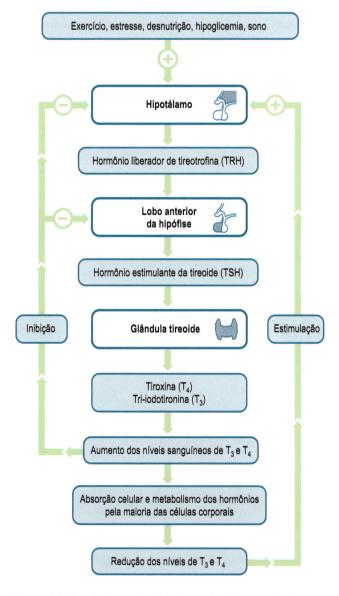

Figura 9.9 Regulação por *feedback* negativo da secreção de tiroxina (T_4) e tri-iodotironina (T_3).

Tabela 9.3 Efeitos comuns da secreção anormal de hormônios tireoidianos.

Hipertireoidismo: aumento da secreção de T_3 e T_4	Hipotireoidismo: diminuição da secreção de T_3 e T_4
Aumento da taxa metabólica basal	Diminuição da taxa metabólica basal
Perda de peso, bom apetite	Ganho de peso, anorexia
Ansiedade, inquietação física, excitabilidade mental	Depressão, psicose, lentidão mental, letargia
Perda de cabelo	Pele seca, cabelos quebradiços
Taquicardia, palpitações, fibrilação atrial	Bradicardia
Pele quente e suada, intolerância ao calor	Pele seca e fria, propensa a hipotermia
Diarreia	Constipação
Exoftalmia na doença de Graves (ver Fig. 9.18)	

SEÇÃO 2 Comunicação

Glândulas paratireoides

> **Resultados esperados da aprendizagem**
>
> Após estudar esta seção, você estará apto a:
>
> - Descrever a posição e a estrutura macroscópica das glândulas paratireoides
> - Delinear as funções do hormônio da paratireoide e da calcitonina
> - Explicar como os níveis sanguíneos de hormônio da paratireoide e calcitonina são regulados.

Existem quatro glândulas paratireoides, cada qual com cerca de 50 g; duas estão situadas na superfície posterior de cada lobo da glândula tireoide (Fig. 9.10). Elas são circundadas por cápsulas finas de tecido conjuntivo que contêm células esféricas dispostas em colunas, com sinusoidais contendo sangue entre elas.

Função

Essas glândulas secretam hormônio da paratireoide (PTH, também conhecido como paratormônio), que regula os níveis de cálcio no sangue. Quando estes caem, a secreção de PTH é aumentada e vice-versa.

A secreção de PTH aumenta os níveis de cálcio no sangue por meio da liberação de cálcio armazenado no osso por meio de uma dupla ação: estimula os osteoclastos (células reabsorvedoras de ossos) e aumenta a reabsorção de cálcio dos túbulos renais.

O PTH e a calcitonina da glândula tireoide atuam de forma complementar para manter os níveis de cálcio no sangue dentro da faixa normal. O cálcio é essencial para:

- Contração muscular
- Transmissão de impulsos nervosos
- Coagulação sanguínea
- Ação normal de muitas enzimas.

> ● **MOMENTO DE REFLEXÃO**
>
> 3. Descreva a função do hormônio da paratireoide.

Glândulas suprarrenais

> **Resultados esperados da aprendizagem**
>
> Após estudar esta seção, você estará apto a:
>
> - Descrever a estrutura das glândulas suprarrenais
> - Descrever as ações de cada um dos três grupos de hormônios adrenocorticoides
> - Explicar como os níveis sanguíneos de glicocorticoides são regulados
> - Descrever as ações da adrenalina (epinefrina) e noradrenalina (noradrenalina)
> - Descrever como as glândulas suprarrenais respondem ao estresse.

As duas glândulas adrenais (suprarrenais) estão situadas no polo superior de cada rim, dentro da fáscia renal. Elas têm cerca de 4 cm de comprimento e 3 cm de espessura.

As glândulas são compostas de duas partes (Fig. 9.11), que têm diferentes estruturas e funções. A camada externa é o córtex, e a mais interna a medula. O córtex suprarrenal é essencial para a vida, mas a medula não.

Suprimento sanguíneo

O suprimento sanguíneo arterial é feito por ramos da artéria aorta abdominal e pelas artérias renais.

O retorno venoso é feito pelas veias suprarrenais. A glândula direita drena para a veia cava inferior, e a esquerda, para a veia renal esquerda.

Glândulas suprarrenais e resposta ao estresse

Um estressor é qualquer efeito no corpo, interno ou externo, que perturba a homeostase. Os estressores podem

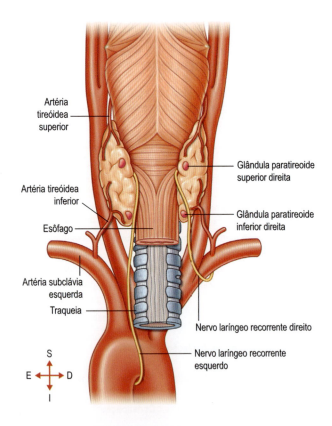

Figura 9.10 Glândulas paratireoides. Vista posterior mostrando sua posição e estruturas associadas.

Sistema Endócrino CAPÍTULO 9

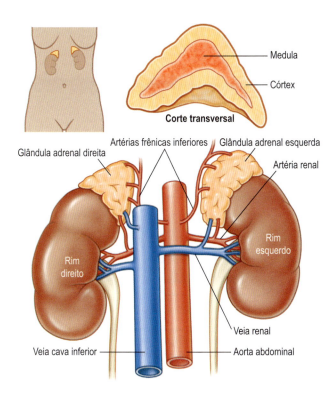

Figura 9.11 Glândulas suprarrenais.

nervoso simpático. Esses hormônios prolongam e aumentam a estimulação desse sistema. Estruturalmente são bastante semelhantes, o que explica seus efeitos similares. Juntos, potencializam a resposta de luta ou fuga por:

- Aumentar a frequência cardíaca
- Aumentar a pressão arterial
- Desviar o sangue para os órgãos essenciais, incluindo o coração, cérebro e músculos esqueléticos, por vasodilatação dos vasos sanguíneos e vasoconstrição em órgãos menos essenciais, como a pele
- Aumentar a taxa metabólica
- Dilatar as pupilas.

A adrenalina tem maior efeito sobre o coração e os processos metabólicos, enquanto a noradrenalina tem mais influência no diâmetro dos vasos sanguíneos.

Córtex suprarrenal

O córtex suprarrenal produz três grupos de hormônios esteroides a partir do colesterol, chamados coletivamente de adrenocorticoides (corticosteroides). Os grupos são:

- Glicocorticoides
- Mineralocorticoides
- Hormônios sexuais (gonadocorticoides).

Os hormônios em cada grupo têm ações diferentes, mas, como são estruturalmente semelhantes, suas ações podem se sobrepor.

Glicocorticoides

O cortisol (hidrocortisona) é o principal glicocorticoide, mas pequenas quantidades de corticosterona e cortisona também são produzidas. Os glicocorticoides são essenciais para a vida, regulando o metabolismo, as respostas inflamatórias e imunológicas e as respostas ao estresse (Fig. 9.12). Sua secreção é controlada através de um sistema de *feedback* negativo envolvendo o hipotálamo e a adeno-hipófise. É estimulado pelo ACTH da adeno-hipófise e pelo estresse (Fig. 9.13). A secreção de cortisol apresenta uma variação circadiana marcada, com um pico entre as 4 da manhã e as 8 da manhã e mais baixa entre a meia-noite e as 3 da manhã. Quando o padrão do sono/despertar é alterado, por exemplo no trabalho noturno, levam-se vários dias para que a secreção de ACTH/cortisol seja reajustada (p. 238). A secreção de glicocorticoides aumenta em resposta ao estresse (Figs. 9.12 e 9.13), incluindo infecção e cirurgia.

Os glicocorticoides têm efeitos metabólicos generalizados, geralmente relacionados com o catabolismo (quebra) de proteínas e gordura que torna a glicose e outras substâncias disponíveis para ajudar o corpo a combater o estresse. Estes incluem:

- Hiperglicemia (aumento dos níveis de glicose no sangue) causada pela degradação do glicogênio e da gliconeogênese (formação de novo açúcar a partir de, por exemplo, proteína)

ser maiores ou menores, e físicos ou psicológicos. Eles incluem infecção, exercício, trauma, cirurgia, doença, estados emocionais, jejum, extremos de temperatura e privação de sono.

As respostas imediatas ao estresse de curto prazo incluem a ativação da resposta "luta ou fuga" (p. 189). Isso é mediado pelo sistema nervoso simpático, e os principais efeitos são mostrados na Fig. 9.12.

O estresse de longo prazo leva à liberação de ACTH da adeno-hipófise, que estimula a liberação de glicocorticoides e mineralocorticoides do córtex suprarrenal, proporcionando uma resposta mais prolongada ao estresse (Fig. 9.12).

Medula suprarrenal

A medula é completamente cercada pelo córtex suprarrenal. Ela se desenvolve a partir de tecido nervoso no embrião e faz parte do sistema nervoso simpático (Capítulo 7). Quando estimuladas por sua extensa inervação simpática, as glândulas liberam os hormônios adrenalina (epinefrina, 80%) e noradrenalina (norepinefrina, 20%).

Adrenalina (epinefrina) e noradrenalina (norepinefrina)

A noradrenalina é o neurotransmissor pós-ganglionar da divisão simpática do sistema nervoso autônomo (Fig. 7.44). A adrenalina e alguma noradrenalina são liberadas no sangue pela medula suprarrenal durante a estimulação do sistema

SEÇÃO 2 Comunicação

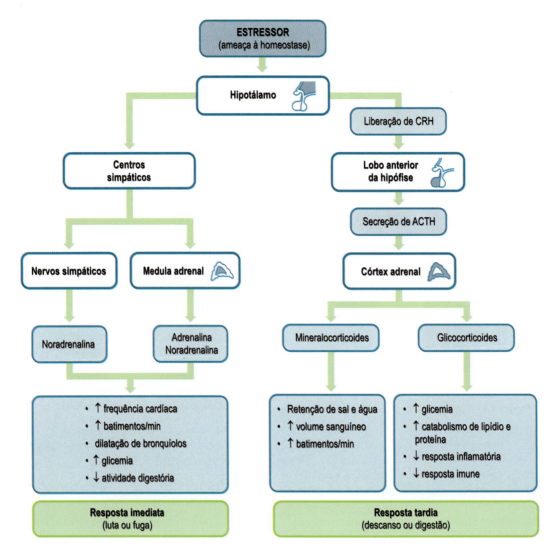

Figura 9.12 Respostas a estressores que ameaçam a homeostase. *ACTH*, hormônio adrenocorticotrófico; *BP*, pressão sanguínea; *CRH*, hormônio liberador de corticotrofina.

- Lipólise (quebra de triglicerídeos em ácidos graxos e glicerol para a produção de energia), elevando os níveis circulantes de ácidos graxos livres
- Estimulação da quebra de proteínas, liberação de aminoácidos e aumento dos níveis sanguíneos; os aminoácidos são então utilizados para a síntese de outras proteínas, tais como enzimas, ou para a produção de energia (Capítulo 12)
- Promoção de absorção de sódio e água de túbulos renais (um efeito fraco de mineralocorticoide).

Em quantidades patológicas e farmacológicas, os glicocorticoides também têm outros efeitos, incluindo:

- Ações anti-inflamatórias
- Supressão de respostas imunes
- Atraso na cicatrização de feridas.

Quando os corticosteroides são administrados no tratamento de distúrbios comuns, como na asma, os altos níveis circulantes exercem um efeito de *feedback* negativo sobre o hipotálamo e a hipófise, que podem suprimir completamente a secreção natural de CRH e ACTH, respectivamente.

Mineralocorticoides (aldosterona)

A aldosterona é o principal mineralocorticoide. Está envolvido na manutenção do equilíbrio de água e eletrólitos. Através de um sistema de *feedback* negativo, estimula a reabsorção de sódio (Na^+) pelos túbulos renais e a excreção de potássio (K^+) na urina. A reabsorção de sódio também é acompanhada pela retenção de água, portanto a aldosterona também está envolvida na regulação do volume sanguíneo e da pressão sanguínea.

Os níveis de potássio no sangue regulam a secreção de aldosterona pelo córtex suprarrenal. Quando os níveis de potássio no sangue aumentam, mais aldosterona é secretada (Fig. 9.14). O baixo teor de potássio no sangue tem o efeito oposto. A angiotensina (ver a próxima seção) também estimula a liberação de aldosterona.

Sistema Endócrino CAPÍTULO 9

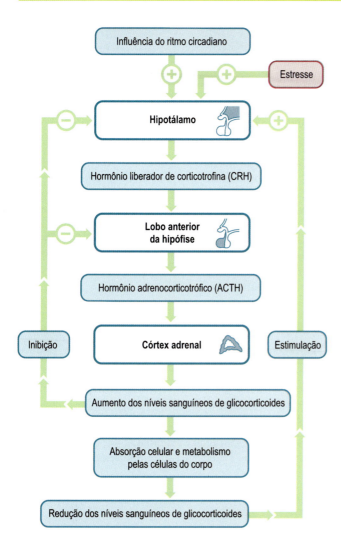

Figura 9.13 Regulação por *feedback* negativo da secreção de glicocorticoides.

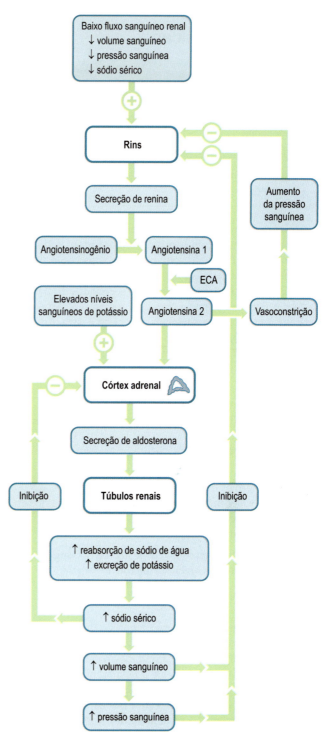

ECA = Enzima conversora de angiotensina

Figura 9.14 Regulação por *feedback* negativo da secreção de aldosterona.

Sistema renina-angiotensina-aldosterona

Quando o fluxo sanguíneo renal é reduzido ou os níveis de sódio no sangue diminuem, a enzima renina é secretada pelas células renais. A renina converte a proteína plasmática angiotensinogênio, produzida pelo fígado, em angiotensina 1. A enzima conversora de angiotensina (ECA), formada em pequenas quantidades, principalmente nos pulmões, converte a angiotensina 1 em angiotensina 2, que estimula a secreção de aldosterona. A angiotensina 2 causa vasoconstrição e aumenta a pressão arterial, fechando o ciclo de *feedback* negativo (Fig. 9.14).

Hormônios sexuais (gonadocorticoides)

Os hormônios sexuais secretados pelo córtex suprarrenal são principalmente andrógenos (hormônios sexuais masculinos), embora as quantidades produzidas sejam insignificantes em comparação com aquelas secretadas pelos testículos e ovários na puberdade tardia e na idade adulta (Capítulo 18).

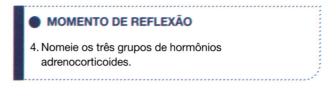

● **MOMENTO DE REFLEXÃO**

4. Nomeie os três grupos de hormônios adrenocorticoides.

SEÇÃO 2 Comunicação

Ilhotas pancreáticas

> **Resultados esperados da aprendizagem**
>
> Após estudar esta seção, você estará apto a:
> - Listar os hormônios secretados pelo pâncreas endócrino
> - Descrever as ações da insulina e do glucagon
> - Explicar como os níveis de glicose no sangue são regulados.

A estrutura macroscópica do pâncreas é descrita no Capítulo 12. Apenas 2% do tecido pancreático tem função endócrina e consiste em grupos de células, conhecidas como ilhotas pancreáticas (ilhotas de Langerhans), espalhadas pela glândula. Os hormônios pancreáticos são secretados diretamente na corrente sanguínea e circulam por todo o corpo. Isso está em contraste com o pâncreas exócrino e seus dutos associados (p. 336).

Existem entre 1 e 2 milhões de ilhotas pancreáticas, que contêm três tipos principais de células secretoras de hormônios:

- As células α (alfa), que secretam glucagon
- As células β (beta), as mais numerosas, que secretam insulina
- As células δ (delta), que secretam somatostatina (GHRIH, p. 237)

O nível normal de glicose no sangue está entre 3,5 e 8 mmol/ℓ (63 a 144 mg/100 mℓ). Os níveis de glicose no sangue são controlados, sobretudo, pelas ações opostas da insulina e do glucagon:

- O glucagon aumenta os níveis de glicose no sangue.
- A insulina reduz os níveis de glicose no sangue.

Insulina

A insulina é um hormônio polipeptídico que consiste em cerca de 50 aminoácidos. As células do corpo necessitam de glicose para alimentar suas atividades metabólicas, mas a glicose não atravessa livremente a membrana celular. Todas as células do corpo têm receptores de insulina nas membranas plasmáticas e, na presença de insulina, podem importar glicose ativamente. A insulina também tem uma função essencial na redução dos níveis elevados de nutrientes no sangue – não apenas glicose, mas também aminoácidos e ácidos graxos. Estes são efeitos anabólicos, isto é, promovem o armazenamento de nutrientes. Quando os nutrientes, especialmente a glicose, excedem as necessidades imediatas, a insulina promove seu armazenamento por meio de:

- Ativação de transportadores de glicose nas membranas celulares e estimulação da captação e uso de glicose pelas células musculares e do tecido conjuntivo
- Aumento da conversão de glicose em glicogênio (glicogênese), especialmente no fígado e nos músculos esqueléticos
- Aceleração da absorção de aminoácidos pelas células e síntese de proteínas
- Promoção da síntese de ácidos graxos e armazenamento de gordura no tecido adiposo (lipogênese)
- Diminuição da glicogenólise (quebra do glicogênio em glicose)
- Prevenção da quebra de proteína e gordura e gliconeogênese (formação de novo açúcar, como proteína).

A secreção de insulina é estimulada por níveis aumentados de glicose no sangue; por exemplo, após fazer uma refeição, e em menor grau por estimulação parassimpática, níveis elevados de aminoácidos e ácidos graxos no sangue, e hormônios gastrintestinais, como gastrina, secretina e colecistocinina. A secreção de insulina é diminuída pela estimulação simpática, glucagon, adrenalina (epinefrina), cortisol e somatostatina (GHRIH), secretada pelo hipotálamo e pelas ilhotas pancreáticas.

Glucagon

O glucagon aumenta os níveis de glicose no sangue, estimulando:

- A conversão de glicogênio em glicose no fígado e músculos esqueléticos (glicogenólise)
- A gliconeogênese.

A secreção de glucagon é estimulada por baixos níveis de glicose no sangue e exercício e diminuída pela somatostatina e insulina.

Somatostatina

A somatostatina (GHRIH), que também é produzida pelo hipotálamo, inibe a secreção tanto de insulina como de glucagon, além de inibir a secreção de GH a partir da adeno-hipófise (p. 237).

> **● MOMENTO DE REFLEXÃO**
>
> 5. A secreção de qual hormônio é estimulada pelos níveis baixos de glicose sanguínea?

Glândula pineal

> **Resultados esperados da aprendizagem**
>
> Após estudar esta seção, você estará apto a:
> - Indicar a posição da glândula pineal
> - Descrever as ações da melatonina.

A glândula pineal é um pequeno corpo ligado ao teto do terceiro ventrículo e é conectado a ele por um pedúnculo curto contendo nervos, muitos dos quais terminam no hipotálamo. A glândula pineal tem de cerca de 10 mm de comprimento, tem cor castanho-avermelhada e é envolvida por uma cápsula. Tende a atrofiar após a puberdade e pode se tornar calcificada mais tarde.

Melatonina

Este é o principal hormônio secretado pela glândula pineal, estruturalmente semelhante à serotonina (ver adiante). Sua secreção é suprimida pela luz do dia e aumentada durante a escuridão; os níveis flutuam durante cada período de 24 h, sendo os mais altos à noite e os mais baixos ao meio-dia. Sua secreção também é influenciada pelo número de horas do dia, ou seja, pode haver variações sazonais. Embora suas funções não sejam totalmente compreendidas, acredita-se que a melatonina esteja associada a:

- Coordenação dos ritmos circadianos e diurnos de diversos tecidos, possivelmente influenciando o hipotálamo
- Balanço emocional, como a melatonina tem sido implicada no transtorno afetivo sazonal, também conhecida como "depressão de inverno", condição associada a humor baixo durante o inverno, quando há poucas horas de luz do dia
- Inibição do crescimento e desenvolvimento dos órgãos sexuais antes da puberdade, possivelmente pela prevenção da síntese ou liberação de gonadotrofinas.

● **MOMENTO DE REFLEXÃO**

6. Em que período do dia os níveis de melatonina são mais altos?

Órgãos com funções endócrinas secundárias

Resultados esperados da aprendizagem

Após estudar esta seção, você estará apto a:
- Descrever as funções de outros hormônios secretados como uma função secundária de algumas glândulas e tecidos.

Além das glândulas com funções endócrinas primárias já descritas, muitos outros órgãos e tecidos secretam hormônios como função secundária (Fig. 9.1). Exemplos de tais órgãos e os hormônios que eles secretam são mostrados na Tabela 9.4.

● **MOMENTO DE REFLEXÃO**

7. Quais órgãos/tecidos, respectivamente, secretam gonadotrofina coriônica humana, secretina e eritropoetina como função secundária?

Hormônios locais

Resultados esperados da aprendizagem

Após estudar esta seção, você estará apto a:
- Descrever as ações dos hormônios locais.

Tabela 9.4 Órgãos com funções endócrinas secundárias.

Órgão	Hormônio	Local de ação	Função
Rim	Eritropoetina	Medula óssea vermelha	Estimulação da produção de glóbulos vermelhos (Capítulo 4)
Trato gastrintestinal			
Mucosa gástrica	Gastrina	Glândulas gástricas	Estimula a secreção do suco gástrico (Capítulo 12)
Mucosa intestinal	Secretina	Estômago e pâncreas	Estimula a secreção do suco pancreático; retarda o esvaziamento do estômago (Capítulo 12)
	Colecistocinina (CCK)	Vesícula biliar e pâncreas	Estimula a liberação de bile e de suco pancreático (Capítulo 12)
Tecido adiposo	Leptina	Hipotálamo e outros tecidos	Proporciona uma sensação de plenitude ("saciedade") depois de comer (Capítulo 11); necessária para a síntese do hormônio liberador de gonadotrofina e da gonadotrofina (Capítulo 18)
Ovário e testículo	Inibina	Adeno-hipófise	Inibe a secreção do hormônio folículo-estimulante
Coração (átrio)	Peptídio natriurético atrial (ANP)	Túbulos renais	Diminui a reabsorção de sódio e água nos túbulos renais (Capítulo 13)
Placenta	Gonadotrofina coriônica humana (HCG)	Ovário	Estimula a secreção de estrógeno e progesterona durante a gravidez (Capítulo 5)
Timo	Timosina	Glóbulos brancos (linfócitos T)	Desenvolvimento de linfócitos T (Capítulo 15)

SEÇÃO 2 Comunicação

Um número de tecidos do corpo normalmente não descritos como glândulas endócrinas secreta substâncias que atuam nos tecidos locais. Alguns deles são descritos aqui.

Histamina

A histamina é sintetizada e armazenada pelos mastócitos nos tecidos e em basófilos no sangue. É liberada como parte de respostas inflamatórias, especialmente quando estas são decorrentes de alergia (p. 417), aumentando a permeabilidade capilar e causando vasodilatação. Também atua como neurotransmissor, causa contração do músculo liso dos brônquios e do trato alimentar e estimula a secreção do suco gástrico.

Serotonina (5-hidroxitriptamina)

A serotonina (5-HT) está presente nas plaquetas, no cérebro e na parede intestinal. Estimula a secreção intestinal e a contração do músculo liso, e seu papel na hemostasia (coagulação sanguínea) é descrito no Capítulo 4. Trata-se de um neurotransmissor no sistema nervoso central conhecido por influenciar o humor.

Prostaglandinas

As prostaglandinas (PGs) são substâncias lipídicas encontradas na maioria dos tecidos. Atuam nas células vizinhas, mas suas ações são de curta duração, pois são rapidamente metabolizadas, e seus níveis sanguíneos são insignificantes. As prostaglandinas têm efeitos fisiológicos potentes e abrangentes em:

- Respostas inflamatórias
- Potencialização da dor
- Estimulação da produção de muco gástrico
- Febre
- Regulação da pressão arterial
- Coagulação sanguínea
- Contrações uterinas durante o trabalho de parto.

Outros compostos quimicamente semelhantes incluem leucotrienos, que estão envolvidos em respostas inflamatórias e imunitárias, e tromboxanos, como o tromboxano A2, potente agregador de plaquetas. Todas essas substâncias ativas são encontradas apenas em pequenas quantidades, pois são rapidamente degradadas.

● **MOMENTO DE REFLEXÃO**

8. Nomeie duas funções da serotonina.

Efeitos do envelhecimento no sistema endócrino

Resultados esperados da aprendizagem

Após estudar esta seção, você estará apto a:
- Descrever os efeitos do envelhecimento no sistema endócrino.

A função endócrina em geral diminui com a idade, embora os níveis de alguns hormônios importantes possam permanecer inalterados até a velhice. Níveis reduzidos de aldosterona e renina podem contribuir para a hipotensão postural relacionada com a idade e aumentar a perda de sódio e água.

Nas ilhotas pancreáticas, a função das células β declina com a idade. Especialmente quando está associado ao ganho de peso na meia-idade e na idade avançada, predispõe ao diabetes melito tipo 2 (p. 256).

A secreção ovariana de hormônios sexuais femininos diminui após a menopausa (Capítulo 18), embora a secreção do hormônio sexual masculino testosterona permaneça alta até a velhice. Alguns hormônios podem aumentar com a idade, incluindo o PTH, que pode contribuir para a osteoporose.

O risco da maioria dos cânceres endócrinos aumenta com a idade.

Os distúrbios endócrinos comumente são causados por tumores ou doenças autoimunes, e seus efeitos são geralmente o resultado de:

- Hipersecreção (superprodução) de hormônios
- Hipossecreção (subprodução) de hormônios.

Os efeitos de muitas condições explicadas nesta seção podem, portanto, estar prontamente relacionados com a anormalidade subjacente.

● **MOMENTO DE REFLEXÃO**

9. Qual condição está associada ao declínio da função pancreática em idosos?

Sistema Endócrino CAPÍTULO **9**

Distúrbios da hipófise

Resultados esperados da aprendizagem

Após estudar esta seção, você estará apto a:

- Listar as causas das doenças apresentadas nesta seção
- Relacionar as características das condições que afetam a adeno-hipófise com as ações dos hormônios envolvidos
- Relacionar as características do diabetes insípido com a secreção anormal do hormônio antidiurético.

Hipersecreção de hormônios da adeno-hipófise

Gigantismo e acromegalia

A causa mais comum de gigantismo e acromegalia é a hipersecreção prolongada do hormônio do crescimento (GH), comumente por um tumor hipofisário secretor de hormônios. As condições são ocasionalmente devidas ao excesso de hormônio liberador do hormônio do crescimento (GHRH) secretado pelo hipotálamo. À medida que o tumor aumenta de tamanho, a compressão de estruturas próximas pode levar à hipossecreção de outros hormônios hipofisários (de ambos os lobos) e danos aos nervos ópticos próximos (Fig. 9.2), causando distúrbios visuais. Os efeitos do excesso de GH incluem:

- Crescimento excessivo de ossos
- Ampliação de órgãos internos
- Formação de excesso de tecido conjuntivo
- Aumento do coração e da pressão arterial
- Redução da tolerância à glicose e predisposição ao diabetes melito.

Gigantismo

Ocorre em crianças quando há excesso de GH, enquanto as cartilagens epifisárias dos ossos longos ainda estão crescendo, ou seja, antes que a ossificação esteja completa. É evidente principalmente nos ossos dos membros, e os indivíduos afetados podem atingir alturas de 2,1 a 2,4 m, embora as proporções corporais permaneçam normais (Fig. 9.15).

Acromegalia

Acromegalia significa "extremidades grandes" e ocorre em adultos quando há secreção excessiva de GH após a ossificação estar completa. Os ossos se tornam anormalmente espessos, com o espessamento dos tecidos moles. Essas mudanças são mais notáveis como características faciais grosseiras (especialmente crescimento excessivo da mandíbula), língua aumentada e mãos e pés excessivamente grandes (Fig. 9.16).

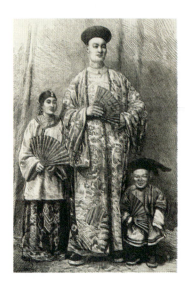

Figura 9.15 Desenho histórico mostrando os efeitos da secreção normal e anormal do hormônio do crescimento. Da esquerda para a direita: estatura normal, gigantismo (2,3 m de altura) e crescimento restrito (nanismo; 0,9 m de altura). (George Bernard/Science Photo Library. Reproduzida com permissão.)

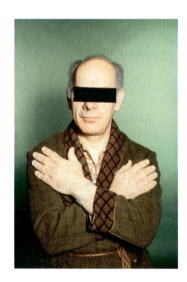

Figura 9.16 Características faciais e mãos grandes na acromegalia. (John Radcliffe Hospital/Science Photo Library. Reproduzida com permissão.)

Hiperprolactinemia

A hiperprolactinemia é causada por um tumor que secreta grandes quantidades de prolactina. Conduz à galactorreia (secreção inadequada do leite), amenorreia (interrupção da menstruação) e esterilidade nas mulheres e impotência nos homens.

Hipossecreção de hormônios da adeno-hipófise

O número de hormônios envolvidos e a extensão da hipossecreção variam. O pan-hipopituitarismo é a ausência de todos os hormônios da adeno-hipófise. Causas da hipossecreção incluem:

- Tumores do hipotálamo ou hipófise
- Trauma, geralmente por base fraturada do crânio, ou cirurgia
- Pressão causada por um tumor adjacente à glândula pituitária, como glioma, meningioma
- Infecção, como meningite, encefalite, sífilis
- Necrose isquêmica
- Radiação ionizante ou drogas citotóxicas.

Necrose hipofisária

Também conhecida como necrose pós-parto ou síndrome de Sheehan, ocorre após choque hipotensivo associado a hemorragia grave durante ou após o parto. O arranjo de seu suprimento sanguíneo torna a adeno-hipófise excepcionalmente suscetível a uma queda na pressão sanguínea sistêmica. A falha da lactação precede os demais efeitos, que incluem a estimulação deficiente das glândulas-alvo e a consequente hipofunção de toda ou parte da tireoide, do córtex suprarrenal e das gônadas. O resultado depende da extensão da necrose hipofisária e da deficiência hormonal. Em casos graves, a deficiência de glicocorticoides pode representar risco de vida ou ser fatal.

Nanismo hipofisário (síndrome de Lorain-Lévi)

O nanismo hipofisário é causado pela deficiência grave de GH e possivelmente de outros hormônios na infância. O indivíduo possui baixa estatura, mas normalmente é proporcional, e o desenvolvimento cognitivo não é afetado. A puberdade está atrasada, e pode haver episódios de hipoglicemia. A condição pode ser devido a uma anormalidade genética ou a um tumor.

Síndrome de Fröhlich

Nesta condição, há pan-hipopituitarismo, mas os principais efeitos estão associados à deficiência de GH, FSH e LH. Em crianças, os efeitos são diminuição do crescimento, falta de desenvolvimento sexual, obesidade com distribuição feminina de gordura e dificuldades de aprendizagem. Obesidade e esterilidade são as principais características de uma condição semelhante em adultos. Pode surgir de um tumor da adeno-hipófise e/ou do hipotálamo, mas na maioria dos casos a causa é desconhecida.

Distúrbios da neuro-hipófise

Diabetes insípido

Nesta condição relativamente rara, há hipossecreção de ADH da neuro-hipófise. Geralmente é secundária a danos no hipotálamo – por exemplo, por trauma, tumor ou encefalite. Ocasionalmente, ocorre quando os túbulos renais não respondem ao ADH. A reabsorção de água pelos túbulos renais é prejudicada, levando à excreção de quantidades excessivas de urina diluída, muitas vezes mais de 10 ℓ/dia, causando desidratação e sede extrema (polidipsia). O equilíbrio da água é perturbado, a menos que a ingestão de fluidos seja largamente aumentada para compensar as perdas excessivas.

> ● **MOMENTO DE REFLEXÃO**
>
> 10. A excreção excessiva de urina está associada a qual condição hipofisária posterior?

Distúrbios da glândula tireoide

Resultados esperados da aprendizagem

Após estudar esta seção, você estará apto a:

■ Comparar e contrastar os efeitos do hipertireoidismo e hipotireoidismo, relacionando-os com as ações de T_3 e T_4.

Os distúrbios da glândula tireoide se dividem em três categorias principais:

- Secreção anormal dos hormônios tireoidianos (T_3 e T_4), causando hipertireoidismo ou hipotireoidismo
- Bócio – aumento da glândula tireoide
- Tumores.

A função anormal da tireoide pode surgir não apenas de doenças da tireoide, mas também de distúrbios da hipófise ou do hipotálamo; além disso, uma dieta insuficiente prejudica a síntese de hormônios da tireoide. Os principais efeitos são causados por uma taxa metabólica basal anormalmente alta ou baixa.

Hipertireoidismo

Esta síndrome, também conhecida como tireotoxicose, surge à medida que os tecidos corporais são expostos a níveis excessivos de T_3 e T_4. Os principais efeitos são devidos ao aumento da taxa metabólica basal (ver Tabela 9.3).

Em adultos mais velhos, a insuficiência cardíaca é outra consequência comum, pois o coração envelhecido deve trabalhar mais para fornecer mais sangue e nutrientes às células hiperativas do corpo. As principais causas do hipertireoidismo são:

- Doença de Graves
- Bócio nodular tóxico
- Adenoma (tumor benigno, p. 252).

Doença de Graves

Por vezes chamada tireoidite de Graves, esta condição é responsável por 75% dos casos de hipertireoidismo. Afeta mais mulheres do que homens e pode ocorrer em qualquer idade, sendo mais comum entre as idades de 30 e 50 anos. É um distúrbio autoimune no qual um anticorpo que imita os efeitos do TSH é produzido, causando:

- Aumento da liberação de T_3 e T_4 e sinais de hipertireoidismo (ver Tabela 9.3)
- Bócio (aumento visível da glândula; Fig. 9.17) à medida que o anticorpo estimula o crescimento da tireoide
- Exoftalmia em muitos casos.

Exoftalmia

Esta é uma protrusão dos bulbos dos olhos que confere a aparência de olhar fixo; deve-se à deposição de excesso de gordura e tecido fibroso atrás dos olhos (Fig. 9.18) e está frequentemente presente na doença de Graves. O tratamento efetivo do hipertireoidismo não reverte completamente a exoftalmia, embora possa diminuir após 2 a 3 anos. Em casos graves, as pálpebras se retraem e podem não cobrir completamente os olhos durante o piscar e o sono, levando à secagem da conjuntiva e predispondo à infecção. Não ocorre em outras formas de hipertireoidismo.

Bócio nodular tóxico

Nesta condição, um ou dois nódulos de uma glândula já afetada por bócio (Fig. 9.17) tornam-se ativos e segregam o excesso de T_3 e T_4, causando os efeitos do hipertireoidismo (ver Tabela 9.3). É mais comum em mulheres do que em homens e depois da meia-idade. Como essa condição afeta uma faixa etária mais avançada do que a doença de Graves, as arritmias e a insuficiência cardíaca são mais comuns. Exoftalmia não ocorre nessa condição.

Hipotireoidismo

Prevalente em adultos mais velhos, esta condição é cinco vezes mais comum em mulheres que em homens. Deficiência de T_3 e T_4 em adultos resulta em uma taxa metabólica anormalmente baixa e outros efeitos mostrados na Tabela 9.3. Pode haver acúmulo de mucopolissacarídeos nos tecidos subcutâneos, causando edema, especialmente da face, mãos, pés e pálpebras (mixedema). As causas mais comuns são tireoidite autoimune, deficiência grave de iodo (ver bócio) e intervenções na área da saúde, tais como drogas antitireoidianas, remoção cirúrgica do tecido tireoidiano ou radiação ionizante.

Tireoidite autoimune

A causa mais comum de hipotireoidismo adquirido é a doença de Hashimoto. É mais comum em mulheres do que em homens e, como a doença de Graves, é uma condição autoimune específica do órgão. Os autoanticorpos que reagem com a tireoglobulina e as células da glândula tireoide desenvolvem e impedem a síntese e liberação dos hormônios tireoidianos, causando hipotireoidismo. O bócio às vezes está presente.

Hipotireoidismo congênito

Esta é uma deficiência profunda ou ausência de hormônios da tireoide que se torna evidente algumas semanas ou meses após o nascimento. O hipotireoidismo é endêmico em partes do mundo onde a dieta é severamente deficiente em iodo e insuficiente para a síntese de T_3 e T_4. Ausência de hormônios tireoidianos resulta em profundo comprometimento do crescimento e desenvolvimento cognitivo. A menos que o tratamento comece cedo, o comprometimento cognitivo é permanente e o indivíduo tipicamente tem membros desproporcionalmente curtos, língua grande e protuberante, pele grossa e seca, músculo abdominal fraco e, frequentemente, hérnia umbilical.

Bócio simples

Este é o aumento da glândula tireoide sem sinais de hipertireoidismo, causado por uma relativa falta de T_3 e T_4 e os baixos níveis estimulam a secreção de TSH, resultando em hiperplasia da glândula tireoide (Fig. 9.17). Às vezes, o tecido tireóideo extra é capaz de manter os níveis hormonais normais, mas, se não, o hipotireoidismo se desenvolve. As causas são:

- Deficiência persistente de iodo – em partes do mundo onde há deficiência dietética de iodo, essa é uma condição comum conhecida como bócio endêmico

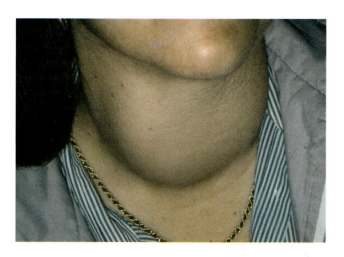

Figura 9.17 Glândula tireoide aumentada no bócio. (Science Photo Library. Reproduzida com permissão.)

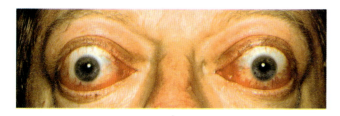

Figura 9.18 Olhos anormalmente salientes em exoftalmia. (Science Photo Library. Reproduzida com permissão.)

- Anormalidade genética afetando a síntese de T_3 e T_4
- Fatores iatrogênicos, tais como drogas antitireoidianas, remoção cirúrgica do excesso de tecido tireoidiano.

A glândula aumentada pode causar danos à pressão nos tecidos adjacentes, especialmente se esta se encontra em uma posição anormalmente baixa, isto é, atrás do esterno. As estruturas mais comumente afetadas são o esôfago, causando disfagia; a traqueia, causando dispneia; e o nervo laríngeo recorrente, causando rouquidão.

Tumores da glândula tireoide

Tumores malignos são raros.

Tumores benignos

Adenomas únicos são bastante comuns e podem se tornar císticos. Às vezes, o adenoma secreta hormônios, e o hipertireoidismo pode se desenvolver. Os tumores podem se tornar malignos, especialmente em adultos mais velhos.

> ● **MOMENTO DE REFLEXÃO**
>
> 11. Os sintomas da tireotoxicose são devidos a níveis sanguíneos excessivos de T_3 e T_4. Relacione seis deles.

Distúrbios das glândulas paratireoides

Resultados esperados da aprendizagem

Após estudar esta seção, você estará apto a:

- Explicar como as doenças descritas aqui estão relacionadas com a secreção anormal do hormônio paratireoide.

Hiperparatireoidismo

Esta condição se caracteriza por níveis elevados de cálcio no sangue (hipercalcemia) e geralmente é causada por um tumor benigno da paratireoide, que secreta altos níveis de paratormônio (PTH). Isso resulta na liberação de cálcio dos ossos, aumentando os níveis de cálcio no sangue. Os efeitos podem incluir:

- Poliúria e polidipsia
- Formação de cálculos renais
- Anorexia e constipação
- Fraqueza muscular
- Fadiga geral.

Hipoparatireoidismo

A deficiência de PTH causa hipocalcemia, ou seja, níveis anormalmente baixos de cálcio no sangue e é muito mais rara que o hiperparatireoidismo. Há menos reabsorção de cálcio do osso e do filtrado glomerular. São causas de baixos níveis de cálcio no sangue:

- Tetania (Fig. 9.19)
- Ansiedade
- Parestesia
- Convulsões do grande mal
- Em alguns casos, cataratas (opacidade da lente; ver Fig. 8.26) e unhas quebradiças.

Causas de hipoparatireoidismo incluem dano ou remoção das glândulas durante tireoidectomia, radiação ionizante, desenvolvimento de autoanticorpos para PTH e células paratireoides e anomalias congênitas.

Tetania

A tetania é causada por hipocalcemia, pois os níveis baixos de cálcio no sangue levam ao aumento da excitabilidade dos nervos periféricos. Há fortes espasmos dolorosos dos músculos esqueléticos, causando característica inclinação interna das mãos, antebraços e pés (ver Fig. 9.19). Nas crianças, também pode haver espasmos e convulsões laríngeas.

Hipocalcemia

Além do hipertireoidismo, pode dever-se a:

- Doença renal crônica, como o rim em falência é incapaz de reter cálcio e excreta grandes quantidades na urina, esta é a causa mais comum de hipocalcemia

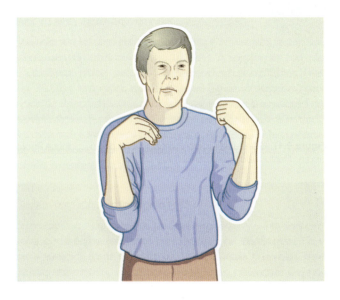

Figura 9.19 Posições características adotadas durante espasmos tetânicos.

- Deficiência de vitamina D ou deficiência dietética de cálcio
- Alcalose – metabólica ou respiratória
- Pancreatite aguda.

> ● **MOMENTO DE REFLEXÃO**
>
> 12. Qual é a causa mais comum de hiperparatireoidismo?

Distúrbios do córtex suprarrenal

Resultados esperados da aprendizagem

Após estudar esta seção, você estará apto a:

- Relacionar as características da síndrome de Cushing com as ações fisiológicas dos adrenocorticoides
- Relacionar as características da doença de Addison com as ações fisiológicas dos adrenocorticoides.

Hipersecreção de glicocorticoides (síndrome de Cushing)

O cortisol é o principal hormônio glicocorticoide secretado pelo córtex suprarrenal. Causas da hipersecreção incluem:

- Mais comumente, hipersecreção do hormônio adrenocorticotrófico (ACTH) pela adeno-hipófise
- Tratamento sistêmico prolongado com ACTH ou glicocorticoides
- Secreção anormal de ACTH por um tumor não hipofisário, como tumor brônquico ou pancreático
- Tumores suprarrenais secretores de hormônios.

A hipersecreção de cortisol amplifica seus efeitos fisiológicos (Fig. 9.20). Estes incluem:

- Adiposidade do rosto (face de lua), pescoço e abdome
- Degradação excessiva da proteína tecidual, causando afinamento do tecido subcutâneo e perda de massa muscular, especialmente dos membros
- Síntese de proteína diminuída
- Supressão da secreção de GH, impedindo o crescimento normal em crianças

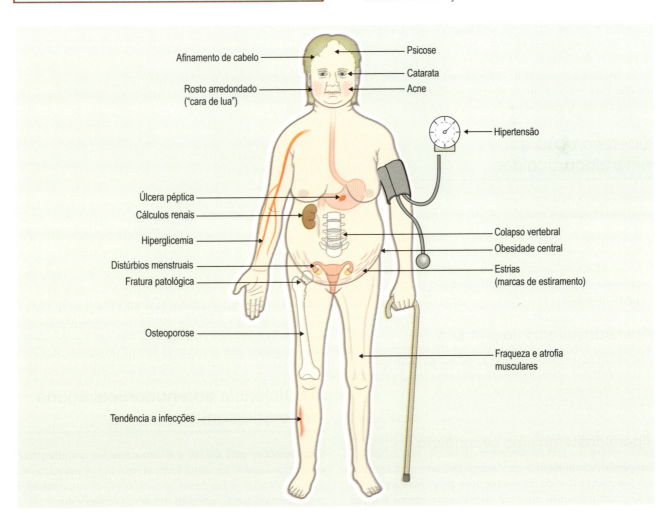

Figura 9.20 Características sistêmicas da síndrome de Cushing.

- Osteoporose (p. 468) e cifose em caso de envolvimento de corpos vertebrais
- Fraturas patológicas causadas pela perda de cálcio dos ossos
- Gliconeogênese excessiva, resultando em hiperglicemia e glicosúria, que podem precipitar o diabetes melito (p. 255)
- Atrofia do tecido linfoide e diminuição das respostas imunes
- Suscetibilidade à infecção devido à redução da resposta febril e respostas imunes e inflamatórias diminuídas
- Produção prejudicada de colágeno, levando à fragilidade capilar, catarata e estrias
- Insônia, excitabilidade, euforia, depressão ou psicose
- Hipertensão devido à retenção de sal e água
- Distúrbios menstruais
- Formação de cálculos renais
- Ulceração péptica.

Hipossecreção de glicocorticoides

A secreção inadequada de cortisol causa diminuição da gliconeogênese, baixos níveis glicêmicos, fraqueza muscular e palidez. Pode ser primária, isto é, devido à doença do córtex suprarrenal, ou secundária, devido à deficiência de ACTH da adeno-hipófise. Na deficiência primária, há ainda hipossecreção de aldosterona (ver adiante), mas na secundária a secreção de aldosterona geralmente não é afetada, pois a liberação de aldosterona é controlada pelo sistema renina-angiotensina-aldosterona (p. 245).

Hipersecreção de mineralocorticoides

O excesso de aldosterona afeta a função renal, com consequências em outros locais:

- Reabsorção excessiva de cloreto de sódio e água, causando aumento do volume sanguíneo e hipertensão
- Excreção excessiva de potássio, causando hipocalemia, que leva a arritmias cardíacas, alcalose, síncope e fraqueza muscular

Hiperaldosteronismo primário

O hiperaldosteronismo primário se deve à secreção excessiva de mineralocorticoides, independentemente do sistema renina-angiotensina-aldosterona. Em geral, é causada por um tumor que afeta apenas uma glândula suprarrenal.

Hiperaldosteronismo secundário

O hiperaldosteronismo secundário é causado pela estimulação excessiva das glândulas normais pelos níveis sanguíneos excessivamente altos de renina e angiotensina que resultam de baixa perfusão renal ou baixo nível sanguíneo de sódio.

Hipossecreção de mineralocorticoides

O hipoaldosteronismo resulta na falha dos rins em regular a excreção de sódio, potássio e água, levando a:

- Deficiência de sódio no sangue (hiponatremia) e excesso de potássio (hipercalemia)
- Desidratação, baixo volume sanguíneo e pressão arterial baixa.

Comumente há hipossecreção de outros hormônios corticais suprarrenais, como na doença de Addison.

Insuficiência adrenocortical crônica (doença de Addison)

Deve-se à destruição do córtex suprarrenal, que resulta em hipossecreção de hormônios glicocorticoides e mineralocorticoides. As causas mais comuns são o desenvolvimento de autoanticorpos para células corticais, metástases (tumores secundários) e infecções. A doença autoimune de outras glândulas pode estar associada à doença de Addison, como diabetes melito, tireotoxicose e hipoparatireoidismo. Os efeitos mais importantes são:

- Fraqueza muscular e caquexia
- Distúrbios gastrintestinais, tais como vômito, diarreia e anorexia
- Aumento da pigmentação da pele, especialmente das áreas expostas
- Apatia e cansaço
- Hipoglicemia
- Confusão
- Distúrbios menstruais e perda de pelos no corpo em mulheres
- Desequilíbrio eletrolítico, incluindo hiponatremia, baixos níveis de cloreto no sangue e hipercalemia
- Desidratação crônica, baixo volume sanguíneo e hipotensão.

As glândulas suprarrenais têm uma considerável reserva de tecido, e a doença de Addison não costuma ser gravemente debilitante, a menos que 90% do tecido cortical seja destruído, mas essa condição é fatal sem tratamento.

Insuficiência adrenocortical aguda (crise addisoniana)

Caracteriza-se por súbita e intensa náusea, vômito, diarreia, hipotensão, desequilíbrio eletrolítico (hiponatremia e hipercalemia) e, em casos graves, colapso circulatório. É precipitada quando um indivíduo com insuficiência adrenocortical crônica é sujeito a estresse, como uma infecção aguda.

> ● **MOMENTO DE REFLEXÃO**
>
> 13. Liste as principais características da síndrome de Cushing.

Distúrbios da medula suprarrenal

> **Resultados esperados da aprendizagem**
>
> Após estudar esta seção, você estará apto a:
>
> - Explicar como as características das doenças descritas aqui estão relacionadas com a secreção excessiva de adrenalina (epinefrina) e noradrenalina (norepinefrina).

Tumores

A maioria dos tumores da medula suprarrenal secreta quantidades aumentadas de hormônios, portanto, os sintomas predominantes são consequências da hipersecreção de adrenalina (epinefrina) e noradrenalina (norepinefrina). Estes incluem:

- Hipertensão
- Perda de peso
- Nervosismo e ansiedade
- Dor de cabeça
- Transpiração excessiva, rubor alternativo e branqueamento da pele
- Hiperglicemia e glicosúria
- Prisão de ventre.

Feocromocitoma

Este é geralmente um tumor benigno e ocorre em uma ou ambas as glândulas. A secreção hormonal pode estar constantemente elevada ou ocorrer em explosões intermitentes, muitas vezes precipitada por pressão intra-abdominal aumentada, por exemplo, tosse ou defecação.

Neuroblastoma

Este é um tumor raro e maligno, que ocorre em bebês e crianças. Os tumores que se desenvolvem precocemente tendem a ser altamente malignos, mas pode haver regressão espontânea.

> ● **MOMENTO DE REFLEXÃO**
>
> 14. Explique por que os tumores da medula suprarrenal causam sintomas como hipertensão, perda de peso, ansiedade, nervosismo e transpiração excessiva.

Distúrbios das ilhotas pancreáticas

> **Resultados esperados da aprendizagem**
>
> Após estudar esta seção, você estará apto a:
>
> - Comparar e contrastar o início e as características dos diabetes melito tipos 1 e 2
> - Relacionar os sinais e sintomas do diabetes melito com a deficiência de insulina
> - Explicar como ocorrem as causas e os efeitos das seguintes condições: cetoacidose diabética e coma hipoglicêmico
> - Descrever as complicações em longo prazo do diabetes melito.

Diabetes melito

O diabetes melito (DM) é o distúrbio endócrino mais comum. O principal sinal é a hiperglicemia, acompanhada por vários graus de interrupção do metabolismo de carboidratos e gorduras. O DM é causado pela completa ausência de deficiência relativa ou resistência ao hormônio insulina. O Quadro 9.2 mostra a classificação do diabetes. O DM primário é categorizado como tipo 1 ou tipo 2. No DM secundário, o transtorno surge como resultado de outras condições, e o diabetes gestacional se desenvolve na gravidez. O aumento mundial do DM nas últimas décadas foi descrito como epidemia. A prevalência global em adultos com mais de 18 anos subiu de 4,7% em 1980 para 8,5% em 2014, representando um aumento nos afetados de 108 milhões para 422 milhões no mesmo período (OMS, 2016). Predisposição genética e fatores ambientais, incluindo infecções virais, estão implicados em ambos os tipos. A Tabela 9.5 mostra algumas características distintivas dos tipos 1 e 2 de DM.

Diabetes melito tipo 1

Anteriormente conhecido como diabetes melito dependente de insulina (IDDM), ocorre principalmente em crianças e adultos jovens; o início comumente é súbito e pode ser fatal. Há deficiência grave ou ausência de secreção de insulina devido à destruição das células β-ilhotas do pâncreas por autoanticorpos. O tratamento com insulina é necessário.

Diabetes melito tipo 2

Anteriormente conhecido como diabetes melito não dependente de insulina (NIDDM), é a forma mais comum de diabetes, responsável por cerca de 90% dos casos. As causas são multifatoriais, e os fatores predisponentes incluem:

- Obesidade
- Estilo de vida sedentário
- Aumento da idade, afetando predominantemente adultos de meia-idade e idosos
- Fatores genéticos.

SEÇÃO 2 Comunicação

> **Quadro 9.2** Classificação do diabetes melito.
>
> Primária
> >   Diabetes melito tipo 1
> >   Diabetes melito tipo 2
>
> Secundária
> >   Devido a outras situações, como:
> >   Pancreatite aguda ou crônica (p. 361)
> >   Terapia medicamentosa, como corticosteroides
> >   Outras desordens endócrinas envolvendo hormônios que aumentam os níveis de glicose no plasma, tais como hormônio do crescimento, hormônios tireoidianos, cortisol (síndrome de Cushing, p. 253)
>
> *Diabetes gestacional*
> >   Desenvolve-se durante a gravidez e pode desaparecer após o parto, mas muitas vezes se repete na idade avançada
> >   Associado ao nascimento de bebês mais pesados do que o normal e natimortos, e mortes logo após o nascimento

Tabela 9.5 Características do diabetes melito (DM) tipo 1 e tipo 2.

	DM tipo 1	DM tipo 2
Idade de início	Geralmente na infância	Vida adulta ou idade avançada
Peso corporal no início	Normal ou baixo	Obeso
Início dos sintomas	Semanas	Meses/anos
Principal(is) causa(s)	Autoimune	Obesidade, falta de exercício
Necessidade de insulina	100% dos casos	Até 20% dos casos
Cetonúria	Sim	Não
Complicações no diagnóstico	Não	Até 25%
História familiar	Rara	Comum

Seu início é gradual, muitas vezes ao longo de muitos anos, e frequentemente não é detectado até que os sinais sejam encontrados na investigação de rotina ou ocorra uma complicação. A secreção de insulina pode estar abaixo ou acima do normal. As células do corpo são incapazes de extrair glicose do fluido extracelular, e há duas razões principais para isso: primeiro, níveis inadequados de insulina significam que a ativação dos mecanismos de transporte de glicose mediados por insulina na membrana plasmática é deficiente. Em segundo lugar, os receptores de insulina na superfície da célula podem se tornar disfuncionais (resistência à insulina); portanto, mesmo na presença de níveis normais ou elevados de glicose e insulina no sangue, as células não conseguem extrair a insulina de que necessitam. O tratamento envolve dieta e/ou medicamentos, embora às vezes sejam necessárias injeções de insulina.

Fisiopatologia do diabetes melito

Nível de glicose no plasma elevado (hiperglicemia)

Depois que uma refeição rica em carboidratos é ingerida, o nível de glicose no plasma permanece alto porque:

- As células são incapazes de captar e usar glicose da corrente sanguínea, apesar dos altos níveis de glicose no plasma
- A conversão de glicose em glicogênio no fígado e músculos é diminuída
- Há gliconeogênese da proteína, em resposta à deficiência de glicose intracelular.

A hiperglicemia causa danos em longo prazo nos vasos sanguíneos e nervos (ver adiante).

Glicosúria e poliúria

A concentração de glicose no filtrado glomerular é a mesma que no sangue, e, embora o DM aumente o limiar renal para a glicose, nem tudo é reabsorvido pelos túbulos. A glicose remanescente no filtrado aumenta sua pressão osmótica, a reabsorção de água é reduzida, e o volume de urina é aumentado (poliúria). Isso resulta em desequilíbrio eletrolítico e excreção de urina de alta gravidade específica. A poliúria leva à desidratação, sede extrema (polidipsia) e aumento da ingestão de líquidos.

Perda de peso

As células são essencialmente privadas de glicose porque, na ausência de insulina, elas são incapazes de extraí-la da corrente sanguínea, levando ao desarranjo do metabolismo energético, pois as células devem usar vias alternativas para produzir a energia de que precisam. Isso resulta em perda de peso, especialmente no DM tipo 1, devido a:

- Gliconeogênese a partir de aminoácidos e proteínas do corpo, causando perda de massa muscular, quebra de tecido e aumento de glicose no sangue
- Catabolismo da gordura corporal, liberando parte de sua energia e excesso de produção de corpos cetônicos

Isso não é incomum no DM tipo 1, mas é raro no DM tipo 2.

Cetose e cetoacidose

Quase sempre afeta pessoas com DM tipo 1.

Na ausência de insulina para promover o metabolismo normal da glicose intracelular, fontes alternativas de energia devem ser usadas, e ocorre maior quebra de gordura (Fig. 12.43). Cetonas, incluindo acetona e butirato, são liberadas como subprodutos. O fígado tem capacidade limitada para metabolizar essas cetonas, e os sistemas de tamponamento normais mantêm o equilíbrio do pH desde que os níveis de corpos cetônicos não sejam excessivos. A cetose (p. 346) se desenvolve quando os corpos cetônicos se acumulam. A excreção de cetonas é feita através da urina (cetonúria) e/ou dos pulmões, dando à respiração um cheiro característico de acetona ou "gotas de pera".

A cetoacidose é uma emergência médica e indica um metabolismo celular severamente desarranjado secundário à deficiência de insulina. Pode ser devido a estressores, como gravidez, infecção ou doença aguda, ou doses inadequadas ou insuficientes de insulina, sobretudo quando os requisitos são aumentados. Cetoacidose severa e perigosa pode ocorrer sem perda de consciência. Quando a cetose piora os sistemas de tampões compensatórios, o controle do equilíbrio ácido-base é perdido; o pH do sangue cai, e ocorre cetoacidose. Se não for tratada, as consequências serão:

- Aumento da acidose (pH sanguíneo anormalmente baixo) pelo acúmulo de cetoácidos
- Aumento da hiperglicemia
- Hiperventilação quando os pulmões excretam íons de hidrogênio em excesso como CO_2 na tentativa de corrigir a acidose
- Acidificação da urina – o resultado do tamponamento renal
- Poliúria conforme o limiar renal para a glicose é excedido
- Desidratação e hipovolemia (caracterizada por hipotensão e taquicardia) – causada por poliúria
- Perturbações do equilíbrio eletrolítico que acompanham a perda de líquidos – hiponatremia (diminuição do sódio plasmático) e hipocalemia (diminuição do potássio plasmático)
- Confusão e coma
- Morte.

Complicações agudas do diabetes melito

Cetoacidose diabética

Os efeitos e consequências da cetoacidose diabética foram descritos na seção anterior.

Coma hipoglicêmico

Ocorre quando a insulina administrada excede o necessário para equilibrar a ingestão de alimentos e o gasto de energia. A hipoglicemia é de início repentino e pode ser o resultado de:

- Overdose acidental de insulina
- Atraso na ingestão após administração de insulina
- Ingestão de álcool com o estômago vazio
- Exercício extenuante.

Pode também surgir de um tumor secretor de insulina, especialmente se produzir erupções irregulares de secreção. Como os neurônios são mais dependentes de glicose para as suas necessidades energéticas do que as demais células, a privação de glicose causa perturbações na função neurológica, levando ao coma e, se prolongado, danos irreversíveis.

Sinais e sintomas comuns de hipoglicemia incluem sonolência, confusão, dificuldade de fala, sudorese, tremor, ansiedade e pulso rápido. Pode progredir rapidamente para coma sem tratamento, o que geralmente permite recuperação rápida. A maioria das pessoas pode reconhecer prontamente os sintomas da hipoglicemia e é capaz de tomar as medidas adequadas.

Complicações de longo prazo do diabetes melito

Estas complicações aumentam com a gravidade e duração da hiperglicemia e representam causas significativas de morbilidade (problemas de saúde) e mortalidade (morte) em pessoas com DM do tipo 1 e do tipo 2.

Distúrbios cardiovasculares

O DM é um fator de risco significativo para distúrbios cardiovasculares. Anormalidades dos vasos sanguíneos (angiopatias) podem ainda ocorrer mesmo quando a doença está bem controlada.

Macroangiopatia diabética

As lesões mais comuns são ateroma e calcificação da camada média das grandes artérias. No DM tipo 1, essas alterações podem ocorrer em uma idade relativamente precoce. As consequências mais comuns são graves e muitas vezes fatais:

- Doença cardíaca isquêmica, isto é, angina e infarto do miocárdio (p. 125)
- Derrame (p. 194)
- Doença vascular periférica.

Microangiopatia diabética

A microangiopatia diabética afeta pequenos vasos sanguíneos, com espessamento da membrana basal epitelial de arteríolas, capilares e, às vezes, vênulas. Essas alterações podem levar a:

- Doença vascular periférica, progredindo para gangrena e "pé diabético" (ver adiante)
- Retinopatia diabética e deficiência visual (p. 229)
- Nefropatia diabética e doença renal crônica (p. 384)
- Neuropatia periférica, causando déficits sensoriais e fraqueza motora (p. 201), sobretudo quando a mielinização é afetada.

Infecção

O DM predispõe à infecção, especialmente por bactérias e fungos, possivelmente porque a atividade fagocitária é deprimida pela glicose intracelular insuficiente. A infecção pode causar:

- Furúnculo e carbúnculos
- Candidíase vaginal (aftas, p. 506)
- Pielonefrite (p. 385)
- Pé diabético.

Insuficiência renal

A doença renal crônica é causada pela nefropatia diabética (p. 386) e é uma causa comum de morte.

SEÇÃO 2 Comunicação

Deficiência visual e cegueira

A retinopatia diabética (p. 229) é a causa mais comum de cegueira em adultos entre 30 e 65 anos em países desenvolvidos. O DM também aumenta o risco de desenvolvimento precoce de catarata (p. 229) e outros distúrbios visuais.

Pé diabético

Muitos fatores comumente presentes no DM contribuem para o desenvolvimento dessa grave situação. A doença de vasos sanguíneos grandes e pequenos prejudica o suprimento de sangue para e ao redor das extremidades. Se a neuropatia periférica estiver presente, a sensação será reduzida e uma pequena lesão no pé poderá passar despercebida, sobretudo quando há deficiência visual. No DM, a cura é mais lenta e as lesões pioram facilmente se agravadas, como por atrito de sapatos e muitas vezes infectados. Uma úlcera pode se formar (Fig. 9.21), e o processo de cicatrização é demorado, se ocorrer. Em casos graves, a área lesada ulcera e aumenta, podendo se tornar gangrenosa, às vezes, na medida em que a amputação é necessária.

> ● **MOMENTO DE REFLEXÃO**
>
> 15. Explique por que os sinais de poliúria e polidipsia ocorrem em pessoas com diabetes.

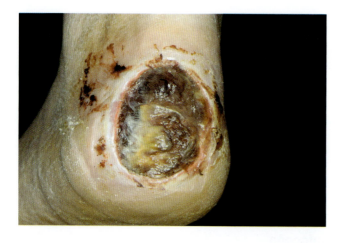

Figura 9.21 Pé diabético. Uma grande úlcera no calcanhar. (Dr. P Marazzi/Science Photo Library. Reproduzida com permissão.)

Referência e leitura adicional

World Health Organization 2016 Global report on diabetes. WHO: Geneva. Disponível em http://www.who.int/diabetes/global-report/en/.

Rever e revisar

Complete cada uma das afirmações a seguir:

1. As glândulas endócrinas são grupos de células secretoras circundadas por uma rede de _____ que carregam os mensageiros químicos, conhecidos como _____, para locais distantes onde vão agir em seus_____.

2. As complicações do diabetes que danificam as paredes dos vasos sanguíneos são chamadas _____. Alterações nos pequenos vasos sanguíneos nos olhos podem levar a_____ e causar _____ nos rins.

Escolha uma resposta para completar as afirmações a seguir:

3. O mais abundante hormônio secretado pela adeno-hipófise é: _____
   a. Hormônio do crescimento
   b. Hormônio estimulante da tireoide
   c. Hormônio adrenocorticotrófico
   d. Prolactina

4. Prostaglandinas são: _____
   a. Células na próstata
   b. Envolvidas no ciclo cardíaco
   c. Envolvidas na coagulação sanguínea
   d. Substâncias de ação prolongada

Indique se cada uma das afirmações a seguir é verdadeira ou falsa:

5. A secreção de ocitocina pela neuro-hipófise é um exemplo de mecanismo de *feedback* negativo. _____

6. A glândula tireoide tem 4 lobos. _____

7. Combine cada letra da Lista A com o número apropriado da Lista B:

Lista A
____ (a) Insulina
____ (b) Leptina
____ (c) Prolactina
____ (d) Ocitocina
____ (e) Cortisol
____ (f) Calcitonina
____ (g) Noradrenalina (norepinefrina)
____ (h) Glucagon

Lista B
1. Neuro-hipófise
2. Células α das ilhotas pancreáticas
3. Células β das ilhotas pancreáticas
4. Córtex suprarrenal
5. Medula suprarrenal
6. Tecido adiposo
7. Tireoide
8. Adeno-hipófise

8. Combine cada letra da Lista A com o número apropriado da Lista B:

Lista A
____ (a) Acromegalia
____ (b) Tetania
____ (c) Feocromocitoma
____ (d) Doença de Graves
____ (e) Diabetes insípido
____ (f) Diabetes gestacional
____ (g) Doença de Addison
____ (h) Síndrome de Cushing

Lista B
1. Insulina
2. Glicocorticoides
3. Adrenalina (epinefrina) e noradrenalina (norepinefrina)
4. Paratormônio
5. Hormônio antidiurético
6. Hormônio do crescimento
7. T_3 e T_4
8. Glicocorticoides e mineralocorticoides

SEÇÃO 3

Sistema Respiratório

CAPÍTULO 10

Nariz e cavidade nasal	**262**
Posição e estrutura	262
Funções	263
Faringe	**264**
Posição	264
Estrutura	265
Funções	265
Laringe	**266**
Posição	266
Estrutura	266
Funções	267
Traqueia	**268**
Posição	269
Estrutura	269
Funções	270
Pulmões	**270**
Posição e estrutura macroscópica	270
Pleura e cavidade pleural	272
Interior dos pulmões	272
Brônquios e bronquíolos	273
Bronquíolos respiratórios e alvéolos	274
Respiração	**275**
Ventilação pulmonar	275
Troca de gases	279
Controle da respiração	281
Efeitos do envelhecimento no sistema respiratório	**283**
Desordens do trato respiratório superior	**284**
Desordens infecciosas e inflamatórias	284
Desordens pulmonares obstrutivas	285
Bronquite	285
Enfisema	286
Asma	286
Bronquiectasia	287
Fibrose cística (mucoviscidose)	288
Desordens restritivas	**288**
Pneumoconioses	288
Toxinas pulmonares	289
Infecções pulmonares	**289**
Pneumonia	289
Abscesso pulmonar	291
Tuberculose	291
Tumores pulmonares	**292**
Carcinoma brônquico	292
Mesotelioma pleural	292
Colapso pulmonar	**292**
Rever e revisar	**294**

SEÇÃO 3 Ingestão de Nutrientes e Eliminação de Resíduos

A primeira parte deste capítulo descreve a estrutura e as funções do sistema respiratório. As seções subsequentes consideram os efeitos do envelhecimento na função respiratória e discute algumas importantes desordens respiratórias.

As células do corpo necessitam de energia para todas as suas atividades metabólicas. A maior parte dessa energia é derivada de reações químicas, as quais ocorrem somente na presença de oxigênio (O_2). O principal produto excretado dessas reações é o dióxido de carbono (CO_2). O sistema respiratório provê a rota pela qual o oxigênio penetra no organismo e a rota de excreção do dióxido de carbono.

A condição do ar atmosférico que penetra no organismo varia consideravelmente de acordo com o meio externo, podendo ser seco ou úmido, aquecido ou frio e conter variadas quantidades de poluentes, poeira ou detritos. Como o ar inalado se move através das vias respiratórias em direção aos pulmões, ele é aquecido ou resfriado para chegar à temperatura corporal, saturado com vapor de água e "limpo", uma vez que partículas de poeira ficam retidas no muco que recobre a membrana. O sangue provê o sistema de transporte para o O_2 e o CO_2 entre os pulmões e as células do corpo. A troca de gases entre o sangue e os pulmões é chamada respiração externa, e entre o sangue e as células é chamada respiração interna.

A Fig. 10.1 mostra os órgãos do sistema respiratório e as estruturas associadas.

Nariz e cavidade nasal

Resultados esperados da aprendizagem

Após estudar esta seção, você estará apto a:
- Descrever a localização das cavidades nasais
- Relacionar a estrutura das cavidades nasais com suas funções na respiração
- Esquematizar a fisiologia do olfato.

Posição e estrutura

As narinas são as cavidades do interior do nariz e a principal porta de entrada de ar no sistema respiratório. Atrás de cada narina, situa-se uma grande cavidade, cujas paredes são formadas por diversos ossos da face. As cavidades nasais direita e esquerda são separadas pelo septo nasal (Fig. 10.2), uma folha perpendicular de osso e cartilagem, formada pelos ossos vômer e etmoide e pela cartilagem que constitui a parte anterior do nariz.

Ossos que constituem a cavidade nasal

O teto é formado pela lâmina cribriforme do osso etmoide e pelo osso esfenoide, osso frontal e ossos nasais.

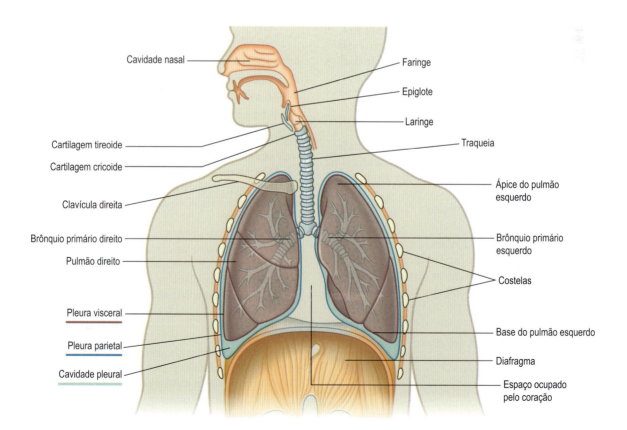

Figura 10.1 Estruturas associadas ao sistema respiratório.

Sistema Respiratório CAPÍTULO **10**

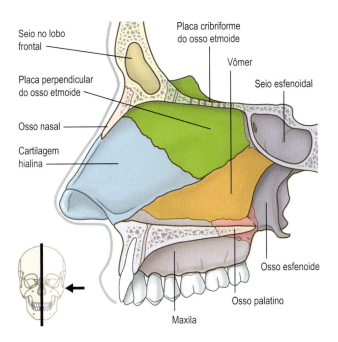

Figura 10.2 Estruturas que formam o septo nasal.

O assoalho é formado pelo teto da boca e consiste em palato duro anterior e palato mole posterior. O palato duro é composto pela maxila e pelos ossos palatinos, enquanto o palato mole é formado por músculos involuntários.

A parede medial é formada pelo septo.

As paredes laterais são formadas pela maxila, pelo osso etmoide e pelas conchas nasais inferiores (Fig. 10.3).

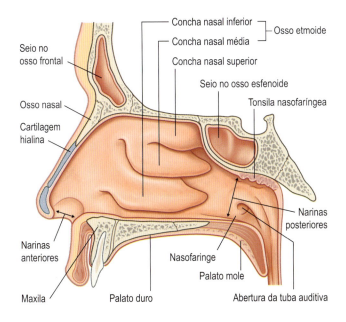

Figura 10.3 Parede lateral da cavidade nasal direita.

A parede posterior é formada pela parede posterior da faringe.

Revestimento da cavidade nasal

A cavidade nasal é revestida por epitélio colunar ciliado ricamente vascularizado (membrana mucosa ciliada; ver Fig. 10.12; mucosa respiratória), o qual contém células caliciformes secretoras de muco. Nas narinas anteriores, mistura-se com a pele e, posteriormente, estende-se para a parte nasal da faringe (a nasofaringe). Anteriormente, o epitélio tem pelos grossos, cobertos de muco pegajoso, que filtram o ar que se dirige à parte de trás do nariz.

Aberturas nas cavidades nasais

As narinas anteriores são as aberturas do exterior para a cavidade nasal. As narinas posteriores são as aberturas da cavidade nasal para a faringe.

Os seios paranasais são quatro grupos de cavidades minúsculas nos ossos da face e do crânio, contendo ar. Eles se abrem para a cavidade nasal e são revestidos com membrana mucosa, contínua com a da cavidade nasal. Os principais seios são:

- Seios maxilares nas paredes laterais
- Seios frontal e esfenoidal no teto (Fig. 10.3)
- Seios etmoidais na parte superior das paredes laterais

Os seios estão envolvidos na fala (p. 267) e aliviam o peso do crânio. Os dutos nasolacrimais estendem-se das paredes laterais do nariz até os sacos conjuntivais do olho (p. 222). Eles drenam lágrimas dos olhos.

Funções

Função respiratória do nariz

O nariz é a primeira das vias aéreas pelas quais passa o ar inspirado. Na cavidade nasal, o ar é aquecido, umedecido e filtrado. As três conchas nasais (Figs. 10.3 e 10.4) aumentam a área de superfície e causam turbulência, espalhando o ar inspirado sobre toda a superfície nasal. A grande área de superfície maximiza o aquecimento, umidificação e filtragem.

Aquecimento

A imensa vascularidade da mucosa permite um rápido aquecimento à medida que o ar passa. Isso também explica a grande perda de sangue quando ocorre uma hemorragia nasal (epistaxe).

Filtragem e limpeza

Os pelos presentes nas narinas anteriores retêm partículas maiores. Partículas menores, como poeira e bactérias, depositam-se e aderem ao muco. O muco protege o epitélio subjacente da irritação e impede a secagem. Batidas síncronas dos cílios levam o muco para a garganta, onde é engolido ou tossido.

SEÇÃO 3 Ingestão de Nutrientes e Eliminação de Resíduos

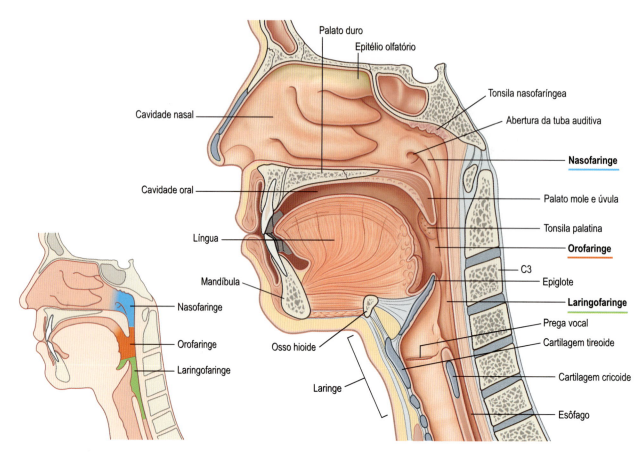

Figura 10.4 Trajeto do ar do nariz à laringe.

Umidificação

Quando o ar passa pela mucosa úmida, fica saturado com vapor de água. A irritação da mucosa nasal resulta em espirros, uma ação reflexa que expele violentamente um agente irritante.

Sentido do olfato

O nariz é o órgão do sentido do olfato. Receptores especializados que detectam o olfato, o epitélio olfatório, estão localizados no teto do nariz, na área da lâmina cribriforme dos ossos etmoidais e nas conchas superiores (ver Figs. 10.4 e 8.24A). Os receptores são estimulados por partículas em suspensão. Os sinais nervosos resultantes são transportados pelos nervos olfatórios para o cérebro, onde a sensação de olfato é percebida (p. 223).

● **MOMENTO DE REFLEXÃO**

1. Nomeie os ossos que formam as paredes da cavidade nasal.
2. Onde está localizado o epitélio olfatório e qual é a sua função?

Faringe

Resultados esperados da aprendizagem

Após estudar esta seção, você estará apto a:

Descrever a localização da faringe.

■ Relacionar a estrutura da faringe com a sua função.

Posição

A faringe (garganta) é uma passagem com cerca de 12 a 14 cm de comprimento. Ela se estende das narinas posteriores e corre atrás da boca e da laringe até o nível da 6ª vértebra cervical, onde se torna o esôfago.

Estruturas associadas à faringe

- *Superiormente*: a superfície inferior da base do crânio
- *Inferiormente*: é contínua com o esôfago
- *Anteriormente*: a parede é incompleta por causa das aberturas do nariz, da boca e da laringe

- *Posteriormente*: tecido areolar, músculos involuntários e corpos das seis primeiras vertebras cervicais.

Para fins descritivos, a faringe é dividida em três partes: nasofaringe, orofaringe e laringofaringe.

Nasofaringe

A parte nasal da faringe fica atrás do nariz, acima do nível do palato mole. Nas suas paredes laterais estão as duas aberturas dos tubos auditivos (ver Fig. 8.1), as quais se dirigem às orelhas médias. Na parede posterior estão as tonsilas faríngeas (adenoides; ver Fig. 6.7), mais proeminentes em crianças de até cerca de 7 anos de idade. Depois disso, gradualmente atrofiam.

Orofaringe

A parte oral da faringe fica atrás da boca, estendendo-se desde abaixo do nível do palato mole até o nível da face superior do corpo da 3ª vértebra cervical. As paredes laterais da faringe se juntam com o palato mole para formar duas dobras de cada lado. Entre cada par de dobras há uma coleção de tecido linfoide, chamada tonsila palatina (ver Fig. 6.7).

Durante a deglutição, o palato mole e a úvula são empurrados para cima, vedando a cavidade nasal e impedindo a entrada de alimentos e líquidos.

Laringofaringe

A parte laríngea da faringe se estende inferiormente a partir da orofaringe e continua para baixo como o esôfago, com a laringe situada anteriormente.

Estrutura

As paredes da faringe contêm vários tipos de tecido.

Revestimento de membrana mucosa

A mucosa que reveste a faringe sofre pequenas variações nas diferentes regiões. Na nasofaringe, é contínua com o revestimento do nariz e consiste em epitélio colunar ciliado; na orofaringe e laringofaringe, é formada por epitélio escamoso estratificado mais duro, que é contínuo com o revestimento da boca e do esôfago. Esse revestimento protege os tecidos subjacentes da ação abrasiva dos alimentos que passam durante a deglutição. Isso é importante por causa da dupla função da faringe como passagem nos tratos respiratório e digestivo.

Submucosa

A camada de tecido abaixo do epitélio (a submucosa) é rica em tecido linfoide associado à mucosa (MALT – *mucosa-associated lymphoid tissue*, p. 147), envolvido na proteção contra a infecção. As tonsilas são massas de MALT que se projetam através do epitélio. Contêm também tecido glandular.

Músculo liso

Os músculos faríngeos ajudam a manter a faringe permanentemente aberta para que a respiração não seja obstruída. Às vezes, durante o sono e, particularmente, se drogas sedativas ou álcool foram ingeridos, o tônus desses músculos é reduzido e a abertura através da faringe pode se tornar parcial ou totalmente bloqueada. Isso contribui para o ronco e o despertar periódico, que prejudicam o sono.

Os músculos constritores fecham a faringe durante a deglutição, empurrando alimentos e líquido para o esôfago.

Suprimento sanguíneo e nervoso

O sangue é fornecido à faringe por vários ramos da artéria facial. O retorno venoso ocorre nas veias jugulares faciais e internas.

O suprimento nervoso provém do plexo faríngeo e inclui os nervos parassimpático e simpático. O suprimento parassimpático é pelo nervo vago e pelos nervos glossofaríngeos. O suprimento simpático é feito pelos nervos dos gânglios cervicais superiores (ver Fig. 7.44).

Funções

Via de passagem para ar e alimento

A faringe está envolvida nos sistemas respiratório e digestivo: o ar passa pelas seções nasal e oral, e a comida, pelas seções orais e laríngeas.

Aquecimento e umidificação

Da mesma maneira que ocorre no nariz, na faringe o ar é mais aquecido e umedecido à medida que passa em direção aos pulmões.

Audição

A tuba auditiva, que se estende desde a nasofaringe até cada ouvido médio, permite que o ar entre no ouvido médio. Isso faz com que o ar no ouvido médio esteja na mesma pressão que o ouvido externo, protegendo a membrana timpânica (tímpano; ver Fig. 8.1) de quaisquer alterações na pressão atmosférica.

Proteção

O tecido linfático das tonsilas faríngea e laríngea produz anticorpos em resposta a antígenos engolidos ou inalados (Capítulo 15). As tonsilas são maiores nas crianças e tendem a atrofiar nos adultos.

Fala

Na fala, a faringe atua como uma câmara ressonante para o som ascendente da laringe e contribui (juntamente com os seios paranasais) para as características individuais da voz.

> ● **MOMENTO DE REFLEXÃO**
>
> 3. Identifique a localização das principais tonsilas.
>
> 4. Quais cavidades estão ligadas pela tuba auditiva.

SEÇÃO 3 Ingestão de Nutrientes e Eliminação de Resíduos

Laringe

Resultados esperados da aprendizagem

Após estudar esta seção, você estará apto a:
- Descrever a estrutura e a função da laringe
- Descrever a fisiologia da fala.

Posição

A laringe, ou "caixa de voz", liga a laringofaringe e a traqueia (ver Figs. 10.1 e 10.4). Está situada anteriormente à laringofaringe e às 3ª, 4ª, 5ª e 6ª vértebras cervicais. Até a puberdade, há pouca diferença no tamanho da laringe entre os sexos. A partir de então, a laringe aumenta de tamanho no sexo masculino, o que explica a proeminência do pomo de adão e a voz em geral mais grave.

Estruturas associadas à laringe

- *Superiormente*: osso hioide e raiz da língua
- *Inferiormente*: é contínua com a traqueia
- *Anteriormente*: os músculos fixam-se ao osso hioide e aos músculos do pescoço
- *Posteriormente*: laringofaringe e 3ª a 6ª vértebras cervicais
- *Lateralmente*: lobos da glândula tireoide.

Estrutura

Cartilagens

A laringe é composta por nove cartilagens de formato irregular, ligadas entre si por ligamentos e membranas. As principais cartilagens são:

- 1 cartilagem tireoide
- 1 cartilagem cricoide
- 2 cartilagens aritenoides } cartilagens hialinas
- 2 cartilagens corniculadas
- 2 cartilagens cuneiformes
- 1 cartilagem epiglote   cartilagem fibroelástica

Vários ligamentos fixam as cartilagens entre si e ao osso hioide (Figs. 10.5 e 10.6; ver também Fig. 10.8).

Cartilagem tireoide

A cartilagem tireoide (Figs. 10.5 e 10.6) é a mais proeminente das cartilagens laríngeas. É formada pela cartilagem hialina e situa-se na porção anterior do pescoço. Sua parede anterior se projeta para os tecidos moles da parte frontal da garganta, formando a proeminência laríngea ou o pomo de adão, que é facilmente sentido e frequentemente visível em adultos do sexo masculino. A parede anterior é parcialmente dividida pela incisura tireóidea. A cartilagem é incompleta posterior-

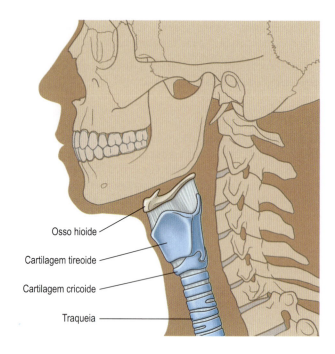

Figura 10.5 Laringe. Vista lateral.

mente e unida por meio de ligamentos ao osso hioide acima e à cartilagem cricoide abaixo.

A parte superior da cartilagem tireoide é revestida com epitélio escamoso estratificado como a laringe e a parte inferior com epitélio colunar ciliado como a traqueia. Existem muitos músculos inseridos em sua superfície externa.

A cartilagem tireoide forma a maior parte das paredes anterior e lateral da laringe.

Cartilagem cricoide

A cartilagem cricoide (Fig. 10.7) situa-se abaixo da cartilagem tireoide e é composta por cartilagem hialina. Tem a forma de um anel de sinete, circundando completamente a laringe com a parte estreita anteriormente e a parte alargada posteriormente. A parte posterior ampla articula-se com as cartilagens aritenoides e a cartilagem tireoide. É revestida por epitélio colunar ciliado, e há músculos e ligamentos ancorados à sua superfície externa (Fig. 10.7). A borda inferior da cartilagem cricoide marca o final do trato respiratório superior.

Cartilagens aritenoides

São duas cartilagens hialinas em formato aproximado de pirâmide, situadas no topo da parte mais larga da cartilagem cricoide, formando parte da parede posterior da laringe (ver Fig. 10.6B). Elas fornecem fixação às pregas vocais e aos músculos e são revestidas com epitélio colunar ciliado.

Epiglote

A epiglote (Fig. 10.8; ver também Figs. 10.4 e 10.6) é uma cartilagem fibroelástica em forma de folha, presa por um pedículo de cartilagem flexível à superfície interna da parede anterior da cartilagem tireoide, logo abaixo da incisura tireóidea. Dirige-se obliquamente para cima, atrás da língua

Sistema Respiratório CAPÍTULO **10**

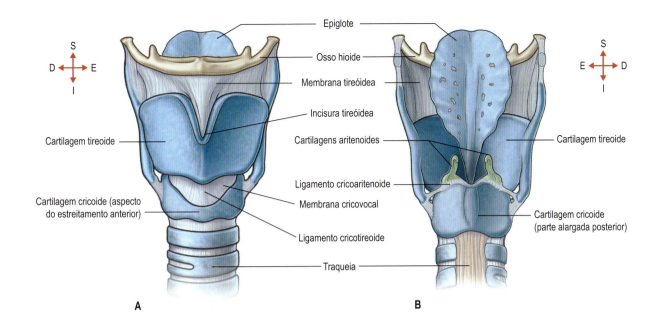

Figura 10.6 Laringe. (A) Vista anterior. (B) Vista posterior.

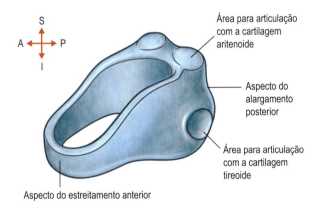

Figura 10.7 Cartilagem cricoide.

e do corpo do osso hioide. É coberta com epitélio escamoso estratificado. Se a laringe é comparada a uma caixa, a epiglote atua como a tampa; fecha a laringe durante a deglutição, protegendo os pulmões da inalação acidental de objetos estranhos.

Suprimento sanguíneo e nervoso

O sangue é fornecido à laringe pelas artérias laríngeas superior e inferior e drenado pelas veias tireoidianas, que se juntam à veia jugular interna.

O suprimento nervoso parassimpático é proveniente dos nervos laríngeo superior e recorrente da laringe, que são ramos dos nervos vagos. Os nervos simpáticos são provenientes dos gânglios cervicais superiores, um de cada lado. Estes fornecem o suprimento nervoso motor para os músculos da laringe e fibras sensoriais para a membrana de revestimento.

Interior da laringe

As pregas vocais (Fig. 10.8) são duas dobras pálidas de membrana mucosa com bordas livres semelhantes a um cordão, estendidas através da abertura laríngea. Elas se estendem a partir da parede interna da proeminência tireoidiana, anteriormente, até as cartilagens aritenoides, posteriormente.

Quando os músculos que controlam as pregas vocais estão relaxados, as pregas vocais se abrem e a liberam a passagem para o ar que passa pela laringe; nesse caso, essas pregas são ditas abduzidas (abertas; Fig. 10.9A). A vibração das pregas vocais nessa posição produz sons de baixa frequência. Quando os músculos que controlam as pregas vocais se contraem, estas se alongam firmemente pela laringe (Fig. 10.9B) e são ditas aduzidas (fechadas). Quando as pregas vocais são alongadas nessa extensão e são vibradas pelo ar que passa pelos pulmões, o som produzido é agudo. O tom da voz é, portanto, determinado pela tensão aplicada às pregas vocais pelos conjuntos apropriados de músculos. Quando não estão em uso, as pregas vocais encontram-se aduzidas. O espaço entre elas é chamado glote.

Funções

Produção de som

O som possui as propriedades de altura, volume e ressonância.

A altura da voz depende do comprimento e do estado de tensão das pregas vocais. A tensão das pregas é controlada pelos músculos aos quais elas se ligam. Pregas mais curtas produzem sons mais agudos. Na puberdade, as pregas vocais masculinas começam a crescer por mais tempo; daí o som mais grave da voz masculina adulta.

SEÇÃO 3   Ingestão de Nutrientes e Eliminação de Resíduos

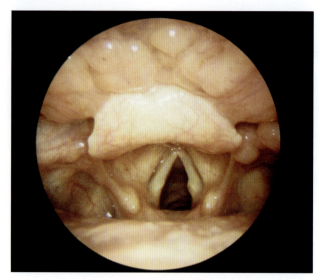

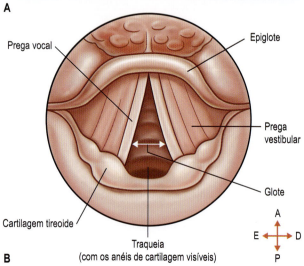

Figura 10.8 Pregas vocais. (A) Imagem broncoscópica das pregas vocais abertas (abduzidas). (B) Diagrama das pregas vocais mostrando as principais estruturas. (A – CNRI/Science Photo Library. Reproduzida com permissão.)

O volume da voz depende da força com a qual as pregas vibram. Quanto maior a força do ar expirado, mais fortes os cabos vibram e mais alto o som é emitido.

Ressonância, ou tom, depende da forma da boca, da posição da língua e dos lábios, dos músculos faciais e do ar nos seios paranasais.

Fala
É produzida quando os sons produzidos pelas pregas vocais são amplificados e manipulados pela língua, bochechas e lábios.

Proteção do trato respiratório inferior
Durante a deglutição (p. 323), a laringe se move para cima, bloqueando a abertura para dentro da faringe. Além disso, a epiglote articulada se fecha sobre a laringe. Isso garante que o alimento passe para o esôfago e não para a traqueia.

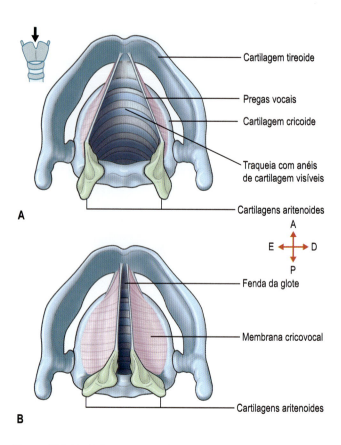

Figura 10.9 Posições extremas das pregas vocais. (A). Abduzidas (abertas). (B). Aduzidas (fechadas).

Via de passagem para o ar
A laringe liga a faringe, acima, com a traqueia, abaixo.

Umidificação, filtragem e armazenamento
Esses processos continuam enquanto o ar inspirado percorre a laringe.

> ● **MOMENTO DE REFLEXÃO**
> 5. Nomeie as principais cartilagens da laringe e cite quais são pareadas.
> 6. Como a altura e o volume da fala são controlados?

Traqueia

Resultados esperados da aprendizagem

Após estudar esta seção, você estará apto a:
- Descrever a localização da traqueia
- Descrever a estrutura da traqueia
- Explicar as funções da traqueia na respiração.

Sistema Respiratório   CAPÍTULO **10**

Posição

A traqueia é uma continuação da laringe e se estende para baixo até o nível da 5ª vértebra torácica, onde se divide, na carina, em brônquios primários direito e esquerdo. A carina é rica em terminações nervosas sensoriais e partículas inaladas, gases irritantes ou contato físico – com um tubo endotraqueal, por exemplo, desencadeia um poderoso e protetor reflexo da tosse. Com cerca de 10 a 11 cm de comprimento, encontra-se no plano mediano, em frente ao esôfago (Fig. 10.10).

Estruturas associadas à traqueia

Ver Fig. 10.10.
- *Superiormente*: laringe
- *Inferiormente*: brônquios primários direito e esquerdo
- *Anteriormente*: parte superior, istmo da glândula tireoide; parte inferior, arco da aorta e esterno
- *Posteriormente*: esôfago, que separa a traqueia da coluna vertebral
- *Lateralmente*: pulmões e lobos da glândula tireoide.

Estrutura

A parede traqueal é composta de três camadas de tecido e mantida aberta entre 16 e 20 anéis incompletos (em forma de C) de cartilagem hialina, um sobre o outro. Os anéis são incompletos em sua porção posterior, onde a traqueia está adjacente ao esôfago (Fig. 10.11). As cartilagens estão recobertas por uma luva de músculo liso e tecido conjuntivo, que também forma a parede posterior, onde os anéis são incompletos.

Três camadas de tecido revestem as cartilagens da traqueia:

- A camada externa contém tecido elástico e fibroso e delimita as cartilagens
- A camada média consiste em cartilagens e faixas de músculo liso que circundam a traqueia num arranjo helicoidal. Há algum tecido areolar, contendo vasos sanguíneos e linfáticos e nervos autonômicos. As extremidades livres das cartilagens incompletas estão conectadas pelo músculo traqueal, o qual permite ajuste limitado do diâmetro traqueal
- O revestimento é formado por epitélio colunar ciliado, contendo células caliciformes produtoras de muco (Fig. 10.12A).

Suprimento sanguíneo e nervoso, drenagem linfática

O suprimento sanguíneo arterial ocorre principalmente pelas artérias bronquiais e tireóidea inferior, e o retorno venoso é realizado pelas veias tireóideas inferiores e braquiocefálicas.

O suprimento nervoso parassimpático é feito pelos nervos laríngeos recorrentes e outros ramos dos nervos vagos. O suprimento simpático ocorre pelos nervos a partir dos gânglios simpáticos. A estimulação parassimpática constringe a traqueia, enquanto a simpática promove sua dilatação.

A linfa das vias aéreas é drenada por linfonodos situados ao redor da traqueia e na carina, área onde a traqueia se divide em dois brônquios.

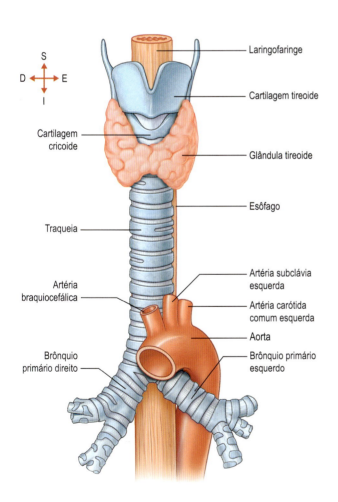

Figura 10.10 Traqueia e algumas estruturas relacionadas.

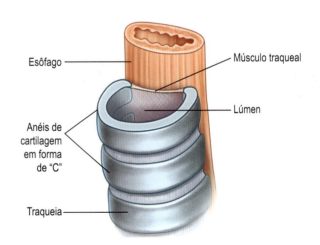

Figura 10.11 Relação da traqueia com o esôfago.

SEÇÃO 3 Ingestão de Nutrientes e Eliminação de Resíduos

Funções

Suporte e permeabilidade
As cartilagens traqueais mantêm a traqueia permanentemente aberta, porém as faixas de tecido mole entre as cartilagens permitem flexibilidade, de modo que a cabeça e o pescoço podem se mover livremente sem a obstrução ou torção da traqueia. A ausência de cartilagem posteriormente permite que o esôfago se expanda de maneira confortável durante a deglutição. A contração ou o relaxamento do músculo traqueal, que une as bordas livres das cartilagens em forma de "C", ajuda a regular o diâmetro da traqueia.

Transporte mucociliar
Corresponde ao batimento sincrônico e regular dos cílios da membrana mucosa de revestimento que movimenta o muco com partículas aderentes superiormente em direção à laringe, onde é engolido ou expelido com a tosse (Fig. 10.12B).

Reflexo da tosse
As terminações nervosas na laringe, traqueia e brônquios são sensíveis à irritação, a qual gera impulsos nervosos conduzidos pelos nervos vagos ao centro respiratório no tronco cerebral (p. 171). A resposta motora reflexa é a inspiração profunda seguida pelo fechamento da glote, isto é, fechamento das pregas vocais. Os músculos abdominais e respiratórios se contraem, causando um súbito e rápido aumento da pressão nos pulmões. A glote então se abre, expelindo o ar através da boca e carregando o muco e o material estranho com ele.

Aquecimento, umidificação e filtragem
Continuam da mesma maneira que no nariz, embora o ar esteja normalmente saturado e na temperatura corporal quando alcança a traqueia.

> ● **MOMENTO DE REFLEXÃO**
>
> 7. Por que a parede rica em cartilagem da traqueia não impede a deglutição, já que o esôfago flexível se encontra diretamente adjacente à parte posterior da traqueia?
>
> 8. Descreva a estrutura do epitélio traqueal.

Pulmões

Resultados esperados da aprendizagem

Após estudar esta seção, você estará apto a:

- Nomear as vias respiratórias da árvore brônquica em ordem descendente de tamanho
- Descrever a estrutura e as mudanças de funções nos diferentes níveis de passagem do ar
- Descrever a localização e a anatomia macroscópica dos pulmões
- Identificar as funções da pleura
- Descrever o suprimento sanguíneo pulmonar.

Posição e anatomia macroscópica

Há dois pulmões com formato cônico, um em cada lado da linha média na cavidade torácica (Figs. 10.13 e 10.14). Cada pulmão possui um ápice, uma base, uma superfície costal e uma superfície medial.

Ápice
Possui formato arredondado e ascende até o nível da raiz do pescoço, cerca de 25 mm acima do nível do terço médio da clavícula. Situa-se perto da primeira costela e dos vasos sanguíneos e nervos da raiz do pescoço (ver Fig. 10.13A).

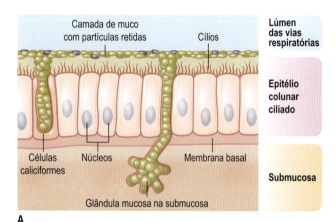

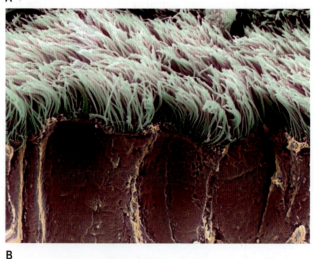

Figura 10.12 Revestimento de células da traqueia. (A) Membrana mucosa ciliada. (B) Eletromicrografia de varredura colorida de cílios brônquicos. (B – Steve G Schmeissner/Science Photo Library. Reproduzida com permissão.)

Sistema Respiratório CAPÍTULO 10

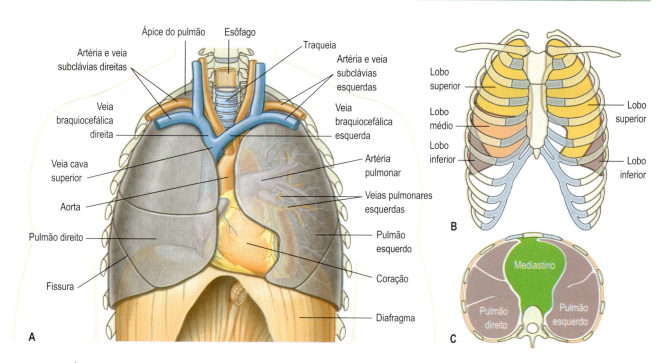

Figura 10.13 Órgãos associados aos pulmões. (A) Vista anterior. (B) A relação dos lobos dos pulmões com a caixa torácica. (C) Seção transversa, mostrando o mediastino.

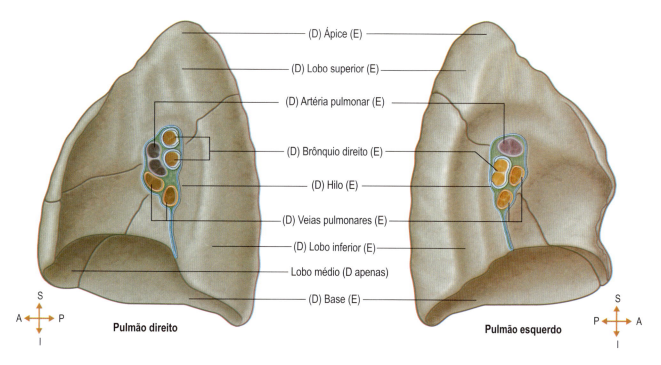

Figura 10.14 Lóbulos dos pulmões e vasos/vias respiratórias de cada hilo. Superfícies mediais.

Base
Possui formato côncavo e semilunar e se localiza na superfície superior (torácica) do diafragma.

Superfície costal
É a superfície externa mais larga do pulmão, que está em contato direto com as cartilagens costais, as costelas e os músculos intercostais.

Superfície medial
A superfície medial de cada pulmão está separada da superfície medial do outro pulmão pelo espaço entre os pulmões, o mediastino. Cada superfície medial é côncava e possui uma região de formato triangular chamada hilo, ao nível da 5ª, 6ª e 7ª vertebras torácicas. O brônquio primário, a artéria pulmonar que supre o pulmão, as duas veias pulmonares que o drenam e os suprimentos linfático e

SEÇÃO 3 Ingestão de Nutrientes e Eliminação de Resíduos

nervoso entram e deixam o pulmão através do hilo (Fig. 10.14).

O mediastino contém o coração, grandes vasos, traqueia, brônquios direito e esquerdo, esôfago, linfonodos, vasos linfáticos e nervos (ver Fig. 10.13C).

O pulmão direito é dividido em três lobos distintos: superior, médio e inferior (ver Fig. 10.13B). O pulmão esquerdo é menor porque o coração ocupa o espaço à esquerda da linha média. É dividido somente em dois lobos: superior e inferior. As divisões entre os lobos são chamadas fissuras.

Pleura e cavidade pleural

A pleura consiste em um saco fechado de membrana serosa (um para cada pulmão), que contém pequena quantidade de fluido seroso, chamado líquido pleural. A Fig. 10.15 ilustra o arranjo, utilizando um balão parcialmente preenchido com água para representar o saco pleural e uma mão fechada para representar o pulmão. A membrana do balão é uma membrana única, porém, quando a mão empurra o balão, este se torna efetivamente revestido por duas membranas com água em seu interior. A mão pode deslizar para dentro da bolsa que ela formou sem se molhar, enquanto o saco permanece fechado. Dessa forma, o pulmão pode se expandir e retrair dentro do saco pleural, lubrificado pelo líquido pleural. Embora a membrana pleural seja descrita como duas folhas, as membranas visceral e pleural, a descrição se refere às camadas externa e interna: ainda é apenas uma membrana. Um arranjo similar existente ao redor do coração (ver Fig. 5.10) permite seus batimentos sem haver atrito entre as estruturas da cavidade peitoral.

Pleura visceral

Adere ao pulmão, recobrindo cada lobo e passando pelas fissuras que o separam. Dobra-se sobre ela mesma na região do hilo para formar a pleura parietal.

Pleura parietal

Adere à superfície interna da parede torácica e superfície superior do diafragma. Não está fixada a outras estruturas no mediastino e simplesmente se dobra sobre si mesma na região do hilo para formar a pleura visceral.

Cavidade pleural

Corresponde somente a um espaço em potencial que não contém ar, portanto a pressão em seu interior é negativa em relação à pressão atmosférica. Em indivíduos saudáveis, o espaço entre as camadas pleurais, o espaço pleural, contém uma média de 7 a 10 mℓ de líquido pleural, o qual lubrifica os movimentos dos pulmões durante a respiração.

As duas camadas de pleura, com líquido pleural entre elas, comportam-se da mesma forma que dois pedaços de vidro separados por uma fina camada de água. Eles deslizam um sobre o outro facilmente, mas é difícil separá-los, devido à tensão de superfície entre as membranas e o líquido. Isso é essencial para manter o pulmão inflado no interior da parede torácica. As vias respiratórias e os alvéolos dos pulmões estão imersos em tecido elástico, o qual constantemente puxa os tecidos pulmonares em direção ao hilo, mas, como o líquido pleural mantém as duas pleuras unidas, o pulmão permanece expandido. Se qualquer camada da pleura for puncionada, o ar é sugado para dentro do espaço pleural e parte ou todo o pulmão colapsa.

Interior dos pulmões

Os pulmões são compostos pelos brônquios e pelas vias respiratórias menores, alvéolos, tecido conjuntivo, vasos sanguíneos, vasos linfáticos e nervos, todos envolvidos por uma matriz de tecido conjuntivo elástico. Cada lobo é formado por um grande número de lóbulos.

Suprimento sanguíneo pulmonar

O tronco pulmonar é dividido em artérias direita e esquerda, transportando sangue não oxigenado para cada um dos pulmões (Fig. 10.16). Dentro destes cada artéria pulmonar se divide em vários ramos, que eventualmente terminam numa rede densa de capilares ao redor dos alvéolos (ver Fig. 10.18A). As paredes dos alvéolos e dos capilares consistem, cada uma, em uma camada de células epiteliais achatadas sobre uma fina membrana basal. A troca de gases entre o ar nos alvéolos e o sangue nos capilares ocorre através dessas

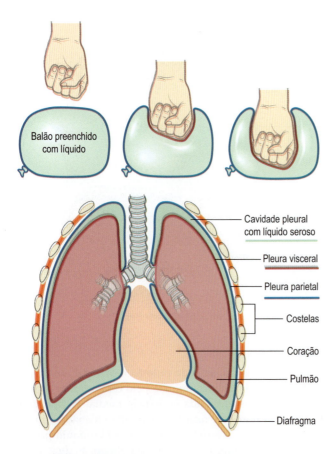

Figura 10.15 Relação da pleura com os pulmões.

Sistema Respiratório CAPÍTULO **10**

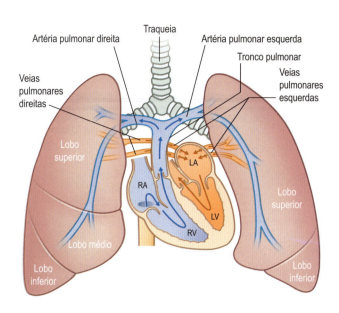

Figura 10.16 Fluxo de sangue entre o coração e os pulmões.

duas membranas muito finas (juntas, chamadas membranas respiratórias). Os capilares pulmonares se fundem em uma rede de vênulas pulmonares que, por sua vez, formam duas veias pulmonares que transportam o sangue oxigenado de cada pulmão de volta ao átrio esquerdo do coração.

O suprimento de sangue para as vias aéreas, drenagem linfática e suprimento nervoso é descrito mais adiante (p. 274).

Brônquios e bronquíolos

Os dois brônquios primários são formados quando a traqueia se divide, aproximadamente ao nível da 5ª vértebra torácica (Fig. 10.17).

Brônquio direito
O brônquio do lado direito é mais largo, mais curto e posicionado mais verticalmente que o esquerdo; portanto, é mais provável que seja obstruído por um corpo estranho inalado. Tem cerca de 2,5 cm de comprimento. Depois de entrar no pulmão direito no hilo, divide-se em três ramos, um para cada lobo. Cada ramo subdivide-se em numerosos ramos menores.

Brônquio esquerdo
Possui cerca de 5 cm de comprimento e é mais estreito que o brônquio direito. Depois de entrar no pulmão pelo hilo, divide-se em dois ramos, um para cada lobo. Cada ramo se subdivide em vias respiratórias progressivamente menores dentro da substância pulmonar.

Estrutura
As paredes dos brônquios contêm as mesmas três camadas de tecido que a traqueia e são revestidas com epitélio colunar

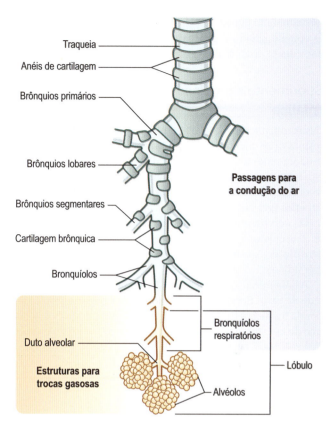

Figura 10.17 Trato respiratório inferior.

ciliado. Os brônquios subdividem-se progressivamente em bronquíolos (Fig. 10.17), bronquíolos terminais, bronquíolos respiratórios, dutos alveolares e, finalmente, alvéolos. As vias mais amplas são chamadas vias respiratórias, pois sua função é levar ar para os pulmões e suas paredes são muito grossas para permitir a troca de gases.

Mudanças estruturais nas vias brônquicas
À medida que os brônquios se dividem e se tornam progressivamente menores, sua estrutura muda para corresponder à sua função.

Cartilagem
Uma vez que a cartilagem rígida interferiria na expansão do tecido pulmonar e na troca de gases, ela está presente apenas para suporte nas vias respiratórias maiores. Os brônquios contêm anéis de cartilagem como a traqueia, mas, conforme as vias respiratórias se dividem, esses anéis tornam-se placas muito menores e, no nível bronquiolar, não há cartilagem nas paredes das vias respiratórias.

Músculo liso
Quando a cartilagem desaparece das paredes das vias respiratórias, é substituída por músculo liso. Isso permite que o diâmetro das vias respiratórias seja aumentado ou diminuído pela influência do sistema nervoso autônomo, regulando o fluxo de ar dentro de cada pulmão.

Revestimento epitelial

O epitélio ciliado é gradualmente substituído pelo epitélio não ciliado, e as células caliciformes desaparecem.

Suprimento sanguíneo e nervoso, drenagem linfática

O suprimento arterial para as paredes dos brônquios e vias respiratórias menores ocorre através de ramos das artérias brônquicas direita e esquerda, e o retorno venoso se dá principalmente através das veias brônquicas. No lado direito, desembocam na veia ázigos e, à esquerda, na veia intercostal superior (ver Fig. 5.28).

Os nervos vagos (parassimpático) estimulam a contração da musculatura lisa na árvore brônquica, causando broncoconstrição. A estimulação simpática causa broncodilatação (ver adiante).

A linfa é drenada das paredes das vias respiratórias em uma rede de vasos linfáticos. Passa pelos linfonodos situados ao redor da traqueia e da árvore brônquica, depois para o duto torácico do lado esquerdo e para o duto linfático direito do outro.

Funções

Controle da entrada de ar

O diâmetro das vias aéreas é alterado pela contração ou pelo relaxamento do músculo liso em suas paredes, regulando a velocidade e o volume do fluxo de ar para dentro e nos pulmões. Essas alterações são controladas pelo suprimento nervoso autônomo: a estimulação parassimpática causa constrição, e a simpática causa dilatação (ver Figs. 7.44 e 7.45).

Bronquíolos respiratórios e alvéolos

Estrutura

Dentro de cada lobo, o tecido pulmonar é dividido por finas camadas de tecido conjuntivo em lóbulos. O ar chega a cada lóbulo pelo bronquíolo terminal, que se subdivide em bronquíolos respiratórios, dutos alveolares e grande número de alvéolos (sacos aéreos). Existem cerca de 150 milhões de alvéolos no pulmão adulto. É nessas estruturas que ocorre o processo de troca gasosa. À medida que as vias respiratórias se dividem progressivamente e se tornam cada vez menores, suas paredes gradualmente se tornam mais finas até os músculos e o tecido conjuntivo desaparecerem, deixando uma única camada de células epiteliais escamosas simples nos dutos alveolares e alvéolos. Essas vias respiratórias distais são sustentadas por uma rede frouxa de tecido conjuntivo elástico, na qual macrófagos, fibroblastos, nervos e vasos sanguíneos e linfáticos estão inseridos. Os alvéolos estão rodeados por uma densa rede de capilares (Fig. 10.18). A troca de gases no pulmão (respiração externa) ocorre através de uma membrana formada pela parede alveolar, sendo que a parede capilar está firmemente unida. Isso é chamado membrana respiratória.

No exame microscópico, os espaços aéreos extensos são claramente vistos, e o tecido pulmonar saudável tem aparência de favo de mel (Fig. 10.19).

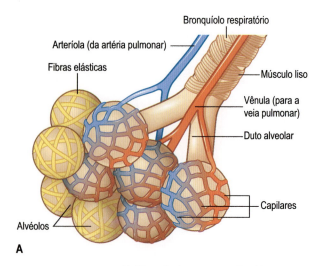

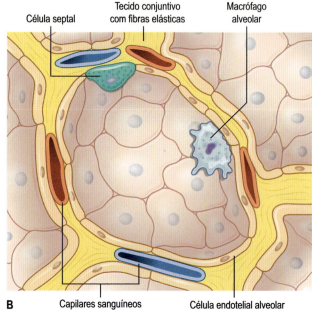

Figura 10.18 Alvéolos e sua rede capilar. (A) Um grupo de alvéolos intactos. (B) Seção através de um alvéolo.

Na parede alveolar, entre as células escamosas, encontram-se as células septais que secretam surfactante, líquido fosfolipídico que impede a secagem dos alvéolos e reduz a tensão superficial, impedindo o colapso alveolar durante a expiração. A secreção de surfactante nas vias respiratórias distais e nos alvéolos começa em cerca de 35 semanas de vida fetal. Sua presença em recém-nascidos permite a expansão dos pulmões e o estabelecimento da respiração imediatamente após o nascimento. Pode não estar presente em quantidades suficientes nos pulmões imaturos de bebês prematuros, causando sérios problemas respiratórios.

Suprimento nervoso aos bronquíolos

A estimulação parassimpática, do nervo vago, causa broncoconstrição. A ausência de cartilagem de suporte significa que as pequenas vias respiratórias podem ser completamente fe-

Sistema Respiratório CAPÍTULO **10**

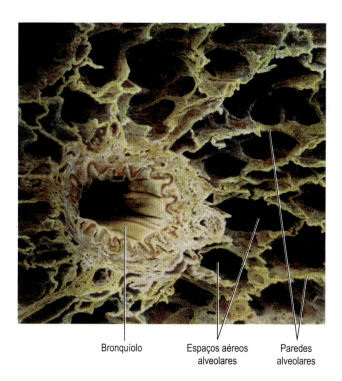

Bronquíolo — Espaços aéreos alveolares — Paredes alveolares

Figura 10.19 Eletromicrografia de varredura colorida de alvéolos pulmonares e um bronquíolo. (Hossler, Custom Medical Stock Photo/Science Photo Library. Reproduzida com permissão.)

chadas pela constrição do músculo liso. A estimulação simpática relaxa o músculo liso bronquiolar (broncodilatação).

Funções

Respiração externa
Ver p. 280.

Defesa contra infecção
Nesse nível, o epitélio ciliado, as células caliciformes e o muco não estão mais presentes, pois sua presença impediria a troca gasosa e estimularia a infecção. No momento em que o ar inspirado atinge os alvéolos, geralmente é limpo. A defesa depende de células protetoras presentes no tecido pulmonar. Estes incluem linfócitos e células plasmáticas, que produzem anticorpos, e fagócitos, incluindo macrófagos alveolares. Essas células são mais ativas nas passagens aéreas distais, onde o epitélio ciliado foi substituído por células escamosas achatadas.

> ● **MOMENTO DE REFLEXÃO**
>
> 9. Descreva as quatro principais superfícies dos pulmões.
> 10. Qual é a função do tecido elástico dos pulmões?
> 11. Qual é a função do músculo liso nos bronquíolos?
> 12. Descreva a estrutura da parede alveolar.

Respiração

> **Resultados esperados da aprendizagem**
>
> Após estudar esta seção, você estará apto a:
>
> - Descrever as ações dos principais músculos envolvidos na respiração
> - Comparar e contrastar os eventos mecânicos que ocorrem na inspiração e na expiração
> - Definir os termos "complacência", "elasticidade" e "resistência ao fluxo aéreo"
> - Descrever os principais volumes e capacidades pulmonares
> - Comparar os processos de respiração interna e externa, utilizando o conceito de difusão de gases
> - Descrever o transporte de O_2 e CO_2 no sangue
> - Explicar os principais mecanismos pelos quais a respiração é controlada.

O termo "respiração" significa a troca de gases entre as células do corpo e o meio ambiente. Envolve dois processos principais.

Ventilação pulmonar
É o movimento do ar para dentro e para fora dos pulmões.

Troca de gases
A troca de gases ocorre:

- Nos pulmões: respiração externa
- Nos tecidos: respiração interna.

Ambas serão consideradas nesta seção.

Ventilação pulmonar

A respiração fornece oxigênio aos alvéolos e elimina o dióxido de carbono.

Músculos da respiração

A expansão do tórax durante a inspiração ocorre como resultado da atividade muscular, em parte voluntária e parcialmente involuntária. Os principais músculos utilizados na respiração em repouso normal são os músculos intercostais externos e o diafragma.

Músculos intercostais

Há 11 pares de músculos intercostais ocupando os espaços entre os 12 pares de costelas. Eles estão dispostos em duas camadas, os músculos intercostais externos e internos (Fig. 10.20).

SEÇÃO 3 Ingestão de Nutrientes e Eliminação de Resíduos

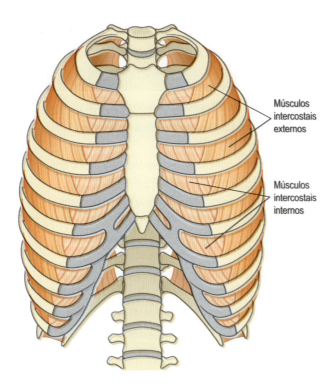

Figura 10.20 Músculos intercostais e os ossos do tórax.

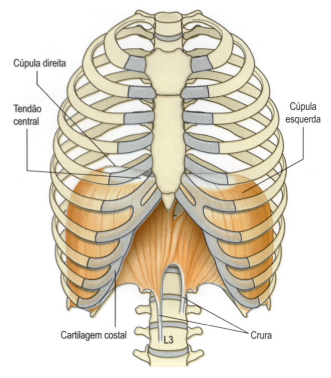

Figura 10.21 Diafragma.

Músculos intercostais externos

Estes se estendem para baixo e para frente a partir da borda inferior da costela acima até a borda superior da costela abaixo. Eles estão envolvidos na inspiração.

Músculos intercostais internos

Estes se estendem para baixo e para trás a partir da borda inferior da costela acima até a borda superior da costela abaixo, cruzando as fibras musculares intercostais externas em ângulos retos. Os intercostais internos são usados quando a expiração se torna ativa, como no exercício.

A primeira costela é fixa. Portanto, quando os músculos intercostais externos contraem, eles puxam todas as outras costelas em direção à primeira. A caixa torácica se move como uma unidade, para cima e para fora, aumentando o espaço da cavidade torácica. Os músculos intercostais são estimulados a contrair pelos nervos intercostais.

Diafragma

O diafragma é uma estrutura muscular em forma de cúpula que separa as cavidades torácica e abdominal. Forma o assoalho da cavidade torácica e o teto da cavidade abdominal e consiste em um tendão central do qual as fibras musculares se irradiam para serem fixadas às costelas inferiores e ao esterno e à coluna vertebral por duas cruras. Quando o diafragma está relaxado, o tendão central está no nível da 8ª vértebra torácica (Fig. 10.21). Quando se contrai, suas fibras musculares se encurtam, e o tendão central é puxado para baixo até o nível da 9ª vértebra torácica, alongando a cavidade torácica. Isso diminui a pressão na cavidade torácica e aumenta nas cavidades abdominal e pélvica. O diafragma é inervado pelos nervos frênicos.

A respiração tranquila durante o repouso às vezes é chamada respiração diafragmática porque 75% do trabalho é feito pelo diafragma.

Durante a inspiração, os músculos intercostais externos e o diafragma se contraem simultaneamente, expandindo a cavidade torácica em todas as direções: de trás para frente, de lado a lado e de cima para baixo (Fig. 10.22).

Músculos acessórios da respiração

Quando um esforço respiratório extra é requerido, músculos adicionais são utilizados (Fig. 10.22A). A inspiração forçada é auxiliada pelos músculos esternocleidomastóideos (ver Fig. 16.60) e músculos escalenos, que ligam as vértebras cervicais às duas primeiras costelas e aumentam a expansão da caixa torácica. A expiração forçada é auxiliada pela atividade dos músculos intercostais internos e, às vezes, pelos músculos abdominais, que aumentam a pressão no tórax, comprimindo o conteúdo abdominal.

Caixa torácica "suspensa"

Os músculos respiratórios podem expandir a caixa torácica porque ela é parcialmente constituída por cartilagem. Se a caixa torácica fosse constituída inteiramente por osso, sem cartilagens costais, a alteração do volume pulmonar dependeria inteiramente do movimento para baixo e para cima do diafragma, o que permitiria que os pulmões se alongassem e encurtassem apenas. Como a cartilagem é forte e inelástica,

Sistema Respiratório CAPÍTULO 10

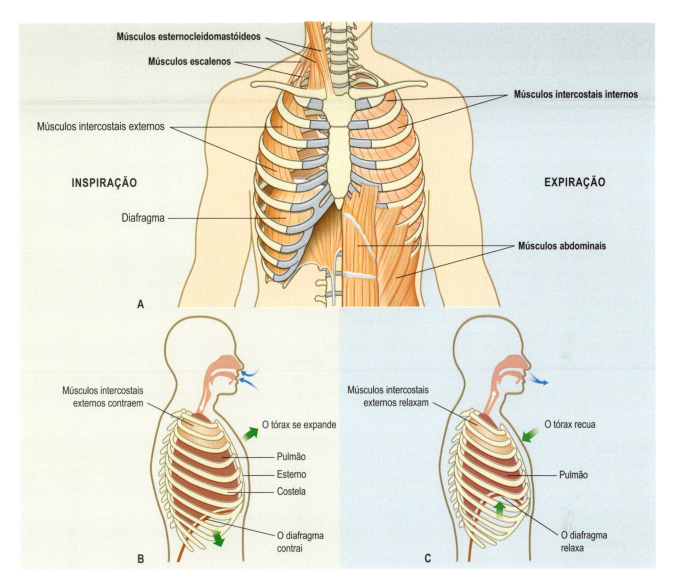

Figura 10.22 Alterações no tamanho do tórax durante a inspiração. (A) Músculos envolvidos na respiração (músculos acessórios marcados em negrito). (B e C) Alterações no volume do tórax.

mas ainda um pouco flexível, as cartilagens costais (ver Fig. 10.21) permitem movimento suficiente entre o esterno e as costelas para possibilitar a expansão lateral e anterior também através da ação de outros músculos, incluindo os intercostais. Além disso, esse arranjo fornece à caixa torácica uma estrutura "suspensa", com as costelas sob tensão externa suave, o que significa que a caixa torácica é constantemente empurrada para fora, tracionando levemente os pulmões e ajudando a mantê-los expandidos.

Ciclo da respiração

A frequência respiratória média é de 12 a 15 respirações/min. Cada respiração consiste em três fases: inspiração, expiração e pausa.

A pleura visceral adere aos pulmões, e a pleura parietal, à parede interna do tórax e ao diafragma. Entre eles há uma fina película de líquido pleural (p. 272).

A ventilação pulmonar depende das mudanças de pressão e volume na cavidade torácica e segue o princípio físico em que o aumento de volume de um recipiente diminui a pressão dentro dele e que a diminuição do volume de um recipiente aumenta a pressão em seu interior. Como o ar flui de uma área de alta pressão para uma área de baixa pressão, a alteração da pressão dentro dos pulmões determina a direção do fluxo de ar.

Inspiração

A contração simultânea dos músculos intercostais externos e do diafragma resulta na expansão do tórax. Como a pleura parietal adere ao diafragma e ao interior da caixa torácica, ela é "puxada" para fora junto com eles. Dessa forma, traciona a pleura visceral para fora também, uma vez que as duas pleuras são mantidas juntas pelo filme fino do líquido pleural. Como a pleura visceral está firmemente aderida ao pulmão, o tecido pulmonar é, portanto, também puxado para cima e para fora com as costelas e para baixo com o diafragma. Isso expande os pulmões, e a pressão dentro dos alvéolos e nas vias respiratórias diminui, atraindo ar para os pulmões na tentativa de equalizar as pressões atmosférica e alveolar.

O processo de inspiração é ativo, pois necessita de energia para a contração muscular. A pressão negativa criada na cavidade torácica ajuda o retorno venoso ao coração e é conhecida como bomba respiratória.

Em repouso, a inspiração dura cerca de 2 s.

Expiração

O relaxamento dos músculos intercostais externos e o diafragma resultam no movimento para baixo e para dentro da caixa torácica (Fig. 10.22) e recuo elástico dos pulmões. Quando isso ocorre, a pressão dentro dos pulmões aumenta e expele o ar do trato respiratório. No final da expiração, os pulmões ainda contêm algum ar e são impedidos de colapsar completamente pela pleura intacta. Esse processo é passivo, pois não requer o gasto de energia.

Em repouso, a expiração dura cerca de 3 s, e após a expiração há uma pausa antes do início do próximo ciclo.

Variáveis fisiológicas que afetam a ventilação pulmonar

Elasticidade

Elasticidade é a capacidade do pulmão de retornar à sua forma normal após cada respiração. Perda de elasticidade do tecido conjuntivo nos pulmões, como ocorre no enfisema (p. 286), exige expiração forçada e maior esforço de inspiração.

Complacência

Refere-se à elasticidade dos pulmões, ou seja, ao esforço necessário para inflar os alvéolos. O pulmão saudável é bastante complacente e infla com muito pouco esforço. Quando a complacência é baixa, o esforço necessário para inflar os pulmões é maior do que o normal, como ocorre quando há quantidade insuficiente de surfactante. Note que complacência e elasticidade são forças opostas.

Resistência das vias respiratórias

Quando a resistência das vias respiratórias está aumentada, como na broncoconstrição, maior esforço respiratório é necessário para inflar os pulmões.

Volumes e capacidades pulmonares

Os volumes e capacidades respiratórias são mostrados na Fig. 10.23.

Na respiração normal em repouso, há cerca de 15 ciclos respiratórios completos/min. Os pulmões e as vias respiratórias nunca estão vazios, e, como a troca de gases ocorre apenas através das paredes dos dutos alveolares e alvéolos, a capacidade remanescente das vias aéreas é chamada espaço morto anatômico (cerca de 150 mℓ).

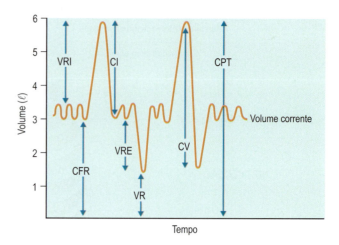

Figura 10.23 Volumes e capacidades pulmonares. *VRE*, volume de reserva expiratório; *CRF*, capacidade residual funcional; *CI*, capacidade inspiratória; *VRI*, volume de reserva inspiratório; *VR*, volume residual; *CPT*, capacidade pulmonar total; *CV*, capacidade vital.

Volume corrente

Volume corrente (VC) é a quantidade de ar que entra e sai dos pulmões a cada ciclo respiratório (cerca de 500 mℓ no repouso).

Volume de reserva inspiratório

Volume de reserva inspiratório (VRI) é o volume extra de ar que pode ser inalado para os pulmões durante a inspiração máxima, ou seja, acima do VC normal.

Capacidade inspiratória

Capacidade inspiratória (CI) é a capacidade de ar que pode ser inspirada num esforço máximo. Consiste no volume corrente (500 mℓ) mais o volume de reserva inspiratório.

Capacidade residual funcional

Capacidade residual funcional (CRF) é a quantidade de ar remanescente nas vias respiratórias e alvéolos após uma expiração em repouso. O volume corrente se mistura com esse ar, causando mudanças relativamente pequenas na composição do ar alveolar. Como o sangue flui continuamente através dos capilares pulmonares, isso significa que a troca de gases não é interrompida entre as respirações, impedindo mudanças de momento a momento na concentração de gases sanguíneos. O volume residual funcional também previne o colapso dos alvéolos na expiração.

Volume de reserva expiratório

Volume de reserva expiratório (VRE) é o maior volume de ar que pode ser expelido dos pulmões durante a expiração máxima.

Volume residual

O volume residual (VR) não pode ser medido diretamente, mas é o volume de ar que permanece nos pulmões após a expiração forçada.

Sistema Respiratório CAPÍTULO **10**

Capacidade vital
Capacidade vital (CV) é o volume máximo de ar que pode ser movido para dentro e fora dos pulmões:

> Capacidade vital = volume corrente + volume de reserva inspiratório + volume de reserva expiratório

Capacidade pulmonar total
Capacidade pulmonar total (CPT) é a quantidade máxima de ar que os pulmões podem conter. Em um adulto de tamanho médio, normalmente gira em torno de 6 ℓ. A capacidade pulmonar total representa a soma do VC e do VR. Não pode ser medido diretamente em testes clínicos porque, mesmo após a expiração forçada, o VR do ar ainda permanece nos pulmões.

Ventilação alveolar
Este é o volume de ar que entra e sai dos alvéolos por minuto. É igual ao volume corrente menos o espaço morto anatômico, multiplicado pela frequência respiratória:

> Ventilação alveolar = volume corrente − espaço morto anatômico x frequência respiratória
> = (500 − 150) mℓ x 15/min
> = 5,25 ℓ/min

Os testes de função pulmonar são realizados para avaliar a função respiratória e são baseados nos parâmetros descritos anteriormente. Os resultados desses testes podem ajudar no diagnóstico e no monitoramento de distúrbios respiratórios.

Troca de gases

Embora a ventilação pulmonar envolva os processos alternados de inspiração e expiração, a troca gasosa na membrana respiratória e nos tecidos é um processo contínuo e permanente. A difusão de oxigênio e dióxido de carbono depende das diferenças de pressão, como entre o ar atmosférico e o sangue ou o sangue e os tecidos.

Composição do ar

A pressão atmosférica ao nível do mar é de 101,3 quilopascals (kPa) ou 760 mmHg. Com o aumento da altura acima do nível do mar, a pressão atmosférica é reduzida progressivamente, e a 5.500 m, cerca de dois terços da altura do Monte Everest (8.850 m), é cerca de metade do nível do mar. Sob a água, a pressão aumenta em cerca de 1 atmosfera a cada 10 m abaixo do nível do mar.

O ar é uma mistura de gases: nitrogênio, oxigênio, dióxido de carbono, vapor d'água e pequenas quantidades de gases inertes. A porcentagem de cada gás no ar inspirado e expirado está listada na Tabela 10.1. Cada gás na mistura exerce uma parte da pressão total proporcional à sua concentração, isto é, a pressão parcial (Tabela 10.2). Isso é denotado, por exemplo, em PO_2, PCO_2.

Ar alveolar

A composição do ar alveolar permanece relativamente constante e é diferente do ar atmosférico. Está saturado com vapor de água e contém mais dióxido de carbono e menos oxigênio. A saturação com vapor de água fornece 6,3 kPa (47 mmHg), reduzindo a pressão parcial de todos os outros gases presentes. A troca gasosa entre os alvéolos e a corrente sanguínea (respiração externa) é um processo contínuo, pois os alvéolos nunca estão vazios, por isso é independente do ciclo respiratório. Durante cada inspiração, apenas alguns dos gases alveolares são trocados.

Difusão de gases

A troca de gases ocorre quando existe uma diferença na pressão parcial através de uma membrana semipermeável. Os gases se difundem da maior concentração para a mais baixa até que o equilíbrio seja estabelecido (p. 36). O nitrogênio atmosférico não é usado pelo corpo, então sua pressão parcial permanece inalterada e é a mesma no ar inspirado e expirado, no ar alveolar e no sangue. Esses

Tabela 10.1 Composição do ar inspirado e expirado.

	Ar inspirado %	Ar expirado %
Oxigênio	21	16
Dióxido de carbono	0,04	4
Nitrogênio	78	78
Vapor d'água	Variável	Saturado

Tabela 10.2 Pressões parciais de gases.

Gás	Ar alveolar		Sangue desoxigenado		Sangue oxigenado	
	kPa	mmHg	kPa	mmHg	kPa	mmHg
Oxigênio	13,3	100	5,3	40	13,3	100
Dióxido de carbono	5,3	40	5,8	44	5,3	40
Nitrogênio	76,4	573	76,4	573	76,4	573
Vapor d'água	6,3	47				
Total	101,3	760				

SEÇÃO 3 Ingestão de Nutrientes e Eliminação de Resíduos

princípios governam a difusão de gases dentro e fora dos alvéolos através da membrana respiratória (respiração externa) e através das membranas capilares nos tecidos (respiração interna).

Respiração externa

A respiração externa (Fig. 10.24A) é a troca de gases por difusão entre os alvéolos e o sangue nos capilares alveolares, através da membrana respiratória. Cada parede alveolar tem a espessura correspondente a uma célula e é circundada por uma rede de minúsculos capilares (cujas paredes também têm apenas a espessura correspondente a uma célula). A área total da membrana respiratória para trocas gasosas nos pulmões é equivalente à de uma quadra de tênis. O sangue venoso que chega aos pulmões na artéria pulmonar percorreu todos os tecidos do corpo e contém altos níveis de CO_2 e baixos níveis de O_2. O dióxido de carbono difunde-se do sangue venoso a favor do gradiente de concentração nos alvéolos até que o equilíbrio com o ar alveolar seja atingido. Pelo mesmo processo, o oxigênio se difunde dos alvéolos para o sangue. O fluxo relativamente lento de sangue através dos capilares aumenta o tempo disponível para a troca de gás. Quando o sangue sai dos capilares alveolares, as concentrações de oxigênio e dióxido de carbono estão em equilíbrio com as do ar alveolar (Fig. 10.24A).

Respiração interna

A respiração interna (Fig. 10.24B) é a troca de gases por difusão entre o sangue nos capilares e as células do corpo. As trocas gasosas não ocorrem através das paredes das artérias que transportam o sangue do coração para os tecidos porque suas paredes são muito espessas. A PO_2 do sangue que chega ao leito capilar é, portanto, a mesma que o sangue que sai dos pulmões. O sangue que chega aos tecidos foi purificado do seu excesso de CO_2 e saturado com O_2 durante sua passagem pelos pulmões, e, portanto, tem maior PO_2 e menor PCO_2 que os tecidos. Isso cria gradientes de concentração entre o sangue capilar e os tecidos, e as trocas gasosas, portanto, ocorrem (Fig. 10.24B). O O_2 se difunde da corrente sanguínea através da parede capilar para os tecidos. O CO_2 difunde-se das células para o líquido extracelular e depois para a corrente sanguínea em direção à extremidade venosa do capilar.

A Fig. 10.25 resume os processos de respiração interna e externa.

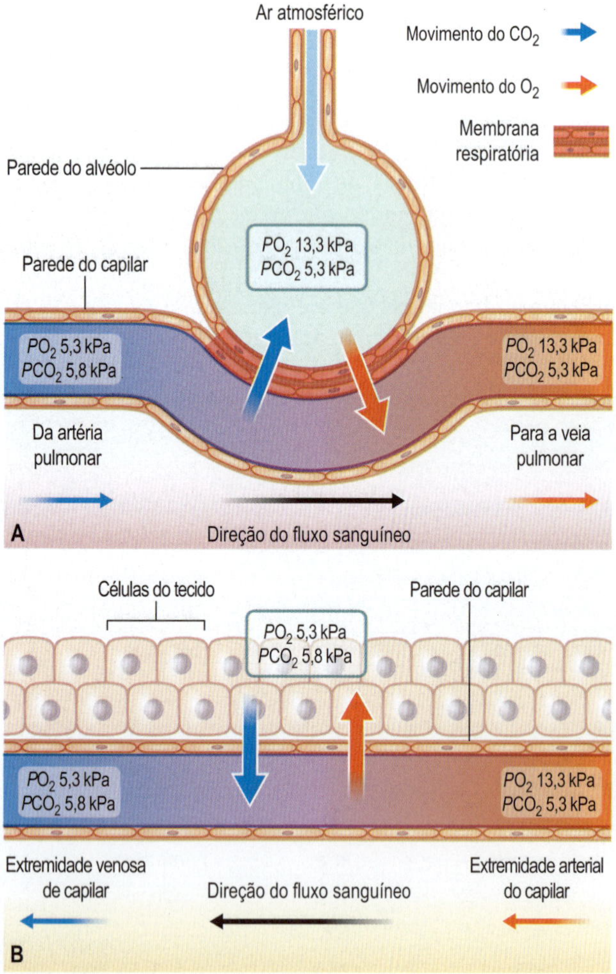

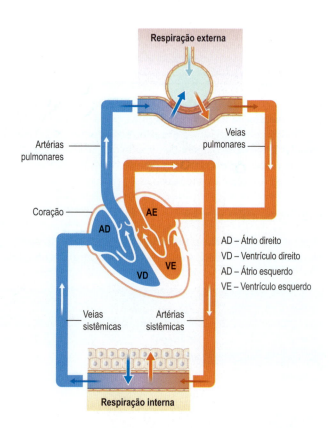

Figura 10.24 Respiração. (A) Respiração externa. (B) Respiração interna.

Figura 10.25 Resumo da respiração externa e interna.

Transporte de gases na corrente sanguínea

O oxigênio e o dióxido de carbono são transportados no sangue de diferentes maneiras.

Oxigênio

O oxigênio é transportado no sangue em:

- Combinação química com hemoglobina (ver Fig. 4.6) como oxi-hemoglobina (98,5%)
- Solução no plasma (1,5%)

A oxi-hemoglobina é instável e, sob certas condições, dissocia-se prontamente, liberando oxigênio. Fatores que aumentam a dissociação incluem baixos níveis de O_2, baixo pH e temperatura elevada (Capítulo 4). Nos tecidos em atividade, há aumento da produção de dióxido de carbono e calor, o que leva ao aumento da liberação de oxigênio. Dessa forma, o oxigênio está disponível para os tecidos em maior necessidade. A oxi-hemoglobina é vermelho-brilhante, enquanto o sangue desoxigenado tem coloração azul-púrpura.

Dióxido de carbono

O dióxido de carbono é um dos produtos residuais do metabolismo. É excretado pelos pulmões e transportado por três mecanismos:

- Como íons bicarbonato (HCO_3^-) no plasma (70%)
- Combinado com hemoglobina em eritrócitos como carbamino-hemoglobina (23%)
- Dissolvido no plasma (7%).

Os níveis de dióxido de carbono devem ser controlados com precisão, pois tanto o excesso quanto a deficiência levam a alteração significativa do equilíbrio ácido-base. A quantidade adequada de CO_2 é essencial para o sistema-tampão do bicarbonato que protege contra uma queda no pH do corpo. O excesso de CO_2, por outro lado, reduz o pH do sangue porque se dissolve na água do corpo para formar o ácido carbônico.

Regulação do fluxo de ar e fluxo sanguíneo no pulmão

Durante a respiração em repouso, apenas uma pequena porção da capacidade total do pulmão é ventilada a cada respiração. Isso significa que somente uma fração do número total de alvéolos está sendo ventilada, geralmente nos lobos superiores, e grande parte do pulmão remanescente está temporariamente colapsada. As vias respiratórias que suprem alvéolos que não estão sendo usados são restritas, direcionando o fluxo de ar para alvéolos funcionais. Além disso, as arteríolas pulmonares que trazem sangue para os alvéolos ventilados são dilatadas para maximizar as trocas gasosas, e o fluxo sanguíneo (perfusão) para além dos alvéolos não funcionais é reduzido.

Quando os requisitos respiratórios são aumentados, como durante o exercício, o aumento do volume corrente expande os alvéolos adicionais, e o fluxo sanguíneo é redistribuído para perfundir esses alvéolos também. Dessa forma, o fluxo de ar (ventilação) e o fluxo sanguíneo (perfusão) são combinados para maximizar a oportunidade de troca gasosa.

Controle da respiração

O controle efetivo da respiração permite que o corpo regule os níveis de gás no sangue em uma ampla gama de condições fisiológicas, ambientais e patológicas e normalmente é involuntário. O controle voluntário é exercido durante atividades como falar e cantar, mas deixa de ocorrer se o CO_2 no sangue aumenta (hipercapnia).

Centro respiratório

O centro respiratório é constituído por grupos de nervos na medula oblonga, o centro da ritmicidade respiratória, que controla o padrão respiratório, ou seja, a frequência e a profundidade da respiração (Fig. 10.26). Existem três grupos importantes de neurônios que regulam a respiração: um grupo inspiratório, um grupo expiratório e neurônios na área pneumotáxica. O disparo automático regular dos neurônios inspiratórios define o ritmo básico da respiração. Os neurônios expiratórios controlam a expiração, e os neurônios na área pneumotáxica ajudam a regular a frequência e a profundidade da respiração. Os impulsos motores que saem do centro respiratório dirigem-se via nervos frênico e intercostal para os músculos diafragma e intercostais, respectivamente, para estimular a respiração. Embora o centro respiratório controle o padrão e a frequência da respiração, ele também é influenciado pela informação vinda da periferia: mais importante, o *input* de quimiorreceptores informando a respeito do conteúdo de CO_2 e do pH dos fluidos corporais.

Quimiorreceptores

Estes são receptores que respondem a mudanças nas pressões parciais de oxigênio e dióxido de carbono no sangue e no líquido cerebrospinal (LCE). Estão localizados central e perifericamente.

Quimiorreceptores centrais

Estão localizados na superfície da medula oblonga e são banhados pelo LCE. Quando a PCO_2 arterial aumenta (hipercapnia), mesmo que discretamente, faz com que haja aumento da PCO_2 no LCE. Os quimiorreceptores centrais respondem estimulando o centro respiratório, aumentando a ventilação dos pulmões e reduzindo a PCO_2 arterial. A sensibilidade dos quimiorreceptores centrais à elevação da PCO_2 arterial é o fator mais importante no controle dos níveis normais de gases no sangue. Uma pequena redução na PO_2 (hipoxemia) tem o mesmo efeito, embora menos pronunciado, mas uma redução substancial deprime a respiração.

Quimiorreceptores periféricos

Situados no arco da aorta e nos corpos carotídeos (Fig. 10.26), respondem a mudanças nos níveis de CO_2 e O_2 no sangue,

SEÇÃO 3 Ingestão de Nutrientes e Eliminação de Resíduos

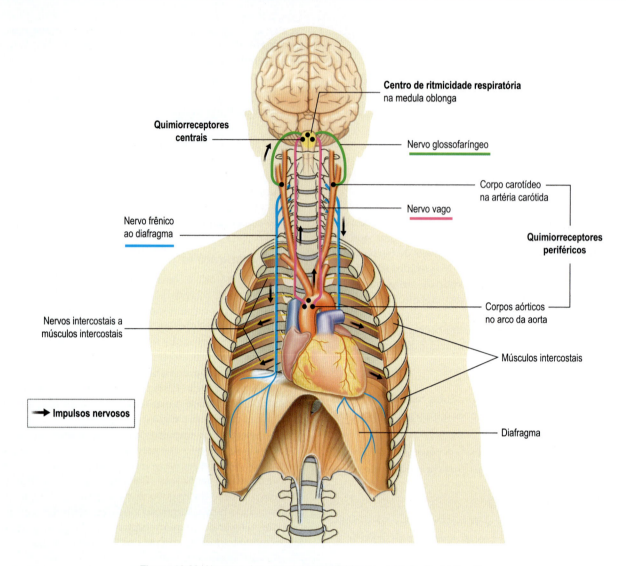

Figura 10.26 Algumas das estruturas envolvidas no controle da respiração.

mas são muito mais sensíveis ao dióxido de carbono do que o oxigênio. Mesmo um discreto aumento nos níveis de CO_2 ativa esses receptores, desencadeando impulsos nervosos para o centro respiratório através dos nervos glossofaríngeo e vago. Isso estimula um aumento imediato na frequência e profundidade da respiração. Um aumento na acidez do sangue (pH diminuído ou $[H^+]$ elevado) também estimula os quimiorreceptores periféricos, resultando em aumento da ventilação, aumento da excreção de CO_2 e aumento do pH sanguíneo. Estes quimiorreceptores também ajudam a regular a pressão arterial (p. 275).

Exercício e respiração

O exercício físico aumenta a frequência e a profundidade da respiração para suprir as necessidades aumentadas de oxigênio dos músculos em atividade. O exercício muscular produz maiores quantidades de CO_2, o que estimula os quimiorreceptores centrais e periféricos. O aumento do esforço respiratório persiste mesmo após a cessação do exercício, a fim de fornecer oxigênio suficiente para suprir o "débito de oxigênio", que corresponde principalmente ao oxigênio necessário para se livrar de resíduos, incluindo o ácido láctico.

Outros fatores que influenciam a respiração

A respiração pode ser modificada por meio dos centros superiores do cérebro pela fala, pelo canto, por manifestações emocionais (por exemplo, choro, riso, medo), por drogas (por exemplo, sedativos, álcool) e pelo sono.

A temperatura corporal influencia a respiração. Na febre, a respiração é aumentada devido à maior taxa metabólica, enquanto na hipotermia a respiração e o metabolismo estão deprimidos. A respiração é brevemente inibida durante a deglutição, para evitar a inalação de alimentos ou bebidas, e a inspiração também é inibida durante o espirro e a tosse, enquanto as substâncias irritantes são expelidas do trato respiratório. Pode haver cessação involuntária completa da respiração (apneia) por períodos mais prolongados – por exemplo, se a face estiver submersa em água ou se o ar contiver altas concentrações de poeira, fumaça ou outras substâncias nocivas, com evidente função de proteção.

O reflexo de Hering-Breuer previne a hiperinsuflação dos pulmões. Os receptores de estiramento no pulmão, ligados ao centro respiratório pelo nervo vago, inibem a respiração quando o volume pulmonar se aproxima do máximo.

> ● **MOMENTO DE REFLEXÃO**
>
> 13. Descreva o esforço muscular requerido para a inspiração em repouso.
> 14. A capacidade vital pode ser calculada somando-se o volume corrente a quais outros dois volumes pulmonares?
> 15. Como os quimiorreceptores nos vasos sanguíneos e no sistema nervoso central regulam a respiração?

Efeitos do envelhecimento no sistema respiratório

Resultados esperados da aprendizagem

Após estudar esta seção, você estará apto a:
- Descrever as principais consequências do envelhecimento na estrutura e função respiratórias.

O desempenho respiratório diminui com a idade, começando em torno dos 20 anos. A perda geral de tecido elástico nos pulmões aumenta a probabilidade de que pequenas vias respiratórias entrem em colapso durante a expiração e diminua o volume pulmonar funcional. Graus variados de enfisema (p. 286) são normais em pessoas mais velhas, geralmente sem sintomas.

A cartilagem em geral torna-se menos flexível com a idade, e há risco aumentado de alterações articulares artríticas. A caixa torácica, portanto, torna-se mais rígida, o que, junto com a redução geral relacionada com a idade na função muscular, reduz o volume minuto respiratório.

O risco de infecções respiratórias aumenta devido ao declínio imunológico relacionado com a idade e a diminuição da produção de muco nas vias respiratórias. Os reflexos dos quimiorreceptores respiratórios que aumentam o esforço respiratório em resposta ao aumento dos níveis de CO_2 no sangue/queda dos níveis de O_2 tornam-se menos eficientes, de modo que os idosos podem responder menos às mudanças adversas nos gases sanguíneos. O comprometimento respiratório relacionado com a idade é bastante aumentado em fumantes.

> ● **MOMENTO DE REFLEXÃO**
>
> 16. Quais são os dois principais fatores que reduzem o volume minuto em pessoas idosas saudáveis?

SEÇÃO 3   Ingestão de Nutrientes e Eliminação de Resíduos

Desordens do trato respiratório superior

> **Resultados esperados da aprendizagem**
>
> Após estudar esta seção, você estará apto a:
>
> - Descrever as desordens inflamatórias e infecciosas comuns do trato respiratório superior.

Desordens infecciosas e inflamatórias

A inflamação do trato respiratório superior pode ser causada pela inalação de substâncias irritantes, como fumaça de cigarro ou poluentes do ar, mas é comumente causada por infecção. Tais infecções em geral são causadas por vírus que diminuem a resistência do trato respiratório a outras infecções, o que permite às bactérias invadir os tecidos. Essas infecções apenas oferecem risco de vida quando se espalham para os pulmões ou outros órgãos, ou se o edema e o exsudato inflamatório bloqueiam as vias respiratórias.

Os agentes patogênicos geralmente se espalham por gotículas (minúsculas gotículas contendo material infeccioso suspensas no ar), por poeira ou por equipamentos e curativos contaminados. Se não for completamente resolvida, a infecção aguda poderá se tornar crônica.

Infecções virais causam inflamação aguda da membrana mucosa, levando a congestão tecidual e exsudato profuso de líquido aquoso, o que pode predispor à infecção bacteriana secundária, particularmente provável em grupos vulneráveis, como crianças e idosos.

Resfriado comum e gripe

O resfriado comum (coriza) habitualmente é causado pelo rinovírus e é uma doença altamente infecciosa, normalmente leve, caracterizada sobretudo por corrimento nasal (rinorreia), espirros, dor de garganta e, às vezes, febre baixa. Normalmente, um resfriado segue seu curso por poucos dias. A *influenza* é causada principalmente por um vírus *influenza* e produz sintomas muito mais graves que um resfriado, incluindo temperaturas muito altas e dores musculares; a recuperação completa pode levar semanas, e infecções bacterianas secundárias são mais comuns do que no resfriado simples. Em adultos saudáveis, a maioria das cepas de *influenza* é incapacitante, porém raramente fatal, a menos que a infecção se espalhe para os pulmões. Pode, no entanto, ser uma doença letal em pessoas idosas ou imunocomprometidas, que podem sucumbir à pneumonia bacteriana secundária.

Sinusite

A sinusite geralmente é causada pela disseminação de micróbios do nariz e da faringe até a membrana mucosa que reveste os seios paranasais. A infecção viral primária nor-

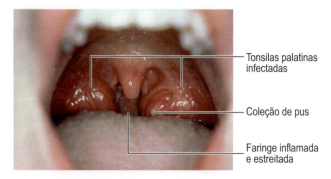

Figura 10.27 Amigdalite estreptocócica. (Dr. P Marazzi/Science Photo Library. Reproduzida com permissão.)

malmente é seguida por infecção bacteriana. A mucosa congestionada pode bloquear as aberturas entre o nariz e os seios paranasais, impedindo a drenagem da secreção mucopurulenta. Os sintomas incluem dor facial e dor de cabeça. Se houver ataques repetidos ou se a recuperação não estiver completa, a infecção poderá se tornar crônica.

Tonsilite

Vírus e *Streptococcus pyogenes* são causas comuns de inflamação das tonsilas palatinas, arcos palatinos e paredes da faringe (Fig. 10.27). Infecção grave pode levar a supuração e formação de abscesso. Ocasionalmente a infecção se espalha para o pescoço, causando celulite. Após tonsilite aguda, o inchaço diminui e a tonsila retorna ao normal, mas a infecção repetida pode levar à inflamação crônica, fibrose e aumento permanente. Endotoxinas da tonsilite por *Streptococcus pyogenes* estão associadas ao desenvolvimento de febre reumática (p. 133) e glomerulonefrite (p. 383). Infecções repetidas da tonsila nasofaríngea (adenoides; ver Fig. 10.3) podem deixá-las aumentadas e fibróticas e causar obstrução das vias respiratórias, em especial em crianças.

Faringite, laringite e traqueíte

A faringe, a laringe e a traqueia podem ser infectadas secundariamente a outras infecções do trato respiratório superior, como resfriado comum ou tonsilite.

A laringotraqueobronquite (crupe em crianças) é uma complicação rara, porém grave, das infecções do trato respiratório superior. A via respiratória é obstruída por inchaço acentuado ao redor da laringe e epiglote, acompanhada de sibilos e falta de ar (dispneia).

Difteria

A difteria é uma infecção bacteriana da faringe, que pode se estender para a nasofaringe e traqueia; é causada pela bactéria *Corynebacterium diphtheriae*. Uma membrana fibrosa e espessa se forma sobre a área da faringe e pode obstruir a via respiratória. O patógeno produz potentes exotoxinas que podem danificar gravemente o músculo cardíaco e esquelético, o fígado, os rins e as glândulas suprarrenais. Nos países onde a imunização é generalizada, a difteria é rara.

Sistema Respiratório   CAPÍTULO **10**

Febre do feno (rinite alérgica)

Nesta condição, a hipersensibilidade atópica ("imediata"; p. 417) desenvolve-se para proteínas estranhas (antígenos), como o pólen, ácaros em penas de travesseiro e pelos de animais. A inflamação aguda da mucosa nasal e da conjuntiva causa rinorreia (exsudação aquosa excessiva do nariz), vermelhidão dos olhos e produção excessiva de lágrimas. A hipersensibilidade atópica tende a ocorrer em famílias, mas nenhum fator genético ainda foi identificado; é provável que envolva vários genes. Outras formas de hipersensibilidade atópica incluem asma de início na infância (ver a próxima seção), eczema (p. 403) em lactentes e crianças pequenas e alergias alimentares.

> ● **MOMENTO DE REFLEXÃO**
>
> 17. Qual é a diferença entre resfriado e gripe?

Desordens pulmonares obstrutivas

> **Resultados esperados da aprendizagem**
>
> Após estudar esta seção, você estará apto a:
>
> - Comparar as causas e a patologia das bronquites crônica e aguda
> - Discutir as patologias das principais formas de enfisema
> - Discutir as causas e a fisiologia desordenada da asma
> - Explicar a principal anormalidade fisiológica nas bronquiectasias
> - Descrever o efeito da fibrose cística na função pulmonar.

As desordens pulmonares obstrutivas são caracterizadas pelo bloqueio do fluxo aéreo nas vias respiratórias. A obstrução pode ser aguda ou crônica.

Bronquite

Bronquite aguda

A bronquite aguda é geralmente uma infecção bacteriana secundária dos brônquios, precedida por um resfriado comum ou gripe e que pode agravar o sarampo e a coqueluche em crianças. A infecção viral deprime os mecanismos normais de defesa, permitindo às bactérias patogênicas já presentes no trato respiratório se multiplicarem. A disseminação para baixo da infecção pode levar a bronquiolite e/ou broncopneumonia, em especial em crianças e adultos debilitados ou idosos.

Bronquite crônica

Este distúrbio comum torna-se cada vez mais debilitante à medida que progride. A bronquite crônica é definida clinicamente quando um indivíduo apresentou tosse com expectoração durante 3 meses em 2 anos sucessivos. É uma doença inflamatória progressiva resultante da irritação prolongada do epitélio brônquico, frequentemente agravada por condições de umidade ou frio.

Muitas vezes é consequência do tabagismo, mas também pode acompanhar episódios de bronquite aguda (geralmente por *Haemophilus influenzae* ou *Streptococcus pneumoniae*) e exposição crônica a irritantes no ar, como neblina urbana, fumaça de escapamento de veículos ou poluentes industriais.

Ela se desenvolve principalmente em homens de meia-idade que são fumantes crônicos, e pode haver predisposição familiar. Exacerbações agudas são comuns e frequentemente associadas à infecção. As mudanças que ocorrem nos brônquios são descritas a seguir.

Aumento do tamanho e número de glândulas mucosas

O aumento do volume de muco pode bloquear pequenas vias respiratórias e sobrecarregar a "escada-rolante" ciliar, levando à redução da depuração, tosse persistente e infecção.

Edema e outras alterações inflamatórias

Causam inchaço da parede das vias respiratórias, estreitando a passagem e obstruindo o fluxo de ar.

Redução no número e na função das células ciliadas

O epitélio ciliado é progressivamente destruído e substituído por um tipo diferente de epitélio sem cílios. Isso pode preceder a mudança neoplásica (cancerosa). Como a eficiência ciliar é reduzida, o problema do acúmulo de muco é agravado, aumentando mais o risco de infecção.

Fibrose das vias respiratórias

Alterações inflamatórias levam a fibrose e enriquecimento das paredes das vias respiratórias, reduzindo ainda mais o fluxo de ar.

Falta de ar (dispneia)

A falta de ar piora com o esforço físico e aumenta o trabalho de respirar.

A ventilação dos pulmões torna-se gravemente comprometida, causando falta de ar e levando à hipóxia, hipertensão pulmonar e insuficiência cardíaca direita. Com o avanço da insuficiência respiratória, a PO_2 do sangue arterial é reduzida (hipoxemia) e acompanhada por um aumento da PCO_2 no sangue arterial (hipercapnia). Quando a condição se torna mais grave, o centro respiratório na medula oblonga responde à hipoxemia, e não à hipercapnia. Nos estágios posteriores, as alterações inflamatórias começam a afetar os bronquíolos menores e os próprios alvéolos, e o enfisema se desenvolve (ver a próxima seção). O termo "doença pulmonar obstrutiva crônica" (DPOC) às vezes é usado para descrever essa situação.

SEÇÃO 3 Ingestão de Nutrientes e Eliminação de Resíduos

Enfisema

Ver Figs. 10.28 e 10.29.

Enfisema pulmonar

O enfisema pulmonar, em geral referido simplesmente como enfisema, em geral desenvolve-se como resultado em longo prazo de condições inflamatórias ou irritação das vias respiratórias, como em fumantes ou mineiros de carvão. Ocasionalmente, pode ser devido a uma deficiência genética no pulmão de uma enzima antiproteolítica, α-1-antitripsina. Essas condições levam à destruição progressiva do tecido elástico de sustentação no pulmão, e os pulmões se expandem progressivamente (tórax em barril), pois sua capacidade de recuar se perde. Além disso, há distensão irreversível dos bronquíolos respiratórios, dutos alveolares e alvéolos, reduzindo a área de superfície para a troca de gases.

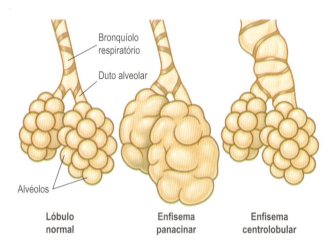

Figura 10.28 Enfisema.

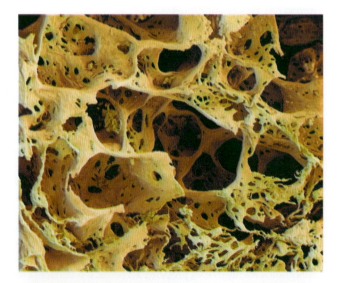

Figura 10.29 Eletromicrografia de varredura colorida de tecido pulmonar com enfisema. (Dr. Tony Britain/Science Photo Library. Reproduzida com permissão.)

No exame microscópico, o tecido pulmonar está cheio de grandes cavidades irregulares criadas pela destruição das paredes alveolares (Fig. 10.29; comparar com Fig. 10.19). Existem dois tipos principais, e ambos estão geralmente presentes.

Enfisema panacinar

As paredes entre os alvéolos adjacentes se quebram, os dutos alveolares se dilatam, e o tecido elástico intersticial é perdido. Os pulmões tornam-se distendidos, e sua capacidade é aumentada. Como o volume de ar em cada respiração permanece inalterado, constitui uma proporção menor do volume total de ar nos alvéolos distendidos, reduzindo a pressão parcial de oxigênio. Isso reduz o gradiente de concentração de O_2 através da membrana alveolar, diminuindo a difusão de O_2 no sangue. A fusão de alvéolos reduz a área de superfície para troca de gases. Nos estágios iniciais da doença, os níveis normais de O_2 e CO_2 no sangue arterial são mantidos em repouso por hiperventilação. À medida que a doença progride, o efeito combinado dessas alterações pode levar à hipóxia, hipertensão pulmonar e, eventualmente, insuficiência cardíaca direita

Enfisema centrolobular

Nesta forma de enfisema, há dilatação irreversível dos bronquíolos respiratórios que suprem os lóbulos pulmonares. Quando o ar inspirado atinge a área dilatada, a pressão diminui, levando a redução da pressão do ar alveolar, redução da eficiência da ventilação e redução da pressão parcial de oxigênio. Conforme a doença progride, a hipóxia resultante leva à hipertensão pulmonar e à insuficiência cardíaca direita.

Enfisema intersticial

Enfisema intersticial significa a presença de ar nos tecidos intersticiais torácicos, que pode ocorrer de uma das seguintes formas:

- Do lado de fora, por lesão, como uma costela fraturada, ferida de facada
- Do lado de dentro, quando um alvéolo se rompe através da pleura, como ocorre durante um ataque asmático, bronquiolite ou tosse, tal qual na tosse convulsa.

O ar nos tecidos geralmente segue para cima, até os tecidos moles do pescoço, onde é gradualmente absorvido, sem causar danos. Uma grande quantidade no mediastino pode, no entanto, limitar o movimento do coração.

É importante distinguir o enfisema intersticial do pneumotórax (p. 293), em que o ar fica preso entre a pleura.

Asma

A asma (Fig. 10.30) é uma doença inflamatória comum das vias respiratórias associada a episódios de sobrerreatividade reversível do músculo liso das vias respiratórias. A

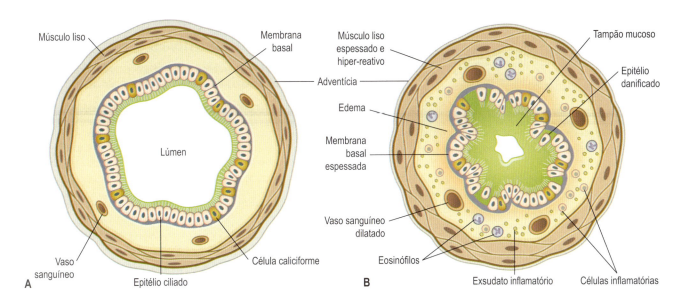

Figura 10.30 Seção transversal da parede das vias aéreas na asma. (A) Vias respiratórias normais. (B) Vias respiratórias asmáticas.

membrana mucosa e as camadas musculares dos brônquios e bronquíolos tornam-se espessas, e as glândulas mucosas aumentam, reduzindo o fluxo de ar no trato respiratório inferior. As paredes incham e engrossam com exsudato inflamatório e um influxo de células inflamatórias, especialmente eosinófilos. Durante um ataque asmático, a contração espasmódica do músculo bronquiolar (broncoespasmo) constringe as vias respiratórias, e há secreção excessiva de muco espesso e pegajoso, estreitando-as ainda mais. Somente a expiração parcial é alcançada, de modo que os pulmões se tornam hiperinsuflados e há dispneia e sibilos severos. A duração dos ataques geralmente varia de alguns minutos a horas. Em ataques agudos graves, os brônquios podem ser obstruídos por tampões de muco, bloqueando o fluxo de ar e levando a insuficiência respiratória aguda, hipóxia e possivelmente morte.

Fatores não específicos que podem precipitar ataques de asma incluem ar frio, tabagismo, poluição do ar, infecção do trato respiratório superior, estresse emocional e exercício extenuante.

Existem duas categorias clínicas de asma, que geralmente originam sintomas idênticos e são tratadas da mesma maneira. Diferenças importantes incluem idade típica de início e a contribuição de um elemento de alergia. Asma, qualquer que seja a etiologia, em geral pode ser bem controlada com agentes anti-inflamatórios e broncodilatadores inalatórios, permitindo que as pessoas tenham uma vida normal.

Asma atópica (início na infância, extrínseca)

Ocorre em crianças e adultos jovens que têm hipersensibilidade atópica (tipo I; p. 417) a proteína estranha, como pólen, poeira contendo ácaros de tapetes, travesseiros de plumas, pelos de animais ou fungos. Uma história de eczema infantil ou alergias alimentares é comum, e muitas vezes há familiares próximos com histórico de alergia.

Como na febre do feno, os antígenos (alérgenos) são inalados e absorvidos pela mucosa brônquica. Isso estimula a produção de anticorpos de imunoglobulina E (IgE), que se ligam à superfície dos mastócitos e basófilos ao redor dos vasos sanguíneos brônquicos. Quando o alérgeno é encontrado novamente, a reação antígeno/anticorpo resulta na liberação de histamina e outras substâncias relacionadas que estimulam a secreção de muco e a contração muscular, estreitando as vias respiratórias. Os ataques tendem a se tornar menos frequentes e graves com a idade.

Asma não atópica (início na vida adulta, intrínseca)

Este tipo ocorre mais tarde na vida adulta, e não há história de reações alérgicas na infância. Pode estar associado à inflamação crônica do trato respiratório superior, como bronquite crônica ou pólipos nasais. Outros fatores desencadeadores incluem exercício e exposição ocupacional, por exemplo, inalação de vapores de tinta. A aspirina desencadeia uma reação asmática em algumas pessoas. Os ataques tendem a aumentar em gravidade ao longo do tempo, e os danos aos pulmões podem ser irreversíveis. Finalmente, a ventilação pulmonar prejudicada leva à hipóxia, hipertensão pulmonar e insuficiência cardíaca direita.

Bronquiectasia

É a dilatação anormal permanente dos brônquios e bronquíolos. Está associada a infecção bacteriana crônica e, algumas vezes, com história de bronquiolite e broncopneumonia infantis, fibrose cística ou tumor brônquico. Os brônquios ficam obstruídos por muco, pus e exsudato inflamatório, e os alvéolos distais ao bloqueio sofrem colapso, à medida que o ar aprisionado é absorvido. O tecido elástico intersticial degenera e é substituído por aderências fibrosas que ligam os brônquios à pleura parietal. A pressão do ar inspirado nesses brônquios danificados leva à dilatação proximal ao bloqueio. A tosse intensa e persistente para remover abundante expectoração purulenta provoca aumentos intermitentes da pressão nos brônquios bloqueados, levando a maior dilatação.

O lobo inferior do pulmão é geralmente afetado. A supuração é comum. Se um vaso sanguíneo for erodido, poderá ocorrer hemoptise, ou septicemia, levando à formação de abscesso em outras partes do corpo, geralmente o cérebro. A fibrose progressiva do pulmão leva à hipóxia, hipertensão pulmonar e insuficiência cardíaca direita.

Fibrose cística (mucoviscidose)

Esta é uma das doenças hereditárias mais comuns, que afeta 1 em 2.500 bebês. Estima-se que quase 5% das pessoas carreguem o gene anormal recessivo, que deve estar presente em ambos os pais para causar a doença.

As secreções de todas as glândulas exócrinas são anormalmente espessas devido ao transporte de cloretos através dos epitélios secretores, mas as mais gravemente afetadas são as dos pulmões, pâncreas, intestinos, trato biliar e sistema reprodutor masculino. As glândulas sudoríparas secretam quantidades anormalmente grandes de sal durante a transpiração excessiva. No pâncreas, o muco altamente viscoso é secretado pelas paredes dos dutos e causa obstrução, dano às células do parênquima, formação de cistos e secreção deficiente de enzimas. No recém-nascido, a obstrução intestinal pode ser causada por um tampão de mecônio (fezes fetais) e muco viscoso, levando à perfuração da parede do canal alimentar e à peritonite meconial, a qual é frequentemente fatal. Em casos menos agudos, pode haver comprometimento da digestão de proteínas e gorduras, resultando em má absorção, esteatorreia e déficit de crescimento em lactentes. Em crianças mais velhas, consequências comuns incluem:

- Digestão de alimentos e absorção de nutrientes prejudicadas
- Possível obstrução dos dutos biliares no fígado, causando cirrose
- Bronquite, bronquiectasia e pneumonia.

A expectativa de vida dos indivíduos afetados é de cerca de 50 anos. Os principais tratamentos oferecidos visam manter a função respiratória eficaz e prevenir a infecção. Doenças pulmonares e cardíacas crônicas são complicações comuns.

> ● **MOMENTO DE REFLEXÃO**
>
> 18. Por que os níveis de dióxido de carbono no sangue aumentam na doença obstrutiva das vias respiratórias?
>
> 19. O que o termo "enfisema intersticial" significa?

Desordens restritivas

> **Resultados esperados da aprendizagem**
>
> Após estudar esta seção, você estará apto a:
> - Descrever as principais pneumoconioses
> - Descrever as principais causas e consequências da doença pulmonar quimicamente induzida.

Distúrbios pulmonares restritivos caracterizam-se pelo aumento da rigidez (baixa complacência) do tecido pulmonar, tornando mais difícil inflar o pulmão e aumentar o trabalho respiratório. A doença restritiva crônica é frequentemente associada à fibrose progressiva causada por inflamação repetida e contínua dos pulmões.

Pneumoconioses

Este grupo de doenças pulmonares é causado pela exposição prolongada às poeiras orgânicas inaladas, o que desencadeia uma inflamação generalizada e fibrose progressiva dos tecidos pulmonares. A inalação de poluentes relacionados com o trabalho foi uma das principais causas de doença pulmonar antes da introdução da legislação que limita a exposição dos trabalhadores a eles. Para causar doenças, as partículas devem ser tão pequenas que sejam transportadas no ar inspirado ao nível dos bronquíolos e alvéolos respiratórios, onde só podem ser eliminadas por fagocitose. Partículas maiores são aprisionadas por muco mais alto no trato respiratório e expelidas pela ação ciliar e pela tosse. O risco aumenta com a duração e concentração da exposição e nos fumantes.

Pneumoconiose do trabalhador de carvão

A inalação de pó de carvão durante um período prolongado leva a vários graus de comprometimento respiratório; muitos mineiros desenvolvem grau leve da doença ou não a desenvolvem, enquanto outros sofrem de fibrose progressiva maciça, que é fatal. A poeira inalada se acumula no pulmão e é fagocitada pelos macrófagos, que se acumulam ao redor das vias respiratórias e desencadeiam variados graus de fibrose. Se a fibrose permanecer restrita a essas pequenas coleções de macrófagos e não houver redução significativa na função pulmonar, o distúrbio será referido como pneumoconiose do trabalhador de carvão simples, e é improvável que progrida quando a exposição à poeira cessar. Por razões que não são claras, as alterações fibróticas nos pulmões progridem de forma muito mais agressiva em algumas pessoas, com a formação de grandes nódulos fibróticos densos, destruição e cavitação do tecido pulmonar e comprometimento respiratório potencialmente fatal.

Silicose

Pode ser causada pela exposição em longo prazo a poeiras contendo compostos de silício. Indústrias de alto risco incluem pedreiras, mineração de minerais, alvenaria de pedra, jateamento de areia, produção de vidro e produção de cerâmica.

Partículas de sílica inaladas se acumulam nos alvéolos e são ingeridas por macrófagos, para os quais a sílica é tóxica. A reação inflamatória desencadeada quando os macrófagos morrem causa importante fibrose.

A silicose parece predispor ao desenvolvimento da tuberculose, que progride rapidamente para broncopneumonia tubercular e possivelmente tuberculose miliar. A destruição gradual do tecido pulmonar leva à redução progressiva da função pulmonar, hipertensão pulmonar e insuficiência cardíaca direita.

Asbestose

A asbestose, causada pela inalação de fibras de amianto (asbestos), em geral se desenvolve após 10 a 20 anos de exposição, mas algumas vezes só apenas 2 anos. Mineiros de asbesto e trabalhadores envolvidos na fabricação e no uso de alguns produtos que contenham amianto estão em risco. Há diferentes tipos de amianto, mas o amianto azul se associa à doença mais grave.

Apesar de seu grande tamanho, as partículas de amianto penetram ao nível dos bronquíolos e alvéolos respiratórios. Macrófagos se acumulam nos alvéolos e ingerem fibras mais curtas. As fibras maiores formam corpos de amianto, consistindo em fibras envolvidas por macrófagos, material proteico e depósitos de ferro. Sua presença na expectoração indica exposição ao amianto, mas não necessariamente asbestose. Os macrófagos que engolfaram fibras migram para fora dos alvéolos e se acumulam em torno de bronquíolos respiratórios e vasos sanguíneos, estimulando a formação de tecido fibroso. O tecido pulmonar é progressivamente destruído, com o desenvolvimento de dispneia, hipóxia crônica, hipertensão pulmonar e insuficiência cardíaca direita. A relação entre o amianto inalado e a fibrose não é clara. Sugere-se que o amianto estimule os macrófagos a secretar enzimas que promovem fibrose ou estimule uma reação imunológica, causando fibrose. O amianto está ligado ao desenvolvimento do mesotelioma (p. 292).

Alveolite alérgica extrínseca

Este grupo de condições é causado pela inalação de poeiras orgânicas, incluindo as da Tabela 10.3. Os contaminantes atuam como antígenos, causando uma reação de hipersensibilidade do tipo III (p. 417) nas paredes dos alvéolos.

Tabela 10.3 Condições causadas por poeiras orgânicas.

Doença	Contaminante
Pulmão do fazendeiro	Feno mofado
Bagaçose	Resíduos de açúcar mofado
Pulmão do manipulador de pássaros	Mofo em excrementos de pássaros
Pulmão do trabalhador de malte	Cevada mofada
Bissinose	Fibras de algodão

Inicialmente, a alergia causa bronquiolite, dispneia, tosse, acúmulo de células inflamatórias e formação de granulomas (coleções de macrófagos). Se a exposição for breve, a resposta inflamatória pode desaparecer, mas em exposições repetidas a fibrose pulmonar se desenvolve.

Toxinas pulmonares

Uma doença pulmonar pode ser desencadeada por uma variedade de toxinas e drogas.

Paraquat

Este herbicida causa edema pulmonar, fibrose pulmonar irreversível e dano renal; sua ingestão pode ser fatal.

Drogas

O mecanismo e a gravidade do dano pulmonar induzido por drogas variam, dependendo da droga e do estado geral do paciente. Algumas usadas para tratar o câncer, incluindo bleomicina e metotrexato, podem desencadear mudanças fibróticas progressivas. Outras drogas comuns, incluindo inibidores da enzima conversora de angiotensina (ECA), usados na hipertensão e em outras condições cardiovasculares, fenitoína (um anticonvulsivante) e hidralazina, usada na hipertensão, também podem ter efeitos colaterais pulmonares.

Terapia com oxigênio de alta concentração

Bebês prematuros podem necessitar de tratamento com oxigênio enquanto sua função pulmonar amadurece, mas as altas concentrações usadas podem causar danos fibróticos permanentes aos pulmões, assim como à retina do olho (p. 215). Pessoas de qualquer idade que necessitem de oxigenoterapia de alta concentração também podem desenvolver fibrose pulmonar.

> ● **MOMENTO DE REFLEXÃO**
>
> 20. Por que as fibras de asbestos podem causar dano permanente ao pulmão?

Infecções pulmonares

Resultados esperados da aprendizagem

Após estudar esta seção, você estará apto a:

- Descrever as causas e os efeitos das infecções pulmonares, incluindo pneumonia, abscesso e tuberculose.

Pneumonia

Pneumonia (Fig. 10.31) significa infecção dos alvéolos. Ocorre quando os mecanismos de defesa pulmonar não con-

SEÇÃO 3 Ingestão de Nutrientes e Eliminação de Resíduos

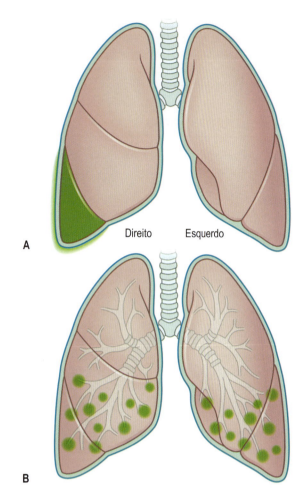

Figura 10.31 Distribuição do tecido infectado. (A) Pneumonia lobar. (B) Broncopneumonia.

seguem impedir a chegada e a colonização dos pulmões pelos micróbios inalados ou transmitidos pelo sangue. Alguns fatores predisponentes estão listados a seguir.

Tosse deficiente
A tosse é um mecanismo de limpeza eficaz, mas, se for prejudicada ou perdida, por exemplo, por danos aos músculos respiratórios ou aos nervos que os inervam, ou por tosse dolorosa, as secreções respiratórias poderão se acumular e tornar-se infectadas.

Lesão do epitélio de revestimento do trato
A ação ciliar pode estar comprometida ou o epitélio ser destruído, por exemplo, por tabagismo, inalação de gases nocivos ou infecção.

Fagocitose alveolar prejudicada
A depressão da atividade de macrófagos pode ser causada por tabagismo, álcool ou anóxia.

Hospitalização
A hospitalização pode ser um fator predisponente, especialmente quando a ventilação mecânica assistida é necessária, em parte devido à exposição a uma ampla gama de organismos patogênicos potencialmente resistentes aos antibióticos.

Outros fatores
O risco de pneumonia aumenta nos extremos de idade, leucopenia, doença crônica (por exemplo, insuficiência cardíaca, câncer, insuficiência renal crônica, alcoolismo), supressão da imunidade causada, por exemplo, por radiação ionizante, fármacos corticosteroides e hipotermia.

Organismos que causam pneumonia
Uma ampla variedade de organismos, incluindo bactérias, vírus, micoplasmas, protozoários e fungos, pode causar pneumonia em condições apropriadas. O patógeno mais comum, especialmente na pneumonia lobar, é a bactéria *Streptococcus pneumoniae*. Outros incluem *Staphylococcus aureus* e *Haemophilus influenzae*. A *Legionella pneumophila* espalha-se através de sistemas de distribuição de água, como sistemas de ar-condicionado, e é transmitida através da inalação de gotículas. *Klebsiella pneumoniae* e *Pseudomonas aeruginosa* são causas comuns de pneumonia hospitalar.

Pneumonia lobar
É a infecção de um ou mais lobos (Fig. 10.31A), geralmente por *Streptococcus pneumoniae*, levando à produção de exsudato inflamatório aquoso nos alvéolos, o qual acumula e preenche o lóbulo, que então transborda e infecta os lóbulos adjacentes. É de início súbito, e a dor pleurítica acompanha a inflamação da pleura visceral. Se não for tratada com antibióticos, a doença segue seu curso e se resolve dentro de 2 a 3 semanas. Essa forma de pneumonia é mais comum em adultos jovens previamente saudáveis.

Broncopneumonia
Na broncopneumonia (Fig. 10.31B), a distribuição da infecção é irregular em todo o pulmão. A infecção se espalha dos brônquios para os bronquíolos terminais e alvéolos. À medida que estes se tornam inflamados, o exsudato fibroso se acumula, e há um influxo de leucócitos. Pequenos focos de consolidação (alvéolos cheios de líquido) se desenvolvem. Frequentemente há resolução incompleta com fibrose. A bronquiectasia é uma complicação comum, levando a novos ataques agudos, fibrose pulmonar e destruição progressiva da substância pulmonar. A broncopneumonia é mais comum na infância e na velhice e o óbito é bastante frequente, sobretudo quando a condição complica as doenças debilitantes. Fatores predisponentes incluem:

- Debilidade devido a, por exemplo, câncer, uremia, hemorragia cerebral, insuficiência cardíaca congestiva, má nutrição, hipotermia
- Doença pulmonar, como bronquiectasia, fibrose cística ou infecção viral aguda
- Anestesia geral, que deprime a atividade respiratória e ciliar
- Inalação de conteúdo gástrico (pneumonia por aspiração) em, por exemplo, estados inconscientes ou no sono pro-

fundo, ou na sequência de consumo excessivo de álcool ou overdose por drogas
- Inalação de material infectado dos seios paranasais ou trato respiratório superior.

Abscesso pulmonar

Corresponde à supuração localizada e necrose dentro da substância pulmonar. O abscesso pode se desenvolver a partir de infecção local:

- Se a pneumonia foi inadequadamente tratada
- Como resultado de trauma, como fratura de costela, ferimento por faca ou cirurgia
- Quando afeta estruturas adjacentes, como o esôfago, a medula espinal e a cavidade pleural ou quando há um abscesso subfrênico.

Ocasionalmente, o abscesso se desenvolve quando material infectado circula na corrente sanguínea e um êmbolo séptico chega e se aloja no pulmão. Esse material geralmente se origina de uma tromboflebite (p. 127) ou endocardite infecciosa (p. 133).

Resultados

A recuperação do abscesso pulmonar pode ser completa ou levar a complicações, como:

- Supuração crônica
- Êmbolos sépticos que se espalham para outras partes do corpo, como o cérebro, causando abscesso cerebral ou meningite
- Abscessos subpleurais se espalhando e causando empiema e, em alguns casos, fístula
- Erosão de um vaso sanguíneo pulmonar, levando a hemorragia.

Tuberculose

A tuberculose (TB) é um grave problema de saúde em todo o mundo, particularmente em países de baixa renda que não têm recursos suficientes para prevenção ou tratamento eficazes e em países onde a infecção pelo HIV é comum. É causada por uma de duas formas semelhantes de micobactérias, sendo a principal a *Mycobacterium tuberculosis*. Os humanos são os principais hospedeiros. Os micróbios são espalhados por inalação, por infecção de gotículas de aerossol de um indivíduo com tuberculose ativa, ou em poeira contaminada por escarro infectado.

A TB é menos comum nos países desenvolvidos devido à pasteurização do leite, mas pode ser causada pelo *Mycobacterium bovis*, proveniente das vacas.

Tuberculose pulmonar

Tuberculose primária

A infecção inicial geralmente envolve o ápice do pulmão. Células inflamatórias, incluindo macrófagos e linfócitos, são recrutadas em defesa, selando as lesões infectadas em focos de Ghon, cujos centros são preenchidos com um material necrótico semelhante a um queijo que pode conter um número significativo de bactérias ativas que sobreviveram dentro de macrófagos. Se a infecção se disseminar para os linfonodos regionais, os focos de Ghon e esses nós infectados juntos serão chamados complexo primário. Nesse estágio, é provável que a doença tenha causado poucos, ou nenhum, sintomas clínicos e, na grande maioria das pessoas, não progrida mais, embora os complexos primários calcificados sejam claramente identificáveis na radiografia. A exposição à bactéria causa sensibilização, que leva a uma forte reação imune mediada por células T (p. 412) se a infecção for reativada.

Tuberculose secundária

Ocorre geralmente pela reativação da doença de bactérias latentes que sobrevivem à TB primária e pode ocorrer décadas após a exposição inicial em resposta a fatores como estresse, envelhecimento, imunocomprometimento ou desnutrição. A infecção é muito mais provável de progredir do que era na fase primária, com destruição significativa e cavitação dos tecidos pulmonares. Os sintomas incluem febre, tosse, mal-estar, hemoptise, perda de peso e suores noturnos. Quase metade dos pacientes com TB secundária desenvolve envolvimento não pulmonar.

Tuberculose não pulmonar

A TB primária raramente afeta outros tecidos além do pulmão, mas o envolvimento não pulmonar na TB secundária é bastante comum. A tuberculose amplamente disseminada é quase sempre fatal, a menos que adequadamente tratada.

Tuberculose miliar

O espalhamento do sangue a partir dos pulmões leva à disseminação ampla dos bacilos pelos tecidos do corpo, e os focos de infecção podem se estabelecer em qualquer órgão, incluindo medula óssea, fígado, baço, rins e sistema nervoso central. Numerosos nódulos minúsculos se desenvolvem nos pulmões, que nos raios X se assemelham a sementes de milheto aspergidas (portanto, "miliares"). O tratamento rápido é essencial para evitar uma maior disseminação.

Tuberculose linfonodal

Este é o segundo local mais comum de infecção após o pulmão. Linfonodos no mediastino, pescoço, axila e virilha têm maior probabilidade de serem afetados. A infecção causa inchaço e necrose central do nódulo. Geralmente é indolor.

Tuberculose articular e óssea

As articulações intervertebrais, do quadril e do joelho são mais comumente afetadas, e, em crianças, isso geralmente é consequência da TB primária. A infecção do disco intervertebral ou da membrana sinovial de uma articulação sinovial vem na sequência da destruição extensa de cartilagem e osso adjacente, que por sua vez pode progredir à osteomielite tuberculosa.

Outros tecidos afetados

O pericárdio, a pele e o trato gastrintestinal podem estar envolvidos. Uma em cada cinco pessoas com doença extrapulmonar desenvolve infecção do sistema nervoso central, que requer tratamento urgente; se não for fatal, pode deixar os sobreviventes com danos neurológicos permanentes.

> ● **MOMENTO DE REFLEXÃO**
>
> 21. Qual é a diferença entre pneumonia lobar e broncopneumonia?
> 22. O que é tuberculose secundária?

Tumores pulmonares

> **Resultados esperados da aprendizagem**
>
> Após estudar esta seção, você estará apto a:
>
> - Descrever a patologia dos tumores pulmonares comuns.

Os tumores benignos do pulmão são raros.

Carcinoma brônquico

O carcinoma brônquico primário é uma malignidade muito comum. A grande maioria dos casos (até 90%) ocorre em fumantes ou naqueles que inalam a fumaça de outras pessoas (fumantes passivos). Outros fatores de risco incluem a exposição a poeiras suspensas no ar e a presença de fibrose pulmonar. O tumor primário em geral se espalha no momento do diagnóstico, portanto o prognóstico desse tipo de câncer geralmente é extremamente ruim.

O tumor geralmente se desenvolve em um brônquio principal, formando uma grande massa friável que se projeta para dentro do lúmen, algumas vezes causando obstrução. O muco, então, se acumula e predispõe à infecção. À medida que o tumor cresce, pode erodir um vaso sanguíneo, causando hemoptise.

Espalhamento do carcinoma brônquico

O espalhamento não segue nenhum padrão ou sequência em particular. A propagação ocorre por infiltração de tecidos locais e pelo transporte de fragmentos tumorais no sangue e na linfa. Se o sangue ou os vasos linfáticos forem erodidos, os fragmentos poderão se espalhar, enquanto o tumor ainda é muito pequeno. Um tumor metastático pode, portanto, causar sintomas antes que o tumor primário no pulmão tenha sido detectado.

Espalhamento local

Pode ocorrer no pulmão ou em estruturas do mediastino, como vasos sanguíneos, nervos e esôfago.

Espalhamento linfático

Fragmentos tumorais se espalham ao longo dos vasos linfáticos até os linfonodos sucessivos, nos quais podem causar tumores metastáticos. Fragmentos podem penetrar na linfa drenando de um tumor ou ter acesso a um vaso maior se suas paredes tiverem sido erodidas por um tumor em crescimento.

Espalhamento sanguíneo

As células tumorais poderão entrar no sangue se um vaso sanguíneo for erodido por um tumor em crescimento. Os locais mais comuns de metástases transmitidas pelo sangue são o fígado, o cérebro, as glândulas suprarrenais, os ossos e os rins.

Mesotelioma pleural

Este tumor maligno da pleura está usualmente associado à exposição prévia ao pó de amianto, por exemplo por trabalhadores de asbesto e pessoas que vivem perto de minas e fábricas de amianto. Fumar multiplica o risco de mesotelioma várias vezes em pessoas expostas ao amianto. O mesotelioma pode se desenvolver após períodos variáveis de exposição ao amianto, de 3 meses a 60 anos, sendo habitualmente associado a fibras de crocidolita (amianto azul). O tumor envolve as duas camadas da pleura e, à medida que cresce, oblitera a cavidade pleural, comprimindo o pulmão. Metástases linfáticas e disseminadas no sangue são comumente encontradas nos gânglios linfáticos hilares e mesentéricos, no pulmão, no fígado, na glândula tireoide e adrenal, no osso, no músculo esquelético e no cérebro. O prognóstico geralmente é muito ruim.

> ● **MOMENTO DE REFLEXÃO**
>
> 23. Qual é o local mais comum para o desenvolvimento de carcinoma brônquico primário?

Colapso pulmonar

> **Resultados esperados da aprendizagem**
>
> Após estudar esta seção, você estará apto a:
>
> - Listar as principais causas de colapso pulmonar
> - Descrever os efeitos do colapso pulmonar.

Os efeitos clínicos do colapso (atelectasia) de todo ou parte de um pulmão (Fig. 10.32) dependem do quanto ele está afetado. Seções bastante grandes de um único pulmão podem

Sistema Respiratório CAPÍTULO 10

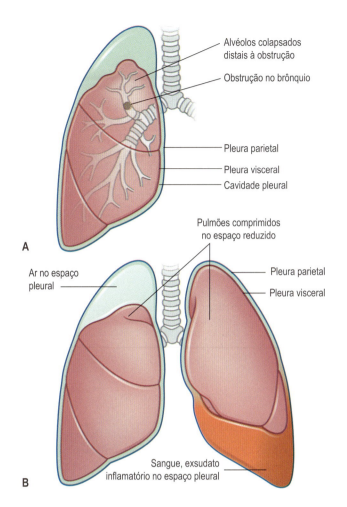

Figura 10.32 Colapso de um pulmão. (A) Colapso de absorção. (B) Colapso de pressão

estar sem função presente e não ter sintomas óbvios. Há quatro causas principais dessa condição:

- Obstrução de uma via respiratória (colapso de absorção)
- Função do surfactante prejudicada
- Colapso de pressão
- Hipoventilação alveolar.

Obstrução de uma via respiratória (colapso de absorção)

A quantidade de pulmão afetado depende do tamanho da passagem de ar obstruída. Distalmente à obstrução, o ar é aprisionado e absorvido, o pulmão colapsa, e as secreções se acumulam (Fig. 10.32A). Estes podem causar infecção e, por vezes, formação de abscessos. A obstrução de curto prazo usualmente é seguida por reinflamação do pulmão sem efeitos adversos duradouros. A obstrução prolongada leva à fibrose progressiva e colapso permanente. A obstrução súbita pode ser devida à inalação de um corpo estranho (geralmente no brônquio primário direito, que é mais largo e mais inclinado que o esquerdo) ou a um tampão de muco formado durante um ataque asmático ou na bronquite crônica.

Obstrução gradual pode dever-se a um tumor brônquico ou pressão sobre um brônquio, como linfonodos mediastinais aumentados ou aneurisma aórtico.

Função do surfactante prejudicada

Bebês prematuros, nascidos antes da 34ª semana, podem ser incapazes de expandir seus pulmões pelo próprio esforço respiratório porque seus pulmões são muito imaturos para produzir surfactante (p. 274). Esses bebês podem precisar ser mecanicamente ventilados até que seus pulmões comecem a produzir surfactante. Isso é chamado síndrome do desconforto respiratório neonatal (NRDS).

Na síndrome do desconforto respiratório agudo (SDRA), a diluição do surfactante pela coleta de líquido nos alvéolos (edema pulmonar) leva à atelectasia. Esses pacientes quase sempre já estão gravemente doentes, e o colapso de áreas substanciais de pulmão contribui para a taxa de mortalidade em torno de um terço.

Colapso de pressão

Quando o ar ou o fluido entra na cavidade pleural, a pressão negativa torna-se positiva, impedindo a expansão pulmonar. Os fluidos se depositam nas bases pulmonares, enquanto as coleções de ar são habitualmente encontradas no ápice do pulmão (Fig. 10.32B). O colapso em geral afeta apenas um pulmão e pode ser parcial ou completo. Não há obstrução da via respiratória.

Pneumotórax

Nesta condição, há ar na cavidade pleural. Pode ocorrer espontaneamente ou resultar de trauma.

Pneumotórax espontâneo

Pode ser primário ou secundário. O pneumotórax espontâneo primário é de causa desconhecida, frequentemente recorrente e ocorre em pessoas saudáveis e em boa forma, geralmente do sexo masculino, entre 20 e 40 anos de idade. O pneumotórax espontâneo secundário ocorre quando o ar entra na cavidade pleural após a ruptura da pleura visceral devido a doença pulmonar, como enfisema, asma, tuberculose pulmonar ou câncer brônquico.

Pneumotórax traumático

Deve-se a uma lesão penetrante que danifica a pleura, como uma fratura composta de uma costela, facada ou ferida por arma de fogo ou cirurgia.

Pneumotórax por tensão

O pneumotórax por pressão (Fig. 10.33) ocorre como uma complicação quando uma aba ou válvula unidirecional se desenvolve entre os pulmões e a cavidade pleural. O ar entra na cavidade pleural durante a inspiração, mas não pode ser expelido na expiração e acumula-se de forma constante, às vezes rapidamente. Tal expansão do pulmão afetado empurra o mediastino para o lado não afetado, comprimindo

SEÇÃO 3 Ingestão de Nutrientes e Eliminação de Resíduos

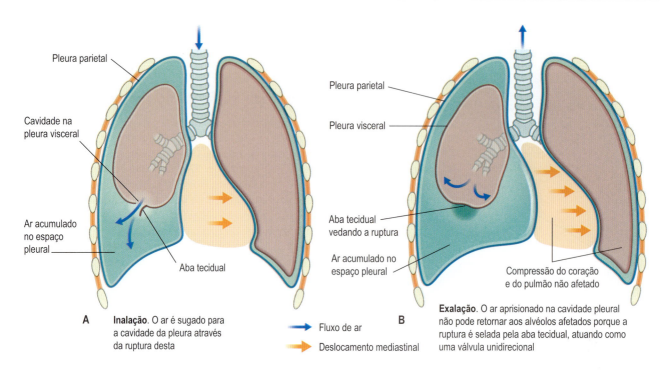

Figura 10.33 Pneumotórax hipertensivo. (A) Inalação. (B) Exalação.

seu conteúdo, incluindo o pulmão não afetado e os grandes vasos. Sem tratamento imediato, o desconforto respiratório grave precede o colapso cardiovascular.

Hemotórax

É a presença de sangue na cavidade pleural. Pode ser causado por uma lesão penetrante no peito envolvendo vasos sanguíneos, uma ruptura de aneurisma da aorta ou erosão de um vaso sanguíneo por um tumor maligno.

Efusão pleural

Corresponde ao excesso de fluido na cavidade pleural, o que pode ser causado por:

- Aumento da pressão hidrostática, como na insuficiência cardíaca (p. 131) e aumento do volume sanguíneo
- Aumento da permeabilidade capilar devido à inflamação local, como ocorre na pneumonia lobar, na TB pulmonar, no câncer brônquico, no mesotelioma
- Diminuição da pressão osmótica do plasma, como na síndrome nefrótica (p. 384) ou na cirrose hepática (p. 363)
- Drenagem linfática prejudicada, como nos casos de tumores envolvendo a pleura.

Após o hemotórax e o derrame pleural, aderências fibrosas que limitam a reinflação podem se formar entre as camadas da pleura.

Hipoventilação alveolar

No indivíduo normal, respirando tranquilamente em repouso, há sempre alguns lóbulos colapsados nos pulmões, pelo baixo volume corrente. Tais lóbulos se expandem sem dificuldade na inspiração profunda seguinte. Causas não fisiológicas de colapso da hipoventilação incluem o colapso pós-operatório, particularmente após a cirurgia torácica e abdominal alta, quando a dor restringe a expansão torácica. Isso predispõe a infecções no tórax porque o muco se acumula nas vias aéreas subventiladas e não é expelido pela tosse.

> ● **MOMENTO DE REFLEXÃO**
>
> 24. Por que a prematuridade aumenta o risco de dificuldades respiratórias ao nascimento?
>
> 25. O que é um pneumotórax traumático?

Rever e revisar

Complete cada uma das afirmativas a seguir:

1. Na pneumonia, os(as) _____ dos pulmões são infectados(as). Organismos comuns incluem _____ *pneumoniae* e *Haemophilus* _____. A forma mais comum em adultos jovens e saudáveis é _____ pneumonia, enquanto _____ é mais comum em pessoas mais velhas ou imunocomprometidas.

2. Cada pulmão tem uma ampla superfície inferior, chamada _____ e uma pontuda, _____.
   A superfície inferior se apoia sobre _____.
   A área entre os pulmões é chamada _____ e contém importantes estruturas, como_____, o(a) _____ e o(a) _____. O pulmão direto é composto por três _____ e está situado mais superiormente no tórax que o esquerdo por causa do(a) _____ situado(a) abaixo.

Escolha uma resposta para completar cada uma das afirmativas:

3. A epiglote é composta por: _____
   a. Músculo
   b. Cartilagem
   c. Osso
   d. Tecido conjuntivo elástico

4. O mesotelioma está associado à exposição de: _____
   a. Asbestos
   b. Fumo
   c. Químicos industriais
   d. Pó de sílica

5. Rinorreia é: _____
   a. Espirro
   b. Falta de ar
   c. Corrimento nasal
   d. Tosse seca

6. A traqueia é revestida por: _____
   a. Epitélio estratificado escamoso
   b. Epitélio de transição
   c. Epitélio cuboidal
   d. Epitélio colunar ciliado

7. A estrutura/substância diretamente em contato com a superfície externa do pulmão é: _____
   a. Pleura visceral
   b. Membrana respiratória
   c. Líquido pleural
   d. Surfactante

8. Durante a inspiração em repouso, os músculos que se contraem simultaneamente com o diafragma são: _____
   a. Tanto intercostais externos como internos
   b. Intercostais externos
   c. Intercostais internos
   d. Intercostais externos e escalenos

9. O volume corrente em repouso é geralmente de: _____
   a. 1 ℓ
   b. 750 mℓ
   c. 500 mℓ
   d. 250 mℓ

10. Combine cada letra da Lista A com o número apropriado da Lista B. Você pode usar cada número mais de uma vez:

    Lista A
    ____ (a) Porcentagem de dióxido de carbono transportado em solução no plasma
    ____ (b) Percentagem de dióxido de carbono transportado ligado à hemoglobina no plasma
    ____ (c) Percentagem de oxigênio transportado ligado à hemoglobina no plasma
    ____ (d) Teor percentual de oxigênio na atmosfera
    ____ (e) Teor percentual de nitrogênio na atmosfera
    ____ (f) Frequência respiratória média em repouso
    ____ (g) Número de pares de costelas
    ____ (h) Número médio de anéis de cartilagem na traqueia
    ____ (i) Número de cartilagens que formam a laringe

    Lista B
    1. 7
    2. 9
    3. 12
    4. 18
    5. 21
    6. 23
    7. 78
    8. 98.5

11. Combine cada letra da lista A com o número apropriado da lista B:

    Lista A
    ____ (a) Epitélio colunar ciliado
    ____ (b) Epitélio escamoso
    ____ (c) Célula septal
    ____ (d) Macrófago alveolar
    ____ (e) Músculo liso
    ____ (f) Músculo esquelético
    ____ (g) Cartilagem

    Lista B
    1. Produção de surfactante
    2. Contração do diafragma
    3. Limpeza do ar nas vias respiratórias superiores
    4. Controle do diâmetro das vias respiratórias
    5. Suporte traqueal
    6 Troca de gases nos alvéolos
    7. Defesa nos sacos aéreos

CAPÍTULO 11

Introdução à Nutrição

Dieta balanceada	**298**
Nutrientes	**300**
Carboidratos	300
Proteínas	301
Lipídios	301
Vitaminas	302
Minerais, oligoelementos e água	304
Polissacarídeos não amiláceos	**306**
Envelhecimento e nutrição	**306**
Distúrbios nutricionais em idosos	306
Distúrbios nutricionais	**307**
Desnutrição proteico-calórica	307
Má absorção	308
Obesidade	308
Condições com implicações dietéticas	**308**
Referências e leitura adicional	**309**
Rever e revisar	**309**

Antes de estudar o sistema digestivo e suas funções no Capítulo 12, é útil entender as necessidades nutricionais do corpo. A importância de uma dieta balanceada para uma boa saúde é cada vez mais reconhecida, pois, além de proporcionar muitos benefícios à saúde, fornece as quantidades corretas de nutrientes, contrapõe-se à obesidade e reduz o risco de outras complicações, como doenças cardiovasculares e alguns tipos de cânceres.

O alimento fornece nutrientes, alguns dos quais são quebrados para fornecer energia, enquanto outros são necessários para o crescimento, reparo e demais atividades celulares. Os principais grupos de nutrientes são:

- Carboidratos
- Proteínas
- Lipídios
- Vitaminas
- Sais minerais, oligoelementos e água.

Os alimentos geralmente contêm uma combinação de nutrientes. Por exemplo, batatas e pães são constituídos sobretudo de carboidratos, mas também contêm proteínas e algumas vitaminas. As fibras dietéticas, mais corretamente conhecidas como polissacarídeos não amiláceos (PNA), consistem em carboidrato não digerível. Embora não sejam um nutriente, por não serem uma fonte de energia nem tampouco essenciais para o metabolismo celular, os PNA são importantes constituintes dietéticos que têm muitos efeitos benéficos no organismo.

Uma dieta balanceada é fundamental para a saúde e fornece quantidades adequadas de todos os nutrientes nas proporções corretas para atender às necessidades orgânicas. Um nutriente essencial é uma substância que não pode ser produzida pelo corpo e, para a manutenção da saúde, deve ser ingerida na dieta. A água é um solvente no organismo muito importante para as reações e manutenção da homeostase.

As primeiras partes deste capítulo exploram a dieta balanceada e seus constituintes. O impacto da alimentação saudável durante o início e a metade da vida sobre a saúde dos adultos mais velhos é abordado, pois muitos problemas de saúde surgem como resultado de uma dieta pobre em nutrientes. Nos países desenvolvidos, a obesidade é cada vez mais comum, enquanto outros sofrem com a desnutrição. A seção final deste capítulo descreve algumas consequências da má nutrição.

SEÇÃO 3 Ingestão de Nutrientes e Eliminação de Resíduos

Dieta balanceada

Resultados esperados da aprendizagem

Após estudar esta seção, você estará apto a:

- Listar os grupos constituintes de uma dieta balanceada
- Calcular o índice de massa corporal (IMC) a partir do peso e da altura de um indivíduo.

Uma dieta equilibrada contém proporções adequadas de todos os nutrientes necessários à saúde. Isso é normalmente obtido com a ingestão de diferentes alimentos, pois nenhum alimento isolado, com exceção do leite materno, contém todos os nutrientes essenciais em proporções adequadas. Se algum nutriente for ingerido em excesso ou for deficiente, a saúde poderá ser afetada negativamente. Por exemplo, uma dieta altamente calórica pode levar à obesidade, enquanto uma dieta pobre em ferro pode levar à anemia.

Uma dieta balanceada é importante na manutenção do peso corporal adequado (saudável), o que pode ser avaliado pelo cálculo do IMC (Quadro 11.1).

Uma alimentação saudável, ou seja, uma dieta balanceada, requer conhecimento e planejamento. Uma consideração importante na dieta é a quantidade de energia necessária para atender à demanda de cada indivíduo. As necessidades diárias de energia dependem de vários fatores, incluindo taxa metabólica (p. 342), idade, sexo e atividade física. Para adultos saudáveis, a ingestão média diária recomendada de energia é:

- Mulheres: 2.000 kcal = 8.400 kJ
- Homens: 2.500 kcal = 10.500 kJ.

Os carboidratos, lipídios e proteínas da dieta são as principais fontes de energia, sendo que as gorduras (lipídios) são as que mais fornecem calorias. A energia obtida da dieta é expressa em joules ou quilojoules (kJ); embora os termos mais antigos, calorias e quilocalorias (kcal ou cal), também sejam usados no Reino Unido.

Esta seção é baseada nas recomendações da Fundação Britânica de Nutrição (British Nutrition Foundation: 2016a, 2016b, 2016c). Nessas recomendações de ingestão diária, os alimentos são distribuídos em grupos similares, de acordo com sua origem e valor nutricional; recomenda-se que, a partir dos 2 anos de idade, seja ingerida diariamente determinada quantidade de cada grupo (Fig. 11.1). Se essa orientação for seguida, a ingestão dietética provavelmente será bem equilibrada. Os cinco grupos de alimentos são:

- Frutas e vegetais
- Batatas, pão, arroz, macarrão e outros carboidratos ricos em amido
- Lacticínios e seus derivados
- Feijão, leguminosas, peixe, ovos, carne e outras proteínas
- Óleos e manteigas.

Um sexto grupo é mostrado no canto inferior esquerdo da Fig. 11.1. Esses alimentos devem ser ingeridos com menos frequência e apenas em pequenas quantidades, pois são ricos em gordura saturada, sal e açúcar. Eles não são necessários para uma dieta saudável.

Os dois primeiros grupos listados devem formar a maior parte da dieta, enquanto os demais grupos devem formar o restante.

Frutas e vegetais

No mínimo, cinco porções por dia são recomendadas. Frutas e vegetais devem constituir aproximadamente um terço da dieta. Esse grupo inclui produtos frescos, congelados e enlatados e fornece carboidratos, fibras, ácido fólico e vitaminas A e C. Os sucos de frutas e vegetais não açucarados e os cremes, iogurtes ou sorvetes de frutas (150 mℓ) correspondem a apenas uma das "5 porções/dia", independentemente de quanto é ingerido (Quadro 11.2).

Batatas, pão, arroz, macarrão e outros carboidratos ricos em amido

A Fundação Britânica de Nutrição recomenda que este grupo represente cerca de um terço da dieta e que cada refeição

---

Quadro 11.1 Índice de massa corporal (WHO, 2017a).

Cálculo do IMC

$$\text{Índice de massa corporal} = \text{IMC} = \frac{\text{Peso (kg)}}{\text{Altura (m}^2\text{)}}$$

Classificação internacional do IMC

IMC	Estado nutricional
< 18,5	Abaixo do peso
18,5 a 24,9	Peso normal
≥ 25,0	Sobrepeso
25,0 a 29,9	Pré-obeso
≥ 30	Obeso
30,0 a 34,9	Obeso classe I
35,0 a 39,9	Obeso classe II
≥ 40	Obeso classe III

Quadro 11.2 "5/dia": equivalentes de 80 g por porção.

1 fruta média, ou seja, maçã, laranja, banana
3 colheres de sopa de legumes cozidos
1 tigela de salada mista
150 mℓ de suco ou *smoothie* de fruta

Introdução à Nutrição   CAPÍTULO **11**

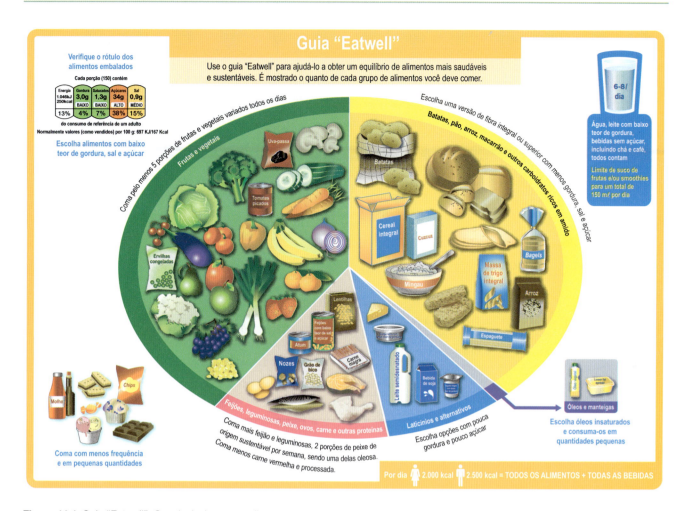

Figura 11.1 Guia "Eatwell". Os principais grupos alimentares e suas proporções recomendadas dentro de uma dieta equilibrada. (Public Health England em associação com o governo gaulês, Food Standards Scotland e Food Standards Agency, Irlanda do Norte. © Crown copyright 2016. Reproduzida com permissão).

contenha um alimento desse grupo. Batata, inhame e banana são classificados como "carboidratos ricos em amido" e fazem parte desse grupo, enquanto frutas e legumes não fazem parte. Ainda neste grupo, alimentos que podem ser incluídos são cereais matinais, arroz e macarrão. Eles são fontes de carboidratos e fibras e fornecem energia de modo sustentado. Alguns contêm ferro e vitaminas do grupo B, incluindo o ácido fólico (p. 304).

Lacticínios e seus derivados

Os alimentos deste grupo fornecem proteínas e minerais, incluindo cálcio, iodo, zinco e alguns são fonte de vitaminas A, B_2 e B_{12}. Eles incluem leite, queijo e iogurte, e muitas vezes contêm quantidades significativas de gordura. A ingestão deve ser limitada a três porções por dia, e outras opções com menos gordura e açúcar devem ser consideradas. Quando são utilizadas alternativas lácteas, ou seja, em casos de alergia ao leite de vaca ou intolerância à lactose, recomenda-se a adição de produtos fortificados com cálcio sem açúcar (Quadro 11.3).

Quadro 11.3 Laticínios e seus derivados: 1 porção.

200 mℓ de leite

150 g de iogurte

30 g de queijo

Feijão, leguminosas, peixe, ovos, carne e outras proteínas

Além dos alimentos apresentados na Fig. 11.1, este grupo inclui produtos de carne processada, como bacon, salsichas, bife, salame e patê. A ingestão de carne vermelha ou carne processada não deve exceder 70 g/dia. Quantidades moderadas são recomendadas porque muitas têm alto teor de gordura. Sugere-se que o peixe, incluindo uma porção de peixe oleoso, como salmão, truta, sardinha ou atum fresco, seja consumido duas vezes por semana. Este grupo fornece proteínas, ferro, vitaminas B e D e, às vezes, minerais. Alternativas a vegetarianos incluem tofu, nozes, feijões e

SEÇÃO 3 Ingestão de Nutrientes e Eliminação de Resíduos

leguminosas, como lentilhas. Os feijões e as leguminosas também são uma boa fonte de fibra, embora uma porção de 80 g seja considerada uma das "5 porções/dia".

Óleos e manteigas

Os lipídios correspondem a uma parte essencial da dieta, pois fornecem os ácidos graxos essenciais e permitem a absorção das vitaminas lipossolúveis. Como as gorduras são ricas em energia, apenas pequenas quantidades são necessárias. As gorduras são classificadas como saturadas ou insaturadas, e as diferenças são explicadas na p. 301. Os produtos insaturados, que geralmente vêm de plantas, são a opção recomendada.

Alimentos e bebidas ricos em gordura, sal e açúcares

Devem ser consumidos com moderação. Não são necessários na dieta e podem ter consequências adversas à saúde, pois são ricos em energia e têm pouco valor nutricional adicional. Recomendam-se alternativas como alimentos com baixo teor de sal, gordura e açúcar. Os exemplos desse tipo de alimento incluem açúcar, refrigerantes açucarados, xarope, chocolate, doces, bolos, biscoitos, sorvetes e salgados, como batatas fritas. Os alimentos fritos (como as batatas fritas), a maionese, a manteiga comum ou a manteiga clarificada (*ghee*) também estão incluídos neste grupo.

Recomendações adicionais

A Fundação Britânica de Nutrição faz outras recomendações específicas sobre ingestão de sal (p. 304) e líquidos (1,5 a 2 ℓ/dia), incluindo água, chá, café, suco de frutas ou polpas. A ingestão de álcool não deve exceder 3 a 4 unidades/dia para homens e 2 a 3 unidades/dia para mulheres (Quadro 11.4).

Grupos de pessoas com necessidades dietéticas específicas

Certos grupos de pessoas precisam de uma dieta diferente daquilo que já foi descrito. Por exemplo, mulheres grávidas e lactantes têm maiores necessidades de energia para promover o crescimento do bebê e garantir a produção de leite. Mulheres menstruadas precisam de mais ferro em sua dieta do que mulheres não menstruadas para compensar a perda de sangue durante a menstruação. Bebês e crianças têm maior necessidade de energia do que os adultos porque eles têm metabolismo relativamente mais alto e estão em fase de crescimento. Em alguns distúrbios gastrintestinais, como doença celíaca (p. 360), há intolerância a certos alimentos, o que restringe os tipos de alimentos que podem ser consumidos.

A digestão, a absorção e o uso dos nutrientes são explicados no Capítulo 12. A estrutura dos carboidratos, proteínas e lipídios são descritas no Capítulo 2.

> ● **MOMENTO DE REFLEXÃO**
>
> 1. Quais são as recomendações de ingestão diária de calorias/energia para adultos saudáveis?
> 2. Descreva os grupos de nutrientes encontrados em uma dieta balanceada.

Nutrientes

> **Resultados esperados da aprendizagem**
>
> Após estudar esta seção, você estará apto a:
>
> - Descrever as funções dos carboidratos, proteínas e lipídios da dieta
> - Esquematizar as fontes e funções das vitaminas lipossolúveis e hidrossolúveis
> - Esquematizar as fontes e funções dos minerais, oligoelementos (elementos-traço) e água.

Carboidratos

Os carboidratos são, sobretudo, os açúcares e o amido, encontrados em diversos alimentos, como açúcar, geleia, cereais, pão, biscoitos, massas, alimentos de conveniência, frutas e legumes. Do ponto de vista químico, constituem-se de carbono, hidrogênio e oxigênio, sendo a proporção de hidrogênio e o oxigênio a mesma encontrada na água (Capítulo 2). Os carboidratos são classificados de acordo com a complexidade das substâncias químicas a partir das quais são formados:

- Monossacarídeos, ou seja, glicose (ver Fig. 2.7)
- Dissacarídeo, ou seja, sacarose (ver Fig. 2.7)
- Polissacarídeos: estruturas complexas formadas a partir de um grande número de moléculas de glicose, alguns dos quais são digeríveis, como o glicogênio, enquanto outros não o são, por exemplo o PNA (p. 322).

Índice glicêmico

O tipo de carboidrato ingerido é importante numa dieta saudável. A taxa de absorção dos carboidratos no trato gastrintestinal (TGI) depende da complexidade dos carboidratos. Os monossacarídeos, como a glicose, são prontamente absorvidos; portanto, seus níveis sobem no sangue rapidamente. Os alimentos ricos em glicose e outros monos-

---

Quadro 11.4 Equivalentes de uma unidade de álcool.

125 mℓ (taça pequena) de vinho

300 mℓ de cerveja forte, cerveja *lager* ou cidra

25 mℓ de bebida destilada

sacarídeos aumentam rapidamente os níveis de glicose no sangue, por isso, se diz que apresentam um alto índice glicêmico (IG). Normalmente não satisfazem a fome por muito tempo porque o rápido aumento da glicose no sangue estimula a secreção de insulina, que por sua vez reduz os níveis de glicose no sangue. Os carboidratos mais complexos, como os amidos, requerem digestão antes da absorção e, assim, causam um aumento mais lento e mais sustentado dos níveis de glicose no sangue. Eles são referidos como alimentos com baixo IG e incluem alimentos integrais não processados e ricos em fibras, além de satisfazerem a fome por mais tempo porque liberam glicose para o sangue por um período mais longo. Os alimentos com baixo IG são importantes no controle do peso e no controle do diabetes melito.

Função dos carboidratos digeríveis

Estes incluem:
- Fornecimento de energia e calor: a degradação dos monossacarídeos, preferencialmente na presença de oxigênio, libera calor e energia química para o trabalho metabólico. A glicose é a principal molécula de combustível usada pelas células do corpo
- "Reserva de proteína": quando há carboidratos adequados na dieta, a proteína não precisa ser usada para fornecer energia e calor e é usada para o seu principal propósito – a saber, formar novas proteínas ou substituir as que existem
- Fornecimento de reservas energéticas. Quando a ingestão dos carboidratos excede as necessidades do corpo, o excedente é convertido em:
  - Glicogênio – como estoque de energia de curto prazo no fígado e nos músculos esqueléticos (p. 129)
  - Gordura – estocada no tecido adiposo, como aquele que está abaixo da pele.

Proteínas

Durante a digestão, as proteínas são quebradas em seus aminoácidos constituintes, e é dessa forma que são absorvidos pela corrente sanguínea. É preciso um fornecimento constante de aminoácidos para produzir novas proteínas, como proteínas estruturais, enzimas e alguns hormônios.

Aminoácidos

Os aminoácidos (ver Fig. 2.8) são constituídos de carbono, hidrogênio, oxigênio e nitrogênio. Alguns contêm minerais como ferro, cobre, zinco, iodo, enxofre e fosfato. Os aminoácidos são divididos em duas categorias: essenciais e não essenciais.

Os aminoácidos essenciais não podem ser sintetizados no corpo, portanto, devem ser incluídos na dieta. Os aminoácidos não essenciais são aqueles que podem ser sintetizados no corpo. Os essenciais e não essenciais são mostrados no Quadro 11.5.

Balanço de nitrogênio

O excesso de aminoácidos é degradado pelo corpo. O grupo amino (~NH_2) é convertido em um resíduo nitrogenado chamado ureia, que é excretado pelos rins. O restante da molécula é convertido em glicose ou em corpos cetônicos (ver cetose, p. 129), mas isso depende do tipo de aminoácido. O equilíbrio negativo de nitrogênio ocorre quando o suprimento de aminoácidos não atende às necessidades corporais. Essa situação pode surgir quando a ingestão de proteína na dieta é inadequada, como na deficiência ou ausência de aminoácidos, ou quando a demanda por proteínas está aumentada, como durante o crescimento e após lesão ou cirurgia.

Valor biológico da proteína

O valor nutricional de uma proteína, ou seja, seu valor biológico, é determinado pelo quão bem ela atende às necessidades nutricionais do corpo. A proteína de alto valor biológico geralmente tem origem animal. Proteínas como essa são facilmente digeridas e contêm todos os aminoácidos essenciais nas proporções exigidas pelo corpo.

Uma dieta balanceada, contendo todos os aminoácidos exigidos, também pode ser alcançada pela ingestão de uma variedade de alimentos contendo proteínas de baixo valor biológico, desde que as deficiências no conteúdo de aminoácidos de um alimento sejam fornecidas pelo outro. Uma dieta vegetariana contém proteínas de baixo valor biológico, como legumes, cereais e leguminosas. Quando são combina-

Quadro 11.5 Aminoácidos essenciais e não essenciais.

Aminoácidos essenciais
- Fenilalanina
- Histidina (somente em bebês)
- Isoleucina
- Leucina
- Lisina
- Metionina
- Treonina
- Triptofano
- Valina

Aminoácidos não essenciais
- Ácido aspártico
- Ácido glutâmico
- Alanina
- Arginina
- Asparagina
- Cisteína
- Cistina
- Glicina
- Glutamina
- Hidroxiprolina
- Prolina
- Serina
- Tirosina

SEÇÃO 3 Ingestão de Nutrientes e Eliminação de Resíduos

das, proteínas de diferentes fontes vegetais se complementam, fornecendo valores biológicos mais altos do que uma única fonte vegetal. Por meio dessa ação complementar, o valor biológico da dieta vegetariana pode ser similar ao daquelas baseadas em proteína animal.

Função das proteínas

Os aminoácidos são usados para:

- O crescimento e o reparo dos tecidos e das células do corpo
- A síntese de enzimas, proteínas plasmáticas, anticorpos (imunoglobulinas) e alguns hormônios
- Fornecimento de energia – normalmente uma função secundária, que só se torna importante quando não há carboidratos suficientes na dieta e as reservas de gordura estão esgotadas.

Quando a proteína é consumida em excesso, superior às necessidades do corpo, o grupo amino nitrogenado é liberado, ou seja, desaminado e excretado pelos rins (p. 345). O restante é convertido em gordura e armazenado nos depósitos de gordura, ou seja, nas células gordurosas do tecido adiposo (p. 51).

Lipídios

As gorduras são formadas de carbono, hidrogênio e oxigênio, mas, diferente dos carboidratos, a proporção de hidrogênio e oxigênio não é a mesma encontrada na água. Existem vários grupos de lipídios que são importantes na nutrição.

Gorduras (triglicerídeos)

Comumente conhecida como "gordura", uma molécula de triglicerídeo consiste em três ácidos graxos ligados a uma molécula de glicerol (Fig. 2.9). Dependendo do tipo e das quantidades relativas de ácidos graxos que contém, as gorduras são classificadas como saturadas ou insaturadas. Em geral, as gorduras saturadas são sólidas à temperatura ambiente e são de origem animal, enquanto as insaturadas são óleos, comumente derivados de vegetais ou plantas. Uma alta ingestão de gordura saturada pode predispor à doença coronariana (Capítulo 5).

Os ácidos linoleico, linolênico e araquidônico são ácidos graxos essenciais, que não podem ser sintetizados pelo organismo em quantidades significativas, mas são necessários para a síntese de prostaglandinas, fosfolipídios e leucotrienos. Esses ácidos graxos são encontrados em peixes oleosos.

Colesterol

Diferentemente de outros lipídios, cujas moléculas são compostas de cadeias de átomos, esta molécula contém quatro anéis, que lhe conferem a característica estrutural de esteroide. Pode ser sintetizado pelo organismo (cerca de 20%), sendo o restante proveniente de gorduras saturadas da dieta, como gema de ovo, carnes e produtos lácteos com alto teor de gordura. O colesterol é necessário à síntese de hormônios esteroidais, como glicocorticoides e mineralocorticoides (Capítulo 9), e é um importante constituinte das membranas celulares.

O colesterol é transportado no sangue combinado com proteínas, formando lipoproteínas. Dois exemplos são:

- Lipoproteína de baixa densidade (LDL): transporta o colesterol do fígado para as células do corpo. Concentrações elevadas de LDL no sangue são prejudiciais à saúde, uma vez que o LDL pode se acumular nas paredes das artérias, levando à aterosclerose. O LDL é às vezes conhecido como "colesterol ruim".
- Lipoproteína de alta densidade (HDL): transporta o colesterol das células do corpo para o fígado, onde é degradado ou excretado. O HDL é conhecido como "colesterol bom", e níveis elevados de HDL são cardioprotetores.

Níveis elevados de colesterol no sangue estão associados a maior risco de aterosclerose (p. 125), hipertensão (pressão arterial alta, p. 136) e diabetes melito (p. 255).

Função dos lipídios

Inclui:

- Fonte concentrada de energia química e calor
- Suporte estrutural de alguns órgãos, tais como os rins e os olhos
- Absorção, transporte e estoque de vitaminas lipossolúveis: A, D, E e K
- Constituinte da bainha de mielina (p. 156) e do sebo (p. 396)
- Produção de hormônios esteroidais a partir do colesterol
- Armazenamento de energia no tecido adiposo subcutâneo e no mesentério
- Isolante – a camada subcutânea de gordura reduz a perda de calor através da pele
- Saciedade – o tempo de esvaziamento gástrico é aumentado depois de ingerir alimentos ricos em gordura, retardando o aparecimento da fome.

Como o corpo armazena o excesso de gordura, é importante não comer demais, pois isso acarretará ganho de peso, sobrepeso ou obesidade (p. 306).

Vitaminas

As vitaminas são substâncias químicas exigidas em quantidades muito pequenas para processos metabólicos essenciais. Como a maioria não pode ser produzida pelo corpo, elas são obtidas essencialmente por meio da dieta. Dessa forma, a carência de vitaminas pode provocar doenças. Elas são encontradas em vários alimentos e são divididas em dois grupos:

- Vitaminas lipossolúveis: A, D, E e K
- Vitaminas hidrossolúveis: complexo B e C.

Vitaminas lipossolúveis

A bile é necessária para a absorção dessas vitaminas no intestino delgado. A presença de óleos minerais no intestino e a má absorção prejudicam sua absorção.

Vitamina A (retinol)

Esta vitamina é encontrada em alimentos como creme, gema de ovo, fígado, óleo de peixe, leite, queijo e manteiga. Não é encontrada em óleos e gorduras vegetais, mas é adicionada à margarina durante sua fabricação. Além disso, pode ser produzida no corpo a partir de certos carotenos, cujas principais fontes alimentares são vegetais verdes, frutas de cor laranja (por exemplo, mangas, damascos) e cenouras. As principais funções da vitamina A são:

- Produção do pigmento rodopsina sensível à luz (roxo visual) na retina do olho (Capítulo 8)
- Crescimento e diferenciação celular, principalmente em células de crescimento rápido, como o osso e as células epiteliais que revestem as superfícies internas e externas do corpo
- Imunidade e defesa contra infecção.

O primeiro sinal de deficiência da vitamina A é a cegueira noturna devido à formação de fotopigmento anormal. Outras consequências incluem xeroftalmia (secura e espessamento da conjuntiva), que, em última análise, provoca ulceração e destruição da conjuntiva, causa comum de cegueira nos países em desenvolvimento. A atrofia e a queratinização de outros tecidos epiteliais levam ao aumento da incidência de infecções do ouvido e dos tratos respiratório, geniturinário e alimentar. A imunidade é comprometida, e o desenvolvimento ósseo pode ser anormal e retardado.

Vitamina D

A vitamina D é encontrada principalmente em gorduras animais, como ovos, manteiga, queijo e óleo de fígado de peixe. Os seres humanos podem sintetizá-la pela ação dos raios ultravioleta (luz solar) sobre um tipo de colesterol (7-desidrocolesterol) da pele, embora isso exija a exposição à luz solar. O conselho do Serviço de Saúde Pública da Inglaterra (2016) é que todos os residentes do Reino Unido considerem tomar suplementos de vitamina D no outono e inverno quando o tempo de luz solar é limitado. Os indivíduos com maior risco de deficiência – ou seja, os de origem africana, afro-caribenha e do sul da Ásia, e pessoas raramente expostas à luz solar – devem fazer isso ao longo do ano.

A vitamina D aumenta a absorção de cálcio e fosfato no intestino e inibe a sua excreção pelos rins. Por isso, promove a calcificação de ossos e dentes.

Sua deficiência provoca raquitismo em crianças e osteomalácia em adultos (p. 469), devido à deficiência na absorção e no manejo do cálcio e fosfato.

Vitamina E

Também conhecida como tocoferol, é encontrada em nozes, gema de ovo, gérmen de trigo, cereais integrais, leite e manteiga.

A vitamina E é um antioxidante, o que significa que protege os constituintes das células do corpo, como os lipídios de membrana, de serem degradados em reações de oxidação mediadas por radicais livres. Observou-se que a vitamina E pode proteger contra doenças coronarianas.

A deficiência é rara, pois a vitamina está presente em muitos alimentos e, quando a deficiência está presente, usualmente é vista apenas em bebês prematuros ou em condições associadas à má absorção de gordura, como a fibrose cística (p. 288).

Vitamina K

As fontes de vitamina K são o fígado, alguns óleos vegetais e vegetais de folhas verdes. Também é sintetizada por bactérias no intestino grosso, que produz quantidades significativas. Uma pequena quantidade é armazenada no fígado. O fígado precisa da vitamina K para produzir a protrombina e os fatores VII, IX e X, todos essenciais para a coagulação do sangue (p. 71). A deficiência de vitamina K impede a coagulação normal do sangue e aumenta o tempo de sangramento. Esse distúrbio de coagulação pode ocorrer em adultos quando há obstrução do fluxo da bile, lesão hepática grave e má absorção, como na doença celíaca. Os bebês prematuros podem receber vitamina K para prevenir a doença hemorrágica do recém-nascido. Isso porque seus intestinos são estéreis, e a colonização dos intestinos por bactérias produtoras de vitamina K leva várias semanas para garantir a coagulação normal do sangue.

Vitaminas hidrossolúveis

As vitaminas solúveis em água são eliminadas na urina; por isso, as reservas corporais são geralmente limitadas.

Vitaminas do complexo B

Este grupo de vitaminas solúveis em água promove a atividade de enzimas envolvidas no catabolismo de nutrientes para a liberação de energia.

Vitamina B_1 (tiamina)

Está presente em nozes, fermento, gema de ovo, fígado, legumes, carne e germe de cereais. A tiamina é rapidamente destruída pelo calor e é essencial para a liberação de energia a partir do metabolismo aeróbico dos carboidratos. Sua ausência ou deficiência leva ao aumento de ácido láctico e pirúvico, o que pode causar acúmulo de líquido tecidual (edema) e insuficiência cardíaca. A tiamina também é importante para o funcionamento do sistema nervoso, pois este tecido depende da glicose como combustível.

Sua deficiência provoca beribéri, que ocorre sobretudo em países onde o arroz polido (com cobertura externa e germe removido) é o principal constituinte da dieta. No beribéri se observam:

- Perda muscular grave
- Atraso do crescimento em crianças
- Polineurite, que causa degeneração dos nervos motores, sensitivos e alguns autonômicos
- Suscetibilidade a infecções.

Se não for tratada, pode ocorrer morte por insuficiência cardíaca ou infecção microbiana grave.

A principal causa de deficiência de tiamina nos países desenvolvidos é o alcoolismo, onde a dieta é usualmente pobre.

SEÇÃO 3   Ingestão de Nutrientes e Eliminação de Resíduos

O sistema nervoso central é afetado, e aparecem os sintomas neurológicos, em geral irreversíveis. Esses sintomas incluem perda de memória, ataxia e distúrbios visuais, conhecidos como síndrome de Wernicke-Korsakoff.

Vitamina B_2 (riboflavina)
A riboflavina é encontrada no fermento, nos vegetais verdes, no leite, fígado, nos ovos, no queijo e nas ovas de peixe. Pequenas quantidades são armazenadas no corpo e são destruídas pela luz e álcalis. Está envolvida no metabolismo de carboidratos e proteínas, especialmente nos olhos e na pele. Sua deficiência leva a rachaduras na pele, comumente em torno da boca (estomatite angular), e inflamação da língua (glossite).

Vitamina B_3 (niacina)
Está presente no fígado, queijo, fermento, nos cereais integrais, ovos e laticínios. Além disso, o corpo pode sintetizá-la a partir do aminoácido triptofano. É fundamental para a liberação de energia dos carboidratos nas células. No metabolismo dos lipídios, inibe a produção de colesterol e participa da quebra da gordura.

Sua deficiência é rara e ocorre, sobretudo, em áreas onde o milho é o principal constituinte da dieta. Isso porque a niacina do milho está em uma forma inutilizável. A pelagra se desenvolve dentro de 6 a 8 semanas de deficiência grave e é caracterizada por:

- Dermatite – sensibilidade cutânea semelhante à queimadura solar, afetando áreas expostas à luz solar
- Confusão e demência.

Vitamina B_6 (piridoxina)
Esta vitamina estável é encontrada na gema de ovo, ervilha, feijão, soja, fermento, frango, peixe branco e amendoim. A deficiência dietética é muito rara. A vitamina B_6 está associada ao metabolismo dos aminoácidos, incluindo a síntese de aminoácidos não essenciais, e moléculas importantes, tais como o heme e os ácidos nucleicos (Capítulo 2).

Vitamina B_{12} (cobalamina)
Este é um grupo de compostos contendo cobalto que são encontrados em quase todos os alimentos de origem animal e destruídos pelo calor.

A vitamina B_{12} é essencial para a síntese de DNA, e a sua deficiência leva à anemia megaloblástica (p. 74), que pode ser corrigida com suplementos. Também é necessária para a formação e manutenção da bainha de mielina, a substância lipídica que envolve e protege alguns nervos. Sua deficiência causa danos irreversíveis, como neuropatia periférica e/ou degeneração medular subaguda. A presença do fator intrínseco no estômago é essencial para a absorção da vitamina B_{12} no íleo terminal. Sua deficiência em geral é associada a fator intrínseco insuficiente, bastante comum em adultos mais velhos. A deficiência dietética é incomum, mas às vezes está associada a uma dieta vegana.

Ácido fólico (folato)
É encontrado no fígado, nos vegetais de folhas verdes, arroz integral, feijão, nozes e leite. É também sintetizado por bactérias no intestino grosso, e muito dele é absorvido nesse segmento. É degradado pelo calor e pela umidade. Como apenas uma pequena quantidade é armazenada no corpo, sua deficiência rapidamente se torna evidente. Como a vitamina B_{12}, o ácido fólico é essencial para a síntese de DNA, e, quando está ausente, a mitose (divisão celular) é prejudicada. Isso se manifesta sobretudo em tecidos de rápida divisão celular, como o sangue. Portanto, a deficiência de folato leva à anemia megaloblástica (p. 74), que é reversível com suplementos de folato. O folato está envolvido no desenvolvimento do tubo neural embrionário, que mais tarde se torna a medula espinal e o encéfalo. A deficiência de folato na concepção e no início da gravidez está ligada ao aparecimento da espinha bífida (p. 202).

Ácido pantotênico
É encontrado em vários alimentos e se associa à produção de energia a partir do metabolismo dos carboidratos. Nenhuma doença provocada pela sua deficiência foi identificada. É degradado pelo calor excessivo e congelamento.

Biotina
É encontrado em uma ampla variedade de alimentos, incluindo fermento, gema de ovo, fígado, rins e tomate, e é sintetizado também pela microbiota do intestino. A biotina está associada ao metabolismo dos carboidratos, lipídios e alguns aminoácidos. Sua deficiência é bastante rara.

Vitamina C (ácido ascórbico)
É encontrado em frutas frescas, especialmente groselhas negras, laranjas, toranjas e limões, e na rosa canina e nos vegetais verdes. Essa vitamina é muito solúvel em água e facilmente degradada pelo calor, envelhecimento, corte, salga e secagem dos alimentos. Sua deficiência se torna aparente após 4 a 6 meses e pode levar ao desenvolvimento do escorbuto.

A vitamina C está associada ao metabolismo de proteínas, em especial com a deposição de fibras de colágeno no tecido conjuntivo. A vitamina C, como a vitamina E, atua como antioxidante, protegendo o organismo do dano celular induzido por reações de oxidação provocado pelos radicais livres. Quando o escorbuto afeta a produção de colágeno, há fragilidade dos vasos sanguíneos, retardo na cicatrização de feridas e má reparação óssea. As gengivas ficam inchadas e esponjosas, e os dentes se soltam dos alvéolos dentários. Os efeitos sistêmicos são fadiga, fraqueza e dores nas articulações e nos músculos.

Minerais, oligoelementos e água

Minerais e oligoelementos
Os minerais são substâncias inorgânicas necessárias em pequenas quantidades para o adequado funcionamento celular. Alguns minerais, como cálcio, fosfato, sódio e potássio, são necessários em quantidades maiores que outros. Os exigidos apenas em quantidades muito pequenas são conhecidos como oligoelementos, ou elementos-traço – por exemplo, ferro,

iodo, zinco, cobre, cobalto, selênio e flúor. Os principais minerais e oligoelementos estão descritos aqui.

Cálcio

É encontrado no leite, queijo, nos ovos, vegetais verdes e alguns peixes, como a sardinha. Uma oferta adequada deve ser obtida a partir de uma dieta bem equilibrada, embora as necessidades sejam maiores em mulheres grávidas e crianças em crescimento. O mais abundante dos minerais, 99% do cálcio (cerca de 1 kg em adultos), é encontrado nos ossos e dentes, onde é um componente estrutural essencial. O cálcio também está envolvido na coagulação do sangue e na função nervosa e muscular. A deficiência de cálcio provoca raquitismo em crianças e osteomalácia em adultos (p. 469).

Fosfato

As fontes incluem leite e produtos lácteos, carne vermelha, peixe, aves, pão e arroz. Se houver cálcio suficiente na dieta, é improvável que haja deficiência de fosfato.

O fosfato está associado ao cálcio e vitamina D no endurecimento dos ossos e dentes; 85% do fosfato corporal é encontrado nesses locais. Os fosfatos são parte essencial dos ácidos nucleicos (DNA e RNA; Capítulo 17), membranas celulares e moléculas de armazenamento de energia, como o trifosfato de adenosina (ATP; ver Fig. 2.10).

Sódio

O sódio é encontrado na maioria dos alimentos, especialmente nos processados e em *fast-food*. Também é frequentemente adicionado durante o cozimento ou como sal de mesa. A ingestão de cloreto de sódio comumente excede os 6 g diários recomendados, embora o excesso seja normalmente excretado na urina. O alto consumo de sódio está associado à hipertensão (p. 136), fator de risco para doença cardíaca isquêmica (p. 132) e derrame (p. 194). Os alimentos são geralmente rotulados com o teor de sódio, e para converter isso em sal esse teor é multiplicado por 2,5.

O sódio é o cátion extracelular mais abundante, essencial para a contração muscular e propagação dos impulsos nervosos.

Potássio

É encontrado amplamente distribuído em quase todos os alimentos, especialmente frutas e vegetais, e a ingestão em geral excede o necessário.

É o cátion intracelular mais abundante e, como o sódio, está envolvido na contração muscular e na propagação dos impulsos nervosos.

Ferro

O ferro, como um composto solúvel, é encontrado no fígado, na carne vermelha, nas leguminosas, nozes, ovos, frutas secas, pão integral e verduras. Em adultos normais, cerca de 1 mg de ferro é perdido do corpo diariamente. A dieta diária normal contém mais, ou seja, de 9 a 15 mg de ferro, mas apenas 5 a 15% disso está na forma que pode ser absorvida.

O ferro é essencial para a formação da hemoglobina nos glóbulos vermelhos, metabolismo dos carboidratos e síntese de alguns hormônios e neurotransmissores. Mulheres grávidas e menstruadas têm maior necessidade de ferro, assim como os jovens que estão em fase de crescimento.

A anemia ferropriva (p. 73) é a deficiência nutricional mais comum em todo o mundo e ocorre quando os estoques de ferro se esgotam. A anemia por deficiência de ferro pode também surgir de hemorragia crônica, como na úlcera péptica.

Iodo

O iodo é encontrado em frutos do mar e vegetais cultivados em solo rico em iodo. Nas partes do mundo onde o iodo é deficiente no solo, quantidades muito pequenas são adicionadas ao sal de cozinha para evitar o bócio (p. 251).

O iodo é essencial para a formação de tiroxina e triiodotironina, dois hormônios secretados pela glândula tireoide, que regulam o metabolismo e o desenvolvimento físico e mental.

Água

A água é o constituinte mais abundante do corpo humano, representando cerca de 60% do peso corporal em adultos (ver Fig. 2.17).

Uma grande quantidade de água é perdida a cada dia na urina, no suor e nas fezes. Isso é normalmente equilibrado pela ingestão de alimentos e líquidos, para satisfazer a sede. A quantidade diária recomendada é de cerca de 1,5 a 2 ℓ (6 a 8 copos) para adultos. A atividade física e altas temperaturas ambientais aumentam a necessidade de água. A desidratação, com graves consequências, pode ocorrer se não há equilíbrio entre ingestão e perda de água. O balanço hídrico é finamente regulado pela ação dos hormônios nos túbulos renais (Capítulo 13).

Funções da água

Incluem:

- Fornecer o solvente e o meio para os processos metabólicos do corpo
- Umedecer o alimento para deglutir (ver saliva, p. 321)
- Regular a temperatura corporal – como constituinte do suor, que é secretado na pele, evapora, resfriando a superfície do corpo (Capítulo 14)
- Como o principal constituinte do sangue e do fluido dos tecidos, transportando substâncias pelo corpo e permitindo a troca entre o sangue, o fluido dos tecidos e as células do corpo
- Diluir produtos residuais e toxinas no corpo
- Fornecer o meio para a excreção de produtos residuais, ou seja, urina e fezes.

> ● **MOMENTO DE REFLEXÃO**
>
> 3. O que significa o termo "aminoácidos essenciais"?
> 4. Quais são as vitaminas lipossolúveis?
> 5. Qual é o mineral mais abundante no corpo?

SEÇÃO 3 Ingestão de Nutrientes e Eliminação de Resíduos

Polissacarídeos não amiláceos

> **Resultados esperados da aprendizagem**
>
> Após estudar esta seção, você estará apto a:
>
> ■ Descrever as fontes e funções dos polissacarídeos não amiláceos.

"Polissacarídeo não amiláceo" (PNA) é o termo correto para fibra alimentar, embora o último termo continue a ser mais usado no Reino Unido. É a parte indigesta da dieta e consiste em farelo, celulose e outros polissacarídeos encontrados em frutas, legumes e cereais. A fibra dietética é parcialmente digerida pela microbiota do intestino grosso e está associada à formação de gases (flatos). A dose diária recomendada está contida em cinco porções de fruta ou vegetais ("cinco por dia", Quadro 11.2).

Funções dos PNA (fibra alimentar)

A fibra alimentar:

- Fornece volume à dieta e auxilia na saciedade
- Estimula a peristalse (p. 315) ⎫ previnem a
- Atrai água, aumentando o volume fecal ⎭ constipação
- Protege contra alguns distúrbios gastrintestinais, como câncer colorretal e doença diverticular (p. 357).

> ● **MOMENTO DE REFLEXÃO**
>
> 6. Cite duas funções das fibras dietéticas.

Envelhecimento e nutrição

> **Resultados esperados da aprendizagem**
>
> Após estudar esta seção, você estará apto a:
>
> ■ Descrever os fatores que afetam a dieta e a nutrição nos idosos.

A importância de uma boa nutrição para a saúde e o bem-estar em todas as fases da vida está bem estabelecida. A relação entre nutrição, dieta e envelhecimento é complexa, pois muitas doenças surgem de uma dieta pobre; por exemplo, a aterosclerose está associada a uma dieta rica em gordura saturada, e essa condição predispõe à doença cardíaca coronariana (p. 132). Uma boa nutrição durante o início e a metade da vida pode reduzir significativamente o risco de problemas futuros. Por exemplo, há evidências de que mulheres jovens que limitam a ingestão de produtos lácteos quando tentam perder peso ou bebem muitas bebidas com gás (que prejudicam a absorção do cálcio) têm um risco aumentado de osteoporose no futuro (p. 468).

Os sentidos do olfato e da gustação diminuem com a idade (Capítulo 8), o que pode reduzir o apetite e o prazer de comer.

A taxa metabólica basal (TMB, p. 342) declina gradualmente com a idade a partir da quarta ou quinta décadas de vida. Isso ocorre principalmente devido a uma redução na massa muscular e um aumento correspondente na gordura corporal. A TMB é maior naqueles com mais músculos, já que o músculo é mais metabolicamente ativo do que o tecido adiposo (gordura). A atividade física em geral diminui com a idade, reduzindo ainda mais a TMB em idosos.

As recomendações dietéticas do Reino Unido para idosos são as mesmas que para outros adultos, embora as necessidades de energia diminuam gradualmente à medida que a TMB diminui, especialmente quando a atividade física é limitada. Quanto aos demais grupos etários, é importante que os idosos tenham uma dieta equilibrada com fibras e vitaminas em quantidades suficientes.

Distúrbios nutricionais em idosos

A desnutrição e a obesidade são prevalentes em idosos, assim como outras condições destacadas aqui. A desnutrição é mais prevalente em pessoas que vivem em instituições, enquanto o excesso de peso ou obesidade tende a ser mais comum em pessoas que vivem em casa.

Desnutrição

Estar abaixo do peso (IMC abaixo de 18,5) predispõe a problemas de saúde, ou seja, desenvolvimento de úlceras de pressão, que demoram mais para cicatrizar em idosos. Nos adultos ainda mais velhos, a anorexia e a perda de peso se tornam cada vez mais comuns, e a incidência de desnutrição proteico-calórica aumenta (p. 307). A desnutrição em ambientes de saúde será considerada na seção a seguir.

Obesidade

É comum que o peso corporal aumente entre as idades de 40 e 65 anos ("propagação da meia-idade"). Isso é geralmente atribuído a uma redução na atividade física e na TMB, em vez do aumento do consumo de energia na dieta. O excesso de peso é definido como IMC acima de 25 e obesidade quando o IMC está acima de 30 (ver Quadro 11.1). Após 65 anos, geralmente há perda de peso acompanhada por menor ingestão de alimentos, diminuição da massa muscular e risco crescente de desnutrição. Estar acima do peso ou obeso em qualquer idade traz muitos riscos para a saúde (ver Quadro 11.6).

Deficiência de vitamina

Algumas deficiências vitamínicas se tornam mais comuns em idosos. A deficiência de vitamina D (p. 302) está mais ligada aos idosos que vivem em instituições ou acamados. Recomenda-se que a ingestão de vitamina D seja mantida pela ingestão regular de peixes oleosos e cereais fortificados e que aqueles com mais de 65 anos tomem suplementos (10 μg/dia).

A deficiência de vitamina B_{12}, talvez devido à diminuição da absorção do fator intrínseco, também é mais comum em adultos mais velhos e pode resultar em anemia perniciosa (p. 74).

Constipação

A constipação se torna mais comum com o avanço da idade porque há diminuição do tônus muscular e da atividade peristáltica do cólon. Isso é exacerbado por uma menor ingestão de líquidos e/ou fibras, pouco exercício físico e mobilidade reduzida. Se houver dificuldade com atividades relacionadas com a nutrição, como problemas de mobilidade que impeçam as compras, comprometimento da função cognitiva ou a perda da destreza manual necessária para preparar e ingerir alimentos e bebidas, isso predispõe ainda mais à constipação.

> ● **MOMENTO DE REFLEXÃO**
>
> 7. Qual suplemento vitamínico é recomendado durante todo o ano para todos os adultos mais velhos que vivem no Reino Unido?

Distúrbios nutricionais

Resultados esperados da aprendizagem

Após estudar esta seção, você estará apto a:

- Descrever as principais consequências da desnutrição e da obesidade.

A importância da nutrição é cada vez mais reconhecida como essencial à saúde. A doença frequentemente altera as necessidades nutricionais.

Desnutrição proteico-calórica

A desnutrição proteico-calórica (DPC) é resultado da ingestão inadequada de proteínas, carboidratos e gorduras. Ocorre durante os períodos de inanição ou quando a ingestão de alimentos é insuficiente para satisfazer as necessidades orgânicas, ou seja, no trauma, na febre e na doença. A desnutrição é relativamente rara nos países desenvolvidos, exceto quando existe uma condição subjacente, ou seja, sepse, trauma, cirurgia ou doença concomitante. A má nutrição é vista onde a pobreza é prevalente e geralmente é resultado de uma dieta não adequadamente balanceada. No Reino Unido, muitos idosos internados em hospitais e casas de repouso têm sinais de desnutrição, que muitas vezes pioram após a internação. A anorexia (perda de apetite) de qualquer causa pode levar à desnutrição. Pessoas com câncer avançado ou algumas doenças crônicas podem experimentar perda de apetite acompanhada por perda intensa de peso e da massa muscular, que é um sintoma da caquexia (p. 59).

Se a ingestão alimentar é inadequada, não é incomum que a deficiência de vitaminas se desenvolva ao mesmo tempo. A má nutrição reduz a capacidade de combater outras doenças e infecções. O grau de desnutrição pode ser avaliado a partir da avaliação do índice de massa corporal (ver Quadro 11.1).

Os bebês e as crianças pequenas são particularmente suscetíveis, pois suas necessidades nutricionais para o crescimento normal e o desenvolvimento são altas. Nos países em desenvolvimento, onde as pessoas passam por longos períodos de fome quase total, as duas condições descritas a seguir são encontradas em crianças menores de 5 anos.

Kwashiorkor

Trata-se de uma desnutrição com edema que tipicamente ocorre quando a amamentação é interrompida e muitas vezes precipitada por infecções, como sarampo ou gastrenterite. O dano hepático é grave e reduz significativamente a produção de proteínas plasmáticas, levando a ascite e edema nos membros inferiores que mascaram o emagrecimento (Fig. 11.2A).

O crescimento é interrompido, há perda de peso e da pigmentação da pele e do cabelo, acompanhada de indiferença, apatia e irritabilidade. Há suscetibilidade à infecção, e a recuperação de lesões e infecções leva mais tempo.

Marasmo

Este tipo de desnutrição com perda muscular grave é caracterizada por emagrecimento devido à degradação (catabolismo) do músculo e da gordura (Fig. 11.2B). Não há edema.

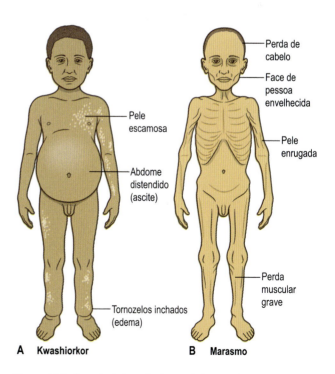

Figura 11.2 Características da desnutrição proteico-calórica. (A) Kwashiorkor. (B) Marasmo.

SEÇÃO 3 Ingestão de Nutrientes e Eliminação de Resíduos

Há atraso do crescimento, e a pele fica enrugada devido à ausência de gordura subcutânea. Há perda de cabelo.

Má absorção

As causas da má absorção variam amplamente, desde problemas de curto prazo, como infecções gastrintestinais (p. 354), até condições crônicas, como a fibrose cística (p. 288). A má absorção pode ser específica para um determinado nutriente, como vitamina B_{12} na anemia perniciosa (p. 74), ou pode ser aplicada para vários nutrientes, como o espru tropical (p. 360).

Obesidade

Nos países desenvolvidos, isso é cada vez mais comum, embora também seja prevalente em alguns países em desenvolvimento. A OMS (WHO – World Helth Organization) define obesidade como um IMC de 30 ou mais (ver Quadro 11.1). Ocorre quando a ingestão excede o gasto de energia, ou seja, em indivíduos inativos cuja ingestão calórica excede as necessidades diárias de energia.

A obesidade (Fig. 11.3) é um desafio para a saúde pública em todo o mundo, pois afeta pessoas de todas as idades e predispõe a diversas outras condições indesejáveis (Quadro 11.6). Em todo o mundo, 39% dos adultos com 18 anos ou mais estavam acima do peso em 2014 e 13% eram obesos (WHO, 2016). Havia mais de 40 milhões de crianças com sobrepeso ou obesas com menos de 5 anos em todo o mundo, das quais 75% vivem em áreas urbanas de países em desenvolvimento (WHO, 2016). A obesidade infantil é particularmente preocupante, sobretudo, nos países em desenvolvimento (onde a desnutrição também pode ser generalizada), pois é provável que essa condição evitável continue e dure até a vida adulta. A obesidade está associada a comorbidades, especialmente diabetes e doenças cardiovasculares.

O hormônio leptina está associado à obesidade. Ele tem várias funções, uma das quais é o controle do apetite. Depois de comer, esse hormônio é liberado pelo tecido adiposo e atua no hipotálamo, resultando em uma sensação de saciedade (plenitude), que suprime o apetite. Na obesidade, geralmente há altos níveis sanguíneos de leptina, e o sistema de feedback negativo, que comumente suprime o apetite, não funciona normalmente.

Outra função da leptina é o seu envolvimento na síntese do hormônio liberador de gonadotrofina, assim como das gonadotrofinas na puberdade (Capítulo 18). Como é secretado pelo tecido adiposo, os seus níveis são baixos em indivíduos magros, o que explica por que:

- Meninas magras com pouca gordura corporal atingem a puberdade mais tarde do que aquelas de peso normal
- Mulheres muito magras podem ter dificuldade para engravidar
- A menstruação é interrompida em mulheres com muito pouca gordura corporal.

> **● MOMENTO DE REFLEXÃO**
>
> 8. Qual é o intervalo do IMC para o peso corporal normal?

> **Quadro 11.6** Condições para as quais a obesidade é um fator predisponente.
>
> Doença cardiovascular, como hipertensão (p. 136) e doença isquêmica do coração (p. 132)
> Diabetes do tipo 2 (p. 256)
> Alguns cânceres
> Cálculo biliar (p. 364)
> Osteoartrite (p. 471)
> Varizes (p. 128)
> Maior risco de complicações pós-operatórias

Condições com implicações dietéticas

Além dos distúrbios nutricionais, existem muitas condições nas quais modificações dietéticas são necessárias. Algumas delas estão listadas no Quadro 11.7.

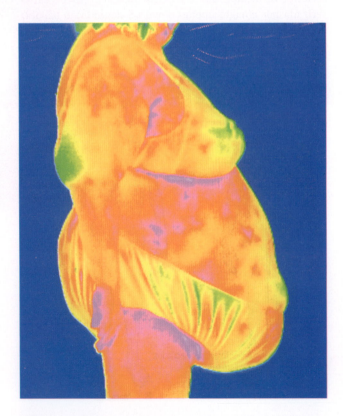

Figura 11.3 Mulher obesa (termograma). (Tony McConnell/Science Photo Library. Reproduzida com permissão.)

Quadro 11.7 Condições que exigem modificação dietética.

- Obesidade
- Desnutrição
- Diabetes melito (p. 255)
- Doença diverticular (p. 357)
- Doença celíaca (p. 360)
- Fenilcetonúria (p. 484)
- Lesão renal aguda (p. 385)
- Doença renal crônica (p. 386)
- Insuficiência hepática (p. 363)
- Intolerância à lactose

Referências e leitura adicional

British Nutrition Foundation, 2016a. Nutrition science. Disponível online em https://www.nutrition.org.uk/

British Nutrition Foundation, 2016b. The eatwell guide – A revised healthy eating model. Disponível online em https://www.gov.uk/

British Nutrition Foundation, 2016c. The eatwell guide – Helping you eat a healthy, balanced diet. Disponível online em https://www.nutrition.org.uk/

Public Health England, Scientific Advisory Committee on Nutrition, 2016. Vitamin D and health. Disponível online em https://www.gov.uk

World Health Organization, 2016. Factsheet: obesity and overweight. Disponível online em http://www.who.int/mediacentre/

World Health Organization, 2017a. Global database on body mass index. Disponível online em http://apps.who.int/bmi/

World Health Organization, 2017b. Global strategy on diet, physical activity and health: childhood overweight and obesity. Disponível online em http://www.who.int/dietphysicalactivity/childhood/en/

Rever e revisar

Complete cada uma das sentenças a seguir:

1. As gorduras são classificadas em _____ ou _____. Em geral, os primeiros são de origem _____ e são sólidos à temperatura ambiente, enquanto o último grupo é de derivado de _____ e são óleos à temperatura ambiente.

2. A vitamina B_{12} é essencial para a síntese de _____, e sua deficiência leva à anemia _____. Ela é absorvida no _____, processo mediado pelo _____ secretado pelo estômago.

Indique se cada uma das sentenças a seguir é verdadeira ou falsa:

3. Lipoproteínas de alta densidade podem se acumular nas paredes arteriais, levando à aterosclerose. _____

4. A deficiência de cálcio em crianças pode levar ao raquitismo. _____

5. Relacione cada letra da Lista A com seu número apropriado da Lista B:

Lista A
- ____ (a) *Kwashiorkor*
- ____ (b) Ácido ascórbico
- ____ (c) Bócio
- ____ (d) Leptina
- ____ (e) Monossacarídeo
- ____ (f) Marasmo
- ____ (g) Aminoácido
- ____ (h) Ácido fólico

Lista B
1. A forma mais simples dos carboidratos
2. Desnutrição com edema, ou seja, ascite
3. Vitamina C
4. Hormônio envolvido com o controle do apetite
5. Necessário ao desenvolvimento normal do tubo neural
6. Desnutrição com intensa perda muscular
7. Constituinte estrutural das proteínas
8. Sinal de deficiência de iodo

Sistema Digestório

CAPÍTULO 12

Órgãos do sistema digestório	312
Canal alimentar	313
Órgãos acessórios	313
Estrutura básica do canal alimentar	314
Camada adventícia ou serosa	314
Camada muscular	314
Camada submucosa	315
Camada mucosa	315
Inervação	316
Boca	317
Língua	318
Dentes	318
Glândulas salivares	319
Estrutura	320
Secreção salivar	320
Funções salivares	321
Faringe	321
Esôfago	322
Estrutura	322
Funções da boca, faringe e esôfago	323
Estômago	323
Estrutura	324
Suco gástrico e funções do estômago	324
Intestino delgado	328
Estrutura	328
Funções	330
Digestão química no intestino delgado	330
Absorção de nutrientes	331
Intestino grosso, reto e canal anal	332
Estrutura	333
Funções	335
Pâncreas	335
Fígado	336
Estrutura	337
Funções	337
Trato biliar	339
Dutos biliares	339
Vesícula biliar	340
Resumo da digestão e absorção de nutrientes	341
Metabolismo	341
Metabolismo de carboidratos	343
Metabolismo proteico	344
Metabolismo de gorduras	345
Efeitos do envelhecimento no sistema digestório	347
Doenças da boca	**348**
Condições inflamatórias e infecciosas	348
Tumores da boca	349
Distúrbios congênitos	349
Cáries dentárias	350
Doenças da faringe	**350**
Doenças das glândulas salivares	**350**
Tumores das glândulas salivares	350
Doenças do esôfago	**350**
Varizes esofágicas	350
Condições inflamatórias e infecciosas	351
Acalasia	351
Tumores do esôfago	351
Distúrbios congênitos	351
Doenças do estômago	**352**
Gastrite	352
Úlcera péptica	352
Tumores do estômago	353
Estenose pilórica congênita	353

SEÇÃO 3   Ingestão de Nutrientes e Eliminação de Resíduos

Doenças dos intestinos	354
Apendicite	354
Infecções gastrintestinais	355
Doença inflamatória intestinal	357
Doença diverticular	357
Tumores dos intestinos delgado e grosso	358
Hérnias	358
Vólvulo	359
Intussuscepção	359
Obstrução intestinal	359
Má absorção	359
Doenças do pâncreas	361
Pancreatite	361
Fibrose cística	361
Tumores do pâncreas	361
Doenças do fígado	361
Hepatite aguda	362
Hepatite crônica	363
Cirrose hepática	363
Insuficiência hepática	363
Tumores do fígado	364
Doenças da vesícula biliar e dutos biliares	364
Cálculos biliares (colelitíase)	364
Colecistite	364
Colangite	365
Tumores do trato biliar	365
Icterícia	365
Revisar e revisar	366

O sistema digestório descreve o canal alimentar, seus órgãos acessórios e uma variedade de processos digestórios que preparam alimentos ingeridos na dieta para absorção. O canal alimentar começa na boca, passa pelo tórax, abdome e pelve e termina no ânus (Fig. 12.1). Apresenta uma estrutura básica modificada em diferentes níveis para prover os processos que ocorrem em cada nível (Fig. 12.2). Gradualmente os processos digestórios quebram os alimentos consumidos até estarem em uma forma adequada para absorção. Por exemplo, a carne, mesmo quando cozida, é quimicamente muito complexa para ser absorvida pelo canal alimentar. A digestão libera seus constituintes: aminoácidos, sais minerais, gordura e vitaminas. As enzimas digestivas (p. 34) responsáveis por essas alterações são secretadas no canal por glândulas especializadas, algumas das quais estão nas paredes do canal, e outras fora do canal, mas com dutos que conduzem a ele.

Após a absorção, os nutrientes fornecem as matérias-primas para a fabricação de novas células, hormônios e enzimas. A energia química necessária para esses e outros processos e a eliminação de materiais residuais são geradas a partir dos produtos da digestão.

As atividades do sistema digestório podem ser agrupadas sob cinco títulos principais, descritos a seguir.

Ingestão
É a obtenção de alimentos no trato alimentar, ou seja, comer e beber.

Propulsão
Mistura o conteúdo e o conduz ao longo do trato alimentar.

Digestão
Consiste em:
- Quebra mecânica de alimentos; por exemplo, mastigação (mastigação)
- Digestão química de alimentos em pequenas moléculas pela ação de enzimas presentes em secreções produzidas por glândulas e órgãos acessórios do sistema digestório.

Absorção
É o processo pelo qual os produtos da digestão passam através das paredes de alguns órgãos do canal alimentar para o sangue e capilares linfáticos para circulação e uso pelas células do corpo.

Eliminação
Alimentos que foram ingeridos, mas não podem ser digeridos e absorvidos, são excretados do canal alimentar nas fezes, pelo processo de defecação.

Serão explorados o destino de nutrientes absorvidos, como são usados pelo corpo e os efeitos do envelhecimento no sistema digestório. Na seção final, são explicados os distúrbios comuns do sistema digestório.

Órgãos do sistema digestório

Estes são mostrados na Fig. 12.1.

Resultados esperados da aprendizagem

Após estudar esta seção, você estará apto a:

- Identificar os principais órgãos do canal alimentar
- Listar os órgãos acessórios da digestão.

Sistema Digestório CAPÍTULO 12

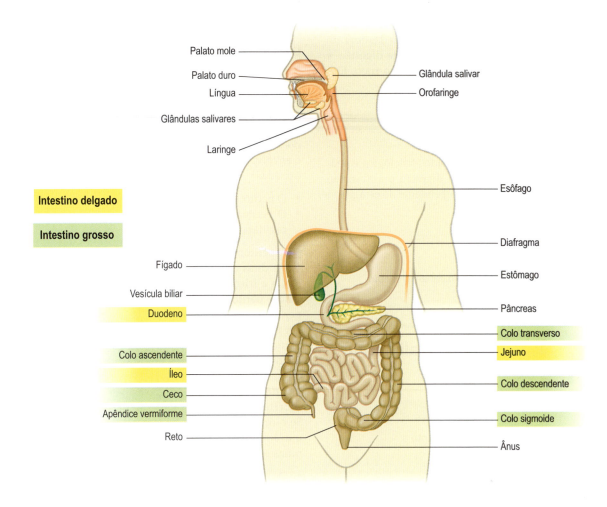

Figura 12.1 Sistema digestório. A cabeça está voltada para a direita.

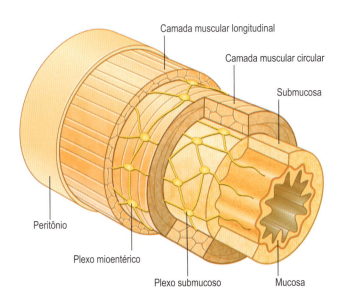

Figura 12.2 Estrutura geral do canal alimentar.

Canal alimentar

Também conhecido como trato gastrintestinal (GI), é essencialmente um longo tubo através do qual o alimento passa. Começa na boca e termina no ânus e, em adultos, tem cerca de 5 m de comprimento. Os vários órgãos ao longo do seu comprimento têm funções diferentes, embora estruturalmente sejam notavelmente semelhantes. As partes são:

- Boca
- Faringe
- Esôfago
- Estômago
- Intestino delgado
- Intestino grosso
- Reto e canal anal.

Órgãos acessórios

Várias secreções são liberadas no trato alimentar, algumas por glândulas na membrana que revestem certos órgãos, co-

313

SEÇÃO 3 Ingestão de Nutrientes e Eliminação de Resíduos

mo o suco gástrico, secretado por glândulas no revestimento do estômago, e algumas por glândulas situadas fora do trato. Estes últimos são os órgãos acessórios da digestão, e suas secreções passam por dutos para entrar no trato. Eles consistem em:

- Três pares de glândulas salivares
- Pâncreas
- Fígado e trato biliar.

Os órgãos e as glândulas estão ligados fisiológica e anatomicamente, na medida em que a digestão e a absorção ocorrem em estágios, cada estágio dependente do estágio ou estágios anteriores.

> ● **MOMENTO DE REFLEXÃO**
>
> 1. Nomeie os órgãos acessórios do canal alimentar.

Estrutura básica do canal alimentar

É mostrada na Fig. 12.2.

> **Resultados esperados da aprendizagem**
>
> Após estudar esta seção, você estará apto a:
>
> - Descrever a distribuição do peritônio
> - Explicar a função do músculo liso nas paredes do canal alimentar
> - Discutir as estruturas da mucosa alimentar
> - Descrever a inervação do canal alimentar.

As camadas das paredes do canal alimentar seguem um padrão consistente do esôfago em diante. Essa estrutura básica não se aplica tão obviamente à boca e à faringe, que serão consideradas mais adiante neste capítulo.

Nos órgãos do esôfago, modificações estruturais associam-se a funções específicas. A estrutura básica é descrita aqui, e quaisquer modificações na estrutura e função são descritas na seção apropriada.

As paredes do trato alimentar são formadas por quatro camadas de tecido:

- Adventícia ou serosa – camada externa
- Camada muscular
- Camada submucosa
- Camada mucosa – mucosa.

Camada adventícia ou serosa

Esta é a camada mais externa. No tórax, consiste em tecido fibroso solto, e, no abdome, os órgãos são cobertos por uma membrana serosa (serosa) denominada peritônio.

Peritônio

O peritônio é a maior membrana serosa do corpo (Fig. 12.3A). É uma membrana única, formando um saco fechado e contendo uma pequena quantidade de líquido seroso dentro da cavidade abdominal. É ricamente suprido de vasos sanguíneos e linfáticos e contém diversos linfonodos. Fornece uma barreira física para a disseminação local da infecção e pode isolar um foco infeccioso, como apendicite, prevenindo o envolvimento de outras estruturas abdominais. Tem duas camadas:

- O peritônio parietal, que reveste a parede abdominal
- O peritônio visceral, que cobre os órgãos (vísceras) das cavidades abdominal e pélvica.

O peritônio parietal reveste a parede abdominal anterior.

As duas camadas de peritônio estão em contato próximo, e a fricção entre elas é impedida pela presença de líquido peritoneal, fluido seroso secretado pelas células peritoneais; a cavidade peritoneal é apenas uma cavidade em potencial. Um arranjo semelhante é visto com as membranas que cobrem os pulmões, a pleura (p. 272). Os órgãos abdominais são cobertos em graus variados pelas alças e dobras do peritônio visceral, que os prende firmemente à parede abdominal. Se o órgão estiver quase completamente coberto pelo peritônio visceral, diz-se ser intraperitoneal. Se o órgão for coberto apenas no seu lado anterior, diz-se que é retroperitoneal (ou seja, atrás do peritônio). Isso significa que:

- Os órgãos pélvicos são cobertos apenas em sua superfície superior
- O estômago e os intestinos estão quase completamente envolvidos por peritônio e têm uma dobra dupla (o mesentério) que os prende à parede abdominal posterior. A dobra do peritônio que envolve o estômago se estende além da curvatura maior do estômago e fica anteriormente pendurada aos órgãos abdominais, como um avental (Fig. 12.3B). Este é o omento maior, que armazena gordura que fornece isolamento e armazenamento de energia em longo prazo
- As superfícies anteriores do pâncreas, baço, rins e glândulas suprarrenais estão cobertas, de modo que esses órgãos são retroperitoneais (atrás do peritônio)
- O fígado está quase completamente coberto por peritônio, que o prende à superfície inferior do diafragma
- Os principais vasos sanguíneos e nervos passam perto da parede abdominal posterior e enviam ramos para os órgãos entre as dobras do peritônio.

Camada muscular

Com algumas exceções, consiste em duas camadas de músculo liso (involuntário). As fibras musculares da camada externa são dispostas longitudinalmente, e as da camada interna são circulares. Entre essas duas camadas musculares estão vasos sanguíneos, vasos linfáticos e um plexo (rede) de nervos simpáticos e parassimpáticos, chamado plexo mioen-

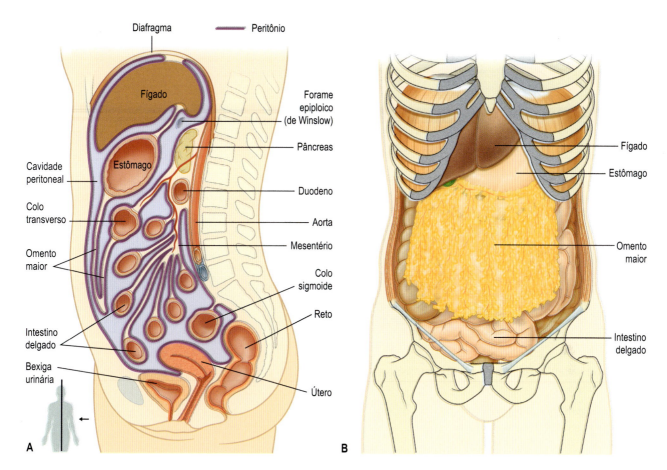

Figura 12.3 Peritônio e estruturas associadas. (A) A cavidade peritoneal (*azul*), os órgãos abdominais do sistema digestório e órgãos pélvicos. (B) Omento maior.

térico (Fig. 12.2). Esses nervos suprem o músculo liso adjacente e os vasos sanguíneos.

A contração e o relaxamento dessas camadas musculares ocorrem em ondas, que empurram o conteúdo do trato em diante. Esse tipo de contração rítmica do músculo liso é chamado peristaltismo (Fig. 12.4) e está sob a influência dos nervos simpáticos e parassimpáticos. A contração muscular também mistura comida aos sucos digestórios.

O movimento para a frente do conteúdo do trato é controlado em vários pontos por esfíncteres, que são anéis espessados de músculo circular. Eles também atuam como válvulas, impedindo o refluxo no trato. Esse controle permite tempo para a digestão e absorção.

Camada submucosa

Consiste em tecido conjuntivo areolar frouxo contendo colágeno e algumas fibras elásticas, que ligam a camada muscular à mucosa. Dentro dele estão vasos sanguíneos, nervos, vasos linfáticos e quantidades variáveis de tecido linfoide. Os vasos sanguíneos são arteríolas, vênulas e capilares. O plexo nervoso é o plexo submucoso (ver Fig. 12.2), que contém nervos simpáticos e parassimpáticos que suprem o revestimento da mucosa.

Camada mucosa

A mucosa é o revestimento do trato. Sua camada mais superficial é a membrana mucosa, que é feita de epitélio colunar e tem três funções principais: proteção, secreção e absorção. Abaixo disso, encontra-se uma fina camada de tecido conjuntivo frouxo que suporta os vasos sanguíneos e o tecido protetor e linfático. A camada mais profunda é uma fina camada de músculo liso que proporciona características da parede do trato, por exemplo, glândulas gástricas (p. 326) e vilosidades (p. 330).

Membrana mucosa

Em partes do trato sujeitas a grande desgaste ou lesão mecânica, esta camada mais interna consiste em epitélio escamoso estratificado com glândulas secretoras de muco, logo abaixo da superfície. Em áreas onde a comida já é mole e úmida e onde ocorre a secreção de sucos digestórios e absorção, a membrana mucosa consiste em células epiteliais colunares intercaladas com células caliciformes secretoras de muco (Fig. 12.5). O muco lubrifica as paredes do trato e fornece uma barreira física que as protege dos efeitos prejudiciais das enzimas digestivas. Em vários pontos ao longo do trato,

SEÇÃO 3 Ingestão de Nutrientes e Eliminação de Resíduos

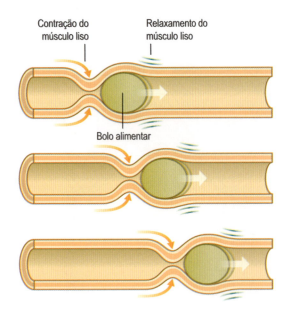

Figura 12.4 Movimentação do bolo alimentar.

glândulas subepiteliais especializadas liberam secreções no lúmen, incluindo:

- Saliva das glândulas salivares
- Suco gástrico das glândulas gástricas
- Suco intestinal das glândulas intestinais
- Suco pancreático do pâncreas
- Bile do fígado.

Estes são os sucos digestórios, e a maioria contém enzimas que quebram quimicamente os alimentos. Sob o revestimento epitelial, existem quantidades variáveis de tecido linfoide que protegem contra micróbios ingeridos.

Inervação

O canal alimentar e seus órgãos acessórios relacionados são supridos por nervos de ambas as divisões do sistema nervoso autônomo, ou seja, as partes parassimpáticas e simpáticas (Fig. 12.6). Suas ações são geralmente antagônicas entre si, e, em qualquer momento particular, a pessoa tem uma influência maior que a outra, conforme as necessidades corporais. O aumento da atividade parassimpática para os órgãos digestórios promove processos digestórios, e o aumento da atividade simpática os inibe.

Inervação parassimpática

Um par de nervos cranianos, o nervo vago, fornece a maior parte do canal alimentar e os órgãos acessórios. Os nervos sacrais suprem a parte mais distal do trato gastrintestinal. Os efeitos da estimulação parassimpática no sistema digestório são:

- Aumento da atividade muscular, especialmente o peristaltismo, estimulado pelo aumento da atividade do plexo mioentérico

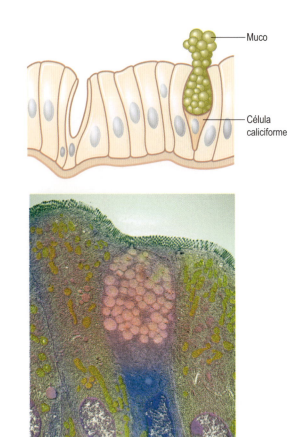

Figura 12.5 Epitélio colunar com célula caliciforme. (A) Diagrama. (B) Eletromicrografia de transmissão colorida de uma seção através de célula caliciforme (*rosa e azul*) do intestino delgado. (B – Steve G Schmeissner/Science Photo Library. Reproduzida com permissão.)

- Aumento da secreção glandular, por meio do aumento da atividade do plexo submucoso (Fig. 12.2).

Inervação simpática

Representada por diversos nervos que emergem da medula espinal nas regiões torácica e lombar. Estes formam plexos (gânglios) no tórax, abdome e pelve, dos quais os nervos passam para os órgãos do trato alimentar. Os efeitos da estimulação simpática no sistema digestório são:

- Diminuir a atividade muscular, especialmente o peristaltismo, porque há redução da estimulação do plexo mioentérico
- Diminuir a secreção glandular, pois há menos estimulação do plexo submucoso.

> **● MOMENTO DE REFLEXÃO**
>
> 2. Identifique as camadas dentro da parede do trato alimentar.

Sistema Digestório CAPÍTULO **12**

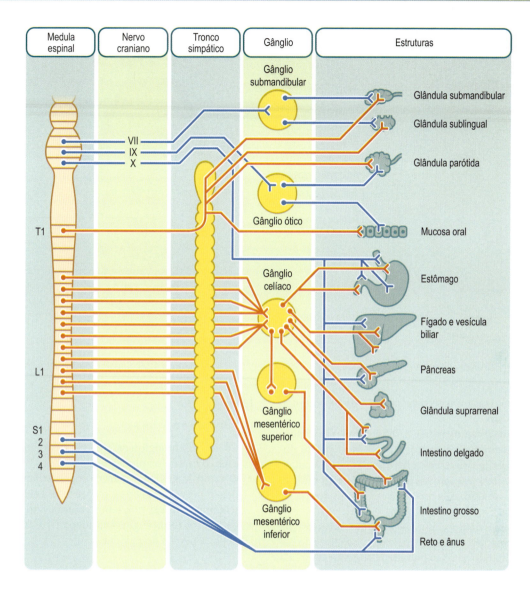

Figura 12.6 Inervação autônoma do sistema digestório. *Azul*, parassimpática; *vermelho*, simpática.

Boca

Resultados esperados da aprendizagem

Após estudar esta seção, você estará apto a:

- Listar as principais estruturas associadas à boca
- Descrever a estrutura da boca
- Descrever a estrutura e a função da língua
- Descrever a estrutura e a função dos dentes
- Descrever o arranjo da dentição primária e secundária normal.

A boca (Fig. 12.7), ou cavidade oral, é formada por músculos e ossos:

- *Anteriormente*: pelos lábios
- *Posteriormente*: é contínuo com a orofaringe
- *Lateralmente*: pelos músculos das bochechas
- *Superiormente*: pelo palato duro ósseo e palato mole muscular
- *Inferiormente*: pela musculatura da língua e pelos tecidos moles do assoalho da boca.

A cavidade oral é revestida por membrana mucosa e consiste em epitélio escamoso estratificado, contendo pequenas glândulas secretoras de muco.

A parte da boca entre as gengivas e as bochechas é o vestíbulo, e o restante do seu interior é a cavidade oral. O revestimento da membrana mucosa das bochechas e dos lábios é

SEÇÃO 3 Ingestão de Nutrientes e Eliminação de Resíduos

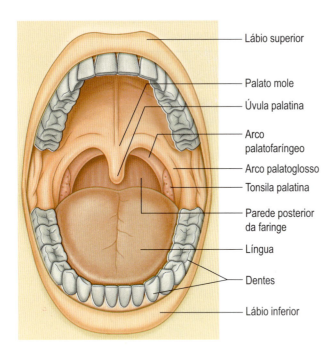

Figura 12.7 Estruturas observadas com a boca aberta.

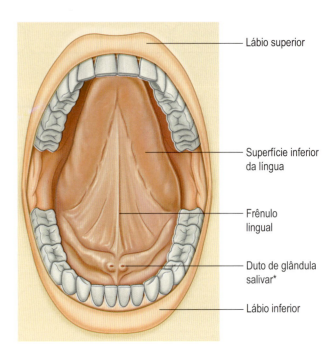

Figura 12.8 Superfície inferior da língua.

refletido nas gengivas ou nas cristas alveolares e é contínuo com a pele do rosto.

O palato forma o céu da boca e é dividido no palato duro anterior e no palato mole posterior (Fig. 12.1). O palato duro é formado pela maxila e pelos ossos palatinos. O palato mole, muscular, curva-se para baixo a partir da extremidade posterior do palato duro e se mistura com as paredes da faringe nas laterais.

A úvula é uma dobra curva de músculo coberto com membrana mucosa, pendendo do meio da borda livre do palato mole. Originando-se da extremidade superior da úvula estão quatro dobras de membrana mucosa, duas passando para baixo de cada lado para formar arcos membranosos. As dobras posteriores, uma de cada lado, são os arcos palatofaríngeos, e as duas dobras anteriores são os arcos palatoglossais. De cada lado, entre os arcos, há uma coleção de tecido linfoide chamada tonsila palatina.

Língua

A língua é composta de músculo voluntário. É fixa por sua base ao osso hioide (Fig. 10.4) e por uma dobra de sua membrana mucosa, chamada frênulo, ao assoalho da boca (Fig. 12.8). A superfície superior consiste em epitélio escamoso estratificado, com numerosas papilas (pequenas projeções). Muitas delas contêm receptores sensoriais (terminações nervosas especializadas) para o sentido do paladar nas papilas gustativas (Fig. 8.25).

Vascularização

O principal suprimento de sangue arterial para a língua é o ramo lingual da artéria carótida externa. A drenagem venosa ocorre pela veia lingual, que une a veia jugular interna.

Inervação

Os nervos envolvidos são:

- Os nervos hipoglossos (12º nervos cranianos), que suprem o músculo voluntário
- O ramo lingual dos nervos mandibulares, que surgem dos 5º nervos cranianos, os nervos da sensação somática (comum), ou seja, dor, temperatura e tato
- Os nervos facial e glossofaríngeo (7º e 9º nervos cranianos), os nervos do paladar.

Funções

A língua desempenha um papel importante na(o):

- Mastigação
- Deglutição
- Fala (p. 267)
- Paladar (p. 224).

As terminações nervosas do paladar estão presentes nas papilas e amplamente distribuídas no epitélio da língua.

Dentes

Os dentes estão embutidos nos alvéolos das cristas alveolares da mandíbula e da maxila (Fig. 12.9). Os bebês nascem com dois conjuntos ou dentições: os dentes temporários ou decíduos (bebês) e os permanentes (Fig. 12.10). Os dentes de ambas as dentições estão presentes, de forma imatura, na mandíbula e na maxila ao nascimento.

---

* *Nota da tradução:* carúncula sublingual.

Existem 20 dentes decíduos, 10 em cada arcada. Eles começam a entrar em erupção aos 6 meses de idade e devem estar presentes por 24 meses (Tabela 12.1).

Os dentes permanentes começam a substituir os decíduos entre as idades de 6 e 13 anos. Essa dentição, composta por 32 dentes, usualmente é completada aos 20 anos. Os terceiros molares (dentes do siso) são os últimos a entrar em erupção.

Estrutura

Embora as formas dos diferentes dentes variem, a estrutura (Fig. 12.11) é a mesma e consiste em:

- *Coroa*: a parte que se projeta da gengiva
- *Raiz*: a parte embutida no osso
- *Colo*: a região ligeiramente estreita onde a coroa se funde com a raiz.

No centro do dente, situa-se a cavidade pulpar, contendo vasos sanguíneos, vasos linfáticos e nervos; revestindo a polpa, observa-se uma substância dura, semelhante ao marfim, chamada dentina. A dentina da coroa é coberta por uma fina camada de uma substância bastante dura, o esmalte. A raiz do dente, por outro lado, é coberta por uma substância que lembra o osso, chamada cemento, que fixa o dente em sua cavidade. Vasos sanguíneos e nervos passam para o dente através de um pequeno forame (buraco) no ápice de cada raiz.

Vascularização

A maior parte do suprimento sanguíneo arterial para os dentes se dá por ramos das artérias maxilares. A drenagem venosa é feita por várias veias que se esvaziam nas veias jugulares internas.

Inervação

O suprimento nervoso para os dentes superiores ocorre por ramos dos nervos maxilares e para os dentes inferiores por ramos dos nervos mandibulares. Esses dois ramos são os nervos trigêmeos (5º nervos cranianos; ver Fig. 7.42).

Funções

Os dentes têm formas diferentes, dependendo de suas funções. Os incisivos e dentes caninos são os dentes cortantes e são usados para morder pedaços de comida, enquanto os dentes pré-molares e molares, com superfícies largas e planas, são usados para moer ou mastigar alimentos (Fig. 12.12).

> ● **MOMENTO DE REFLEXÃO**
>
> 3. Descreva as funções da língua.

Glândulas salivares

> **Resultados esperados da aprendizagem**
>
> Após estudar esta seção, você estará apto a:
>
> ■ Descrever a estrutura e a função das principais glândulas salivares
>
> ■ Explicar o papel da saliva na digestão.

As glândulas salivares (Fig. 12.13) liberam suas secreções em dutos que levam à boca. Há três pares principais: as glândulas parótidas, as submandibulares e as sublinguais. Existem também numerosas glândulas salivares menores espalhadas pela boca.

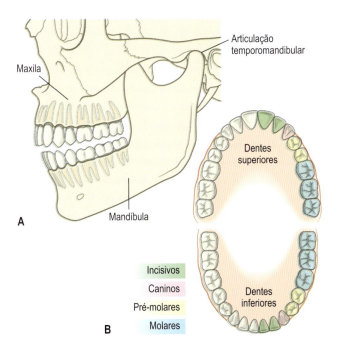

Figura 12.9 Dentes permanentes. (A) Vista lateral. (B) Disposição na maxila e mandíbula.

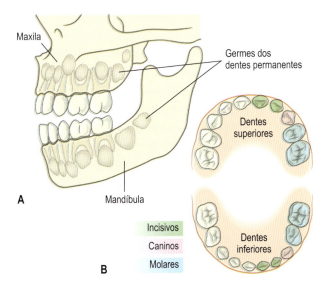

Figura 12.10 Dentes decíduos. (A) Vista lateral. (B) Disposição na maxila e mandíbula.

SEÇÃO 3 Ingestão de Nutrientes e Eliminação de Resíduos

Tabela 12.1 Dentição decídua e permanente.

Mandíbula	Molares	Pré-molares	Caninos	Incisivos	Incisivos	Caninos	Pré-molares	Molares
Dentes decíduos								
Superiores	2	–	1	2	2	1	–	2
Inferiores	2	–	1	2	2	1	–	2
Dentes permanentes								
Superiores	3	2	1	2	2	1	2	3
Inferiores	3	2	1	2	2	1	2	3

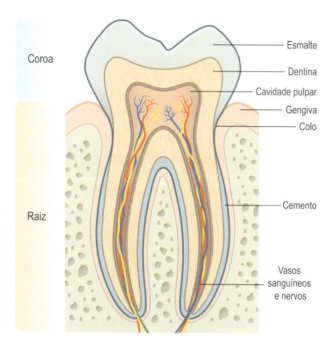

Figura 12.11 Dente secionado.

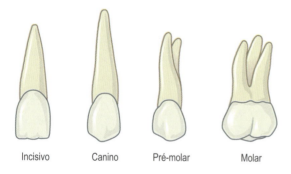

Figura 12.12 Formas dos dentes permanentes.

Glândulas parótidas

Estão situadas uma de cada lado da face, logo abaixo do meato acústico externo (ver Fig. 8.1). Cada glândula tem um duto parotídeo que se abre na boca no nível do segundo dente molar superior.

Glândulas submandibulares

Estas repousam um de cada lado da face sob o ângulo da mandíbula, medialmente. Os dois dutos submandibulares se abrem no assoalho da boca, um de cada lado do frênulo da língua (Fig. 12.13).

Glândulas sublinguais

Estão sob a membrana mucosa do assoalho da boca, anteriormente às glândulas submandibulares. Têm numerosos pequenos dutos que se abrem para o assoalho da boca.

Estrutura

As glândulas estão todas rodeadas por uma cápsula fibrosa. Consistem em vários lóbulos, compostos de pequenos ácinos revestidos com células secretoras (Fig. 12.13B). A saliva é liberada em dutos que se juntam para formar dutos maiores que levam à boca.

Vascularização

O suprimento arterial é feito por vários ramos das artérias carótidas externas, e a drenagem venosa se dá para as veias jugulares externas.

Composição da saliva

A saliva é a secreção combinada das glândulas salivares e das pequenas glândulas secretoras de muco da mucosa oral. Cerca de 1,5 ℓ de saliva é produzido diariamente e consiste em:

- Água
- Sais minerais
- Amilase salivar – uma enzima digestiva
- Muco
- Substâncias antimicrobianas – imunoglobulinas (anticorpos) e a enzima lisozima.

Secreção salivar

É controlada pelo sistema nervoso autônomo. A estimulação parassimpática provoca a secreção abundante de saliva aquosa com um teor relativamente baixo de enzimas e ou-

Sistema Digestório CAPÍTULO 12

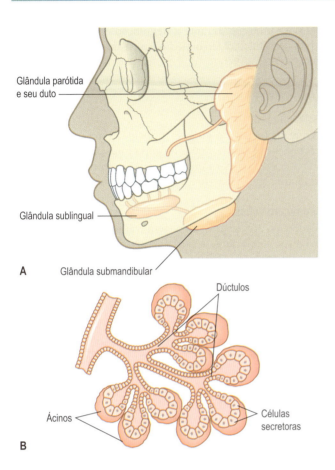

Figura 12.13 Glândulas salivares. (A) Localização das glândulas salivares. (B) Parte da glândula parótida em aumento.

tras substâncias orgânicas. A estimulação simpática resulta na secreção de pequenas quantidades de saliva ricas em material orgânico, em especial das glândulas submandibulares. A secreção reflexa ocorre quando há comida na boca e o reflexo se torna condicionado, de modo que a visão, o olfato e até mesmo o pensamento sobre a comida estimulam o fluxo de saliva.

Funções salivares

Digestão química de polissacarídeos

A saliva contém a enzima amilase, que inicia a quebra dos açúcares complexos, incluindo os amidos, reduzindo-os ao dissacarídeo maltose. O pH ótimo para a ação da amilase salivar é de 6,8 (ligeiramente ácido). O pH salivar varia de 5,8 a 7,4, dependendo da taxa de fluxo; quanto maior a taxa de fluxo, maior o pH. A ação da enzima continua durante a deglutição até que seja terminada pelos sucos gástricos fortemente ácidos, que degradam a amilase.

Lubrificação de alimentos

O alto teor de água significa que o alimento seco que entra na boca é umedecido e lubrificado pela saliva antes de poder ser transformado em um bolo pronto para ser engolido.

Limpeza e lubrificação da boca

Um fluxo adequado de saliva é necessário para manter a boca limpa, úmida e maleável. Isso também ajuda a evitar danos à mucosa por alimentos ásperos ou abrasivos.

Defesa não específica

Lisozima e imunoglobulinas (anticorpos) presentes no combate à saliva, invadindo micróbios.

Paladar

As papilas gustativas são estimuladas apenas por substâncias químicas em solução; portanto, os alimentos secos estimulam o sentido do paladar somente depois de se misturarem bem com a saliva. Os sentidos do paladar e do olfato estão intimamente ligados e envolvidos no desfrute, ou não, dos alimentos (ver Figs. 1.5 e 8.25).

> ● **MOMENTO DE REFLEXÃO**
> 4. Descreva as funções das duas enzimas na saliva.

Faringe

Resultados esperados da aprendizagem

Após estudar esta seção, você estará apto a:
■ Descrever a estrutura da faringe.

A faringe é dividida, para fins descritivos, em três partes: nasofaringe, orofaringe e laringofaringe (p. 264). A nasofaringe é importante na respiração. A orofaringe e a laringofaringe são passagens comuns aos sistemas respiratório e digestório. O alimento passa da cavidade oral para a faringe e depois para o esôfago, com o qual é contínuo. As paredes da faringe consistem em três camadas de tecido.

A membrana de revestimento (mucosa) é o epitélio escamoso estratificado, contínuo com o revestimento da boca em uma extremidade e o esôfago na outra. Isso proporciona um revestimento espesso e resistente, adequado ao desgaste da ingestão de alimentos ingeridos.

A camada média consiste em tecido conjuntivo, que se torna mais fino em direção à extremidade inferior e contém vasos sanguíneos e linfáticos e nervos.

A camada externa consiste em músculos involuntários envolvidos na deglutição. Quando a comida chega à faringe, a deglutição torna-se reflexiva, isto é, não está mais sob controle voluntário.

Vascularização

O suprimento sanguíneo para a faringe é feito por vários ramos das artérias faciais. A drenagem venosa acontece nas veias faciais e nas veias jugulares internas.

SEÇÃO 3 Ingestão de Nutrientes e Eliminação de Resíduos

Inervação

Pertence ao plexo faríngeo e consiste em nervos parassimpáticos e simpáticos. O suprimento parassimpático ocorre principalmente pelos nervos glossofaríngeo e vago, e o suprimento simpático provém dos gânglios cervicais.

> ● **MOMENTO DE REFLEXÃO**
>
> 5. Cite as regiões da faringe que fazem parte do trato digestório.

Esôfago

> **Resultados esperados da aprendizagem**
>
> Após estudar esta seção, você estará apto a:
>
> - Descrever a localização do esôfago
> - Descrever a estrutura do esôfago
> - Explicar os mecanismos envolvidos na deglutição e o caminho percorrido por um bolo.

O esôfago (Fig. 12.14) tem cerca de 25 cm de comprimento e cerca de 2 cm de diâmetro; encontra-se no plano mediano do tórax em frente à coluna vertebral e atrás da traqueia e do coração. É contínuo com a faringe acima e logo abaixo do diafragma se junta ao estômago. Passa entre as fibras musculares do diafragma atrás do tendão central ao nível da 10ª vértebra torácica. Imediatamente o esôfago passa através do diafragma que se curva para cima, antes de se abrir para o estômago. Acredita-se que esse ângulo agudo seja um dos fatores que impedem a regurgitação (refluxo) do conteúdo gástrico para o esôfago. As extremidades superior e inferior do esôfago são fechadas por esfíncteres. O esfíncter esofágico superior impede a passagem de ar para o esôfago durante a inspiração e a aspiração do conteúdo esofágico. O esfíncter esofágico (cárdico) inferior (Figs. 12.14 e 12.18) previne o refluxo do conteúdo gástrico ácido para o esôfago. Não há espessamento do músculo circular nessa área, e esse esfíncter é, portanto, "fisiológico", ou seja, tal região pode atuar como um esfíncter sem a presença das características anatômicas. Quando a pressão intra-abdominal é aumentada, isto é, durante a inspiração e defecação, o tônus do esfíncter esofágico inferior aumenta. Há um efeito adicional de beliscamento pelas fibras musculares do diafragma em contração.

Estrutura

Existem quatro camadas de tecido, como mostrado na Fig. 12.2. Como o esôfago está quase inteiramente no tórax, o revestimento externo, a adventícia, consiste em tecido fibroso elástico que prende o esôfago às estruturas circundantes. O terço proximal é revestido por epitélio escamoso estratificado para proteção durante a deglutição e o terço distal por epitélio colunar. O terço médio é revestido por uma mistura de ambos.

Vascularização

Irrigação arterial

A região torácica é suprida principalmente pelas artérias esofágicas pareadas, ramos da aorta torácica. A região abdominal é suprida por ramos das artérias frênicas inferiores e pelo ramo gástrico esquerdo da artéria celíaca.

Drenagem venosa

Da região torácica, a drenagem venosa ocorre nas veias ázigos e hemiázigos. A parte abdominal drena para a veia gástrica esquerda. Existe um plexo venoso na extremidade

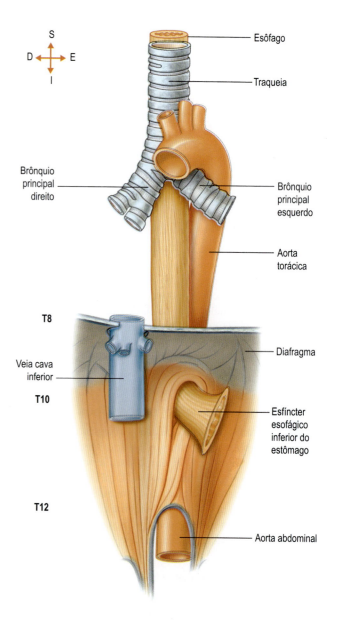

Figura 12.14 Esôfago e algumas estruturas correlatas.

distal que liga a drenagem venosa ascendente e descendente, isto é, as circulações geral e portal.

Funções da boca, faringe e esôfago

Formação de um bolo

Quando a comida é levada para dentro da boca, é mastigada pelos dentes e ao redor da boca pela língua e pelos músculos das bochechas (Fig. 12.15). É misturada com saliva e formada em uma massa macia, ou bolo, pronta para engolir. O tempo que a comida permanece na boca depende, em grande parte, da sua consistência. Alguns alimentos precisam ser mastigados por mais tempo do que outros, antes que o indivíduo sinta que o bolo está pronto para ser engolido.

Deglutição

A deglutição (Fig. 12.16) ocorre em três estágios após a mastigação estar completa e o bolo ter sido formado. É iniciada voluntariamente, mas completada por uma ação reflexa (involuntária).

1. Estágio oral

Com a boca fechada, os músculos voluntários da língua e das bochechas empurram o bolo para trás na faringe.

2. Estágio faríngeo

Os músculos da faringe são estimulados por uma ação reflexa iniciada nas paredes da orofaringe e coordenada pelo centro de deglutição na medula. A contração involuntária desses músculos impulsiona o bolo para dentro do esôfago. Todas as demais rotas que o bolo pode tomar estão fechadas. O palato mole sobe e fecha a nasofaringe; a língua e as dobras faríngeas bloqueiam o caminho de volta à boca; e a laringe é levantada e para frente, de modo que sua abertura é ocluída pela epiglote saliente, impedindo a entrada na via aérea (traqueia).

3. Estágio esofágico

A presença do bolo na faringe estimula uma onda de peristaltismo que impulsiona o bolo alimentar através do esôfago até o estômago.

Ondas peristálticas passam ao longo do esôfago somente após o início da deglutição (Fig. 12.4). Caso contrário, as paredes estão relaxadas. À frente de uma onda peristáltica, o esfíncter esofágico inferior, que protege a entrada do estômago, relaxa para permitir a passagem do bolo descendente para o estômago. Geralmente, a constrição do esfíncter esofágico inferior previne o refluxo do ácido gástrico para o esôfago. Outros fatores que previnem o refluxo gástrico incluem:

- A fixação do estômago ao diafragma pelo peritônio
- O ângulo agudo formado pela posição do esôfago ao entrar no fundo do estômago, ou seja, um ângulo agudo cardioesofágico (ver Fig. 12.18)
- O aumento do tônus do esfíncter cardíaco quando a pressão intra-abdominal está aumentada e há o efeito de pinçamento das fibras musculares do diafragma

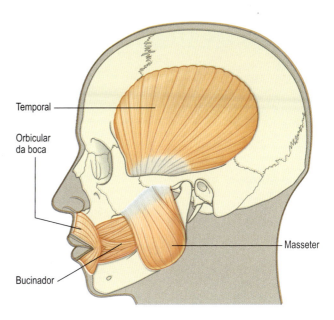

Figura 12.15 Músculos utilizados na mastigação.

As paredes do esôfago são lubrificadas por muco, que auxilia a passagem do bolo durante a contração peristáltica da parede muscular.

> ● **MOMENTO DE REFLEXÃO**
>
> 6. Liste os estágios da deglutição e indique se cada um deles é voluntário ou involuntário.

Estômago

> **Resultados esperados da aprendizagem**
>
> Após estudar esta seção, você estará apto a:
>
> ■ Descrever a localização do estômago com referência às estruturas vizinhas
>
> ■ Explicar o significado fisiológico das camadas da parede do estômago
>
> ■ Discutir as funções digestivas do estômago

O estômago (Fig. 12.17) é uma porção dilatada do trato alimentar em forma de J, situada nas regiões epigástrica, umbilical e hipocondrial esquerda da cavidade abdominal.

Órgãos associados ao estômago

- *Anteriormente*: lobo esquerdo do fígado e da parede abdominal anterior
- *Posteriormente*: aorta abdominal, pâncreas, baço, rim esquerdo e glândula adrenal
- *Superiormente*: diafragma, esôfago e lobo esquerdo do fígado

SEÇÃO 3 Ingestão de Nutrientes e Eliminação de Resíduos

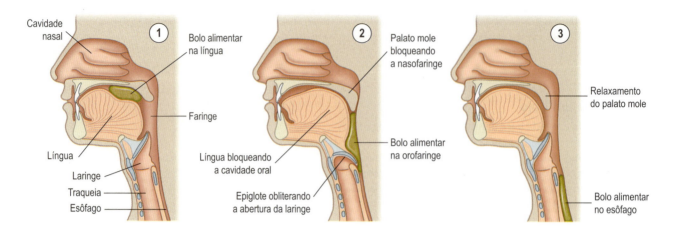

Figura 12.16 Os três estágios da deglutição.

- *Inferiormente*: colo transverso e intestino delgado
- *À esquerda*: diafragma e baço
- *À direita*: fígado e duodeno.

Estrutura

O estômago é contínuo com o esôfago no esfíncter esofágico inferior e com o duodeno no esfíncter pilórico (Fig. 12.18). Tem duas curvaturas. A curvatura menor é curta, fica na superfície posterior do estômago e é a continuação para baixo da parede posterior do esôfago. Logo antes do esfíncter pilórico, ele se curva para cima para completar a forma de J. Quando o esôfago se une ao estômago, a região anterior se inclina para cima, curva-se para baixo, formando a curvatura maior e, em seguida, ligeiramente para cima, em direção ao esfíncter pilórico.

O estômago é dividido em três regiões:

- O fundo
- O corpo
- O piloro.

Na extremidade distal do piloro está o esfíncter pilórico, que protege a abertura entre o estômago e o duodeno. Quando o estômago está inativo, o esfíncter pilórico é relaxado e aberto, e quando o estômago contém alimento o esfíncter é fechado.

Paredes do estômago

As quatro camadas de tecido que compõem a estrutura básica do canal alimentar (Fig. 12.2) são encontradas no estômago, mas com algumas modificações.

Camada muscular

Consiste em três camadas de fibras musculares lisas (Fig. 12.19):

- Uma camada externa de fibras longitudinais
- Uma camada intermediária de fibras circulares
- Uma camada interna de fibras oblíquas.

A esse respeito, o estômago é diferente de outras regiões do trato alimentar, já que possui três camadas de músculo em vez de duas. Esse arranjo permite a ação de agitação característica da atividade gástrica, bem como o movimento peristáltico. O músculo circular é mais forte entre o piloro e o esfíncter pilórico.

Mucosa

Quando o estômago está vazio, o revestimento da membrana mucosa é lançado em pregas longitudinais ou rugas e, quando cheias, as rugas são "eliminadas", conferindo à superfície uma aparência suave e aveludada. Numerosas glândulas gástricas estão situadas abaixo da superfície da membrana mucosa e abertas para ela (Fig. 12.20). Contêm células especializadas, incluindo células principais e células parietais que secretam constituintes do suco gástrico para o estômago, bem como células enteroendócrinas (ver a próxima seção).

Vascularização

O suprimento arterial para o estômago se dá pela artéria gástrica esquerda, um ramo da artéria celíaca, a artéria gástrica direita e as artérias gastroepiploicas. A drenagem venosa acontece através de veias de nomes correspondentes na veia porta. As Figs. 5.36 e 5.38 mostram esses vasos.

Suco gástrico e funções do estômago

O tamanho do estômago varia com o volume de comida que contém, que pode ser de 1,5 ℓ ou mais em um adulto. Após uma refeição, os alimentos acumulam-se no estômago em camadas; a última parte permanece da refeição no fundo por algum tempo. A mistura com o suco gástrico ocorre gradualmente e pode levar algum tempo, até o alimento estar suficientemente acidificado para interromper a ação da amilase salivar.

O músculo gástrico gera uma ação agitada que quebra o bolo e o mistura com suco gástrico. Ondas peristálticas na

Sistema Digestório CAPÍTULO **12**

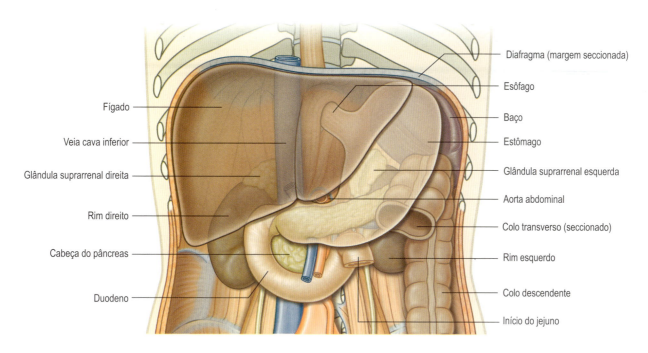

Figura 12.17 Estômago e estruturas correlatas.

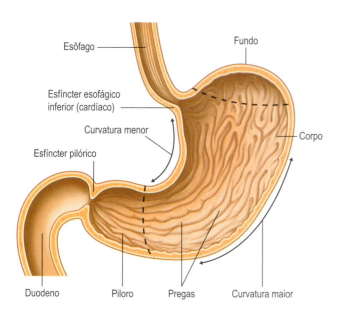

Figura 12.18 Corte longitudinal do estômago.

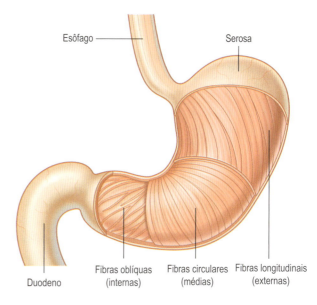

Figura 12.19 Camadas musculares da parede do estômago.

parede do estômago impulsionam o conteúdo para o piloro. Quando o estômago está ativo, o esfíncter pilórico se fecha. A forte contração peristáltica do piloro força o quimo e conteúdo gástrico, após serem suficientemente liquefeitos, através do esfíncter pilórico no duodeno, em pequenos jatos. A estimulação parassimpática aumenta a motilidade do estômago e a secreção do suco gástrico; a estimulação simpática tem o efeito oposto.

Suco gástrico

Cerca de 2 ℓ de suco gástrico são secretados diariamente por glândulas secretoras especializadas na mucosa (Fig. 12.21). Consiste em:

- Água
- Sais minerais

SEÇÃO 3 Ingestão de Nutrientes e Eliminação de Resíduos

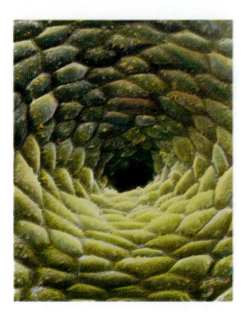

Figura 12.20 Entrada de glândula gástrica. Eletromicrografia de varredura colorida da membrana mucosa do estômago. (Professores PM Motta, KR Porter e PM Andrews/Science Photo Library. Reproduzida com permissão.)

- Muco secretado pelas células do colo mucoso das glândulas e das células mucosas da superfície do estômago
- Ácido clorídrico ⎱ secretados pelas células parietais
- Fator intrínseco ⎰ nas glândulas gástricas
- Precursores enzimáticos inativos – pepsinogênios secretados pelas células principais das glândulas.

Funções do suco gástrico

- A água liquefaz ainda mais a comida ingerida
- O ácido clorídrico:
  - Acidifica a comida e interrompe a ação da amilase salivar
  - Mata os micróbios ingeridos
  - Fornece o ambiente ácido necessário para a ação das pepsinas
- Os pepsinogênios são ativados para pepsinas por ácido clorídrico e por pepsinas já presentes no estômago. Essas enzimas iniciam a digestão de proteínas, quebrando-as em moléculas menores. As pepsinas evoluíram para atuar de forma mais eficaz a um pH muito baixo, entre 1,5 e 3,5
- O fator intrínseco (uma proteína) é necessário para a absorção de vitamina B_{12} do íleo. (A deficiência leva à anemia perniciosa, p. 74)
- O muco evita lesões mecânicas na parede do estômago, lubrificando o conteúdo. Também evita a lesão química, agindo como uma barreira entre a parede do estômago e o suco gástrico altamente corrosivo; o ácido clorídrico está presente em concentrações potencialmente prejudiciais, e as pepsinas digerem os tecidos gástricos.

Secreção de suco gástrico

Há sempre uma pequena quantidade de suco gástrico presente no estômago, mesmo quando não contém alimentos. Isso é conhecido como suco de jejum. A secreção atinge o seu nível máximo cerca de 1 h após uma refeição, depois declina para o nível de jejum após cerca de 4 h.

Existem três fases de secreção do suco gástrico (Fig. 12.22).

1. Fase cefálica

Esse fluxo de suco ocorre antes de a comida chegar ao estômago e se deve à estimulação reflexa do nervo vago (parassimpáticos), iniciada pela visão, olfato, paladar ou pensamento sobre a comida. A estimulação simpática, por exemplo, durante estados emocionais, inibe a atividade gástrica.

2. Fase gástrica

Quando estimuladas pela presença de alimento, as células enteroendócrinas no piloro (Fig. 12.21) e duodeno secretam o hormônio gastrina diretamente no sangue circulante. A gastrina, circulando no sangue que alimenta o estômago, estimula as glândulas gástricas a produzirem mais suco gástrico. Desse modo, a secreção do suco digestório é continuada após a conclusão de uma refeição e o final da fase cefálica. A secreção de gastrina é suprimida quando o pH no piloro cai para cerca de 1,5.

3. Fase intestinal

Quando o conteúdo parcialmente digerido do estômago atinge o intestino delgado, dois hormônios, secretina e colecistocinina (CCK), são produzidos pelas células endócrinas da mucosa intestinal. Eles diminuem a secreção do suco gástrico e reduzem a motilidade gástrica. Diminuindo a taxa de esvaziamento do estômago, o quimo no duodeno se torna mais bem misturado ao suco biliar e pancreático. Essa fase da secreção gástrica é mais marcada após uma refeição com alto teor de gordura.

A taxa em que o estômago se esvazia depende em grande parte do tipo de comida ingerida. Uma refeição com carboidrato sai do estômago em 2 a 3 h, uma refeição proteica permanece por mais tempo, e uma refeição gordurosa permanece no estômago por mais tempo.

Funções do estômago

Incluem:

- Armazenamento temporário – permite que as enzimas digestivas, pepsinas, atuem
- Digestão química – as pepsinas quebram proteínas em polipeptídios
- Colapso mecânico – as três camadas de músculo liso permitem que o estômago aja como um misturador, o suco gástrico é adicionado, e o conteúdo é liquefeito para quimo. A motilidade e a secreção gástrica são aumentadas pela estimulação do nervo parassimpático
- Absorção limitada – água, álcool e algumas drogas lipossolúveis

Sistema Digestório CAPÍTULO **12**

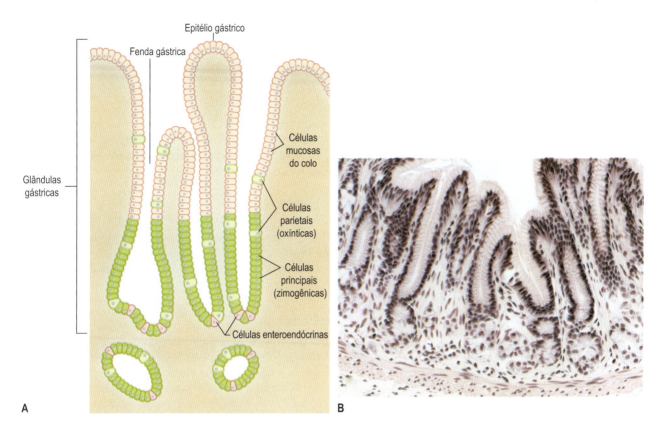

Figura 12.21 Estrutura da mucosa gástrica mostrando as glândulas gástricas. (A) Diagrama. (B) Seção corada da região pilórica do estômago (aumento 150 ×). (B – Telser AG, Young JK, Baldwin KM 2007 Elsevier's integrated histology. Edimburgo: Mosby. Reproduzida com permissão.)

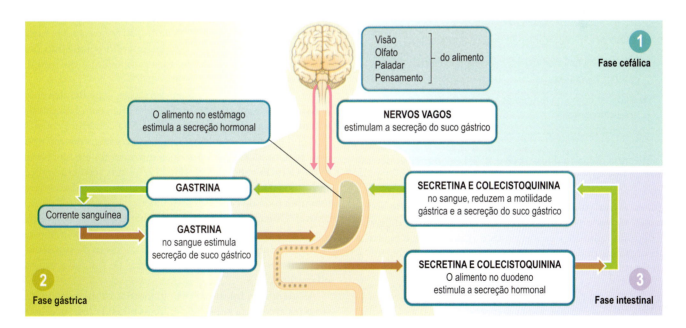

Figura 12.22 Fases da secreção do suco gástrico.

SEÇÃO 3 Ingestão de Nutrientes e Eliminação de Resíduos

- Defesa não específica contra micróbios – fornecida pelo ácido clorídrico no suco gástrico. O vômito (ver Tabela 12.4) pode ocorrer em resposta à ingestão de substâncias irritantes gástricas, tais como micróbios ou produtos químicos
- Preparação de ferro para absorção – o ambiente ácido do estômago solubiliza sais de ferro, essenciais para a absorção de ferro no intestino delgado
- Produção e secreção de fator intrínseco – necessárias para a absorção de vitamina B_{12} no íleo terminal
- Regulação da passagem do conteúdo gástrico para o duodeno – quando o quimo é suficientemente acidificado e liquefeito, o piloro força pequenos jatos de conteúdo gástrico através do esfíncter pilórico para o duodeno. O esfíncter é normalmente fechado, impedindo o refluxo do quimo para o estômago
- Secreção do hormônio gastrina (ver anteriormente).

> ● **MOMENTO DE REFLEXÃO**
>
> 7. Descreva as funções do muco secretado pelas células do colo mucoso nas glândulas gástricas.

Intestino delgado

> **Resultados esperados da aprendizagem**
>
> Após estudar esta seção, você estará apto a:
>
> - Descrever a localização do intestino delgado, com referência às estruturas vizinhas
> - Esboçar um vilo, rotulando seus componentes
> - Discutir as funções digestivas do intestino delgado e suas secreções
> - Explicar como os nutrientes são absorvidos no intestino delgado.

O intestino delgado (Figs. 12.23 e 12.24) é contínuo com o estômago no esfíncter pilórico. Tem cerca de 2,5 cm de diâmetro e pouco mais de 5 m de comprimento; leva ao intestino grosso na válvula ileocecal. Encontra-se na cavidade abdominal, rodeada pelo intestino grosso. No intestino delgado, a digestão química dos alimentos é completada, e ocorre a absorção da maioria dos nutrientes. O intestino delgado é composto por três partes contínuas.

Duodeno

Este tem cerca de 25 cm de comprimento e curva-se à volta da cabeça do pâncreas. As secreções da vesícula biliar e do pâncreas se fundem em uma estrutura comum – a ampola hepatopancreática – e entram no duodeno na papila duodenal. A papila duodenal é protegida por um anel de músculo liso, o esfíncter hepatopancreático (de Oddi; Fig. 12.38).

Jejuno

Esta é a parte do meio do intestino delgado e tem cerca de 2 m de comprimento.

Íleo

Esta seção terminal tem cerca de 3 m de comprimento e termina na válvula ileocecal (Fig. 12.30), que controla o fluxo de material do íleo para o ceco, a primeira parte do intestino grosso, e impede o refluxo.

Estrutura

As paredes do intestino delgado são compostas pelas quatro camadas de tecido mostradas na Fig. 12.2. Algumas modificações do peritônio e da mucosa (mucosa) são descritas a seguir.

Peritônio

O mesentério, uma dupla camada de peritônio, prende o jejuno e o íleo à parede abdominal posterior (Fig. 12.3A). O anexo é bastante curto em comparação com o comprimento do intestino delgado; portanto, tem a forma de leque. Os grandes vasos sanguíneos e nervos estão na parede abdominal posterior, e os ramos no intestino delgado passam entre as duas camadas do mesentério.

Mucosa

A área da superfície da mucosa do intestino delgado é grandemente aumentada por dobras circulares permanentes, vilosidades e microvilosidades.

As dobras circulares permanentes, ao contrário das rugas do estômago, não são suavizadas quando o intestino delgado se distende (Fig. 12.25). Elas promovem a mistura do quimo à medida que ele passa.

As vilosidades são pequenas projeções semelhantes a dedos da camada mucosa no lúmen intestinal, com cerca de 0,5 a 1 mm de comprimento (Fig. 12.26). Sua cobertura consiste em células epiteliais colunares, ou enterócitos, com microvilosidades minúsculas (1 µm de comprimento) em sua borda livre. Células caliciformes (Fig. 12.5), que secretam muco, são intercaladas entre os enterócitos. As vilosidades contêm uma rede de capilares sanguíneos e um capilar linfático central. Os capilares linfáticos são chamados lácteos porque a gordura absorvida confere à linfa uma aparência leitosa. Absorção e alguns estágios finais da digestão de nutrientes ocorrem nos enterócitos antes de entrar no sangue e nos capilares linfáticos.

As glândulas intestinais são glândulas tubulares simples situadas abaixo da superfície entre as vilosidades. As células epiteliais dessas glândulas migram para cima para formar as paredes das vilosidades, substituindo as que estão nas pontas quando são removidas pela passagem do conteúdo intestinal. Todo o epitélio é substituído a cada 3 a 5 dias. Durante a migração, as células epiteliais produzem enzimas digestivas que se alojam nos microvilos e, juntamente com o suco

Sistema Digestório CAPÍTULO **12**

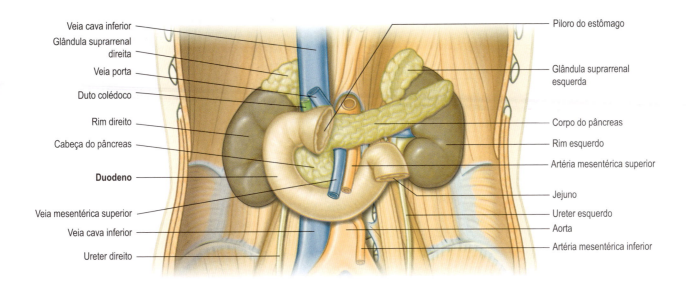

Figura 12.23 Duodeno e estruturas correlatas.

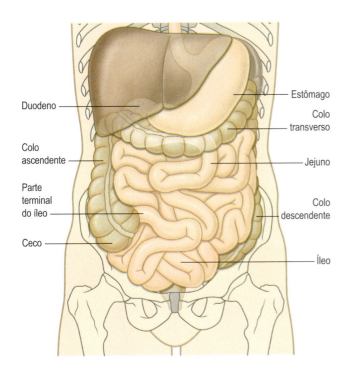

Figura 12.24 Jejuno e íleo e estruturas associadas.

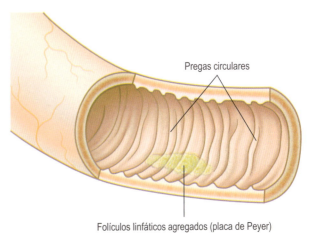

Figura 12.25 Seção de pequena porção do intestino delgado (aberto), demonstrando as pregas circulares permanentes.

madas folículos linfáticos agregados (manchas de Peyer, ver Fig. 12.25). Esses tecidos linfáticos, repletos de células defensivas, estão estrategicamente localizados para neutralizar os antígenos ingeridos (Capítulo 15).

Vascularização

A artéria mesentérica superior supre todo o intestino delgado. A drenagem venosa é feita pela veia mesentérica superior, que se une a outras veias para formar a veia porta (Figs. 5.38 e 5.39). A veia porta contém uma alta concentração de nutrientes absorvidos; esse sangue passa pelo fígado antes de entrar nas veias hepáticas e, por fim, na veia cava inferior (Fig. 12.36).

intestinal, completam a digestão química de carboidratos, proteínas e gorduras.

Numerosos nódulos linfáticos são encontrados na mucosa em intervalos irregulares ao longo do comprimento do intestino delgado. Os menores são conhecidos como folículos linfáticos solitários, e coleções de cerca de 20 a 30 nos maiores situados em direção à extremidade distal do íleo são cha-

SEÇÃO 3   Ingestão de Nutrientes e Eliminação de Resíduos

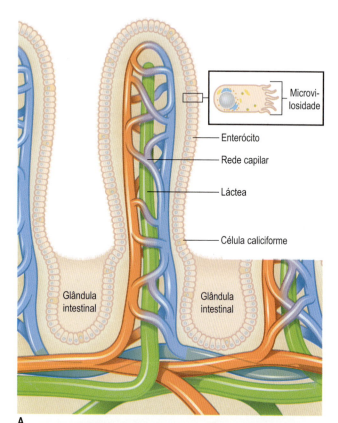

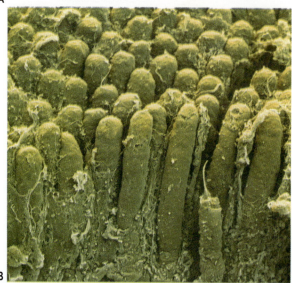

Figura 12.26 Vilosidades. (A) Diagrama de grande aumento de um vilo completo no intestino delgado. (B) Eletromicrografia de varredura colorida mostrando vários vilos. (B, Eye of Science/Science Photo Library. Reproduzida com permissão.)

Suco intestinal

Cerca de 1.500 mℓ de suco intestinal são secretados diariamente pelas glândulas do intestino delgado. É ligeiramente básico (alcalino) e consiste em água, muco lubrificante e bicarbonato para neutralizar o ácido gástrico. O controle da secreção do suco intestinal é pouco compreendido. Acredita-se que a estimulação mecânica das glândulas intestinais seja o principal estímulo, embora os hormônios também possam estar envolvidos. Ao contrário de outras partes do trato digestório, as enzimas não são secretadas no suco intestinal, mas são encontradas e atuam dentro dos enterócitos.

Funções

Estas são:

- Movimento progressivo de seu conteúdo pelo peristaltismo, que é aumentado pela estimulação parassimpática
- Secreção de suco intestinal, também aumentada pela estimulação parassimpática
- Conclusão da digestão química de carboidratos, proteínas e gorduras nos enterócitos das vilosidades
- Proteção contra infecção por micróbios que sobreviveram à ação antimicrobiana do ácido clorídrico no estômago, tanto por folículos linfáticos solitários quanto por agregados
- Secreção dos hormônios CCK e secretina
- Absorção de nutrientes.

Digestão química no intestino delgado

Quando o quimo ácido passa para o intestino delgado, ele é misturado com suco pancreático, bile e suco intestinal e entra em contato com os enterócitos absortivos das vilosidades. A digestão de todos os nutrientes é completada:

- Os carboidratos são decompostos em monossacarídeos
- As proteínas são quebradas em aminoácidos
- As gorduras são quebradas em ácidos graxos e glicerol.

Suco pancreático

O suco pancreático é secretado pelo pâncreas exócrino (p. 336) e entra no duodeno na papila duodenal. Consiste em:

- Água
- Sais minerais
- Enzimas:
  - Amilase
  - Lipase
  - Nucleases que digerem os ácidos nucleicos, DNA e RNA
- Precursores de enzimas inativos, incluindo:
  - Tripsinogênio
  - Quimotripsinogênio.

O suco pancreático é básico (alcalino, pH 8) porque contém quantidades significativas de íons bicarbonato, que são básicos (alcalinos) em solução. Quando o conteúdo ácido estomacal entra no duodeno, eles são misturados com suco pancreático e bile, e o pH é elevado para entre 6 e 8. Esse é o pH no qual as enzimas pancreáticas, amilase e lipase, agem com maior eficácia.

Funções

Digestão de proteínas
O tripsinogênio e o quimotripsinogênio são precursores enzimáticos inativos ativados pela enteroquinase, uma enzima nas microvilosidades, que os converte nas enzimas proteolíticas ativas tripsina e quimotripsina. Essas enzimas decompõem os polipeptídios em tripeptídios, dipeptídios e aminoácidos. É importante que sejam produzidos como precursores inativos e ativados somente na sua chegada ao duodeno; caso contrário, eles poderiam digerir o pâncreas.

Digestão de carboidratos
A amilase pancreática converte todos os polissacarídeos digestíveis (amidos) não afetados pela amilase salivar em dissacarídeos.

Digestão de gorduras
A lipase converte as gorduras em ácidos graxos e glicerol. Para auxiliar a ação da lipase, os sais biliares emulsionam as gorduras, isto é, reduzem o tamanho dos glóbulos, aumentando a sua área superficial.

Controle de secreção
A secreção de suco pancreático é estimulada pela secretina e CCK, produzida pelas células endócrinas nas paredes do duodeno. A presença no duodeno do quimo ácido do estômago estimula a produção desses hormônios (Fig. 12.22).

Bile

A bile, secretada pelo fígado, não consegue entrar no duodeno quando o esfíncter hepatopancreático está fechado; passa, portanto, do duto hepático ao longo do duto cístico para a vesícula biliar, onde é armazenado (Fig. 12.38).

A bile tem um pH em torno de 8 e entre 500 e 1.000 mℓ é secretado diariamente. Consiste em:

- Água
- Sais minerais
- Muco
- Sais biliares
- Pigmentos biliares, principalmente bilirrubina
- Colesterol.

Funções
As funções da bile são explicadas mais adiante na p. 339. Em resumo, são:

- Emulsificação de gorduras no intestino delgado – sais biliares
- Tornar o colesterol e os ácidos graxos solúveis, permitindo sua absorção junto com as vitaminas lipossolúveis – sais biliares
- Excreção de bilirrubina (produto residual da decomposição de glóbulos vermelhos), a maior parte da qual se encontra sob a forma de estercobilina.

Liberação da vesícula biliar
Após uma refeição, o duodeno secreta os hormônios secretina e CCK durante a fase intestinal da secreção gástrica (p. 328). Eles estimulam a contração da vesícula biliar e o relaxamento do esfíncter hepatopancreático, expulsando o suco biliar e pancreático através da papila duodenal para o duodeno. A secreção aumenta acentuadamente quando o quimo que entra no duodeno contém uma alta proporção de gordura.

Digestão química em enterócitos
A maioria das enzimas digestivas no intestino delgado está contida nos enterócitos do epitélio que cobre as vilosidades. A digestão de carboidratos, proteínas e gorduras é completada pelo contato direto entre esses nutrientes e os microvilos e dentro dos enterócitos.

O suco intestinal alcalino (pH 7,8 a 8,0) ajuda a elevar o pH do conteúdo intestinal para entre 6,5 e 7,5. As enzimas que completam a digestão química dos alimentos na superfície dos enterócitos são:

- Peptidases
- Lipase
- Sacarose, maltase e lactase.

As peptidases, como a tripsina, decompõem os polipeptídios em peptídios e aminoácidos menores. As peptidases são secretadas de forma inativa pelo pâncreas (para evitar sua digestão) e devem ser ativadas pela enterocinase no duodeno.

O estágio final de degradação de todos os peptídios a aminoácidos ocorre na superfície dos enterócitos.

A lipase completa a digestão de gorduras emulsionadas para os ácidos graxos e glicerol no intestino.

A sucrase, a maltase e a lactase completam a digestão dos carboidratos pela divisão de dissacarídeos como sacarose, maltose e lactose em monossacarídeos na superfície dos enterócitos.

Controle de secreção

Este processo é pouco compreendido. Acredita-se que a estimulação mecânica das glândulas intestinais pelo quimo seja o principal estímulo para a secreção do suco intestinal, embora os hormônios também possam estar envolvidos.

Absorção de nutrientes

A absorção de nutrientes do intestino delgado através dos enterócitos ocorre por vários processos (Fig. 12.27), incluindo difusão, osmose, difusão facilitada e transporte ativo. A água se move por osmose; pequenas substâncias solúveis em gordura, por exemplo, ácidos graxos e glicerol, são capazes de se difundir através das membranas celulares; e outros geralmente são transportados dentro das vilosidades por outros mecanismos.

Os monossacarídeos e aminoácidos são ativamente co-transportados com íons de sódio para os capilares sanguíneos nas vilosidades. Os ácidos graxos e o glicerol se difundem para os capilares lácteos e são transportados ao longo dos vasos linfáticos até o duto torácico, onde entram na circulação (Capítulo 6).

Um pequeno número de proteínas e outras substâncias grandes são absorvidas inalteradas, isto é, anticorpos presentes no leite materno e em vacinas orais, como a vacina contra a poliomielite.

Outros nutrientes, como vitaminas, sais minerais e água, também são absorvidos do intestino delgado para os capilares sanguíneos. As vitaminas lipossolúveis são absorvidas pelas lactases juntamente com ácidos graxos e glicerol. A vitamina B_{12} combina com fator intrínseco no estômago e é ativamente absorvida no íleo terminal.

A área superficial através da qual a absorção ocorre no intestino delgado é grandemente aumentada pelas dobras circulares da mucosa e pelo grande número de vilosidades e microvilosidades presentes (ver Fig. 12.26). Tem-se calculado que a área superficial do intestino delgado é cerca de cinco vezes a superfície total do corpo.

Grandes quantidades de fluido entram no trato alimentar a cada dia (Fig. 12.28). Destes, apenas cerca de 1.500 mℓ não são absorvidos pelo intestino delgado e passam para o intestino grosso.

> ● **MOMENTO DE REFLEXÃO**
>
> 8. Cite as válvulas encontradas em cada extremidade do intestino delgado.
>
> 9. Relacione a estrutura das vilosidades com suas funções.

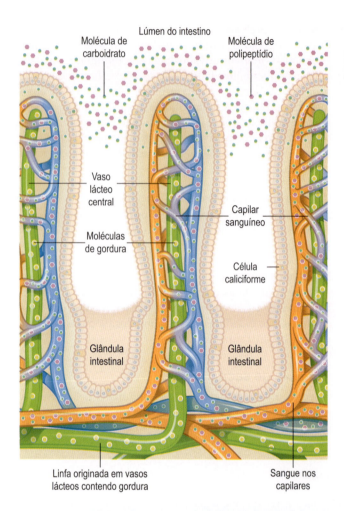

Figura 12.27 Absorção de nutrientes na vilosidade.

Intestino grosso, reto e canal anal

> **Resultados esperados da aprendizagem**
>
> Após estudar esta seção, você estará apto a:
>
> ■ Identificar as diferentes seções do intestino grosso
>
> ■ Descrever a estrutura e as funções do intestino grosso, do reto e do canal anal.

O intestino grosso tem cerca de 1,5 m de comprimento, começando no ceco na fossa ilíaca direita e terminando no reto e no canal anal. Seu lúmen tem cerca de 6,5 cm de diâmetro, maior que o do intestino delgado, ao redor do qual forma um arco (Fig. 12.29).

Para fins descritivos, o intestino grosso é dividido em ceco, colo, reto e canal anal.

Ceco

Esta é a primeira parte do intestino grosso (Fig. 12.30). Uma região dilatada que tem uma extremidade cega inferiormente e é contínua com o colo ascendente superiormente. Logo abaixo da junção dos dois, a válvula ileocecal se abre a partir do íleo. O apêndice vermiforme (que significa "semelhante a um verme" e muitas vezes é conhecido simplesmente como "o apêndice") é um tubo fino, fechado em uma extremidade, que se origina do ceco. Tem cerca de 8 a 9 cm de comprimento e tem a mesma estrutura que as paredes do intestino grosso, mas contém mais tecido linfoide. O apêndice não tem função digestiva, mas pode causar problemas significativos quando inflamado (apendicite, p. 354).

Colo

O colo tem quatro partes, que têm a mesma estrutura e funções:

• O colo ascendente direciona-se superiormente a partir do ceco até o nível do fígado, onde se curva de forma aguda para a esquerda na flexura hepática para se tornar o colo transverso

Sistema Digestório CAPÍTULO 12

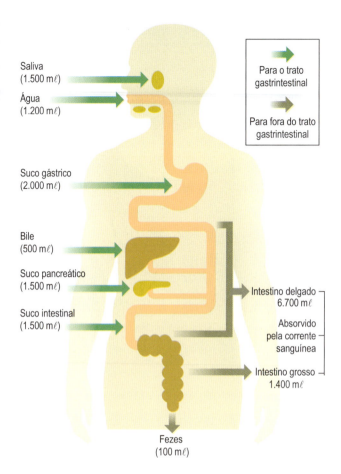

Figura 12.28 Volume médio de líquidos ingeridos, secretados, absorvidos e eliminados pelo trato gastrintestinal.

- O colo transverso se estende através da cavidade abdominal anteriormente ao duodeno e do estômago até a área do baço, onde forma a flexura esplênica e se curva inferiormente, agudamente, para se tornar o colo descendente
- O colo descendente passa pelo lado esquerdo da cavidade abdominal e, em seguida, curva-se em direção à linha média. Ao nível da crista ilíaca, é conhecido como colo sigmoide
- O colo sigmoide é uma curva em forma de S na cavidade pélvica que continua inferiormente para se tornar o reto.

Reto

Esta é uma seção ligeiramente dilatada do intestino grosso e tem cerca de 13 cm de comprimento. Leva do colo sigmoide e termina no canal anal.

Canal anal

Esta é uma passagem curta, com cerca de 3,8 cm de comprimento no adulto, e leva do reto ao exterior. Dois esfíncteres musculares controlam o ânus: o interno, que consiste em músculo liso e está sob o controle do sistema nervoso autônomo, e o externo, formado pelo músculo esquelético e sob controle voluntário (Fig. 12.31).

Estrutura

As quatro camadas de tecido descritas na estrutura básica do trato gastrintestinal (Fig. 12.2) estão presentes no ceco, colo, reto e canal anal. O arranjo das fibras musculares longitudinais é modificado no ceco e colo. Elas não formam uma camada contínua de tecido, mas são coletadas em três faixas, chamadas tênias do colo, que se estendem ao longo do ceco e colo. Param na junção do colo sigmoide e do reto. Como essas tiras longitudinais de tecido muscular são ligeiramente mais curtas do que o comprimento total do ceco e colo, apresentam uma aparência franzida (Fig. 12.31).

No reto, as fibras musculares longitudinais se espalham como na estrutura básica; portanto, essa camada circunda completamente o reto e o canal anal. Os esfíncteres anais são formados pelo espessamento da camada muscular circular.

Na camada submucosa existe mais tecido linfoide do que em qualquer outra parte do trato alimentar, protegendo contra infecção, por bactérias residentes ou invasoras.

No revestimento da mucosa do colo e do reto superior, há um grande número de células caliciformes secretoras de muco (Fig. 12.5) dentro de glândulas tubulares simples. Não estão presentes além da junção entre o reto e o canal anal. O muco produzido aqui lubrifica a passagem das fezes sólidas através do restante do trato.

A membrana que reveste o canal anal consiste em epitélio escamoso estratificado que é contínuo com o revestimento da membrana mucosa do reto acima e se funde com a pele além do esfíncter anal externo. Na parte superior do canal anal, a membrana mucosa está disposta em 6 a 10 dobras verticais, as colunas anais. Cada coluna contém um ramo terminal da artéria e veia do reto superior.

Vascularização

Suprimento arterial

Ocorre, sobretudo, pelas artérias mesentéricas superior e inferior (ver Fig. 5.37). A artéria mesentérica superior fornece o ceco, o colo ascendente e a maior parte do colo transverso. A artéria mesentérica inferior fornece o restante do colo e a parte proximal do reto. As artérias retais média e inferior, ramos das artérias ilíacas internas, suprem a seção distal do reto e do ânus.

Drenagem venosa

Ocorre principalmente pelas veias mesentéricas superior e inferior que drenam o sangue das partes supridas pelas artérias dos mesmos nomes. Essas veias unem-se às esplênicas e gástricas para formar a veia porta (Fig. 5.39).

As veias que drenam a parte distal do reto e o ânus se unem às veias ilíacas internas, significando que o sangue dessa região retorna diretamente à veia cava inferior, contornando a circulação do fígado e portal.

SEÇÃO 3 Ingestão de Nutrientes e Eliminação de Resíduos

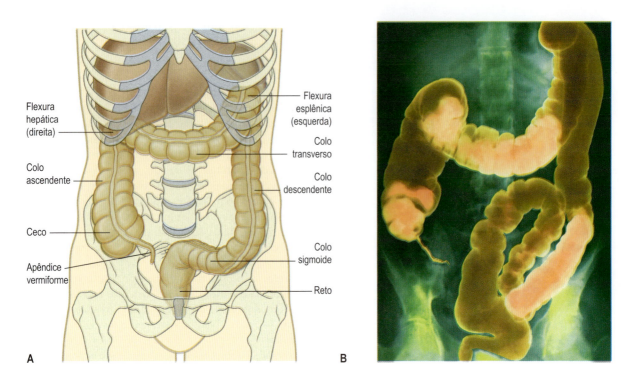

Figura 12.29 Intestino grosso. (A) Posição na cavidade abdominal. (B) Visualização com bário (imagem de raio X colorizado). (B – Alain Pol, ISM/Science Photo Library. Reproduzida com permissão.)

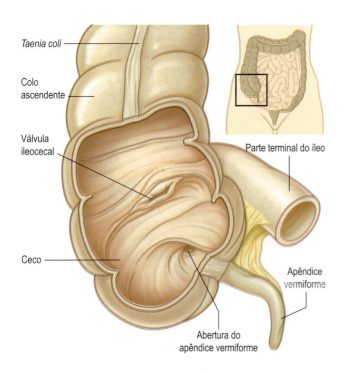

Figura 12.30 Interior do ceco.

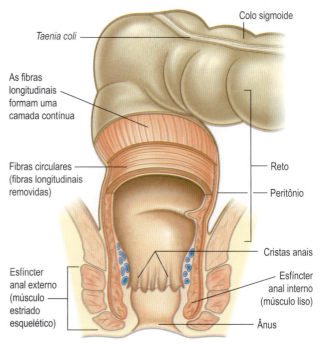

Figura 12.31 Disposição das fibras musculares no intestino grosso, reto e ânus. As regiões foram removidas para evidenciar as camadas.

Sistema Digestório CAPÍTULO **12**

Funções

Absorção

O conteúdo do íleo que passa através da válvula ileocecal para o ceco ainda é fluido, mesmo que uma grande quantidade de água tenha sido absorvida no intestino delgado. No intestino grosso, a absorção de água, por osmose, continua até que a consistência semissólida familiar das fezes seja alcançada. Sais minerais, vitaminas e alguns medicamentos também são absorvidos pelos capilares sanguíneos do intestino grosso.

Atividade microbiana

O intestino grosso é fortemente colonizado por certos tipos de bactérias, que sintetizam a vitamina K e o ácido fólico. Eles incluem *Escherichia coli*, *Enterobacter aerogenes*, *Streptococcus faecalis* e *Clostridium perfringens*. Esses micróbios são comensais, isto é, normalmente inofensivos em humanos. No entanto, podem se tornar patogênicos se transferidos para outra parte do corpo; por exemplo, *E. coli* pode causar cistite (p. 389) se obtiver acesso à bexiga urinária.

Gases no intestino consistem em alguns dos constituintes do ar, principalmente nitrogênio, engolidos com comida e bebida. Hidrogênio, dióxido de carbono e metano são produzidos por fermentação bacteriana de nutrientes não absorvidos, especialmente carboidratos. Os gases saem do intestino como flatulência (vento).

Movimento de massa

O intestino grosso não exibe movimento peristáltico como outras partes do trato digestório. Apenas em intervalos razoavelmente longos (4 a 6 vezes ao dia em adultos), uma onda de peristaltismo forte varre o colo transverso, forçando seu conteúdo para os dois pontos, descendente e sigmoide. Isso é conhecido como movimento de massa e muitas vezes é precipitado pela entrada de comida no estômago. Essa combinação de estímulo e resposta é chamada reflexo gastrocólico.

Defecação

O reto geralmente está vazio, mas, quando um movimento de massa força o conteúdo do colo sigmoide no reto, as terminações nervosas de suas paredes são estimuladas pelo alongamento. Nos bebês, a defecação ocorre por ação reflexa (involuntária). No entanto, durante o segundo ou terceiro ano de vida, as crianças desenvolvem o controle voluntário da função intestinal. Em termos práticos, esse controle voluntário adquirido significa que o cérebro pode inibir o reflexo até que seja conveniente defecá-lo. O esfíncter anal externo está sob controle consciente através do nervo pudendo. Assim, a defecação envolve contração involuntária do músculo do reto e relaxamento do esfíncter anal interno. A contração dos músculos abdominais e o abaixamento do diafragma durante uma expiração forçada (manobra de Valsalva) aumentam a pressão intra-abdominal e, assim, auxiliam na defecação. Quando a necessidade de passar as fezes é voluntariamente adiada, ela tende a desaparecer até que ocorra o próximo movimento de massa e o reflexo é iniciado novamente. A repressão repetida do reflexo pode levar à constipação (fezes duras) à medida que mais água é absorvida.

Constituintes das fezes

As fezes consistem em uma massa marrom semissólida. A cor marrom se deve à presença de estercobilina (p. 339 e Fig. 12.37).

Embora a absorção de água ocorra nos intestinos delgado e grosso, a água ainda representa cerca de 60 a 70% do peso das fezes. O restante é composto por:

- Fibra (planta celular indigesta e material animal)
- Micróbios mortos e vivos
- Células epiteliais retiradas das paredes do trato
- Ácidos graxos
- Muco secretado pelo revestimento epitelial do intestino grosso.

O muco ajuda a lubrificar as fezes, e uma quantidade adequada de fibra dietética, principalmente polissacarídeos não amiláceos (NSPs) e comumente conhecidos como "volumosos", assegura que o conteúdo do intestino grosso seja suficientemente volumoso para estimular a defecação.

> ● **MOMENTO DE REFLEXÃO**
>
> 10. Nomeie as partes do intestino grosso.

Pâncreas

> **Resultados esperados da aprendizagem**
>
> Após estudar esta seção, você estará apto a:
>
> ■ Diferenciar entre as estruturas e funções dos pâncreas exócrino e endócrino.

O pâncreas (Fig. 12.32) é uma glândula rosa cremosa, com cerca de 60 g. Tem cerca de 12 a 15 cm de comprimento e está situado nas regiões epigástrica e hipocondrial esquerda da cavidade abdominal (Figs. 1.25 e 1.26). Consiste em uma cabeça larga, um corpo e uma cauda estreita. A cabeça está na curva do duodeno, o corpo atrás do estômago e a cauda na frente do rim esquerdo, apenas alcançando o baço. A aorta abdominal e a veia cava inferior estão atrás da glândula.

O pâncreas compreende uma glândula exócrina e uma glândula endócrina.

Pâncreas exócrino

Este consiste em um grande número de lóbulos compostos de pequenos ácinos, cujas paredes são compostas de células secretoras. Cada lóbulo é drenado por um pequeno duto que eventualmente se une para formar o duto pancreático,

SEÇÃO 3 Ingestão de Nutrientes e Eliminação de Resíduos

que se estende ao longo de todo o comprimento da glândula e se abre para o duodeno. Pouco antes de entrar no duodeno, o duto pancreático se une ao duto biliar comum para formar a ampola hepatopancreática. A abertura duodenal da ampola é controlada pelo esfíncter hepatopancreático (de Oddi) na papila duodenal.

A função do pâncreas exócrino é produzir enzimas contendo suco pancreático, algumas na forma de precursores inativos, que digerem carboidratos, proteínas e gorduras. Como no trato alimentar, a estimulação parassimpática aumenta a secreção de suco pancreático e a estimulação simpática a deprime.

Pâncreas endócrino

Distribuídos por toda a glândula, próximos às redes capilares, existem grupos de células especializadas chamadas ilhotas pancreáticas (de Langerhans). As ilhotas não têm dutos, então os hormônios se difundem diretamente no sangue. O pâncreas endócrino secreta os hormônios insulina e glucagon, que se preocupam principalmente com o controle dos níveis de glicose no sangue (Capítulo 9).

Vascularização

As artérias esplênica e mesentérica suprem o pâncreas, e a drenagem venosa é feita por veias dos mesmos nomes, que se juntam a outras veias para formarem a veia porta.

> ● **MOMENTO DE REFLEXÃO**
>
> 11. Descreva como a secreção do suco pancreático é controlada.

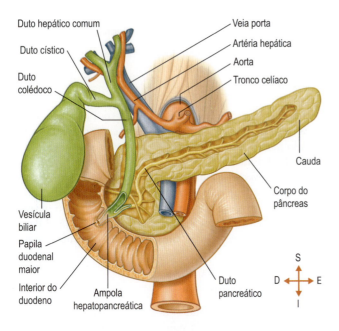

Figura 12.32 Pâncreas em relação com o duodeno e as vias biliares. Parte da parede anterior do duodeno foi removida.

Fígado

> **Resultados esperados da aprendizagem**
>
> Após estudar esta seção, você estará apto a:
>
> ■ Descrever a localização do fígado na cavidade abdominal
> ■ Descrever a estrutura de um lóbulo hepático
> ■ Descrever as funções do fígado.

O fígado é a maior glândula do corpo; é marrom-avermelhado e pesa entre 1 e 2,3 kg. Situado na parte superior da cavidade abdominal, ocupa a maior parte do hipocôndrio direito e parte da região epigástrica e se estende para a região do hipocôndrio esquerdo. Suas superfícies superior e anterior são lisas e curvas para se ajustar à superfície inferior do diafragma (Fig. 12.33); sua superfície posterior é irregular no contorno (Fig. 12.34).

Órgãos associados ao fígado

- *Superiormente e anteriormente*: diafragma e parede abdominal anterior
- *Inferiormente*: estômago, dutos biliares, duodeno, flexão hepática do colo, rim direito e glândula adrenal
- *Posteriormente*: esôfago, veia cava inferior, aorta, vesícula biliar, coluna vertebral e diafragma
- *Lateralmente*: costelas inferiores e diafragma.

O fígado é contido em uma cápsula inelástica fina e incompletamente fechado por uma camada de peritônio. Dobras de peritônio formam ligamentos que prendem o fígado à superfície inferior do diafragma. É mantido em posição parcialmente por esses ligamentos e parcialmente pela pressão dos órgãos na cavidade abdominal.

O fígado tem quatro lobos. Os dois mais óbvios são o grande lobo direito, e o menor, lobo esquerdo em forma de cunha. Os outros dois, os lóbulos caudado e quadrado, são áreas na superfície posterior (Fig. 12.34).

Espaço porta

Este é o nome dado à região na superfície posterior do fígado onde várias estruturas entram e saem da glândula:

- A veia porta penetra transportando sangue do estômago, baço, pâncreas e intestinos delgado e grosso
- A artéria hepática entra conduzindo sangue arterial. É um ramo da artéria celíaca, que se ramifica da aorta abdominal
- Fibras nervosas, simpáticas e parassimpáticas penetram neste espaço
- Os dutos hepáticos direito e esquerdo saem, transportando a bile do fígado para a vesícula biliar
- Os vasos linfáticos saem do fígado, drenando a linfa para os nódulos abdominais e torácicos

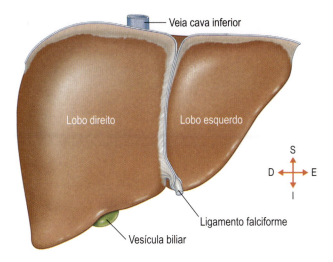

Figura 12.33 Fígado em vista anterior.

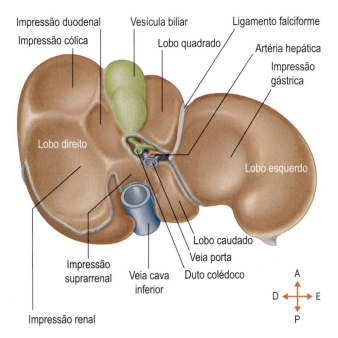

Figura 12.34 Fígado em vista inferior (rotacionado para superior para mostrar a face posterior).

Vascularização

Ver Figs. 5.36 e 5.38. A artéria hepática e a veia porta levam sangue ao fígado (Fig. 12.36). O retorno venoso ocorre por um número variável de veias hepáticas que saem da superfície posterior e entram imediatamente na veia cava inferior, logo abaixo do diafragma.

Estrutura

Os lobos do fígado são compostos de minúsculas unidades funcionais, chamadas lóbulos, que são visíveis apenas a olho nu (Fig. 12.35A). Os lóbulos do fígado são de contorno hexagonal e formados por células cuboides, os hepatócitos, dispostos em pares de colunas irradiando de uma veia central. Entre dois pares de colunas de células estão os sinusoides (vasos sanguíneos com paredes incompletas, Capítulo 5) contendo uma mistura de sangue dos minúsculos ramos da veia porta e da artéria hepática (Fig. 12.35B). Esse arranjo permite que o sangue arterial e o sangue venoso portal (com alta concentração de nutrientes) se misturem e entrem em contato próximo com as células do fígado. Entre as células que revestem os sinusoides estão os macrófagos hepáticos (células de Kupffer), cuja função é ingerir e destruir células sanguíneas desgastadas e quaisquer partículas estranhas presentes no sangue que flui pelo fígado.

O sangue drena dos sinusoides para as veias centrais ou centrolobulares. Estas, então, se fundem com veias de outros lóbulos, formando veias progressivamente maiores, até que eventualmente se tornam as veias hepáticas, que deixam o fígado e esvaziam a veia cava inferior. A Fig. 12.36 mostra o sistema de fluxo sanguíneo pelo fígado. Uma das funções do fígado é secretar bile. Na Fig. 12.35B, podem ser vistos canalículos biliares (minúsculos canais biliares) entre as colunas das células hepáticas. Isso significa que cada coluna de hepatócitos tem um sinusoide sanguíneo de um lado e um canalículo biliar do outro. Os canalículos se juntam para formar canais biliares maiores até formarem os dutos hepáticos direito e esquerdo, que drenam a bile do fígado. Não há mistura da bile e do sangue, e eles são drenados dos lobos do fígado separadamente.

O tecido linfoide e uma rede de vasos linfáticos também estão presentes em cada lobo.

Funções

O fígado é extremamente ativo metabolicamente, com múltiplas funções inter-relacionadas, incluindo metabolismo de nutrientes essenciais, síntese de diversas proteínas vitais, desintoxicação de produtos químicos indesejados e produção de bile.

Metabolismo dos carboidratos

O fígado tem um papel importante na manutenção dos níveis de glicose no plasma. Após uma refeição, quando os níveis aumentam, a glicose é convertida em glicogênio para armazenamento sob a influência do hormônio insulina. Mais tarde, quando os níveis de glicose caem, o hormônio glucagon estimula a conversão do glicogênio em glicose novamente, mantendo os níveis dentro da faixa normal (Fig. 12.39).

Metabolismo de gorduras

A gordura armazenada pode ser convertida em uma forma na qual ela pode ser usada pelos tecidos para fornecer energia (ver Fig. 12.44).

SEÇÃO 3 Ingestão de Nutrientes e Eliminação de Resíduos

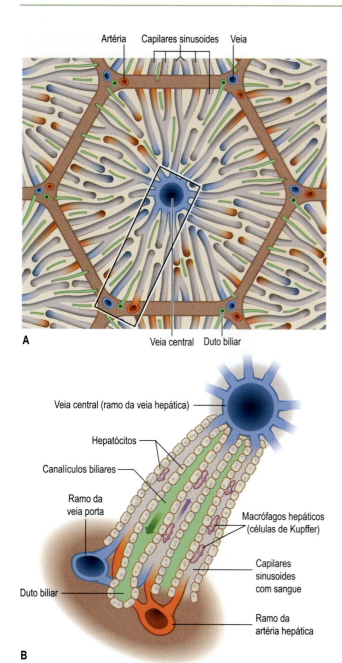

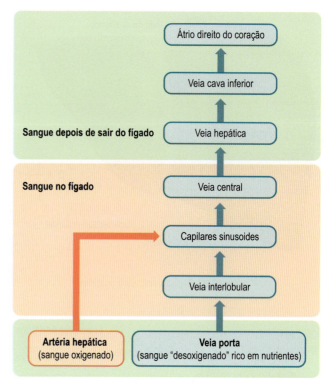

Figura 12.36 Esquema do fluxo sanguíneo pelo fígado.

Figura 12.35 Lóbulo hepático. (A) Corte transverso do lóbulo hepático em aumento. (B) Direção do fluxo sanguíneo e biliar em um lóbulo hepático.

Metabolismo proteico

Desaminação de aminoácidos

Este processo:

- Remove a porção nitrogenada do excesso de aminoácidos; a ureia é formada a partir dessa porção nitrogenada e é excretada na urina
- Decompõe os ácidos nucleicos (material genético, por exemplo, DNA, p. 477) para formar o ácido úrico, que é excretado na urina.

Transaminação

Este processo remove a porção nitrogenada dos aminoácidos e a liga a outras moléculas de carboidratos, formando novos aminoácidos não essenciais (Fig. 12.42).

Síntese de proteínas plasmáticas

O fígado produz 90% das proteínas plasmáticas contidas na corrente sanguínea, incluindo albuminas, globulinas e fatores de coagulação do sangue (Quadro 4.1).

Colapso dos eritrócitos e defesa contra micróbios

Estes processos são realizados por macrófagos hepáticos fagocíticos (células de Kupffer) nos sinusoides, embora a quebra dos glóbulos vermelhos também ocorra no baço.

Desintoxicação de drogas e substâncias tóxicas

Estas incluem o etanol (álcool), resíduos e toxinas microbianas. Algumas drogas são extensivamente inativadas pelo fígado; portanto, não são muito eficazes quando administradas por via oral (por via oral), como o trinitrato de glicerina. Isso porque, após a absorção do trato alimentar, eles viajam no sangue até o fígado, onde são amplamente metabolizados, de modo que os níveis no sangue que saem do fígado e entram na circulação sistêmica são inadequados para alcançar os efeitos terapêuticos. Isso é conhecido como "metabolismo de primeira passagem".

Inativação de hormônios

Incluem insulina, glucagon, cortisol, aldosterona e hormônios tireoidianos e sexuais.

Produção de calor

O fígado usa uma quantidade considerável de energia, tem alta taxa metabólica e, consequentemente, produz grande quantidade de calor. É o principal órgão produtor de calor do corpo.

Secreção de bile

Os hepatócitos sintetizam os constituintes da bile a partir do sangue arterial e venoso misturado nos sinusoides. Incluem sais biliares, pigmentos biliares e colesterol (ver adiante).

Armazenamento

As substâncias armazenadas incluem:

- Glicogênio (Fig. 12.39)
- Vitaminas lipossolúveis: A, D, E, K
- Ferro, cobre
- Algumas vitaminas solúveis em água, como a vitamina B_{12}.

Composição da bile

Entre 500 e 1.000 mℓ de bile são secretados pelo fígado diariamente. A bile consiste em:

- Água
- Sais minerais
- Muco
- Pigmentos biliares, principalmente bilirrubina
- Sais biliares
- Colesterol.

Funções da bile

Digestão de gorduras

Os ácidos biliares, o ácido cólico e o ácido quenodesoxicólico são sintetizados pelos hepatócitos do colesterol e secretados na bile como sais de sódio ou potássio. No intestino delgado, emulsionam as gorduras, dispersando-as em minúsculas gotículas, ajudando a sua digestão por lipases. Os ácidos graxos são insolúveis em água, o que os torna muito difíceis de absorver através da parede intestinal. Os sais biliares tornam o colesterol e os ácidos gordos mais solúveis em água, permitindo que estes e as vitaminas lipossolúveis (vitaminas A, D, E e K) sejam prontamente absorvidos.

No íleo terminal, a maior parte dos sais biliares é reabsorvida e retorna ao fígado na veia porta. Essa circulação êntero-hepática recicla os sais biliares, assegurando que grandes quantidades de sais biliares entrem no intestino delgado diariamente a partir de um *pool* relativamente pequeno de ácidos biliares (Fig. 12.37).

Excreção de bilirrubina

A bilirrubina, um dos produtos da hemólise dos eritrócitos pelos macrófagos (ver anteriormente), é insolúvel em água e transportada no sangue ligado à albumina de proteínas plasmáticas. É conjugada (combinado) com o ácido glicurônico pelos hepatócitos no fígado e torna-se solúvel em água o suficiente para ser excretada na bile. Micróbios no intestino grosso convertem a bilirrubina em estercobilina, que é excretada nas fezes. A estercobilina colore e desodoriza as fezes. Uma pequena quantidade é reabsorvida e excretada na urina como urobilinogênio (Fig. 12.37). A icterícia é a pigmentação amarela dos tecidos, observada na pele e na conjuntiva, causada pelo excesso de bilirrubina no sangue (p. 365).

> ● **MOMENTO DE REFLEXÃO**
>
> 12. Quais vasos entram e saem do fígado na fissura portal e o que eles transportam?

Trato biliar

Resultados esperados da aprendizagem

Após estudar esta seção, você estará apto a:

- Descrever o caminho percorrido pela bile do fígado para a vesícula biliar e depois para o duodeno
- Descrever a estrutura e as funções da vesícula biliar.

Dutos biliares

Os dutos hepáticos direito e esquerdo se juntam para formar o duto hepático comum logo fora do espaço porta (Fig. 12.38). O duto hepático comum passa para baixo por cerca de 3 cm e une-se ao duto cístico da vesícula biliar. Os dutos cístico e hepático comum se fundem, formando o duto colédoco, que passa inferior e posteriormente à cabeça do pâncreas. O duto colédoco é unido ao duto pancreático principal na ampola hepatopancreática. Abre-se no duodeno na papila maior do duodeno, que é controlada pelo esfíncter hepatopancreático (de Oddi). O duto colédoco tem cerca de 7,5 cm de comprimento e um diâmetro de cerca de 6 mm.

Estrutura

As paredes dos dutos biliares têm as mesmas camadas de tecido que as da estrutura básica do canal alimentar (Fig. 12.2).

SEÇÃO 3 Ingestão de Nutrientes e Eliminação de Resíduos

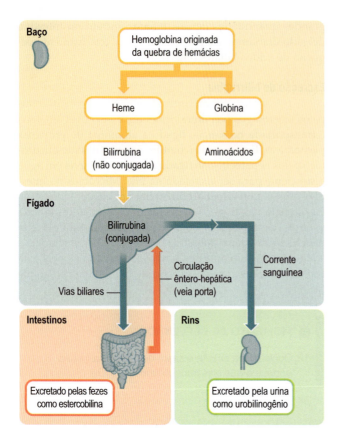

Figura 12.37 Destino da bilirrubina a partir da degradação de eritrócitos.

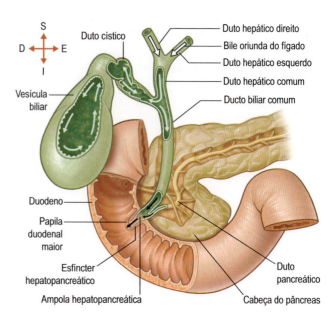

Figura 12.38 Direção do fluxo de bile do fígado ao duodeno.

No duto cístico, o revestimento da membrana mucosa é organizado em dobras circulares irregulares, que têm o efeito de uma válvula em espiral. A bile passa pelo duto cístico duas vezes: uma vez a caminho da vesícula biliar e, novamente, quando é expelida da vesícula biliar para o duto biliar comum e depois para o duodeno.

Vesícula biliar

A vesícula biliar é um saco em forma de pera ligado à superfície posterior do fígado por tecido conjuntivo. Tem um fundo ou extremidade expandida, um corpo ou parte principal, e um colo, que é contínuo com o duto cístico.

Estrutura

A parede da vesícula biliar tem as mesmas camadas de tecido que as da estrutura básica do canal alimentar, com algumas modificações.

Peritônio

Cobre apenas a superfície inferior porque a superfície superior da vesícula biliar está em contato direto com o fígado e mantida no lugar pelo peritônio visceral que cobre o fígado.

Camada muscular

Existe uma camada adicional de fibras musculares oblíquas.

Membrana mucosa

Exibe pequenas rugas quando a vesícula biliar está vazia; estas, então, desaparecem quando se torna distendida com a bile.

Vascularização

A artéria cística, um ramo da artéria hepática, irriga a vesícula biliar. O sangue é drenado pela veia cística, que se junta à veia porta.

Funções

Incluem:

- Armazenamento de bile
- Concentração da bile em até 10 ou 15 vezes, por absorção de água através das paredes da vesícula biliar
- Liberação de bile armazenada.

Quando a parede muscular da vesícula biliar se contrai, a bile é expelida pelos dutos biliares e depois entra no duodeno. A contração é estimulada pelo hormônio CCK, secretado pelo duodeno, e pela presença de gordura e quimo ácido no duodeno.

O relaxamento do esfíncter hepatopancreático (de Oddi) é causado por CCK e é uma resposta reflexa à contração da vesícula biliar.

Sistema Digestório CAPÍTULO **12**

> ● **MOMENTO DE REFLEXÃO**
> 13. Descreva o caminho percorrido pela bile, de deixar o fígado até entrar no intestino delgado.

Moléculas grandes $\underset{\text{anabolismo}}{\overset{\text{catabolismo}}{\rightleftarrows}}$ Moléculas pequenas

Catabolismo
Os processos catabólicos dividem moléculas grandes em menores, liberando energia química, armazenada como trifosfato de adenosina (ATP) e calor. O calor gerado mantém a temperatura corporal central no nível ideal para a atividade química (36,8°C). O excesso de calor é perdido, principalmente através da pele (Capítulo 14).

Anabolismo
É o acúmulo, ou síntese, de moléculas grandes a partir de moléculas menores e requer uma fonte de energia, geralmente ATP.

Resumo da digestão e absorção de nutrientes

> **Resultados esperados da aprendizagem**
>
> Após estudar esta seção, você estará apto a:
> - Listar as principais enzimas digestivas, seus locais de ação, seus substratos e seus produtos
> - Descrever os locais de absorção dos principais grupos de nutrientes.

A Tabela 12.2 resume os principais processos digestórios dos principais grupos de nutrientes, os locais onde esses processos ocorrem e as enzimas envolvidas.

> ● **MOMENTO DE REFLEXÃO**
> 14. Descreva as funções do ácido clorídrico no estômago.

Energia
Todas as células do corpo necessitam de energia para realizar seus processos metabólicos, incluindo a multiplicação para a substituição de células desgastadas, contração muscular e síntese de secreções glandulares.

A energia produzida no corpo pode ser medida e expressa em unidades de trabalho (joules) ou unidades de calor (quilocalorias).

Uma quilocaloria (kcal) é a quantidade de calor necessária para elevar a temperatura de 1 ℓ de água em 1 grau Celsius (1°C). Diariamente os processos metabólicos coletivos do corpo geram um total de cerca de 3 milhões de quilocalorias.

$$1 \text{ kcal} = 4.184 \text{ joules (J)} = 4.184 \text{ kilojoules (kJ)}$$

O valor nutricional de carboidratos, proteínas e gorduras ingeridas na dieta pode ser expresso em kJ/g ou kcal/g.

- 1 g de carboidrato fornece 17 kJ (4 kcal)
- 1 g de proteína fornece 17 kJ (4 kcal)
- 1 g de gordura fornece 38 kJ (9 kcal).

O balanço energético é importante, pois determina mudanças no peso corporal que permanece constante quando a ingestão de energia é igual ao consumo de energia. Quando a ingestão excede a necessidade, o peso corporal aumenta, o que, quando contínuo, leva à obesidade (Capítulo 11). Por outro lado, o peso corporal diminui quando a ingestão de nutrientes não atende aos requisitos de energia.

Metabolismo

> **Resultados esperados da aprendizagem**
>
> Após estudar esta seção, você estará apto a:
> - Discutir os princípios gerais do metabolismo, incluindo unidades de energia, taxa metabólica, catabolismo e anabolismo
> - Comparar e contrastar as taxas metabólicas das principais fontes de energia do corpo (carboidratos, proteínas e gorduras)
> - Descrever em termos simples as vias metabólicas centrais – glicólise, ciclo do ácido cítrico e fosforilação oxidativa.

O metabolismo constitui todas as reações químicas que ocorrem no corpo para fornecer a energia química essencial para todas as atividades celulares. Unidades de energia, balanço energético e taxa metabólica são brevemente descritas a seguir, antes de considerar as vias metabólicas usadas para liberar energia de nutrientes absorvidos. O metabolismo envolve dois tipos de processos:

Taxa metabólica
A taxa metabólica é a taxa na qual a energia é liberada das moléculas de combustível dentro das células. Como a maioria dos processos envolvidos requer oxigênio e produz dióxido de carbono como resíduo, a taxa metabólica pode ser estimada medindo-se o consumo de oxigênio ou a excreção de dióxido de carbono.

SEÇÃO 3 Ingestão de Nutrientes e Eliminação de Resíduos

Tabela 12.2 Resumo dos locais de digestão e absorção de nutrientes.

	Boca	Estômago	Intestino delgado		Intestino grosso
			Digestão	*Absorção*	
Carboidratos	*Amilase salivar:* amidos digestíveis a dissacarídeos	Ácido clorídrico: desnatura e interrompe a ação da amilase salivar	*Amilase pancreática:* amidos digestíveis a dissacarídeos *Sacarose, maltase, lactase* (em enterócitos): dissacarídeos a monossacarídeos (principalmente glicose)	Em capilares sanguíneos de vilosidades	-
Proteínas	-	*Ácido clorídrico:* pepsinogênio a pepsina *Pepsina:* proteínas a polipeptídios	*Enterocinase* (em enterócitos): quimotripsinogênio e tripsinogênio (do pâncreas) para quimotripsina e tripsina *Quimotripsina e tripsina:* polipeptídios para di e tripeptídios *Peptidases* (em enterócitos): di e tripeptídios a aminoácidos	Em capilares sanguíneos de vilosidades	-
Gorduras	-	-	*Bile* (do fígado): sais biliares emulsificam as gorduras *Lipase pancreática:* gorduras para ácidos graxos e glicerol *Lipases* (em enterócitos): gorduras para ácidos graxos e glicerol	Em capilares lácteos de vilosidades	-
Água	-	Pequena quantidade absorvida aqui	-	Mais absorvida aqui	Restante absorvido aqui
Vitaminas	-	Fator intrínseco secretado para a absorção de vitamina B_{12}	-	Vitaminas solúveis em água absorvidas nos capilares; lipossolúveis em capilares lácteos de vilosidades	As bactérias sintetizam vitamina K no colo; absorvido aqui

A taxa metabólica basal (TMB) é a taxa de metabolismo quando o indivíduo está em repouso em um ambiente quente e está no estado pós-absortivo, isto é, não teve uma refeição durante pelo menos 12 h. Nesse estado, a liberação de energia é suficiente para atender apenas às necessidades essenciais (basais) dos órgãos vitais, como o coração, os pulmões, o sistema nervoso e os rins. Alguns dos vários fatores que afetam a taxa metabólica são mostrados na Tabela 12.3.

Vias metabólicas

O anabolismo e o catabolismo (ver antes) geralmente envolvem uma série de reações químicas, conhecidas como vias metabólicas. Estas são sequências ligadas de "pequenos passos" que permitem uma transferência de energia controlada, eficiente e gradual do ATP em vez de grandes "explosões" intracelulares. As vias metabólicas (ver adiante) são ativadas e desativadas pelos hormônios, proporcionando o controle preciso do metabolismo e atendendo às necessidades individuais.

Ambos os processos catabólicos e anabólicos ocorrem continuamente em todas as células. Tecidos bastante ativos, como os músculos e o fígado, precisam de um grande suprimento de energia para suprir suas necessidades metabólicas.

Vias metabólicas centrais

Grande parte do esforço metabólico das células diz respeito à produção de energia para abastecer as atividades celulares. Alguns caminhos comuns são centrais para essa função. As moléculas de combustível entram nesses caminhos centrais de produção de energia. Em uma série de etapas, durante as quais uma série de moléculas intermediárias é formada e a energia é liberada, essas moléculas de combustível são quebradas quimicamente. O resultado desses processos é a produção de energia, dióxido de carbono e água (chamada água metabólica). Grande parte da energia é armazenada como ATP, embora algo seja perdido como calor. O dióxido de carbono é excretado pelos pulmões, e o excesso de água é excretado na urina.

A molécula de combustível preferida é a glicose, mas alternativas, caso a glicose não esteja disponível, incluem aminoácidos, ácidos graxos, glicerol e, ocasionalmente, ácidos nucleicos. Cada um destes pode entrar nos caminhos centrais de produção de energia e ser convertido em energia, dióxido de carbono e água. Há três vias metabólicas centrais (Fig. 12.44):

- A glicólise
- O ciclo do ácido cítrico (Krebs)
- A fosforilação oxidativa.

Tabela 12.3 Fatores que afetam a taxa metabólica.

Fator	Efeito na taxa metabólica
Idade	Gradualmente reduzida com a idade
Gênero	Maior em homens que mulheres
Altura, peso	Relativamente maior em pessoas maiores
Gravidez, menstruação, lactação	Aumento
Ingestão de alimentos	Aumento
Atividade muscular, esforço físico	Aumento
Temperatura corporal elevada (febre)	Aumento
Excesso de hormônios tireoidianos	Aumento
Fome	Diminuição
Estados emocionais	Aumento

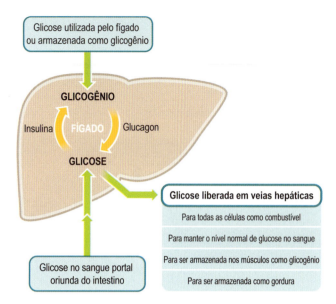

Figura 12.39 Sumário de fonte, distribuição e uso de glicose.

Os produtos da glicólise entram no ciclo do ácido cítrico, e os produtos do ciclo do ácido cítrico prosseguem para a fosforilação oxidativa. Os destinos das diferentes moléculas de combustível que entram nas vias metabólicas centrais são discutidos nas seções seguintes.

Metabolismo dos carboidratos

Eritrócitos e neurônios podem usar apenas glicose como combustível, portanto um nível adequado de glicose no sangue é necessário para fornecer uma fonte de energia constante para essas células. A maioria das demais células também pode usar outras fontes de combustível.

O carboidrato digerido, sobretudo a glicose, é absorvido pelos capilares sanguíneos das vilosidades do intestino delgado. É transportado pela circulação portal para o fígado, onde é tratado de várias maneiras (Fig. 12.39):

- A glicose pode ser oxidada para fornecer a energia química, na forma de ATP, que é necessária para a atividade metabólica considerável que ocorre no próprio fígado
- Alguma glicose pode permanecer no sangue circulante para manter os níveis normais de glicose no sangue entre 3,5 e 8 milimoles por litro (mmol/ℓ; 63 a 144 mg/100 mℓ)
- Alguma glicose, se exceder as exigências anteriores, pode ser convertida pelo hormônio insulina ao polissacarídeo insolúvel, glicogênio, no fígado e nos músculos esqueléticos. A formação de glicogênio dentro das células é um meio de armazenar carboidratos sem perturbar o equilíbrio osmótico. Antes de poder ser usado para manter os níveis sanguíneos ou fornecer ATP, deve ser decomposto novamente em suas unidades de glicose constituintes. O glicogênio hepático constitui um estoque de glicose utilizado para a atividade hepática e para a manutenção do nível de glicose no sangue. Os estoques de glicogênio muscular fornecem a glicose necessária para a atividade. Glucagon, adrenalina (epinefrina) e tiroxina são os principais hormônios associados à quebra do glicogênio em glicose. Esses processos podem ser resumidos aqui:

$$\text{Glicose} \underset{\text{glucagon}}{\overset{\text{insulina}}{\rightleftharpoons}} \text{Glicogênio}$$

- Carboidratos em excesso do necessário para manter o nível de glicose no sangue e os estoques de glicogênio nos tecidos são convertidos em gordura e armazenados nos depósitos de gordura.

A oxidação de carboidratos e gorduras fornece a maior parte da energia requerida pelo corpo. Quando os estoques de glicogênio são baixos e mais glicose é necessária, o corpo pode produzir glicose a partir de fontes não carboidrato, tais como aminoácidos e glicerol. Isso é chamado gliconeogênese (formação de nova glicose).

Liberação de carboidratos e energia

Ver Fig. 12.40. A glicose é decomposta no corpo, liberando energia, dióxido de carbono e água metabólica. O catabolismo da glicose ocorre em uma série de etapas, com um pouco de energia sendo liberada em cada estágio. O número total de moléculas de ATP que podem ser geradas a partir da quebra completa de 1 molécula de glicose é 38, mas, para que isso seja alcançado, o processo deve ocorrer na presença de oxigênio (aerobicamente). Na ausência de oxigênio (anaerobicamente), esse número é bastante reduzido; o processo é, portanto, muito menos eficiente.

Respiração aeróbica (catabolismo)

O catabolismo aeróbico da glicose pode ocorrer apenas quando o suprimento de oxigênio é adequado e é o processo pelo qual a energia é liberada durante o exercício prolongado e gerenciável. Quando os níveis de exercício se

SEÇÃO 3 Ingestão de Nutrientes e Eliminação de Resíduos

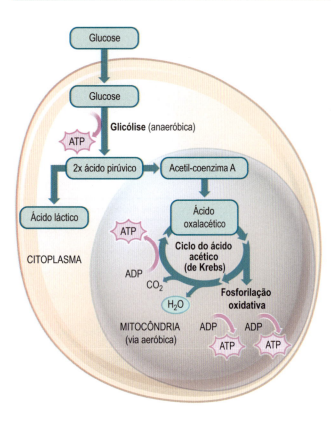

Figura 12.40 Oxidação da glicose. *ADP*, difosfato de adenosina. *ATP*, trifosfato de adenosina.

Catabolismo anaeróbico

Quando os níveis de oxigênio na célula são baixos, a molécula de glicose ainda sofre glicólise e é dividida em duas moléculas de ácido pirúvico, porque a glicólise é um processo anaeróbico. No entanto, o ácido pirúvico não entra no ciclo do ácido cítrico ou progride para a fosforilação oxidativa; em vez disso, é convertido anaerobicamente em ácido láctico, cuja acumulação provoca dores e cãibras típicas de músculos excessivamente exercitados. Quando os níveis de oxigênio são restaurados, o ácido láctico é reconvertido em pirúvico, que pode então entrar no ciclo do ácido cítrico.

Destino dos produtos do metabolismo de carboidratos

Ácido láctico

Parte do ácido láctico produzido pelo catabolismo anaeróbico da glicose pode ser oxidada nas células para dióxido de carbono e água, mas primeiro deve ser alterado de volta para o ácido pirúvico. Se a oxidação completa não ocorrer, o ácido láctico viaja para o fígado no sangue circulante, onde é convertido em glicose e pode então tomar quaisquer das vias abertas para a glicose (Fig. 12.39).

Dióxido de carbono

É excretado do corpo como um gás pelos pulmões.

Água metabólica

É adicionada à quantidade considerável de água já presente no corpo. O excesso é excretado na urina pelos rins.

Metabolismo proteico

A proteína dietética consiste em vários aminoácidos. Cerca de 20 aminoácidos foram nomeados, e nove deles são descritos como essenciais porque não podem ser sintetizados no corpo. Os demais são aminoácidos não essenciais porque podem ser sintetizados por muitos tecidos. As enzimas envolvidas nesse processo são chamadas transaminases. A digestão decompõe a proteína da dieta em seus aminoácidos constituintes, em preparação para a absorção pelos capilares sanguíneos das vilosidades do intestino delgado. Os aminoácidos são transportados na circulação portal para o fígado e depois para a circulação geral, tornando-os disponíveis para todas as células e tecidos do corpo. Dos aminoácidos disponíveis, diferentes células escolhem entre as específicas requeridas para construir ou reparar o seu tipo específico de tecido e sintetizar as suas secreções, isto é, anticorpos, enzimas ou hormônios.

Conjunto (*pool*) de aminoácidos

A capacidade do corpo de armazenar aminoácidos é bastante limitada, e o excesso de aminoácidos é desaminado no fígado. Um pequeno grupo de aminoácidos (Fig. 12.41) está disponível para as células do corpo desenhá-las quando precisam sintetizar seus próprios materiais – por exemplo,

tornam muito intensos, os requisitos de energia dos músculos ultrapassam o suprimento de oxigênio, e a quebra anaeróbica ocorre. Tais altos níveis de atividade podem ser mantidos por períodos curtos, porque há o acúmulo de resíduos (sobretudo ácido láctico) e eficiência reduzida do processo de produção de energia.

O primeiro estágio do catabolismo da glicose é a glicólise (Fig. 12.40), processo anaeróbico que ocorre no citoplasma da célula. Através de vários passos intermediários, uma molécula de glicose é convertida em duas de ácido pirúvico, com a produção líquida de duas moléculas de ATP.

O restante dos consideráveis estoques de energia trancados dentro da molécula original de glicose será liberado apenas se houver oxigênio suficiente para permitir que as moléculas de ácido pirúvico entrem na rotatória bioquímica denominada ciclo do ácido cítrico (Fig. 12.40). Isso ocorre nas mitocôndrias da célula e depende do oxigênio. Para cada duas moléculas de ácido pirúvico que entram no ciclo do ácido cítrico, mais duas de ATP são formadas, mas isso ainda está longe das 38 moléculas de ATP máximas possíveis.

As 34 moléculas restantes de ATP vêm do terceiro processo gerador de energia, a fosforilação oxidativa (Fig. 12.40), que é dependente de átomos de hidrogênio liberados durante estágios iniciais de degradação da glicose. A fosforilação oxidativa, como o ciclo do ácido cítrico, pode ocorrer apenas na presença de oxigênio e acontece nas mitocôndrias.

Sistema Digestório   CAPÍTULO **12**

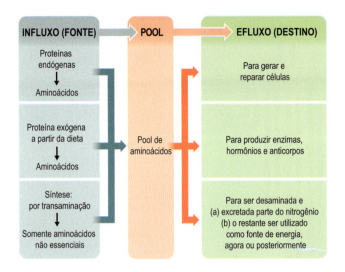

Figura 12.41 Fontes e utilização dos aminoácidos no corpo.

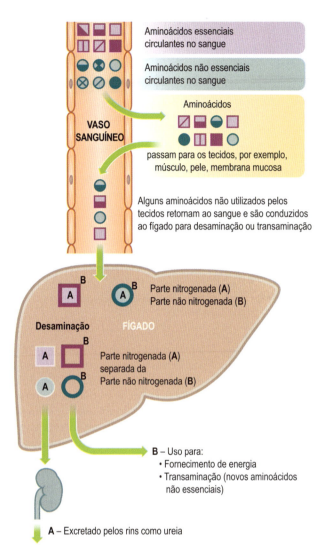

Figura 12.42 Destino dos aminoácidos no corpo.

novas células ou componentes celulares, secreções como enzimas, hormônios e proteínas plasmáticas.

Fontes de aminoácidos

Exógeno
Este é derivado de proteína dietética.

Endógeno
Este é obtido da decomposição das proteínas do corpo existentes. Nos adultos, cerca de 80 a 100 g de proteína são decompostos e substituídos a cada dia. Toda a mucosa intestinal é substituída a cada 5 dias.

Perda de aminoácidos

Desaminação
Os aminoácidos não necessários ao organismo são degradados ou desaminados, em especial no fígado. A parte nitrogenada, o grupo amino (NH_2), é convertida em amônia (NH_3) e então combinada com dióxido de carbono, formando ureia, que é excretada na urina. A parte restante é usada para fornecer energia, como glicose por gliconeogênese, ou armazenada como gordura, se além de exigências imediatas.

Excreção
As fezes contêm uma quantidade considerável de proteína dentro das células que são eliminadas do revestimento do trato alimentar.

Aminoácidos endógenos e exógenos são misturados no *pool*, e o corpo é considerado estar em equilíbrio de nitrogênio quando a taxa de remoção do *pool* é igual às adições a ele. Ao contrário dos carboidratos, o corpo não tem capacidade para armazenar aminoácidos, exceto por esse *pool* relativamente pequeno. A Fig. 12.42 mostra o que acontece com os aminoácidos no corpo.

Aminoácidos e liberação de energia

Os aminoácidos são moléculas de combustível potenciais utilizadas pelo corpo apenas quando outras fontes de energia são baixas, como na inanição. Para suprir os aminoácidos para uso como combustível, em situações extremas, o corpo quebra o músculo, sua principal fonte proteica. Alguns aminoácidos podem ser convertidos diretamente em glicose, que entra na glicólise. Outros aminoácidos são metabolizados em compostos intermediários das vias metabólicas centrais, como a acetil-coenzima A ou ácido oxalacético e, logo, entrar no sistema em um estágio posterior (ver Fig. 12.44).

Metabolismo de gorduras

Ver Fig. 12.43. A gordura é sintetizada a partir de excesso de carboidratos e proteínas da dieta e armazenada nos depósitos de gordura, isto é, sob a pele, no omento ou ao redor dos rins.

SEÇÃO 3 Ingestão de Nutrientes e Eliminação de Resíduos

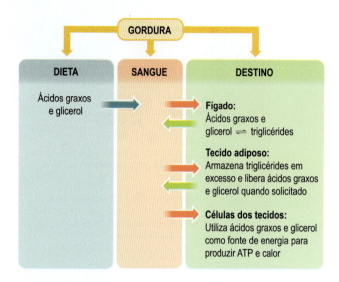

Figura 12.43 Fontes, distribuição e utilização de gorduras no corpo. *ATP,* trifosfato de adenosina.

As gorduras que foram digeridas e absorvidas como ácidos graxos e glicerol nas lácteas são transportadas através da cisterna e do duto torácico do sistema linfático (Capítulo 6) para a corrente sanguínea e, assim, por uma via tortuosa, para o fígado. Os ácidos graxos e o glicerol que circulam no sangue são usados pelas células para fornecer energia e sintetizar algumas de suas secreções. No fígado, alguns ácidos graxos e glicerol são usados para fornecer energia e calor, e alguns são recombinados, formando triglicerídeos, a forma na qual a gordura é armazenada. Um triglicerídeo consiste em três ácidos graxos quimicamente combinados com uma molécula de glicerol (Fig. 2.9). Quando necessário, os triglicerídeos são convertidos em ácidos graxos e glicerol e usados para fornecer energia. Os produtos do metabolismo da gordura são a energia química, o calor, o dióxido de carbono e a água metabólica.

Ácidos graxos e liberação de energia

Quando os tecidos corporais são privados de glicose, como ocorre em jejum prolongado, fome, dietas com restrição de energia ou exercícios extenuantes, o corpo usa fontes alternativas de energia, principalmente reservas de gordura. Os ácidos graxos podem ser convertidos em acetil-coenzima A e entrar no circuito de produção de energia nessa forma. Uma consequência disso é o acúmulo de corpos cetônicos, produzidos no fígado a partir da acetil-coenzima A quando os níveis são muito altos para serem processados pelo ciclo do ácido cítrico (Fig. 12.44). Os corpos cetônicos entram no sangue e podem ser usados por outros tecidos do corpo, incluindo o cérebro (que geralmente é dependente da glicose), como fonte de combustível. No entanto, em altas concentrações, os corpos cetônicos são tóxicos, particularmente para o cérebro. Corpos cetônicos incluem acetona e alguns ácidos orgânicos fracos. Normalmente os níveis são baixos porque são usados assim que produzidos. Quando a produção excede o uso, nas situações mencionadas anteriormente, os níveis aumentam, causando cetose. A cetose está associada à acidose, que pode levar ao coma ou até à morte, se for grave. A excreção do excesso de corpos cetônicos acontece via:

- Urina (cetonúria)
- Pulmões, conferindo à respiração um cheiro doce característico de acetona ou "gotas de pera".

Na cetose, a compensação é necessária para manter o equilíbrio ácido-base. Isso é obtido por sistemas-tampão que excretam o excesso de ácido (íons de hidrogênio) pelos pulmões, através de hiperventilação, ou pelos rins. Na saúde, a cetose é autolimitada, e a produção de corpos cetônicos cessa quando o jejum ou o exercício também cessam. A cetoacidose está associada ao diabetes melito tipo 1 não controlado (p. 255).

Glicerol e liberação de energia

O corpo converte o glicerol da degradação de gorduras em um dos compostos intermediários produzidos durante a

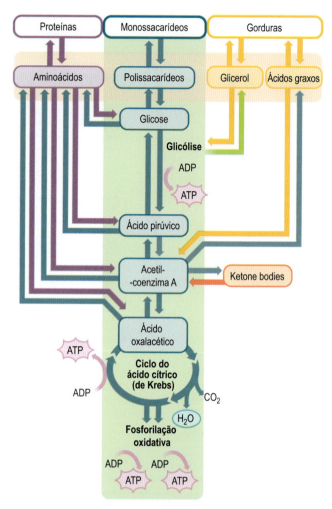

Figura 12.44 Resumo dos destinos das três principais fontes de energia das vias metabólicas centrais. *ADP,* difosfato de adenosina; *ATP,* trifosfato de adenosina.

glicólise e, dessa forma, entra nas vias metabólicas centrais (Fig. 12.44).

> ● **MOMENTO DE REFLEXÃO**
>
> 15. Defina os termos "anabolismo" e "catabolismo".
> 16. Cite as três vias metabólicas centrais.

Efeitos do envelhecimento no sistema digestório

Resultados esperados da aprendizagem

Após estudar esta seção, você estará apto a:

- Descrever os efeitos do envelhecimento no sistema digestório.

A perda de dentes em virtude de doença periodontal, pode causar dificuldade para mastigar, o que por sua vez restringe as escolhas alimentares. Uma redução na massa muscular da língua e a diminuição da salivação podem exacerbar isso.

A sensibilidade e o número de papilas gustativas diminuem com a idade.

O peristaltismo no interior do tubo digestório diminui, o que predispõe à constipação (Capítulo 11). Outras características do envelhecimento, como mobilidade reduzida ou função cognitiva fraca, também contribuem para a constipação, a menos que a fibra alimentar seja aumentada e uma ingestão adequada de líquidos seja mantida.

A massa hepática diminui com a idade, o que é acompanhado por um declínio variável em sua capacidade de reserva, prejudicando o metabolismo, incluindo a quebra de medicamentos; isso, por sua vez, pode levar à toxicidade.

Em adultos mais velhos, há uma redução na massa muscular esquelética e sua capacidade de resposta aos hormônios, incluindo adrenalina (epinefrina), noradrenalina (norepinefrina) e hormônios da tireoide. Juntos, diminuem a TMB. Atividade física limitada ou inatividade também reduzem a TMB. A redução na TMB não acompanhada por ingestão dietética mais baixa predispõe à obesidade e suas consequências (Capítulo 11).

> ● **MOMENTO DE REFLEXÃO**
>
> 17. Explique brevemente por que adultos mais velhos estão em risco crescente de toxicidade medicamentosa.

SEÇÃO 3   Ingestão de Nutrientes e Eliminação de Resíduos

Esta seção considera os distúrbios do sistema digestório. A Tabela 12.4 e a Fig. 12.45 listam alguns sinais e sintomas comuns de distúrbios gastrintestinais.

Doenças da boca

> **Resultados esperados da aprendizagem**
>
> Após estudar esta seção, você estará apto a:
>
> - Discutir as principais condições inflamatórias e infecciosas da boca
> - Descrever os locais e efeitos do carcinoma de células escamosas oral
> - Distinguir entre fenda labial e fenda palatina, incluindo a descrição das anormalidades anatômicas envolvidas.

Condições inflamatórias e infecciosas

Uma lesão pode ser causada aos tecidos no interior e ao redor da boca por alimentos e outras substâncias ingeridas se forem corrosivos, abrasivos ou excessivamente quentes ou frios. A boca contém um grande número e variedade de microrganismos comensais normalmente inofensivos. A ação antibacteriana da saliva ajuda a limitar seu crescimento, mas a presença de placa dentária e alimentos residuais, principalmente açúcares, na boca podem promover a infecção. A

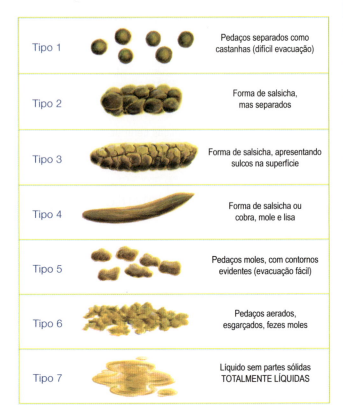

Figura 12.45 Escala Bristol de forma das fezes. (Distribuída com a gentil permissão do Dr. K. W. Heaton; revisor em Medicina da University of Bristol. Reproduzida como referência à profissão médica por Norgine Ltd. © 2017 Grupo de empresas Norgine.)

Tabela 12.4 Sinais e sintomas comuns de distúrbios gastrintestinais.

Sinal/sintoma	Definição e descrição
Dor abdominal	Causada pelo estiramento de músculo liso ou cápsulas de órgãos. A localização é descrita com referência às regiões do abdome (Fig. 1.26)
Anorexia	Perda de apetite que impede ou reduz acentuadamente a ingestão. Quando grave e em curso, é acompanhada por perda de peso
Constipação	Passagem das fezes menos frequentemente do que o normal e/ou passagem de fezes duras (Fig. 12.45). A frequência normal varia muito entre os indivíduos, de 3 vezes/dia a 3 vezes/semana
Diarreia	Passagem raramente frequente de fezes soltas ou aquosas. Normalmente, a maior parte do fluido no trato gastrintestinal é reabsorvida (Fig. 12.28). A diarreia (Fig. 12.45) surge quando a reabsorção de água dos intestinos é reduzida e/ou a motilidade intestinal é aumentada
Disfagia	Dificuldade em engolir
Hematêmese	Vômitos de sangue, frescos (vermelhos ou purpúreos) ou pretos, quando parcialmente digeridos (descritos como "borras de café")
Melena	Sangue que passa nas fezes que são negras e murchas. Quantidades muito pequenas são encontradas apenas pelo teste de sangue oculto nas fezes
Náusea	Sensação de mal-estar que geralmente precede o vômito. Pode ser acompanhada por salivação profusa e taquicardia
Vômito	Reflexo (involuntário) no qual há ejeção forçada do conteúdo estomacal pela boca. O vômito segue a estimulação da faringe, do esôfago, do estômago ou do centro do vômito na medula – por exemplo, por drogas. Coordenado pela medula; a glote fecha, o diafragma se contrai, o esfíncter esofágico superior relaxa; ondas fortes de peristaltismo reversas no estômago expelem seu conteúdo para cima. Se for grave, as consequências incluem perturbações no equilíbrio de fluidos, eletrólitos e ácido-base (alcalose metabólica, pois o excesso de H^+ é perdido)

inflamação da boca é conhecida como estomatite, e a inflamação das gengivas, gengivite.

"Sapinho" (candidíase oral)

Esta infecção fúngica aguda é causada pela levedura *Candida albicans*, que ocorre quando o micróbio comensal cresce em manchas brancas na língua e na mucosa oral. Em adultos, causa infecção oportunista, sobretudo em pessoas debilitadas e naquelas cuja imunidade é reduzida – por esteroides, antibióticos ou drogas citotóxicas, por exemplo. Em crianças, é mais comum em bebês alimentados com mamadeira.

Aftas crônicas podem se desenvolver, afetando o céu da boca em pessoas que usam dentaduras. O fungo sobrevive em sulcos finos na superfície superior da prótese e repetidamente reinfecta a mucosa oral. O mesmo fungo é responsável por infecções sexualmente transmissíveis (Capítulo 18).

Gengivite

Esta é uma inflamação das gengivas, que pode ser aguda ou, mais comumente, crônica. A gengivite crônica é uma condição inflamatória frequente que ocorre em resposta ao acúmulo de placa bacteriana ao redor dos dentes. Provoca sangramento nas gengivas e, gradualmente, destrói os tecidos que sustentam os dentes, que eventualmente se soltam e podem cair.

Ulceração aftosa recorrente

Esta condição comum afeta até 25% da população. Apresenta úlceras extremamente dolorosas que ocorrem isoladamente ou em culturas em qualquer parte da boca. A causa é desconhecida.

Infecções virais

Geralmente são causadas por um tipo de vírus herpes-simples, o HSV-1.

Gengivoestomatite herpética aguda

A inflamação da boca e das gengivas é causada pelo HSV-1 e é a infecção viral oral mais comum. Caracteriza-se por ulceração extensa e muito dolorosa.

Lesões de herpes secundárias ou recorrentes (herpes labial)

As lesões causadas pelo HSV-1 ocorrem em torno do nariz e nos lábios. Após um surto, os vírus permanecem dormentes dentro dos nervos locais. Surtos posteriores, em geral no mesmo local, são precipitados por uma variedade de estímulos, incluindo a exposição aos raios ultravioleta (luz solar intensa) e imunidade prejudicada.

Tumores da boca

Carcinoma de células escamosas

Este é o tipo mais comum de tumor maligno na boca, que afeta principalmente adultos mais idosos. Os locais habituais são o chão da boca e a borda da língua. A ulceração é frequente, e há disseminação precoce para tecidos circundantes e linfonodos cervicais, caso em que o prognóstico é ruim.

Distúrbios congênitos

Fenda palatina e lábio leporino

Durante o desenvolvimento embrionário, o céu da boca (palato duro) se desenvolve como metades separadas (direita e esquerda); isso ocorre dos lábios anteriormente à úvula posteriormente. Antes do nascimento, essas duas metades normalmente se fundem ao longo da linha média (Fig. 12.46A). Se a fusão é incompleta, permanece uma fenda (divisão), que pode ser bastante pequena ou substancial.

A fenda labial (Fig. 12.46B) varia de um entalhe menor no lábio superior a uma condição mais extensa, quando o lábio está completamente dividido em um ou dois lugares e o nariz está envolvido.

Na fenda palatina, existe um intervalo entre as duas metades do palato, que cria um canal de comunicação entre a boca e a cavidade nasal (Fig. 12.46C).

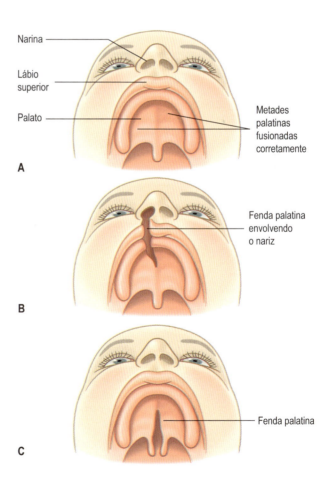

Figura 12.46 Fenda labial e fenda palatina. (A) Palato duro normal. (B) Fenda labial. (C) Fenda palatina.

SEÇÃO 3 Ingestão de Nutrientes e Eliminação de Resíduos

Fatores contribuintes incluem anormalidades genéticas e certas drogas ou má nutrição entre as semanas 7 e 12 da gravidez. Beber, comer e desenvolver a fala não ocorrem normalmente até que o defeito tenha sido reparado por meio de cirurgia.

Cáries dentárias

A deterioração dentária começa com descoloração e formação de cavidades (cáries). Surgem quando as bactérias presentes na placa nos dentes agem sobre os açúcares, formando ácido, o que pode eventualmente destruir as partes duras dos dentes. A cárie pode ser evitada por uma correta higiene bucal.

Sem tratamento, podem ocorrer infecção, inflamação dos tecidos moles da boca e perda dos dentes.

MOMENTO DE REFLEXÃO

18. Qual organismo promove a candidíase oral?

Doenças da faringe

Ver amigdalite e difteria (p. 284).

Doenças das glândulas salivares

Resultados esperados da aprendizagem

Após estudar esta seção, você estará apto a:
- Descrever a fisiopatologia da caxumba
- Descrever os tumores mais comuns das glândulas salivares.

Caxumba (parotidite)

Esta é uma condição inflamatória aguda das glândulas salivares, em especial as parótidas. É causada pelo vírus da caxumba, um dos grupos parainfluenza. O vírus é transmitido pela inalação de gotículas infectadas. Os vírus se multiplicam em outras partes do corpo antes de se espalharem para as glândulas salivares. O vírus é mais infeccioso por 1 a 2 dias antes e 5 dias depois de os sintomas aparecerem. Embora seja mais comum entre os 5 e 15 anos de idade, a caxumba também afeta adultos e geralmente é uma infecção mais grave; cerca de 25% dos homens adultos sofrem de inflamação testicular (orquite), o que pode resultar em atrofia e, ocasionalmente, esterilidade. Complicações que afetam o cérebro, incluindo meningite e meningoencefalite (Capítulo 7), podem surgir em qualquer idade.

Nos países desenvolvidos, as crianças geralmente são vacinadas contra caxumba nos anos pré-escolares.

Tumores das glândulas salivares

Adenoma salivar

Este tumor benigno ocorre sobretudo na glândula parótida e é o tumor mais comum das glândulas salivares. Um segundo tumor pode se desenvolver na mesma glândula vários anos após o primeiro ter sido removido e, ocasionalmente, sofrer alteração maligna.

Carcinoma

Os tumores malignos mais comumente afetam as glândulas parótidas. Algumas formas podem infiltrar os nervos nos tecidos circundantes, causando dor grave. O espalhamento pela linfa ocorre para os nódulos cervicais.

MOMENTO DE REFLEXÃO

19. Qual infecção das glândulas salivares faz parte dos programas de imunização infantil em diversos países?

Doenças do esôfago

Resultados esperados da aprendizagem

Após estudar esta seção, você estará apto a:
- Explicar como as varizes esofágicas se desenvolvem
- Discutir as principais condições inflamatórias do esôfago
- Descrever os principais tumores esofágicos
- Definir atresia esofágica e fístula traqueoesofágica.

Varizes esofágicas

Em condições como a cirrose (p. 363) ou trombose venosa, o fluxo sanguíneo para o fígado através da veia porta é impedido, e a pressão sanguínea dentro do sistema porta sobe (hipertensão portal). Isso força o sangue da veia porta em veias anastomóticas, que redirecionam (derivam) o sangue para a circulação venosa sistêmica, contornando o fígado (Fig. 12.47); 50% ou mais do sangue portal pode ser desviado para veias anastomóticas, levando à pressão crescente nessas veias também. Uma rota tomada pelo sangue desviado entra nas veias do esôfago inferior, que se tornam distendidas e enfraquecidas pelo volume anormalmente alto de sangue. Varizes (dilatações localizadas das veias) se desenvolvem quando as regiões mais fracas da parede do vaso se projetam para o lúmen do esôfago; sendo de paredes finas e frágeis, são facilmente erodidas ou traumatizadas pela comida engo-

Sistema Digestório CAPÍTULO **12**

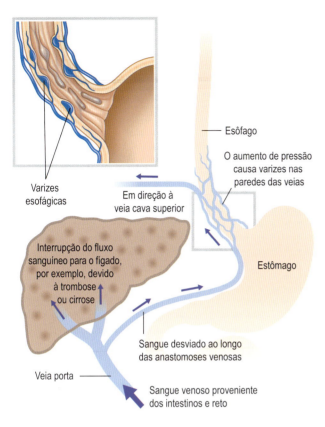

Figura 12.47 Varizes esofágicas.

lida. O sangramento pode ser menor, mas crônico, levando à anemia por deficiência de ferro (p. 74); no entanto, a ruptura súbita pode causar hemorragia com risco de vida.

Condições inflamatórias e infecciosas

Esofagite aguda

Ocorre quando materiais cáusticos são ingeridos e se pessoas imunocomprometidas adquirem infecções fúngicas graves, tipicamente candidíase (p. 319), ou infecções virais, como herpes-simples. A disfagia (dificuldade em engolir) em geral está presente. Após lesão grave, a cicatrização frequentemente causa fibrose, e há um risco de estenose esofágica se desenvolver mais tarde, à medida que o tecido fibroso se contrai.

Doença do refluxo gastroesofágico

A doença do refluxo gastroesofágico (DRGE), causa mais comum de indigestão (ou "azia"), é causada pela regurgitação persistente do suco gástrico ácido no esôfago, causando irritação, inflamação e ulceração dolorosa. A hemorragia ocorre quando os vasos sanguíneos são corroídos. O refluxo persistente leva à inflamação crônica, e, se o dano for extenso, ocorre a cicatrização secundária com fibrose. O encolhimento do tecido fibroso maduro pode causar estenose do esôfago. Quando crônica, essa condição pode levar ao esôfago de Barrett (ver a próxima seção). O refluxo do conteúdo gástrico está associado a:

- Aumento na pressão intra-abdominal, como na gravidez, constipação e obesidade
- Baixos níveis do hormônio gastrina, que reduzem a atividade do esfíncter esofágico inferior
- Presença de hérnia de hiato (Fig. 12.52C).

Esôfago de Barrett

É uma condição pré-maligna geralmente associada à DRGE de longa duração; às vezes é acompanhado por uma hérnia de hiato (Fig. 12.52C). Células colunares semelhantes às encontradas no estômago substituem o epitélio escamoso do esôfago inferior.

Acalasia

Nesta condição, o peristaltismo do esôfago inferior está deteriorado, e o esfíncter esofágico inferior não consegue relaxar durante a deglutição, causando acúmulo de comida e bebida no esôfago, disfagia, regurgitação do conteúdo gástrico e pneumonia aspirativa. O esôfago fica dilatado, e a camada muscular se hipertrofia. O suprimento de nervo autonômico para o músculo esofágico é anormal, mas a causa não é conhecida. A acalasia pode ocorrer em qualquer idade, mas é mais comum na meia-idade.

Tumores do esôfago

Os tumores benignos são raros e representam apenas 5% dos tumores esofágicos.

Tumores malignos

Estes são mais frequentes em homens do que em mulheres. São mais comuns no esôfago inferior, muitas vezes associados ao esôfago de Barrett, mas podem surgir em qualquer nível. Ambos os tipos de tumor descritos aqui tendem a começar como uma úlcera que se espalha ao redor da circunferência, causando uma estenose que resulta em disfagia. No momento do diagnóstico, a disseminação local geralmente ocorreu, e o prognóstico, portanto, é bastante ruim.

A incidência geográfica do carcinoma espinocelular varia muito em todo o mundo. Está associado ao consumo elevado de álcool em longo prazo e ao de cigarros. Acredita-se que outros fatores predisponentes incluam obesidade, baixo consumo de frutas e vegetais e mastigação de tabaco.

O adenocarcinoma em geral se desenvolve no esôfago de Barrett (ver anteriormente).

Distúrbios congênitos

Os distúrbios congênitos mais comuns do esôfago são:

- Atresia esofágica, em que o lúmen é estreito ou bloqueado
- Fístula traqueoesofágica, na qual há uma abertura (fístula) entre o esôfago e a traqueia através da qual o leite ou o conteúdo gástrico regurgitado são aspirados.

SEÇÃO 3 Ingestão de Nutrientes e Eliminação de Resíduos

Uma ou ambas as anormalidades podem estar presentes. As causas são desconhecidas.

> ● **MOMENTO DE REFLEXÃO**
> 20. Identifique duas anomalias congênitas do esôfago.

Doenças do estômago

> **Resultados esperados da aprendizagem**
>
> Após estudar esta seção, você estará apto a:
>
> - Comparar as principais características da gastrite crônica e aguda
> - Discutir a fisiopatologia da doença ulcerosa péptica
> - Descrever os principais tumores do estômago e suas consequências
> - Definir o termo "estenose pilórica congênita".

Gastrite

A inflamação do estômago pode ser uma condição aguda ou crônica.

Gastrite aguda

Geralmente é uma resposta a drogas irritantes ou álcool. Os fármacos mais comumente implicados são os anti-inflamatórios não esteroidais (AINEs), incluindo aspirina, mesmo em doses baixas, embora muitos outros também possam estar envolvidos. Outras causas incluem a resposta inicial à infecção por *Helicobacter pylori* (ver adiante) e o estresse fisiológico grave, como de queimaduras extensas e falência múltipla de órgãos.

Há vários graus de gravidade. Os casos leves podem ser assintomáticos ou apresentar náuseas e vômitos associados a alterações inflamatórias da mucosa gástrica. Erosões, caracterizadas pela perda de tecido afetando as camadas superficiais da mucosa gástrica, também podem ocorrer. Em casos mais graves, erosões múltiplas podem resultar em hemorragia com risco de vida, causando hematêmese (ver Tabela 12.4) e melena (ver Tabela 12.4), especialmente em adultos mais velhos.

O resultado depende da extensão do dano. Em muitos casos, a recuperação é rápida e sem intercorrências após a remoção da causa. Onde houve extenso dano tecidual, a cicatrização se dá por fibrose, causando redução da elasticidade e do peristaltismo.

Gastrite crônica

A gastrite crônica é uma condição mais leve, porém mais duradoura. Geralmente está associada ao *H. pylori*, mas às vezes é causada por doença autoimune ou lesão química. É mais comum mais tarde na vida.

Gastrite associada a Helicobacter

O *H. pylori* é uma bactéria que coloniza a mucosa gástrica e é comumente associada a condições gástricas, especialmente gastrite crônica e úlcera péptica.

Gastrite crônica autoimune

Esta é uma doença progressiva. Alterações inflamatórias destrutivas que começam na superfície da membrana mucosa podem se estender para afetar toda a sua espessura, incluindo as glândulas gástricas. Quando esse estágio é alcançado, a secreção de ácido clorídrico e fator intrínseco é marcadamente reduzida. Os antígenos são as células parietais gástricas e o fator intrínseco que elas secretam. Quando as células parietais são destruídas como resultado dessa condição autoimune, a inflamação diminui. As causas da autoimunidade não são conhecidas, mas existem uma predisposição familiar e uma associação a distúrbios autoimunes da tireoide. Consequências secundárias incluem:

- anemia perniciosa devido à falta de fator intrínseco (p. 74)
- aumento do risco de câncer no estômago

Úlcera péptica

As úlceras pépticas envolvem a espessura total da mucosa gastrintestinal e penetram na camada muscular do estômago ou duodeno (Fig. 12.48). São causadas pela ruptura do equilíbrio normal entre o efeito corrosivo do suco gástrico e o efeito protetor do muco nas células epiteliais gástricas. Podem ser vistas como extensão das erosões gástricas encontradas na gastrite aguda. Os locais mais comuns para as úlceras são o estômago e os primeiros centímetros do duodeno. Mais raramente ocorrem no esôfago e arredondam a anastomose do estômago e do intestino delgado, após a gastrectomia.

A infecção por *H. pylori*, bastante comum, afeta 50 a 60% dos adultos em todo o mundo. A maioria das pessoas permanece saudável e assintomática; apenas uma minoria de-

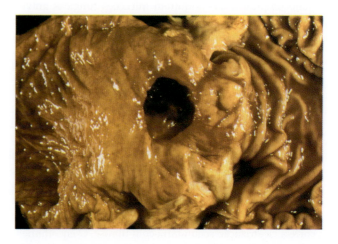

Figura 12.48 Úlcera péptica. Grande ulceração duodenal. (CNRI/Science Photo Library. Reproduzida com permissão.)

senvolve sintomas; pensa-se que a infecção é adquirida na infância. O *H. pylori* está fortemente associado à úlcera péptica, encontrado em 90% das pessoas com úlcera duodenal e 70% das úlceras gástricas. A maioria das outras úlceras gástricas é atribuída ao uso de AINEs. Fumar predispõe à ulceração péptica e atrasa a cicatrização. A incidência de úlceras pépticas é maior em homens que em mulheres e aumenta com a idade.

Se a proteção da mucosa gástrica é prejudicada, o epitélio pode ser exposto ao ácido gástrico, causando o dano celular inicial que leva à ulceração. Os principais mecanismos de proteção são um bom suprimento sanguíneo, secreção adequada de muco e substituição eficiente de células epiteliais.

Vascularização. A redução do fluxo sanguíneo e a isquemia podem ser causadas pelo tabagismo e estresse intenso, físico ou mental. Em situações estressantes, a atividade simpática associada causa a constrição dos vasos sanguíneos que suprem o trato alimentar.

Secreção de muco. A composição e a quantidade de muco podem ser alteradas, por exemplo:

- Pelo uso regular e prolongado de aspirina e outros anti-inflamatórios
- Pelo refluxo de ácidos e sais biliares
- Na gastrite crônica.

Reposição de células epiteliais. Há normalmente uma rápida renovação de células epiteliais gástricas e intestinais. Isso pode ser reduzido:

- Por níveis elevados de hormônios esteroides, como em resposta ao estresse ou quando eles são usados como drogas
- Na gastrite crônica
- Por radioterapia e drogas citotóxicas.

Úlceras pépticas agudas

Podem ser únicas ou múltiplas. São encontradas em muitos locais no estômago e nos primeiros centímetros do duodeno. Seu desenvolvimento está frequentemente associado a gastrite aguda, estresse grave, doença grave, choque, queimaduras, distúrbios emocionais graves e após uma grande cirurgia. A cicatrização sem a formação de tecido fibroso em geral ocorre quando o estressor é removido, embora a hemorragia, que pode ser fatal, possa ser uma complicação.

Úlceras pépticas crônicas

São 2 a 3 vezes mais comuns no duodeno do que no estômago. Eles geralmente ocorrem isoladamente no piloro do estômago ou no duodeno. A cicatrização ocorre com a formação de tecido fibroso. Seu subsequente encolhimento pode causar:

- Estenose do lúmen do estômago
- Obstrução do fluxo gástrico ou estenose do esfíncter pilórico
- Aderências a estruturas adjacentes, por exemplo pâncreas, fígado ou colo transverso.

Complicações de úlceras pépticas

Perfuração. Quando uma úlcera erode através da espessura total da parede do estômago ou duodeno, o conteúdo dessas estruturas entra na cavidade peritoneal, causando peritonite aguda (p. 354).

O material inflamatório infectado pode ser coletado sob o diafragma, formando um abscesso subfrênico (Fig. 12.49), e a infecção pode se espalhar através do diafragma até a cavidade pleural.

Hemorragia. Quando uma artéria principal é corroída, pode ocorrer uma hemorragia grave e possivelmente fatal, causando choque (p. 122), hematêmese e/ou melena.

Anemia. O sangramento crônico, persistente e de baixo nível de uma úlcera pode levar ao desenvolvimento de anemia por deficiência de ferro (p. 73).

Obstrução do fluxo gástrico. Também conhecida como estenose pilórica, o tecido fibroso formado como uma úlcera na região pilórica cicatriza, causa estreitamento do piloro que obstrui a saída do estômago e resulta em vômito persistente.

Malignidade. Ver a seção a seguir.

Tumores do estômago

Tumores benignos do estômago são raros.

Tumores malignos

Esta é uma malignidade mais frequente em homens do que em mulheres; a incidência aumenta acentuadamente após os 50 anos de idade. As causas não foram estabelecidas, mas parece haver uma ligação com a infecção por *H. pylori* em 60 a 70% dos casos. Fumo, álcool e dietas ricas em alimentos salgados, defumados e em conserva também foram implicados.

O crescimento local do tumor destrói gradualmente o tecido normal, de modo que a acloridria (secreção reduzida de ácido clorídrico) e a anemia perniciosa são frequentemente características secundárias. À medida que o tumor cresce, a superfície pode ulcerar e ficar infectada, especialmente quando a acloridria se desenvolve.

Essa condição tem um mau prognóstico porque a disseminação já ocorreu com frequência antes do diagnóstico. A dispersão local se dá para órgãos adjacentes, como o esôfago, duodeno e pâncreas, e a cavidade peritoneal quando a camada mais externa, a serosa, é afetada. O espalhamento através do sangue se dá pela veia porta hepática até o fígado, onde as células tumorais podem se alojar, causando metástases. A disseminação linfática também é comum, inicialmente para os nódulos próximos e, posteriormente, para os mais distantes.

Estenose pilórica congênita

Nessa condição, há constrição espasmódica do esfíncter pilórico, vômito característico de projétil e incapacidade de engordar. Na tentativa de superar os espasmos, a hipertrofia do músculo do piloro se desenvolve, causando obstrução

SEÇÃO 3 Ingestão de Nutrientes e Eliminação de Resíduos

pilórica de 2 a 3 semanas após o nascimento. A causa não é conhecida, mas há uma tendência familiar, e a condição é mais comum em meninos.

> ● **MOMENTO DE REFLEXÃO**
>
> 21. Cite as duas causas mais comuns de ulceração péptica.

Doenças dos intestinos

> **Resultados esperados da aprendizagem**
>
> Após estudar esta seção, você estará apto a:
>
> - Descrever a apendicite e suas consequências
> - Discutir a principal doença infecciosa dos intestinos
> - Comparar e contrastar as características da doença de Crohn e da colite ulcerativa
> - Distinguir entre diverticulite e diverticulose
> - Descrever os principais tumores dos intestinos
> - Descrever as anormalidades presentes na hérnia, vólvulo e intussuscepção
> - Listar as principais causas de obstrução intestinal
> - Comparar as causas e os resultados da má absorção primária e secundária.

As doenças dos intestinos delgado e grosso são descritas juntas porque têm certas características em comum e algumas condições afetam ambas.

Apendicite

O lúmen do apêndice é muito estreito, e há pouco espaço para inchaço quando ele se torna inflamado. A causa inicial da inflamação nem sempre é clara. A infecção microbiana é comumente sobreposta à obstrução por, por exemplo, material fecal duro, torção ou corpo estranho. O exsudado inflamatório, com fibrina e fagócitos, causa inchaço e ulceração do revestimento da membrana mucosa. Nos estágios iniciais, a dor da apendicite em geral está localizada na área central do abdômen. Depois de algumas horas, a dor normalmente muda e fica localizada na região acima do apêndice (a fossa ilíaca direita). Em casos leves, a inflamação desaparece e a cura ocorre. Em casos mais graves, o crescimento microbiano progride, levando à supuração, formação de abscesso e congestão adicional. A pressão crescente dentro do apêndice fecha as veias locais primeiro e depois as artérias, causando isquemia, que pode ser seguida por gangrena e perfuração.

Complicações de apendicite

Peritonite

O peritônio fica agudamente inflamado, os vasos sanguíneos se dilatam e o excesso de líquido seroso é secretado. A peritonite ocorre como complicação da apendicite quando:

- Micróbios se espalham pela parede do apêndice e infectam o peritônio
- Um abscesso do apêndice (Fig. 12.49) perfura e pus entra na cavidade peritoneal
- O apêndice fica gangrenado e perfura, descarregando seu conteúdo na cavidade peritoneal.

Formação de abscesso

Os tipos mais comuns são:

- Abscesso subfrênico, entre o fígado e o diafragma, a partir do qual a infecção pode se espalhar para a pleura, pericárdio e estruturas mediastinais
- Abscesso pélvico, a partir do qual a infecção pode se espalhar para estruturas adjacentes (Fig. 12.49).

Adesões

Quando ocorre a cicatrização, faixas de tecido cicatricial fibroso (aderências) se formam e, posteriormente, o encolhimento pode causar:

- Constrição ou obstrução do intestino
- Limitação do movimento de um *loop* de intestino, que pode torcer ao redor da adesão, causando um tipo de obstrução intestinal chamada vólvulo (p. 359).

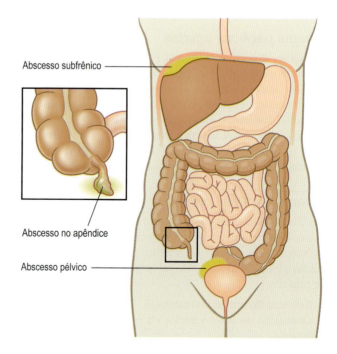

Figura 12.49 Formação de abscesso. Complicação de apendicite.

Infecções gastrintestinais

A incidência dessas doenças varia consideravelmente, mas representam uma das principais causas de morbidade e mortalidade em todo o mundo. Medidas de saúde pública, incluindo água potável limpa e segura, disposição efetiva de esgoto e práticas seguras de higiene alimentar, reduzem significativamente sua disseminação; muitos são altamente contagiosos. Como a maioria dessas infecções é disseminada pela via fecal-oral, a lavagem das mãos meticulosa após a defecação e o contato das mãos com qualquer material potencialmente contaminado é essencial, especialmente nas unidades de saúde. A água potável contaminada resulta em doenças diarreicas, uma das principais causas de doença em todas as faixas etárias e de morte infantil em países em desenvolvimento.

Febre tifoide e paratifoide (entérica)

A febre tifoide e a paratifoide são causadas por *Salmonella typhi* e *S. paratyphi* A ou B, respectivamente. Ambas são comuns em alguns países tropicais e transmitidas por via fecal-oral a partir de alimentos, água ou quaisquer itens contaminados por indivíduos que sofrem da doença ou são portadores (ver adiante).

O período de incubação é de 10 a 14 dias, durante os quais as bactérias invadem o tecido linfoide do intestino delgado, especialmente os folículos linfáticos agregados (placas de Peyer). Posteriormente os micróbios se espalham através do sangue para o fígado, baço e vesícula biliar. Um período bacteriêmico (doença febril) segue, acompanhado de mal-estar, dor de cabeça, sonolência e dores nos membros. O tecido linfoide intestinal torna-se agudamente inflamado e ulcerado, embora geralmente ocorra a cicatrização. O baço torna-se aumentado (esplenomegalia), e manchas vermelhas são vistas tipicamente na pele, sobretudo no tórax e nas costas.

A febre tifoide é grave e muitas vezes fatal sem tratamento. As complicações decorrentes da disseminação de micróbios durante a fase bacteriêmica incluem pneumonia, meningite e colecistite tifoide, nas quais os micróbios se multiplicam na vesícula biliar e são secretados na bile, reinfectando o intestino (Fig. 12.50). As toxinas bacterianas podem causar distúrbios do coração (miocardite; Capítulo 5) e rins (nefrite; Capítulo 13). No intestino, as úlceras podem perfurar a parede do vaso sanguíneo, resultando em hemorragia, ou erodir a parede intestinal, causando peritonite aguda.

Alguns indivíduos (até 5%) podem se tornar portadores se houver infecção crônica assintomática da bexiga. A contínua liberação de micróbios na bile por meses ou anos após a recuperação leva à infecção das fezes; muito menos frequentemente o sistema urinário também está envolvido, e os micróbios são liberados na urina. Os portadores podem transmitir a infecção para outras pessoas por meio do contato com suas fezes ou urina infectadas.

A febre paratifoide segue um curso semelhante, mas em geral é mais leve e de duração mais curta, embora o início possa ser mais súbito; complicações são menos frequentes. Algumas pessoas podem se tornar portadoras, mas menos do que na febre tifoide.

Outras infecções por *Salmonella*

Salmonella typhimurium e *S. enteritidis* são as bactérias mais comuns neste grupo. Em geral os efeitos estão confinados ao trato gastrintestinal, diferentemente das infecções por *Salmonella* já descritas. Além dos humanos, seus hospedeiros são animais domésticos e pássaros. Os micróbios podem estar presentes na carne, nas aves, nos ovos e no leite, causando infecção se o cozimento não atingir a esterilização. Camundongos e ratos também carregam os organismos e podem contaminar os alimentos antes ou depois do cozimento.

O período de incubação é de 12 a 72 h; a enterite geralmente é de curta duração e acompanhada por dor abdominal aguda, diarreia e, às vezes, vômito, que pode causar desidratação e desequilíbrio eletrolítico. Em crianças e idosos debilitados, a infecção pode ser grave ou até fatal.

Intoxicação alimentar por *Escherichia coli*

As fontes comuns dessas bactérias incluem carne malcozida e leite não pasteurizado; cozimento adequado e pasteurização matam *E. coli*. A gravidade da doença depende do tipo de *E. coli* responsável; alguns tipos são mais virulentos que outros. Surtos de intoxicação alimentar por *E. coli* podem causar mortes, particularmente em crianças pequenas e adultos mais velhos.

Intoxicação alimentar estafilocócica

Depois que alimentos contaminados são ingeridos, o *Staphylococcus aureus* ingerido libera toxinas que causam

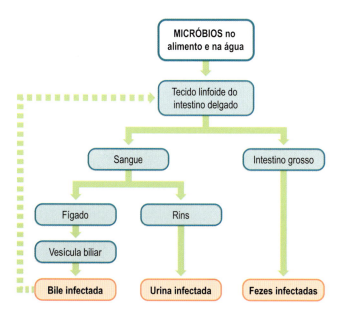

Figura 12.50 Rotas de excreção de micróbios na febre tifoide (entérica) e paratifoide.

gastroenterite aguda (em vez das bactérias que causam a doença). Embora cozinhar mate as bactérias, as toxinas são resistentes ao calor.

Em geral há inflamação aguda em curto prazo com vômito violento de 2 a 4 h após a ingestão, o que pode causar desidratação e desequilíbrio eletrolítico. A diarreia pode não ser significativa. Na maioria dos casos, a recuperação completa se dá em 24 h.

Intoxicação alimentar por Clostridium perfringens

Tais bactérias comensais anaeróbias, formadoras de esporos, estão normalmente presentes nos intestinos de humanos e de animais, mas podem causar intoxicação alimentar quando ingeridas em grande número. Esporos bacterianos podem se tornar uma fonte de intoxicação alimentar; surtos de grandes dimensões estão usualmente associados a escolas e hospitais. Quando a carne ou a ave são resfriadas lentamente e/ou armazenadas em condições não adequadas de refrigeração ou preparadas com antecedência e mantidas aquecidas por várias horas antes de serem servidas, os esporos microbianos em repouso germinam, originando bactérias viáveis que se multiplicam rapidamente. Quando as bactérias ingeridas atingem os intestinos, liberam toxinas que causam diarreia aquosa e fortes dores abdominais. A doença geralmente é autolimitada.

Diarreia associada a antibióticos

A bactéria *Clostridium difficile* já está presente no intestino grosso, mas após a antibioticoterapia diversas outras bactérias intestinais comensais morrem. Isso permite que o *C. difficile* prolifere, liberando toxinas que danificam a mucosa do intestino grosso e causando diarreia profunda. Os adultos mais velhos hospitalizados são mais comumente afetados e altamente suscetíveis à inflamação do intestino grosso (colite), que muitas vezes é fatal.

Intoxicação alimentar por Campylobacter

Estes bacilos Gram-negativos são causa comum de gastroenterite, que afeta sobretudo adultos jovens e crianças menores de 5 anos. As bactérias estão presentes nos intestinos de aves e animais e são transmitidas em aves e carne mal cozidas. Eles também podem se espalhar em água e leite contaminados. Há uma associação com a síndrome de Guillain-Barré (Capítulo 7).

Cólera

A cólera é causada pelo *Vibrio cholerae*, transmitido por água potável contaminada, fezes, vômitos, comida, mãos e fômites. Os únicos hospedeiros conhecidos são os humanos. Em algumas pessoas infectadas, conhecidas como casos subclínicos, não ocorrem sintomas, embora essas pessoas possam transmitir a condição a outras enquanto a infecção permanece. Uma toxina muito poderosa é liberada pelas bactérias, o que estimula as glândulas intestinais a secretarem grandes quantidades de água, bicarbonato e cloreto. Isso leva a diarreia aquosa persistente, desidratação grave e desequilíbrio eletrolítico e pode causar morte por choque hipovolêmico.

Disenteria

Disenteria bacilar

Esta infecção do intestino grosso é causada por bactérias do grupo *Shigella*, intimamente relacionadas com *E. coli*. A gravidade da condição depende dos organismos envolvidos. No Reino Unido, em geral é uma condição relativamente branda causada por *Shigella sonnei*. A *S. dysenteriae* causa a infecção mais grave e ocorre sobretudo nos trópicos. Crianças e idosos debilitados são particularmente suscetíveis. O único hospedeiro são os seres humanos, e os organismos são espalhados pela contaminação fecal de alimentos, bebidas, mãos e quaisquer itens manipulados por indivíduos infectados (fômites).

A mucosa intestinal torna-se inflamada, ulcerada e edematosa, com secreção excessiva de muco. Em infecções graves, a diarreia aguda, que contém sangue e excesso de muco, causa desidratação, desequilíbrio eletrolítico e anemia. Quando ocorre a cicatrização, a membrana mucosa é totalmente restaurada.

Amebíase (disenteria amebiana)

Esta doença é causada pelo protozoário *Entamoeba histolytica*. Os únicos hospedeiros conhecidos são humanos, e a infecção é transmitida por contaminação fecal de alimentos, água, mãos e fômite. Embora muitas pessoas infectadas não desenvolvam sintomas, elas podem se tornar portadoras assintomáticas. As amebas crescem, dividem e invadem as células da mucosa, causando inflamação no colo (colite). Sem tratamento, a condição frequentemente se torna crônica, com diarreia leve e intermitente e dor abdominal. Isso pode progredir com ulceração do colo, acompanhada por diarreia persistente e debilitante que contém muco e sangue. As complicações são incomuns, mas incluem hemorragia grave causada por úlceras e abscessos hepáticos.

Gastroenterite viral

Vários vírus, incluindo rotavírus e norovírus, são conhecidos por causar vômitos e/ou diarreia.

Rotavírus

Esta é uma das principais causas de diarreia em crianças pequenas em todo o mundo. É facilmente espalhado em instalações de acolhimento de crianças.

Norovírus

Também conhecido como "vírus do vômito de inverno", é responsável por surtos de enterite aguda, mas autolimitada, com vômitos como principal sintoma. Mais comum nos meses de inverno, espalha-se facilmente em famílias e comunidades fechadas, por exemplo, destinadas a cuidados infantis e instalações de saúde. A propagação se dá, em geral, pela via fecal-oral, mas a transmissão por via aérea por inalação também pode é possível.

Doença inflamatória intestinal

O termo "doença inflamatória intestinal" (DII) inclui duas condições crônicas: doença de Crohn e colite ulcerativa. Uma comparação das principais características é mostrada na Tabela 12.5; no entanto, nem sempre é possível distingui-los na prática. Sua etiologia é desconhecida, mas acredita-se que envolva fatores ambientais e imunológicos em indivíduos geneticamente suscetíveis. Ambas as condições tipicamente têm um padrão de recaída e remissão.

Doença de Crohn

Esta condição inflamatória crônica do trato alimentar em geral ocorre em adultos jovens. O íleo terminal e o reto são mais comumente afetados, mas a doença pode afetar qualquer parte do trato. Há uma inflamação crônica irregular com edema da espessura total da parede intestinal, causando obstrução parcial do lúmen, por vezes descrito como lesões saltitantes. Existem períodos de remissão de duração variável. Os principais sintomas são diarreia, dor abdominal e perda de peso. As complicações incluem:

- Infecções secundárias, quando as áreas inflamadas se ulceram
- Aderências fibrosas e subsequente obstrução intestinal, causadas pelo processo de cicatrização
- Fístulas entre lesões intestinais e estruturas adjacentes, por exemplo alças de intestino e superfície da pele (p. 401)
- Fístulas perianais, fissuras e marcas na pele
- Câncer do intestino delgado ou grosso.

Colite ulcerativa

Esta é uma doença inflamatória crônica da mucosa do colo e do reto, que pode ulcerar e se infectar. Geralmente ocorre em adultos jovens e começa no reto. A partir daí, pode se espalhar proximalmente para envolver uma proporção variável do colo e, às vezes, todo o colo. O principal sintoma é diarreia sanguinolenta. Há períodos de remissão que duram semanas, meses ou anos. Os indivíduos podem desenvolver outros problemas sistêmicos que afetam, por exemplo, as articulações (espondilite anquilosante, p. 470), a pele e o fígado. Em casos de longa data, o câncer às vezes se desenvolve.

O megacolo tóxico é uma complicação aguda na qual o colo perde o tônus muscular e se dilata. Existe um alto risco de desequilíbrio eletrolítico, perfuração e choque hipovolêmico, que pode ser fatal se não for tratado.

Doença diverticular

Os divertículos são pequenas bolsas de mucosa que se projetam (herniação) para dentro da cavidade peritoneal através das fibras musculares circulares do colo entre as *taeniae coli* (Fig. 12.51). As paredes consistem em membrana mucosa com uma cobertura de peritônio visceral. Eles

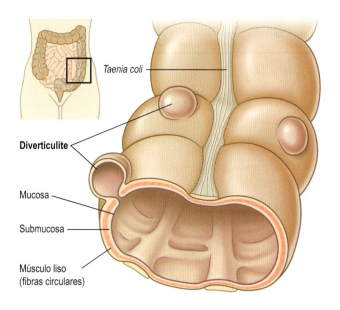

Figura 12.51 Doença diverticular. Corte transversal do intestino mostrando divertículos.

Tabela 12.5 Comparação das principais características da doença de Crohn e da colite ulcerativa.

	Doença de Crohn	Colite ulcerativa
Incidência	Geralmente entre 20 e 40 anos de idade (média de 26 anos); ambos os sexos afetados igualmente; fumantes em maior risco	Geralmente entre 20 e 40 anos de idade (média de 34 anos); ambos os sexos afetados igualmente; fumar não é um fator de risco
Principais locais de lesões	Em qualquer parte do trato digestório, da boca ao ânus; comum no íleo terminal	Reto sempre envolvido, com disseminação variável ao longo do colo
Tecido envolvido	Espessura inteira da parede afetada; úlceras e fístulas comuns	Apenas mucosa envolvida
Natureza das lesões	"Pular", isto é, áreas doentes intercaladas com regiões de tecido normal; úlceras e fístulas comuns	Lesão contínua que se espalha em direção proximal do reto; mucosa é vermelha e inflamada
Prognóstico	Em casos graves, a cirurgia pode melhorar a condição, mas a taxa de recaída é muito alta; risco ligeiramente aumentado de câncer	A remoção cirúrgica de todo o colo cura a condição; aumento significativo do risco de câncer

ocorrem nos pontos mais fracos da parede intestinal, isto é, onde os vasos sanguíneos entram, mais comumente no colo sigmoide.

As causas da diverticulose (presença de divertículos) não são conhecidas, mas estão associadas à deficiência de fibra alimentar. Nos países ocidentais, a diverticulose é bastante comum após a meia-idade, mas geralmente é assintomática.

A diverticulite surge como consequência da diverticulose quando as fezes ficam presas nos divertículos. As paredes tornam-se inflamadas e edematosas à medida que a infecção secundária se desenvolve. Isso reduz o suprimento de sangue, causando dor abdominal isquêmica. Ocasionalmente, ocorre perfuração, resultando em peritonite (p. 354).

Tumores dos intestinos delgado e grosso

Tumores benignos e malignos do intestino delgado são raros, especialmente em comparação com o estômago, intestino grosso e reto.

Tumores benignos

Neoplasias benignas podem formar uma massa ou pólipo de base ampla, ou seja, desenvolver um pedículo. Ocasionalmente, os pólipos se torcem, causando isquemia, necrose e, às vezes, gangrena.

Alterações malignas podem ocorrer em adenomas, encontrados principalmente no intestino grosso. A incidência é alta nos países desenvolvidos.

Câncer colorretal

Esta é a malignidade mais comum do trato alimentar em países desenvolvidos e, no Reino Unido, perde apenas para o câncer de pulmão como causa de morte relacionada com câncer.

O fator predisponente mais importante para o câncer colorretal é a dieta. Em culturas que consomem uma dieta rica em fibras e pobre em gordura, a doença é praticamente desconhecida, enquanto é muito mais comum em países onde grandes quantidades de carne vermelha e gordura animal saturada e fibras insuficientes são ingeridas. O movimento lento do conteúdo intestinal pode resultar na conversão de substâncias desconhecidas presentes em agentes carcinogênicos. Fatores genéticos também estão implicados. Doenças predisponentes incluem colite ulcerativa e alguns tumores benignos (geralmente adenomas).

Os tumores são adenocarcinomas com cerca de metade surgindo no reto, um terço no colo sigmoide e o restante em outras partes do colo. O tumor pode ser:

- Uma massa polipoide macia, projetando-se no lúmen do colo ou reto, com tendência a ulceração, infecção e sangramento
- Uma massa fibrosa e dura que circunda o colo, causando estreitamento do lúmen e, finalmente, obstrução.

A disseminação local ocorre precocemente, mas pode não ser evidente até que haja ulceração grave e hemorragia ou obstrução intestinal. A propagação pode ser para fora através da parede até a cavidade peritoneal e estruturas adjacentes.

As metástases disseminadas linfonodais ocorrem nos gânglios linfáticos mesentéricos, no peritônio e em outros órgãos abdominais e pélvicos. A pressão causada pelo aumento dos gânglios linfáticos pode causar obstrução ou danificar outras estruturas.

As metástases disseminadas pelo sangue são mais comuns no fígado, cérebro e ossos.

Hérnias

A hérnia é uma protrusão de um órgão ou parte de um órgão através de um ponto fraco ou abertura nas estruturas circundantes. Nas hérnias que afetam o sistema digestório, um pedaço do intestino se projeta através de um ponto fraco na musculatura da parede abdominal anterior ou em uma abertura existente (Fig. 12.52A). Ocorre quando há aumentos intermitentes da pressão intra-abdominal, mais comumente em homens que levantam cargas pesadas no trabalho. Os resultados incluem:

- Redução espontânea, quando a alça do intestino desliza de volta ao seu lugar correto quando a pressão intra-abdominal retorna ao normal.
- Redução manual, quando uma pressão suave é aplicada sobre o inchaço abdominal.
- Estrangulamento (Fig. 12.52B), quando a redução não é possível e a drenagem venosa da alça herniada do intestino é prejudicada, causando congestão, isquemia e gangrena. Além disso, há obstrução intestinal (p. 359).

Locais de hérnias

Ver Fig. 12.52A.

Hérnia inguinal

O ponto fraco é o canal inguinal, que contém o cordão espermático no homem e o ligamento redondo na mulher. É mais comum nos homens que nas mulheres.

Hérnia femoral

O ponto fraco é o canal femoral, através do qual a artéria femoral, a veia e os vasos linfáticos passam da pelve para a coxa.

Hérnia umbilical

O ponto fraco é o umbigo, onde os vasos sanguíneos umbilicais da placenta entram no feto antes do nascimento.

Hérnia incisional

É causada pelo estiramento repetido de tecido fibroso (cicatriz) formado após cirurgia abdominal prévia.

Hérnia de hiato

Esta é a protrusão de uma parte do fundo do estômago através da abertura esofágica no diafragma (Fig. 12.52C). Embora muitas vezes assintomática, ocorre irritação do esôfago, mas somente quando há refluxo de suco gástrico ácido, especialmente quando o indivíduo está deitado ou se dobra.

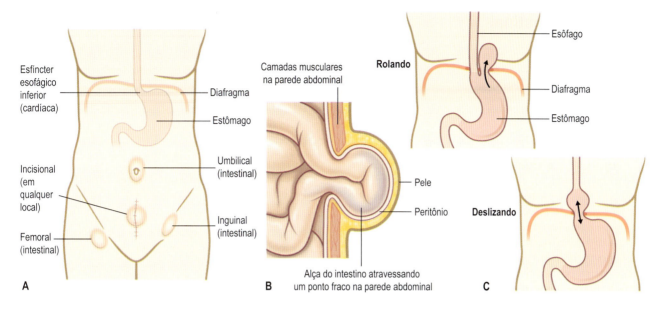

Figura 12.52 Hérnia. (A) Locais comuns de herniações. (B) Hérnia estrangulada. (C) Hérnia de hiato.

Os efeitos em longo prazo podem ser esofagite e fibrose e estreitamento do esôfago, causando disfagia. O estrangulamento não ocorre.

Hérnia de hiato rolante. Uma abertura anormalmente grande no diafragma permite que uma bolsa de estômago "role" para cima no tórax ao lado do esôfago. Isso está associado à obesidade e ao aumento da pressão intra-abdominal.

Hérnia de hiato deslizante. Parte do estômago é puxada para cima no tórax. A anormalidade pode ser causada pelo encolhimento do tecido fibroso formado durante a cicatrização de uma lesão esofágica prévia. O movimento deslizante do estômago na abertura esofágica se deve ao encurtamento do esôfago pela contração muscular durante a deglutição.

Hérnia peritoneal

Um *loop* do intestino pode herniar através do forame epiploico (de Winslow; ver Fig. 12.3A), a abertura no omento menor que separa os sacos peritoneais maiores e menores.

Hérnia diafragmática congênita

A formação incompleta do diafragma, geralmente do lado esquerdo, permite que órgãos abdominais como o estômago e alças intestinais entrem na cavidade torácica, impedindo o desenvolvimento normal dos pulmões fetais.

Vólvulo

Ocorre quando uma alça intestinal torce, ocluindo seu lúmen e resultando em obstrução intestinal. Geralmente é acompanhado por estrangulamento, onde há interrupção do suprimento sanguíneo, causando gangrena (Fig. 12.52B). Ocorre em partes do intestino que estão ligadas à parede abdominal posterior pelo mesentério (uma longa dobra dupla do peritônio visceral). O local mais comum em adultos é o colo sigmoide e, em crianças, o intestino delgado.

Intussuscepção

Nesta condição, um comprimento do intestino é invaginado em si mesmo, causando obstrução intestinal (Fig. 12.53). É mais comum em crianças quando um pedaço de íleo terminal é empurrado através da válvula ileocecal. A mucosa suprajacente protrai para dentro do lúmen, criando uma obstrução parcial e um aumento da pressão dentro do intestino próximo ao inchaço. Fortes ondas peristálticas se desenvolvem na tentativa de superar a obstrução parcial. Estes empurram o pedaço inchado do intestino para o lúmen da seção imediatamente distal a ele, criando a intussuscepção. A pressão sobre as veias na porção invaginada é aumentada, causando congestão, mais inchaço, isquemia e, em casos graves, gangrena. Obstrução intestinal completa é possível. Em adultos, os tumores que incham no lúmen, como pólipos, junto com fortes ondas peristálticas, podem ser a causa.

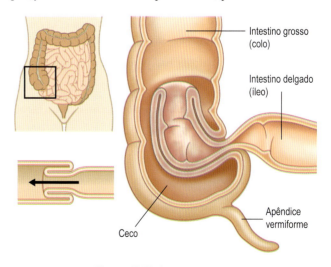

Figura 12.53 Intussuscepção.

SEÇÃO 3   Ingestão de Nutrientes e Eliminação de Resíduos

Obstrução intestinal

Esta não é uma doença em si, mas surge como consequência de muitas outras condições. O resumo aqui descreve os efeitos e principais causas de obstrução.

Causas mecânicas

Incluem:

- Constrição ou bloqueio do intestino, por exemplo, por hérnia estrangulada, intussuscepção, vólvulo ou aderências peritoneais; há obstrução parcial (estreitamento do lúmen) que subitamente se completa
- Estenose e espessamento da parede intestinal, por exemplo na diverticulose, na doença de Crohn e nos tumores malignos; geralmente há uma progressão gradual da obstrução parcial para a completa
- Causas físicas, em que a obstrução é, por exemplo, um grande cálculo biliar ou um tumor crescendo no lúmen
- Pressão no intestino do exterior, por exemplo de um grande tumor em qualquer órgão pélvico ou abdominal, como um fibroma uterino; é mais provável que ocorra dentro do espaço confinado da cavidade pélvica.

Causas neurológicas

A perda parcial ou completa da atividade peristáltica produz os efeitos da obstrução. O íleo paralítico é a forma mais comum. Os mecanismos não são claros, mas há condições de predisposição bem reconhecidas, incluindo uma grande cirurgia que exige um manuseio considerável dos intestinos e peritonite.

A secreção de água e eletrólitos continua, embora a mobilidade intestinal seja perdida e a absorção prejudicada. Isso causa distensão e desequilíbrio eletrolítico, levando ao choque hipovolêmico.

Causas vasculares

Quando o suprimento de sangue para um segmento do intestino é cortado, a isquemia é seguida por infarto e gangrena. O intestino danificado torna-se incapaz de funcionar. As causas do suprimento sanguíneo intestinal prejudicado incluem:

- Alterações ateromatosas nas paredes dos vasos sanguíneos, com trombose (p. 124)
- Embolia (p. 124)
- Obstrução mecânica secundária do intestino, como hérnia estrangulada (Fig. 12.52B).

Efeitos

Os sintomas incluem dor abdominal, vômito e constipação. Quando o trato gastrintestinal superior é afetado, o vômito pode ser profuso, embora possa estar ausente na obstrução do intestino grosso. Não há ruídos intestinais nem a passagem do flato presente, quando o peristaltismo cessa. Sem tratamento, independentemente da causa, essa condição é fatal.

Má absorção

Absorção prejudicada de nutrientes e água do intestino não é uma doença em si, mas o resultado de alterações anormais em um ou mais dos seguintes:

- Vilosidades no intestino delgado, como doença celíaca e espru tropical (ver adiante)
- Digestão de alimentos
- Absorção ou transporte de nutrientes do intestino delgado.

As condições intestinais que prejudicam a digestão normal e/ou a absorção e o transporte de nutrientes incluem:

- Extensa ressecção do intestino delgado
- "Síndrome da alça cega", em que há supercrescimento microbiano em uma extremidade cega do intestino após a cirurgia
- Obstrução linfática por linfonodos doentes ou ausentes (após excisão cirúrgica).

Doença celíaca

É a principal causa de má absorção nos países desenvolvidos, e se deve a uma reação autoimune anormal, geneticamente determinada, à proteína glúten presente no trigo, na cevada e no centeio. Quando é removido da dieta, há remissão completa dos sintomas. Há acentuada atrofia das vilosidades, especialmente no jejuno, e má absorção caracterizada pela passagem de fezes gordurosas e lisas (esteatorreia).

A função das células T pode ser desordenada, causando também reações imunes anormais a outros antígenos. A atrofia do baço é comum, e a malignidade do intestino delgado é uma consequência mais rara. Às vezes, outras condições autoimunes estão presentes. Frequentemente se apresenta em bebês após o desmame ou em adultos durante a terceira ou quarta décadas, mais comumente em mulheres.

Espru tropical

Esta doença é endêmica em países subtropicais e tropicais, exceto na África. A doença pode se tornar crônica e progressiva nas populações indígenas. Depois de retornar de uma área endêmica, a maioria dos viajantes que sofrem de espru (psilose, doença celíaca em crianças) se recupera, mas outros podem não desenvolver sintomas até meses ou mesmo anos depois.

Há atrofia parcial das vilosidades com má absorção, diarreia crônica, grau variável de perda de peso e anemia perniciosa devido à absorção deficiente de vitamina B_{12} e ácido fólico. A causa é desconhecida, mas a infecção microbiana pode ser um fator, uma vez que epidemias ocasionais acontecem.

> ● **MOMENTO DE REFLEXÃO**
>
> 22. Infecções gastrintestinais são, com frequência, altamente contagiosas. Descreva como sua transmissão pode ser minimizada.
>
> 23. O que é uma hérnia?

Sistema Digestório   CAPÍTULO **12**

Doenças do pâncreas

> **Resultados esperados da aprendizagem**
>
> Após estudar esta seção, você estará apto a:
>
> - Comparar e contrastar as causas e efeitos da pancreatite aguda e crônica
> - Descrever os principais tumores pancreáticos e suas consequências.

Pancreatite

Enzimas proteolíticas produzidas pelo pâncreas são secretadas em formas inativas, que não são ativadas até atingirem o intestino; isso protege o pâncreas da digestão por suas próprias enzimas. Se essas enzimas precursoras forem ativadas enquanto ainda estão no pâncreas, haverá pancreatite.

Pancreatite aguda

A gravidade da doença está diretamente relacionada com a quantidade de tecido pancreático envolvido. Formas leves são mais comuns e danificam apenas as células próximas aos dutos; a recuperação é geralmente completa.

Formas graves causam danos generalizados com necrose e hemorragia. Complicações comuns incluem infecção, supuração e trombose venosa local. Enzimas pancreáticas, especialmente amilase, entram e circulam no sangue, causando danos similares a outras estruturas. Em casos graves, há alta taxa de mortalidade.

As causas da pancreatite aguda não são claras, mas os fatores predisponentes conhecidos são cálculos biliares e ingestão excessiva de álcool. Causas menos comuns incluem:

- Câncer pancreático (ver adiante)
- Infecções virais, notadamente caxumba
- Transplante renal e hepático
- Hipercalcemia
- Hipotermia grave
- Drogas, como corticosteroides e alguns agentes citotóxicos.

Pancreatite crônica

Deve-se a ataques repetidos de pancreatite aguda ou pode surgir gradualmente sem evidência de doença pancreática. A pancreatite crônica está associada a mudanças estruturais irreversíveis, é mais comum em homens e frequentemente está associada a fibrose e distorção do duto pancreático principal. Existe má absorção intestinal quando as secreções pancreáticas são reduzidas, e o diabetes melito (p. 255) ocorre quando o dano afeta as células β das ilhotas pancreáticas.

O material proteico secretado pelas células acinares bloqueia os minúsculos dutos acinares. Isso eventualmente leva à formação de cistos encapsulados, uma característica da pancreatite aguda e crônica.

A causa mais comum nos países desenvolvidos é o consumo excessivo de álcool. Nos países em desenvolvimento, fatores dietéticos e desnutrição têm sido implicados. A pancreatite crônica também está associada à fibrose cística.

Fibrose cística

Ver a p. 288.

Tumores do pâncreas

Tumores benignos são muito raros.

Tumores malignos

São relativamente comuns e afetam mais homens que mulheres. Existe uma associação com tabagismo, ingestão excessiva de álcool, uso de aspirina e condições coexistentes, tais como diabetes melito e pancreatite crônica.

Os tumores geralmente afetam o tecido exócrino na cabeça do pâncreas, onde normalmente obstruem o fluxo de suco biliar e pancreático para o duodeno. A icterícia, por vezes acompanhada de coceira, se desenvolve. A perda de peso é o resultado da digestão prejudicada e da absorção de gordura, embora a anorexia e os efeitos metabólicos do tumor também possam desempenhar um papel. Tumores no corpo e na cauda da glândula raramente causam sintomas até que a doença esteja avançada.

Independentemente do local, as metástases são frequentemente reconhecidas antes do tumor primário, portanto o prognóstico em geral é bastante ruim.

> ● **MOMENTO DE REFLEXÃO**
>
> 24. Onde a maioria dos tumores pancreáticos se origina e quais são as consequências locais comuns?

Doenças do fígado

> **Resultados esperados da aprendizagem**
>
> Após estudar esta seção, você estará apto a:
>
> - Comparar e contrastar as causas, as formas e os efeitos da hepatite crônica e aguda
> - Descrever as principais condições inflamatórias não virais do fígado
> - Discutir as causas e consequências da insuficiência hepática
> - Descrever os principais tumores hepáticos.

O tecido hepático tem uma notável capacidade de regeneração, portanto o dano em geral é extenso antes de ser evidente. Veem-se os efeitos da doença ou agentes tóxicos quando:

- A regeneração dos hepatócitos (células do fígado) não acompanha os danos, levando a insuficiência hepatocelular
- Há substituição gradual de células danificadas por tecido fibroso, levando à hipertensão portal.

Na maioria das doenças do fígado, ambas as condições estão presentes.

Hepatite aguda

Áreas de necrose se desenvolvem quando grupos de hepatócitos morrem e o resultado depende do tamanho e do número dessas áreas. Causas dos danos podem ser uma variedade de condições, incluindo:

- Infecções virais
- Substâncias toxicas
- Distúrbios circulatórios.

Hepatite viral

Infecções virais são a causa mais comum de disfunção hepática aguda, e diferentes tipos são reconhecidos. Os tipos são distinguidos por sorologia, isto é, pelos anticorpos produzidos para combater a infecção. A gravidade da doença resultante causada pelos diferentes tipos de vírus varia consideravelmente, mas o efeito sobre o fígado é semelhante. Os vírus entram nas células do fígado, causando alterações degenerativas. Uma reação inflamatória ocorre, acompanhada pela produção de um exsudato contendo linfócitos, células plasmáticas e granulócitos. Há hiperplasia reativa dos macrófagos hepáticos (células de Kupffer) nas paredes dos sinusoides.

À medida que grupos de células morrem, áreas necróticas de tamanhos variados se desenvolvem, os fagócitos removem o material necrótico e os lóbulos colapsam. A estrutura básica do lóbulo (Fig. 12.35) fica distorcida, e os vasos sanguíneos desenvolvem dobras. Essas alterações interferem na circulação do sangue para os hepatócitos remanescentes, e a hipóxia resultante causa mais danos localmente. O tecido fibroso se desenvolve na área lesada, e os hepatócitos adjacentes proliferam. O efeito dessas alterações no funcionamento geral do fígado depende do tamanho das áreas necróticas, da quantidade de tecido fibroso formado e da extensão em que o sangue e os canais biliares são distorcidos.

Hepatite A

Anteriormente conhecido como "hepatite infecciosa", esse tipo geralmente ocorre como epidemia em todas as partes do mundo. Afeta sobretudo crianças e adultos jovens, mas é muitas vezes assintomática (doença subclínica). Em ambas as situações, os anticorpos se desenvolvem, conferindo imunidade vitalícia; até 30% dos adultos têm anticorpos contra esse vírus sem qualquer histórico da doença. Não há *status* de portador. A infecção é disseminada pela via fecal-oral, por exemplo através de mãos contaminadas, comida, água e fômites. Os vírus são excretados nas fezes durante cerca de 2 semanas antes de os sintomas clínicos aparecerem e durante cerca de 7 dias depois.

Em geral, é uma doença leve e autolimitada. Os sintomas incluem mal-estar geral, seguido por um período de icterícia (p. 365), acompanhado pela passagem de urina escura e fezes claras. Complicações são raras.

Hepatite B

Anteriormente conhecida como "hepatite sérica", a infecção ocorre em qualquer idade, mas principalmente em adultos. O período de incubação está entre 50 e 180 dias. O vírus entra no sangue e é espalhado por sangue e produtos sanguíneos contaminados. As pessoas com maior risco de infecção são aquelas que entram em contato com sangue e produtos sanguíneos no decurso do seu trabalho, tais como profissionais de saúde. O vírus também é transmitido por fluidos corporais, isto é, saliva, sémen e secreções vaginais, e por transmissão da mãe para o feto (transmissão vertical). Outros em risco incluem aqueles em contato com agulhas potencialmente contaminadas, por exemplo usuários de drogas intravenosas, tatuadores e acupunturistas e homens que fazem sexo com homens. Anticorpos são formados, e a imunidade persiste após a recuperação.

A infecção usualmente leva a uma doença grave que dura de 2 a 6 semanas, muitas vezes seguida por uma convalescença prolongada. Os portadores podem ou não ter tido doença clínica. O vírus da hepatite B pode causar necrose hepática maciça e morte. Em casos menos graves, a recuperação pode estar completa. Em outros, a hepatite crônica pode se desenvolver; vírus vivos continuam a circular no sangue e outros fluidos corporais. A condição também predispõe à cirrose (ver adiante) e ao câncer de fígado.

Hepatite D. Este vírus não contém RNA e pode se replicar apenas na presença do vírus da hepatite B. Na maioria das vezes infecta usuários de drogas intravenosas que já têm hepatite B, mas também afeta outras pessoas com hepatite B.

Hepatite C

Este vírus é transmitido pelo sangue e produtos sanguíneos, o que explica a infecção de muitas pessoas com hemofilia. Em países onde os produtos sanguíneos são rastreados rotineiramente para o vírus, incluindo o Reino Unido, essa via de transmissão é agora rara, embora a hepatite C permaneça prevalente em usuários de drogas intravenosas (50 a 60%). A infecção é muito frequentemente assintomática, embora ocorra um estado de portador. A infecção em geral é diagnosticada mais tarde, quando a cirrose ou insuficiência hepática crônica se torna evidente.

Hepatite E

É clinicamente semelhante à hepatite A e transmitida pela via fecal-oral, geralmente por água contaminada. Ao contrário da hepatite A, se for contraída durante a gestação, 20% dos casos desenvolverão insuficiência hepática aguda que é frequentemente fatal.

Substâncias toxicas

Muitos medicamentos sofrem alteração química no fígado antes da excreção na bile ou por outros órgãos. Tanto o fármaco original quanto os metabólitos da droga podem ser capazes de danificar as células do fígado. Algumas substâncias causam sempre danos no fígado de um modo dependente da dose (são previsivelmente tóxicos), como o paracetamol, enquanto outros apenas o fazem em certos indivíduos e mesmo em pequenas doses (são imprevisivelmente tóxicos), como a indometacina.

Distúrbios circulatórios

Os hepatócitos intensamente ativos são particularmente vulneráveis a danos por hipóxia, que em geral se deve ao suprimento de sangue prejudicado causado por:

- Fibrose no fígado após a inflamação
- Compressão da veia porta, artéria hepática ou veia por um tumor
- Insuficiência circulatória geral aguda e choque
- Congestão venosa por insuficiência cardíaca aguda ou crônica do lado direito (Capítulo 5).

Hepatite crônica

É definida como qualquer forma de hepatite que persista por mais de 6 meses. Pode ser causada por vírus, álcool ou drogas, mas às vezes a causa é desconhecida.

Inflamação leve e persistente pode se seguir à hepatite viral aguda. Habitualmente, há pouca ou nenhuma fibrose.

Pode haver inflamação progressiva contínua com necrose celular e formação de tecido fibroso que pode levar a cirrose hepática. A distorção dos vasos sanguíneos do fígado causa hipóxia localizada, levando a mais danos nos hepatócitos. Essa condição é comumente associada às hepatites B e C, algumas formas de doença autoimune e reações medicamentosas imprevisíveis (idiossincráticas).

Cirrose hepática

Este é o resultado de uma lesão em longo prazo causada por uma variedade de agentes. As causas mais comuns são:

- Infecções por hepatites B e C
- Consumo excessivo de álcool
- Obstrução recorrente do trato biliar.

Dano hepático crônico resulta em inflamação e necrose; com o tempo, o tecido afetado é substituído por tecido fibroso. A hiperplasia dos hepatócitos ocorre em áreas adjacentes ao tecido danificado, na tentativa de compensar as células destruídas, o que leva à formação de nódulos. A estrutura normal dos lóbulos hepáticos torna-se cada vez mais anormal, geralmente ao longo de vários anos, o que interfere no fluxo sanguíneo, resultando em hipertensão portal e suas consequências (p. 350), e comprometimento da função das células hepáticas.

Insuficiência hepática pode ocorrer quando a regeneração celular é incapaz de acompanhar a destruição celular, e o risco de desenvolver câncer de fígado aumenta.

Insuficiência hepática

Ocorre quando a função hepática é marcadamente prejudicada. Pode ser aguda ou crônica e ser o resultado de uma ampla variedade de transtornos, tais como:

- Hepatite viral aguda
- Necrose extensa devido a envenenamento, a exemplo de algumas overdoses de drogas, produtos químicos hepatotóxicos, reações adversas a medicamentos
- Cirrose hepática.

A insuficiência hepática tem efeitos graves em outras partes do corpo.

Encefalopatia hepática

Esta condição é caracterizada por apatia, desorientação, confusão e rigidez muscular, progredindo para coma. As células afetadas são os astrócitos, e vários fatores podem estar envolvidos, tais como:

- Metabólitos bacterianos nitrogenados absorvidos pelo colo, que normalmente são desintoxicados no fígado, atingindo o cérebro através da corrente sanguínea
- Outros metabólitos, normalmente presentes apenas em quantidades vestigiais, por exemplo a amônia, que pode atingir concentrações tóxicas e alterar a permeabilidade dos vasos sanguíneos cerebrais e a eficácia da barreira hematoencefálica
- Hipóxia e desequilíbrio eletrolítico.

Defeitos de coagulação do sangue

O fígado não consegue sintetizar fornecimentos adequados de fatores de coagulação do sangue, isto é, protrombina, fibrinogênio e fatores II, V, VII, IX e X. Púrpura, nódoas negras e hemorragias podem ocorrer.

Oligúria e insuficiência renal

A hipertensão portal pode causar varizes esofágicas (p. 350). Se elas se rompem, uma hemorragia grave pode levar à queda na pressão arterial suficiente para reduzir o fluxo sanguíneo renal, causando oligúria progressiva e insuficiência renal (Capítulo 13).

Edema e ascites

Estes podem surgir de um ou ambos os seguintes fatores:

- A hipertensão portal eleva a pressão hidrostática capilar nos órgãos drenados pelas tributárias da veia porta (Fig. 5.38)
- A diminuição da produção de albumina sérica e fatores de coagulação reduzem a pressão osmótica plasmática.

Juntas, essas alterações causam o movimento do excesso de líquido para os espaços intersticiais, onde provocam edema (p. 129), pois o fluido não pode deixar o tecido. Finalmente, o fluido livre se acumula na cavidade peritoneal, e as ascites resultantes podem ser graves.

Icterícia

Os seguintes fatores podem causar icterícia, à medida que a insuficiência hepática se desenvolve:

- Incapacidade dos hepatócitos de conjugar e excretar a bilirrubina
- Obstrução ao movimento da bile através dos canais biliares por tecido fibroso que distorceu a estrutura dos lóbulos do fígado.

Tumores do fígado

Tumores benignos são raros.

Tumores malignos

O câncer do fígado é frequentemente associado à cirrose, mas a relação entre eles não é clara. Pode ser que tanto a cirrose quanto o câncer sejam causados pelos mesmos agentes ou que a ação carcinogênica de um agente seja promovida por alterações cirróticas. A malignidade às vezes se desenvolve após as hepatites B e C. Os locais mais comuns de metástases são os linfonodos abdominais, o peritônio e os pulmões.

Os tumores malignos secundários (metástases) no fígado são mais comuns que os tumores primários do fígado. Eles geralmente se espalham por tumores primários no trato gastrintestinal (através dos tributários da veia porta), pulmões e mama. Esses tumores tendem a crescer rapidamente e são, com frequência, a causa da morte.

> ● **MOMENTO DE REFLEXÃO**
>
> 25. Compare e contraste as rotas de transmissão da infecção por hepatites A e B.

Doenças da vesícula biliar e dutos biliares

Resultados esperados da aprendizagem

Após estudar esta seção, você estará apto a:

- Descrever as causas e consequências dos cálculos biliares
- Comparar e contrastar colecistite e colangite
- Descrever brevemente os locais comuns e as consequências dos tumores das vias biliares
- Discutir as principais causas e efeitos da icterícia.

Cálculos biliares (colelitíase)

Os cálculos biliares consistem em depósitos dos constituintes da bile, mais comumente colesterol. Muitas pequenas pedras ou uma ou mais pedras grandes podem se formar, mas, em muitos casos, não produzem sintomas. Fatores predisponentes incluem:

- Alterações na composição da bile que afetam a solubilidade de seus constituintes
- Níveis elevados de colesterol no sangue
- Sexo feminino
- Obesidade
- Várias gestações em mulheres jovens, especialmente quando acompanhadas por obesidade
- Diabetes melito.

Colecistite

A inflamação da vesícula biliar geralmente é associada à presença de cálculos biliares.

Colecistite aguda

A inflamação aguda ocorre quando um cálculo biliar se torna impactado (preso) no duto cístico (Fig. 12.54), frequentemente após uma refeição gordurosa. Contrações peristálticas fortes do músculo liso na parede do duto cístico, que ocorrem na tentativa de mover a pedra para frente, re-

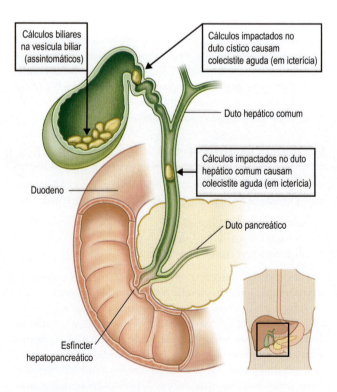

Figura 12.54 Efeitos de cálculos biliares em diferentes locais.

Sistema Digestório   CAPÍTULO **12**

sultam em cólica biliar, dor aguda intensa no epigástrio ou hipocôndrio direito. Isso não causa icterícia porque a bile do fígado ainda pode passar diretamente para o duodeno. No entanto, a bile é incapaz de deixar a vesícula biliar e segue uma reação inflamatória. Náuseas e vômitos podem acompanhar ataques graves.

Isso é ocasionalmente complicado por infecção bacteriana e distensão da vesícula biliar, que acarreta risco de perfuração e peritonite.

Colangite

Esta é uma inflamação dos dutos biliares causada por uma infecção bacteriana e é tipicamente acompanhada por dor abdominal, febre e icterícia (porque o fluxo da bile para o duodeno é bloqueado). Acompanha a doença da vesícula biliar existente, por exemplo, com pedras no duto biliar comum, estenose biliar ou tumor. A infecção pode se espalhar para cima na árvore biliar até o fígado (colangite ascendente), causando abscessos hepáticos.

Tumores do trato biliar

Tumores benignos são raros.

Tumores malignos

Estes são relativamente raros, e os cálculos biliares estão quase sempre presentes. A disseminação local para o fígado, pâncreas e outros órgãos adjacentes é comum. A disseminação de linfa e sangue leva a metástases disseminadas. O tumor frequentemente se espalha no momento do diagnóstico, e o prognóstico é pobre.

Icterícia

Esta não é uma doença em si, mas o amarelecimento da pele e da membrana mucosa é um sinal de metabolismo e excreção de bilirrubina anormal. A bilirrubina, produzida a partir da quebra da hemoglobina, é normalmente conjugada no fígado e excretada na bile (Fig. 12.37). A conjugação torna a bilirrubina solúvel em água e aumenta notavelmente a sua remoção do sangue, um passo essencial na excreção.

A bilirrubina não conjugada, solúvel em gordura, tem um efeito tóxico nas células cerebrais. É incapaz de atravessar a barreira hematoencefálica até que o nível de plasma se eleve além de 340 µmol/ℓ, mas, quando isso ocorre, pode causar danos neurológicos, convulsões e comprometimento cognitivo. A bilirrubina sérica pode subir para 40 a 50 µmol/ℓ antes que a coloração amarela da icterícia seja evidente na pele e na conjuntiva (normal 3 a 13 µmol/ℓ). A icterícia é muitas vezes acompanhada de prurido (comichão), causado pelos efeitos irritantes dos sais biliares na pele.

A icterícia se desenvolve quando há anormalidade no processamento da bilirrubina, e os diversos tipos são considerados aqui.

Tipos de icterícia

Qualquer estágio no processamento da bilirrubina é afetado; o resultado é o aumento dos níveis de bilirrubina no sangue.

Icterícia pré-hepática

Deve-se ao aumento da hemólise de hemácias (Fig. 12.37), que resulta na produção de excesso de bilirrubina. Como esse excesso não é conjugado, ele não pode ser excretado na urina, o que, portanto, permanece normal na cor.

Icterícia hemolítica neonatal

Ocorre em muitos bebês, em especial naqueles nascidos prematuramente, quando a taxa normalmente alta de hemólise é acoplada à falta de enzimas conjugadas nos hepatócitos do fígado ainda imaturo.

Icterícia intra-hepática

Este é o resultado de danos no fígado, por exemplo:

- Hepatite viral (p. 362)
- Substâncias tóxicas, como drogas
- Amebíase (disenteria amebiana, p. 356)
- Cirrose (p. 363).

O excesso de bilirrubina se acumula no fígado. Como se dá principalmente na forma conjugada, é solúvel em água e excretada na urina, o que a torna de cor escura.

Icterícia pós-hepática

Há obstrução ao fluxo de bile no trato biliar. Causas incluem:

- Cálculos biliares no duto biliar comum (Fig. 12.54)
- Tumor da cabeça do pâncreas
- Fibrose dos dutos biliares, após colangite ou lesão pela passagem de cálculos biliares.

Nessa situação, o excesso de bilirrubina também é conjugado, portanto é excretado na urina. Os efeitos da bilirrubina sérica aumentada incluem:

- Prurido (comichão)
- Fezes claras devido à ausência de estercobilina
- Urina escura devido à presença de quantidades aumentadas de bilirrubina.

> ● **MOMENTO DE REFLEXÃO**
>
> 26. Cálculos biliares alojados em qual passagem pode levar à icterícia?

SEÇÃO 3 Ingestão de Nutrientes e Eliminação de Resíduos

Rever e revisar

Complete cada uma das declarações a seguir:

1. As secreções liberadas no trato gastrintestinal incluem _____ das glândulas parótidas, _____ das células principais nas glândulas gástricas e _____ do fígado.

2. A forma e a posição dos dentes dependem da sua função. Os dentes cortantes usados para morder são _____ e _____, enquanto os envolvidos na mastigação são _____ e _____.

3. As minúsculas unidades funcionais do fígado são conhecidas como _____. Elas são formadas a partir de células cuboides chamadas _____. Estes estão situados ao lado de _____, que são capilares com paredes incompletas que contêm uma mistura de sangue, alguns de ramos da veia _____ e alguns da artéria _____.

4. As três vias metabólicas centrais que geram a maior parte da energia do corpo são _____, _____ e _____.

5. A úlcera péptica está fortemente associada à bactéria _____, que afeta mais comumente o sexo _____; as úlceras afetam mais comumente os _____ e _____.

Escolha uma resposta para concluir cada uma das seguintes declarações:

6. Em partes do trato digestório sujeitas a significativo desgaste, a mucosa é formada por: _____
   a. Epitélio escamoso estratificado
   b. Epitélio escamoso simples
   c. Epitélio colunar
   d. Músculo liso

7. Em partes do trato digestório responsáveis pela secreção e absorção, a mucosa é formada a partir de: _____
   a. Epitélio escamoso estratificado
   b. Epitélio escamoso simples
   c. Epitélio cúbico
   d. Epitélio colunar

8. A função do estômago é descrita, com mais precisão, como: _____
   a. Duas camadas de músculo liso permitem que o estômago aja como um *churn* que quebra os alimentos
   b. Ondas peristálticas impulsionam o conteúdo do estômago para o piloro
   c. A amilase salivar é inativada pelo quimo no estômago
   d. A estimulação simpática aumenta o peristaltismo e a secreção do suco gástrico

9. Depois que a bile é liberada do fígado, sua rota para o duodeno é: _____
   a. Duto hepático, duto biliar comum, duodeno
   b. Duto hepático, duto cístico, vesícula biliar, duto biliar comum, duodeno
   c. Duto hepático, duto cístico, vesícula biliar, duto cístico, duto biliar comum, duodeno
   d. Duto hepático, duto biliar comum, vesícula biliar, duto biliar comum, duto cístico, duodeno

10. A doença do refluxo gastroesofágico (DRGE) é mais bem descrita como: _____
    a. Um tumor comum do trato gastrintestinal
    b. Uma anomalia congênita do trato gastrintestinal
    c. Uma infecção gastrintestinal
    d. A causa mais comum de indigestão ou "azia"

Indique se cada uma das seguintes afirmações é verdadeira ou falsa:

11. Os órgãos acessórios da digestão são três pares de glândulas salivares, o pâncreas, o fígado e o trato biliar. _____

12. O peritônio visceral é preso à parede abdominal. _____

13. A camada submucosa do trato alimentar impulsiona o conteúdo ao longo dela pelo peristaltismo. _____

14. A saliva contém substâncias antimicrobianas. _____

15. O fator intrínseco é essencial para a absorção da vitamina B_{12} no íleo terminal. _____

16. Combine cada letra da Lista A com o número apropriado da Lista B:

Lista A
___ (a) Bilirrubina
___ (b) Glicogênio
___ (c) Ácido úrico
___ (d) Triglicerídeo
___ (e) Aminoácidos
___ (f) Glucagon
___ (g) Ácido láctico
___ (h) Trifosfato de adenosina

Lista B
1. Os blocos de construção das proteínas
2. Uma forma de armazenamento de gorduras
3. Uma forma de armazenamento de glicose
4. Um produto de decomposição do radical heme em eritrócitos
5. Um produto de degradação da glicose em condições anaeróbicas
6. Uma molécula que armazena energia química
7. Produto de decomposição de ácidos nucleicos
8. Um hormônio que decompõe o glicogênio

17. Combine cada letra da Lista A com o número apropriado da Lista B:

Lista A
___ (a) Peristaltismo
___ (b) Ingestão
___ (c) Anabolismo
___ (d) Gliconeogênese
___ (e) Mastigação
___ (f) Metabolismo
___ (g) Deglutição
___ (h) Metabolismo de primeira passagem

Lista B
1. Engolir
2. Comer e beber
3. Mastigar
4. Reações químicas que constroem substâncias maiores a partir de substâncias menores
5. Todas as reações químicas que ocorrem no corpo
6. A extensa degradação de algumas drogas pelo fígado imediatamente após a sua absorção do trato gastrintestinal
7. Fabricação de nova glicose a partir de outras fontes
8. Contrações do músculo liso que impulsionam o conteúdo ao longo do trato gastrintestinal

18. Combine cada letra na Lista A com o número apropriado na Lista B:

Lista A
___ (a) Canalículo
___ (b) *Taeniae coli*
___ (c) jejuno
___ (d) Papilas
___ (e) Peritônio
___ (f) Vilosidades
___ (g) Ceco
___ (h) Esfíncter

Lista B
1. A primeira parte do intestino grosso
2. Pequenas projeções semelhantes a dedos da camada mucosa do intestino delgado
3. Um anel de músculo circular que permite à área agir como uma válvula que controla a passagem do conteúdo intestinal
4. Pequenos canais biliares em lóbulos hepáticos
5. Pequenas projeções na língua que contêm as papilas gustativas
6. A maior membrana serosa
7. Tiras de músculo liso no intestino grosso que lhe conferem uma aparência enrugada
8. A seção intermediária do intestino delgado

CAPÍTULO 13

Sistema Urinário

Rins	**370**
Estrutura macroscópica	370
Estrutura microscópica	371
Funções	372
Ureteres	**377**
Estrutura	378
Função	378
Bexiga urinária	**378**
Estrutura	379
Uretra	**379**
Micção	**380**
Efeitos do envelhecimento no sistema urinário	**381**
Doenças renais	**383**
Glomerulonefrite	383
Síndrome nefrótica	384
Nefropatia diabética	384
Hipertensão e os rins	385
Pielonefrite aguda	385
Nefropatia de refluxo	385
Lesão renal aguda	385
Doença renal crônica	386
Cálculo renal	387
Anomalias congênitas dos rins	387
Tumores do rim	388
Doenças da pelve renal, ureteres, bexiga e uretra	**388**
Obstrução do fluxo urinário	388
Infecções do trato urinário	389
Tumores de bexiga	389
Incontinência urinária	389
Rever e revisar	**390**

O sistema urinário é o principal sistema excretor e consiste nas seguintes estruturas:

- Dois rins, que secretam urina
- Dois ureteres, que transportam a urina dos rins para a bexiga urinária
- Bexiga urinária, que coleta e armazena urina
- Uretra, por onde a urina deixa o corpo.

A Fig. 13.1 mostra uma visão geral do sistema urinário. Esse sistema desempenha um papel vital na manutenção da homeostase da água e dos eletrólitos no corpo. Os rins produzem urina, que contêm resíduos metabólicos, incluindo os compostos nitrogenados de ureia e ácido úrico, íons em excesso e, algumas vezes, fármacos excretados. As principais funções dos rins são:

- Formação da urina, manutenção da água, eletrólito e equilíbrio ácido-base
- Excreção de resíduos
- Produção e secreção de eritropoetina, o hormônio que estimula a formação dos glóbulos vermelhos (eritropoese, p. 124)
- Produção e secreção de renina, importante enzima no controle da pressão arterial em longo prazo (ver adiante).

A urina é armazenada na bexiga e excretada pelo processo de micção.

As primeiras seções deste capítulo exploram as estruturas e funções dos órgãos do sistema urinário e o impacto do envelhecimento na função renal. Na seção final, serão consideradas as consequências do funcionamento anormal de várias partes do sistema urinário.

SEÇÃO 3 Ingestão de Nutrientes e Eliminação de Resíduos

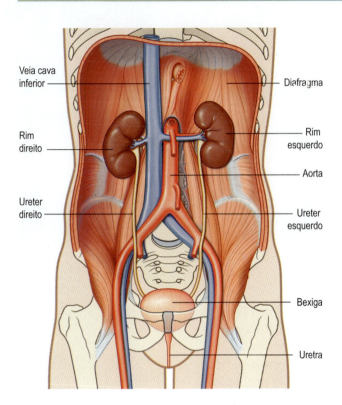

Figura 13.1 Sistema urinário e algumas estruturas associadas.

Rins

> **Resultados esperados da aprendizagem**
>
> Após estudar essa seção, você estará apto a:
> - Identificar os órgãos associados aos rins
> - Descrever a estrutura macroscópica dos rins
> - Descrever a estrutura de um néfron
> - Explicar os processos envolvidos na formação da urina
> - Explicar como o equilíbrio hídrico e eletrolítico é mantido.

Os rins (Fig. 13.2) estão situados na parede abdominal posterior, um de cada lado da coluna vertebral, atrás do peritônio e abaixo do diafragma. Estendem-se do nível da 12ª vértebra torácica até a 3ª vértebra lombar, recebendo alguma proteção da caixa torácica inferior. O rim direito está situado ligeiramente mais baixo do que o esquerdo, provavelmente devido ao considerável espaço ocupado pelo fígado.

Os rins são órgãos em formato de feijão, com cerca de 11 cm de comprimento, 6 cm de largura e 3 cm de espessura; pesam ao redor de 150 g. Estão incorporados e mantidos em posição por uma massa de gordura. Uma bainha de tecido conjuntivo, a fáscia renal, envolve o rim e a gordura renal.

Órgãos associados aos rins

Os rins estão em ambos os lados da coluna vertebral e, portanto, cada um está associado a diferentes estruturas (Figs. 13.1 e 13.2).

Rim direito
- *Superiormente*: glândula suprarrenal direita
- *Anteriormente*: lobo direito do fígado, duodeno e a flexura hepática do cólon
- *Posteriormente*: diafragma e músculos da parede abdominal posterior.

Rim esquerdo
- *Superiormente*: glândula suprarrenal esquerda
- *Anteriormente*: baço, estômago, pâncreas, jejuno e flexura esplênica do cólon
- *Posteriormente*: diafragma e músculos da parede abdominal posterior.

Estrutura macroscópica

Três diferentes áreas do tecido são claramente distinguíveis a olho nu quando se visualiza uma seção longitudinal do rim (Fig. 13.3):

- A cápsula fibrosa externa que envolve o rim
- O córtex, uma camada marrom-avermelhada de tecido imediatamente abaixo da cápsula e ao redor das pirâmides renais

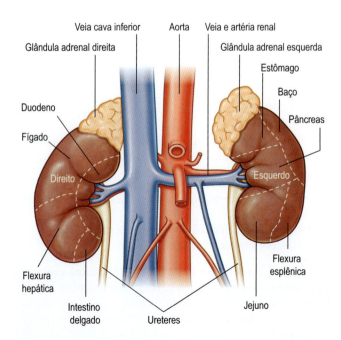

Figura 13.2 Vista anterior dos rins mostrando as áreas de contato com estruturas associadas.

- A medula, uma camada mais interna, que consiste em estruturas estriadas, pálidas, de formato cônico, as pirâmides renais. Cada pirâmide tem uma estrutura terminal denominada papila.

O hilo é a borda medial côncava do rim, onde os vasos sanguíneos e linfáticos, o ureter e os nervos entram.

A urina formada dentro do rim passa através da papila renal para o sistema de drenagem que começa em um cálice menor (Fig. 13.3). Vários pequenos cálices menores se fundem em um cálice maior, e dois ou três cálices maiores se combinam, formando a pelve renal, uma estrutura oca em forma de funil que se estreita quando deixa o rim como ureter. As paredes dos cálices e da pelve renal são revestidas por epitélio de transição e contêm músculo liso. O peristaltismo, contração intrínseca do músculo liso, impulsiona a urina através dos cálices, da pelve renal e dos ureteres até a bexiga urinária.

Estrutura microscópica

O rim contém de 1 a 2 milhões de unidades funcionais, os néfrons, e um número muito menor de dutos coletores. Esses dutos transportam a urina através das pirâmides para os cálices, conferindo às pirâmides sua aparência listrada (Fig. 13.3). Os dutos coletores são sustentados por tecido conjuntivo, contendo vasos sanguíneos, nervos e vasos linfáticos.

Néfron

O néfron (Fig. 13.4) é, essencialmente, um túbulo que é fechado em uma extremidade e se abre em um duto coletor na outra. A extremidade fechada ou cega forma uma cápsula glomerular em forma de taça (cápsula de Bowman), que quase completamente envolve um tufo de capilares em espiral, o glomérulo (Fig. 13.5).

Continuando da cápsula glomerular, o restante do néfron tem cerca de 3 cm de comprimento e é descrito em três partes:

- O túbulo contorcido proximal
- A alça medular (alça de Henle)
- O túbulo contorcido distal, levando a um duto coletor.

Os dutos coletores se unem, formando dutos maiores que se esvaziam nos cálices menores.

Os rins recebem cerca de 20% do débito cardíaco. Depois de entrar no rim pelo hilo, a artéria renal se divide em artérias e arteríolas menores. No córtex, uma arteríola, a arteríola aferente, entra em cada cápsula glomerular e depois se subdivide em um grupo de minúsculos capilares arteriais, formando o glomérulo. Entre essas alças de capilares estão as células mesangiais do tecido conjuntivo, que são parte do sistema fagocítico mononuclear de defesa (Fig. 4.13). O vaso sanguíneo que sai do glomérulo é a arteríola eferente. A arteríola aferente tem um diâmetro maior que a eferente, que aumenta a pressão dentro do glomérulo e conduz a filtração através das paredes dos capilares glomerulares (Fig. 13.6).

A arteríola eferente se divide em uma segunda rede capilar peritubular (que significa "ao redor dos túbulos"), que envolve o restante do túbulo, permitindo a troca entre o fluido no túbulo e a corrente sanguínea (Fig. 13.7; ver também Fig. 13.4). Isso fornece tecidos tubulares com oxigênio e nutrientes e remove resíduos. O sangue venoso drenado desse leito capilar finalmente deixa o rim pela veia renal, que desemboca na veia cava inferior.

As paredes dos glomérulos e da cápsula glomerular consistem em uma única camada de células epiteliais achatadas. As paredes glomerulares são bastante permeáveis, para facilitar a filtração. As paredes do remanescente do néfron e do duto coletor são formadas por uma única camada de epitélio pavimentoso simples (Fig. 13.8).

Os vasos sanguíneos renais são inervados pelas fibras nervosas simpáticas e parassimpáticas. A presença de ambas as divisões do sistema nervoso autônomo controla o diâmetro dos vasos sanguíneos renais e o fluxo sanguíneo renal, independentemente da autorregulação (p. 509).

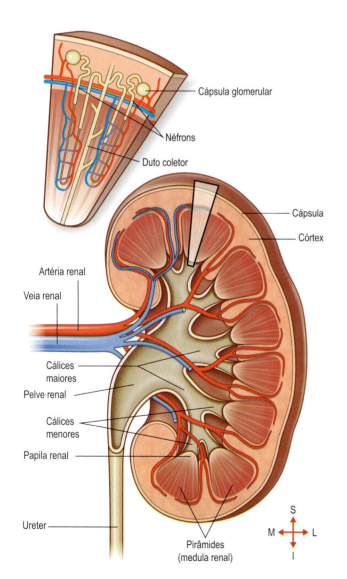

Figura 13.3 Seção longitudinal do rim.

SEÇÃO 3 Ingestão de Nutrientes e Eliminação de Resíduos

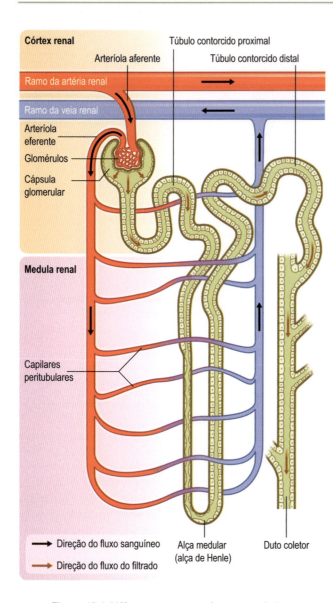

Figura 13.4 Néfron e vasos sanguíneos associados.

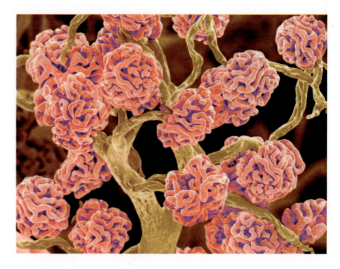

Figura 13.5 Eletromicrografia de varredura colorida de uma rede de capilares glomerulares. (Susumi Nishinaga/Science Photo Library. Reproduzida com permissão.)

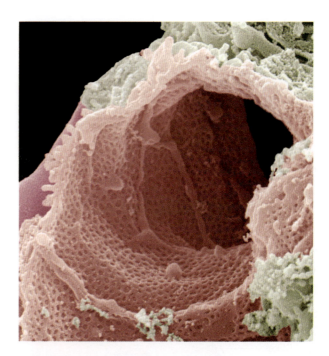

Figura 13.6 Eletromicrografia de varredura de uma rede de capilares glomerulares. (Steve G Schmeissner/Science Photo Library. Reproduzida com permissão.)

Funções

Formação da urina

Os rins produzem a urina, que passa para a bexiga para armazenamento antes da excreção. A composição da urina reflete a troca de substâncias entre o néfron e o sangue nos capilares renais. Os produtos residuais do metabolismo de proteínas são excretados, os níveis de água e eletrólitos são controlados, e o pH (equilíbrio ácido-base) é mantido pela excreção de íons de hidrogênio. Existem três processos envolvidos na formação da urina:

- Filtração
- Reabsorção seletiva
- Secreção.

Filtração

A filtração ocorre através das paredes semipermeáveis do glomérulo e da cápsula glomerular (Figs. 13.9 e 13.10). Água e outras pequenas moléculas passam facilmente, embora algumas sejam reabsorvidas posteriormente. O fluido da corrente sanguínea para a cápsula glomerular é agora denominado filtrado, e sua composição será ajustada à medida que passa pelas demais partes do túbulo renal. Células do sangue, proteínas plasmáticas e outras moléculas maiores

Sistema Urinário   CAPÍTULO **13**

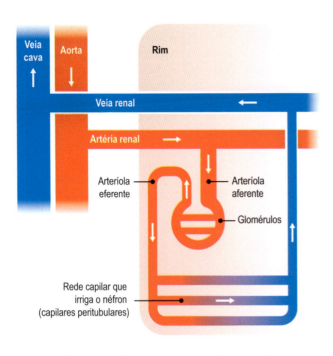

Figura 13.7 Série de vasos sanguíneos no rim.

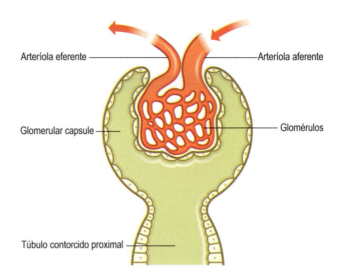

Figura 13.9 Glomérulo e cápsula glomerular.

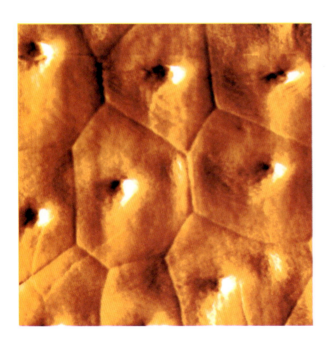

Figura 13.8 Epitélio escamoso simples dos dutos coletores. Micrografia de força atômica colorida. (Christopher Riethmuller, Prof. Dr. H Oberleithner, University Hospital of Münster/Science Photo Library. Reproduzida com permissão.)

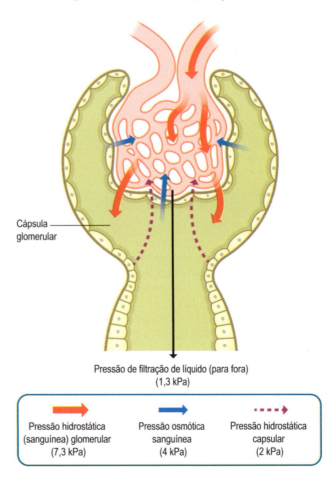

Figura 13.10 Filtração no glomérulo.

são grandes demais para filtrar, portanto permanecem nos capilares (Quadro 13.1). O filtrado é bastante similar em composição ao plasma, com importantes exceções das proteínas plasmáticas e das células sanguíneas.

A filtração ocorre porque existe uma diferença entre a pressão sanguínea no glomérulo e a pressão do filtrado na cápsula glomerular. A arteríola eferente é mais estreita que a aferente, assim uma pressão hidrostática de cerca de 7,3 kPa (55 mmHg) se acumula no glomérulo. Essa pressão se opõe à pressão osmótica do sangue, principalmente proporcionada pelas proteínas plasmáticas, cerca de 4 kPa (30 mmHg),

SEÇÃO 3 Ingestão de Nutrientes e Eliminação de Resíduos

Quadro 13.1 Constituintes do filtrado glomerular e dos capilares glomerulares.

Constituintes do sangue no filtrado glomerular
- Água
- Sais minerais
- Aminoácidos
- Cetoácidos
- Glicose
- Alguns hormônios
- Creatinina
- Ureia
- Ácido úrico
- Alguns fármacos (pequenas moléculas)

Constituintes do sangue remanescentes nos capilares glomerulares
- Leucócitos
- Eritrócitos
- Plaquetas
- Proteínas plasmáticas
- Alguns fármacos (grandes moléculas)

e pela pressão hidrostática do filtrado, de cerca de 2 kPa (15 mmHg) na cápsula glomerular.

A pressão da filtração líquida é, portanto:

$$7,3 - (4 + 2) = 1,3 \text{ KPa, ou}$$
$$55 - (30 + 15) = 10 \text{ mmHg}$$

O volume do filtrado formado por ambos os rins a cada minuto é chamado taxa de filtração glomerular (TFG). Num adulto saudável, a TFG é de cerca de 125 mℓ/min, isto é, 180 ℓ de filtrado são formados por dia pelos dois rins. Quase todo o filtrado é posteriormente reabsorvido pelos túbulos renais, com menos de 1%, isto é, 1 a 1,5 ℓ, excretado na forma de urina. As diferenças de volume e concentração são devidas à reabsorção seletiva de alguns constituintes do filtrado e à secreção tubular de outros (ver adiante).

Autorregulação

O fluxo sanguíneo renal e, portanto, a filtração glomerular, é protegido por um mecanismo chamado autorregulação, pelo qual o fluxo sanguíneo renal é mantido a uma pressão constante em uma ampla faixa de pressões sanguíneas sistólicas (em torno de 80 a 200 mmHg). Como a filtração glomerular é totalmente dependente da pressão sanguínea, que flutua significativamente dependendo da atividade, do estado emocional e assim por diante, o fluxo sanguíneo renal deve ser controlado localmente. Nesse sentido, por exemplo, em exercícios extenuantes, quando a pressão sanguínea aumenta, o rim pode, independentemente, reduzir o fluxo sanguíneo através dos glomérulos, para reduzir a perda de água na urina. A autorregulação atua independentemente do controle nervoso: ou seja, se o suprimento nervoso para os vasos sanguíneos for interrompido, a autorregulação continuará a atuar. É, portanto, uma propriedade inerente aos vasos sanguíneos renais; pode ser estimulada por mudanças na pressão sanguínea nas artérias renais ou por níveis flutuantes de certos metabólitos, como prostaglandinas.

Em choque grave, quando a pressão sanguínea sistólica cai abaixo de 80 mmHg, a autorregulação falha e o fluxo sanguíneo renal e a pressão hidrostática diminuem, prejudicando a filtração dentro dos glomérulos. Danos aos rins causados por essa deficiência podem ou não ser reversíveis.

Reabsorção seletiva

A maior parte da reabsorção do filtrado de volta ao sangue ocorre no túbulo contorcido proximal (Fig. 13.11), cujo revestimento epitelial tem microvilosidades para aumentar a área de superfície para a absorção. Muitas substâncias são reabsorvidas aqui, incluindo água, eletrólitos e nutrientes orgânicos, como glicose e aminoácidos. Alguma reabsorção é passiva, mas algumas substâncias, como a glicose, são transportadas ativamente. Somente 60 a 70% do filtrado alcança a alça medular. Muito disso, especialmente água, sódio e cloreto, é reabsorvido na alça, de modo que somente 15 a 20% do filtrado original alcança o túbulo contorcido distal, e a composição do filtrado é agora muito diferente. Mais eletrólitos são absorvidos aqui, especialmente sódio, de modo que o filtrado que entra nos dutos coletores é, na verdade, bastante diluído. A principal função dos dutos coletores é reabsorver tanta água quanto o corpo precisar.

O transporte ativo ocorre em locais de transporte na membrana epitelial, usando energia química para transportar substâncias contra seus gradientes de concentração (p. 44).

Alguns íons, como sódio e cloreto, podem ser absorvidos por mecanismos ativo e passivo, a depender do local no néfron.

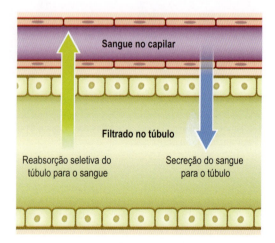

Figura 13.11 Direções de reabsorção seletiva e secreção no néfron.

Alguns constituintes do filtrado glomerular (por exemplo, glicose e aminoácidos) normalmente não aparecem na urina porque são completamente reabsorvidos, a menos que os níveis sanguíneos sejam excessivos.

A reabsorção de resíduos nitrogenados, como ureia, ácido úrico e creatinina, é bastante limitada.

A capacidade máxima dos rins para reabsorção de uma substância é o máximo de transporte ou limiar renal. Por exemplo, o nível normal de glicose no sangue é de 3,5 a 8 mmol/ℓ (63 a 144 mg/100 mℓ); se esse nível subir acima do máximo de transporte de cerca de 9 mmol/ℓ (160 mg/100 mℓ), a glicose aparecerá na urina. Isso porque todos os locais de transporte são ocupados e o mecanismo para transporte ativo para fora dos túbulos está sobrecarregado. Outras substâncias reabsorvidas por transporte ativo incluem sódio, cálcio, potássio, fosfato e cloreto.

O máximo transporte, ou limiar renal, de algumas substâncias varia com a necessidade do corpo em um determinado momento. Em alguns casos, a reabsorção é regulada por hormônios.

Hormônios que influenciam a reabsorção seletiva

Vários hormônios desempenham esse papel, regulados por um mecanismo de *feedback* negativo.

Hormônio da paratireoide. Este hormônio é secretado pelas glândulas paratireoides e, juntamente com a calcitonina da glândula tireoide, regula a reabsorção de cálcio e fosfato dos túbulos coletores distais, de modo que os níveis sanguíneos normais são mantidos (Capítulo 9). O hormônio da paratireoide aumenta o nível de cálcio, e a calcitonina o reduz.

Hormônio antidiurético. O hormônio antidiurético (ADH) é secretado pela hipófise posterior. Aumenta a permeabilidade dos túbulos contorcidos distais e dutos coletores, aumentando a reabsorção de água. Os osmorreceptores no hipotálamo monitoram o conteúdo de água no sangue, e a secreção de ADH é ajustada de acordo (ver Fig. 9.6).

Aldosterona. Secretado pelo córtex da suprarrenal, este hormônio aumenta a reabsorção de sódio e água e a excreção de potássio (ver adiante).

Peptídio natriurético atrial. O peptídio natriurético atrial (PNA) é um hormônio secretado pelos átrios do coração em resposta ao alongamento da parede atrial quando o volume sanguíneo é aumentado. Diminui a reabsorção de sódio e água dos túbulos contorcidos proximais e dutos coletores (Fig. 13.12).

Secreção tubular

A filtração ocorre quando o sangue passa pelo glomérulo. Substâncias não requeridas e materiais estranhos, como fármacos, incluindo penicilina e aspirina, podem não ser inteiramente filtrados para fora do sangue devido ao pouco tempo que permanecem no glomérulo ou porque as moléculas são muito grandes para passar pelos poros da filtração. Tais substâncias são eliminadas pela secreção dos capilares peritubulares no filtrado dentro dos túbulos contorcidos. A secreção tubular (Fig. 13.11) de íons hidrogênio (H^+) é importante para manter o pH normal do sangue.

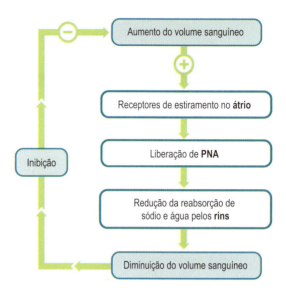

Figura 13.12 Regulação por *feedback* negativo da secreção do peptídio natriurético atrial (PNA).

Resumo da formação da urina

Os três processos envolvidos – filtração, reabsorção seletiva e secreção tubular – foram descritos e estão resumidos na Fig. 13.13.

Composição da urina

A urina é clara e de cor âmbar devido à presença da substância pigmentada urobilina. Esse pigmento é gerado após hemólise quando parte do urobilinogênio produzido nos rins é convertida em urobilina (ver Fig. 12.37). A densidade situa-se entre 1.020 e 1.030, e o pH é de cerca de 6 (intervalo normal 4,5 a 8). Um adulto saudável urina de 1.000 a 1.500 mℓ/dia. O volume de urina produzido e a gravidade específica variam com a ingestão de líquidos e a quantidade de soluto excretado. Os constituintes da urina são:

- Água 96%
- Ureia 2%
- Ácido úrico ⎫
- Amônia   ⎪
- Sódio   ⎪
- Potássio ⎬ 2%
- Cloridros ⎪
- Fosfatos ⎪
- Sulfatos ⎪
- Oxalatos ⎭

Balanço hídrico e débito urinário

A origem da maior parte da água corporal é a ingestão de comida e líquido, embora uma pequena quantidade (chamada "água metabólica") seja formada pelo metabolismo celular. A água é excretada não somente como o principal constituinte da urina, mas também no ar expirado e nas fezes, e através da pele, com o suor. A quantidade perdida no ar expirado e

SEÇÃO 3 Ingestão de Nutrientes e Eliminação de Resíduos

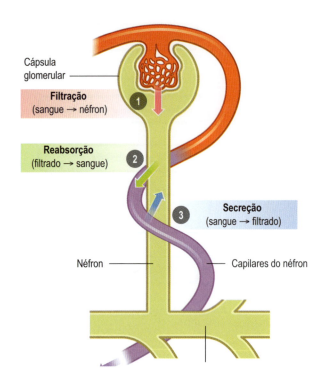

Figura 13.13 Resumo dos três processos que formam a urina.

nas fezes é razoavelmente constante; a quantidade de suor produzida é ajustada às temperaturas do corpo e do ambiente (Capítulo 14).

O equilíbrio entre a ingestão e o débito de líquidos é controlado pelos rins. O débito urinário mínimo, isto é, o menor volume necessário para excretar os produtos residuais do corpo, é de cerca de 500 mℓ/dia. O volume urinário em excesso é controlado principalmente pelo hormônio antidiurético (ADH) liberado no sangue pela hipófise posterior.

Células sensoriais nervosas no hipotálamo (osmorreceptores) respondem a mudanças na pressão osmótica do sangue. Os impulsos nervosos dos osmorreceptores estimulam a hipófise posterior a liberar ADH. Quando a pressão osmótica é aumentada, isto é, o sangue se torna mais concentrado, o débito de ADH é aumentado, e como resultado a reabsorção de água pelos túbulos contorcidos distais e dutos coletores é aumentada, reduzindo a pressão osmótica no sangue e o débito de ADH. Esse mecanismo de *feedback* negativo mantém a pressão osmótica no sangue (e, portanto, as concentrações de sódio e água) dentro dos limites normais (ver Fig. 9.6).

Esse mecanismo de *feedback* negativo pode ser anulado, mesmo que haja uma quantidade excessiva de substância dissolvida no sangue. Por exemplo, no diabetes melito, quando os níveis de glicose no sangue excedem o máximo de transporte (capacidade) dos túbulos renais, o excesso de glicose permanece no filtrado, atraindo água para ele. Grandes volumes de urina são excretados (poliúria), o que pode levar à desidratação, apesar do aumento da secreção de ADH. No entanto, a sede aguda e o aumento da ingestão de líquidos geralmente compensam a poliúria, pelo menos em certa medida.

Quando o volume sanguíneo é aumentado, os receptores de estiramento nos átrios são estimulados, e as células musculares cardíacas liberam o peptídeo natriurético atrial (PNA). Esse hormônio desloca-se pela corrente sanguínea até os rins, onde reduz a reabsorção de sódio e água pelos túbulos contorcidos proximais e dutos coletores, significando que mais sódio e água são excretados. Por sua vez, isso diminui o volume sanguíneo e reduz o alongamento atrial, e por meio do mecanismo de *feedback* negativo a secreção de PNA é interrompida (ver Fig. 13.12). Níveis elevados de PNA também inibem a secreção de ADH e aldosterona, promovendo ainda mais a perda de sódio e água.

Balanço eletrolítico

Alterações na concentração de eletrólitos nos fluidos corporais podem dever-se a mudanças:

- No teor de água corporal, ou
- Nos níveis de eletrólitos.

Vários mecanismos mantêm o equilíbrio entre a concentração de água e eletrólito.

Balanço de sódio e potássio

O sódio é o cátion (íon carregado positivamente) mais comum no fluido extracelular, e o potássio é o cátion intracelular mais comum.

O sódio é o constituinte de quase todos os alimentos, e o sal é frequentemente adicionado aos alimentos durante o cozimento. Isso significa que a ingestão é geralmente superior às necessidades do corpo. É excretado, sobretudo, na urina e no suor.

A quantidade de sódio excretada no suor em geral é insignificante, a menos que a transpiração seja excessiva. Isso pode ocorrer quando há pirexia (febre), alta temperatura ambiental ou durante exercício físico prolongado. Normalmente, o mecanismo renina-angiotensina-aldosterona (ver seção seguinte) mantém a concentração de sódio e potássio dentro dos limites fisiológicos. Quando a transpiração excessiva é mantida, por exemplo visitando um país quente ou trabalhando em um ambiente quente, a aclimatação ocorre em cerca de 7 a 10 dias, e a secreção de eletrólitos no suor é reduzida.

Sódio e potássio ocorrem em altas concentrações nos sucos digestórios: sódio no suco gástrico e potássio nos sucos pancreático e intestinal. Normalmente esses íons são reabsorvidos pelo cólon, mas, após uma diarreia aguda e prolongada, podem ser excretados em grandes quantidades, causando desequilíbrio eletrolítico.

Sistema renina-angiotensina-aldosterona

Veja a Fig. 13.14. O sódio é um constituinte normal da urina, e sua excreção é regulada pelo hormônio aldosterona, secretado pelo córtex suprarrenal. Células na arteríola aferente do néfron liberam a enzima renina em resposta à estimulação simpática, baixo nível sanguíneo ou baixa pressão arterial. A renina converte a proteína plasmática angiotensinogênio,

Sistema Urinário CAPÍTULO **13**

produzida pelo fígado, em angiotensina 1. A enzima conversora de angiotensina (ACE), formada em pequenas quantidades nos pulmões, túbulos contorcidos proximais e outros tecidos, converte a angiotensina 1 em angiotensina 2, vasoconstritor muito potente que aumenta a pressão arterial. Renina e níveis aumentados de potássio no sangue também estimulam a suprarrenal a secretar aldosterona. A água é reabsorvida com sódio e, juntos, aumentam o volume sanguíneo, o que reduz a secreção de renina através do mecanismo de *feedback* negativo. Quando a reabsorção de sódio é aumentada, a excreção de potássio também o é, indiretamente reduzindo o potássio intracelular. A diurese profunda pode levar a hipocalemia (níveis baixos de potássio no sangue).

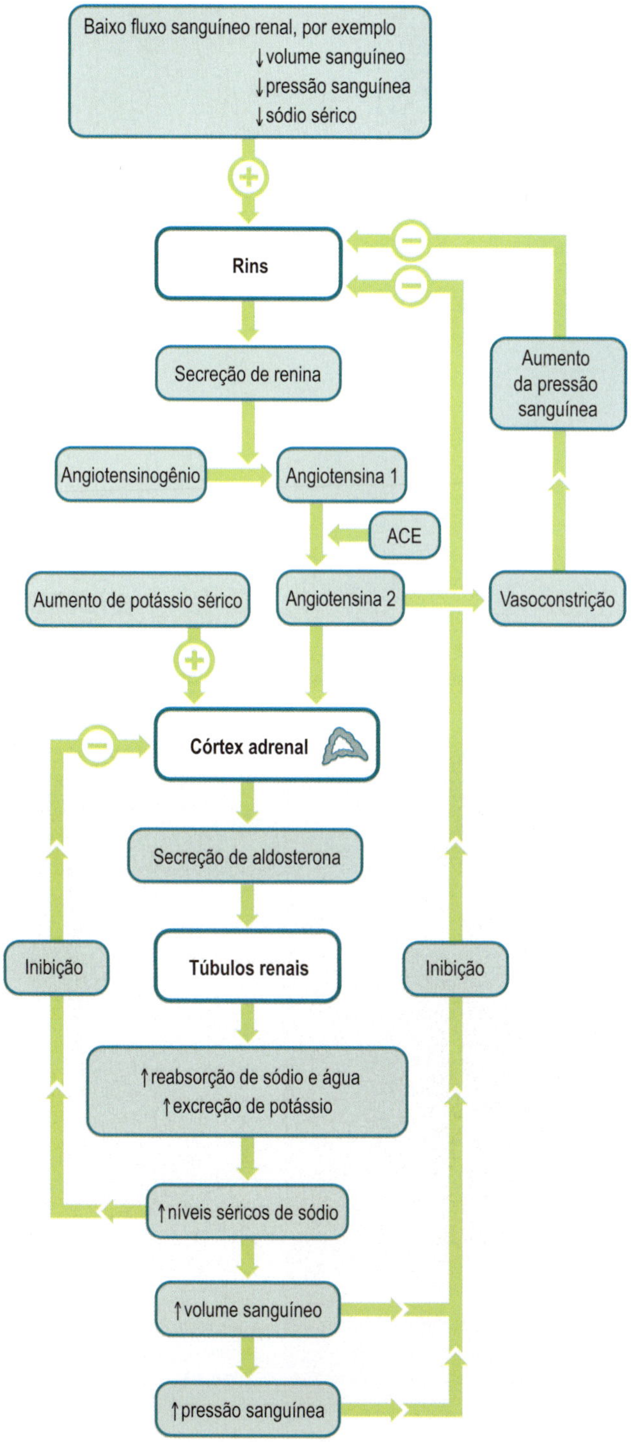

PNA

Este hormônio também está envolvido na regulação dos níveis de sódio (p. 376 e Fig. 13.12).

Balanço de cálcio

A regulação dos níveis de cálcio é mantida pela secreção de hormônio da paratireoide e calcitonina (Capítulo 9).

Equilíbrio de pH

Para manter o pH sanguíneo normal (equilíbrio ácido-base), os túbulos contorcidos proximais secretam íons de hidrogênio no filtrado, onde se combinam com os tampões (p. 52):

- Bicarbonato, formando ácido carbônico

$$(H^+ + HCO_3^- \rightarrow H_2CO_3)$$

- Amônia, formando íons de amônio

$$(H^+ + NH_3 \rightarrow NH_4^+)$$

- Fosfato de hidrogênio, formando fosfato diidrogenado.

$$(H^+ + HPO_4^{2-} \rightarrow H_2PO4^-)$$

O ácido carbônico é convertido em dióxido de carbono (CO_2) e água (H_2O), e o CO_2 é reabsorvido, mantendo a capacidade de tamponamento do sangue. Íons hidrogênio são excretados na urina como sais de amônio e fosfato de hidrogênio. O pH normal da urina varia entre 4,5 e 8, dependendo da dieta, hora do dia e outros fatores. Indivíduos cuja dieta contém uma grande quantidade de proteína animal tendem a produzir mais urina ácida (pH mais baixo) do que os vegetarianos.

> ● **MOMENTO DE REFLEXÃO**
>
> 1. Cite os três processos envolvidos na formação da urina.
> 2. A filtração glomerular é mantida por autorregulação. Explique resumidamente a autorregulação.

Figura 13.14 Regulação por *feedback* negativo da secreção de aldosterona. *ACE*, enzima conversora de angiotensina.

Ureteres

Resultados esperados da aprendizagem

Após estudar esta seção, você estará apto a:

- Descrever a estrutura e a função dos ureteres.

SEÇÃO 3 Ingestão de Nutrientes e Eliminação de Resíduos

Os ureteres transportam urina dos rins para a bexiga urinária (Fig. 13.15). São tubos musculares ocos com cerca de 25 a 30 cm de comprimento e um diâmetro de cerca de 3 mm. O ureter é contínuo com a pelve renal em forma de funil. Percorre para baixo, através da cavidade abdominal, atrás do peritônio em frente ao músculo psoas na cavidade pélvica, e atravessa obliquamente pela parede posterior da bexiga (Fig. 13.16). Esse arranjo significa que, à medida que a urina se acumula e a pressão na bexiga aumenta, os ureteres são comprimidos e as aberturas na bexiga são fechadas. Isso evita o refluxo da urina para os ureteres (em direção aos rins) à medida que a bexiga se enche, e durante a micção, quando a pressão aumenta à medida que a parede muscular da bexiga muscular se contrai.

Estrutura

As paredes dos ureteres consistem em três camadas de tecido, mostradas em corte transversal na Fig. 13.17:

- Um revestimento externo de tecido conjuntivo fibroso, contínuo com a cápsula fibrosa do rim
- Uma camada muscular média que consiste no entrelaçamento de fibras musculares lisas que formam uma unidade funcional ao redor do ureter e uma camada longitudinal externa adicional no terço inferior
- Uma camada interna, a mucosa, composta de epitélio de transição (ver Fig. 3.16).

Função

O peristaltismo é uma propriedade intrínseca da camada muscular lisa que impulsiona a urina ao longo do ureter. Ondas peristálticas ocorrem várias vezes por minuto, aumentando em frequência com o volume de urina produzido e enviando pequenos jatos de urina ao longo do ureter em direção à bexiga.

> **● MOMENTO DE REFLEXÃO**
>
> 3. Descreva a característica anatômica na junção dos ureteres e da bexiga que impede o refluxo da urina para os ureteres.

Bexiga urinária

Resultados esperados da aprendizagem

Após estudar esta seção, você estará apto a:
- Descrever a estrutura da bexiga.

A bexiga urinária é um reservatório para urina. Encontra-se na cavidade pélvica, e o seu tamanho e posição variam, dependendo do volume de urina que contém. Quando distendida, a bexiga sobe para a cavidade abdominal.

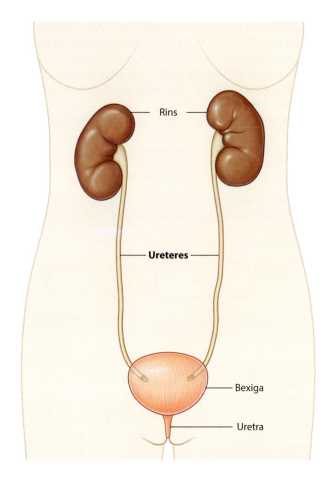

Figura 13.15 Ureteres e suas relações com os rins e a bexiga.

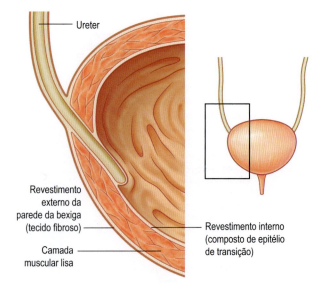

Figura 13.16 Posição do ureter onde passa pela parede da bexiga.

Sistema Urinário CAPÍTULO **13**

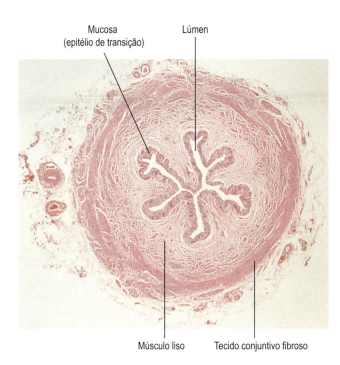

Figura 13.17 Seção transversal do ureter. (Young B, Lowe JS, Stevens A et al. 2006 Wheater's functional histology: a text and colour atlas. Edimburgo: Churchill Livingstone. Reproduzida com permissão.)

Órgãos associados à bexiga

Ver a Figura 13.18.

Estrutura

A bexiga (Fig. 13.19) tem o formato semelhante ao de uma pera, mas se aproxima mais do formato de um balão quando se enche de urina. A superfície posterior é o fundo. A bexiga se abre para a uretra em seu ponto mais inferior, o colo.

O peritônio recobre apenas a superfície superior antes de virar para cima como peritônio parietal, revestindo a parede abdominal anterior. Posteriormente, envolve o útero na mulher e o reto no homem. A parede da bexiga é composta de três camadas:

- A camada externa de tecido conjuntivo frouxo, contendo vasos sanguíneos e linfáticos e nervos, coberto na superfície superior pelo peritônio
- A camada média, constituída pelo entrelaçamento de fibras musculares lisas e tecido elástico disposto em três camadas. Esse é o chamado músculo detrusor, que, quando se contrai, esvazia a bexiga
- A mucosa interna, composta de epitélio de transição (Fig. 3.16), que permite prontamente a distensão da bexiga ao se encher.

Quando a bexiga está vazia, o revestimento interno é disposto em dobras, ou rugas, que gradualmente desaparecem à medida que ela se enche. A bexiga é distensível, porém, à medida que se enche, vem a consciência da necessidade de urinar. A capacidade total raramente é superior a cerca de 600 mℓ.

Os três orifícios da parede da bexiga formam um triângulo ou trígono (Fig. 13.19). Os dois orifícios superiores na parede posterior são os óstios dos ureteres; o orifício inferior é o óstio interno da uretra. O esfíncter interno da uretra, um espessamento da camada do músculo liso da uretra na parte superior da uretra, controla o fluxo de saída da urina da bexiga. Esse esfíncter não está sob controle voluntário (Fig. 13.19).

● **MOMENTO DE REFLEXÃO**

4. Descreva a estrutura e função do músculo detrusor.

Uretra

Resultados esperados da aprendizagem

Após estudar esta seção, você estará apto a:

■ Descrever a estrutura e a função da uretra em homens e mulheres.

A uretra é um canal que se estende do colo da bexiga até o exterior, no óstio externo da uretra. É mais longa no homem do que na mulher.

A uretra masculina está associada aos sistemas urinário e reprodutor e é descrita em detalhes no Capítulo 18.

A uretra feminina tem aproximadamente 4 cm de comprimento e 6 mm de diâmetro. Ela percorre para baixo e para frente atrás da sínfise púbica e se abre no óstio externo da uretra bem anteriormente à vagina. O óstio externo da uretra é protegido pelo esfíncter externo da uretra, que está sob controle voluntário.

A parede da uretra feminina tem duas camadas principais: uma camada muscular externa e um revestimento interno da mucosa, contínuo com o da bexiga. A camada muscular tem duas partes: uma camada interna de músculo liso que está sob controle nervoso autonômico e uma camada externa de músculo estriado (voluntário), circundando-o. O músculo estriado forma o esfíncter externo da uretra e está sob controle voluntário. A mucosa é suportada por tecido conjuntivo fibroelástico solto contendo vasos sanguíneos e nervos. Proximalmente consiste em epitélio de transição, enquanto distalmente é composto de epitélio estratificado.

● **MOMENTO DE REFLEXÃO**

5. Qual estrutura controla o óstio externo da uretra em adultos, permitindo a continência?

SEÇÃO 3   Ingestão de Nutrientes e Eliminação de Resíduos

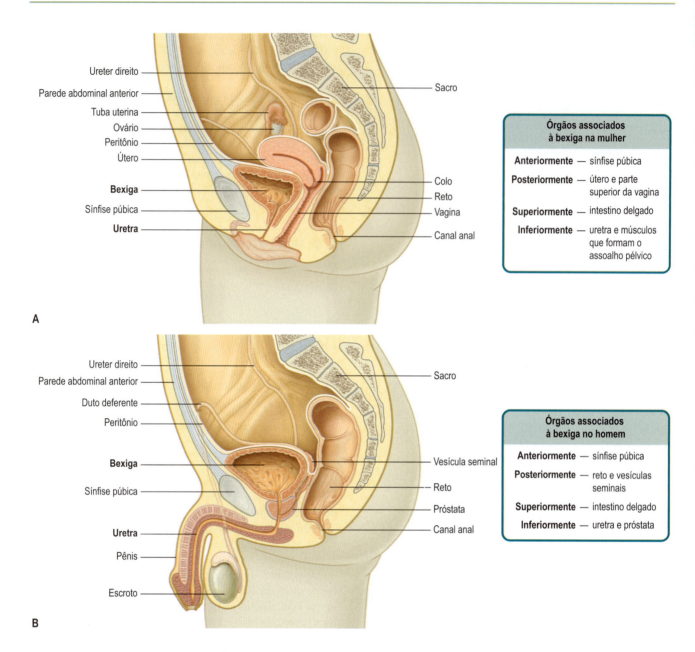

Figura 13.18 Órgãos pélvicos associados à bexiga e à uretra. (A) Mulher. (B) Homem.

Micção

Resultados esperados da aprendizagem

Após estudar esta seção, você estará apto a:

- Comparar e diferenciar o processo de micção em bebês e adultos.

Em bebês, o acúmulo de urina na bexiga ativa os receptores de estiramento na parede da bexiga, gerando impulsos sensoriais (aferentes) que são transmitidos para a medula espinal, onde um reflexo espinal (p. 175) é iniciado. Isso estimula a contração involuntária do músculo detrusor e o relaxamento do esfíncter interno da uretra (Fig. 13.20) e elimina a urina da bexiga: isso é conhecido como micção, urinar ou expelir urina.

Quando o controle da bexiga é estabelecido, o reflexo da micção ainda é estimulado, mas os impulsos sensoriais também passam para o cérebro, e há consciência da necessidade de urinar quando a bexiga é preenchida (em torno de 300 a 400 mℓ em adultos). Por meio do aprendizado e do esforço consciente, a contração do esfíncter externo da uretra e dos músculos do assoalho pélvico podem inibir a micção até que seja conveniente urinar (Fig. 13.21).

Sistema Urinário CAPÍTULO **13**

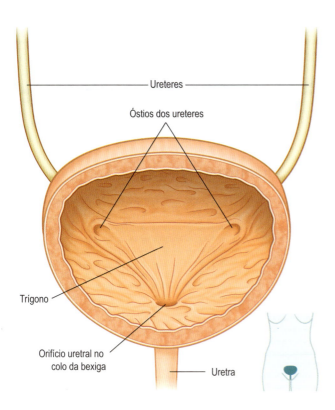

Figura 13.19 Seção da bexiga mostrando o trígono.

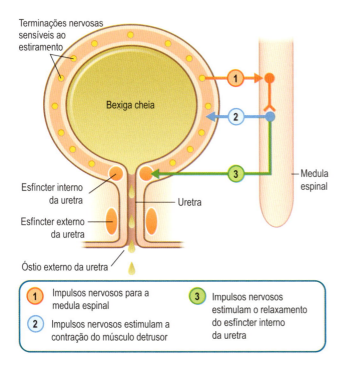

① Impulsos nervosos para a medula espinal
② Impulsos nervosos estimulam a contração do músculo detrusor
③ Impulsos nervosos estimulam o relaxamento do esfíncter interno da uretra

Figura 13.20 Controle reflexo da micção quando o esforço consciente não pode anular a ação reflexa.

A micção pode ser auxiliada pelo aumento da pressão dentro da cavidade pélvica, alcançada pela redução do diafragma e contração dos músculos abdominais. A distensão excessiva da bexiga é extremamente dolorosa, e, quando

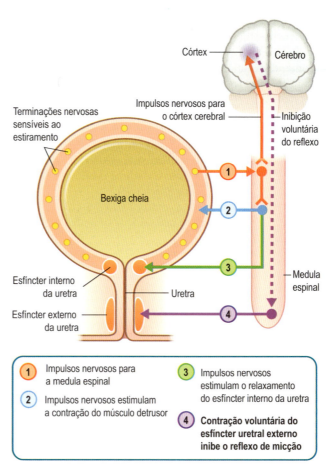

① Impulsos nervosos para a medula espinal
② Impulsos nervosos estimulam a contração do músculo detrusor
③ Impulsos nervosos estimulam o relaxamento do esfíncter interno da uretra
④ **Contração voluntária do esfíncter uretral externo inibe o reflexo de micção**

Figura 13.21 Controle da micção após o controle da bexiga é estabelecido.

isso ocorre, há tendência ao relaxamento involuntário do esfíncter externo, permitindo que uma pequena quantidade de urina escape, desde que não haja obstrução mecânica. A incontinência é a perda involuntária de urina após o estabelecimento do controle da bexiga.

● **MOMENTO DE REFLEXÃO**

6. Explique brevemente as mudanças necessárias durante a infância para estabelecer o controle da bexiga e a continência urinária.

Efeitos do envelhecimento no sistema urinário

Resultados esperados da aprendizagem

Após estudar esta seção, você estará apto a:

- Descrever os efeitos do envelhecimento no sistema urinário.

381

SEÇÃO 3   Ingestão de Nutrientes e Eliminação de Resíduos

Os rins têm uma reserva funcional substancial; a perda de um rim não causa problemas em um indivíduo saudável. O número de néfrons diminui com a idade, a taxa de filtração glomerular diminui, e os túbulos renais funcionam com menos eficiência; os rins tornam-se menos capazes de concentrar a urina.

Essas mudanças significam que adultos mais velhos se tornam mais sensíveis a alterações no equilíbrio hídrico, e problemas associados à sobrecarga de líquidos ou desidratação são mais prevalentes. A eliminação de fármacos também se torna menos eficiente com o declínio da função renal, o que pode levar a acúmulo e toxicidade.

A capacidade de inibir a contração do músculo detrusor diminui e pode resultar na necessidade urgente de urinar e na frequência urinária. A noctúria torna-se cada vez mais comum em idosos. A incontinência (p. 389) é mais prevalente em idosos e afeta 15% das mulheres e 10% dos homens acima de 65 anos, números que duplicam aos 85 anos de idade. O aumento da próstata é comum em homens mais velhos e pode causar retenção de urina e problemas com a micção (Capítulo 18).

> ● **MOMENTO DE REFLEXÃO**
>
> 7. Identifique uma causa comum de retenção urinária em homens mais velhos.

Sistema Urinário CAPÍTULO **13**

Doenças renais

Resultados esperados da aprendizagem

Após estudar esta seção, você estará apto a:

- Descrever os principais efeitos da glomerulonefrite e da síndrome nefrótica
- Descrever os efeitos do diabetes melito e da hipertensão na função renal
- Discutir as origens e consequências de infecções renais
- Explicar as causas e implicações da lesão renal aguda e da doença renal crônica
- Descrever a patogênese dos cálculos renais
- Listar anormalidades congênitas comuns dos rins
- Descrever o desenvolvimento e a disseminação de tumores renais comuns.

Tabela 13.1 Sinais e sintomas comuns de distúrbios do sistema urinário.

Sinal/sintoma	Definição e descrição
Oligúria	Débito urinário menor que 400 mℓ por dia
Hematúria	Presença de sangue na urina. Os glomérulos fenestrados permitem que os glóbulos vermelhos escapem dos capilares glomerulares e não podem ser reabsorvidos do filtrado, pois são muito grandes. Sangramento no trato urinário também causa hematúria
Proteinúria	Presença de proteína na urina. Isso é anormal e ocorre quando os glomérulos fenestrados permitem que as proteínas do plasma escapem para o filtrado, mas são muito grandes para serem reabsorvidas
Anúria	Ausência de urina
Disúria	Dor ao urinar, geralmente descrita como uma sensação de queimação
Glicosúria	Presença de glicose na urina. Isso é anormal e ocorre no diabetes melito (p. 255)
Cetonúria	Presença de cetonas na urina. Isso é anormal e ocorre em, por exemplo, fome, diabetes melito
Noctúria	Urinar durante a noite
Poliúria	Urinar quantidades incomumente grandes de urina
Frequência de micção	Necessidade frequente de urinar, geralmente em pequenas quantidades
Incontinência	Perda involuntária de urina (p. 389)

Como os rins têm reserva funcional considerável, o comprometimento da função renal não se torna evidente até que o equivalente a mais de um rim seja perdido. É por isso que é possível, para uma pessoa com rins saudáveis, doar um rim para transplante. A Tabela 13.1 lista sinais e sintomas comuns de distúrbios renais.

Glomerulonefrite

Este termo sugere condições inflamatórias do glomérulo, mas há vários tipos de glomerulonefrite (GN), e alterações inflamatórias nem sempre estão presentes. Em muitos casos, a GN tem um componente autoimune, que leva à produção de complexos imunes que podem se alojar nos capilares glomerulares, causando inflamação e comprometimento da filtração glomerular. Outros mecanismos imunológicos também estão implicados na GN.

A classificação da GN baseia-se em uma série de características: causa, características imunológicas e achados na microscopia. A distinção microscópica é baseada em:

- Extensão do dano
  - Difusa: afetando todos os glomérulos
  - Focal: afetando alguns glomérulos
- Aspecto
  - Proliferativo: aumento do número de células nos glomérulos
  - Membranoso: espessamento da membrana basal do epitélio glomerular.

Exemplos de diferentes tipos de GN, com suas causas, características e prognósticos, são mostrados na Tabela 13.2.

Efeitos da glomerulonefrite

Estes dependem do tipo.

Hematúria
É geralmente indolor e não é acompanhada por outros sintomas. Quando microscópica, pode ser encontrada em exames de urina de rotina, quando as células vermelhas do sangue passaram através dos glomérulos danificados para o filtrado.

Hematúria evidente ocorre quando há escape considerável de glóbulos vermelhos para os túbulos renais, enquanto quantidades menores conferem à urina uma aparência escurecida.

Proteinúria assintomática
Os glomérulos danificados podem permitir que a proteína escape do sangue para o filtrado, que pode ser assintomático e encontrado apenas durante exames de urina de rotina. Existem outras causas de proteinúria assintomática, incluindo infecção do trato urinário. Proteinúria significativa está associada à síndrome nefrótica (ver a próxima seção).

Nefrite aguda
É caracterizada pela presença de:

- Oligúria (menos que 400 mℓ urina/dia em adultos)
- Hipertensão
- Hematúria
- Uremia (p. 386).

Dor lombar, dor de cabeça e mal-estar também são comuns.

SEÇÃO 3 Ingestão de Nutrientes e Eliminação de Resíduos

Tabela 13.2 Glomerulonefrite: características e prognóstico de diferentes tipos.

Tipo	Causa	Características presentes	Prognóstico
Difusa proliferativa	Geralmente segue uma infecção transitória, especialmente estreptococos β-hemolíticos, mas também outros micróbios	Nefrite aguda Hematúria Proteinúria	Bom em crianças; não tão bom em adultos – até 40% desenvolvem hipertensão ou doença renal crônica
Focal proliferativa	Associado a outras condições sistêmicas, como lúpus eritematoso sistêmico (p. 472), endocardite infecciosa (p. 133)	Nefrite aguda Hematúria Proteinúria	Variável
Membranosa	Somente às vezes tem uma causa identificada como infecção, por exemplo sífilis, malária, hepatite B; alguns fármacos, como penicilamina, ouro, diamorfina; tumores	Síndrome nefrótica Hematúria Proteinúria	Variável, mas a maioria dos casos evolui para doença renal crônica à medida que a esclerose dos glomérulos progride
Lesão mínima	Desconhecida	Síndrome nefrótica Hematúria Proteinúria	Bom em crianças, mas as recorrências são comuns em adultos

Síndrome nefrótica
Ver a próxima seção.

Doença renal crônica
A doença renal crônica (DRC) ocorre quando os néfrons são danificados de forma progressiva e irreversível após a perda da reserva renal.

Síndrome nefrótica

Esta não é uma doença em si, mas uma característica importante de várias doenças renais. As principais características são:

- Proteinúria evidente
- Hipoalbuminemia
- Edema generalizado
- Hiperlipidemia.

Quando os glomérulos estão danificados, a permeabilidade da membrana basal do epitélio glomerular aumenta e as proteínas plasmáticas passam para o filtrado. A albumina é a principal proteína perdida porque é a mais comum e menor das proteínas plasmáticas. Quando a perda diária excede a taxa de produção pelo fígado, há uma queda significativa no nível de proteína plasmática total. A consequente baixa pressão osmótica no plasma leva a edema generalizado e redução do volume plasmático (ver Fig. 5.55), o que reduz o fluxo sanguíneo renal e estimula o sistema renina-angiotensina-aldosterona (ver Fig. 13.14), causando aumento da reabsorção de água e sódio dos túbulos renais. A água reabsorvida reduz ainda mais a pressão osmótica no sangue e aumenta o edema. O fator-chave é a perda de albumina através da membrana glomerular, e enquanto isso continuar o círculo vicioso será perpetuado (Fig. 13.22). Os níveis de produtos residuais nitrogenados, isto é, ácido úrico, ureia e creatinina, geralmente permanecem normais. A hiperlipidemia, especialmente hipercolesterolemia, também ocorre, mas a causa é desconhecida.

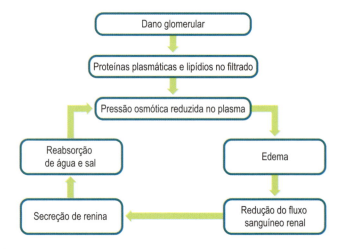

Figura 13.22 Estágios de desenvolvimento da síndrome nefrótica.

A síndrome nefrótica ocorre em várias doenças. Nas crianças, a causa mais comum é a glomerulonefrite de lesão mínima. Em adultos, pode complicar:

- Mais formas de glomerulonefrite
- Nefropatia diabética (ver a próxima seção)
- Lúpus eritematoso sistêmico (p. 472)
- Infecções, tais como malária, sífilis, hepatite B
- Tratamento medicamentoso, como penicilamina, ouro, captopril, fenitoína.

Nefropatia diabética

A insuficiência renal é a causa mais comum de morte em jovens com diabetes melito (p. 255), especialmente se há hipertensão e hiperglicemia grave de longa duração. O diabetes danifica grandes e pequenos vasos sanguíneos em todo o corpo, embora os efeitos variem consideravelmente entre os indivíduos. No rim, estes são conhecidos coletivamente como nefropatia diabética ou rim diabético e incluem:

- Dano progressivo dos glomérulos, proteinúria e síndrome nefrótica
- Infecção ascendente, levando a pielonefrite aguda (ver adiante)
- Arteriosclerose (Capítulo 5) das artérias renais e seus ramos, levando à isquemia renal e hipertensão
- Doença renal crônica (p. 386).

Hipertensão e os rins

A hipertensão pode ser a causa ou o resultado da doença renal. A hipertensão de qualquer etiologia (p. 136) perturba a função renal se os danos dos vasos sanguíneos renais causarem isquemia. O fluxo sanguíneo reduzido estimula o sistema renina-angiotensina-aldosterona (ver Fig. 13.14), elevando ainda mais a pressão sanguínea.

O aumento da pressão arterial é comum em adultos mais velhos e pode causar danos graduais e progressivos aos glomérulos, o que pode levar à doença renal crônica após a perda da reserva renal ou à hipertensão maligna.

Hipertensão maligna

Os danos às arteríolas espalham-se pelos glomérulos, com subsequente destruição dos néfrons, o que leva a um aumento adicional da pressão arterial e um grau variável de insuficiência renal. Às vezes, há efeitos mais sérios; o aumento da permeabilidade dos glomérulos permite a fuga das proteínas plasmáticas e dos glóbulos vermelhos para o filtrado, causando proteinúria e hematúria, as quais podem evoluir para insuficiência renal.

Pielonefrite aguda

Esta é uma infecção bacteriana aguda da pelve renal e cálices, que se espalha para a substância renal, causando pequenos abscessos. Bactérias geralmente alcançam o rim, deslocando-se do períneo até o trato urinário, mas algumas vezes são transmitidas pelo sangue. Essa condição é acompanhada por febre, mal-estar e dor lombar.

Infecção ascendente

A disseminação para cima das bactérias da bexiga (ver cistite, p. 389) é a causa mais comum dessa condição. O refluxo de urina infectada para os ureteres, quando a bexiga se contrai durante a micção, predispõe à disseminação da infecção para a pelve renal e os próprios rins. Normalmente, as posições relativas dos ureteres e da bexiga (ver Fig. 13.15) impedem o refluxo que permite o acesso ascendente de bactérias aos rins.

Infecções transmitidas pelo sangue

Os rins são suscetíveis a infecções transmitidas pelo sangue devido ao grande suprimento sanguíneo (20% do débito cardíaco). As bactérias podem atingir o rim diretamente na sepse, ou septicemia, ou ser transportadas para além de locais distantes, como uma infecção do trato respiratório, ferida infeccionada ou um abscesso.

Fisiopatologia

A infecção bacteriana dos tecidos renais provoca supuração e destruição de néfrons. O prognóstico depende da quantidade de tecido renal saudável remanescente após o desaparecimento da infecção. O tecido necrótico é eventualmente substituído por tecido fibroso, mas pode haver alguma hipertrofia de néfrons saudáveis. Os resultados são cura, recorrência – especialmente se houver anormalidade estrutural do trato urinário – e nefropatia de refluxo.

Nefropatia de refluxo

Anteriormente conhecida como pielonefrite crônica, quase sempre está associada ao refluxo de urina da bexiga para o ureter, permitindo a disseminação da infecção em direção ascendente para os rins. Uma anomalia congênita do ângulo de inserção do ureter na bexiga predispõe a isso, mas às vezes é causada por uma obstrução que se desenvolve no futuro. Danos progressivos às papilas renais e aos dutos coletores podem levar à doença renal crônica, e hipertensão concomitante é comum.

Lesão renal aguda

Ocorre como complicação de condições não necessariamente associadas aos rins. As causas de lesão renal aguda (LRA), antes conhecida como insuficiência renal aguda, são classificadas como:

- Pré-renal: resultado da redução do fluxo sanguíneo renal, por exemplo no choque severo e prolongado
- Renal: devido a danos no próprio rim, como necrose tubular aguda, glomerulonefrite
- Pós-renal: surge da obstrução ao fluxo de saída da urina, como doença da próstata, tumor da bexiga, útero ou colo do útero, grande cálculo (pedra) na pelve renal.

Há uma redução súbita e severa na taxa de filtração glomerular e na função renal, que é frequentemente reversível ao longo de dias ou semanas, se tratada. Oligúria ou anúria é acompanhada de acidose metabólica devido à retenção de H^+, desequilíbrio eletrolítico e acúmulo de resíduos, principalmente nitrogenados.

Necrose tubular aguda

A necrose tubular aguda (NTA) é a causa mais comum de insuficiência renal aguda. Há graves danos às células epiteliais tubulares, causadas por isquemia ou, menos comumente, por substâncias nefrotóxicas (Quadro 13.2).

Oligúria, oligúria grave (menos de 100 mℓ de urina por dia em adultos) ou anúria (ver Tabela 13.1) podem durar al-

> **Quadro 13.2** Algumas causas de necrose tubular aguda.
>
> *Isquemia* – choque grave, desidratação, hemorragia, traumatismo; queimaduras extensas; infarto do miocárdio; cirurgia prolongada e complexa, especialmente em idosos
>
> *Fármacos* – por exemplo, antibióticos aminoglicosídicos, anti-inflamatórios não esteroidais (AINEs), inibidores da enzima conversora de angiotensina (ECA), compostos de lítio, overdose de paracetamol
>
> *Hemoglobinemia* – acúmulo de hemoglobina, liberada por hemólise de glóbulos vermelhos, como transfusão de sangue incompatível, malária
>
> *Mioglobinemia* – acúmulo de mioglobina liberada do músculo lesionado que aumenta os níveis sanguíneos, como após lesão por esmagamento

Tabela 13.3 Poliúria na doença renal crônica.

	Rim normal	Fase terminal da doença renal crônica
Taxa de filtração glomerular	125 mℓ/min ou 180 ℓ/dia	10 mℓ/min ou 14 ℓ/dia
Reabsorção de água	Mais de 99%	Cerca de 30%
Débito urinário	Menos que 1 mℓ/min ou 1,5 ℓ/dia	Cerca de 7 mℓ/min ou 10 ℓ/dia

gumas semanas, seguidas de diurese profunda. Há redução na filtração glomerular, reabsorção seletiva e secreção pelos túbulos, levando a:

- Insuficiência cardíaca devido à sobrecarga de fluidos
- Edema pulmonar e generalizado
- Acúmulo de ureia e outros resíduos metabólicos
- Desequilíbrio eletrolítico, que pode ser exacerbado pela retenção de potássio (hipercalemia) liberado das células danificadas em qualquer parte do corpo
- Acidose devido à retenção de íons de hidrogênio.

A diurese profunda (fase diurética) ocorre durante o processo de cura, quando as células epiteliais dos túbulos se regeneraram, mas ainda são incapazes de reabsorção seletiva e secreção. A diurese pode levar à desidratação aguda, complicando a alta concentração de ureia, acidose e desequilíbrio eletrolítico. Se o paciente sobreviver à fase aguda inicial, um grau considerável de função renal será geralmente restaurado durante várias semanas (a fase de recuperação).

Doença renal crônica

Antes conhecida como insuficiência renal crônica, a doença renal crônica (DRC) está presente quando a TFG cai para cerca de 20% do normal. O início é geralmente lento e assintomático, com progressão irreversível ao longo de vários anos. As principais causas são diabetes melito, glomerulonefrite e hipertensão.

Os efeitos na TFG, reabsorção seletiva e secreção tubular são significativos. Os volumes de TFG e filtrado são grandemente reduzidos, e a reabsorção de água é seriamente prejudicada. Isso resulta na produção de até 10 ℓ de urina por dia (Tabela 13.3). A filtração glomerular reduzida leva ao acúmulo de substâncias residuais no sangue, sobretudo ureia e creatinina. Quando a insuficiência renal se torna evidente, os níveis de ureia no sangue são elevados, o que é referido como uremia. Alguns dos sinais e sintomas que podem acompanhar essa condição incluem náuseas, vômitos, sangramento gastrintestinal e prurido (coceira). Outros são explicados aqui.

Poliúria

Grandes volumes de urina diluída (com baixa densidade específica) são transportados porque a reabsorção de água é prejudicada. A noctúria é um sintoma comum de apresentação.

Acidose

Como o sistema de tampão renal que normalmente controla o pH dos fluidos corporais falha, os íons de hidrogênio se acumulam.

Desequilíbrio eletrolítico

Este também é o resultado da reabsorção e secreção tubular prejudicada.

Anemia

A deficiência de eritropoetina (p. 66) ocorre após alguns meses, causando anemia exacerbada pela hemodiálise, o que danifica os glóbulos vermelhos. Se não tratada, a anemia resulta em fadiga e também pode causar dispneia e insuficiência cardíaca (p. 131). Cansaço e falta de ar por vezes são os sintomas iniciais da doença renal crônica.

Hipertensão

Em geral é uma consequência, se não for uma causa, da doença renal crônica.

Fase terminal da doença renal crônica

Quando a morte é provável sem terapia de substituição renal, como hemodiálise, diálise peritoneal ou transplante de rim, a condição é denominada fase terminal da DRC. As funções excretoras dos rins são perdidas, o equilíbrio ácido-base não pode ser mantido, e as funções endócrinas do rim são interrompidas.

No fim da vida, anorexia, náusea e respiração muito profunda (de Kussmaul) ocorrem à medida que a uremia progride. Nos estágios finais, pode haver soluços, coceira, vômitos, espasmos musculares, convulsões, sonolência e coma.

Cálculo renal

Cálculos (pedras) se formam nos rins e na bexiga quando constituintes urinários normalmente em solução, em geral oxalato e sais de fosfato, são precipitados. São recorrentes e mais comuns nos homens e após os 30 anos de idade. A maioria origina-se nos túbulos coletores ou nas papilas renais. Eles, então, passam para a pelve renal, onde podem aumentar de tamanho. Alguns se tornam grandes demais para percorrer o ureter e podem obstruir o fluxo de urina, causando danos aos rins. Outros passam para a bexiga ou são excretados ou aumentam de tamanho e obstruem a uretra (Fig. 13.23). Nos países em desenvolvimento e frequentemente em crianças, os cálculos às vezes se originam na bexiga. Fatores predisponentes incluem:

- Desidratação: leva ao aumento da reabsorção de água dos túbulos, mas não altera a reabsorção do soluto, resultando em um baixo volume de filtrado altamente concentrado nos túbulos coletores
- Elevação do pH da urina: quando o filtrado normalmente ácido se torna alcalino, algumas substâncias podem ser precipitadas, como os fosfatos. Isso ocorre quando o sistema de tamponamento do rim está comprometido e em algumas infecções
- Infecção: o material necrótico e o pus fornecem focos nos quais os solutos no filtrado podem ser depositados e os produtos da infecção podem alterar o pH da urina. A infecção às vezes leva à urina alcalina (ver ponto anterior)
- Condições metabólicas: incluem hiperparatireoidismo (p. 252) e gota (p. 471).

Pequenos cálculos

Estes podem passar ou ser impactados em um ureter e danificar o epitélio, levando a hematúria e, após cicatrização, fibrose e estenose. Na obstrução ureteral, que em geral é unilateral, há contração espasmódica do ureter, causando dor isquêmica aguda intermitente (cólica renal) à medida que a musculatura lisa do ureter se contrai sobre o cálculo, na tentativa de movê-lo. Cálculos atingindo a bexiga podem ser passados na urina ou aumentar de tamanho e, finalmente, obstruir a uretra. As consequências incluem retenção de urina e hidronefrose bilateral (p. 388), infecção proximal ao bloqueio, pielonefrite e lesão renal grave.

Cálculos coraliformes (cálculos de staghorn)

Um cálculo grande pode se formar, geralmente ao longo de muitos anos, preenchendo a pelve renal e os cálices (Fig. 13.23). Causa estagnação da urina, predispondo à infecção, hidronefrose (p. 388) e ocasionalmente tumores renais. Pode causar doença renal crônica.

Anomlias congênitas dos rins

Posicionamento anormal do rim (ectópico)

Um ou ambos os rins podem se desenvolver em posições anormalmente baixas. Os rins mal posicionados funcionam normalmente caso os vasos sanguíneos sejam longos o suficiente para fornecer um suprimento sanguíneo adequado, mas um rim na cavidade pélvica pode causar problemas durante a gravidez, pois o útero em expansão comprime os vasos sanguíneos renais ou os ureteres. Se estes se torcerem, haverá risco aumentado de infecção, pois há a tendência de refluxo para o rim. Também pode haver dificuldades durante o parto.

Doença policística

Doença renal policística autossômica recessiva (DRPAR)

Também conhecida como doença renal policística infantil, é uma condição infantil rara e hereditária em que há desen-

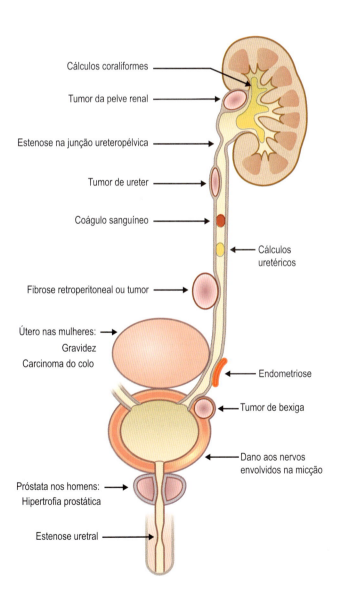

Figura 13.23 Resumo das obstruções do trato urinário.

volvimento anormal dos rins e do fígado, propensos à insuficiência.

Doença renal policística autossômica dominante (DRPAD)

Esta doença é herdada como condição autossômica dominante (Capítulo 17), que pode se tornar aparente a qualquer momento entre a infância e a idade adulta avançada. Ambos os rins são afetados. Dilatações (cistos) se formam na junção dos túbulos contorcidos distais e dutos coletores. Os cistos aumentam lentamente, e a pressão provoca isquemia e destruição dos néfrons. A doença é progressiva, e a hipertensão secundária é comum; a doença renal crônica afeta cerca de 50% dos pacientes. A morte pode ser causada por doença renal crônica, insuficiência cardíaca ou hemorragia subaracnóidea pelo aumento da incidência de aneurismas do círculo arterial. Os cistos também podem se desenvolver no fígado, baço e pâncreas, mas não estão associados à disfunção desses órgãos.

Tumores do rim

Tumores benignos são relativamente incomuns.

Tumores malignos

Estes são mais comuns na bexiga ou no rim.

Adenocarcinoma renal

Este tumor de epitélio tubular é mais comum nos homens e após os 50 anos. As características clínicas incluem hematúria, dor nas costas ou lombar, anemia, perda de peso e febre. A disseminação local envolve a veia renal e leva à disseminação precoce no sangue de fragmentos de tumor, mais comumente para os pulmões e ossos. As causas são desconhecidas, embora haja aumento da incidência em fumantes de cigarros.

Nefroblastoma (tumor de Wilms)

Este é um dos tumores malignos mais comuns em crianças menores de 10 anos, geralmente nos primeiros 4 anos. As características clínicas incluem hematúria, hipertensão, dor abdominal e, às vezes, obstrução intestinal. Em geral é unilateral, mas rapidamente se torna muito grande e invade os vasos sanguíneos renais, causando a disseminação precoce do sangue para os pulmões.

> ● **MOMENTO DE REFLEXÃO**
>
> 8. Defina os termos "oligúria", "anúria" e "disúria".

Doenças da pelve renal, ureteres, bexiga e uretra

> **Resultados esperados da aprendizagem**
>
> Após estudar esta seção, você estará apto a:
>
> ■ Descrever as causas e implicações da obstrução urinária
>
> ■ Explicar as características patológicas das infecções do trato urinário
>
> ■ Descrever as características dos principais tumores de bexiga
>
> ■ Discutir as causas principais da incontinência urinária.

Estas estruturas são consideradas juntas porque suas funções combinadas são coletar e armazenar urina antes da excreção. Obstrução e infecção são os principais problemas (Fig. 13.23).

Obstrução do fluxo urinário

Hidronefrose

Esta é a dilatação da pelve renal e dos cálices, causada pelo acúmulo de urina acima de uma obstrução no trato urinário (Fig. 13.23). Isso leva à destruição dos néfrons e fibrose e atrofia do rim. Um ou ambos os rins podem estar envolvidos, dependendo da causa e do local. Quando há uma anormalidade de bexiga ou uretra, ambos os rins são afetados, enquanto uma obstrução acima da bexiga é mais comum e afeta somente um rim. A estase urinária predispõe à infecção.

Obstrução sustentada completa

Nesta condição, a hidronefrose se desenvolve rapidamente, a pressão nos néfrons aumenta, e a produção de urina é interrompida. As causas mais comuns são cálculo coraliforme ou tumor. O resultado depende se um ou ambos os rins estão em envolvidos (a função renal adequada pode ser mantida por um rim).

Obstrução parcial ou intermitente

Pode progredir sem ser detectada por muitos anos. Leva à hidronefrose progressiva e é causada, por exemplo, por:

- Uma sucessão de cálculos renais em um ureter, finalmente movido para frente pelo peristaltismo
- Constrição de um ureter ou da uretra por tecido fibroso, após inflamação epitelial causada pela passagem de um cálculo ou por infecção

- Um tumor no trato urinário ou na cavidade abdominal ou pélvica
- Um aumento da próstata no sexo masculino.

Lesões espinais

Quando a inervação para a bexiga é interrompida, como nas lesões transversas da medula espinal, a micção não ocorre. Quando a bexiga se enche, o aumento da pressão causa incontinência por transbordamento (p. 390), pressão de retorno nos ureteres e hidronefrose. A micção reflexa usualmente é restabelecida após um tempo, mas a perda do controle voluntário pode ser irreversível. Pressão na medula espinal e em outras anormalidades, tais como espinha bífida, também pode prejudicar a micção.

Infecções do trato urinário

A infecção de qualquer parte do trato urinário (uma ITU) pode se disseminar para cima, causando pielonefrite aguda (p. 385) e danos renais.

Ureterite

A inflamação de um ureter geralmente se deve à disseminação para cima da infecção na cistite.

Cistite

É a inflamação da bexiga e pode ser devida a:

- Propagação para cima de bactérias comensais do intestino (*Escherichia coli* e *Streptococcus faecalis*) do períneo através da uretra, especialmente em mulheres
- Trauma, com ou sem infecção, após intervenções de saúde, por exemplo radioterapia, inserção de cateter urinário ou instrumento na bexiga.

Os efeitos da inflamação incluem edema e pequenas hemorragias da mucosa, que podem ser acompanhadas por hematúria. As terminações nervosas sensoriais na parede da bexiga tornam-se hipersensíveis e são estimuladas mesmo quando a bexiga contém apenas pequenos volumes de urina, levando à micção frequente e disúria. A urina pode parecer turva e ter um odor desagradável. A dor abdominal baixa geralmente acompanha a cistite. Se não for tratada, a disseminação para cima pode causar pielonefrite aguda (p. 385) ou sepse (septicemia).

A cistite é não complicada quando ocorre em indivíduos saudáveis com um trato urinário normal. Quando afeta pessoas com anormalidades estruturais ou funcionais do trato urinário ou aquelas com condições preexistentes, como diabetes melito ou obstrução do fluxo urinário, é descrita como complicada. ITUs complicadas às vezes causam dano renal permanente, enquanto isso é bastante raro em infecções não complicadas. A recorrência é bastante comum, em especial em mulheres, quando a infecção original não é erradicada ou ocorre reinfecção.

Fatores predisponentes

Estes incluem a estase da urina na bexiga e/ou na uretra mais curta feminina, que é próxima do ânus (Fig. 13.18A); as condições perineais úmidas podem abrigar micróbios comensais. A relação sexual pode causar trauma na uretra e a transferência de micróbios do períneo, especialmente na mulher. Hormônios associados à gravidez relaxam a musculatura perineal e causam relaxamento e torção dos ureteres. No final da gravidez, a pressão causada pelo feto pode obstruir o fluxo de saída da urina. No homem, a prostatite fornece um foco de infecção local, ou um aumento da próstata pode causar obstrução uretral progressiva.

Uretrite

Esta é uma inflamação da uretra, descrita no Capítulo 18.

Tumores de bexiga

Não está sempre claro se os tumores da bexiga são benignos ou malignos. Os tumores em geral são múltiplos, e a recorrência é comum. Fatores predisponentes incluem tabagismo, uso prolongado de certos analgésicos e exposição ocupacional a alguns produtos químicos, por exemplo corantes anilina, utilizados nas indústrias têxtil e gráfica.

Carcinomas de células transicionais

Estes tumores, também conhecidos como papilomas, surgem do epitélio de transição e em geral são benignos. Consistem em um pedúnculo com frondes finos, que tendem a se romper, causando sangramento e hematúria indolores. Os papilomas com frequência são recorrentes, mesmo quando benignos. Às vezes as células tumorais são bem diferenciadas e não invasivas, mas em outros casos se comportam como carcinomas e invadem os vasos sanguíneos e linfáticos adjacentes.

Tumores sólidos

São todos malignos em algum grau. Em um estágio inicial, os tumores mais malignos e sólidos invadem rapidamente a parede da bexiga e se espalham na linfa e no sangue para outras partes do corpo. Se a superfície ulcerar, poderá haver hemorragia e necrose.

Incontinência urinária

Nesta condição, a micção normal é afetada, e há perda involuntária de urina. Vários tipos são reconhecidos e descritos aqui. Além dos mecanismos descritos, as anomalias neurológicas podem prejudicar o controle voluntário da micção, por exemplo lesão medular e esclerose múltipla (p. 199).

Incontinência de esforço

É a perda de urina quando a pressão intra-abdominal é aumentada, por exemplo ao tossir, rir, espirrar ou levantar.

SEÇÃO 3 Ingestão de Nutrientes e Eliminação de Resíduos

Geralmente afeta mulheres quando há fraqueza dos músculos do assoalho pélvico ou ligamentos pélvicos, como após o parto ou como parte do processo de envelhecimento. Ocorre fisiologicamente em crianças pequenas antes que o controle da bexiga seja estabelecido.

Incontinência de urgência

A perda de urina se segue a um desejo súbito e intenso de urinar e há incapacidade para retardar a micção. Isso pode se dever a infecção do trato urinário, cálculo, tumor ou hipersensibilidade do músculo detrusor.

Incontinência por transbordamento

Ocorre quando há um enchimento crônico da bexiga e pode ser causada pela retenção de urina pelo esvaziamento incompleto quando há obstrução do fluxo urinário, como aumento da próstata ou estenose uretral e/ou contração deficiente do músculo detrusor durante a micção. Também pode surgir como complicação do dano do nervo pélvico causado, por exemplo, por cirurgia ou trauma, ou quando a cauda equina é comprimida por um tumor ou disco intervertebral prolapsado.

A bexiga torna-se distendida, e, quando a pressão no interior supera a resistência do esfíncter externo da uretra, a urina move-se na uretra. Pode haver dificuldade em iniciar e/ou manter a micção. Volumes residuais maiores que o normal na bexiga (acima de 50 a 100 mℓ) predispõem à infecção.

> ● **MOMENTO DE REFLEXÃO**
>
> 9. Liste três fatores que predispõem a cálculos renais.

Rever e revisar

Complete as afirmações a seguir:

1. Diversos hormônios influenciam a reabsorção seletiva nos rins por aumentar a permeabilidade das partes do néfron à água. Estes incluem _____, secretado pela neuro-hipófise; _____, secretado pelo córtex da suprarrenal; e _____, secretado pelo átrio do coração.

2. Há diferentes tipos de incontinência urinária. A incontinência _____ ocorre quando a pressão intra-abdominal é aumentada, por exemplo, durante a tosse. A incontinência _____ é seguida de um intenso e repentino desejo de esvaziar. A incontinência _____ está associada a enchimento excessivo da bexiga.

Escolha uma resposta para completar cada afirmação a seguir:

3. A proporção de filtrado glomerular normalmente reabsorvido é de cerca de: _____.
   a. 1%
   b. 10%
   c. 50%
   d. 99%

4. Os ureteres são revestidos com: _____.
   a. Epitélio de transição
   b. Epitélio estratificado
   c. Tecido adiposo
   d. Tecido conjuntivo

Indique se cada uma das afirmações a seguir é verdadeira ou falsa:

5. A uretra transporta urina dos rins à bexiga. _____

6. A proteinúria pode ser normal. _____

7. Combine cada letra da lista A com o número apropriado da lista B:

Lista A
   _____ (a) Eritropoetina
   _____ (b) Hormônio da paratireoide
   _____ (c) Renina
   _____ (d) Ureia
   _____ (e) Angiotensina
   _____ (f) Bicarbonato
   _____ (g) Urobilina

Lista B
   1. Pigmento biliar que confere à urina sua cor âmbar normal
   2. Hormônio secretado pelos rins que estimula a formação de glóbulos vermelhos
   3. Substrato para renina
   4. Liga-se a H$^+$ para formar ácido carbônico
   5. Hormônio secretado pelas glândulas paratireoides que influenciam a reabsorção de cálcio nos rins
   6. Enzima secretada pelos rins envolvida no controle da pressão sanguínea
   7. Principal resíduo nitrogenado encontrado na urina

8. Combine cada letra da Lista A com o número apropriado da Lista B:

Lista A
____ (a) Pielonefrite
____ (b) Cálculos
____ (c) Rim ectópico
____ (d) Nefroblastoma
____ (e) Síndrome nefrótica
____ (f) Adenocarcinoma renal
____ (g) Necrose tubular aguda
____ (h) Cistite

Lista B
1. Tumor renal maligno mais comum após a meia-idade
2. Presença de edema generalizado, proteinúria grave, hiperlipidemia e hipoalbuminemia
3. Infecção do parênquima renal
4. Inflamação ou infecção da bexiga
5. Cálculos renais
6. Causa mais comum de lesão renal aguda
7. Tumor maligno comum na infância, afetando o rim
8. Desenvolvimento de um rim em posição anormalmente baixa

SEÇÃO 4

Pele

CAPÍTULO 14

Estrutura e funções da pele 393	Úlceras de pressão 404
Estrutura 393	Queimaduras 404
Funções 397	Tumores malignos 405
Cicatrização 399	**Rever e revisar** 405
Efeitos do envelhecimento na pele 402	
Doenças da pele 403	
Infecções 403	
Condições inflamatórias não infecciosas 403	

Estrutura e funções da pele

> **Resultados esperados da aprendizagem**
>
> Após estudar esta seção, você estará apto a:
> - Descrever a estrutura da pele
> - Explicar as principais funções da pele.

A primeira parte deste capítulo explora a estrutura e as funções da pele (o sistema tegumentar) e descreve os processos de cicatrização de feridas. Os efeitos do envelhecimento na pele serão discutidos nas seções seguintes. O capítulo conclui com uma revisão das condições mais comuns da pele.

A pele recobre completamente o corpo e é contínua com as membranas que revestem as cavidades corporais. Além disso:

- Protege as estruturas subjacentes de lesões e de invasões por micróbios
- Contém terminações de nervos sensoriais que permitem a percepção de dor, temperatura e toque
- Está envolvida na regulação da temperatura corporal.

Estrutura

A pele é o maior órgão do corpo e apresenta uma área de superfície de aproximadamente 1,5 a 2 m^2 nos adultos. Em muitas partes do corpo, contém estruturas acessórias: glândulas, pelos e unhas. Varia em espessura, sendo mais espessa na palma das mãos e nas solas dos pés, e apresenta duas camadas principais: a camada superficial é denominada epiderme, e a camada abaixo é denominada derme.

Entre a derme e as estruturas subjacentes existe uma camada subcutânea composta por tecido areolar (conjuntivo frouxo) e tecido adiposo (gordura).

Epiderme

É composta por epitélio estratificado pavimentoso queratinizado (ver Fig. 3.14). Não há vasos sanguíneos ou terminações nervosas na epiderme, mas suas camadas mais profundas são banhadas por fluido intersticial proveniente da derme, que fornece oxigênio e nutrição e os drena em forma de linfa.

Existem diversas camadas de células (estratos) na epiderme, que se estendem da camada basal mais profunda até o estrato córneo mais superficial (camada córnea espessa)

SEÇÃO 4 Proteção e Sobrevivência

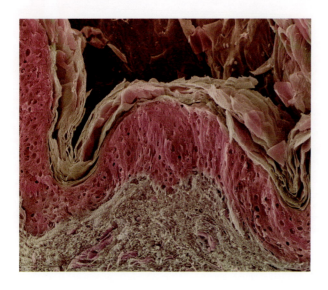

Figura 14.1 A pele. Eletromicrografia colorida mostrando o estrato córneo (*marrom-claro*) acima das camadas inferiores de epiderme (*rosa*) e de derme (*marrom-acinzentado*). (Steve G Schmeissner/Science Photo Library. Reproduzida com permissão.)

(Fig. 14.1). As células da epiderme são originadas na camada basal, compostas de células epiteliais cúbicas, nucleadas e altamente ativas, que estão constantemente se dividindo. Conforme novas células vão se formando, são empurradas para cima, afastando-se da camada basal e do suprimento de sangue e nutrientes. Conforme se direcionam para a superfície da pele, suas formas e estruturas se alteram gradativamente. Quando chegam à superfície da pele, são células mortas planas, finas e não nucleadas, também conhecidas como escamosas ou pavimentosas, cujo citoplasma foi substituído pela proteína fibrosa queratina. As células da superfície são constantemente removidas e substituídas pelas que estão abaixo. A substituição completa da epiderme leva cerca de um mês.

Pelos, secreções de glândulas sebáceas e dutos de glândulas sudoríparas atravessam a epiderme para alcançar a superfície da pele.

Projeções ascendentes oriundas da camada da derme, as papilas dérmicas (Fig. 14.2), ancoram a derme firmemente à epiderme e permitem a passagem e troca de nutrientes e resíduos para a parte inferior da epiderme. Esse arranjo estabiliza as duas camadas, prevenindo danos causados por forças

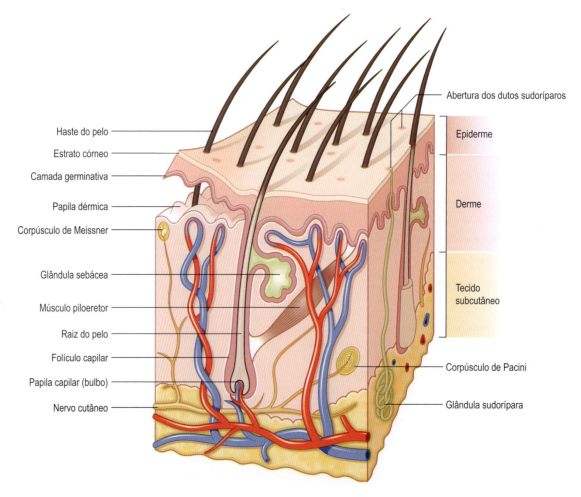

Figura 14.2 Pele e suas principais estruturas.

de tração. Bolhas se desenvolvem quando um trauma separa a derme da epiderme, e fluido seroso se acumula entre as duas camadas.

Nos locais onde a pele está sujeita a maior desgaste, como as palmas e os dedos das mãos e as solas dos pés, por exemplo, a epiderme é mais grossa e os pelos são ausentes. Nessas áreas, as papilas dérmicas estão dispostas em linhas paralelas, conferindo à superfície da pele uma aparência sulcada. O padrão desses sulcos nas pontas dos dedos é único para cada indivíduo, e a estampa feita por esses sulcos é conhecida como "impressão digital".

A cor da pele é influenciada por diversos fatores:

- A melanina, um pigmento escuro derivado do aminoácido tirosina e secretado pelos melanócitos na camada germinativa profunda, é absorvida pelas células epiteliais ao redor. Sua quantidade é determinada geneticamente e varia dentre as diferentes partes do corpo, entre as pessoas de mesma origem étnica e entre diferentes grupos étnicos. O número de melanócitos é relativamente constante, dessa forma as diferenças de cores dependem da quantidade de melanina secretada. A melanina protege a pele dos efeitos deletérios dos raios ultravioleta da luz do sol. A exposição à luz solar promove a síntese de melanina
- A saturação normal da hemoglobina e a quantidade de sangue circulante na derme dão à pele clara uma coloração rosada. Quando a saturação do oxigênio é muito baixa, a pele clara pode apresentar coloração azulada (cianose).
- Níveis excessivos de pigmento de bile no sangue e carotenos no tecido adipose subcutâneo fornecem à pele uma coloração amarelada.

Derme

A derme (Fig. 14.2) é resistente e elástica. É formada por tecido conjuntivo, e a matriz contém fibras colágenas (ver Fig. 3.17), intercaladas com fibras elásticas. A ruptura das fibras elásticas acontece quando a pele é muito tracionada, resultando em estrias permanentes ou marcas estriadas, tipicamente encontradas na gravidez ou obesidade. Fibras colágenas se ligam à água e fornecem à pele sua resistência à tração, porém, conforme essa habilidade se reduz com o envelhecimento, as rugas se desenvolvem. Fibroblastos (ver Fig. 3.8), macrófagos e mastócitos (ver Fig. 3.18) são os principais tipos celulares encontrados na derme. A camada subcutânea, contendo o tecido areolar (conjuntivo frouxo) e quantidades variadas de tecido adiposo (gordura), encontra-se sob a derme. As estruturas encontradas na derme são:

- Pequenos vasos sanguíneos e linfáticos
- Terminações nervosas sensoriais
- Glândulas sudoríparas e seus dutos
- Pelos, músculos eretores do pelo e glândulas sebáceas.

Vasos sanguíneos e linfáticos

As arteríolas formam uma rede fina de capilares ramificados que nutrem as glândulas sudoríparas, as glândulas sebáceas, os folículos capilares e a derme. Os vasos linfáticos também formam uma rede por toda a derme.

Tabela 14.1 Receptores sensoriais na pele.

Receptor sensorial	Estímulo
Corpúsculo de Meissner	Pressão leve
Corpúsculo de Pacini	Alta pressão
Terminação nervosa livre	Dor

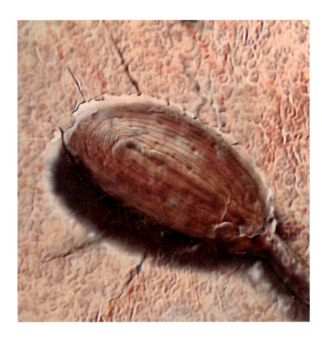

Figura 14.3 Corpúsculo de Pacini. (Anatomical Travelogue/Science Photo Library. Reproduzida com permissão.)

Terminações nervosas sensoriais

Receptores sensoriais (terminações nervosas especializadas) sensíveis ao toque, temperatura, pressão e dor estão amplamente distribuídos na derme. Os estímulos recebidos ativam diferentes tipos de receptores sensoriais (Fig. 14.2 e Tabela 14.1); por exemplo, o corpúsculo de Pacini é sensível à pressão profunda (Fig. 14.3). A pele é um importante órgão sensorial através do qual os indivíduos recebem informações sobre seu ambiente. Impulsos nervosos, gerados nos receptores sensoriais da derme, são transmitidos para a medula espinal pelos nervos sensoriais (Fig. 14.4). Da medula os impulsos são conduzidos para as áreas sensoriais do cerebelo, onde as sensações são interpretadas (ver Fig. 7.22B).

Glândulas sudoríparas

Estas glândulas são amplamente distribuídas por toda a pele e são mais numerosas nas palmas das mãos, solas dos pés, axilas e virilhas. Elas são formadas por células epiteliais. Os corpos das glândulas se encontram enovelados e inseridos no tecido subcutâneo. Existem dois tipos de glândulas sudoríparas.

As glândulas sudoríparas écrinas (merócrinas) são o tipo glandular mais comum e se abrem para a superfície da pele através de minúsculos poros. O suor produzido por essas

SEÇÃO 4 Proteção e Sobrevivência

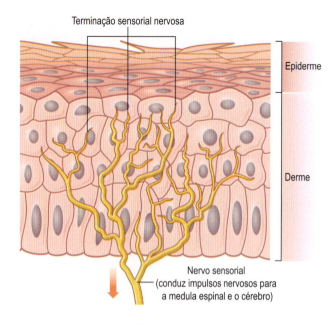

Figura 14.4 Nervos sensoriais da derme.

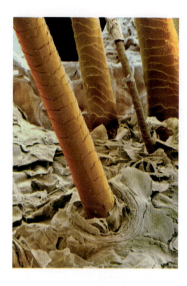

Figura 14.5 Eletromicrografia de varredura colorida da haste do pelo crescendo através da pele. (Steve G Schmeissner/Science Photo Library. Reproduzida com permissão.)

glândulas é um fluido claro e aguado, importante na regulação da temperatura corporal.

As glândulas sudoríparas apócrinas abrem-se no folículo piloso e se tornam funcionais após a puberdade. Elas podem desenvolver papel durante a excitação sexual. São encontradas nas axilas e na área genital, por exemplo. A decomposição de suas secreções por bactérias causa um odor desagradável. Um exemplo especial desse tipo de glândula é a glândula ceruminosa do ouvido externo, que secreta a cera do ouvido (Capítulo 8).

A função mais importante do suor é a regulação da temperatura corporal. (p. 398). O suor excessivo pode levar a desidratação e grave perda de cloreto de sódio, a menos que a ingestão de água e sais seja aumentada apropriadamente. Após 7 a 10 dias de exposição a altas temperaturas ambientais, a quantidade de sal perdida é substancialmente reduzida, embora a perda de água permaneça alta.

Pelos

Os pelos crescem para fora dos folículos capilares, descendentes de células epidérmicas, para dentro da derme ou do tecido subcutâneo. Na base do folículo se encontra um conjunto de células denominado papila capilar (papila dérmica) ou bulbo. O pelo é formado pela multiplicação das células do bulbo, e, enquanto o pelo é empurrado para cima e para longe de sua fonte de nutrição, as células morrem e se tornam queratinizadas. A porção do pelo acima da pele é a haste, e o restante é a raiz (ver Fig. 14.2). A Fig. 14.5 mostra o crescimento do pelo através da pele e a descamação, que enruga a superfície da pele; a superfície áspera enrugada pode propiciar o crescimento microbiano, embora muitos micróbios sejam removidos pela constante remoção das camadas mais superficiais.

A cor do pelo é determinada geneticamente e depende da quantidade e do tipo de melanina presentes. O pelo se torna branco quando a produção de melanina pelo folículo se encerra.

Eretores do pelo

Os eretores do pelo (ver Fig. 14.2) são pequenos feixes de fibras musculares lisas ligadas aos folículos pilosos. A contração dessas fibras musculares faz o pelo ficar ereto e eleva a pele ao seu redor, provocando os "arrepios". Essa ereção é estimulada pelas fibras nervosas simpáticas em resposta ao medo ou frio. Os pelos eretos aprisionam o ar, e este atua como uma camada isolante, proporcionando um mecanismo de aquecimento eficiente, especialmente quando acompanhado por tremores, ou seja, a contração involuntária dos músculos esqueléticos.

Glândulas sebáceas

As glândulas sebáceas (ver Fig. 14.2) consistem em células epiteliais secretoras derivadas do mesmo tecido que os folículos pilosos. Elas secretam uma substância oleosa antimicrobiana, o sebo, nos folículos capilares e estão presentes na pele de todas as porções do corpo, com exceção das palmas das mãos e das solas dos pés. São mais numerosas no coro cabeludo, na face, nas axilas e virilhas. Nas regiões de transição de um tipo de epitélio de superfície para outro, como lábios, pálpebras, mamilos, pequenos lábios e glande, existem glândulas sebáceas que não estão associadas aos folículos pilosos, secretando o sebo diretamente na superfície.

O sebo mantém o pelo macio, flexível e lhe confere uma aparência brilhante. Impermeabiliza a pele e atua como agente bactericida e fungicida, prevenindo infecções. Essa substância também previne ressecamentos e rachaduras na pele, especialmente após a exposição ao calor e à luz solar. A atividade dessas glândulas aumenta na puberdade e é menor nos extremos de idade, tornando a pele de crianças e adultos mais velhos propensa aos efeitos da umidade excessiva (maceração).

Unhas

As unhas humanas (Fig. 14.6) são equivalentes às garras, aos chifres e cascos de animais. Derivadas das mesmas células que a epiderme e os pelos, são placas de queratina duras e resistentes que protegem as pontas dos dedos das mãos e dos pés.

A raiz da unha está inserida na pele e coberta pela cutícula, que forma uma área hemisférica e pálida, denominada lúnula. A placa da unha (placa ungueal) é a porção exposta que se desenvolveu a partir do leito da unha (leito ungueal), a camada basal da epiderme.

As unhas dos dedos das mãos crescem mais rápido do que as dos dedos dos pés, e o crescimento é mais acelerado quando a temperatura ambiente é mais alta.

Funções

Proteção

A pele forma uma camada relativamente impermeável, por conta, principalmente, de seu epitélio queratinizado, que protege as estruturas mais internas e delicadas. Como um importante mecanismo de defesa não específico, a pele atua como barreira contra:

- Invasão de microrganismos
- Químicos
- Agentes físicos, como trauma e luz ultravioleta
- Desidratação

A epiderme contém células imunológicas especializadas denominadas células dendríticas (células de Langerhans), que são um tipo de macrófagos fixos (ver Fig. 4.13). Essas células fagocitam antígenos invasores e apresentam o antígeno para os linfócitos T, simulando uma resposta imune (Capítulo 15).

As abundantes terminações nervosas sensoriais na derme permitem a percepção, discriminação e localização de estímulos internos e externos. Isso possibilita respostas a alterações no ambiente, como a ação reflexa (retirada) na presença de estímulos desagradáveis ou dolorosos, protegendo a pele de lesões maiores.

O pigmento melanina protege contra os nocivos raios ultravioleta da luz solar.

Regulação da temperatura corporal

A temperatura corporal central permanece relativamente constante em torno de 36,8°C, através de uma ampla gama de temperaturas ambientais, garantindo que a faixa ideal de atividade enzimática necessária para o metabolismo seja mantida. Em indivíduos saudáveis, as variações de temperaturas geralmente se limitam de 0,5 a 0,75°C, embora a temperatura aumente ligeiramente à noite, durante o exercício e nas mulheres logo após a ovulação. Para manter essa temperatura constante, um sistema de *feedback* negativo regula o equilíbrio entre a produção de calor corporal e o calor liberado ao meio ambiente.

Produção de calor

Quando as taxas metabólicas aumentam, a temperatura corporal também aumenta; quando essas taxas diminuem, a temperatura do corpo cai. Parte da energia liberada durante a atividade metabólica acontece em forma de calor; os órgãos mais ativos produzem mais calor. Os principais órgãos envolvidos são:

- Contração do músculo esquelético, que produz grande quantidade de calor; quanto mais extenuante o exercício muscular, maior o calor produzido. O tremor, um ciclo de rápidas repetições de contração e relaxamento do músculo esquelético, aumenta a produção de calor quando há risco de a temperatura do corpo cair abaixo do normal
- O fígado é bastante ativo metabolicamente e gera uma quantidade considerável de calor como subproduto. As taxas metabólicas e a produção de calor aumentam depois da alimentação
- Os órgãos digestórios geram calor durante o peristaltismo e nas reações químicas envolvidas na digestão.

Perda de calor

A maior perda de calor do corpo ocorre através da pele. Pequenas quantidades são perdidas durante a expiração do ar, na urina e nas fezes. Apenas a perda de calor através da pele pode ser controlada, ao passo que a perda através de outras vias não pode ser controlada.

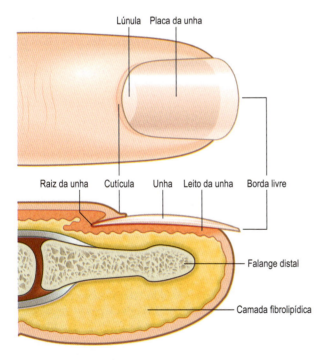

Figura 14.6 Unha e estruturas relacionadas.

SEÇÃO 4 Proteção e Sobrevivência

A perda de calor por meio da pele é afetada pelas diferenças de temperatura entre o corpo e o ambiente, pela quantidade de superfície corporal exposta e pelo tipo de roupas utilizadas. O ar age como um isolante térmico quando está preso nas camadas de roupas e entre a pele e a vestimenta. Por essa razão, várias camadas de roupas leves proporcionam um isolamento mais eficaz contra baixas temperaturas ambientais do que uma vestimenta pesada.

Mecanismos de perda de calor

Existem quatro mecanismos de perda de calor (Fig. 14.7):

- Radiação, o principal, quando partes expostas do corpo irradiam calor do corpo
- Evaporação, quando o corpo é resfriado, enquanto o aquecimento corporal converte a água em suor e vapor
- Condução, quando as roupas e outros objetos em contato direto com a pele absorvem calor
- Convecção, quando o ar que passa sobre as partes expostas do corpo é aquecido e sobe e o ar frio o substitui, estabelecendo as correntes de convecção. A convecção também resfria quando o corpo está vestido, exceto quando as roupas são à prova de vento.

Controle da temperatura corporal

O centro de controle da temperatura no hipotálamo é sensível à temperatura do sangue circulante. Esse centro responde à queda de temperaturas enviando impulsos nervosos para:

- As arteríolas da derme, que se contraem, diminuindo o fluxo de sangue na pele
- Os músculos esqueléticos, estimulando os tremores

Enquanto o calor é conservado, a temperatura corporal aumenta; quando esta retorna aos níveis normais, o mecanismo de *feedback* negativo é desativado (ver Fig. 2.13).

Por outro lado, quando a temperatura do corpo aumenta, a perda de calor é aumentada pela dilatação das arteríolas na derme, aumentando o fluxo sanguíneo para a pele e estimulando as glândulas sudoríparas, causando sudorese; isso continua até que a temperatura do corpo volte aos níveis normais, quando o mecanismo de *feedback* negativo é, então, desativado.

Atividade das glândulas sudoríparas

Quando a temperatura corporal é aumentada em 0,25 a 0,5°C, as glândulas sudoríparas secretam o suor para a superfície da pele. A evaporação do suor resfria o corpo, mas é mais lenta em condições úmidas.

A perda de calor do corpo por evaporação de água, que ocorre através da pele e da expiração do ar, ainda ocorrem mesmo quando a temperatura do ambiente é baixa. Essa perda é chamada perda insensível de água (cerca de 500 mℓ por dia) e é acompanhada pela perda insensível de calor.

Regulação do fluxo sanguíneo através da pele

A quantidade de calor perdido pela pele depende, em grande parte, do fluxo sanguíneo que passa pelos capilares da derme. Quando a temperatura do corpo aumenta, as arteríolas se dilatam e maior quantidade de sangue passa pela rede de capilares da pele. A pele se torna quente e de coloração rosada. Além de aumentar a quantidade de suor produzida, a temperatura da pele aumenta e mais calor é perdido por radiação, condução e convecção.

Se a temperatura ambiente é baixa ou se a produção de calor é diminuída, as arteríolas da derme se contraem. Essa contração reduz o fluxo sanguíneo da superfície corporal, conservando o calor. A pele, então, apresenta-se pálida e fria.

Febre

A febre geralmente é resultado de infecção e é causada por agentes químicos (denominados pirogênios), liberados por células inflamatórias e bactérias invasoras. Os pirogênios, como a interleucina 1, por exemplo (p. 411), atua no hipotálamo, que libera prostaglandinas que redefinem o termostato hipotalâmico para temperaturas mais altas. O corpo responde ativando mecanismos promotores de calor, como os tremores e a vasoconstrição, até que a nova temperatura mais alta seja alcançada. Quando o termostato é redefinido para os níveis normais, os mecanismos de perda de calor são ativados. Ocorrem, então, sudorese profusa e vasodilatação, acompanhadas de pele quente e rosada (vermelhidão), até que a temperatura corporal volte aos níveis normais novamente. Esse tremor (por vezes referido como "frio"), seguido de sudorese, é conhecido como calafrio.

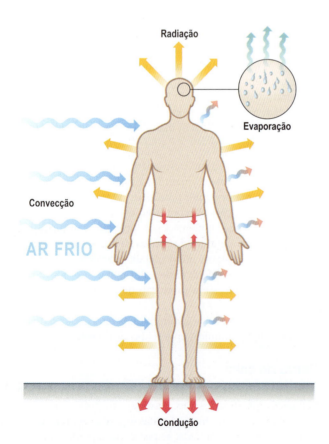

Figura 14.7 Mecanismos de perda de calor.

Hipotermia

A hipotermia é definida como uma temperatura central (retal, por exemplo) abaixo de 35°C. Com a temperatura central abaixo de 32°C, os mecanismos compensatórios que normalmente restauram a temperatura corporal falham; por exemplo, o tremor é substituído pela rigidez muscular e cãibras, a vasoconstrição falha, e os níveis da pressão sanguínea, pulsação e respiração caem. Ocorrem confusão e desorientação. O óbito geralmente acontece quando a temperatura cai abaixo de 25°C.

Indivíduos nos extremos de idade são propensos à hipotermia, pois a regulação da temperatura é menos eficaz em bebês, jovens e idosos.

Formação de vitamina D

Uma substância à base de lipídios presente na pele, chamada 7-desidrocolesterol, é convertida em vitamina D pela luz solar. Essa vitamina é usada com o cálcio e o fosfato na formação e manutenção do osso.

Sensibilidade cutânea

Os receptores sensoriais na derme podem ser sensíveis ao toque, pressão, temperatura ou dor (ver Tabela 14.1). A estimulação gera impulsos nos nervos sensoriais, que são transmitidos ao córtex cerebral (Fig. 7.22). Algumas áreas têm receptores sensoriais mais abundantes do que outras, fazendo com que sejam especialmente sensíveis, como os lábios e as pontas dos dedos.

Absorção

Esta propriedade é limitada, mas as substâncias que podem ser absorvidas incluem:

- Algumas drogas quando aplicadas como emplastros (adesivos) transdérmicos, tais como hormônios na terapia de reposição hormonal durante a menopausa e a nicotina como um auxílio para a cessação do tabagismo
- Alguns químicos tóxicos, como o mercúrio.

Excreção

A pele é um órgão excretor menor para algumas substâncias, incluindo:

- Cloreto de sódio no suor; o excesso de sudorese pode levar a baixos níveis de sódio no sangue (hiponatremia)
- Ureia, especialmente quando a função renal está comprometida
- Substâncias aromáticas, como o alho e outras especiarias.

> ● **MOMENTO DE REFLEXÃO**
>
> 1. Descreva quatro maneiras pelas quais a pele protege as estruturas abaixo dela.
> 2. Defina hipotermia.

Cicatrização

Resultados esperados da aprendizagem

Após estudar esta seção, você estará apto a:

- Comparar e contrastar os processos de cicatrização primária e secundária de feridas.

Condições necessárias para a cicatrização

Fatores sistêmicos

Estes fatores incluem bom estado nutricional e de saúde em geral. Infecção, imunidade diminuída, fornecimento insuficiente de sangue e condições sistêmicas como diabetes melito e câncer reduzem as taxas de cicatrização de feridas.

Fatores locais

Os fatores locais que facilitam a cicatrização incluem ter um bom suprimento sanguíneo que forneça oxigênio e nutrientes, que remova os produtos residuais e que seja livre de contaminação por micróbios, corpos estranhos e químicos tóxicos, por exemplo.

Cicatrização primária (de primeira intenção)

Este tipo de cicatrização ocorre após destruição mínima do tecido, quando as bordas danificadas de uma ferida estão em justa aposição, como nas incisões cirúrgicas (Fig. 14.8). Existem vários estágios sobrepostos nesse processo de reparo.

Inflamação

Nas primeiras horas, as superfícies dos cortes se tornam inflamadas, e o coágulo sanguíneo (principalmente fibrina; ver Fig. 4.15) e os restos celulares preenchem a lacuna entre eles. Os fagócitos, incluindo macrófagos, e os fibroblastos migram para o coágulo sanguíneo:

- Os fagócitos começam a remover o coágulo e os restos celulares, estimulando a atividade do fibroblasto
- Os fibroblastos secretam fibras de colágeno, que começam a unir as bordas da ferida.

Proliferação

As células epiteliais proliferam através da ferida pelo coágulo. A epiderme se encontra e cresce para cima até a espessura total ser restaurada. O coágulo acima do novo tecido se transforma na crosta da ferida, que se destaca do tecido após 3 a 10 dias.

O tecido de granulação, constituído de novos brotos de capilares, fagócitos e fibroblastos, se desenvolve, invade o coágulo e restaura o suprimento de sangue para a ferida. Os fibroblastos continuam a secretar fibras de colágeno, enquanto o coágulo e as bactérias são removidos por fagocitose.

SEÇÃO 4 Proteção e Sobrevivência

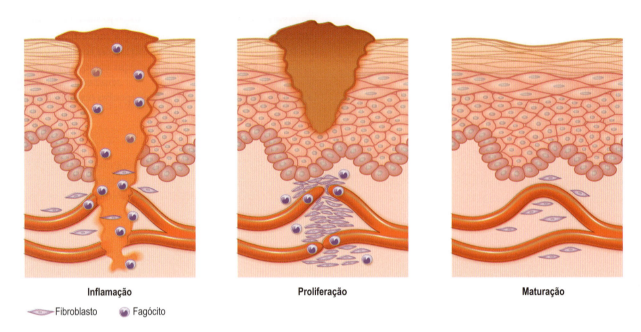

Figura 14.8 Estágios da cicatrização primária.

Maturação

O tecido de granulação é gradualmente substituído por tecido fibroso cicatricial. O rearranjo das fibras de colágeno ocorre, e a força da ferida aumenta. Com o tempo, a cicatriz se torna menos vascular, aparecendo depois de alguns meses como uma linha fina.

Os canais deixados quando os pontos são removidos são curados pelo mesmo processo.

Cicatrização secundária (de segunda intenção)

Este tipo de cicatrização ocorre quando há extensa destruição de tecido ou quando as bordas da ferida não podem ser aproximadas, como nos casos de úlceras varicosas e úlceras de pressão. Os estágios da cicatrização secundária (Fig. 14.9) são os mesmos da cicatrização primária (já descritos). O tempo de cicatrização depende da remoção eficiente da causa da ferida e do seu tamanho.

Inflamação

A inflamação se desenvolve na superfície do tecido saudável e tem início a separação do tecido necrótico (despregamento), devido, principalmente, à ação dos fagócitos no exsudato inflamatório. O processo inflamatório é descrito na p. 409.

Proliferação

A proliferação começa quando o tecido de granulação composto de brotos capilares, fagócitos e fibroblastos se desenvolve na base da cavidade. O tecido de granulação cresce em direção à superfície, provavelmente estimulado por macrófagos e uma variedade de substâncias químicas liberadas localmente. Os fagócitos presentes no suprimento de sangue abundante reduzem ou previnem a infecção da ferida pela ingestão de bactérias após a separação da porção descamada. Alguns fibroblastos na ferida, denominados miofibroblastos, desenvolvem uma capacidade limitada de contração, reduzindo o tamanho da ferida e do tempo de cicatrização. Quando o tecido de granulação alcança o nível da derme, as células epiteliais da borda proliferam e crescem no sentido do centro.

Maturação

A maturação ocorre por fibrose (ver na próxima seção), na qual o tecido cicatricial substitui o tecido granular, em geral após vários meses, até que a espessura total da pele seja restaurada. O tecido cicatricial é brilhante e não contém glândulas sudoríparas, folículos capilares ou glândulas sebáceas.

Fibrose (formação de cicatriz)

O tecido fibroso é formado durante a cicatrização por segunda intenção (cicatrização secundária), como acontece após inflamações crônicas, isquemias persistentes ou trauma extensivo. O processo se inicia com a formação do tecido de granulação e, com o tempo, o material inflamatório é removido, permanecendo apenas as fibras colágenas secretadas pelos fibroblastos. O tecido fibroso pode ser ter efeito prejudicial em longo prazo.

Adesões

As adesões consistem nos tecidos fibrosos, que fazem com que as estruturas adjacentes colem umas nas outras e possam limitar seu movimento, como entre as camadas da pleura impedindo a insuflação dos pulmões, ou entre as alças intestinais interferindo no peristaltismo.

Pele CAPÍTULO **14**

gerando diferentes níveis de disfunção do órgão, como acontece no coração, cérebro, nos rins e fígado.

Encolhimento de tecido

O encolhimento ocorre à medida que o tecido fibroso envelhece. Os efeitos dependem do local e da extensão da fibrose, por exemplo:

- Pequenas estruturas tubulares, como vasos sanguíneos, passagens de ar, ureteres, uretra e duto de glândulas se tornam estreitos ou obstruídos e perdem a elasticidade
- Contraturas (bandas de tecido fibroso encolhido) podem estender-se através das articulações, como em um membro ou dígito, e limitar o movimento.

Complicações da cicatrização

Além dos efeitos de adesão, infartos por fibrose e encolhimento do tecido, outras complicações são listadas aqui.

Infecção

A infecção decorre da contaminação microbiana, geralmente por bactérias, e resulta na formação de pus (supuração).

O pus consiste em fagócitos mortos, outros tipos celulares mortos, restos celulares, fibrina, exsudato inflamatório e micróbios vivos e mortos. Os patógenos pirogênicos (formadores de pus) mais comuns são *Staphylococcus aureus* e *Streptococcus pyogenes*. Pequenas quantidades de pus formam bolhas, e grandes quantidades formam abscessos. O *S. aureus* produz a enzima coagulase, que converte fibrinogênio em fibrina no local do pus. O *S. pyogenes* produz toxinas que quebram o tecido, espalhando a infecção. A cura após a formação do pus se dá por intenção secundária (ver anteriormente).

Os abscessos superficiais tendem a romper e descarregar o pus sobre a pele. A cicatrização é geralmente completa, a menos que o dano no tecido seja extenso.

Abscessos profundos têm uma variedade de destinos, que incluem:

- Ruptura precoce com descarga completa de pus na superfície, seguida de cicatrização
- Ruptura e descarga parcial de pus na superfície, seguida do desenvolvimento de um abscesso crônico com canal aberto ou fístula infectados (Fig. 14.10)
- Ruptura e descarga de pus em um órgão adjacente ou cavidade, formando um canal infectado aberto em ambas as extremidades, uma fístula (Fig. 14.11)
- Remoção eventual de pus por fagócitos, seguida de cicatrização
- O invólucro do pus por tecido fibroso pode tornar-se calcificado, abrigando organismos vivos que podem tornar-se uma fonte de infecções futuras, como na tuberculose
- Formação de adesão (ver anteriormente) entre membranas adjacentes, como pleura e peritônio
- Encolhimento do tecido fibroso à medida que envelhece, o que pode reduzir o lúmen ou obstruir um tubo, como esôfago, intestino e vaso sanguíneo.

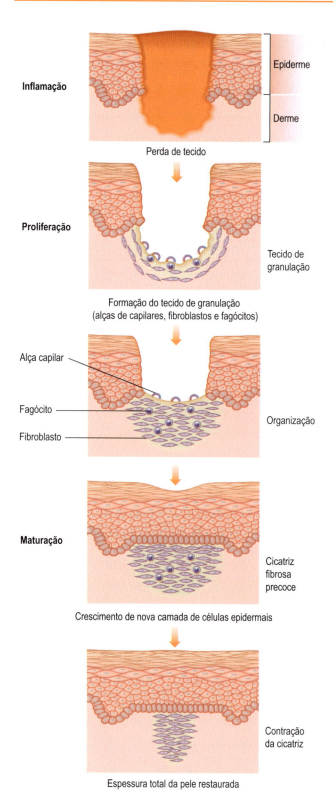

Figura 14.9 Estágios da cicatrização secundária.

Fibrose dos infartos

O bloqueio de um vaso sanguíneo por um trombo ou um êmbolo causa o infarto (p. 124). A fibrose em um infarto grande ou de numerosos infartos pequenos pode acontecer,

SEÇÃO 4 Proteção e Sobrevivência

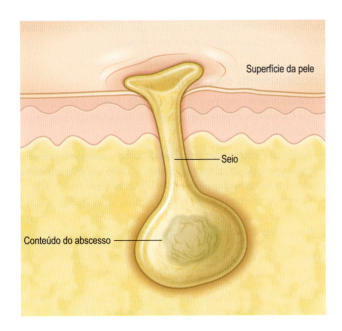

Figura 14.10 Seio entre um abscesso e a superfície corporal.

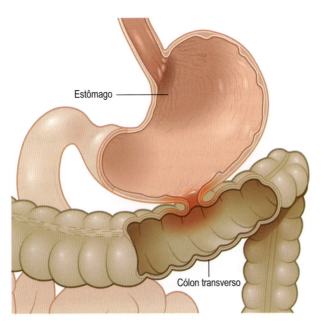

Figura 14.11 Fístula entre o estômago e o cólon.

> ● **MOMENTO DE REFLEXÃO**
> 3. Liste os estágios da cicatrização.

Efeitos do envelhecimento na pele

Resultados esperados da aprendizagem

Após estudar esta seção, você estará apto a:
- Descrever os efeitos do envelhecimento nas estruturas e na função da pele.

A partir da terceira década de vida, ocorrem mudanças graduais na estrutura e no funcionamento da pele que se tornam muito mais proeminentes na velhice. À medida que a camada basal se torna menos ativa, a epiderme fica mais fina. A derme também fica mais delgada, e há menos fibras elásticas e colágenas, o que causa o enrugamento e a flacidez. Essas alterações podem ser aceleradas pela exposição crônica e/ou repetida à luz solar intensa, que também está associada ao desenvolvimento de alterações malignas.

A atividade das glândulas sudoríparas e a regulação da temperatura se tornam menos eficientes, colocando os indivíduos idosos em maior risco quando se encontram em temperaturas extremas por estarem mais propensos a insolações e hipotermias. O sebo é menos secretado, tornando a pele seca e suscetível à exposição contínua à umidade (fragilidade).

A produção de vitamina D diminui, predispondo os idosos à sua deficiência e redução de força óssea, especialmente quando a exposição à luz solar é limitada.

Os melanócitos se tornam menos ativos, fazendo com que os idosos se tornem mais sensíveis à luz solar e mais propensos a queimaduras solares. Os pelos, quando o pigmento melanina é substituído por bolhas de ar, tornam-se grisalhos. Há poucos folículos pilosos ativos, de modo que os pelos se tornam mais finos; porém, em algumas áreas do corpo, não é o caso: notavelmente, nas sobrancelhas, no nariz e nas orelhas dos homens e na face e no lábio superior das mulheres.

> ● **MOMENTO DE REFLEXÃO**
> 4. Por que adultos mais velhos são propensos a terem uma pele fragilizada?

Doenças da pele

> **Resultados esperados da aprendizagem**
>
> Após estudar esta seção, você estará apto a:
>
> ■ Listar as causas das doenças descritas aqui
>
> ■ Explicar as características e os efeitos patológicos das condições comuns da pele.

Infecções

Infecções virais

Papilomavírus humano

O papilomavírus humano (HPV) causa verrugas que se espalham pelo contato direto com outra lesão ou outro indivíduo infectado. A epiderme prolifera e desenvolve um crescimento pequeno e firme, quase sempre benigno. Os locais mais comuns são as mãos, o rosto e as solas dos pés.

Herpes-vírus

As erupções cutâneas observadas na catapora e no herpes (p. 198) são causadas pelo vírus herpes-zóster. Outros vírus do herpes causam herpes labial (herpes-simples vírus 1, p. 349) e herpes genital (herpes-simples vírus 2, p. 506).

Infecções bacterianas

Impetigo

Esta é uma condição altamente infecciosa, comumente causada por *Staphylococcus aureus*. Pústulas superficiais se desenvolvem, geralmente ao redor do nariz e da boca. É transmitido por contato direto e afeta principalmente crianças e indivíduos imunossuprimidos. Quando causada por *Streptococcus pyogenes* (um estreptococo β-hemolítico do grupo A), a infecção pode ser agravada por uma reação imune, causando glomerulonefrite (p. 383) algumas semanas depois.

Celulite infeciosa

Esta é uma infecção disseminada causada por algumas bactérias anaeróbicas, incluindo *Streptococcus pyogenes* e *Clostridium perfringens*, que entram por uma ruptura na pele. Sua disseminação é facilitada pela produção de enzimas que quebram o tecido conjuntivo que normalmente isola uma área de inflamação. Se a infecção não for tratada, as bactérias poderão entrar no sangue, causando septicemia (sepse).

Em casos graves, a fasciite necrosante pode ocorrer. Acontece a necrose rápida e progressiva do tecido subcutâneo e geralmente inclui a fáscia da área afetada. A falência múltipla de órgãos é comum, e a mortalidade é alta.

Infecções por fungos (micoses)

As infecções por fungos são mais comuns em áreas da pele que são quentes e úmidas, como as dobras e entre os dedos dos pés, além de serem comuns em indivíduos imunossuprimidos.

Micoses e frieiras (*tinea pedis*)

Estas são infecções superficiais da pele. Na micose acontece uma inflamação que se espalha para fora em forma de anel com uma mancha clara de pele aparentemente normal no centro. Afeta comumente o couro cabeludo, os pés e a virilha. A *tinea pedis* (frieira ou pé de atleta) afeta a pele entre os dedos do pé. Ambas as infecções se espalham pelo contato direto.

Condições inflamatórias não infecciosas

Dermatites (eczema)

A dermatite é uma condição inflamatória comum da pele que pode ser aguda ou crônica. Na dermatite aguda há vermelhidão, inchaço e exsudação do líquido seroso, em geral acompanhado de prurido (coceira) e seguido pela formação de crostas e descamação. Se a condição se tornar crônica, a pele engrossa e pode apresentar uma aparência de couro devido a constantes arranhões, o que pode causar infecção.

Dermatite atópica

Esta dermatite está associada à alergia e geralmente afeta indivíduos atópicos (que apresentam predisposição), como aqueles propensos a distúrbios de hipersensibilidade (p. 405). Crianças que também sofrem de febre do feno (rinite alérgica) ou asma (p. 286) são comumente afetadas.

Dermatite de contato

Pode ser causada pelo contato direto com irritantes, como cosméticos, sabão, detergente, soluções ácidas ou alcalinas, agentes químicos industrializados ou reação de hipersensibilidade (ver Fig. 15.9) ao látex, níquel, corantes ou outros químicos, por exemplo.

Psoríase

Fatores genéticos e ambientais estão envolvidos no desenvolvimento dessa condição comum, caracterizada por períodos de irritação e remissão de durações variáveis. Fatores desencadeantes que pioram a condição incluem trauma, infecção, queimaduras solares e algumas drogas. Acredita-se que a ansiedade e o estresse também possam contribuir em alguns indivíduos. A psoríase é por vezes associada à artrite reumatoide (p. 470).

A divisão celular aumenta na camada basal da epiderme, e as novas células são empurradas mais rapidamente para a camada da superfície. O tempo que a célula transita de uma camada para outra (da basal para a superfície) pode ser de apenas 5 dias (em vez dos 28 dias normais), de modo que as células que chegam à superfície não tiveram tempo

SEÇÃO 4 Proteção e Sobrevivência

suficiente de amadurecer para pavimentosas (escamas) queratinizadas.

A psoríase é caracterizada por placas vermelhas e escamosas com superfície prateada (Fig. 14.12). O sangramento pode ocorrer quando as escamas são arranhadas ou removidas. Os locais mais comuns são os cotovelos, joelhos e couro cabeludo, mas outras partes também podem ser afetadas.

Acne vulgar

A acne afeta mais frequentemente os adolescentes do sexo masculino, e acredita-se que seja causada pelo aumento dos níveis de testosterona após a puberdade. As glândulas sebáceas (nos folículos pilosos) ficam bloqueadas e depois infectadas, levando à inflamação e formação de pústulas. Em casos graves, podem ocorrer cicatrizes permanentes. Os locais mais comuns são face, peito e porção superior das costas.

Úlceras de pressão

Também conhecidas como úlceras de decúbito ou escaras, estas ocorrem em regiões de "pontos de pressão", onde a pele é comprimida durante longos períodos entre uma proeminência óssea e uma superfície dura, como uma cama ou cadeira. Quando isso acontece, o fluxo sanguíneo para a área afetada é prejudicado e a isquemia se desenvolve. Inicialmente, a pele fica avermelhada e, posteriormente, à medida que ocorrem isquemia e necrose, se desprega, e a úlcera se forma, que pode, então, aumentar em uma cavidade. Se ocorrer infecção, pode resultar em sepse. A cura ocorre por intenção secundária (p. 399).

Os fatores predisponentes podem ser:

- Extrínsecos, como pressão, forças de tração, trauma, imobilidade, umidade e infecções
- Intrínsecos, como estado nutricional deficiente, emagrecimento, incontinência, infecção, doença concomitante, deficiência sensorial e má circulação.

Queimaduras

As queimaduras podem ser causadas por diferentes tipos de traumas, incluindo calor, frio, eletricidade, radiação ionizante e agentes químicos corrosivos, como ácidos fortes ou alcalinos fortes (base). O dano local ocorre, rompendo a estrutura da pele e prejudicando suas funções.

As queimaduras são classificadas de acordo com a sua profundidade:

- Superficial (epidermal), quando apenas a epiderme é envolvida. A superfície é úmida e apresenta sinais de inflamação, incluindo vermelhidão, inchaço e dor. Não há bolhas, e o dano do tecido é mínimo
- Espessura parcial, quando a epiderme e a parte superior da derme são afetadas. Além dos sinais e sintomas listados acima, a formação de bolhas está presente
- Espessura total, quando a epiderme e a derme são destruídas. Essas queimaduras geralmente são relativamente indolores, pois as terminações nervosas sensoriais na derme são destruídas. Após alguns dias, o tecido destruído coagula e forma uma escara, ou crosta espessa, que se desprende após 2 a 3 semanas.

Em queimaduras circunferenciais, que circundam alguma área do corpo, podem surgir complicações pela constrição da parte afetada por escara, como comprometimento respiratório que ocorre quando as queimaduras afetam o tórax ou a circulação para a porção distal de um membro afetado pela queimadura é seriamente prejudicada. Um enxerto de pele se faz necessário, exceto nos casos de ferimentos pequenos. A cicatrização, que é prolongada nesse caso, ocorre por intenção secundária (p. 399) e não há regeneração de glândulas sudoríparas, folículos pilosos ou glândulas sebáceas. O tecido cicatricial resultante geralmente limita o movimento das articulações afetadas.

A extensão das queimaduras em adultos é estimada aproximadamente usando a "regra dos nove" (Fig. 14.13). Em adultos, o choque hipovolêmico com frequência acontece quando 15% da área da superfície é afetada. A fatalidade é provável em adultos com queimaduras de espessura total quando a área de superfície afetada é somada à idade e o total for maior que 80.

Complicações das queimaduras

Embora as queimaduras afetem a pele, as consequências sistêmicas podem conferir risco à vida do paciente ou serem fatais quando muito extensas.

Desidratação e hipovolemia
Estes podem ocorrer em casos de queimaduras extensas, quando há excesso de perda de água e proteínas plasmáticas através da superfície da pele lesada.

Choque
O choque pode ser seguido de hipovolemia grave.

Hipotermia
A hipotermia se desenvolve quando há perda excessiva de calor pela ferida.

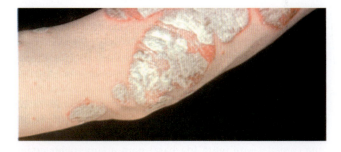

Figura 14.12 Psoríase. (Biophoto Associates/Science Photo Library. Reproduzida com permissão.)

Pele CAPÍTULO **14**

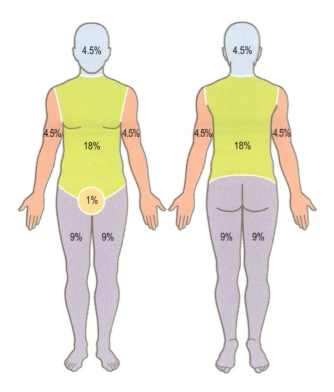

Figura 14.13 "Regra dos nove" para estimar a extensão de queimaduras em adultos.

Infecção
Quando o tecido subcutâneo é exposto ao ambiente, os micróbios podem infectar a ferida imediatamente, podendo resultar em sepse.

Falência renal
A necrose tubular aguda (p. 386) ocorre em queimaduras graves, quando os túbulos renais são danificados pela grande quantidade de resíduos dos eritrócitos hemolisados, inflamação e degeneração do tecido queimado.

Contraturas
As contraturas podem se desenvolver tardiamente, quando o tecido fibrótico de cicatrização contrai, deformando articulações, como as das mãos, e restringindo a área de movimentação.

Tumores malignos

Carcinoma basocelular
Este é o tipo menos maligno e mais comum de câncer de pele. Está associado à exposição à luz solar por longo período, portanto, é mais provável de ocorrer em locais de alta exposição solar nos indivíduos adultos idosos, geralmente na cabeça ou no pescoço. Aparece como um nódulo brilhante, que, posteriormente, se desfaz, tornando-se uma úlcera com bordas irregulares. Embora seja localmente invasivo, raramente faz metástase.

Melanoma maligno
Este melanoma consiste na proliferação maligna dos melanócitos, em geral oriundos de uma verruga que aumenta e pode ter um contorno irregular (Fig. 14.14). Pode ulcerar e sangrar e afeta, mais comumente, adultos jovens e de meia-idade. Fatores de predisposição incluem pele clara e episódios recorrentes de exposição intensiva à luz solar, incluindo episódios repetidos de queimaduras solares, especialmente na infância. Os locais mais comuns de ocorrência desse tumor são diferentes entre os gêneros, em geral na porção inferior das pernas nas mulheres e na parte superior das costas nos homens. A metástase habitualmente se desenvolve rápido e se associa a mau prognóstico. A disseminação inicial é dirigida usualmente para os linfonodos próximos e é seguida por metástases no fígado, cérebro, nos pulmões, no intestino e na medula óssea.

Sarcoma de Kaposi
Este tumor maligno se desenvolve a partir das paredes dos vasos sanguíneos e linfáticos. Está associado ao herpes-vírus humano e geralmente está relacionado com a AIDS. Um pequeno trecho vermelho-azulado ou nódulo se desenvolve, comumente nos membros inferiores, mas a boca, o esôfago, o estômago e os intestinos também podem ser afetados. Sem tratamento, as lesões da pele aumentam e tornam-se mais numerosas.

> ● **MOMENTO DE REFLEXÃO**
>
> 5. Que tipo de câncer de pele geralmente começa como uma verruga escura, crescente e com as bordas irregulares?

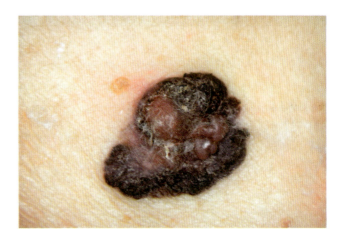

Figura 14.14 Melanoma maligno. (James Stevenson/Science Photo Library. Reproduzido com permissão.)

SEÇÃO 4 Proteção e Sobrevivência

Rever e revisar

Complete as sentenças a seguir:

1. Quando o corpo precisa se resfriar, os vasos sanguíneos denominados _____ se dilatam para levar mais sangue para a pele. O uso de ventiladores gera correntes de ar, e o calor é perdido por _____. Isso também ajuda na conversão de suor em vapor de água, um processo conhecido como _____.

2. Uma queimadura que atinge apenas a epiderme é classificada como _____. Se a queimadura também envolve a parte superior da derme e surgem bolhas na pele, é classificada como _____. Queimaduras profundas são chamadas _____.

Escolha uma resposta para completar cada uma das sentenças:

3. A epiderme saudável é formada por: _____
   a. Uma camada de epitélio colunar
   b. Várias camadas de tecido conjuntivo
   c. Divisão das células epiteliais na camada basal que são empurradas para cima
   d. Vasos sanguíneos, terminações nervosas, glândulas sebáceas e glândulas sudoríparas

4. A condição de pele que é caracterizada por pele vermelha e escamosa que frequentemente afeta os cotovelos, joelhos e o couro cabeludo é chamada _____
   a. Dermatite atópica
   b. Dermatite de contato
   c Impetigo
   d. Psoríase

5. Relacione cada letra da Lista A com o número apropriado da Lista B:

Lista A
   ____ (a) Melanina
   ____ (b) Fístula
   ____ (c) Fibroblasto
   ____ (d) Sebo
   ____ (e) Eretor do pelo
   ____ (f) Macrófago
   ____ (g) Interleucina 1
   ____ (h) Queratina

Lista B
   1. Produto secretado pelas glândulas sebáceas
   2. Um pirogênio
   3. Proteína fibrosa do pelo, unhas e epiderme externa
   4. Um canal anormal entre duas estruturas do corpo
   5. Célula secretora de colágeno
   6. Célula fagocítica
   7. Conjuntos de músculos lisos ligados aos folículos capilares
   8. Pigmento que protege contra a luz do sol

Resistência e Imunidade

CAPÍTULO 15

Mecanismos de defesa não específicos	407
Barreiras epiteliais	408
Fagocitose	408
Substâncias antimicrobianas naturais	408
Resposta inflamatória	409
Vigilância imunológica	411
Imunidade	411
Linfócitos	412
Imunidade mediada por células (imunidade celular)	412
Imunidade mediada por anticorpos (humoral)	413
Imunidade adquirida	414
Resumo da resposta imunológica por uma infecção bacteriana	416
Envelhecimento e imunidade	416
Função imunológica anormal	417
Hipersensibilidade (alergia)	417
Doença autoimune	417
Imunodeficiência	418
Rever e revisar	419

Desde os meses que passamos no útero até o fim da vida, todo indivíduo está sob o ataque constante de uma enorme gama de invasores potencialmente perigosos. Essas ameaças incluem entidades bastante diversas, como bactérias, vírus, células cancerígenas, parasitas e células estranhas (não próprias), como nos casos de transplantes de tecido. Por isso, o corpo desenvolveu uma ampla variedade de medidas de proteção que podem ser divididas em duas categorias.

Mecanismos de defesa não específicos (inatos)
Estes mecanismos protegem o organismo contra qualquer agente dentro de uma enorme gama de possíveis perigos e estão presentes ao nascimento: daí o termo "inato".

Mecanismos de defesa específicos (adaptativos)
Estes mecanismos são agrupados dentro da classificação "imunidade". A resistência é voltada contra apenas um invasor específico. Esse tipo de imunidade é denominado imunidade adaptativa, pois adapta, refina e fortalece sua resposta após múltiplas exposições ao mesmo antígeno. Essa capacidade de "aprender" é responsável pelo desenvolvimento da memória imunológica, que fornece imunidade de longo prazo a infecções específicas. Um antígeno é qualquer fator que estimule uma resposta imune.

As seções posteriores deste capítulo descrevem os efeitos do envelhecimento no sistema imunológico e consideram alguns distúrbios da função imune.

Mecanismos de defesa não específicos

Resultados esperados da aprendizagem

Após estudar esta seção, você estará apto a:

- Identificar os mais importantes mecanismos de defesa não específicos do corpo
- Descrever as funções e características da resposta inflamatória
- Explicar o processo de fagocitose
- Listar as principais substâncias antimicrobianas no corpo.

SEÇÃO 4 Proteção e Sobrevivência

Estas são as primeiras linhas de defesa geral; previnem a entrada e minimizam a passagem de micróbios e outros materiais estranhos no corpo. Esses mecanismos oferecem um sistema de resposta rápida, permanentemente mobilizado e de proteção constante.

Existem cinco principais mecanismos de defesa não específicos:

- Barreiras epiteliais
- Fagocitose
- Substâncias antimicrobianas naturais
- Resposta inflamatória
- Vigilância imunológica.

Barreiras epiteliais

A pele e as membranas mucosas intactas e saudáveis proporcionam uma barreira física eficiente que protege as superfícies expostas do corpo. A pele carrega uma rica população de bactérias, chamadas comensais, que normalmente não causam infecções. Poucos patógenos podem se estabelecer na pele saudável. O sebo e o suor secretados na superfície da pele contêm substâncias antibacterianas e antifúngicas.

As membranas epiteliais que revestem as cavidades corporais e as passagens expostas ao ambiente externo (por exemplo, os tratos respiratório, geniturinário e digestivo) são mais delicadas, mas também são bem defendidas. Os epitélios produzem secreções antibacterianas, muitas vezes ácidas, contendo anticorpos e enzimas, além de muco pegajoso que aprisiona os micróbios que passam.

Os pelos no nariz agem como um filtro grosso, e a ação do batimento dos cílios no trato respiratório (Fig. 10.12) move o muco e direciona os materiais estranhos para a garganta. Esse material é, então, expelido ou engolido.

O fluxo unidirecional de urina na bexiga minimiza o risco de infecção ascendente através da uretra para a bexiga. Na mulher, a acidez das secreções vaginais inibe o crescimento microbiano.

Fagocitose

O processo de fagocitose (comer as células) é mostrado na Fig. 4.11. Células de defesa fagocíticas, como neutrófilos e macrófagos, são a primeira linha de defesa celular do corpo. Os fagócitos migram ativamente (quimiotaxia, p. 410) para locais de inflamação e infecção porque os próprios neutrófilos e os micróbios invasores liberam substâncias químicas que os atraem (quimioatrativos). Os fagócitos atacam e engolfam seus alvos (Fig. 15.1), digerem e destroem indiscriminadamente células estranhas, material antigênico, células danificadas do corpo e restos celulares. Eles também podem liberar produtos químicos tóxicos aos micróbios invasores por meio do fluido intersticial. Alguns desses produtos químicos alertam a resposta imune adaptativa quanto à presença de uma ameaça. Os neutrófilos ativados têm uma vida bastante curta e acabam se destruindo, assim como seus alvos, com seus próprios produtos tóxicos. Macrófagos são fagócitos muito mais duradouros e têm um importante papel como elo entre os me-

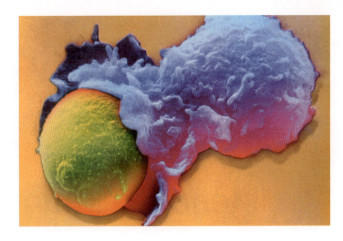

Figura 15.1 Fagocitose. Um glóbulo branco (*azul*) fagocitando uma célula de levedura (*amarelo*). (Biology Media/Science Photo Library. Reproduzida com permissão.)

canismos de defesa não específicos e os específicos. Após ingestão e digestão de um antígeno, os macrófagos atuam como células apresentadoras de antígeno, exibindo seu antígeno em sua própria superfície celular para estimular os linfócitos T e ativar a resposta imune adaptativa (p. 411).

A população de macrófagos fixos e móveis do corpo (o sistema fagocitário mononuclear) também é discutida no Capítulo 4. Outras populações importantes de fagócitos incluem células gliais no sistema nervoso (p. 160) e os osteoclastos no tecido ósseo (p. 423).

Substâncias antimicrobianas naturais

Ácido hidroclorídrico
Este ácido se apresenta em altas concentrações no suco gástrico e mata a maioria dos micróbios ingeridos.

Lisozimas
Esta enzima antibacteriana está presente nos granulócitos, nas lágrimas e em outras secreções do corpo, mas não no suor, na urina e no líquido cerebrospinal. As lisozimas destroem a parede bacteriana, mas não afetam os vírus e outros patógenos.

Anticorpos
Estas proteínas protetoras inativam bactérias e encontram-se nas membranas de revestimento que ficam expostas ao ambiente externo, como nos tratos geniturinário, respiratório e gastrintestinal, além dos fluidos corpóreos (p. 414).

Saliva
A saliva é secretada na boca e lava os restos de comida que podem promover o crescimento bacteriano. Contém anticorpos, lisozima e tampões para neutralizar os ácidos bacterianos que promovem a cárie dentária.

Interferonas
Estes agentes químicos são produzidos por linfócitos T, macrófagos e células do corpo que foram invadidas por vírus.

Resistência e Imunidade CAPÍTULO **15**

Eles ativam as células do sistema imunológico, incluindo as células T assassinas (NKT), impedem a replicação viral dentro das células infectadas e reduzem a disseminação do vírus para as células saudáveis.

Complemento

O sistema complemento é composto por cerca de 20 proteínas encontradas no sangue e nos tecidos. É ativado pela presença de imunocomplexos (um antígeno e anticorpo ligados entre si) e por açúcares estranhos na parede celular bacteriana. O sistema complemento:

- Liga-se às paredes das células bacterianas e as danifica, destruindo o micróbio
- Liga-se à parede bacteriana, estimulando a fagocitose por neutrófilos e macrófagos
- Atrai células fagocíticas, como os neutrófilos, para dentro da área de infecção, ou seja, estimula a quimiotaxia.

Resposta inflamatória

Esta é a resposta fisiológica ao dano tecidual e é acompanhada por uma série de mudanças locais características (Fig. 15.2). Sua finalidade é protetora: isolar, inativar e remover tanto o agente causador quanto o tecido danificado, para que a cicatrização possa ocorrer. Os sinais cardinais de inflamação são

- Vermelhidão
- Calor
- Inchaço
- Dor.

As condições inflamatórias são reconhecidas pelo seu sufixo latino "-ite"; por exemplo, apendicite é a inflamação do apêndice, e laringite é a inflamação da laringe.

Causas da inflamação

Qualquer forma de dano tecidual estimula a resposta inflamatória, mesmo na ausência de infecção. A ampla gama de gatilhos inclui extremos de temperatura, presença de corpos estranhos, trauma, produtos químicos corrosivos, incluindo extremos de pH, abrasão, reações imunológicas como autoimunidade e infecção.

Inflamação aguda

A inflamação aguda tipicamente tem curta duração, levando dias ou algumas semanas, por exemplo, e pode variar de leve a muito grave, dependendo da extensão da lesão tecidual. A maioria dos aspectos da resposta inflamatória é altamente benéfica, promovendo a remoção do agente nocivo e otimizando as condições para que a cura aconteça.

A resposta inflamatória aguda é descrita aqui como uma coleção de eventos separados: aumento do fluxo sanguíneo, acúmulo de fluido tecidual, migração de leucócitos, aumento da temperatura central, dor e supuração. Na realidade, esses eventos se sobrepõem e se desenvolvem juntos. Mesmo quando a inflamação está localizada, a liberação de media-

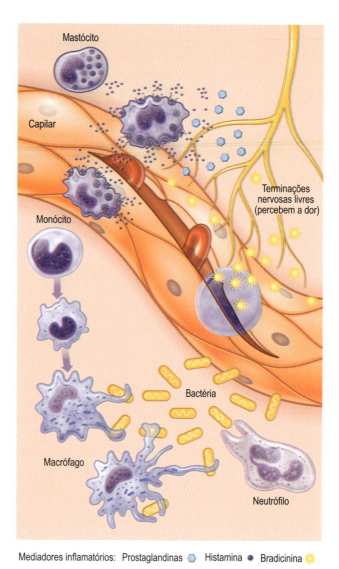

Figura 15.2 Resposta inflamatória.

dores inflamatórios no sangue promove efeitos sistêmicos. Isso é chamado resposta da fase aguda, e alterações sistêmicas, como febre e contagem elevada de leucócitos, são importantes indicadores de inflamação, com ou sem infecção em algum lugar do corpo.

Algumas das substâncias mais importantes liberadas na inflamação estão resumidas na Tabela 15.1.

Aumento no fluxo sanguíneo

Após a lesão, as arteríolas que irrigam a área lesada se dilatam e os capilares locais se expandem, aumentando o fluxo sanguíneo para o local.

Isso é causado, principalmente, pela liberação local de diversos mediadores químicos produzidos por células danificadas, incluindo histamina e serotonina. O aumento do fluxo sanguíneo para a área de dano tecidual fornece mais oxigênio e nutrientes para suprir o aumento da atividade celular que acompanha a inflamação. O aumento do fluxo san-

409

SEÇÃO 4 Proteção e Sobrevivência

Tabela 15.1 Resumo das principais substâncias liberadas na inflamação.

Substância	Produzida por	Gatilhos de liberação	Principais ações pró-inflamatórias
Histamina	Mastócitos (na maioria dos tecidos), basófilos (sangue); armazenada nos grânulos citoplasmáticos	Ligação de anticorpos aos mastócitos e basófilos	Vasodilatação, prurido, aumento da permeabilidade vascular, degranulação, contração do músculo liso (broncoconstrição, por exemplo)
Serotonina (5-hidroxitriptamina, 5-HT)	Plaquetas, mastócitos e basófilos (armazenada em grânulos). Também no sistema nervoso central (atua como neurotransmissor)	Ativação das plaquetas e degranulação dos mastócitos e dos basófilos	Vasoconstrição, aumento da permeabilidade vascular
Prostaglandinas (PGs)	Aproximadamente todas as células; não são armazenadas, mas são produzidas pelas membranas celulares quando necessárias	Estímulos diversos, como drogas, toxinas, outros mediadores inflamatórios, hormônio e traumas	Diversos e às vezes opostos, como febre, dor, vasodilatação, vasoconstrição e aumento da permeabilidade vascular
Heparina	Fígado, mastócitos, basófilos (armazenada em grânulos citoplasmáticos)	Degranulação celular	Anticoagulante (previne a coagulação sanguínea), mantendo o suprimento de sangue (nutrientes, O_2) nos tecidos lesados, além de remover os micróbios e resíduos
Bradicinina	Tecidos e sangue	Coagulação sanguínea, em trauma e inflamação	Dor, vasodilatação

guíneo provoca o aumento da temperatura e vermelhidão da área inflamada e contribui para o inchaço (edema) associado à inflamação.

Aumento da formação de fluido tecidual

Um dos sinais cardinais de inflamação é o inchaço dos tecidos envolvidos, que é causado pelo fluido que sai dos vasos sanguíneos locais e entra nos espaços intersticiais (edema).

Isso se deve, em parte, ao aumento da permeabilidade capilar causada por mediadores inflamatórios, como a histamina, a serotonina e as prostaglandinas, e em parte à pressão elevada no interior dos vasos devido ao aumento do fluxo sanguíneo. A maior parte do excesso de fluido tecidual é drenada pelos vasos linfáticos, que levam também tecidos danificados, células mortas, células que estão morrendo e toxinas.

As proteínas plasmáticas, normalmente retidas na corrente sanguínea, também escapam para os tecidos através das paredes dos capilares; isso aumenta a pressão osmótica do fluido tecidual e retira mais fluido do sangue. Essas proteínas incluem anticorpos que combatem infecções e fibrinogênio, uma proteína de coagulação. O fibrinogênio nos tecidos é convertido em fibrina pela tromboplastina, que forma uma malha insolúvel no espaço intersticial, delimitando a área inflamada e ajudando a limitar a propagação de qualquer infecção. Alguns patógenos, como o *Streptococcus pyogenes*, que causam infecções na garganta e na pele, liberam toxinas que quebram essa rede de fibrina e promovem a disseminação da infecção para um tecido saudável adjacente.

Em alguns casos, o edema tecidual pode ser prejudicial. Por exemplo, o inchaço ao redor de passagens respiratórias pode obstruir a respiração, e o inchaço significativo frequentemente causa dor. Por outro lado, o inchaço ao redor de uma articulação dolorosa e inflamada limita seu movimento, o que favorece a cura.

Migração dos leucócitos

A perda de fluidos do sangue torna-o mais espesso, retardando o fluxo e permitindo que os leucócitos, que normalmente fluem em um fluxo rápido, entrem em contato com a parede dos vasos e façam adesão. Nos estágios agudos, o leucócito mais importante é o neutrófilo, que adere ao revestimento dos vasos sanguíneos, se espreme entre as células endoteliais e penetra nos tecidos (diapedese; ver Fig. 4.10), onde sua principal função é a fagocitose de antígenos. A atividade fagocitária é promovida pelas temperaturas elevadas (locais e sistêmicas) associadas à inflamação.

Depois de cerca de 24 h, os macrófagos tornam-se o tipo celular predominante no local da inflamação e continuam nos tecidos caso a situação não seja resolvida, levando à inflamação crônica. Eles fagocitam tecidos mortos ou que estão morrendo, micróbios e outros materiais antigênicos e neutrófilos mortos ou prestes a morrer. Alguns micróbios resistem à digestão e proporcionam uma possível fonte de infecção futura, como o *Mycobacterium tuberculosis* (p. 291).

Quimiotaxia

A quimiotaxia é a atração química dos leucócitos para a área inflamada, incluindo os neutrófilos e os macrófagos.

Pode ser que os quimiotáticos atuem para reter os leucócitos que estão passando pela área inflamada, em vez de atraí-los ativamente de áreas distantes do corpo. Os quimiotáticos incluem toxinas microbianas, substâncias químicas liberadas de leucócitos, prostaglandinas de células danificadas e proteínas do complemento.

Temperatura aumentada

O aumento da temperatura dos tecidos inflamados tem o duplo benefício de inibir o crescimento e a divisão de micróbios e promover a atividade dos fagócitos.

A resposta inflamatória pode ser acompanhada pelo aumento da temperatura (febre ou pirexia), especialmente se há infecção bacteriana. A temperatura corporal aumenta quando um pirogênio endógeno (interleucina 1) é liberado dos macrófagos e granulócitos em resposta a toxinas microbianas ou complexos imunológicos. A interleucina 1 é um mediador químico que regula o controle de temperatura no hipotálamo para um nível mais alto, causando febre e outros sintomas que também podem acompanhar a inflamação sistêmica, como a fadiga e a perda de apetite. A febre aumenta a taxa metabólica das células na área inflamada, e, consequentemente, ocorre um aumento na necessidade de oxigênio e nutrientes.

Dor

A dor ocorre quando o inchaço local comprime as terminações nervosas sensoriais. É exacerbada por mediadores químicos do processo inflamatório, como bradicinina e prostaglandinas, que potencializam a sensibilidade das terminações nervosas sensoriais a estímulos dolorosos. Embora a dor seja uma experiência desagradável, ela pode indiretamente promover a cura porque promove a proteção do local danificado.

Supuração (formação de pus)

O pus consiste em fagócitos mortos, células mortas, fibrina, exsudato inflamatório e micróbios vivos e mortos. Uma coleção localizada de pus nos tecidos é chamada abscesso (ver Fig. 14.10). As bactérias piogênicas (formadoras de pus) mais comuns são *Staphylococcus aureus* e *Streptococcus pyogenes*.

Resultados da inflamação aguda
Resolução
A resolução ocorre quando o problema é superado com sucesso. Células danificadas e fibrina residual são removidas e substituídas por novo tecido sadio, com ou sem formação de cicatriz.

Desenvolvimento de inflamação crônica
A inflamação aguda pode se tornar crônica se a resolução não se completa devido ao fato de a área infectada ser pouco acessível para os mecanismos de defesa do corpo, como acontece com abscessos profundos, infecções de feridas e infecções ósseas.

Além disso, alguns organismos são mais resistentes às defesas do corpo do que outros e sobrevivem nos tecidos. Por exemplo, os membros da família das micobactérias vivem dentro das células hospedeiras, e não nos fluidos extracelulares, por isso se tornam mais protegidos contra as defesas do hospedeiro (ver a próxima seção).

Inflamação crônica

Os processos envolvidos na inflamação crônica são muito semelhantes aos da inflamação aguda, mas, como os processos têm maior duração, maior dano tecidual pode ocorrer. As células inflamatórias são principalmente os linfócitos em vez dos neutrófilos, e os fibroblastos se tornam ativados, levando à formação de colágeno e fibrose. Se as defesas do corpo são incapazes de eliminar a infecção, elas podem tentar isolá-lo, formando nódulos chamados granulomas, dentro dos quais há coleções de células de defesa. A tuberculose é um exemplo de infecção que com frequência se torna crônica, levando à formação de granuloma. A bactéria causadora, *Mycobacterium tuberculosis*, é resistente às defesas do corpo, assim bolsões de organismos (*Ghon foci*, p. 291) são selados em granulomas dentro dos pulmões.

A inflamação crônica pode tanto ser uma complicação da inflamação aguda (ver anteriormente) quanto ser o resultado da exposição crônica de um agente irritante. É também observada em distúrbios de hipersensibilidade (p. 477), onde a ativação imune inapropriada provoca períodos de inflamação prolongados e prejudiciais (como na asma, p. 286). A fibrose (formação de cicatriz) é discutida no Capítulo 14.

Vigilância imunológica

Uma população de linfócitos, denominados assassinos naturais (*natural killers* – NK), patrulha o corpo constantemente em busca de células anormais do hospedeiro. Células infectadas com um vírus ou células mutantes que podem se tornar malignas frequentemente exibem marcadores incomuns em suas membranas celulares, reconhecidos pelas células NK. Tendo detectado uma célula anormal, a célula NK a mata imediatamente. As células NK são, portanto, particularmente eficazes na eliminação de células corporais pré-cancerígenas e em certas infecções virais, incluindo o vírus do herpes. Embora sejam linfócitos, essas células são muito menos seletivas em relação a seus alvos do que os outros dois tipos discutidos mais adiante neste capítulo (células T e B).

> ● **MOMENTO DE REFLEXÃO**
>
> 1. Explique a relação entre quimiotaxia e fagocitose.
> 2. De que forma o aumento da temperatura é benéfico para a resposta inflamatória?

Imunidade

> **Resultados esperados da aprendizagem**
>
> Após estudar esta seção, você estará apto a:
>
> ■ Discutir os papéis dos diferentes tipos de linfócitos T na promoção da imunidade mediada por células
>
> ■ Descrever o processo de imunidade mediada por anticorpos
>
> ■ Distinguir imunidade adquirida artificialmente ou naturalmente, fornecendo exemplos de cada tipo
>
> ■ Distinguir imunidade ativa ou passiva, fornecendo exemplos de cada tipo.

SEÇÃO 4 Proteção e Sobrevivência

A primeira linha de defesa do corpo é a sua coleção de defesas inatas inespecíficas, incluindo fagócitos como os macrófagos. Se essa defesa é ultrapassada, a ativação do poderoso sistema imunológico acontece. A imunidade possui três atributos-chave que não são vistos na defesa não específica: especificidade, memória e tolerância.

Especificidade
Ao contrário de mecanismos como a resposta inflamatória e a ação fagocitária dos macrófagos, que são desencadeados por uma ampla gama de ameaças, uma resposta imune é dirigida contra um antígeno específico e nenhum outro.

Memória
Novamente, ao contrário dos mecanismos gerais de defesa, uma resposta imune contra um determinado antígeno comumente gera a memória imunológica desse antígeno. Isso significa que a resposta imune provocada após a exposição ao mesmo antígeno é geralmente mais rápida e mais poderosa.

Tolerância
As células do sistema imunológico são agressivas e com potencial para grandes destruições. O controle de sua atividade é essencial para proteger os tecidos saudáveis do corpo. À medida que percorrem o corpo, as células do sistema imunológico checam as proteínas marcadoras que as células apresentam em suas membranas celulares. Células saudáveis do corpo exibem os marcadores "próprios" (self) esperados e são ignoradas pelas células imunológicas de patrulha. No entanto, células não próprias, como células cancerosas, células estranhas (transplantadas) ou patógenos têm diferentes padrões de marcadores, que ativam imediatamente a célula imunológica e geralmente levam à destruição das células não próprias.

A falha das células imunitárias em distinguir as proteínas próprias com precisão pode levar a uma resposta imunitária inapropriada contra as células hospedeiras. Isso é chamado autoimunidade (p. 417) e pode levar à destruição significativa do tecido com o tempo.

Linfócitos

Os linfócitos compreendem 20 a 30% dos glóbulos brancos circulantes, mas a qualquer momento a maioria deles é encontrada nos tecidos linfáticos e em outros tecidos, além da corrente sanguínea. Os linfócitos incluem as células NK (p. 411), envolvidas na vigilância imunológica, as células T (a maioria) e as células B. As células T e B são responsáveis pela imunidade (defesa específica) e são produzidas na medula óssea e em alguns tecidos linfáticos, embora as células T migrem para o timo para a maturação final.

Cada célula T e B individual possui moléculas de reconhecimento de antígeno, permitindo que ela responda a apenas um antígeno específico. A gama de moléculas de reconhecimento de antígeno é geneticamente determinada, isto é, herdada dos pais. Um sistema imunológico saudável tem a capacidade de reconhecer e responder a milhões de antígenos diferentes, ou seja, pode produzir milhões de populações diferentes de células T e B.

Células T
O hormônio timosina, produzido pela glândula timo, promove a maturação das células T, o que leva à formação de células T funcionais, maduras e especializadas (diferenciadas). É importante ressaltar que uma célula T madura é programada para reconhecer apenas um tipo de antígeno e, durante suas viagens subsequentes pelo corpo, reagirá a nenhum outro antígeno, por mais perigoso que possa ser. Assim, uma célula T fabricada para reconhecer o vírus da catapora não reagirá a um vírus do sarampo, uma célula cancerígena ou uma bactéria da tuberculose.

As células T fornecem imunidade mediada por células e serão discutidas posteriormente.

Células B
As células B são produzidas e amadurecidas na medula óssea. Elas produzem anticorpos (imunoglobulinas), proteínas projetadas para se ligarem a um antígeno e destruí-lo. Tal como acontece com as células T, cada célula B tem como alvo um antígeno específico; o anticorpo liberado reage com um tipo de antígeno específico e nenhum outro. As células B fornecem imunidade mediada por anticorpos e serão discutidas posteriormente.

Imunidade mediada por células (imunidade celular)

As células T que amadureceram na glândula do timo são liberadas na circulação. Quando elas encontram seu antígeno pela primeira vez, tornam-se sensíveis a ele. As células T não conseguem detectar o antígeno livre que circula nos fluidos corporais. Para reconhecer e ser ativada pelo antígeno, a célula T deve ser "apresentada" ao antígeno pela membrana de outra célula. Essas células são chamadas células apresentadoras de antígenos (CAPs). Muitos tipos diferentes de células apresentam antígeno às células T; portanto, são importantes na ativação do sistema imune adaptativo quando o antígeno está presente. As células dendríticas da pele, por exemplo, protegem a superfície do corpo; elas fagocitam organismos invasores e apresentam seus antígenos às células T. Os macrófagos são CAPs bastante importantes e fazem parte das defesas inespecíficas porque englobam e digerem antígenos indiscriminadamente, tornando-se uma célula crucial de "conexão" entre as defesas inatas inespecíficas iniciais e o sistema imune adaptativo. Depois de digerir o antígeno, eles transportam o fragmento mais antigênico para sua própria membrana celular e o exibem em sua superfície (Fig. 15.3). Os macrófagos exibem (apresentam) esse antígeno para a célula T que reconhece aquele antígeno específico, ativando a célula T. Além disso, as células anormais do corpo, como as infectadas com um vírus ou com uma mutação em seu DNA, expressam proteínas anormais que a célula apresenta em sua membrana

Resistência e Imunidade CAPÍTULO **15**

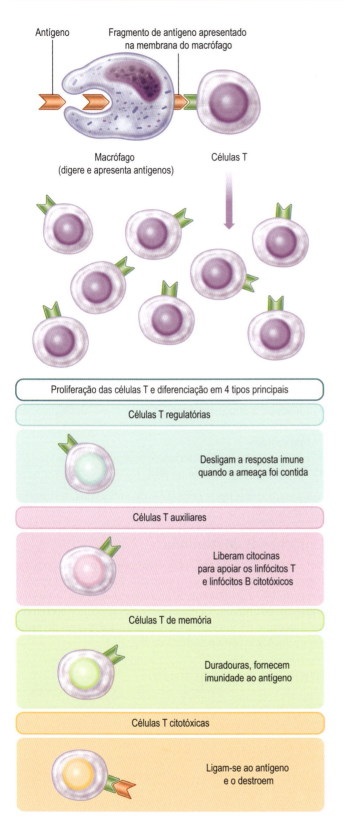

Figura 15.3 Expansão clonal das células T.

celular. Dessa forma, a célula anormal também está agindo como uma CAP e se automarcando para destruição.

A ativação das células T estimula sua divisão e proliferação (expansão clonal; Fig. 15.3). Quatro tipos principais de células T especializadas são produzidos, cada uma ainda a ser direcionada contra seu antígeno original, mas com abordagens de ataque diferentes.

Linfócitos T citotóxicos

Estas células inativam diretamente quaisquer células que transportam antígenos. Elas se ligam à célula-alvo e liberam toxinas poderosas que são bastante eficientes, pois as duas células estão muito próximas uma da outra. O principal papel das células T citotóxicas está na destruição de células anormais do corpo, como células infectadas e células de câncer.

Linfócitos T auxiliares

Estas células são essenciais não apenas para a imunidade mediada por células, mas também para a imunidade mediada por anticorpos. Seu papel central na imunidade é enfatizado em situações em que elas são destruídas, como pelo vírus da imunodeficiência humana (HIV). Quando números de células T auxiliares caem significativamente, todo o sistema imunológico fica comprometido. As células T auxiliares são as mais comuns dentre as células T, e suas principais funções incluem:

- Produção de agentes químicos chamados citocinas, como as interleucinas e interferonas, que suportam e promovem células T citotóxicas e macrófagos
- Cooperação com células B para produzir anticorpos; embora essas células sejam responsáveis pela fabricação do anticorpo, elas precisam ser estimuladas primeiro por uma célula T auxiliar.

Linfócitos T reguladores

Essas células atuam como "freios", desligando as células T e B ativadas, o que limita os efeitos poderosos e potencialmente prejudiciais da resposta imune. As células T reguladoras estão envolvidas na tolerância imunológica; elas ajudam a prevenir o desenvolvimento de autoimunidade (p. 417) e protegem o feto na gravidez.

Linfócitos T de memória

Estas células de vida longa sobrevivem depois que a ameaça foi neutralizada e fornecem imunidade mediada por células através da resposta rápida a outro encontro com o mesmo antígeno.

Imunidade mediada por anticorpos (humoral)

As células B são muito menos móveis do que as células T e gastam muito do seu tempo em tecido linfoide, como o baço e os nódulos linfáticos. Ao contrário das células T, as células B reconhecem e se ligam nas partículas de antígeno diretamente, sem terem de ser apresentadas aos antígenos por uma

SEÇÃO 4 Proteção e Sobrevivência

célula apresentadora de antígeno. As células B produzem anticorpos. Alguns desses anticorpos são liberados na corrente sanguínea para distribuição por todo o corpo, mas cada célula B também exibe o anticorpo que produz em sua membrana celular. Esses anticorpos ligados atuam como receptores de antígeno. Uma vez que seu antígeno foi detectado e ligado, e com a ajuda de uma célula T auxiliar ativada, a célula B aumenta de tamanho e começa a se dividir (expansão clonal; Fig. 15.4). Ela produz dois tipos funcionalmente distintos de células, os plasmócitos e as células B de memória.

Plasmócitos

Os plasmócitos secretam grandes quantidades de anticorpos (imunoglobulinas, Igs) no sangue. Esses anticorpos são distribuídos pelos tecidos e nos fluidos corporais e compreendem cerca de 20% das proteínas plasmáticas. Os plasmócitos não vivem mais do que um dia e produzem milhões de moléculas de apenas um tipo de anticorpo, que tem como alvo o antígeno específico que originalmente ativou a célula B.

Tabela 15.2 Tipos de anticorpos.

Tipo de anticorpo	Função
Imunoglobulina A (IgA)	Encontrada em secreções corporais, como leite materno e saliva; reveste as membranas epiteliais e previne que antígenos as atravessem e invadam tecidos mais profundos
IgD	Produzidas por células B e expostas nas suas superfícies. Os antígenos se ligam aqui para ativar as células B
IgE	Encontrado nas membranas celulares de basófilos e mastócitos; ao se ligar ao seu antígeno, ativa a resposta inflamatória. Este anticorpo é frequentemente encontrado em abundância na alergia
IgG	É o tipo de anticorpo maior, mais duradouro e mais comum. Ataca diversos patógenos diferentes e atravessa a placenta para proteger o feto
IgM	Produzido em grandes quantidades na resposta primária, é um potente ativador do complemento

Anticorpos

Anticorpos:

- Ligam-se a antígenos, marcando-os como alvos para outras células de defesa, como as células T citotóxicas e os macrófagos
- Ligam-se a toxinas bacterianas, neutralizando-as
- Ativam o complemento (p. 409).

Existem cinco tipos principais de anticorpos, resumidos na Tabela 15.2.

Linfócitos B de memória

Como as células T de memória, essas células permanecem no corpo bastante tempo após o episódio inicial ter sido tratado e respondem rapidamente a outro encontro com o mesmo antígeno, estimulando a produção de plasmócitos secretores de anticorpos. A interdependência das duas partes do sistema imunológico está resumida na Fig. 15.5.

Imunidade adquirida

A resposta imune a um antígeno após a primeira exposição (imunização primária) é chamada resposta primária. A segunda e subsequentes exposições originam uma resposta secundária (Fig. 15.6).

Resposta primária

A exposição do sistema imunológico a um antígeno pela primeira vez leva a um aumento lento e tardio dos níveis de anticorpos, atingindo um pico entre 1 e 2 semanas depois da infecção. O anticorpo produzido é principalmente IgM. Essa resposta atrasada reflete o tempo necessário para ativar o sistema de células T que estimula a divisão das células B. Os níveis de anticorpos começam a cair assim que a infecção é eliminada, mas, se o sistema imunológico responder bem,

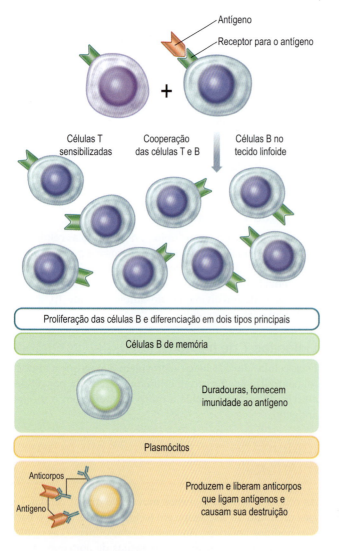

Figura 15.4 Expansão clonal das células B.

Resistência e Imunidade CAPÍTULO **15**

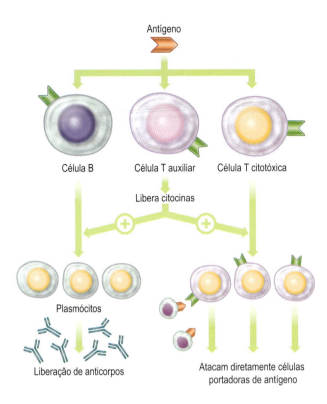

Figura 15.5 Interdependência dos sistemas das células T e das células B na resposta imunológica.

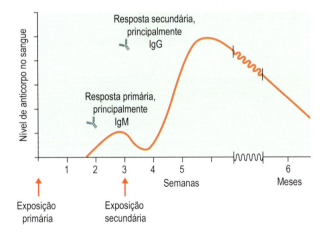

Figura 15.6 Respostas imunes primária e secundária. Ig, imunoglobulina.

terá gerado uma população de células B de memória de vida longa, tornando o indivíduo imune a futuras infecções.

Resposta secundária
Em exposições subsequentes ao mesmo antígeno, a resposta imune é muito mais rápida e de 10 a 15 vezes mais potente, pois as células B de memória geradas após a primeira infecção se dividem rapidamente e a produção de anticorpos começa quase imediatamente. O anticorpo produzido é principalmente o IgG, que é mais eficaz que o IgM, e é mais característico de uma resposta imune secundária do que de uma resposta primária.

A imunidade pode ser natural ou artificialmente adquirida, e ambas as formas podem ser ativas ou passivas (Fig. 15.7). A imunidade ativa significa que o indivíduo respondeu a um antígeno e produziu seus próprios anticorpos, os linfócitos são ativados, e as células de memória formadas fornecem resistência de longa duração. Na imunidade passiva, o indivíduo recebe anticorpos produzidos por outra pessoa. Esses anticorpos se tornam diminuídos com o tempo, então a imunidade passiva é relativamente breve.

Imunidade ativa adquirida naturalmente
O corpo pode ser estimulado para produzir seus próprios anticorpos, seja por ter a doença, seja por ter uma infecção subclínica.

Com a doença
No curso da doença, as células B se desenvolvem em plasmócitos, que produzem anticorpos em quantidades suficientes para superar a infecção. Após a recuperação, as células B de memória produzidas conferem imunidade para a próxima infecção causada pelo mesmo antígeno.

Com uma infecção subclínica
Por vezes, a infecção não é suficientemente grave para causar uma doença clínica, mas estimula células B suficientes para estabelecer a imunidade, como a hepatite (p. 362). Em outros casos, a infecção subclínica pode ser leve demais e não é capaz de estimular uma resposta adequada ou desenvolver imunidade.

Imunidade ativa adquirida artificialmente
Este tipo de imunidade desenvolve-se em resposta à administração de patógenos mortos ou vivos artificialmente enfraquecidos (vacinas) ou toxinas inativadas (toxoides). As vacinas e os toxoides retêm as propriedades antigênicas que estimulam o desenvolvimento da imunidade, mas não podem causar a doença. Muitas doenças infecciosas podem ser prevenidas pela imunização artificial. Exemplos são indicados no Quadro 15.1.

A imunização ativa contra alguns distúrbios infecciosos confere imunidade por toda a vida, como na difteria, coque-

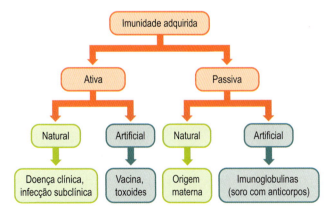

Figura 15.7 Resumo dos tipos de resposta imune adquirida.

SEÇÃO 4 Proteção e Sobrevivência

Quadro 15.1 Doenças prevenidas pela vacinação.

Antraz
Cólera
Difteria
Hepatite B
Sarampo
Caxumba
Poliomielite
Rubéola
Varíola
Tétano
Tuberculose
Febre tifoide
Coqueluche

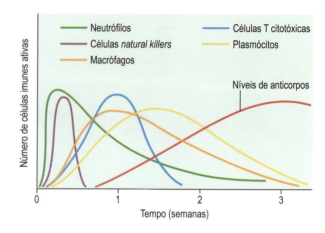

Figura 15.8 Resumo da resposta de defesa à infecção bacteriana.

luche e caxumba. Em outras infecções, a imunidade pode durar vários anos ou apenas algumas semanas, antes de ser necessária a revacinação. A aparente perda da imunidade pode ocorrer em casos de infecções por cepas diferentes do mesmo patógeno, que possuem antígenos de propriedades diferentes, mas causam a mesma patologia clínica, como no caso do vírus que causa a gripe comum e o resfriado (*influenza*). Em indivíduos idosos ou malnutridos, a produção de linfócitos, especialmente as células B, é reduzida, e as respostas primária e secundária podem ser inadequadas.

Imunidade passiva adquirida naturalmente

Este tipo de imunidade é adquirida antes do nascimento, pela passagem de anticorpos maternos através da placenta para o feto e para o bebê no leite materno. A gama de anticorpos fornecidos depende da imunidade ativa da mãe, ou seja, a mãe irá produzir anticorpos contra as infecções a que ela foi exposta, o que, por sua vez, também protege o bebê. Os linfócitos do bebê não são estimulados, e essa forma de imunidade tem curta duração.

Imunidade passiva adquirida artificialmente

Neste tipo de imunidade, os anticorpos prontos presentes no soro humano ou animal são injetados no indivíduo receptor. A fonte dos anticorpos pode ser um indivíduo que se recuperou da infecção ou um animal, geralmente um cavalo, ativamente imunizado de forma artificial. Uma imunoglobulina específica pode ser administrada profilaticamente para prevenir o desenvolvimento de doenças em pessoas expostas a uma infecção, como a raiva, ou administrada de forma terapêutica após o desenvolvimento da doença.

Resumo da resposta imunológica por uma infecção bacteriana

A Fig. 15.8 mostra os principais eventos que compõem a resposta integrada do corpo à infecção. Inicialmente, células de defesa não específicas (neutrófilos, células NK e macrófagos) se acumulam no local da infecção e tentam limitar a expansão bacteriana. Se a ameaça for forte o suficiente e muitos macrófagos estiverem envolvidos, as células T serão ativadas, produzindo populações de células T citotóxicas e auxiliares, que por sua vez ativam as células B. À medida que as células B proliferam e se diferenciam em plasmócitos, os níveis de anticorpos aumentam progressivamente.

> ● **MOMENTO DE REFLEXÃO**
>
> 3. O que quer dizer o termo "especificidade imunológica"?
> 4. Descrever o papel das células T reguladoras e citotóxicas na imunidade.

Envelhecimento e imunidade

Resultados esperados da aprendizagem

Após estudar esta seção, você estará apto a:

■ Descrever os efeitos do envelhecimento na imunidade.

A imunidade diminui com o avanço da idade, aumentando o risco de infecções nos adultos mais velhos e aumentando seu tempo de recuperação. O timo progressivamente encolhe do seu tamanho máximo atingido na puberdade e pode ser reduzido para um quarto disso aos 50 anos. Isso está ligado à diminuição da responsividade das células T, e, como a resposta das células B é dependente da função das células T, os níveis de anticorpos também caem com a idade. Os níveis de autoanticorpos e a incidência de autoimunidade aumentam com o tempo, e a redução da função das NK se associa ao aumento da incidência da maioria dos tipos de câncer.

Função imunológica anormal

Resultados esperados da aprendizagem

Após estudar esta seção, você estará apto a:

- Descrever, com exemplos, os quatro tipos de respostas alérgicas
- Descrever as bases da doença autoimune
- Discutir exemplos específicos de doenças autoimunes
- Listar as causas e os efeitos da síndrome da imunodeficiência adquirida (AIDS).

Hipersensibilidade (alergia)

A alergia é uma resposta imune inapropriada e poderosa a um antígeno (alérgeno) em geral inofensivo. Exemplos incluem poeira doméstica, pelos de animais e pólen de gramíneas. Geralmente é a resposta imune que causa o dano ao corpo, não o alérgeno em si. Durante a primeira exposição ao alérgeno, o indivíduo torna-se sensível a ele, e, na segunda e subsequentes exposições, o sistema imunológico promove uma resposta totalmente desproporcional à ameaça percebida. É importante notar que essas respostas são versões exageradas da função imunológica normal (resposta secundária; ver Fig. 15.6). Algumas vezes, os sintomas são suaves, apesar de irritantes, como o nariz escorrendo e os olhos lacrimejantes da rinite alérgica. Ocasionalmente, a reação alérgica pode ser extrema, sobrecarregando os sistemas do corpo e causando a morte, como no choque anafilático, descrito posteriormente.

Existem quatro mecanismos de hipersensibilidade que são classificados de acordo com as partes do sistema imunológico envolvidas. Eles estão resumidos na Fig. 15.9.

Tipo I: hipersensibilidade anafilática

A hipersensibilidade do tipo I geralmente é chamada alergia e acontece muito rapidamente quando um indivíduo sensibilizado é exposto a um alérgeno, como poeira doméstica, pelos de animais, pólen, picadas de abelha e assim por diante. Existem um importante fator hereditário na alergia e uma tendência a apresentar níveis mais altos de IgE do que o normal (atopia). O alérgeno se liga aos mastócitos e basófilos que degranulam e liberam grandes quantidades de histamina. A histamina contrai algum músculo liso, como o músculo liso das vias aéreas, causa vasodilatação e aumenta a permeabilidade vascular (levando ao extravasamento de fluido e proteínas para os tecidos a partir da corrente sanguínea). Exemplos de reações tipo I incluem a grave condição da anafilaxia. Ocorrem broncoconstrição e choque (p. 122) devido à vasodilatação extensa. Essa condição pode levar à morte.

Tipo II: hipersensibilidade mediada por anticorpo

Quando um anticorpo reage com um antígeno na superfície celular, essa célula é marcada para destruição pelas células de defesa do corpo. Esse é o procedimento usual na eliminação de bactérias, por exemplo, mas, se os anticorpos são dirigidos contra autoantígenos, o resultado é a destruição dos próprios tecidos do corpo (doença autoimune). Mecanismos da hipersensibilidade do tipo II causam outras condições, como a doença hemolítica do recém-nascido (p. 75) e reações pós-transfusões (p. 76).

Tipo III: hipersensibilidade mediada por complexo imunológico

Os complexos antígeno-anticorpo (complexos imunes) são geralmente eliminados do sangue de forma eficiente pela fagocitose. Se não forem eliminados, como nos casos em que ocorre insuficiência fagocitária ou produção excessiva de complexos imunes (como nas infecções crônicas), esses complexos podem ser depositados em tecidos como os rins, a pele, as articulações e os olhos, onde estabelecem uma reação inflamatória. O rim é um local comum de deposição desses complexos porque recebe uma grande parte do débito cardíaco e filtra o sangue. Os complexos imunológicos que se acumulam nos rins se alojam e bloqueiam os capilares glomerulares, prejudicando a função renal (glomerulonefrite). A alergia à penicilina também é uma reação do tipo III: os anticorpos se ligam a ela (o antígeno), e os sintomas são o resultado da deposição de complexos imunes nos tecidos – erupções cutâneas, dores articulares e, às vezes, hematúria.

Tipo IV: hipersensibilidade tardia (mediada por células)

Ao contrário dos tipos I a III, a hipersensibilidade do tipo IV não envolve anticorpos, mas é uma reação excessiva das células T a um antígeno. Quando um antígeno é detectado por células T de memória, ele provoca expansão clonal da célula T (ver Fig. 15.3), e diversas células T citotóxicas são liberadas para eliminar o antígeno. Normalmente esse sistema é controlado, e a resposta das células T é adequada. Se isso não ocorrer, as células T citotóxicas ativas desencadearão uma inflamação crônica e prolongada, que danifica os tecidos normais.

Um exemplo disso é a dermatite de contato (p. 403). Rejeições de enxertos e transplantes também são provocadas por células T; um enxerto de pele incompatível, por exemplo, se tornará necrótico e se desprender do corpo nos dias seguintes à aplicação do enxerto.

Doença autoimune

Normalmente uma resposta imune é arquitetada apenas contra antígenos estranhos (não próprios) mas, ocasionalmente, o corpo falha em reconhecer seus próprios tecidos e

SEÇÃO 4 Proteção e Sobrevivência

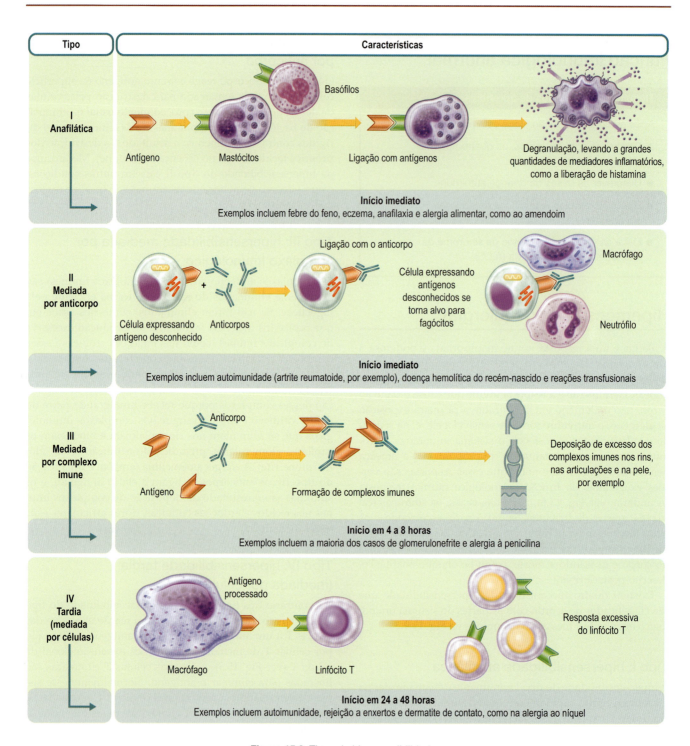

Figura 15.9 Tipos de hipersensibilidade.

se autoataca. As doenças autoimunes têm um forte componente genético e tendem a ser de natureza crônica e progressiva. Podem envolver anticorpos independentes (tipo II) ou células T mal orientadas (tipo IV) e, em alguns distúrbios, como no diabetes melito (p. 255), podem apresentar ambos os componentes. Os distúrbios autoimunes resultantes incluem um número de condições relativamente comuns (Tabela 15.3).

Imunodeficiência

Quando o sistema imunológico está comprometido, há tendência a infecções recorrentes, muitas vezes por micróbios que normalmente não são patogênicos em humanos (infecções oportunistas). A imunodeficiência pode ser classificada como primária, quando surge na infância ou é geneticamente mediada, ou secundária, quando adquirida mais tarde na

Tabela 15.3 Distúrbios autoimunes importantes.

Condição	Autoanticorpos/células T autorreativas produzidas contra
Artrite reumatoide (p. 470)	Membrana sinovial das articulações
Tireoidite autoimune (doença de Hashimoto; p. 251)	Tireoglobulina
Doença de Graves (p. 250)	Receptores hormonais estimulantes da tireoide localizados nas células da tireoide
Miastenia grave (p. 472)	Receptores de acetilcolina nos músculos esqueléticos
Glomerulonefrite (p. 383)	Membrana glomerular
Diabetes do tipo 1 (p. 256)	Células β do pâncreas

vida como resultado de outra doença, como nos casos de cânceres e seus tratamentos, deficiências proteicas, infecções agudas, insuficiência renal crônica, doenças da medula óssea, síndrome da imunodeficiência adquirida (AIDS) ou após esplenectomia.

Síndrome da imunodeficiência adquirida

Esta condição é causada pelo vírus da imunodeficiência humana (HIV), um retrovírus de RNA que produz a enzima transcriptase reversa dentro das células da pessoa infectada (células hospedeiras). Essa enzima transforma o RNA viral em DNA, e esse novo DNA, chamado pró-vírus, é incorporado ao DNA da célula hospedeira. A célula hospedeira, então, produz novas cópias do vírus, que infectam outras células hospedeiras. Quando as células hospedeiras infectadas se dividem, cópias do pró-vírus são integradas no DNA das células filhas, espalhando a doença dentro do corpo.

A infecção pelo HIV afeta particularmente os sistemas imunológico e nervoso, o que se reflete nos sinais e sintomas clínicos. O vírus tem afinidade por células que têm um receptor de proteína chamado CD_4 em sua membrana, incluindo células T, monócitos, macrófagos, algumas células B e, possivelmente, células do trato gastrintestinal e células gliais no cérebro. As células T auxiliares que expressam CD_4 (ver Fig. 15.3) são as principais células envolvidas. O HIV se estabelece dentro das populações de células CD_4 do corpo e as destrói gradualmente enquanto é protegido dos demais mecanismos de defesa do corpo. As células CD_4 são muito importantes para o sistema imunológico do corpo, e, assim, tanto a imunidade mediada por anticorpos quanto a mediada por células são progressivamente prejudicadas, seguido do desenvolvimento consecutivo de infecções oportunistas disseminadas, frequentemente por micróbios de patogenicidade relativamente baixa e cânceres.

O HIV já foi isolado no sêmen, secreções cervicais, linfócitos, plasma, líquido cerebrospinal, lágrimas, saliva, urina e leite materno. As secreções conhecidas por serem especialmente infecciosas são sêmen, secreções cervicais, sangue e hemoderivados.

A infecção é transmitida por:

- Relação sexual, vaginal e anal
- Agulhas contaminadas:
  - Durante o tratamento de pacientes
  - Quando usuários de drogas compartilham agulhas
- Uma mãe infectada para seu filho:
  - Pela placenta, antes do nascimento (transmissão vertical)
  - Durante o nascimento
  - No aleitamento materno.

Estágios da infecção pelo HIV

Algumas semanas após a infecção inicial, o paciente pode desenvolver um quadro clínico semelhante ao da *influenza* aguda sem características específicas, seguida por um período de 2 anos ou mais sem sintomas.

A infecção crônica pelo HIV pode causar linfadenopatia generalizada persistente (Capítulo 6). Alguns pacientes podem, então, desenvolver aspectos relacionados com a AIDS e apresentar febre crônica de baixo grau, diarreia, perda de peso, anemia e leucopenia (Capítulo 4).

A AIDS é o estágio mais avançado da infecção pelo HIV, associada a uma baixa contagem de CD_4 e à presença de uma ou mais infecções, tumores ou condições a seguir:

- Pneumonia, geralmente por *Pneumocystis jirovecii*, embora muitos outros micróbios possam estar envolvidos
- Náuseas persistentes, diarreia e perda de peso devido a infecções recorrentes do trato alimentar por uma grande variedade de micróbios
- Meningite, encefalite e abscessos cerebrais, que podem ser recorrentes e causados por micróbios oportunistas ou possivelmente por HIV
- Deterioração da função neurológica, caracterizada por esquecimento, perda de concentração, confusão, apatia, demência, fraqueza dos membros, ataxia e incontinência
- Condições de pele, muitas vezes extensas, como eczema, psoríase, celulite, impetigo, verrugas, herpes-zóster e herpes labial, por exemplo (Capítulo 14)
- Linfadenopatia generalizada (ver Tabela 6.1)
- Desenvolvimento de tumores malignos, o que não é incomum, devido à falha progressiva da vigilância imunológica, uma vez que o vírus destrói a população de células T. Os tipos comuns de câncer incluem:
  - Linfoma (p. 150)
  - Sarcoma de Kaposi, manifestando-se como tumores sob a pele e em órgãos internos (p. 405).

> ● **MOMENTO DE REFLEXÃO**
>
> 5. Quais são as principais diferenças entre a hipersensibilidade do tipo I e a do tipo II?
>
> 6. Por que os indivíduos com HIV são propensos a infecções oportunistas?

SEÇÃO 4 Proteção e Sobrevivência

Rever e revisar

Complete a frase:

1. O complemento é uma coleção de aproximadamente _____ proteínas encontradas nos tecidos e fluidos corporais. Ele é ativado na presença de _____ ou _____. Apresenta três principais mecanismos de ação: _____, _____ e _____.

Escolha uma resposta para completar as sentenças a seguir:

2. O mecanismo de defesa não específico também é denominado: _____
   a. Inato
   b. Adquirido
   c. Adaptativo
   d. Secundário

3. A fagocitose pertence a este tipo de mecanismo de defesa: _____
   a. Inato
   b. Adquirido
   c. Adaptativo
   d. Secundário

4. A imunidade passiva é caracterizada por: _____
   a. Proteção em longo prazo
   b. Produção de anticorpo
   c. Ausência de células de memória
   d. Grande número de células T regulatórias

5. Combine os mediadores inflamatórios da Lista A com o item relevante da Lista B. Você pode usar os itens da Lista B mais de uma vez:

Lista A
   _____ (a) Histamina
   _____ (b) Bradicinina
   _____ (c) Prostaglandina

Lista B
   1. Formada conforme necessário
   2. Armazenada nos mastócitos
   3. Aumenta a permeabilidade vascular
   4. Causa coceira
   5. Causa dor
   6. Liberada pelos basófilos
   7. Provoca a vasodilatação

CAPÍTULO 16

Aparelho Locomotor

Osso	**422**
Funções dos ossos	422
Tipos de ossos	422
Estrutura dos ossos	422
Estrutura microscópica dos ossos	423
Desenvolvimento do tecido ósseo	424
Acidentes anatômicos dos ossos	426
Fratura e reparo do osso	427
Esqueleto axial	**428**
Crânio	428
Coluna vertebral	434
Tórax	438
Esqueleto apendicular	**439**
Cíngulo do ombro e do membro superior	439
Cíngulo pélvico e do membro inferior	441
Articulações	**445**
Articulações fibrosas	445
Articulações cartilagíneas	446
Articulações sinoviais	446
Principais articulações sinoviais dos membros	448
Músculo esquelético	**455**
Organização do músculo esquelético	455
Ação do músculo esquelético	457
Principais músculos esqueléticos	459
Efeitos do envelhecimento no aparelho locomotor	**467**
Doenças ósseas	**468**
Osteoporose	468
Doença de Paget	468
Raquitismo e osteomalácia	469
Osteomielite	469
Anormalidades do desenvolvimento ósseo	469
Tumores ósseos	469
Distúrbios articulares	**470**
Doença articular inflamatória (artrite)	470
Osteoartrite (osteoartrose)	471
Lesões traumáticas nas articulações	471
Gota	472
Doenças do tecido conjuntivo	472
Síndrome do túnel do carpo	472
Distúrbios musculares	**472**
Miastenia grave	472
Distrofias musculares	472
Rever e revisar	**473**

O aparelho locomotor consiste nos ossos do esqueleto, suas articulações e os músculos esqueléticos (voluntários) que movem o corpo. As propriedades e características das articulações, dos ossos e do tecido muscular são discutidas neste capítulo. São mencionados os efeitos do envelhecimento no aparelho locomotor, e, no final do capítulo, a seção de doenças descreve algumas disfunções ósseas, musculares e articulares.

SEÇÃO 4 Proteção e Sobrevivência

Osso

> **Resultados esperados da aprendizagem**
>
> Após estudar esta seção, você estará apto a:
>
> - Indicar as funções dos ossos
> - Listar cinco tipos de ossos e exemplificar cada um deles
> - Descrever a estrutura geral de um osso longo
> - Descrever a estrutura do tecido ósseo compacto e esponjoso
> - Descrever o desenvolvimento do osso
> - Explicar o processo de reparo ósseo e os fatores complicantes
> - Descrever os fatores que determinam o crescimento ósseo.

Embora os ossos frequentemente sejam considerados estáticos ou permanentes, são estruturas altamente vascularizadas que estão sendo continuamente remodeladas.

Funções dos ossos

As funções dos ossos incluem:

- Fornecer a estrutura do corpo
- Dar fixação aos músculos e tendões
- Permitir o movimento do corpo como um todo e de partes dele, pela formação de articulações que são movimentadas pelos músculos
- Formar os limites do crânio, tórax e pelve e proteger os órgãos contidos neles
- Hemopoese e produção das células sanguíneas na medula óssea vermelha (ver Fig. 4.3)
- Armazenamento de minerais, especialmente o fosfato de cálcio – a reserva mineral no osso é essencial para a manutenção dos níveis de cálcio no sangue, que deve ser rigorosamente controlado.

Tipos de ossos

Os ossos são classificados pela forma como longos, curtos, irregulares, planos e sesamoides (Fig. 16.1).

Ossos longos
Contêm um eixo e duas extremidades. Como os nomes sugerem, esses ossos são mais longos do que largos. A maioria dos ossos longos é encontrada nos membros; alguns exemplos incluem o fêmur, a tíbia e a fíbula.

Ossos curtos, irregulares, planos e sesamoides
Esses ossos não têm eixos ou extremidades e são diferentes em formato e tamanho. Exemplos incluem:

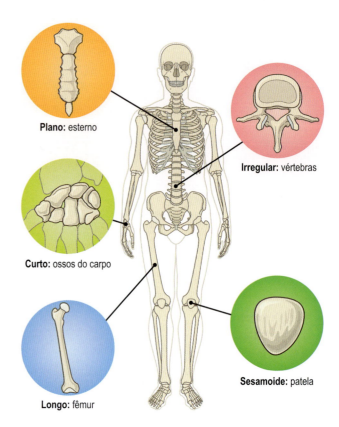

Figura 16.1 Tipos de ossos.

- Ossos curtos – ossos do carpo (punho), metacarpais (tornozelo)
- Ossos irregulares – vértebras e alguns ossos do crânio
- Ossos planos – esterno, costelas e alguns ossos do crânio
- Ossos sesamoides (com formato semelhante ao da semente de gergelim) – patela (no joelho).

Estrutura dos ossos

Ossos longos

Estes ossos contêm uma diáfise (eixo) e duas epífises (extremidades; Fig. 16.2). A diáfise é composta, principalmente, de substância compacta, com um canal medular central contendo medula óssea gordurosa amarela. As epífises consistem em uma camada externa de substância compacta com substância esponjosa no interior. A diáfise e as epífises são separadas por cartilagem epifisial, que é ossificada quando o crescimento ósseo é completado.

Os ossos longos são quase completamente cobertos por uma membrana vascular, o periósteo, que contém duas camadas. A camada externa é resistente e fibrosa, com função de proteção. A camada interna contém osteoblastos e osteoclastos, as células responsáveis pela síntese e degradação óssea (ver adiante), sendo importante no reparo e remodelamento dos ossos. O periósteo recobre todo o osso, exceto as cavidades articulares, permitindo a inserção de tendões e sendo contínuo à cápsula articular. A cartilagem hialina substitui o periósteo nas superfícies ósseas que formam as articulações.

Aparelho Locomotor   CAPÍTULO **16**

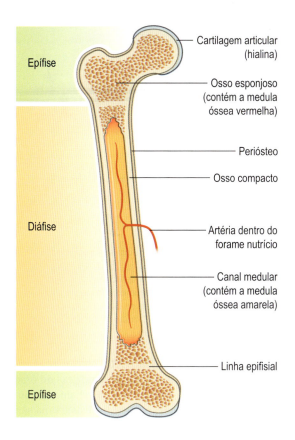

Figura 16.2 Osso longo adulto parcialmente seccionado.

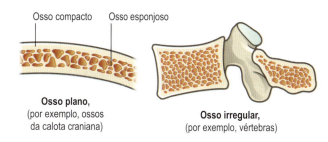

Figura 16.3 Seções de ossos plano e irregular.

Vascularização e inervação

Uma ou mais artérias irrigam o eixo (diáfise) de um osso; as epífises contêm seu próprio suprimento sanguíneo, embora em um osso adulto as redes de capilares que surgem dos dois estão interconectadas. A inervação sensitiva normalmente entra no osso no mesmo local que as artérias e ramifica-se extensamente através do osso. Assim, uma lesão óssea geralmente é muito dolorosa.

Ossos curtos, irregulares, planos e sesamoides

Estes ossos contêm uma camada externa de substância compacta relativamente fina, com osso esponjoso no interior contendo medula óssea vermelha (Fig. 16.3). Eles são envolvidos por periósteo, exceto na camada interna dos ossos cranianos, onde é substituída pela dura-máter.

Estrutura microscópica dos ossos

Os ossos são um tipo de tecido conjuntivo resistente e durável. Sua constituição principal (65%) é uma mistura de sais de cálcio, principalmente o fosfato de cálcio. Essa matriz inorgânica confere uma grande dureza aos ossos, mas por si só seria frágil e propensa a quebrar. A composição restante, cerca de um terço, é de material orgânico, chamado osteoide, composto principalmente por fibras colágenas. O colágeno é bastante resistente e dá aos ossos uma ligeira flexibilidade. Ele é usado como estrutura para a construção de matriz inorgânica rica em cálcio. O componente celular dos ossos constitui menos de 2% da massa óssea.

Células ósseas

Existem três tipos de células ósseas:

- Osteoblastos, células formadoras de osso
- Osteócitos, células ósseas maduras
- Osteoclastos, células que reabsorvem o osso.

Osteoblastos

Os osteoblastos são células que formam o osso e depositam os sais inorgânicos e osteoide no tecido ósseo. Portanto, estão presentes nos locais onde o osso está crescendo, reparando ou remodelando, por exemplo:

- Nas camadas mais profundas do periósteo
- Nos centros de ossificação de osso imaturo
- Nas extremidades das diáfises, adjacente às cartilagens epifisárias dos ossos longos
- Em locais de fratura.

À medida que depositam tecido ósseo novo em torno de si mesmos, acabam ficando presos em bolsões chamados lacunas (Fig. 16.4) no osso em crescimento e se diferenciam em osteócitos.

Osteócitos

São células ósseas maduras que não se dividem. Monitoram e mantêm o tecido ósseo e são nutridas por fluido tecidual nos canalículos que irradiam dos canais centrais (Fig. 16.5).

Osteoclastos

São células que degradam/reabsorvem osso, liberando cálcio e fosfato. São células gigantes com até 50 núcleos, formadas a partir da fusão de muitos monócitos (p. 69). O remodelamento contínuo do tecido ósseo saudável é o resultado da atividade balanceada das populações de osteoblastos e osteoclastos do osso. Como os osteoblastos, os osteoclastos são encontrados em áreas do osso onde há crescimento ativo, reparo ou remodelamento, como:

SEÇÃO 4 Proteção e Sobrevivência

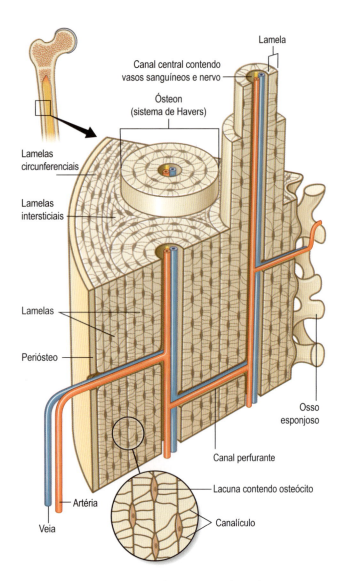

Figura 16.4 Estrutura microscópica da substância óssea compacta.

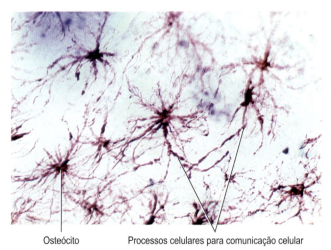

Figura 16.5 Micrografia de luz dos osteócitos. Os diversos finos processos são mostrados estendendo-os através de canalículos ósseos e permitindo que cada célula se comunique diretamente com outras células vizinhas. (Jean-Claude Revy, ISM/Science Photo Library. Reproduzida com permissão.)

- Sob o periósteo, mantendo a forma do osso durante o crescimento e removendo o excesso de calo formado durante o reparo das fraturas (Fig. 16.9).
- Arredondando as paredes do canal medular durante o crescimento e nos calos durante os reparos.

Substância compacta

A substância compacta representa cerca de 80% da massa óssea do corpo. É constituída de inúmeras unidades paralelas em forma de tubo, chamadas ósteons (sistemas de Havers), cada uma das quais constituída de um canal central rodeada por uma série de anéis em expansão, semelhantes aos de crescimento de uma árvore (Fig. 16.4). Os ósteons tendem a ser alinhados da mesma maneira que a força é aplicada ao osso; por exemplo, no fêmur (osso da coxa), eles situam-se de uma epífise a outra. Isso proporciona ao osso grande força.

Os canais centrais contêm nervos, vasos linfáticos e sanguíneos, e cada canal central está ligado com canais vizinhos por túneis que correm em ângulos retos entre eles, chamados canais perfurantes. A série de placas cilíndricas do osso dispostas em torno de cada canal central são chamadas lamelas. Entre as lamelas adjacentes dos ósteons existe uma série de pequenas cavidades chamadas lacunas, em cada uma das quais fica um osteócito. As lacunas se comunicam entre si por meio de uma rede de minúsculos canais, chamados canalículos, que permitem a circulação de líquido intersticial através do osso, e o contato direto entre os osteócitos, que projetam finos processos para dentro deles (Fig. 16.5).

Entre os ósteons, estão as lamelas intersticiais, os remanescentes dos sistemas mais antigos, parcialmente quebrados durante o remodelamento ou crescimento ósseo.

Substância esponjosa (osso esponjoso, trabecular)

Cerca de 20% da massa óssea esquelética é composta por substância esponjosa. A olho nu, essa substância parece um favo de mel (Fig. 16.6A). Esse arranjo de favo de mel tem duas funções principais. Os espaços contêm medula óssea vermelha, que produz células do sangue; isso significa que a substância esponjosa é muito mais leve do que a compacta, reduzindo o peso do esqueleto. Análises microscópicas revelam estrutura óssea formada por trabéculas (significando "pequenos raios"; Fig. 16.6B). Como a substância compacta, o tecido ósseo é organizado em ósteons, com osteócitos alojados em lacunas e se comunicando com outros através de canalículos. A substância esponjosa não é densa como a compacta, e assim os osteócitos individuais nunca estão muito distantes da superfície interna do osso; os osteócitos são nutridos pela difusão através dos canalículos, e não há necessidade de um canal central no meio do ósteon. A estrutura de ramificação de pilares e placas na substância esponjosa não é disposta aleatoriamente. Em vez disso, o osso em forma de favo de mel desenvolve a força máxima ao longo das direções a partir das quais o estresse é

Aparelho Locomotor CAPÍTULO **16**

convertendo-o na estrutura dura e rígida do osso adulto. À medida que o osso cresce, os osteoblastos ficam presos em sua própria matriz e tornam-se osteócitos.

Desenvolvimento de ossos longos

Nos ossos longos, os pontos focais a partir dos quais a ossificação começa são pequenas áreas de células osteogênicas, ou centros de ossificação no modelo cartilagíneo (Fig. 16.7). A ossificação é acompanhada pelo desenvolvimento de um colar ósseo por volta da 8ª semana de gestação. Mais tarde, o suprimento sanguíneo se desenvolve, e o tecido ósseo substitui a cartilagem, à medida que os osteoblastos secretam

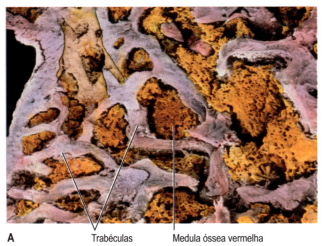
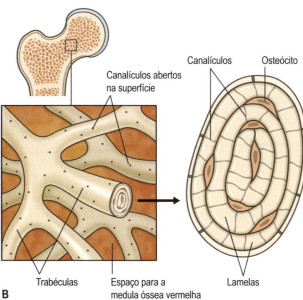

Figura 16.6 Substância óssea esponjosa. (A) Eletromicrografia da substância esponjosa mostrando a medula óssea (*laranja*) preenchendo os espaços entre as trabéculas (*cinza/azul*). (B) Estrutura microscópica da substância óssea esponjosa. (A – Prof. P Motta/Dept de Anatomia, Universidade 'La Sapienza', Roma/Science Photo Library. Reproduzida com permissão.)

sofrido, de modo que, mesmo não sendo sólido, pode absorver sua parcela da força aplicada.

Desenvolvimento do tecido ósseo

Também chamado osteogênese ou ossificação, inicia-se antes do nascimento e não se completa até por volta dos 21 anos de idade. Ossos longos, curtos e irregulares se desenvolvem no feto a partir de hastes de cartilagem, chamadas moldes de cartilagem. Ossos planos desenvolvem-se a partir de modelos de membrana e ossos sesamoides de modelos tendíneos.

Durante a ossificação, os osteoblastos secretam osteoide, que gradualmente substituem o modelo inicial de cartilagem; depois os osteoblastos depositam sais de cálcio e fosfato através do osteoide, mineralizando-o progressivamente e

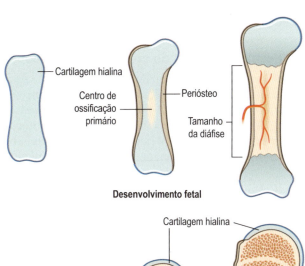
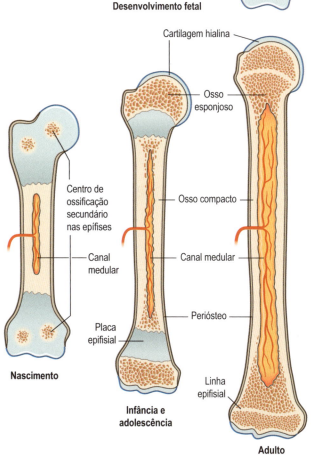

Figura 16.7 Estágios de desenvolvimento de um osso longo.

425

osteoide na diáfise. O osso se alonga conforme a ossificação continua e se espalha para as epífises. Próximo do nascimento, centros secundários de ossificação se desenvolvem nas epífises, e o canal medular é formado quando os osteoclastos degradam o tecido ósseo central na diáfise. Durante a infância, os ossos longos continuam a se alongar porque a placa epifisial em cada extremidade do osso, que é constituída por cartilagem, continua a produzir cartilagem nova em sua superfície diafisária (a superfície voltada para a diáfise do osso; Fig. 16.8). Essa cartilagem é, então, transformada em osso, desde que a produção de cartilagem corresponda à taxa de ossificação, assim o osso continua a alongar-se. Na puberdade, sob a influência dos hormônios sexuais, o crescimento da placa epifisial desacelera e é ultrapassado pela deposição óssea. Uma vez que toda a placa epifisial se torna ossificada, não é possível alongar mais o osso.

Regulação hormonal do crescimento ósseo

Alguns dos hormônios (Capítulo 9) que regulam o crescimento, tamanho e formato dos ossos são descritos aqui.

Hormônio do crescimento e hormônios tireoidianos, tiroxina (T4) e tri-iodotironina (T3) são especialmente importantes durante a infância; a secreção deficiente ou excessiva desses hormônios resulta em um desenvolvimento anormal do esqueleto (p. 249 e 251).

A testosterona e o estrógeno influenciam as mudanças físicas que ocorrem na puberdade e auxiliam a manter a estrutura óssea por toda a vida. Níveis crescentes desses hormônios são responsáveis pelo surto de crescimento da puberdade, mas depois estimulam o fechamento das placas epifisiais (Fig. 16.8), de modo que o crescimento ósseo longitudinal cessa (embora os ossos possam crescer em espessura ao longo da vida). A altura média dos homens adultos normalmente é maior do que a das mulheres, pois a puberdade masculina tende a ocorrer mais tardiamente do que a feminina, dando aos ossos de um menino mais tempo para continuar crescendo. Os estrógenos são responsáveis pela pelve feminina mais larga que se desenvolve durante a puberdade e pela manutenção da massa óssea nas mulheres adultas. Uma queda nos níveis de estrógeno após a menopausa coloca as mulheres em maior risco de osteoporose (p. 468) e de fraturas.

A calcitonina e o hormônio das glândulas paratireoides (paratormônio; p. 242) controlam os níveis sanguíneos de cálcio, regulando sua absorção e liberação do osso. A calcitonina aumenta a absorção de cálcio no osso (reduzindo o cálcio no sangue), e o hormônio das glândulas paratireoides diminui a absorção (aumentando o cálcio no sangue).

Exercício e osso

Embora o crescimento ósseo longitudinal cesse permanentemente, considerando que as placas epifisiais tenham sido ossificadas, o espessamento ósseo é possível ao longo de toda a vida. Tal condição envolve o estabelecimento de novos ósteons na periferia do osso através da ação dos osteoblastos na camada interna do periósteo. Exercícios de sustentação de peso, tais como a musculação, estimulam o aumento da espessura óssea, fortalecendo-os e tornando-os menos propensos a fraturas. A falta de exercício físico reverte essas mudanças, deixando-os mais leves e fracos.

Dieta e o tecido ósseo

O tecido ósseo saudável requer uma dieta adequada de cálcio e vitaminas A, C e D. O cálcio e pequenas quantidades de outros minerais, como fosfato, ferro e manganês, são essenciais para uma adequada mineralização óssea. A vitamina A é necessária para a atividade dos osteoblastos. A vitamina C é utilizada na síntese de colágeno, e a vitamina D é requerida para a absorção de cálcio e fosfato pelo trato intestinal.

Remodelamento ósseo

O osso está sujeito a constantes tensões que o danificam, racham e enfraquecem ao longo do tempo. Para combater isso, há um constante remodelamento ósseo, mediado pela atividade dos osteoblastos e osteoclastos. Em média, cerca de 10% do osso é substituído a cada ano, mas a taxa de remodelamento ósseo varia. Os ossos sujeitos a altas tensões são remodelados mais rápido do que outros. A parte distal do fêmur, por exemplo, é geralmente renovada a cada 3 a 6 meses. O processo não é uma simples substituição, mas reflete o ajuste do osso ao estresse a que está exposto. Por exemplo, o remodelamento dos ossos dos membros inferiores em corredores regulares fortalece os ossos ao longo das linhas de estresse aplicado regularmente.

Acidentes anatômicos dos ossos

A maioria dos ossos tem superfícies ásperas, protuberâncias elevadas e cristas que inserem os tendões dos músculos e os

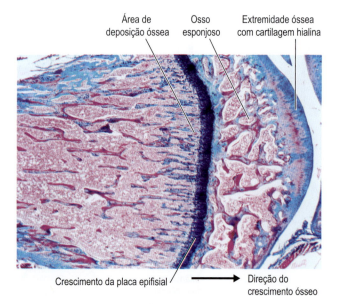

Figura 16.8 Micrografia de luz da extremidade de um osso em crescimento, mostrando a placa epifisial. (Innerspace Imaging/Science Photo Library. Reproduzida com permissão.)

ligamentos. Estes não estão incluídos na descrição individual dos ossos nas seções posteriores, a menos que tenham particular importância, mas muitos são marcados nas ilustrações. Os acidentes anatômicos dos ossos e a terminologia relacionada estão definidos na Tabela 16.1.

Fratura e reparo do osso

Há vários termos usados para classificar fraturas ósseas, incluindo:

- Simples – as extremidades ósseas não se projetam através da pele
- Composta – as extremidades ósseas se projetam através da pele
- Patológica – fratura de um osso enfraquecido por doença.

Após uma fratura, as extremidades quebradas do osso são unidas pela deposição de novo osso. Isso ocorre em vários estágios (Fig. 16.9):

1. Um hematoma (acúmulo de sangue coagulado) se forma rapidamente entre as extremidades do osso e os

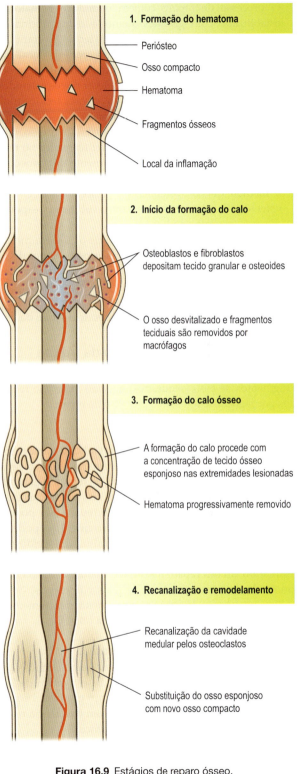

Figura 16.9 Estágios de reparo ósseo.

tecidos moles adjacentes. A resposta inflamatória aguda causa inchaço e atrai células inflamatórias, incluindo macrófagos. Esse estágio pode ser bastante doloroso, pois o periósteo contém diversas terminações nervosas sensitivas.

Tabela 16.1 Terminologia anatômica relacionada com os ossos.	
Termo	**Significado**
Superfície articular	Parte do osso que entra na formação de uma articulação
Articulação	Região móvel entre dois ou mais ossos
Seio ósseo	Cavidade oca dentro de um osso
Margem	Crista óssea separando duas superfícies
Côndilo	Projeção arredondada e lisa do osso que forma parte de uma articulação
Face	Pequena superfície articulada, geralmente bem plana
Fissura ou fenda	Corte estreito
Forame	Perfuração em uma estrutura
Fossa	Cavidade ou depressão
Meato	Cavidade em forma de tubo dentro de um osso
Septo	Divisória separando duas cavidades
Espinha, processo espinhoso ou crista	Projeção óssea acentuada
Processo estiloide	Projeção acentuada para baixo do osso que dá inserção para músculos e ligamentos
Sutura	Articulação imóvel, por exemplo, entre os ossos do crânio
Trocânter, tuberosidade ou tubérculo	Projeções ósseas endurecidas, geralmente para fixação de músculos ou ligamentos. Os nomes diferentes são usados de acordo com o tamanho da projeção. Trocânteres são os maiores, e tubérculos, os menores

2. O processo de reparo começa quando o hematoma é estabilizado com grandes quantidades de fibrina e se torna a estrutura para a formação de tecido de granulação (p. 400). Os fibroblastos migram para o local para depositar fibras colágenas e outros materiais de reparo. Os osteoblastos começam a estabelecer novos osteoides, e as extremidades ósseas são unidas a esses tecidos moles. Os macrófagos fagocitam os ossos mortos e outros tecidos para limpar e abrir caminho para um novo osso, assim como novos capilares começam a ser formados no tecido de granulação, restaurando o suprimento sanguíneo.
3. Após cerca de 2 semanas, um calo ósseo é formado à medida que os osteoblastos começam a calcificar o osteoide. O calo é colocado como substância esponjosa que une, suporta e reduz a fratura.
4. Um período de remodelação converte o calo externo para substância compacta e recanaliza o osso. Supondo que o reparo tenha ocorrido normalmente, a estrutura óssea está de volta ao normal, e o osso no local do calo original pode até ser um pouco mais espesso do que antes. Todo o processo pode levar meses, dependendo do grau da lesão.

Fatores que atrasam o reparo da fratura

Fragmentos de tecido entre as extremidades ósseas

Fragmentos de osso (sequestros) e tecido mole não removidos por fagocitose atrasam o processo de reparo.

Suprimento sanguíneo deficiente

Uma vascularização pobre fornece quantidade inadequada de oxigênio e outros nutrientes necessários para o reparo do tecido. Isso prejudica a atividade de reparo das células, incluindo os osteoblastos, o que significa que a cartilagem depositada nos primeiros estágios de reparo não pode ser convertida em osso com rapidez suficiente. Isso pode, em última instância, causar no local da fratura um tecido reparado muito rico em cartilagem calcificada inadequadamente, resultando em um reparo mais fraco chamado união cartilaginosa de uma fratura. Os locais mais vulneráveis, devido ao seu suprimento de sangue normalmente deficiente, são o colo do fêmur, o escafoide e a diáfise da tíbia.

Mau alinhamento das extremidades ósseas

As extremidades ósseas precisam estar bem alinhadas para ocorrer um bom processo de reparo. Se estiverem deslocadas, poderão resultar na formação de um grande e irregular calo ósseo que cicatriza lentamente e com frequência resulta em deformidade permanente ou deficiência.

Mobilidade continuada das extremidades ósseas

O movimento contínuo interrompe a formação de tecido normal de granulação e resulta em fibrose, seguida pela união fibrosa da fratura.

Fatores diversos

Incluem infecção (ver na próxima seção), doenças sistêmicas, desnutrição, medicamentos como corticosteroides e envelhecimento.

Complicações das fraturas

Infecção

Patógenos podem entrar pela pele em caso de fratura exposta, embora possam ocasionalmente ser transmitidos pelo sangue. O reparo não ocorre até a infecção (osteomielite, p. 469) se resolver.

Embolia gordurosa

Embolia consiste em gordura da medula óssea no canal medular que pode entrar na circulação sanguínea através das veias. É mais provável que a gordura se aloje nos pulmões e bloqueie o fluxo sanguíneo através dos capilares pulmonares.

> ● **MOMENTO DE REFLEXÃO**
>
> 1. Compare o ambiente e as funções dos osteócitos e osteoblastos.
> 2. Em termos de fechamento das placas epifisiais, por que os homens geralmente são mais altos do que as mulheres?

Esqueleto axial

> **Resultados esperados da aprendizagem**
>
> Após estudar esta seção, você estará apto a:
>
> - Identificar os ossos do crânio (calvária e esqueleto facial)
> - Listar as funções dos seios paranasais e fontículos do crânio
> - Resumir as características de uma vértebra típica
> - Descrever as estruturas da coluna vertebral
> - Explicar os movimentos e as funções da coluna vertebral
> - Identificar os ossos que compõem o tórax.

Os ossos do esqueleto são divididos em dois grupos: esqueleto axial e esqueleto apendicular (Fig. 16.10).

O esqueleto axial compreende o crânio, a coluna vertebral, as costelas e o esterno. Juntos, esses ossos formam o núcleo ósseo central do corpo, o eixo. O esqueleto apendicular é constituído pelos ossos dos cíngulos e pelos membros superior e inferior.

Crânio

O crânio (Figs. 16.11 e 16.12) situa-se na extremidade superior da coluna vertebral. Sua estrutura óssea é dividida em duas partes: calvária e esqueleto facial.

Aparelho Locomotor   CAPÍTULO **16**

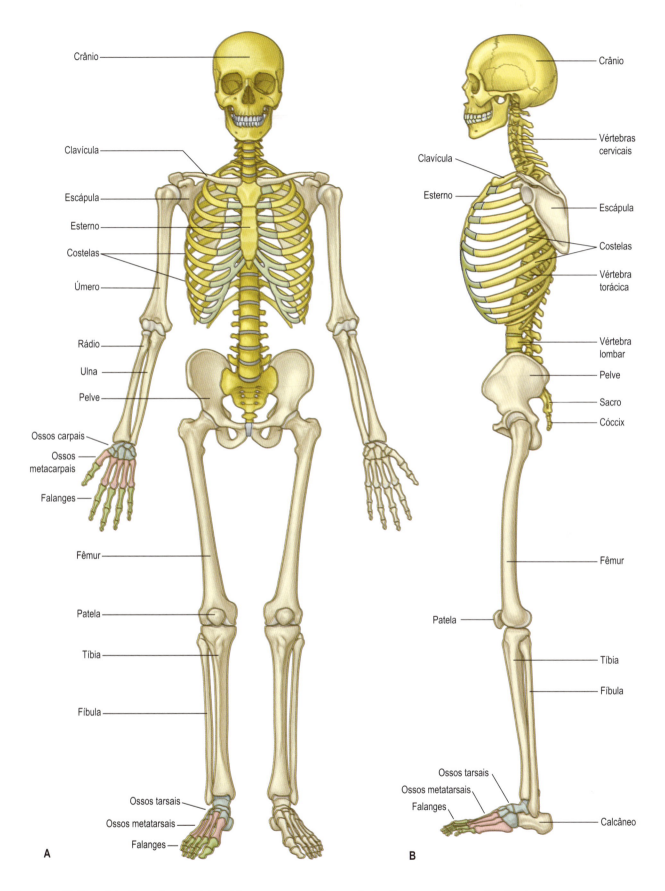

Figura 16.10 Esqueleto. *Dourado*, esqueleto axial; *marrom*, esqueleto apendicular. Os ossos do punho, da mão, do tornozelo e do pé estão coloridos separadamente por regiões. (A) Vista anterior. (B) Vista lateral.

SEÇÃO 4 Proteção e Sobrevivência

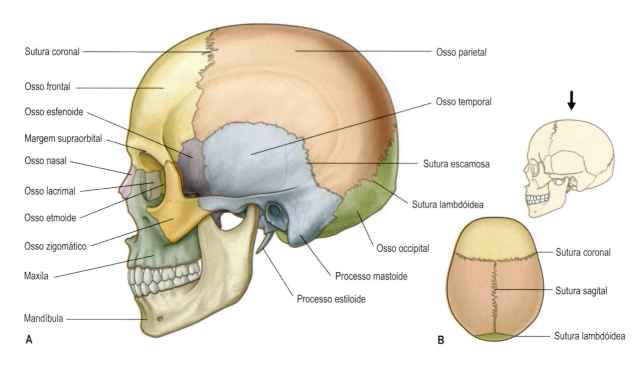

Figura 16.11 Ossos do crânio e suas suturas (articulações). (A) Vista lateral. (B) Vista superior.

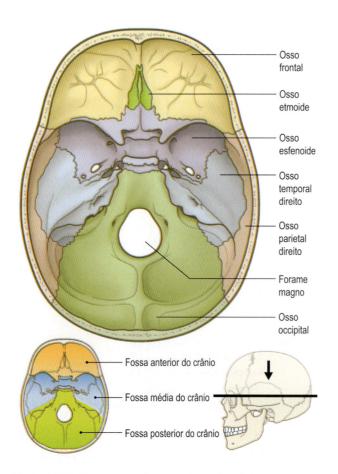

Figura 16.12 Os ossos que formam a base do crânio e as fossas do crânio. Vista superior.

Seios paranasais

Estes seios contendo ar estão presentes nos ossos esfenoide, etmoide, maxilar e frontal. Todos eles se comunicam com a cavidade nasal e são revestidos por uma membrana mucosa ciliada. Além disso, dão ressonância à voz e reduzem o peso do crânio.

Calvária

A calvária é formada por alguns ossos planos e irregulares que protegem o cérebro. Possui uma base em que este se apoia e uma abóbada que o envolve. O periósteo que reveste a superfície interna dos ossos em contato com o cérebro forma a camada externa da dura-máter (p. 162). Na calvária madura, as articulações (suturas) entre os ossos são imóveis. Os ossos possuem numerosas perfurações (por exemplo, forames e fissuras) através das quais nervos, vasos linfáticos e sanguíneos passam. Os ossos da calvária são:

- 1 frontal
- 2 parietais
- 2 temporais
- 1 occipital
- 1 esfenoide
- 1 etmoide.

Osso frontal

É o osso da testa, que forma parte da cavidade orbital (cavidades oculares) e das saliências proeminentes acima dos olhos, as margens supraorbitais. Logo acima dessas margens, dentro do osso, estão duas cavidades ou seios cheios de ar, revestidos por uma membrana mucosa ciliada, que se abrem dentro da cavidade nasal.

A sutura coronal une o osso frontal aos ossos parietais. Outras suturas são formadas com os ossos esfenoide, zigomático, lacrimal, nasal e etmoide. O osso frontal se origina em duas partes, unidas na linha mediana pela sutura frontal (Fig. 16.19C).

Ossos parietais

Estes ossos formam os lados e o teto do crânio e se articulam um com o outro através da sutura sagital (Fig. 16.11B), com o osso frontal pela sutura coronal, com o osso occipital através da sutura lambdóidea e com os ossos temporais pela sutura escamosa. A superfície interna é côncava e cheia de sulcos para acomodar o cérebro e os vasos sanguíneos.

Ossos temporais

Os ossos temporais (Fig. 16.13) estão situados um de cada lado do crânio e formam suturas com os ossos parietal, occipital, esfenoide e zigomático. A parte escamosa é a área fina em forma de leque que se articula com o osso parietal. O processo zigomático se articula com o osso zigomático para formar o arco zigomático (maçã do rosto).

A parte mastoide contém o processo mastoide, região espessada facilmente sentida atrás da orelha. Contém uma grande quantidade de seios muito pequenos que se comunicam com a orelha média e são revestidos por epitélio escamoso.

A porção petrosa forma parte da base do crânio e contém os órgãos da audição (o órgão espiral – cóclea) e do equilíbrio (os canais semicirculares).

O osso temporal se articula com a mandíbula através da articulação temporomandibular, a única articulação móvel do crânio. Imediatamente atrás dessa superfície articular está o meato acústico externo (canal auditivo), que passa para dentro em direção à porção petrosa do osso.

O processo estiloide se projeta a partir da porção inferior do osso temporal e suporta o osso hioide e os músculos associados à língua e à faringe.

Osso occipital

O osso occipital (Fig. 16.14) forma a parte de trás da cabeça e parte da base do crânio. Articula-se com os ossos parietal, temporal e esfenoide. Sua superfície interna é profundamente côncava para acomodar os lobos occipitais do cérebro e o cerebelo. O occipício (a parte inferoposterior do crânio) possui dois côndilos articulares que formam as articulações elipsoides (condilares; p. 447) com a primeira vértebra cervical, o atlas. Essa articulação permite movimentos de inclinação da cabeça. Entre os côndilos está o forame magno (que significa "grande abertura"), através do qual a medula espinal passa para a cavidade craniana.

Osso esfenoide

O osso esfenoide (Fig. 16.15) ocupa a porção média da base do crânio e se articula com os ossos occipital, temporal, parietal e frontal (Fig. 16.12). Conecta os ossos da calvária e do esqueleto facial e situa-se em posição transversa no crânio. Na superfície superior, no meio do osso existe uma pequena depressão em forma de sela, a fossa hipofisial (sela turca), na qual a glândula hipófise está alojada. O corpo do osso contém alguns seios paranasais relativamente grandes revestidos com membrana mucosa ciliada que se abrem na

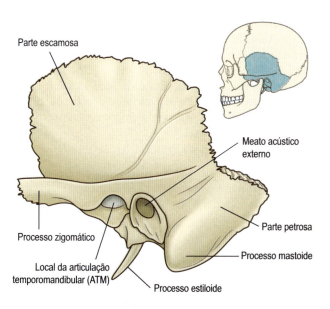

Figura 16.13 Osso temporal direito. Vista lateral.

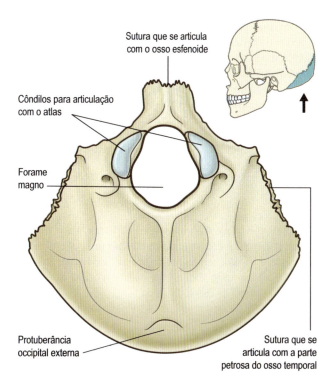

Figura 16.14 Osso occipital. Vista inferior.

SEÇÃO 4 Proteção e Sobrevivência

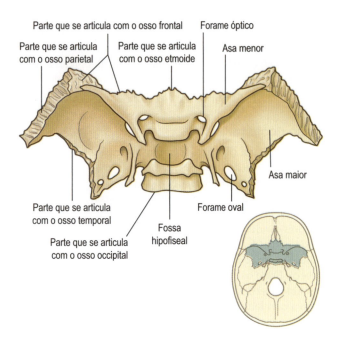

Figura 16.15 Osso esfenoide. Vista superior.

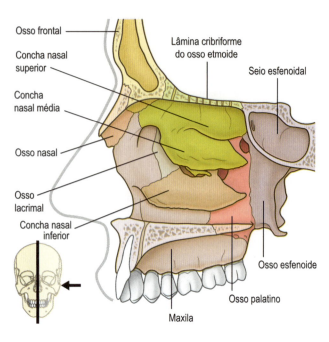

Figura 16.16 Vista lateral da cavidade nasal direita. Parede lateral.

cavidade nasal. O nervo óptico com origem no cérebro passa através do canal óptico até a órbita.

Osso etmoide

O osso etmoide (Fig. 16.16) ocupa a porção anterior da base do crânio e ajuda a formar a órbita, o septo nasal e as paredes laterais da cavidade nasal. Em cada lado do etmoide, existem duas projeções na cavidade nasal: as conchas nasais superior e média. O etmoide é um osso bastante frágil que contém muitos seios paranasais (células etmoidais) revestidos com epitélio ciliado e que se abrem na cavidade nasal. A parte achatada horizontal, a lâmina cribriforme, forma o teto da cavidade nasal e possui diversos pequenos forames, através dos quais fibras do nervo olfatório (sentido do olfato) atravessam a cavidade nasal em sentido ao cérebro. Existe também uma fina placa perpendicular de osso que forma a parte superior do septo nasal.

Esqueleto facial

O esqueleto da face é formado por 13 ossos, além do osso frontal já descrito. Eles se encaixam como um quebra-cabeça complexo e tridimensional, formando as cavidades internas da face (por exemplo, a cavidade nasal e a órbita do olho), e articulam-se com os ossos da calvária.

A Fig. 16.17 mostra a relação entre os ossos:

- 2 zigomáticos (ossos da bochecha)
- 1 maxila
- 2 nasais
- 2 lacrimais
- 1 vômer
- 2 palatinos
- 2 conchas nasais inferiores
- 1 mandíbula.

Zigomáticos (ossos da bochecha)

Cada osso zigomático se origina como dois ossos que se fundem antes do nascimento. Forma as proeminências das bochechas e parte do assoalho e das paredes laterais das órbitas dos olhos.

Maxila

Origina-se como dois ossos que se fundem antes do nascimento. A maxila forma o teto da boca, as paredes laterais da cavidade nasal e parte do assoalho das órbitas dos olhos. O rebordo alveolar, ou processo, projeta-se para baixo e sustenta os dentes superiores. Em cada lado está um grande seio paranasal, o seio maxilar. Este seio é o maior de todos os seios paranasais; é revestido por membrana mucosa ciliada e se abre na cavidade nasal.

Nasais

São dois pequenos ossos planos que formam a maior parte da superfície superior e lateral do dorso do nariz.

Lacrimais

Estes dois pequenos ossos são posteriores e laterais aos ossos nasais e formam parte da parede medial da órbita. Cada um é perfurado por um forame para a passagem do duto lacrimonasal, que transporta as lágrimas da comissura medial do olho para a cavidade nasal.

Aparelho Locomotor   CAPÍTULO **16**

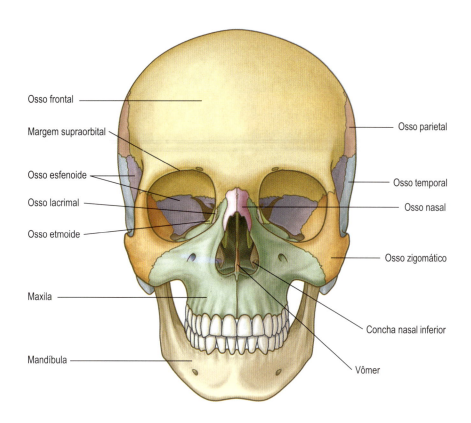

Figura 16.17 Ossos do crânio. Vista anterior.

Vômer

O vômer é um osso fino e plano que se estende para cima a partir do meio do palato duro para formar a maior parte da porção inferior do septo nasal. Superiormente, articula-se com a lâmina perpendicular do osso etmoide.

Palatinos

São dois pequenos ossos em formato de L. As partes horizontais se unem para formar o palato duro, e as partes perpendiculares se projetam para cima para formar parte das paredes laterais da cavidade nasal. Suas extremidades superiores formam parte da órbita.

Conchas nasais inferiores

Cada concha nasal inferior é um osso com formato de pergaminho, que forma parte da parede lateral da cavidade nasal e se projeta abaixo da concha nasal média. A concha nasal superior e a média são partes do osso etmoide. As conchas coletivamente aumentam a área de superfície da cavidade nasal, permitindo que o ar inspirado seja aquecido e umedecido de forma mais eficaz.

Mandíbula

É o único osso móvel do crânio (Fig. 16.18) e origina-se como duas partes que se unem na linha mediana. Cada metade consiste em duas partes principais: um corpo curvo, com

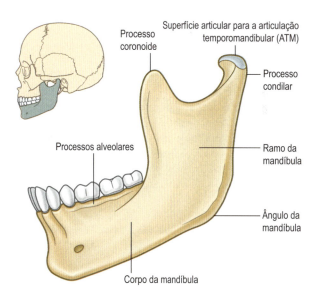

Figura 16.18 Mandíbula esquerda. Vista lateral.

os processos alveolares contendo os dentes inferiores, e um ramo que se projeta para cima quase em ângulo reto com a extremidade posterior do corpo.

Na extremidade superior, o ramo divide-se em processo condilar, que se articula com o osso temporal para formar a articulação temporomandibular (Fig. 16.13), e o processo

433

coronoide, que dá fixação aos músculos e ligamentos que elevam a mandíbula (fecham a boca). O ponto onde o ramo se une ao corpo é o ângulo da mandíbula.

Hioide

O hioide é um osso isolado em forma de ferradura que se encontra nos tecidos moles do pescoço logo acima da laringe e abaixo da mandíbula (Fig. 10.4). Não se articula com nenhum outro osso, mas está ligado ao processo estiloide do osso temporal por ligamentos. O hioide dá apoio à laringe e fixa os músculos da base da língua.

Fontículos do crânio

Ao nascer, a ossificação das suturas do crânio está incompleta. Os ossos do crânio não se fundem tão cedo para permitir a moldagem da cabeça do bebê durante o parto. Em locais onde três ou mais ossos se encontram, há áreas membranosas distintas, ou fontículos (Fig. 16.19). Os dois maiores são o fontículo anterior, que não é totalmente ossificado até a criança completar cerca de 12 e 18 meses de idade, e o fontículo posterior, normalmente ossificado 2 a 3 meses após o nascimento.

Funções do crânio

As diversas partes do crânio apresentam funções específicas e diferentes:

- A calvária protege o cérebro
- As órbitas protegem os olhos e fixam os músculos que os movimentam
- O osso temporal protege as delicadas estruturas da orelha interna
- Os seios paranasais presentes em alguns ossos do crânio dão ressonância à voz
- Os ossos do esqueleto facial formam as paredes da parte posterior da cavidade nasal e parte de sua porção superior
- A maxila e a mandíbula fornecem fixação aos dentes através dos processos alveolares
- A mandíbula controlada por músculos específicos permite movimentos de mastigação.

Coluna vertebral

Há 26 ossos na coluna vertebral (Fig. 16.20); 24 vértebras separadas se estendem para baixo a partir do osso occipital; em seguida, encontra-se o sacro, formado por cinco vértebras fusionadas, e por último o cóccix, formado entre três e cinco pequenas vértebras fundidas. A coluna vertebral é dividida em diferentes regiões. As sete primeiras vértebras no pescoço formam a coluna cervical, as próximas 12 compõem a coluna torácica, e as 5 vértebras seguintes a coluna lombar, cuja vértebra mais inferior se articula com o sacro. Cada vértebra é identificada pela primeira letra de sua região na coluna, seguida pelo número que indica sua posição. Por exemplo, a vértebra mais superior é a C1, e a terceira vértebra lombar, a L3.

As vértebras móveis possuem características muito comuns, mas alguns grupos apresentam características distintas.

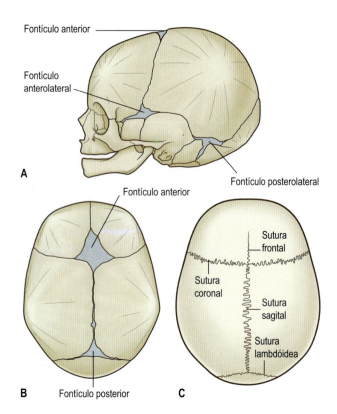

Figura 16.19 Crânio mostrando os fontículos e as suturas. (A) Fontículos visualizados lateralmente. (B) Fontículos visualizados superiormente. (C) Principais suturas em uma vista superior com ossificação completa.

Características de uma vértebra típica

Tais características são mostradas na Fig. 16.21.

Corpo

É a maior e achatada parte da vértebra. Quando as vértebras estão sobrepostas na coluna vertebral, a superfície achatada do corpo de cada vértebra se articula com a superfície correspondente da vértebra localizada acima ou abaixo. Contudo, não existe contato direto entre os ossos, uma vez que entre cada par de vértebras há uma almofada dura de fibrocartilagem chamada disco intervertebral. Os corpos das vértebras situam-se à frente do canal vertebral e aumentam de tamanho em direção à base da coluna, já que a parte inferior precisa suportar muito mais peso do que as regiões superiores.

Arco vertebral

Envolve um grande forame vertebral, localizado atrás do corpo, e forma as paredes laterais e posteriores desse forame. As paredes laterais são formadas de placas ósseas chamadas pedículos, e as paredes posteriores são formadas a partir de lâminas. Projetando-se a partir de regiões onde o pedículo encontra a lâmina está uma proeminência lateral, o processo transverso, e onde as duas lâminas se encontram na parte posterior localiza-se uma estrutura chamada processo espinhoso. Essas proeminências ósseas podem ser sentidas através da pele ao longo de toda a coluna. O arco

Aparelho Locomotor   CAPÍTULO **16**

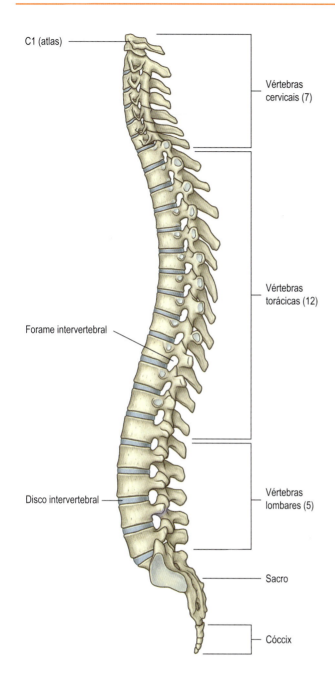

Figura 16.20 Coluna vertebral. Vista lateral.

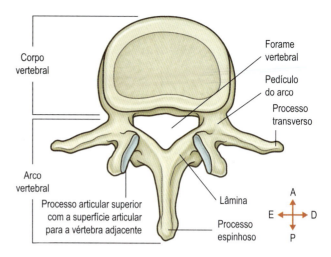

Figura 16.21 Vértebra lombar mostrando as características de uma vértebra típica. Vista superior.

vertebral tem quatro superfícies articulares: duas se articulam com as vértebras acima e duas com as vértebras abaixo. O forame vertebral forma o canal vertebral que contém a medula espinal.

Características vertebrais específicas das regiões

Vértebras cervicais

Estas são as menores vértebras (Fig. 16.22), uma vez que só precisam suportar a cabeça. Os processos transversos têm um forame através do qual a artéria vertebral passa em direção ao cérebro. As duas primeiras vértebras são atípicas e são chamadas atlas e áxis.

A primeira vértebra cervical (C1), o atlas, é o osso no qual o crânio repousa. Abaixo do atlas está o áxis, a segunda vértebra cervical (C2).

O atlas (Fig. 16.23A) é essencialmente um anel ósseo, sem corpo distinto ou processo espinhoso, embora tenha dois processos transversos curtos. Possui duas facetas achatadas que se articulam com o osso occipital, formando uma articulação condiloide (p. 447), e permite o aceno com a cabeça.

O áxis (Fig. 16.23B e C) está localizado abaixo do atlas. Possui um pequeno corpo com uma pequena projeção superior, chamada dente do áxis, que ocupa parte do forame posterior do atlas, e é mantido firmemente dentro do atlas pelo ligamento transverso (Fig. 16.23D). A cabeça gira (isto é, vira de lado a lado) nessa articulação.

A 7ª vértebra cervical C7 também é conhecida como a vértebra proeminente. Possui um longo e proeminente processo espinhoso que termina em um grande tubérculo, que é facilmente sentido na base do pescoço.

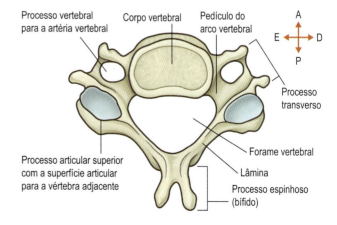

Figura 16.22 Vértebra cervical mostrando as características típicas. Vista superior.

SEÇÃO 4 Proteção e Sobrevivência

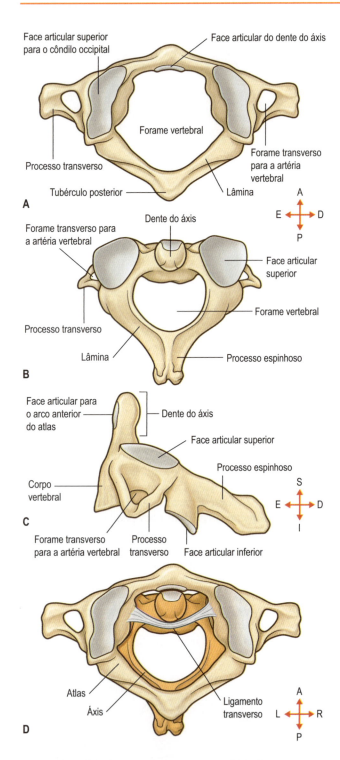

Figura 16.23 Vértebras cervicais superiores. (A) A vértebra atlas C1, visualizada superiormente. (B) A vértebra áxis por uma vista superior. (C) O áxis, vista lateral. (D) Atlas e áxis em posição, mostrando o ligamento transverso.

Vértebras torácicas

As 12 vértebras torácicas (Fig. 16.24) são maiores do que as cervicais porque essa porção da coluna vertebral precisa suportar mais peso corporal. Os corpos e os processos transversos contêm faces que se articulam com as costelas.

Vértebras lombares

São as maiores vértebras (Fig. 16.21) porque precisam suportar o peso de toda a parte superior do corpo. Elas apresentam um considerável processo espinhoso para a fixação dos músculos da parte inferior das costas.

Sacro

Consiste em cinco vértebras rudimentares fusionadas que formam um osso triangular ou em forma de cunha com a superfície anterior côncava (Fig. 16.25). A parte superior, ou base, articula-se com a 5ª vértebra lombar. De cada lado, articula-se com o ílio, para formar a articulação sacroilíaca e, na extremidade inferior, articula-se com o cóccix. A borda anterior da base, o promontório, projeta-se para dentro da cavidade pélvica. Os forames vertebrais estão presentes, e em cada lado do osso existe uma série de forames para a passagem dos nervos espinais sacrais.

Cóccix

O cóccix consiste em quatro vértebras terminais fusionadas para formar um pequeno osso triangular (Fig. 16.25), cuja ampla base se articula com a extremidade do sacro.

Características da coluna vertebral

Disco intervertebral

Os corpos das vértebras adjacentes são separados por discos intervertebrais, consistindo em uma borda externa de fibrocartilagem (ânulo fibroso) e um núcleo central de material gelatinoso mole (núcleo pulposo; Fig. 16.26). São mais finos na região cervical e tornam-se progressivamente mais espessos em direção à região lombar, à medida que aumenta a carga na coluna vertebral. O ligamento longitudinal posterior no canal vertebral ajuda a mantê-los no lugar. Eles atuam como amortecedores e formam articulações cartilagíneas que contribuem para a flexibilidade de toda a coluna vertebral.

Forames intervertebrais

Quando duas vértebras adjacentes são observadas de lado, pode ser visto um forame formado pelo espaço entre os pedículos das vértebras adjacentes.

Ao longo do comprimento da coluna vertebral, existe um forame intervertebral de cada lado entre cada par de vértebras, através do qual os nervos espinais, vasos sanguíneos e linfáticos passam (Fig. 16.27).

Ligamentos da coluna vertebral

Estes ligamentos (Fig. 16.26) mantêm as vértebras unidas e os discos vertebrais em posição.

O ligamento transverso fixa o dente do áxis na posição correta em relação ao atlas (Fig. 16.23C).

O ligamento longitudinal anterior se estende por todo o comprimento da coluna vertebral e localiza-se em frente aos corpos vertebrais.

Aparelho Locomotor CAPÍTULO **16**

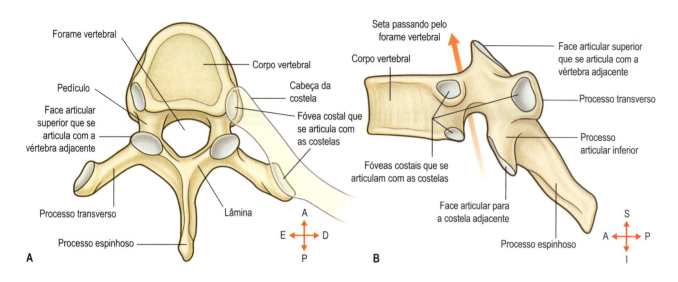

Figura 16.24 Vértebra torácica. (A) Vista superior. (B) Vista lateral esquerda.

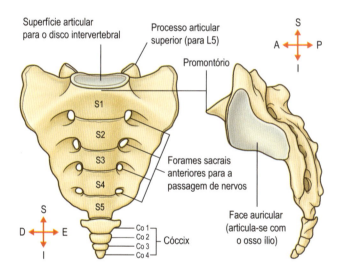

Figura 16.25 Sacro e cóccix. Vistas anterior e lateral.

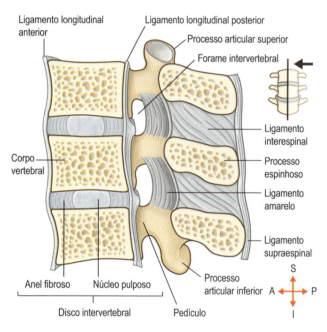

Figura 16.26 Seção da coluna vertebral mostrando os ligamentos, discos intervertebrais e forames intervertebrais.

O ligamento longitudinal posterior localiza-se dentro do canal vertebral e estende-se por toda a coluna vertebral, em íntimo contato com a superfície posterior dos corpos vertebrais.

O ligamento amarelo conecta as lâminas das vértebras adjacentes.

O ligamento da nuca (Fig. 16.61) e o ligamento supraespinal unem os processos espinhosos, estendendo-se do occipital ao sacro.

Curvaturas da coluna vertebral

Quando vista de lado, a coluna vertebral apresenta quatro curvaturas: duas primárias e duas secundárias (Fig. 16.28).

O feto no útero encontra-se curvado, de modo que a cabeça e os joelhos quase ou às vezes se tocam. Essa posição mostra a curvatura primária. A curvatura cervical secundária se desenvolve quando a criança passa a sustentar a cabeça (após cerca de 3 meses de idade) e a curvatura lombar secundária se desenvolve quando a criança é capaz de se levantar (após 12 a 15 meses). As curvaturas torácica e sacral são mantidas.

Movimentos da coluna vertebral

Os movimentos entre os ossos individuais da coluna vertebral são bastante limitados. Contudo, os movimentos da coluna como um todo são bem extensos e incluem a flexão (inclinação para frente), a extensão (inclinação para trás), a flexão lateral (inclinação para o lado) e a rotação. Existe mais

SEÇÃO 4 Proteção e Sobrevivência

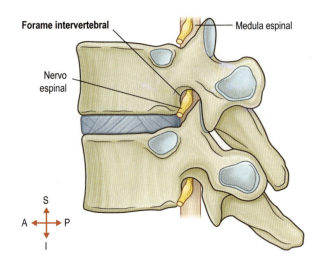

Figura 16.27 Vértebras cervicais inferiores mostrando a medula espinal e os nervos espinais emergindo através dos forames intervertebrais. Vista lateral.

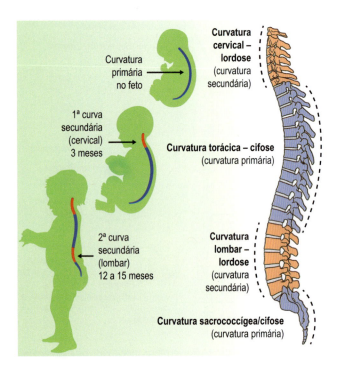

Figura 16.28 Desenvolvimento das curvaturas da coluna espinal.

movimento nas regiões cervicais e lombares do que em outros lugares.

Funções da coluna vertebral

Estas incluem:

- Coletivamente, os forames vertebrais formam o canal vertebral, que fornece forte proteção óssea para a delicada medula espinal que passa por dentro dele
- Os pedículos das vértebras adjacentes formam os forames intervertebrais, um de cada lado, proporcionando acesso

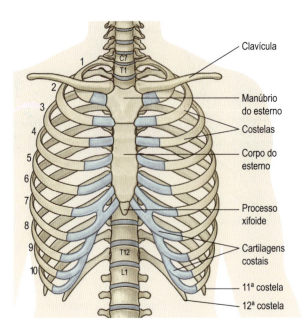

Figura 16.29 Caixa torácica. Vista anterior.

à medula espinal dos nervos espinais, vasos sanguíneos e linfáticos
- As vértebras individualmente, com seus discos intervertebrais, permitem os movimentos de toda a coluna
- Oferecem suporte ao crânio
- Os discos intervertebrais atuam como amortecedores, protegendo o cérebro
- O eixo do tronco é formado dando fixação às costelas, cíngulo do ombro, membros superiores, cíngulo pélvico e membros inferiores.

Tórax

O tórax (caixa torácica; Fig. 16.29) é composto anteriormente pelo esterno, 12 pares de costelas que formam as paredes laterais e 12 vértebras.

Esterno (osso do peito)

Este osso plano (Fig. 16.30) pode ser sentido logo abaixo da pele, na parte anterior do tórax na linha mediana.

O manúbrio é a parte superior e articula-se com as clavículas pela articulação esternoclavicular e com o primeiro par de costelas.

O corpo, ou a porção média, dá fixação às costelas.

O processo xifoide é a parte inferior do esterno. Trata-se de uma região de inserção do diafragma, músculos da parede anterior e da linha alba (literalmente "linha branca"; Fig. 16.64).

Costelas

Os 12 pares de costelas formam a parede lateral do tórax (Fig. 16.29). São ossos alongados e curvos (Fig. 16.31) que se articulam posteriormente com a coluna vertebral.

Aparelho Locomotor CAPÍTULO **16**

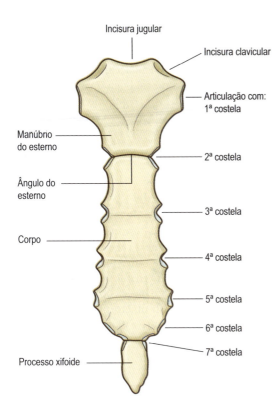

Figura 16.30 Esterno e suas incisuras costais. Vista anterior.

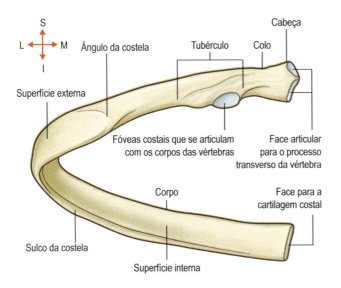

Figura 16.31 Costela típica. Vista inferior.

Anteriormente, os sete primeiros pares se articulam diretamente com o esterno e são conhecidos como costelas verdadeiras. Os três pares seguintes se articulam indiretamente. Em ambos os casos, as cartilagens costais inserem as costelas ao esterno. Os dois últimos pares de costelas, chamados costelas flutuantes, não se fixam ao esterno e suas pontas anteriores são livres.

Cada costela forma até três articulações com a coluna vertebral. Duas dessas articulações são formadas entre a face articular na cabeça da costela e as faces articulares nos corpos de duas vértebras, um acima e outro abaixo da costela. Dez costelas também formam articulações entre o tubérculo da costela e o processo transverso (normalmente) da vértebra inferior.

A superfície inferior da costela é completamente sulcada, proporcionando um canal ao longo do qual circulam o nervo intercostal e vasos sanguíneos. Entre cada costela estão os músculos intercostais, que movimentam as costelas durante a respiração.

A organização das costelas e a quantidade de cartilagem presente na caixa torácica fazem desta uma estrutura flexível que pode mudar de formato e tamanho durante a respiração. A primeira costela é fixada firmemente ao esterno e à primeira vértebra torácica (T1) e não se move durante a inspiração. Essa costela é um ponto fixo, então, quando os músculos intercostais se contraem, eles puxam toda a caixa torácica para cima em direção à primeira costela. O mecanismo de respiração é descrito na p. 275.

> ● **MOMENTO DE REFLEXÃO**
>
> 3. Quais suturas são formadas nas extremidades do osso parietal?
> 4. Descreva a posição e a estrutura das vértebras proeminentes.

Esqueleto apendicular

Resultados esperados da aprendizagem

Após estudar esta seção, você estará apto a:

- Identificar os ossos que formam o esqueleto apendicular
- Indicar as características dos ossos que formam o esqueleto apendicular
- Descrever as diferenças estruturais entre a pelve masculina e a feminina.

O esqueleto apendicular (Fig. 16.10) consiste em:

- Cíngulo do ombro superior e do membro superior
- Cíngulo pélvico e do membro inferior.

Cíngulo do ombro e do membro superior

O membro superior forma uma articulação com o tronco através do cíngulo do ombro (peitoral).

Cíngulo do ombro

O cíngulo do ombro compreende duas clavículas e duas escápulas.

SEÇÃO 4 Proteção e Sobrevivência

Clavícula

A clavícula (Fig. 16.32) é um osso longo em forma de S. Articula-se com o manúbrio do esterno pela articulação esternoclavicular e forma a articulação acromioclavicular com o acrômio da escápula. Fornece a única ligação óssea entre o membro superior e o esqueleto axial.

Escápula

A escápula (Fig. 16.33) é um osso plano, com formato triangular, localizado na parede torácica posterior, superficial às costelas e separado delas por músculos.

Em seu ângulo lateral, existe uma superfície articular rasa, a cavidade glenoide, que, com a cabeça do úmero, forma a articulação do ombro.

Na superfície posterior, encontra-se uma crista áspera denominada espinha da escápula, que se estende para além da borda lateral da escápula sobre a cavidade glenoide. Essa saliência, que pode ser sentida através da pele como o ponto mais alto do ombro, é chamada acrômio da escápula e forma uma articulação com a clavícula, a articulação acromioclavicular, uma articulação sinovial ligeiramente móvel que contribui para a mobilidade do cíngulo do ombro. O processo coracoide é uma projeção da margem superior da escápula e dá fixação aos músculos que movem o ombro.

O membro superior

Úmero

O úmero (Fig. 16.34) é o osso do braço. A cabeça articula-se com a cavidade glenoide da escápula, formando a articulação do ombro. Distalmente à cabeça estão duas projeções ósseas, o tubérculo maior e o tubérculo menor, e entre eles existe a sulco profundo, o sulco intertubercular, ocupado por um dos tendões do músculo bíceps braquial.

A extremidade distal do úmero possui duas superfícies que se articulam com o rádio e a ulna para formar a articulação do cotovelo.

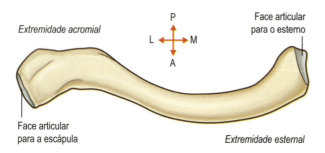

Figura 16.32 Clavícula direita. Vista superior.

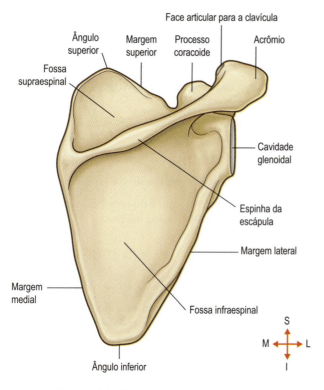

Figura 16.33 Escápula direita. Vista posterior.

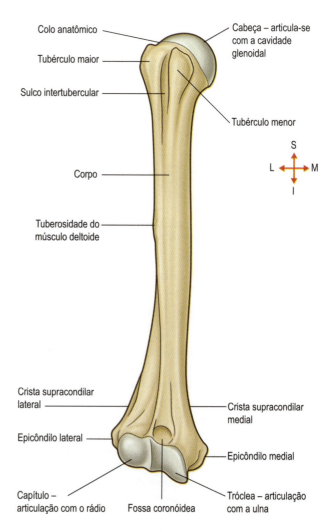

Figura 16.34 Úmero direito. Vista anterior.

Ulna e rádio

São os dois ossos do antebraço (Fig. 16.35). A ulna é mais longa e medial do que o rádio, quando o antebraço está em posição anatômica, ou seja, com a palma da mão voltada para a frente, assim os dois ossos se encontram paralelos. Eles se articulam com o úmero na articulação do cotovelo, com os ossos do carpo na articulação do punho, e um com o outro na articulação radioulnar. Além disso, uma membrana interóssea, uma articulação fibrosa, conecta esses dois ossos ao longo de suas diáfises, estabilizando-os e mantendo suas posições relativas, apesar das forças aplicadas a partir do cotovelo ou do punho.

Ossos do carpo (punho)

Existem oito ossos do carpo organizados em duas fileiras de quatro (Fig. 16.36). De fora para dentro, são eles:

- Fileira proximal: escafoide, semilunar, piramidal, pisiforme
- Fileira distal: trapézio, trapezoide, capitato, hamato.

Esses ossos se encaixam bem próximos e são mantidos em posição por ligamentos que permitem uma quantidade limitada de movimentos entre eles. Os ossos da fileira proximal estão associados à articulação do punho, e os da fileira distal formam articulações com os ossos do metacarpo. Os tendões dos músculos do antebraço cruzam o punho e são mantidos próximos aos ossos por fortes faixas fibrosas, chamadas retináculo (Fig. 16.52).

Ossos do metacarpo (ossos da mão)

São cinco ossos que formam a palma da mão, numerados a partir do polegar. As extremidades proximais se articulam com os ossos do carpo e as extremidades distais, com as falanges.

Falanges (ossos dos dedos)

Existem 14 falanges, três em cada dedo e duas nos polegares. Elas se articulam com os ossos do metacarpo e, entre si, através das articulações interfalângicas da mão.

Cíngulo pélvico e do membro inferior

O membro inferior forma uma articulação com o esqueleto axial através do cíngulo pélvico.

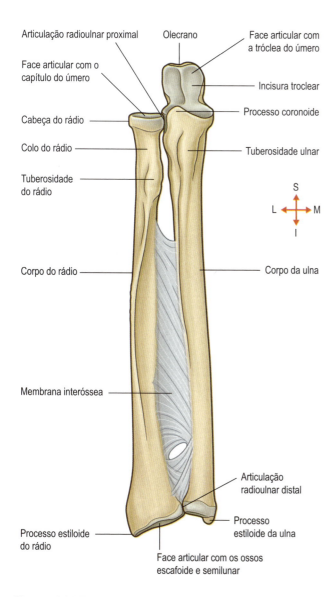

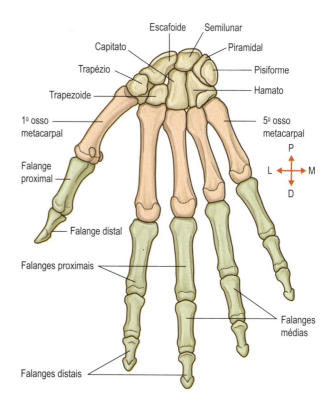

Figura 16.35 Rádio e ulna direitos com a membrana interóssea. Vista anterior.

Figura 16.36 Ossos da mão direita, do punho e dos dedos. Vista anterior.

SEÇÃO 4 Proteção e Sobrevivência

Cíngulo pélvico

O cíngulo pélvico é formado por dois ossos do quadril. A "pelve" é o termo destinado à estrutura que forma o quadril pelo cíngulo e está associada ao sacro.

Ossos do quadril

Cada osso do quadril (Fig. 16.37) compreende três ossos fusionados: o ílio, ísquio e o púbis. Em sua superfície lateral existe uma profunda depressão, o acetábulo, que forma a articulação do quadril com a cabeça quase esférica do fêmur.

O ílio é a parte achatada superior do quadril e possui a crista ilíaca, cuja curva anterior é chamada espinha ilíaca anterossuperior. O ílio forma uma articulação sinovial com o sacro: a articulação sacroilíaca, uma articulação resistente capaz de absorver tensões da descarga de peso e que tende a se tornar fibrosada com o avanço da idade.

O púbis é a parte anterior do osso e se articula com o púbis do lado oposto através de uma articulação cartilagínea, a sínfise púbica.

O ísquio é a parte posteroinferior. As ásperas projeções inferiores dos ísquios, as tuberosidades isquiáticas, suportam o peso do corpo quando o indivíduo está sentado.

A união das três partes ocorre no acetábulo.

Pelve

A pelve (Fig. 16.38) é formada pelos ossos do quadril, o sacro e o cóccix. É dividida em partes superior e inferior pela borda da pelve, consistindo no promontório do sacro, na linha arqueada do ílio e na linha pectínea do púbis. A pelve maior (falsa) está acima da borda, e a pelve menor (verdadeira), está abaixo.

Diferenças entre a pelve masculina e a feminina

O formato da pelve feminina permite a passagem do bebê durante o parto. Em comparação com a pelve masculina, a feminina possui ossos mais leves, é mais rasa e arredondada e geralmente é mais larga (Fig. 16.39).

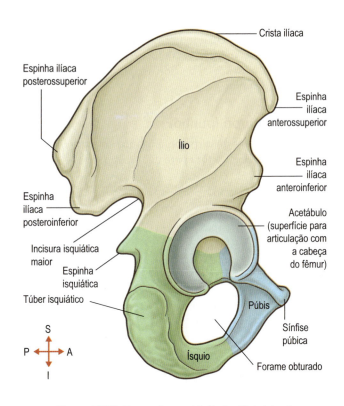

Figura 16.37 Ossos do quadril direito. Vista lateral.

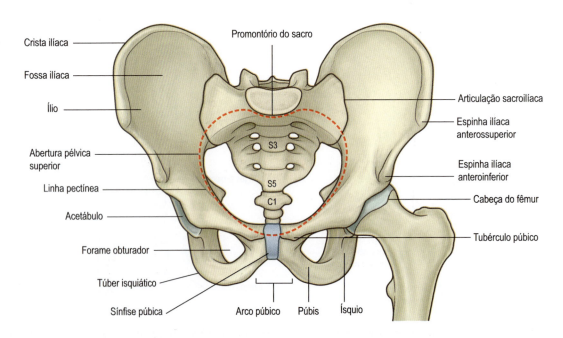

Figura 16.38 Ossos da pelve e parte proximal do fêmur esquerdo.

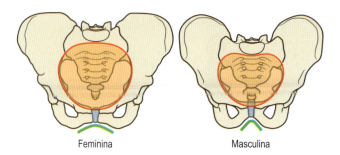

Figura 16.39 Diferença no formato das pelves masculina e feminina.

Membro inferior

Fêmur (osso da coxa)

O fêmur (Fig. 16.40) é o maior e mais pesado osso do corpo humano. Possui uma cabeça quase esférica que se encaixa no acetábulo do osso do quadril para formar a articulação do quadril. O colo se estende para fora e um pouco para baixo da cabeça até a diáfise, contudo a maior parte está dentro da cápsula da articulação do quadril.

A superfície posterior do terço inferior forma uma área triangular plana chamada superfície poplítea. A extremidade distal possui dois côndilos articulares, os quais, com a tíbia e a patela, formam o joelho. O fêmur transmite o peso do corpo através dos ossos abaixo do joelho até o pé.

Tíbia (osso da perna)

A tíbia (Fig. 16.41) é o osso medial dos dois ossos que fazem parte da perna. A extremidade proximal é larga e plana e possui dois côndilos que se articulam com o fêmur no joelho. A cabeça da fíbula se articula com a face articular fibular do côndilo lateral da tíbia, formando a articulação tibiofibular proximal.

A extremidade distal da tíbia forma a articulação do tornozelo juntamente com o tálus e a fíbula. O maléolo medial é uma projeção inferior da tíbia à articulação do tornozelo, facilmente sentido através da pele no lado medial do tornozelo.

Fíbula

A fíbula (Fig. 16.41) é o osso lateral longo e delgado da perna. A cabeça, ou extremidade superior, articula-se com o côndilo lateral da tíbia, formando a articulação tibiofibular proximal. A extremidade inferior também se articula com a tíbia e projeta-se além dela para formar o maléolo lateral. Isso ajuda a estabilizar a articulação do tornozelo e é facilmente sentido através da pele na lateral do tornozelo.

Patela

É um osso sesamoide com formato triangular que forma parte da parede anterior do joelho. Sua superfície posterior se articula com a face patelar do fêmur na articulação do joelho, e sua superfície anterior está no tendão patelar, isto é, o tendão do músculo quadríceps femoral.

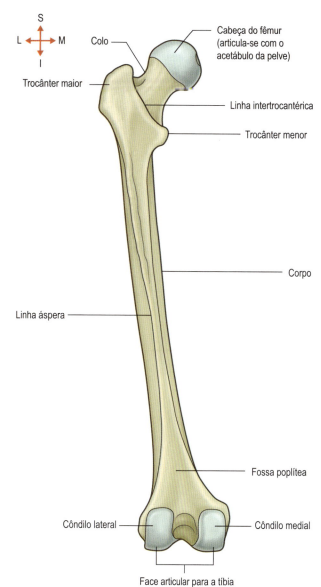

Figura 16.40 Fêmur esquerdo. Vista posterior.

Ossos do tarso (tornozelo)

Os sete ossos do tarso (Fig. 16.42A) que formam a parte posterior do pé (tornozelo) são: o tálus calcâneo, navicular, cuboide e três ossos cuneiformes. O tálus se articula com a tíbia e a fíbula na articulação do tornozelo. O calcâneo forma o calcanhar do pé. Os demais ossos se articulam entre si e com os ossos do metatarso.

Metatarso (osso do pé)

São cinco ossos (Fig. 16.42A), numerados de dentro para fora, que formam a maior parte do dorso do pé. Nas extremi-

SEÇÃO 4 Proteção e Sobrevivência

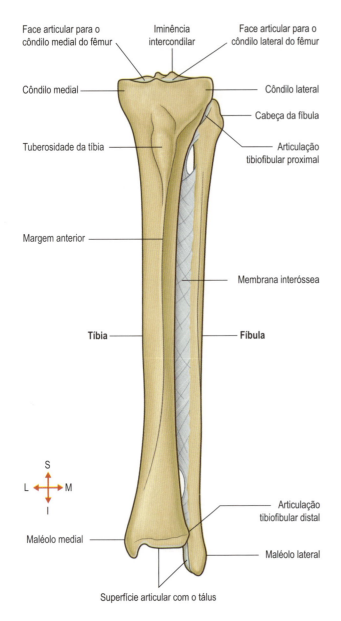

Figura 16.41 Tíbia e fíbula esquerdas com a membrana interóssea. Vista anterior.

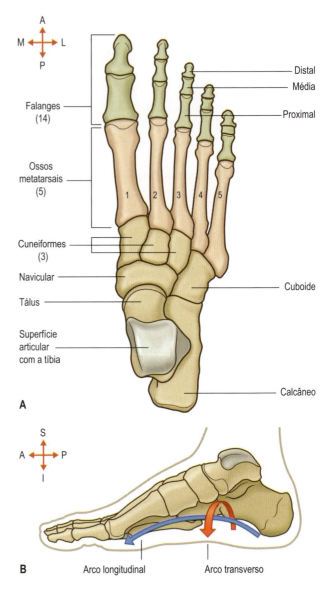

Figura 16.42 Ossos do pé esquerdo. (A) Vista superior. (B) Vista lateral.

dades proximais se articulam com os ossos do tarso, e nas extremidades distais com as falanges. A cabeça distal aumentada do 1º osso metatarsal forma a "bola" do pé.

Falanges (ossos dos dedos)

Existem 14 falanges (Fig. 16.42A), organizadas de maneira similar às falanges dos dedos das mãos, isto é, duas no hálux (dedão do pé) e três em cada um dos outros dedos.

Arco do pé

O arranjo dos ossos do pé, apoiados por ligamentos e pela ação dos músculos associados, dão à sola do pé uma forma curva ou arqueada (Figs. 16.42B e 16.43). A curvatura que vai do calcanhar ao dedo do pé é chamada arco longitudinal, e a curva que atravessa o pé é chamada arco transversal.

No arco longitudinal normal, apenas o osso calcâneo e as extremidades distais dos metatarsos tocam o solo, sendo os ossos entre eles claramente elevados. Isso dá forma à pegada convencional. Se, no entanto, a concavidade da sola é perdida por causa da flacidez de ligamentos ou tendões, o arco afunda e uma maior parte da sola do pé fica em contato com o solo: isso é chamado pé chato. O desenho arqueado serve como um eficaz amortecedor e permite que o pé puxe o corpo para frente ao caminhar e correr. Uma vez que os arcos do pé também são importantes na distribuição do peso corporal de maneira uniforme enquanto a pessoa

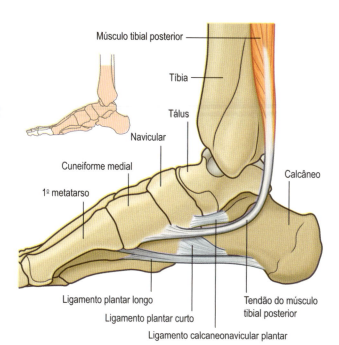

Figura 16.43 Tendões e ligamentos que suportam os arcos do pé esquerdo. Vista medial.

está em pé, parada ou se movimentando, o pé chato perde a elasticidade da estrutura normal do pé e leva a dores nos pés quando em pé, caminhando ou correndo. Como há articulações móveis entre todos os ossos do pé, músculos e ligamentos muito fortes são necessários para manter a força, a elasticidade e a estabilidade do pé durante caminhadas, corridas e saltos.

Músculo tibial posterior. É o suporte muscular mais importante do arco longitudinal (Fig. 16.43). Encontra-se na parte posterior da perna e origina-se do terço médio da tíbia e da fíbula; seu tendão passa por trás do maléolo medial para se inserir nos ossos navicular, cuneiforme cuboide e ossos metatarsais. Atua como uma funda ou um "aparelho de suspensão" para o arco.

Músculos curtos do pé. Esse grupo de músculos está envolvido principalmente na manutenção dos arcos longitudinal e transverso. Eles compõem a parte carnuda da sola do pé.

Ligamento calcaneonavicular plantar (ligamento "mola"). É um ligamento muito forte e espesso que se estende do calcâneo ao osso navicular (Fig. 16.43). Possui um importante papel no suporte do arco longitudinal medial.

Ligamentos plantares e membranas interósseas. Essas estruturas apoiam os arcos longitudinal e transverso.

> ● **MOMENTO DE REFLEXÃO**
>
> 5. Em qual osso você encontraria o acrômio e como o localizaria no corpo?
> 6. O que se entende pelos arcos dos pés e por que sua função é importante?

Articulações

> **Resultados esperados da aprendizagem**
>
> Após estudar esta seção, você estará apto a:
>
> ■ Indicar as características das articulações fibrosas e cartilagíneas
> ■ Listar os diferentes tipos de articulações sinoviais
> ■ Delinear os possíveis movimentos em seis tipos de articulações sinoviais
> ■ Descrever a estrutura e as funções de uma típica articulação sinovial
> ■ Descrever a estrutura e os movimentos das seguintes articulações sinoviais: ombro, cotovelo, punho, quadril, joelho e tornozelo.

Uma articulação é o local onde dois ou mais ossos se articulam ou se unem, significando que as extremidades ou bordas dos ossos são mantidas unidas por tecido conjuntivo. As articulações podem permitir flexibilidade e movimentos do esqueleto. Em algumas articulações, no entanto, os ossos participantes são unidos com tanta firmeza que nenhum movimento entre eles é possível.

Articulações fibrosas

Os ossos que formam essas articulações estão conectados a um material fibroso. Tal arranjo geralmente não permite nenhum movimento. Por exemplo, as articulações entre os ossos do crânio, as suturas, são completamente imóveis (Fig. 16.44A), e o dente saudável é fixado na mandíbula pelo ligamento periodontal (Fig. 16.44B). A tíbia e a fíbula na perna são unidas ao longo de suas diáfises por uma membrana de tecido fibroso denominada membrana interóssea (Fig. 16.44C). Essa articulação fibrosa permite uma quantidade limitada de movimento e estabiliza o alinhamento dos ossos.

Articulações cartilagíneas

Estas articulações são formadas por um coxim fibrocartilagem entre os ossos, atuando como um amortecedor na absorção de impactos. A articulação pode ser imóvel, como na placa epifisária cartilagínea (Fig. 16.45A), que durante o crescimento conecta a diáfise do osso longo com a epífise. Algumas articulações cartilagíneas permitem movimentos limitados, como entre as vértebras, que são separadas pelos discos intervertebrais (Fig. 16.45B), ou na sínfise púbica (Fig. 16.45B), que se torna mais flexível por alguns hormônios circulantes durante a gravidez para permitir a expansão durante o parto.

Articulações sinoviais

As articulações sinoviais são caracterizadas pela presença de um espaço ou de uma cápsula entre os ossos que se arti-

SEÇÃO 4   Proteção e Sobrevivência

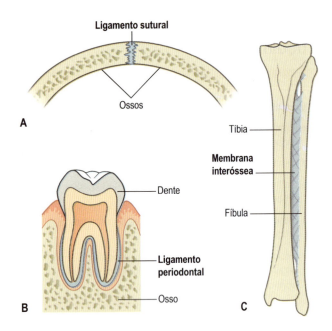

Figura 16.44 Articulações fibrosas. (A) Sutura do crânio.
(B) Ligamento periodontal. (C) Membrana interóssea unindo a tíbia e a fíbula.

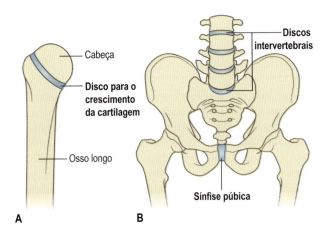

Figura 16.45 Articulações cartilagíneas. (A) Placa epifisial.
(B) Discos intervertebrais e sínfise púbica.

culam (Fig. 16.46). As extremidades dos ossos são mantidas juntas por uma cápsula de tecido fibroso e lubrificadas com uma pequena quantidade de fluido. As articulações sinoviais são as que possuem a maior mobilidade no corpo.

Características de uma articulação sinovial

Todas as articulações sinoviais contêm certas características em comum (Fig. 16.46).

Cartilagem articular ou hialina

As partes dos ossos em contato umas com as outras são revestidas com cartilagem hialina (Fig. 3.23). Isso proporcio-

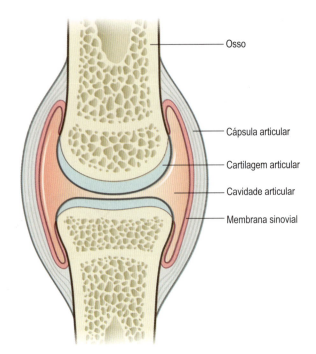

Figura 16.46 Estrutura básica de uma articulação sinovial.

na uma superfície articular macia, reduz a fricção, distribui o peso e evita o contato entre os ossos. O revestimento de cartilagem, que tem cerca de 7 mm de espessura nos jovens, torna-se mais fina e menos compressível com a idade. Isso leva ao aumento do estresse em outras estruturas articulares. A cartilagem não possui suprimento sanguíneo e recebe seus nutrientes do líquido sinovial.

Cápsula ou ligamento capsular

A articulação é envolvida por um tecido fibroso que mantém os ossos unidos. É suficientemente frouxa para permitir a liberdade de movimentos, mas forte o bastante para protegê-la de lesões. A cápsula é constituída por uma extensão de periósteo que cobre os ossos.

Membrana sinovial

Trata-se de uma delicada camada epitelial que reveste a cápsula e cobre todas as superfícies que não suportam peso dentro da articulação. A membrana secreta o líquido sinovial.

Líquido sinovial

Líquido espesso e pegajoso de consistência de clara de ovo, que preenche a cavidade sinovial e:

- Nutre as estruturas dentro da cavidade articular
- Contém fagócitos, que removem os micróbios e detritos celulares
- Reveste e lubrifica as partes móveis da articulação
- Mantém a estabilidade das articulações
- Previne que as extremidades ósseas sejam separadas, assim como um pouco de água entre a superfície de dois vidros.

Pequenos sacos de líquido sinovial (bursas) estão presentes em algumas articulações, como as do joelho. Atuam como almofadas que previnem a fricção entre um osso e um ligamento ou tendão, ou com a pele onde um osso em uma articulação está próximo da superfície.

Outras estruturas intracapsulares

Algumas articulações têm estruturas dentro das cápsulas para acolchoar e estabilizar a articulação, tais como o coxim de gordura e o menisco no joelho. A cápsula articular é revestida pela membrana sinovial; em caso de peso ou esforço demasiado, essas estruturas podem ser lesionadas.

Estruturas extracapsulares

- Ligamentos que se misturam com a cápsula estabilizam a articulação
- Músculos ou seus tendões também proporcionam estabilidade e atravessam as articulações que movimentam. Quando o músculo se contrai, ele se encurta, puxando um osso em direção ao outro.

Inervação e vascularização

Os nervos e os vasos sanguíneos que atravessam uma articulação geralmente suprem a cápsula e os músculos que a movem.

Movimentos das articulações sinoviais

O movimento em qualquer articulação depende de vários fatores, tais como a firmeza dos ligamentos que mantêm a articulação unida, a adequação dos ossos e a presença ou ausência de estruturas intracapsulares. Geralmente, quanto mais estável a articulação, menos móvel ela é. Os principais movimentos possíveis estão resumidos na Tabela 16.2 e na Fig. 16.47.

Tabela 16.2 Movimentos possíveis nas articulações sinoviais.

Movimento	Definição
Flexão	Geralmente ocorre para frente, ocasionalmente para trás, como na articulação do joelho
Extensão	Dobra para trás (movimento contrário da extensão)
Abdução	Movimento de distanciamento da linha mediana do corpo
Adução	Movimento em direção à linha mediana do corpo
Circundução	Movimento de um membro ou do dedo em forma de cone
Rotação	Movimento ao longo de um eixo ósseo
Pronação	Girar a palma da mão para baixo
Supinação	Girar a palma da mão para cima
Inversão	Girar a planta do pé para dentro
Eversão	Girar a planta do pé para fora

Tipos de articulação sinovial

Articulações sinoviais são classificadas de acordo com a amplitude de movimento (Tabela 16.2) ou o formato das partes articuladas dos ossos envolvidos (Fig. 16.48).

Articulação esferoide

A cabeça de um osso tem formato de bola (esfera) e se articula com outro osso em formato de cálice (depressão caliciforme). Essas articulações permitem uma ampla gama de movimentos, incluindo flexão, extensão, abdução, adução, rotação e circundução. Exemplos incluem o ombro e o quadril.

Articulação gínglimo (dobradiça)

As extremidades articuladas dos ossos se encaixam como uma dobradiça de porta, e o movimento é, portanto, restrito à flexão e extensão. A articulação do cotovelo é um exemplo, permitindo apenas a flexão e extensão do antebraço. Articulações desse tipo incluem o joelho, o tornozelo e as articulações entre as falanges dos dedos das mãos e dos pés (articulações interfalângicas).

Articulação plana

As superfícies articulares são planas ou ligeiramente curvadas e deslizam umas sobre as outras, mas a quantidade de movimentos possíveis é bastante restrita; esse grupo de articulações é o menos móvel de todas as articulações sinoviais. Exemplos incluem as articulações entre os ossos do carpo no punho, os ossos do tarso no pé e os processos das vértebras (note que as articulações entre os corpos vertebrais são os discos cartilaginosos intervertebrais).

Articulação trocóidea (pivô)

Essa articulação permite que um osso ou um membro gire. Um osso se encaixa em um ligamento em forma de argola, que o mantém próximo a outro osso e permite que ele gire no anel assim formado. Por exemplo, a cabeça gira sobre uma articulação em pivô formada pelo dente do áxis mantido dentro do anel formado pelo ligamento transverso do atlas (Fig. 16.23D).

Articulação elipsoide (condilar)

Um côndilo é uma projeção arredondada e lisa sobre um osso e, em uma articulação elipsoide, encontra-se dentro de uma depressão em forma de cálice. Exemplos incluem a articulação entre o côndilo da mandíbula e o osso temporal, entre os metacarpos e as falanges das mãos, e entre os metatarsos e as falanges dos pés. Essas articulações permitem os movimentos de flexão, extensão, abdução, adução e circundução.

Articulação selar

Os ossos articulados se encaixam como uma pessoa sentada em uma sela de cavalo. A articulação selar mais importante é a base do polegar, entre o osso trapézio do punho e o primei-

SEÇÃO 4   Proteção e Sobrevivência

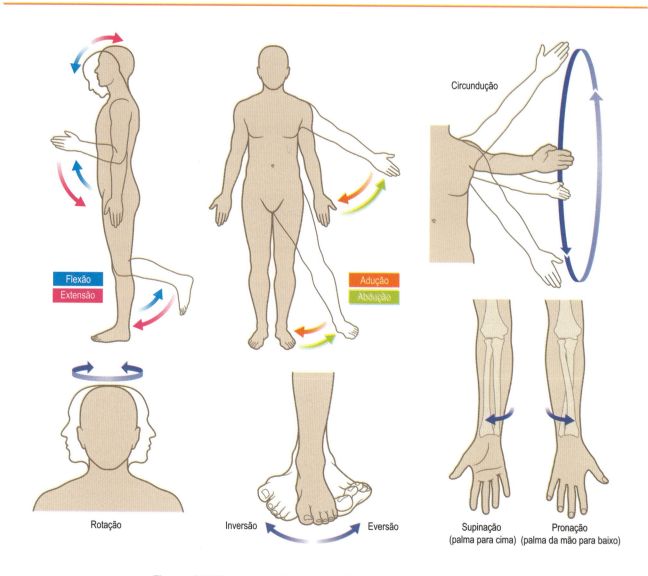

Figura 16.47 Principais movimentos possíveis nas articulações sinoviais.

ro osso metacarpal (Fig. 16.36). A amplitude de movimento é similar àquela de uma articulação elipsoide, mas com flexibilidade adicional; o movimento de oposição do polegar, a capacidade de tocar cada uma das pontas dos dedos na mesma mão, deve-se à natureza da articulação do polegar.

Principais articulações sinoviais dos membros

Todas as articulações sinoviais têm as características descritas anteriormente, portanto apenas as características distintas foram incluídas nesta seção.

Articulação do ombro

É uma articulação do tipo esferoide (Fig. 16.49). Possui a maior mobilidade do corpo e, consequentemente, é a menos estável e propensa a luxações, especialmente em crianças. Composta pela cavidade glenoide da escápula e cabeça do úmero, esta articulação possui bolsas protetoras que acolchoam a articulação. O ligamento capsular é muito frouxo inferiormente para permitir movimentos livres normalmente possíveis de serem realizados nessa articulação. A cavidade glenoide é bastante rasa, mas aprofundada por uma borda de fibrocartilagem, o lábio glenoidal, que fornece uma estabilidade adicional sem limitar os movimentos. O tendão da cabeça longa do músculo bíceps braquial é mantido no sulco intertubercular do úmero pelo ligamento transverso do úmero. Ele se estende através da cavidade articular e é inserido no tubérculo supraglenoidal.

A membrana sinovial reveste parte do tendão da cabeça longa do músculo bíceps braquial dentro do ligamento capsular e cobre o lábio glenoidal.

A articulação é estabilizada por vários ligamentos (glenoumeral, coracoumeral e transverso do úmero), mas principalmente pelos músculos (e seus ligamentos) presentes no ombro. Alguns desses músculos são chamados, coletivamente, manguito rotador, e lesões nesse conjunto de músculos são causa comum de dor no ombro. Deslocamentos repeti-

Aparelho Locomotor   CAPÍTULO **16**

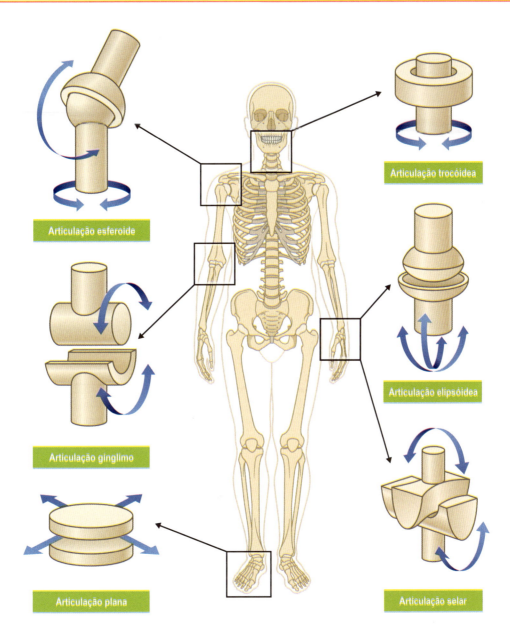

Figura 16.48. Tipos de articulações sinoviais com exemplos de suas localizações no esqueleto.

dos podem alongar os tendões e ligamentos que sustentam a articulação do ombro, tornando-a menos estável.

Músculos e movimentos

Os músculos que movimentam o braço (Fig. 16.66) são descritos com mais detalhes na p. 463, e na Tabela 16.3 estão resumidos os músculos e os possíveis movimentos da articulação do ombro.

Articulação do cotovelo

A articulação do cotovelo (Fig. 16.50) envolve três ossos: o úmero no braço, e o rádio e a ulna no antebraço. O úmero possui superfícies que se articulam com o rádio e a ulna, o que significa que a articulação do cotovelo na verdade contém duas articulações. O capítulo do úmero é uma projeção arredondada que se encaixa contra a cabeça do rádio, formando a articulação umerorradial. A tróclea é uma projeção sulcada no úmero e se encaixa na incisura troclear da ulna, formando a articulação umeroulnar. Como os ossos se encaixam muito próximos e toda a articulação é envolta em fortes ligamentos, colateral ulnar, colateral radial, anular do rádio e quadrado, a articulação é bastante estável.

O nervo ulnar corre superficialmente na parte posterior da articulação do cotovelo, ao longo de um sulco raso no epicôndilo medial. Essa área é referida coloquialmente como "osso engraçado", e, se ele for batido, produz uma sensação de formigamento no antebraço.

Músculos e movimentos

A estrutura da articulação do cotovelo só permite realizar dois movimentos de flexão e extensão. O músculo bíceps braquial

SEÇÃO 4 Proteção e Sobrevivência

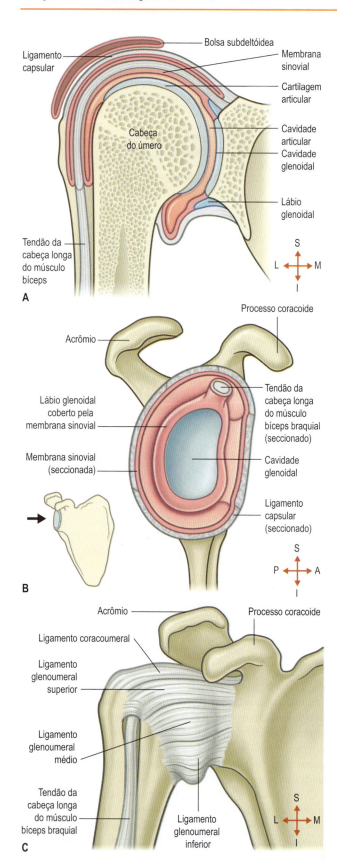

Figura 16.49 Articulação do ombro direito. (A) Seção vista anteriormente. (B) Posição do lábio glenoidal com o úmero removido, vista lateral. (C) Vista anterior dos ligamentos que suportam a articulação do ombro.

Tabela 16.3 Músculos e movimentos da articulação do ombro.

Movimentos	Músculos envolvidos
Extensão	Latíssimo do dorso, redondo maior
Flexão	Coracobraquial, peitoral maior
Abdução	Deltoide
Adução	Latíssimo do dorso, peitoral maior
Rotação lateral	Redondo menor, parte posterior do deltoide
Rotação medial	Latíssimo do dorso, peitoral maior, redondo maior e parte anterior do deltoide
Circundução	Combinação das ações dos músculos citados acima

é o principal flexor do antebraço, auxiliado pelo braquial; e o músculo tríceps braquial estende o cotovelo (Fig. 16.66).

Articulação radioulnar proximal e distal

A articulação radioulnar proximal é do tipo trocóidea (pivô), formada pela borda da cabeça do rádio que gira em um entalhe na ulna, chamado incisura radial, e está na mesma cápsula que a articulação do cotovelo. O ligamento anular do rádio é um forte ligamento extracapsular que circunda a cabeça do rádio e o mantém em contato com a ulna (Fig. 16.50B).

A articulação radioulnar é uma articulação trocóidea entre a extremidade distal do rádio e a cabeça da ulna (Fig. 16.51). Essas duas articulações entre as extremidades do rádio e da ulna são essenciais para permitir o movimento de pronação (girar a palma da mão para baixo) e de supinação (girar a palma da mão para cima) do antebraço, isto é, girar a mão 180° a partir do cotovelo. Essas articulações também permitem ao rádio girar em relação à ulna. Na supinação do antebraço, isto é, com a palma da mão para cima e o polegar lateralmente, o rádio e a ulna estão paralelos, mas, quando a mão é girada 180° e o polegar se volta ao plano mediano, o rádio cruza a ulna, girando no anel formado pelo ligamento anular.

Note, além disso, a presença de uma membrana fibrosa conectando o rádio e a ulna ao longo de suas diáfises; essa membrana interóssea (Fig. 16.35) é um tipo de articulação fibrosa que evita a separação desses ossos quando uma força é aplicada nas duas extremidades, ou seja, no punho ou no cotovelo.

Músculos e movimentos

A pronação do antebraço é causada pela ação do músculo pronador redondo (p. 465), e a supinação, pelos músculos supinador e bíceps braquial (p. 465 e Fig. 16.66).

Articulação do punho

É uma articulação elipsoide entre a extremidade distal do rádio e o osso escafoide, semilunar e piramidal (Fig. 16.51). Um disco de fibrocartilagem branca separa a ulna da cavidade ar-

Aparelho Locomotor CAPÍTULO **16**

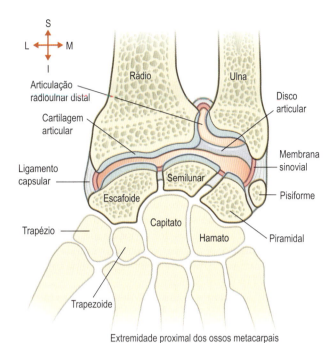

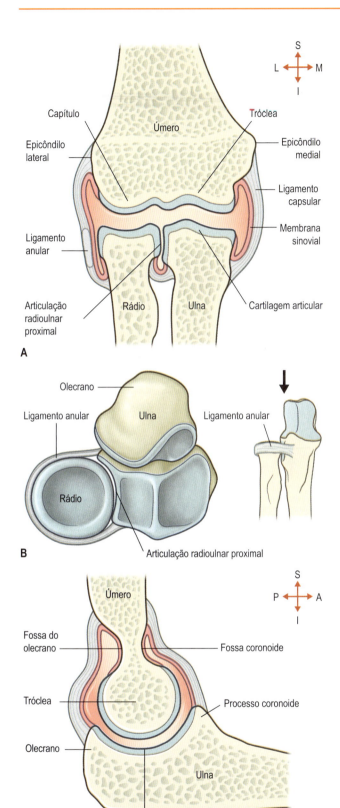

Figura 16.51 Articulações do punho direito e radioulnar distal: vista anterior.

ticular e se articula com os ossos do carpo. Também separa a articulação radioulnar inferior da articulação do punho.

Estruturas extracapsulares consistem em ligamentos laterais, mediais, anteriores e posteriores, assim como ligamentos radiocarpais.

Músculos e movimentos

O punho realiza movimentos de flexão, extensão, abdução e adução. Os músculos que realizam esses movimentos estão descritos com mais detalhes na p. 465 (Fig. 16.66). A Tabela 16.4 resume os principais músculos que movem o punho.

Articulações das mãos e dos dedos

Os ossos do carpo são mantidos firmemente unidos por vários ligamentos. Existem articulações sinoviais entre os

Figura 16.50 Articulações do cotovelo direito e radioulnar proximal. (A) Seção vista anteriormente. (B) Articulação radioulnar proximal, vista superior. (C) Seção da articulação do cotovelo, parcialmente flexionado, vista lateral direita.

Tabela 16.4 Músculos e movimentos da articulação do punho.

Movimentos	Músculos envolvidos
Flexão	Flexor radial do carpo, flexor ulnar do carpo
Extensão	Extensores radiais do carpo (longo e curto), extensor ulnar do carpo
Adução	Flexor radial do carpo, extensor radial do carpo
Abdução	Flexor ulnar do carpo, extensor ulnar do carpo

451

ossos do carpo, entre os ossos do carpo e metacarpo, entre os ossos do metacarpo e as falanges proximais, e entre as falanges. Os movimentos das articulações das mãos e dos dedos são controlados por músculos localizados no antebraço e pequenos músculos situados na mão. Não existem músculos nos dedos; seus movimentos são produzidos por tendões que se estendem de músculos localizados no antebraço e na mão.

A articulação na base do polegar é do tipo selar, ao contrário das articulações correspondentes dos outros dedos, que são do tipo elipsoide. Isso significa que o polegar é mais móvel do que os demais dedos; o polegar pode realizar movimentos de flexão, extensão, abdução, adução e circundução. Além disso, pode ser movimentado através da palma da mão para tocar as pontas dos dedos da mesma mão (movimento chamado oposição), conferindo grande destreza manual e permitindo, por exemplo, segurar uma caneta e a delicada manipulação de objetos.

As articulações entre os ossos do metacarpo e as falanges permitem movimentar os dedos. Os dedos realizam movimentos de flexão, extensão, abdução, adução e circundução, sendo que o primeiro dedo é mais flexível do que os demais. As articulações dos dedos são do tipo gínglimo (dobradiça) e permitem apenas movimentos de flexão e extensão.

O retináculo flexor é uma forte faixa fibrosa que se estende pelos ossos do carpo, formando o túnel do carpo. Os tendões dos músculos flexores da articulação do punho e dos dedos, bem como o nervo mediano, passam pelo túnel do carpo, e o retináculo flexor mantém essas estruturas próximas aos ossos. A membrana sinovial reveste esses tendões no túnel do carpo e se estende até a palma da mão. As bainhas sinoviais também envolvem os tendões nas superfícies flexoras dos dedos. O líquido sinovial presente nelas previne a fricção que pode causar danos aos tendões ao se moverem sobre os ossos (Fig. 16.52).

O retináculo extensor é uma forte faixa fibrosa que se estende através da parte posterior do punho. Os tendões dos músculos que se estendem das articulações do punho e dos dedos são envoltos pela membrana sinovial sob o retináculo. O líquido sinovial secretado previne fricções.

Articulação do quadril

É uma forte articulação do tipo esferoide, formada pelo acetábulo em formato de cálice nos ossos do quadril e a cabeça quase esférica do fêmur (Fig. 16.53). Os ligamentos da cápsula articular envolvem a cabeça e a maior parte do colo do fêmur. A cavidade articular é aprofundada pelo lábio do acetábulo, anel de fibrocartilagem presente ao redor do limbo (margem) do acetábulo, que estabiliza a articulação sem limitar seus movimentos. A articulação do quadril precisa ser forte e resistente, uma vez que suporta todo o peso corporal quando o indivíduo está em pé. Ela é estabilizada pela musculatura circundante e seus ligamentos, sendo os três principais ligamentos extracapsulares: iliofemoral, pubofemoral e isquiofemoral (Fig. 16.53B). Dentro da articulação, o ligamento da cabeça do fêmur fixa a cabeça do fêmur ao acetábulo (Fig. 16.53A e C).

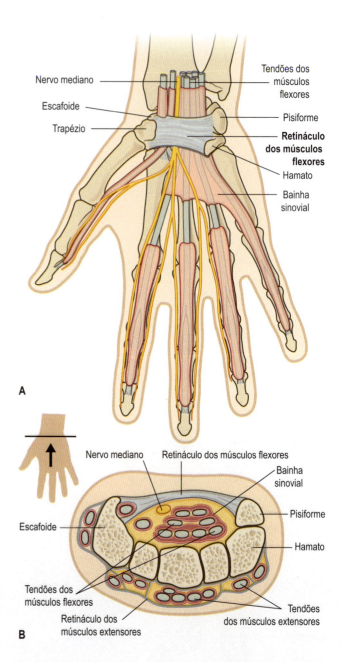

Figura 16.52 Túnel do carpo e bainhas sinoviais do punho e da mão (*rosa*), com tendões (*branco*). (A) Vista palmar, mão esquerda. (B) Seção transversa.

Músculos e movimentos

O membro inferior realiza movimentos de flexão, abdução, adução, rotação e circundução através da articulação do quadril (Tabela 16.5 e Fig. 16.67).

Articulação do joelho

Esta é a articulação mais complexa do corpo humano (Fig. 16.54), do tipo gínglimo (dobradiça) muito estável, formada pelos côndilos do fêmur e da tíbia, assim como pela superfície posterior da patela. A parte anterior da cápsula articular

Aparelho Locomotor CAPÍTULO 16

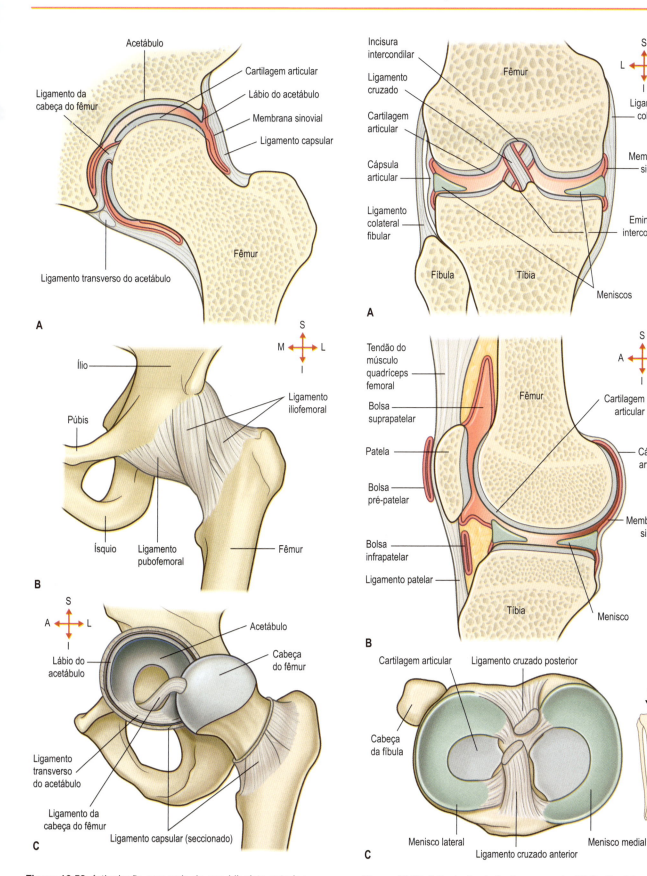

Figura 16.53 Articulação esquerda do quadril: vista anterior. (A) Seção. (B) Ligamentos de suporte. (C) Cabeça do fêmur e acetábulo separados para mostrar o lábio do acetábulo e o ligamento da cabeça do fêmur.

Figura 16.54 Articulação do joelho esquerdo. (A) Seção vista anteriormente. (B) Vista lateral da seção. (C) Superfície superior da tíbia, mostrando os meniscos (cartilagens semilunares) e os ligamentos cruzados.

SEÇÃO 4 Proteção e Sobrevivência

Tabela 16.5 Músculos e movimentos da articulação do quadril.

Movimentos	Músculos envolvidos
Flexão	Psoas, ilíaco, sartório
Extensão	Glúteo máximo, isquiotibiais
Abdução	Glúteo médio e mínimo, sartório
Adução	Adutor longo, curto e magno
Rotação medial	Glúteo médio e mínimo, adutores
Rotação lateral	Glúteo máximo, quadrado femoral, obturadores

é formada pelo tendão do músculo quadríceps femoral, que também sustenta a patela. As estruturas intracapsulares incluem dois ligamentos cruzados que se estendem da fossa intercondilar do fêmur até a eminência intercondilar da tíbia. Eles auxiliam na estabilização da articulação.

Os meniscos são discos incompletos de fibrocartilagem de coloração esbranquiçada situados sobre os côndilos da tíbia. Eles têm um formato de cunha e são mais espessos em suas bordas laterais, fornecendo estabilidade ao joelho. Além disso, impedem o deslocamento lateral dos ossos e amortecem a articulação durante os movimentos, deslocando-se dentro do espaço articular de acordo com as posições relativas dos ossos articulados.

A articulação do joelho possui várias bolsas (bursas) e coxins de tecido adiposo. Eles evitam a fricção entre um osso e um ligamento ou tendão, e entre a pele e a patela. A membrana sinovial reveste os ligamentos cruzados e os coxins adiposos. Os meniscos não são cobertos pela membrana sinovial, uma vez que sustentam todo o peso. Os ligamentos extracapsulares fornecem um suporte adicional, tornando o joelho articulação resistente ao deslocamento. Os principais ligamentos são o patelar, uma extensão do tendão do músculo quadríceps femoral, os poplíteos, na porção posterior do joelho, e os colaterais, um lateral e um medial.

Músculos e movimentos

A articulação do joelho flexiona e estende e permite uma pequena rotação, que trava a articulação quando está completamente estendida. Isso possibilita ficar em pé por longos períodos sem cansar os extensores do joelho. O principal músculo extensor do joelho é o quadríceps femoral, e os principais flexores são os músculos gastrocnêmio e os isquiotibiais (Fig. 16.67).

Articulação do tornozelo

É uma articulação do tipo gínglimo (dobradiça), formada pela extremidade distal da tíbia e seu maléolo (maléolo medial), a extremidade distal da fíbula (maléolo lateral) e o tálus (Fig. 16.55). Vários ligamentos importantes fortalecem essa articulação: o ligamento deltoide e os ligamentos anterior, posterior, medial e lateral.

Músculos e movimentos

Os movimentos da articulação do tornozelo e os músculos relacionados são mostrados na Tabela 16.6 e na Fig 16.67. Os movimentos de inversão e eversão ocorrem entre os ossos do tarso, e não na articulação do tornozelo.

Articulações dos pés e dos dedos

Há diversas articulações sinoviais entre os ossos do tarso, entre os ossos do tarso e do metatarso, entre o metatarso e as falanges, e entre as falanges. Os movimentos são produzidos por músculos localizados na perna com longos tendões que atravessam a articulação do tornozelo, e também por músculos do pé. Os tendões que atravessam o tornozelo são envol-

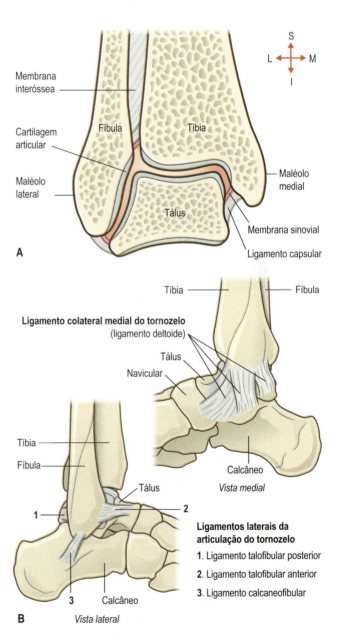

Figura 16.55 Articulação esquerda do tornozelo. (A) Seção vista anteriormente. (B) Ligamentos de suporte: vista medial.

Aparelho Locomotor CAPÍTULO 16

Tabela 16.6 Músculos e movimentos da articulação do tornozelo.

Movimentos	Músculos envolvidos
Dorsiflexão (apoiado sobre o calcanhar)	Tibial anterior e os extensores dos dedos dos pés
Flexão plantar (na ponta dos pés)	Gastrocnêmio, sóleo e flexores dos dedos dos pés

tos por bainhas sinoviais e mantidos próximos aos ossos por fortes ligamentos transversos. Eles se movem suavemente dentro de suas bainhas, junto com o movimento da articulação. Além de moverem as articulações do pé, esses músculos suportam os arcos do pé e ajudam a manter o equilíbrio.

> ● **MOMENTO DE REFLEXÃO**
>
> 7. Qual é a diferença entre rotação e circundução?
> 8. A cavidade glenoide da escápula é, na verdade, bastante rasa. Como a cabeça do úmero se fixa firmemente em uma estrutura tão rasa?

Músculo esquelético

Resultados esperados da aprendizagem

Após estudar esta seção, você estará apto a:

- Identificar as principais características do músculo esquelético
- Relacionar a estrutura da fibra muscular esquelética com sua atividade contrátil
- Descrever a natureza do tônus muscular e a fadiga
- Discutir os fatores que afetam o desempenho do músculo esquelético
- Nomear os principais músculos das regiões corporais descritas nesta seção
- Delinear as funções dos principais músculos descritos nesta seção.

As células musculares são células contráteis especializadas, também chamadas fibras. Os três tipos de tecido muscular – liso, cardíaco e esquelético – se diferenciam em estrutura, localização e função fisiológica. O músculo liso e o cardíaco não estão sob controle voluntário e são discutidos em outros capítulos (p. 54). Os músculos esqueléticos, que são controlados voluntariamente, estão inseridos nos ossos através de seus tendões (Fig. 16.56A) e, assim, movimentam o esqueleto. Assim como o músculo cardíaco (com exceção do liso), o esquelético é estriado (listrado), e suas estrias são visua-

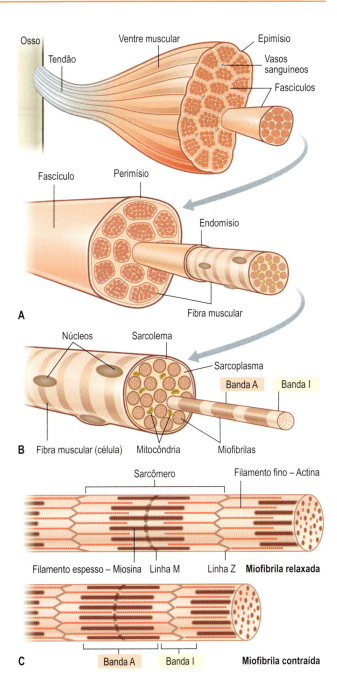

Figura 16.56 Organização do músculo esquelético. (A) Músculo esquelético e seu tecido conjuntivo. (B) Fibra (célula) muscular. (C) Uma miofibrila, relaxada e contraída.

lizadas em um padrão característico de bandas, quando as células são observadas em microscópio (Figs. 16.56B e 16.57).

Organização do músculo esquelético

Um músculo esquelético pode conter centenas de milhares de fibras musculares, assim como vasos sanguíneos e nervos (Fig. 16.56). Por todo o músculo, fornecendo estrutura interna e armação, está uma extensa rede de tecido conjuntivo. Todo o músculo é envolvido por uma bainha desse tecido, chamada epimísio. Dentro do músculo, as células são orga-

SEÇÃO 4 Proteção e Sobrevivência

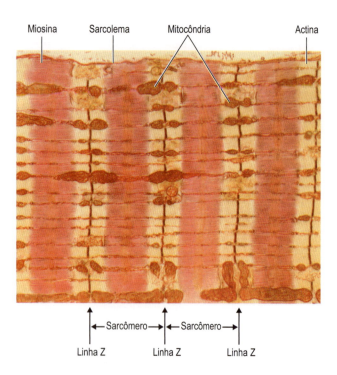

Figura 16.57 Eletromicrografia de transmissão colorida de parte de uma célula muscular esquelética, mostrando o característico padrão de bandas e várias mitocôndrias. (Steve G Schmeissner/Science Photo Library. Reproduzida com permissão.)

nizadas em feixes separados chamados fascículos, cada um desses fascículos é revestido por outra bainha de tecido conjuntivo, denominada perimísio. No interior dos fascículos, as células musculares são envolvidas individualmente por um delgado tecido conjuntivo, chamado endomísio. Cada uma dessas camadas de tecido conjuntivo percorre toda a extensão do músculo. Eles conectam as fibras em uma estrutura altamente organizada e se unem em cada extremidade muscular para formar o tendão, que insere o músculo ao osso. Muitas vezes o tendão é semelhante a uma corda, mas por vezes forma uma folha larga chamada aponeurose, como o músculo occipitofrontal (Fig. 16.60). As múltiplas camadas de tecido conjuntivo ao longo do músculo são importantes para transmitir a força de contração de cada célula muscular ao ponto de inserção óssea.

A parte carnuda do músculo é chamada ventre.

Células musculares esqueléticas (fibras)

A contração de todo o músculo esquelético ocorre por ser coordenada pelas fibras individualmente.

Estrutura

Sob o microscópio, as células musculares esqueléticas são visualizadas com um formato algo cilíndrico, paralelas umas às outras, com uma distinta aparência de listras (bandas) claras e escuras (Figs. 16.56B e 16.57). As fibras individuais podem ser bastante longas, até 35 cm nos músculos mais longos. Cada célula possui vários núcleos (devido ao tamanho das células), encontrados logo abaixo da membrana celular (sarcolema). O citoplasma das células musculares, também chamado sarcoplasma, é repleto de filamentos contráteis dispostos ao longo de todo o comprimento do músculo. Existem, também, diversas mitocôndrias (Fig. 16.57), essenciais para a síntese de trifosfato de adenosina (ATP) a partir da glicose e do oxigênio para alimentar o mecanismo contrátil. Também está presente uma substância especializada em ligação de oxigênio, chamada mioglobina, semelhante à hemoglobina das células vermelhas, responsável por armazenar oxigênio nos músculos. Além disso, existem extensas reservas intracelulares de cálcio, que são liberadas no sarcoplasma quando o músculo é estimulado por seu nervo motor, e são essenciais para a atividade contrátil dos miofilamentos.

Actina, miosina e sarcômeros

Existem dois tipos de miofilamentos contráteis dentro da fibra muscular: os finos e os grossos, organizados em unidades repetitivas chamadas sarcômeros (Figs. 16.56C e 16.57). Os filamentos grossos, constituídos pela proteína miosina, correspondem às bandas escuras observadas no microscópio. Os filamentos finos são compostos pela proteína actina. Onde estão presentes apenas os filamentos finos, as bandas apresentam no microscópio um aspecto claro.

Os sarcômeros são delimitados em cada extremidade por uma faixa densa, a linha Z, à qual as fibras de actina estão inseridas. Disposta até o meio do sarcômero está a linha M, com os filamentos de miosina se projetando de cada lado dela. As extremidades dos filamentos de miosina se sobrepõem às extremidades dos filamentos de actina, o que é essencial para que eles possam se ligar uns aos outros e ocorrer a contração.

Junção neuromuscular

A célula do músculo esquelético se contrai em resposta ao estímulo de uma fibra nervosa motora, que geralmente faz sinapse com a célula muscular na metade de seu comprimento.

Quando está muito perto da célula muscular, a fibra nervosa se divide em um feixe de filamentos muito finos, que ficam bastante próximos, mas não fazem contato direto com o sarcolema de uma única célula muscular (para uma descrição geral da fisiologia sináptica, ver p. 157). Essa área é conhecida como placa motora. Cada filamento forma uma sinapse entre o nervo e a célula muscular. O neurotransmissor liberado aqui sempre é a acetilcolina (ACh), que estimula a contração da célula muscular. A sinapse entre o filamento do nervo motor e uma célula muscular esquelética é chamada junção neuromuscular (Figs. 16.58 e 16.59).

Contração do músculo esquelético

A liberação de ACh na junção neuromuscular gera um potencial de ação que se espalha rapidamente ao longo da membrana da célula muscular. No entanto, a fim de ativar a maquinaria contrátil dentro da célula muscular, o potencial de ação é conduzido para o interior da célula através de uma rede especializada de canais que atravessam o sarcoplasma. Isso libera cálcio das reservas intracelulares, o que desencadeia a ligação de actina e miosina entre si, formando as chamadas

Aparelho Locomotor   CAPÍTULO **16**

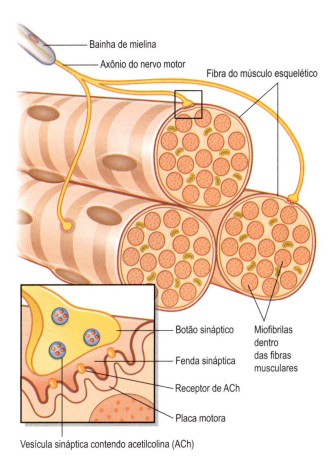

Figura 16.58 Junção neuromuscular.

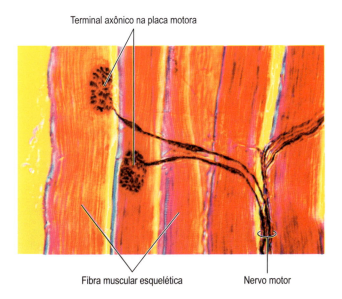

Figura 16.59 Junção neuromuscular. Eletromicrografia de transmissão colorida de um neurônio motor e duas de suas placas motoras. (Kent Wood/Science Photo Library. Reproduzida com permissão.)

pontes cruzadas. O ATP é quebrado para fornecer energia para os filamentos de actina e miosina deslizarem uns sobre os outros, puxando as linhas Z em cada extremidade do sarcômero para perto umas das outras, encurtando-o (Fig. 16.56C). Isso é chamado teoria do filamento deslizante. Se fibras suficientes no músculo são estimuladas ao mesmo tempo, todo o músculo sofre certo grau de encurtamento (contração).

O músculo relaxa quando para a estimulação do nervo motor. O cálcio é bombeado de volta aos seus depósitos intracelulares, quebrando as pontes cruzadas entre os filamentos de actina e miosina. Eles deslizam de volta para as suas posições de repouso, alongando o sarcômero e retornando o músculo ao seu comprimento original.

Unidade motora

Cada fibra muscular é estimulada por apenas uma placa motora, mas cada nervo motor pode formar múltiplas placas motoras e, portanto, estimular várias fibras musculares. A Fig. 16.59 mostra uma eletromicrografia de um nervo motor e duas de suas placas motoras.

Uma fibra nervosa e as fibras musculares supridas constituem uma unidade motora. Os impulsos nervosos causam diversas contrações da unidade motora em um músculo, e cada unidade contrai em sua capacidade máxima. A força de contração depende da quantidade de unidades motoras em ação em um determinado tempo.

Algumas unidades motoras contêm um grande número de fibras musculares, isto é, um nervo serve várias células musculares. Esse arranjo está associado a grandes movimentos, de larga escala, como nas pernas ou nos braços. O controle fino e delicado dos movimentos musculares é alcançado quando uma unidade motora contém muito poucas fibras musculares, como nos músculos que controlam os movimentos dos olhos.

Ação do músculo esquelético

Quando células musculares se encurtam individualmente, elas puxam a estrutura do tecido conjuntivo através de todo o músculo; assim, este desenvolve certo grau de tensão (tônus).

Tônus muscular

Quando uma fibra muscular se contrai, ela obedece à lei do tudo ou nada, isto é, toda a fibra se contrai completamente ou não se contrai. O grau de contração atingido por um músculo inteiro, portanto, depende do número de fibras que estão se contraindo ao mesmo tempo, bem como a frequência com que são estimuladas. Isso significa que, para aumentar a força de contração muscular, mais unidades motoras devem ser ativadas; para levantar algo bastante pesado, mais fibras musculares são necessárias do que para levantar algo mais leve. O tônus muscular é uma contração muscular parcial que permite a manutenção da postura sem fatigar os músculos envolvidos. Por exemplo, manter a cabeça ereta requer uma atividade constante dos músculos do pescoço e dos ombros. Grupos de fibras musculares desses músculos se revezam para contrair, de modo que a qualquer momento algumas fibras estão contraídas e outras relaxadas. Isso permite que o esforço necessário para manter a cabeça ereta seja distribuído pelos músculos envolvidos. O bom tônus muscular protege as articulações e fornece aos músculos firmeza e forma, mesmo quando relaxado.

Fadiga muscular

Para trabalhar em níveis sustentados, os músculos precisam de um adequado fornecimento de oxigênio e suprimentos, tal como a glicose. A fadiga ocorre quando um músculo trabalha em um nível que excede esses suprimentos. A resposta muscular diminui com a fadiga.

A energia química (ATP) que os músculos exigem é normalmente derivada da quebra de carboidratos e gordura; as proteínas podem ser utilizadas se o fornecimento de gorduras e carboidratos estiver esgotado. Um adequado suprimento de oxigênio é necessário para liberar completamente toda a energia armazenada dentro dessas moléculas de combustível; sem isso, o corpo utiliza vias metabólicas anaeróbias (p. 344) que são menos eficientes e levam à produção de ácido láctico. Fadiga e dor muscular resultam de um suprimento inadequado de oxigênio, como em exercícios extenuantes, que ocorrem quando o ácido láctico se acumula nos músculos exercitados. A fadiga também pode ocorrer porque os estoques de energia estão esgotados ou devido a danos físicos ao músculo, que podem acompanhar episódios prolongados de atividade extenuante – por exemplo, corrida de maratona.

Recuperação muscular

Após o exercício físico, o músculo precisa de um período para se recuperar, reabastecer seus depósitos de ATP e glicogênio e reparar quaisquer fibras danificadas. Por algum tempo após o exercício, dependendo do grau de esforço, permanece o débito de oxigênio (ocorre um período prolongado de aumento da demanda de oxigênio após o exercício), pois o corpo converte ácido láctico em piruvato e substitui os estoques de energia.

Fatores que afetam o desempenho do músculo esquelético

O músculo esquelético tem melhor desempenho quando exercitado regularmente. O treinamento melhora a resistência e a força. Treinamentos anaeróbios, como levantamento de peso, aumentam o volume muscular, uma vez que aumenta o tamanho individual das fibras musculares (hipertrofia).

Ação dos músculos esqueléticos

Para mover uma parte do corpo, o músculo ou seu tendão deve ultrapassar ao menos uma articulação. Quando se contrai, o músculo puxa um osso em direção a outro. Por exemplo, quando o cotovelo é dobrado durante a flexão do antebraço, o principal músculo a se contrair é o bíceps braquial, que tem origem na escápula e inserção no rádio.

Tabela 16.7 Terminologia dos músculos.

Característica	Exemplo	Comentário
Forma	Trapézio	Em forma de trapézio
Direção das fibras	Músculos oblíquos do abdome	As fibras são diagonais (oblíquas) à linha mediana
Posição do músculo	Tibial	Encontra-se próximo à tíbia na perna
Movimentos realizados	Extensor ulnar do carpo	Insere-se nos ossos do carpo no punho e na ulna, estendem o punho
Número de pontos de origem	Bíceps braquial	Bi- significa "dois"; esse músculo possui dois pontos de origem no ombro
Ossos em que o músculo está inserido	Músculos no carpo e no rádio	Inseridos nos ossos do carpo no punho e no rádio no antebraço

Quando se contrai, o bíceps braquial se encurta puxando o rádio, movendo dessa forma o antebraço em direção ao braço, dobrando (flexionando) o cotovelo.

Esse exemplo ilustra outra característica do arranjo muscular: a dos pares antagonistas. Muitos músculos/grupos musculares do corpo estão organizados de modo que suas ações se opõem. Usando o exemplo da flexão do antebraço, quando os principais músculos flexores na porção anterior do braço se contraem, os músculos na porção posterior do braço devem simultaneamente relaxar para prevenir lesões.

Contração isométrica e isotônica

A contração de um músculo normalmente resulta em um encurtamento, como acontece, por exemplo, no músculo bíceps braquial, quando o antebraço é usado para pegar um copo. A força gerada pelo músculo é usada para levantar o peso do copo de forma manuseável, e a tensão no músculo permanece constante. Nessa situação, a contração é considerada isotônica (iso = mesmo; tônica = tensão). No entanto, imagine tentar levantar um homem de 80 kg com uma mão. A maioria das pessoas seria incapaz de realizar essa tarefa, mas os músculos do braço e dos ombros ainda estariam trabalhando duro enquanto tentavam. Nessa situação, por causa da resistência do peso do homem, que é muito grande para ser movido pelo esforço do levantador, os músculos seriam incapazes de se encurtarem, e a força gerada aumentaria a tensão muscular. Isso é uma contração isométrica (iso = mesmo; métrica = comprimento).

Terminologia dos músculos

Os músculos são nomeados de acordo com diversas características (Tabela 16.7), e familiarizar-se com os principais torna muito mais fácil identificar músculos desconhecidos.

A origem de um músculo é (normalmente) sua inserção próxima, ou seja, geralmente o osso permanece imóvel quando o músculo se contrai, dando a ele um local de ancoragem para puxar o osso que irá se mover.

A inserção é (geralmente) o local de inserção distal, normalmente no osso que é movimentado quando o músculo se contrai.

Principais músculos esqueléticos

Esta seção considera apenas os principais músculos que movem os membros, e os mais importantes da cabeça e do pescoço, dorso, tórax, assoalho pélvico e parede abdominal.

Músculos da cabeça e do pescoço

Estes músculos são mostrados na Fig. 16.60.

Músculos da cabeça

Os músculos da cabeça mudam a expressão facial e movimentam a mandíbula durante a mastigação e a fala. Apenas os principais músculos estão descritos nesta seção. Exceto onde indicados, os músculos estão presentes em pares, um de cada lado.

Occipitofrontal (ímpar)

Este músculo possui um ventre muscular sobre o osso occipital, um ventre anterior sobre o osso frontal e um extenso tendão plano ou aponeurose que se estende sobre a calota craniana e une as duas partes musculares. Esse músculo levanta as sobrancelhas.

Levantador da pálpebra superior

Este músculo se estende da parte posterior da órbita até a pálpebra superior. Sua função é levantar a pálpebra.

Orbicular do olho

É o músculo ao redor do olho, pálpebra e órbita. Tem a função de fechar o olho e, quando contraído fortemente, "aperta" os olhos.

Bucinador

É um músculo achatado das bochechas que as atrai para os dentes e, na expulsão forçada de ar pela boca, expande-as (é o "músculo do trompetista").

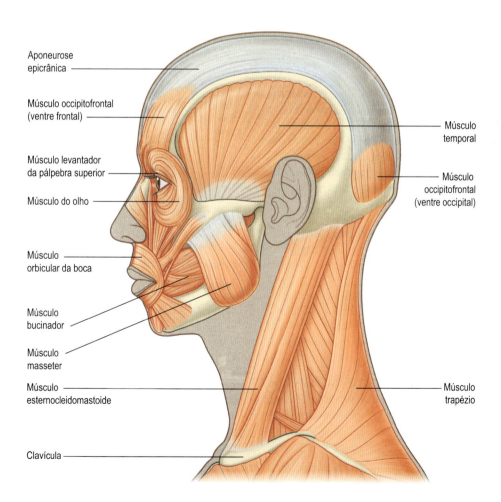

Figura 16.60 Principais músculos do lado esquerdo da face, da cabeça e do pescoço.

SEÇÃO 4 Proteção e Sobrevivência

Orbicular da boca (ímpar)
Este músculo situa-se ao redor da boca e se mescla com os músculos das bochechas. Possui a função de fechar os lábios e, quando contraído fortemente, molda a boca para assobiar.

Masseter
É um músculo largo que se estende do arco zigomático até o ângulo da mandíbula. Na mastigação, eleva a mandíbula em direção ao osso maxilar, exercendo uma considerável pressão sobre o alimento.

Temporal
Este músculo cobre a parte escamosa do osso temporal. Passa por trás do arco zigomático para ser inserido no processo coronoide da mandíbula. Tem as funções de elevar a mandíbula (fechar a boca) e ajudar na mastigação.

Pterigóideo
Este músculo se estende do osso esfenoide até a mandíbula, elevando-a (fecha a boca) e puxando-a para frente.

Músculos do pescoço

Existem vários músculos no pescoço, porém apenas os dois maiores são descritos neste capítulo.

Esternocleidomastóideo
Este músculo tem origem no manúbrio do esterno e na clavícula e se estende para a cabeça até se inserir no processo mastóideo do osso temporal. Ele ajuda a girar a cabeça de um lado para o outro, além de ser um músculo acessório na respiração. Quando o músculo se contrai de um lado, ele puxa a cabeça em direção ao ombro. Quando ambos se contraem, flexionam as vértebras cervicais, ou puxam o esterno e as clavículas para cima quando a cabeça é mantida em uma posição fixa, como na respiração forçada.

Trapézio
Este músculo situa-se sobre o ombro e a nuca. Possui origem na protuberância occipital externa e nos processos transversos das vértebras cervicais e torácicas. Sua inserção ocorre na clavícula e no acrômio e na espinha da escápula. O músculo trapézio puxa a cabeça para trás, endireita os ombros e controla os movimentos da escápula quando a articulação do ombro está sendo usada.

Músculos do tronco

Estes músculos estabilizam a associação entre o esqueleto axial e apendicular no cíngulo do membro superior. Também estabilizam e permitem os movimentos dos ombros e dos braços.

Músculos do dorso

Existem seis pares de grandes músculos no dorso, além dos que formam a parede abdominal posterior (Figs. 16.61 a 16.63). A disposição desses músculos é a mesma de cada lado da coluna vertebral. São eles:

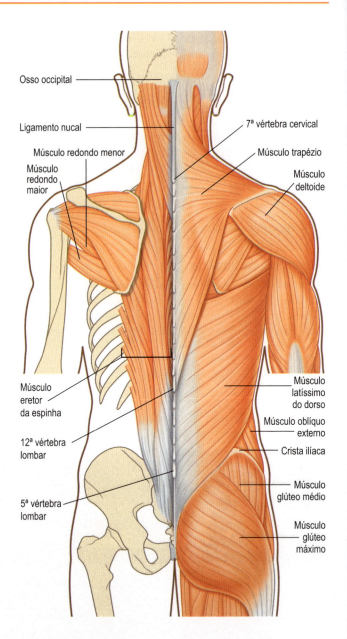

Figura 16.61 Os principais músculos do dorso. Lado direito.

- Trapézio (descrito anteriormente)
- Latíssimo do dorso
- Redondo maior
- Psoas (p. 465)
- Quadrado lombar
- Eretores da espinha.

Latíssimo do dorso
Este músculo origina-se na parte posterior da crista ilíaca e nos processos espinhosos das vértebras torácicas inferiores e lombares. Realiza um trajeto ascendente no dorso em direção ao braço, onde se insere no sulco intertubercular do úmero. O músculo latíssimo do dorso realiza movimentos de adução, rotação medial e extensão do braço.

Aparelho Locomotor CAPÍTULO **16**

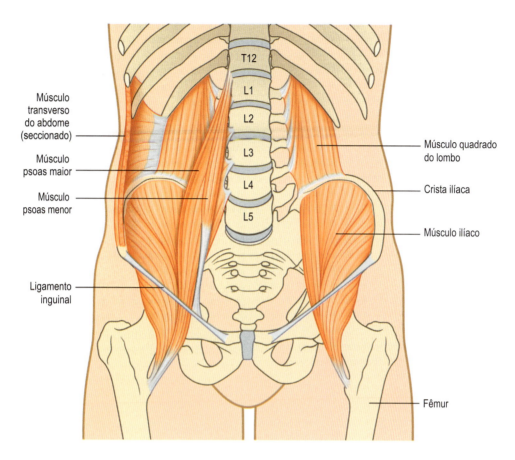

Figura 16.62 Músculos profundos da parede abdominal posterior. Vista anterior.

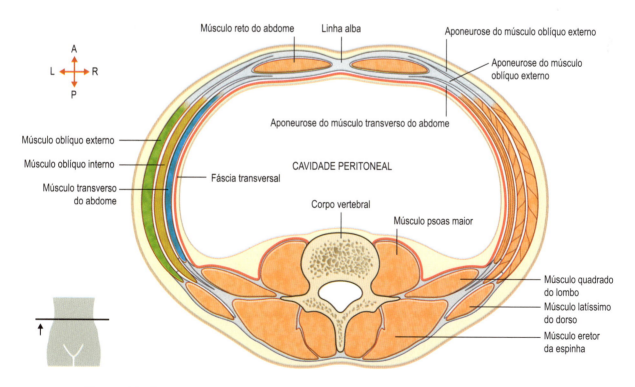

Figura 16.63 Seção transversa mostrando os músculos e a fáscia da parede abdominal. Vista inferior.

461

SEÇÃO 4 Proteção e Sobrevivência

Redondo maior
O músculo romboide maior tem origem no ângulo inferior da escápula e se insere no úmero, logo abaixo da articulação do ombro. Ele estende, aduz e roda medialmente o braço.

Quadrado lombar
Este músculo tem origem na crista ilíaca e ascende paralelamente e próximo da coluna vertebral para se inserir na 12ª costela (Fig. 16.62). Juntos, os dois músculos fixam a última costela durante a respiração e estendem a coluna vertebral (inclinação para trás). Se apenas um músculo se contrai, ele faz a flexão lateral da região lombar da coluna vertebral.

Eretores da espinha
É um grupo de músculos situados entre os processos espinhosos e transversos das vértebras (Figs. 16.61 e 16.63). Têm origem no sacro e na inserção no osso occipital e a função de estender a coluna vertebral.

Músculos da parede abdominal
Cinco pares de músculos formam a parede abdominal (Fig. 16.64; ver também Fig. 16.63). Do mais superficial para o mais interno, são eles:

- Reto do abdome
- Oblíquo externo
- Oblíquo interno
- Transverso do abdome
- Quadrado lombar (descrito anteriormente).

A principal função desses pares de músculos é formar uma forte parede muscular anterior da cavidade abdominal. Quando esses músculos são contraídos, eles:

- Comprimem os órgãos abdominais
- Flexionam a coluna vertebral na região lombar (Fig. 16.62).

A contração desses músculos em apenas um lado flexiona o tronco para o mesmo lado. A contração dos músculos oblíquos de um lado só gira o tronco.

A parede abdominal anterior é dividida longitudinalmente por cordão tendíneo muito forte, a linha alba (significa "linha branca"), que se estende do processo xifoide do osso esterno até a sínfise púbica.

Reto do abdome
É o músculo mais superficial. Largo e plano, origina-se da parte transversa do púbis e sobe em direção ao osso esterno para se inserir em seu processo xifoide e nas costelas inferiores. Existem dois músculos retos do abdome, que são separados pela linha alba. O músculo reto do abdome, chamado popularmente "tanquinho", flexiona o tronco e sustenta a parede abdominal quando esta é estendida – por exemplo, quando forçada durante a expiração ou na passagem de fezes duras ou volumosas.

Oblíquo externo
Este músculo se estende das costelas inferiores no sentido posteroinferior para ser inserido na crista ilíaca e, por uma aponeurose, para a linha alba.

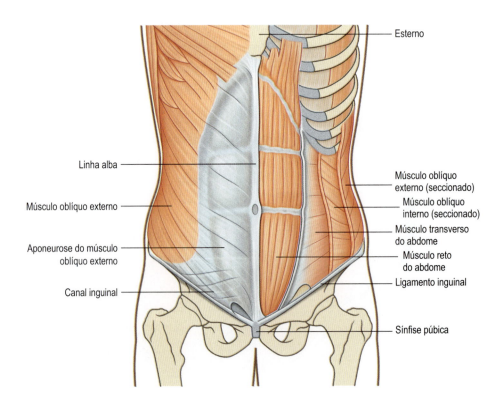

Figura 16.64 Músculos da parede abdominal anterior.

Oblíquo interno

Este músculo encontra-se profundamente ao oblíquo externo. Suas fibras musculares possuem origem na crista ilíaca e nos processos espinhosos das vértebras lombares através de uma larga faixa de fáscia. As fibras musculares dirigem-se ao plano mediano para serem inseridas nas costelas inferiores e, por uma aponeurose, na linha alba. As fibras são perpendiculares às do músculo oblíquo externo.

Transverso do abdome

É o músculo mais profundo da parede abdominal. Suas fibras originam-se da crista ilíaca e das vértebras lombares, atravessam a parede do abdome para serem inseridas na linha alba por uma aponeurose. As fibras são perpendiculares às do músculo reto do abdome.

Canal inguinal

Este canal mede de 2,5 a 4 cm de comprimento e passa obliquamente pela parede abdominal. Ele possui um trajeto paralelo e imediatamente à frente da fáscia transversal e parte do ligamento inguinal (Fig. 16.62). Nos homens, contém o cordão espermático e, nas mulheres, o ligamento redondo. O canal inguinal constitui um ponto fraco na forte parede abdominal, através do qual a herniação pode ocorrer.

Músculos do tórax

Estes músculos estão envolvidos com a respiração e são discutidos no Capítulo 10.

Músculos do assoalho pélvico

O assoalho pélvico (Fig. 16.65) é dividido em duas metades idênticas que se unem ao longo do plano mediano. Cada metade consiste na fáscia e no músculo. Os músculos são o levantador do ânus e os coccígeos.

O assoalho da pelve sustenta os órgãos da pelve e mantém a continência, isto é, resiste à elevada pressão intrapélvica durante a micção e a defecação. O peso do bebê em desenvolvimento e das estruturas associadas à gravidez pode alongar e enfraquecer os músculos do assoalho pélvico, e até mesmo ser dilacerados durante o parto. Tais fatores podem levar à incontinência de estresse pós-parto (p. 390).

Levantador do ânus

Trata-se de um par de músculos largos e planos que formam a parte anterior do assoalho pélvico. Eles se originam da superfície interna da pelve verdadeira e se unem no plano mediano. Juntos, formam uma faixa que suporta os órgãos pélvicos.

Coccígeos

É um par triangular de fibras musculares e tendíneas localizadas atrás do músculo levantador do ânus. Originam-se da superfície medial do ísquio e são inseridos no sacro e no cóccix. Eles completam a formação com assoalho da pelve, que é perfurado nos homens pela uretra e pelo ânus e, nas mulheres, pela uretra, vagina e ânus.

Músculos do ombro e do membro superior

Estes músculos (Fig. 16.66) estabilizam a associação entre o esqueleto apendicular e o axial no cíngulo do membro superior, além de estabilizar e permitir os movimentos dos ombros e braços.

Deltoide

Suas fibras musculares se originam na clavícula, no acrômio e na espinha da escápula e se difundem na articulação do

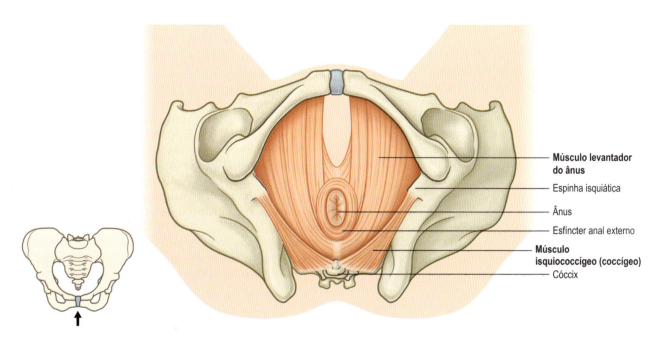

Figura 16.65 Músculos do assoalho pélvico feminino.

SEÇÃO 4 Proteção e Sobrevivência

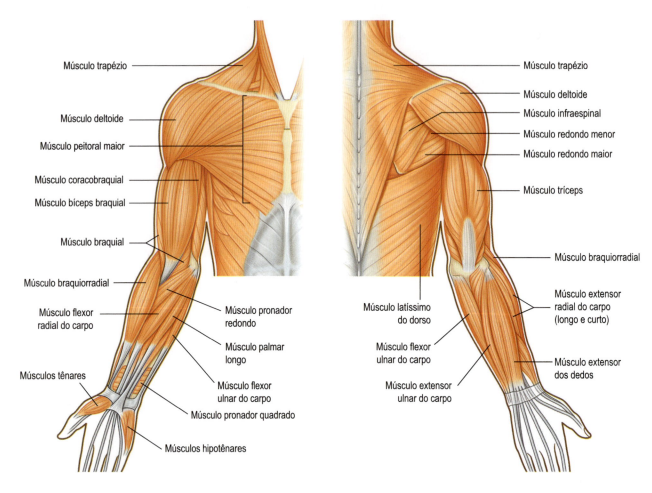

Figura 16.66 Principais músculos do ombro direito e do membro superior. (A) Vista anterior. (B) Vista posterior.

ombro para serem inseridas na tuberosidade deltóidea do úmero. O deltoide forma o contorno "carnudo" e arredondado do ombro, e sua principal função é movimentar o braço. Sua porção posterior realiza a flexão do braço, a média ou parte principal faz abdução, e a parte posterior estende e roda lateralmente a articulação do ombro.

Peitoral maior
Este músculo encontra-se na parede torácica anterior. Suas fibras possuem origem no terço médio da clavícula e, no esterno, se inserem no sulco intertubercular do úmero. Ele puxa o braço para perto do corpo e para frente, isto é, faz adução e flexão do ombro.

Coracobraquial
Está localizado no terço superior do braço. Possui origem no processo coracoide da escápula, estende-se pela frente da articulação do ombro e é inserido na margem medial da diáfise do úmero. Flexiona a articulação do ombro.

Bíceps braquial
Este músculo encontra-se na porção anterior do braço. Em sua extremidade proximal se divide em duas partes (cabeças), cada uma delas com seu próprio tendão. A cabeça curta passa sobre a articulação do ombro e tem origem no processo coracoide da escápula. A cabeça longa se origina do tubérculo supraglenoidal da escápula, e seu tendão passa através da cavidade articular e pelo sulco intertubercular do úmero. O tendão da cabeça longa é mantido nesse sulco pelo ligamento transverso do úmero, que se estende ao longo do sulco. O tendão distal atravessa a articulação do cotovelo e se insere na tuberosidade do rádio. Possui as funções de estabilizar e flexionar a articulação do ombro, além de realizar a flexão do cotovelo e auxiliar na supinação.

Braquial
Este músculo é profundo ao músculo bíceps braquial e encontra-se na superfície anterior do braço. Possui origem na diáfise do úmero, e suas fibras musculares atravessam o co-

tovelo e se inserem distalmente à ulna. O músculo braquial é o principal flexor do cotovelo.

Tríceps braquial
Este músculo encontra-se na superfície posterior do úmero. Tem três cabeças, uma com origem na escápula e duas na porção posterior do úmero. A inserção é feita por um tendão comum no olecrano da ulna. Sua função é auxiliar na estabilização e adução do ombro e estender o cotovelo.

Braquiorradial
O músculo braquiorradial abrange a articulação do cotovelo, origina-se na extremidade distal do úmero e se insere no epicôndilo lateral do rádio. Sua contração flexiona o cotovelo.

Pronador quadrado
Este músculo com formato quadrado é o principal pronador da mão. Origina-se na superfície distal da ulna e inserção no rádio.

Pronador redondo
Este músculo encontra-se obliquamente no terço superoanterior do antebraço. Tem origem no epicôndilo medial do úmero e no processo coronoide da ulna, possui trajeto oblíquo no antebraço e se insere na superfície lateral da diáfise do rádio. Sua função é girar a articulação radioulnar, alterando da posição anatômica da mão para a posição de escrita, isto é, pronação.

Supinador
Este músculo encontra-se obliquamente através da superfície posterolateral do antebraço. Suas fibras se originam do epicôndilo lateral do úmero e da porção proximal da ulna e são inseridas na superfície lateral do terço superior do rádio. Sua função é girar a articulação radioulnar, muitas vezes com a ajuda do músculo bíceps braquial, e alterar a posição de escrita da mão para a posição anatômica, isto é, supinação. O músculo supinador encontra-se profundamente nos músculos mostrados na Fig. 16.66.

Flexor radial do carpo
Este músculo encontra-se na região anterior do antebraço. Sua origem é o epicôndilo medial do úmero, inserindo-se no segundo e terceiro ossos metacarpais. Possui a função de flexionar o punho e, quando atua com o extensor radial do carpo, realiza o movimento de abdução do punho.

Flexor ulnar do carpo
É um músculo encontrado na região medial do antebraço. Origina-se do epicôndilo medial do úmero e da porção proximal da ulna e é inserido nos ossos pisiforme e hamato e no quinto osso metacarpal. Sua função é flexionar o punho e, quando atua com o músculo extensor ulnar do carpo, aduz essa articulação.

Extensor radial longo e curto do carpo
Estes músculos encontram-se na região posterior do antebraço. Suas fibras se originam do epicôndilo lateral do úmero e são inseridas por um longo tendão no segundo e terceiro ossos metacarpais. Estendem e abduzem o punho.

Extensor ulnar do carpo
Este músculo encontra-se na região posterior do antebraço. Tem origem no epicôndilo lateral do úmero e se insere no quinto osso metacarpal. Tem as funções de estender e aduzir o punho.

Palmar longo
Este músculo resiste a forças de cisalhamento que podem afastar a pele e a fáscia da palma da mão das estruturas adjacentes, bem como flexionar o punho. Sua origem é o epicôndilo medial do úmero, inserindo-se por tendões da palma da mão.

Extensor dos dedos
Este músculo possui origem no epicôndilo lateral do úmero e abrange as articulações do cotovelo e do punho; no punho, é dividido em quatro tendões, um para cada dedo. A ação desse músculo pode estender qualquer uma das articulações que atravessa, isto é, o cotovelo, o punho ou os dedos da mão.

Músculos que controlam os movimentos dos dedos
Grandes músculos no antebraço que se estendem até a mão dão força à mão e aos dedos, mas não aos movimentos delicados necessários para o controle fino e hábil dos dedos. Músculos menores, originados nos ossos do carpo e do metacarpo, controlam os movimentos precisos e minuciosos através da inserção tendínea nas falanges; as fibras musculares não se estendem aos dedos.

Músculos das costelas e do membro inferior

Estes músculos são mostrados na Fig. 16.67. São os maiores músculos do corpo, uma vez que sua função é, em grande parte, suportar o peso. As partes inferiores do corpo são projetadas para transmitir a força do peso corporal quando caminhamos, corremos etc., uniformemente por meio de estruturas de suporte de peso, e para atuar como amortecedores de impacto.

Psoas
Este músculo se origina dos processos transversos e corpos das vértebras lombares. Suas fibras passam sobre o ílio e por trás do ligamento inguinal para se inserirem no fêmur. Junto com o músculo ilíaco, flexiona a articulação do quadril (Fig. 16.62).

Ilíaco
Encontra-se na fossa ilíaca do osso de mesmo nome. Possui origem na crista ilíaca, passando sobre a fossa ilíaca para se unir ao tendão do músculo psoas e se inserir no trocânter menor do fêmur. A ação combinada dos músculos ilíaco e psoas flexiona a articulação do quadril.

SEÇÃO 4   Proteção e Sobrevivência

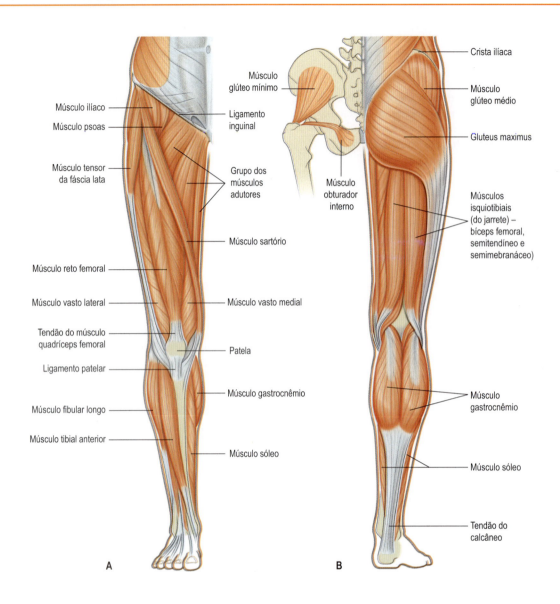

Figura 16.67 Principais músculos do membro inferior direito. (A) Vista anterior. (B) Vista posterior.

Quadríceps femoral
É um grupo de quatro músculos, situados nas regiões anterior, lateral e medial da coxa. São eles: reto femoral, vasto lateral, vasto medial e vasto intermédio (este último músculo não é mostrado na Fig. 16.67 porque se encontra abaixo dos outros dois vastos). O reto femoral se origina no osso ílio e os três vastos, na região proximal do fêmur. Juntos, passam anteriormente à articulação do joelho e são inseridos na tíbia pelo tendão patelar. Apenas o músculo reto femoral flexiona a articulação do quadril. O grupo atua como um extensor muito forte do joelho.

Obturadores
Os obturadores, músculos profundos da nádega, têm origem nas margens do forame obturador da pelve e são inseridos na região proximal do fêmur. Sua função principal é a rotação lateral da articulação do quadril.

Músculos glúteos
Consistem nos músculos glúteos máximo, médio e mínimo, que juntos formam a porção volumosa "carnuda" da nádega. Têm origem no ílio e no sacro e são inseridos no fêmur. Suas funções são as de extensão, abdução e rotação medial da articulação do quadril.

Sartório
Este é o músculo mais longo do corpo e atravessa as articulações do quadril e do joelho. Possui origem na superfície anterior da espinha ilíaca e passa obliquamente através da articulação do quadril, coxa e joelho, para ser inserido na região

medial da porção proximal da tíbia. Sua função é a de flexionar e abduzir a articulação do quadril e flexionar o joelho.

Grupo adutor
Estes músculos, localizados na porção medial da coxa, originam-se do púbis e são inseridos na linha áspera do fêmur. Eles aduzem e rodam medialmente a coxa.

Isquiotibiais
Estes músculos encontram-se na região posterior da coxa. Têm origem no ísquio e são inseridos na porção proximal da tíbia. São eles: músculos bíceps femoral, semimembranáceo e semitendíneo. Flexionam as articulações dos joelhos.

Gastrocnêmio
Este músculo forma a maior parte da panturrilha. Origina-se por duas cabeças, uma em cada côndilo do fêmur, e passa posteriormente à tíbia para se inserir no osso calcâneo através do tendão calcâneo (tendão de aquiles). Atravessa as articulações do joelho e do tornozelo para flexionar o joelho e a articulação do tornozelo para fazer a flexão plantar (ficar na ponta do pé).

Tibial anterior
Este músculo se origina da extremidade proximal da tíbia, localiza-se na região anterior da perna e é inserido no osso cuneiforme medial por um longo tendão. Está associado ao movimento de dorsiflexão do pé.

Sóleo
Este é um dos principais músculos da panturrilha e encontra-se imediatamente abaixo do músculo gastrocnêmio. Sua origem é a cabeça e parte proximal da fíbula e tíbia. Seu tendão se une ao do músculo gastrocnêmio para que eles tenham uma inserção comum no osso calcâneo através do tendão calcâneo. Realiza o movimento de flexão plantar no tornozelo e auxilia na estabilidade dessa articulação quando em pé.

> ● **MOMENTO DE REFLEXÃO**
>
> 9. Defina o termo "unidade motora".
>
> 10. Qual é a diferença entre a origem e a inserção do músculo esquelético?

Efeitos do envelhecimento no aparelho locomotor

Resultados esperados da aprendizagem

Após estudar esta seção, você estará apto a:

■ Descrever os efeitos do envelhecimento na estrutura na função do aparelho locomotor.

O tecido ósseo em pessoas idosas torna-se mais leve e menos denso, por isso as fraturas são mais prováveis. Esse processo natural é chamado osteopenia e tem início entre os 30 e 40 anos, devido a uma alteração no equilíbrio dos osteoblastos-osteoclastos em direção à atividade dos osteoclastos, o que significa que o osso é reabsorvido mais rápido do que um novo osso é formado. O estrógeno protege contra a perda de massa óssea, e existe uma significante aceleração desse processo em mulheres na pós-menopausa, predispondo à osteoporose (p. 468).

A compactação dos discos intervertebrais reduz o comprimento da coluna vertebral e leva a uma diminuição da estatura.

A cartilagem e outros tecidos conjuntivos enrijecem e podem ser degenerados com a idade, causando uma redução na flexibilidade e na mobilidade articular, predispondo à osteoartrite (p. 471). As fibras musculares esqueléticas tornam-se menores e menos elásticas e levam mais tempo para serem reparadas após uma lesão. O músculo lesado pode ser substituído por tecido fibroso, que não é elástico e diminui a força de contração. A tolerância ao exercício diminui porque cada célula muscular armazena menos glicose e mioglobina, e, à medida que a função cardiovascular é diminuída, a regulação do suprimento sanguíneo aos músculos torna-se menos eficiente. Além disso, pessoas mais idosas não podem perder o calor gerado pelo trabalho muscular tão efetivamente quanto um jovem.

O exercício regular ao longo da vida pode diminuir significativamente as mudanças relacionadas com a idade.

SEÇÃO 4 Proteção e Sobrevivência

Doenças ósseas

> **Resultados esperados da aprendizagem**
>
> Após estudar esta seção, você estará apto a:
>
> - Explicar as características patológicas da osteoporose, doença de Paget, raquitismo e osteomalácia
> - Esboçar as causas e os efeitos da osteomielite
> - Descrever as anormalidades do desenvolvimento ósseo
> - Explicar os efeitos dos tumores ósseos.

Osteoporose

Nessa condição, a densidade óssea (quantidade de tecido ósseo) é reduzida porque sua deposição não acompanha a reabsorção (Fig. 16.68). Embora o osso seja adequadamente mineralizado, nessa condição ele é frágil e microscopicamente anormal, com perda da estrutura interna. O pico de massa óssea ocorre por volta dos 35 anos e, então, começa a diminuir gradativamente em ambos os sexos. Níveis reduzidos de estrógeno após a menopausa estão associados a um período de acelerada perda óssea em mulheres. Depois disso, a densidade óssea é menor do que em homens de qualquer idade. Uma série de fatores e doenças ambientais também está associada à diminuição da massa óssea e implica o desenvolvimento de osteoporose (Quadro 16.1). Algumas podem ser influenciadas por mudanças no estilo de vida. Exercício e ingestão de cálcio durante a infância e a adolescência são considerados importantes na determinação da eventual massa óssea de um indivíduo e, portanto, no risco de osteoporose na vida adulta. À medida que a massa óssea diminui, aumenta a suscetibilidade a fraturas. A imobilidade causa osteoporose reversível, cuja extensão corresponde ao comprimento e grau de imobilidade. Por exemplo, durante um prolongado período de inconsciência, mudanças osteoporóticas são uniformes em todo o esqueleto, mas a imobilização de uma determinada articulação após uma fratura leva a alterações osteoporóticas apenas nos ossos envolvidos.

Características comuns da osteoporose incluem:

- Deformidade esquelética – perda gradual da estatura com a idade, causada pela compressão das vértebras
- Dor nos ossos
- Fraturas – especialmente do quadril (colo do fêmur), punho (fratura de Colles) e vértebras.

Doença de Paget

A doença de Paget é um distúrbio do remodelamento ósseo, em que o equilíbrio normal entre a síntese e a degradação óssea se torna desorganizada e a atividade dos osteoblastos e osteoclastos se torna anormalmente ativa. O osso depositado é macio e estruturalmente anormal, o que predispõe a deformidades (Fig. 16.69) e fraturas. Normalmente ocorre na pelve, no fêmur, na tíbia e no crânio. A causa é desconhecida, e a doença frequentemente não é detectada até que surjam complicações. A idade é um fator de risco; a idade média para diagnóstico é de 70 anos. Fatores genéticos e ambientais

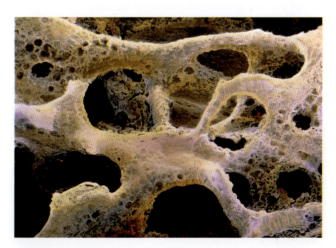

Figura 16.68 Osteoporose. Eletromicrografia de varredura da substância óssea esponjosa. (Prof. P Motta, Dept de Anatomia, Universidade 'La Sapienza', Roma/Science Photo Library. Reproduzida com permissão.)

Quadro 16.1 Causas da diminuição da massa óssea.

Fatores de risco
Sexo feminino
Envelhecimento
Origem étnica branca
Histórico familiar
Falta de exercício/imobilidade
Alimentação (baixo consumo de cálcio)
Tabagismo
Consumo excessivo de álcool
Menopausa precoce/ooforectomia
Ossos pequenos

Medicamentos
Corticosteroides

Doenças
Síndrome de Cushing
Hiperparatireoidismo
Diabetes melito tipo 1
Artrite reumatoide
Insuficiência renal crônica
Doença crônica no fígado
Anorexia nervosa
Determinados tipos de câncer

Aparelho Locomotor   CAPÍTULO **16**

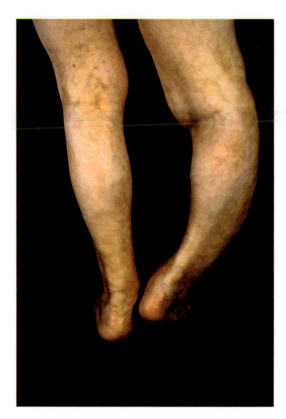

Figura 16.69 Grave deformidade da perna na doença de Paget. (Biophoto Associates/Science Photo Library. Reproduzida com permissão.)

também podem ser importantes. A doença aumenta o risco de osteoartrite (p. 471) e desenvolvimento de tumores benignos e malignos (ver adiante).

Raquitismo e osteomalácia

Em ambas as condições, o osso é inadequadamente mineralizado, geralmente por causa da deficiência da vitamina D, ou algumas vezes por causa do metabolismo defeituoso da vitamina D. O raquitismo ocorre em crianças, cujos ossos ainda estão em crescimento, levando a curvatura e deformidade dos membros inferiores. Os adultos ainda precisam de vitamina D para o remodelamento ósseo normal. A deficiência leva à osteomalácia, que está associada ao aumento do risco de fraturas e dores ósseas.

A deficiência pode ser causada por má alimentação, má absorção ou limitada exposição à luz solar (necessária para o metabolismo normal da vitamina D).

Osteomielite

É uma infecção bacteriana do osso que pode ocorrer após uma fratura aberta ou procedimentos cirúrgicos, que permitem a entrada microbiana através da pele rompida. Também pode ser uma consequência de infecção transmitida pelo sangue de um foco em outro lugar, como na orelha, garganta ou pele; isso é comumente visto em crianças. Se o tratamento for rápido e adequado, a infecção poderá ser resolvida sem danos permanentes; caso contrário, a infecção pode se tornar crônica, com a formação de seio drenando pus para a pele, febre e dor.

Anormalidades do desenvolvimento ósseo

Acondroplasia

É causada por uma anormalidade genética que impede a ossificação adequada dos ossos que se desenvolvem a partir de modelos cartilagíneos, como os ossos longos dos membros, levando a membros curtos e característicos de nanismo.

Osteogênese imperfeita ("síndrome do osso frágil")

É um grupo de condições envolvendo um defeito congênito da síntese de colágeno que resulta em uma ossificação imperfeita. Os ossos tornam-se frágeis e fraturam facilmente, espontaneamente ou até mesmo em traumas leves.

Tumores ósseos

Tumores benignos

Tumores únicos ou múltiplos podem se desenvolver por razões desconhecidas nos ossos e nas cartilagens. Eles podem causar fraturas patológicas ou danos por pressão nos tecidos moles – por exemplo, um tumor benigno vertebral pode danificar a medula espinal ou um nervo espinal. Tumores benignos de cartilagem tendem a se tornar malignos.

Tumores malignos

Tumores metastáticos

Os tumores ósseos mais comuns são os metastáticos (crescimento secundário) de carcinomas primários de mama, pulmão, glândula tireoide, rim e próstata. Os locais habituais são aqueles com o melhor suprimento sanguíneo, isto é, osso esponjoso, especialmente os corpos das vértebras lombares e as epífises do úmero e do fêmur. Fragmentos de tumores se espalham no sangue e, possivelmente, ao longo das paredes das veias, de tumores pélvicos e vértebras. O crescimento tumoral destrói a arquitetura normal do osso, é doloroso e pode causar fraturas patológicas.

Tumores primários

Os tumores malignos primários dos ossos são relativamente raros. O osteossarcoma está crescendo rapidamente e em geral é altamente maligno. É mais comum em adolescentes e normalmente se desenvolve no canal medular de ossos longos, especialmente no fêmur. Ocorre ocasionalmente em pessoas idosas, geralmente em associação à doença de Paget, e envolve as vértebras, a pelve e o crânio.

SEÇÃO 4 Proteção e Sobrevivência

> ● **MOMENTO DE REFLEXÃO**
>
> 11. Qual vitamina é deficiente no raquitismo em crianças, e por que essa deficiência leva a diferentes sintomas em adultos?
> 12. O que é osteossarcoma?

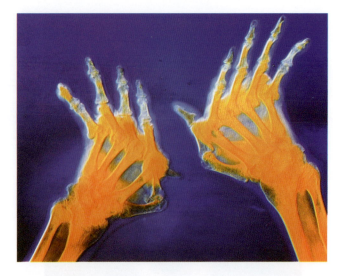

Figura 16.70 Grave deformidade das mãos por artrite reumatoide. (Alain Pol, ISM/Science Photo Library. Reproduzida com permissão.)

Distúrbios articulares

> **Resultados esperados da aprendizagem**
>
> Após estudar esta seção, você estará apto a:
> - Relacionar as características das doenças nesta seção com a anatomia e a fisiologia anormal
> - Comparar e contrastar as características da artrite reumatoide e a osteoartrite.

Os tecidos envolvidos nas doenças das articulações sinoviais são: membrana sinovial, cartilagem hialina e osso.

Doença articular inflamatória (artrite)

Artrite reumatoide (doença reumatoide)

A artrite reumatoide (AR) é uma doença autoimune inflamatória crônica progressiva que acomete sobretudo as articulações sinoviais periféricas. É um distúrbio sistêmico no qual as alterações inflamatórias não afetam apenas as articulações, mas também muitos outros locais, incluindo o coração, os vasos sanguíneos e a pele.

É mais comum em mulheres do que em homens e pode afetar todas as faixas etárias, incluindo crianças (doença de Still), embora normalmente se desenvolva entre os 35 e 55 anos. A causa não é precisamente entendida, mas a autoimunidade pode ser iniciada por infecção microbiana, possivelmente por vírus em pessoas geneticamente suscetíveis. Os fatores de risco incluem:

- Idade – o risco aumenta com ela
- Sexo – as mulheres na pré-menopausa são 3 vezes mais afetadas do que os homens
- Risco genético – às vezes há um forte elo familiar, e alguns marcadores nas membranas superficiais dos glóbulos brancos também são associados a um maior risco da doença.

Até 90% dos indivíduos afetados possuem fator reumatoide (autoanticorpos FR) em seus fluidos corporais. Altos níveis de FR, especialmente no início da doença, estão amplamente associados ao avanço da doença mais grave. Os sintomas incluem dor e rigidez articular, particularmente pela manhã e após o repouso. As articulações podem estar visivelmente inchadas, quentes e doloridas.

As exacerbações da AR normalmente são acompanhadas por febre e intercaladas com períodos de remissão. As articulações normalmente mais afetadas são as das mãos (Fig. 16.70) e dos pés, mas em casos graves a maioria das articulações sinoviais pode estar envolvida. Com cada agravamento, existe dano adicional e acumulativo nas articulações, levando a um aumento da deformidade, dor e perda de função. As alterações iniciais, que podem ser reversíveis, incluem hipertrofia e hiperplasia das células sinoviais, bem como derrame inflamatório fibroso na articulação. A progressão da doença geralmente causa danos permanentes ao tecido. O crescimento do tecido de granulação inflamatório, chamado *pannus*, deforma a articulação e destrói a cartilagem articular, expondo o osso e causando mais danos. A fibrose causada pelo tecido de granulação reduz a mobilidade articular. A dor, a rigidez e a deformidade restringem gravemente o uso das articulações afetadas; como resultado, os músculos associados começam a atrofiar.

Cerca de um terço dos pacientes, geralmente aqueles com a forma mais grave da doença, desenvolve nódulos de tecido conjuntivo (nódulos reumatoides), normalmente no antebraço ou cotovelo. Sintomas extra-articulares podem incluir anemia, neuropatia periférica, disfunções cardíacas, pleurisia e vasculite.

Nos estágios posteriores da doença, a inflamação e a febre são menores. A extensão da deficiência varia de leve a grave. A Tabela 16.8 destaca as diferenças entre osteoartrite e artrite reumatoide.

Outros tipos de poliartrites

Poliartrite significa inflamação de mais do que uma articulação. Esse grupo de doenças articulares inflamatórias autoimunes possui várias características semelhantes às da AR, mas os fatores reumatoides estão ausentes. As causas não são conhecidas, mas características genéticas podem estar envolvidas.

Osteoartrite (osteoartrose)

A osteoartrite (OA) é uma doença degenerativa não inflamatória que resulta em dor e movimentação restrita da articulação afetada. Osteoartrose é o nome mais apropriado, mas é menos comum. Nos estágios iniciais, a OA geralmente é assintomática. É muito usual na maioria das pessoas com mais de 65 anos, mostrando algum grau de alterações osteoartríticas. A cartilagem articular gradualmente se torna mais fina, uma vez que sua renovação não acompanha o ritmo de degradação. Finalmente, as superfícies articulares ósseas entram em contato, e os ossos começam a se degenerar. O reparo ósseo é anormal, e as superfícies articulares tornam-se deformadas, reduzindo a mobilidade da articulação. A inflamação crônica se desenvolve com efusão (coleta de fluidos) da articulação, possivelmente devido à irritação causada por resíduos de tecido não removidos por fagocitose. Algumas vezes ocorre um crescimento anormal da cartilagem nas margens dos ossos que se tornam ossificadas, formando osteófitos.

Na maioria dos casos, a OA é desconhecida (OA primária), mas os fatores de risco incluem uso excessivo repetitivo da articulação afetada, sexo feminino, envelhecimento, obesidade e hereditariedade. A OA secundária ocorre quando a articulação já está afetada pela doença ou alguma anormalidade, por exemplo trauma ou gota. A OA geralmente se desenvolve no final da idade média e afeta grandes articulações que suportam peso, isto é, os quadris, joelhos e articulações da coluna vertebral cervical e lombar. Em muitos casos, apenas uma articulação está envolvida.

Tabela 16.8 Características dos dois principais tipos de artrite.

	Osteoartrite	Artrite reumatoide
Tipo da doença	Degenerativa	Inflamatória e autoimune
Tecido afetado	Cartilagem articular	Membrana sinovial
Idade de início	Final da meia-idade	Qualquer idade, principalmente entre 30 e 55 anos, ocasionalmente em crianças
Articulações afetadas	Articulações que suportam peso, como quadril, joelho; em geral, ocorre em apenas uma articulação	Pequenas, como em mãos e pés, e geralmente ocorre em várias articulações

Espondilite anquilosante

Ocorre em adultos jovens e afeta as articulações da coluna vertebral. A calcificação das articulações intervertebrais e a deposição de novo osso leva a uma redução da flexibilidade da coluna vertebral e deformidade permanente.

Artrite psoriática

Ocorre em uma proporção de pessoas que sofrem de psoríases (p. 403), especialmente se as unhas estão envolvidas. As articulações normalmente mais afetadas são as dos dedos das mãos e dos pés.

Síndrome de Reiter (poliartrite com uretrite e conjuntivite)

Esta síndrome pode ser provocada pela infecção de *Chlamydia trachomatis*. As articulações afetadas geralmente são as dos membros inferiores.

Febre reumática

A febre reumática (p. 133) é uma condição inflamatória difusa que afeta diversos tecidos conjuntivos. A poliartrite é uma característica comum presente, que com frequência envolve os punhos, cotovelos, joelhos e tornozelos. Ao contrário dos efeitos cardíacos, que são permanentes (p. 133), a artrite em geral é tratada espontaneamente, sem complicações.

Artrite infecciosa

A artrite infecciosa (artrite séptica) geralmente resulta de uma infecção sistêmica transmitida pelo sangue (sepse, sobretudo estafilocócica), embora também possa ser causada por uma lesão articular penetrante. Muitas vezes a articulação é lesionada por uma doença preexistente, tornando-a mais suscetível à infecção. Normalmente, apenas uma articulação está envolvida, a qual se torna agudamente inflamada. A solução completa será possível se o tratamento for imediato, mas o dano articular permanente ocorre com frequência no início da doença.

Lesões traumáticas nas articulações

Entorses, distensões e deslocamentos

Estas lesões causam danos aos tecidos moles, tendões e ligamentos ao redor da articulação sem penetrar na cápsula articular. Nos deslocamentos, podem ocorrer danos adicionais às estruturas intracapsulares por alongamento, como a cabeça longa do músculo bíceps braquial na articulação do ombro, os ligamentos cruzados na articulação do joelho, ou o ligamento da cabeça do fêmur na articulação do quadril. Se o reparo for incompleto, poderá haver alguma perda de estabilidade, o que aumenta o risco de novas lesões.

Lesões penetrantes

Podem ser causadas por uma fratura composta de um dos ossos articulados por um trauma. O reparo pode ser rotineiro ou atrasado pela presença de fragmentos do tecido articular lesionado (osso, cartilagem ou ligamentos), os quais não podem ser removidos ou reparados por mecanismos normais do corpo, o que impede a completa recuperação da articulação. Infecção é outro risco. Inflamações crônicas podem levar a alterações degenerativas permanentes na articulação.

SEÇÃO 4 Proteção e Sobrevivência

Gota

Esta condição é causada pela deposição de cristais de urato de sódio nas articulações e tendões, provocando uma resposta inflamatória aguda. Os fatores de risco incluem sexo masculino, obesidade, hereditariedade, hiperuricemia e alto consumo de álcool. A gota primária, a forma mais comum, ocorre quase sempre em homens e está associada à redução da capacidade de excretar o urato ou um aumento na sua produção. A gota secundária normalmente ocorre como uma consequência do tratamento diurético ou insuficiência renal, e ambas as condições reduzem a excreção de urato.

Em diversos casos, apenas uma articulação está envolvida (monoartrite), sendo tipicamente avermelhada, quente e extremamente dolorosa. Os locais mais comuns a serem afetados são a articulação metatarsofalângica do hálux (dedão do pé) e as articulações do tornozelo, joelho, punho e cotovelo. Episódios de artrite com duração de dias ou semanas são intercalados com períodos de remissão. Após repetidas crises agudas, danos permanentes podem ocorrer com deformidade crônica e perda de função das articulações afetadas. A gota algumas vezes é complicada pelo desenvolvimento de cálculos renais.

Doenças do tecido conjuntivo

Este grupo de distúrbios autoimunes crônicos tem características comuns. São elas:

- Afetam diversos sistemas do corpo, especialmente as articulações, pele e tecidos subcutâneos
- Tendem a ocorrer no início da vida adulta
- Normalmente afetam mais mulheres do que homens.

Elas incluem:

- Lúpus eritematoso sistêmico (LES) – as articulações afetadas normalmente são as das mãos, dos joelhos e tornozelos. Uma erupção característica de "borboleta" vermelha pode ocorrer no rosto. O envolvimento renal é comum e pode resultar em glomerulonefrite que pode ser complicada por insuficiência renal crônica
- Esclerose sistêmica (esclerodermia) – nesse grupo de distúrbios, ocorre um espessamento progressivo do tecido conjuntivo. Há um aumento na síntese de colágeno que afeta vários órgãos. Na pele acarreta fibrose dérmica e rigidez, o que prejudica o funcionamento das articulações, especialmente das mãos. Também afeta as paredes dos vasos sanguíneos, do trato intestinal e de outros órgãos
- Artrite reumatoide (p. 470)
- Espondilite anquilosante (p. 470)
- Síndrome de Reiter (p. 468).

Síndrome do túnel do carpo

Ocorre quando o nervo mediano é comprimido no punho ao passar pelo túnel do carpo (Fig. 16.52). É comum principalmente em mulheres, entre a faixa etária dos 30 aos 50 anos. Causa dor e dormência na mão e no punho, afetando o polegar, os dedos indicador e médio e metade do dedo anular. Muitos casos são idiopáticos ou secundários a outras condições, tais como artrite reumatoide, diabetes melito, acromegalia e hipotireoidismo. A flexão e a extensão repetitiva da articulação do punho também provocam essa condição, como o uso prolongado do teclado.

> ● **MOMENTO DE REFLEXÃO**
> 13. Por que a gota afeta as articulações?
> 14. Qual nervo é comprimido na síndrome do túnel do carpo e por quê?

Distúrbios musculares

Resultados esperados da aprendizagem

Após estudar esta seção, você estará apto a:
- Listar as causas dos distúrbios desta seção
- Comparar e contrastar as características dos diferentes tipos de distrofia muscular.

Miastenia grave

Esta condição, de origem desconhecida, afeta mais mulheres do que homens, geralmente com idades entre 20 e 40 anos. São produzidos anticorpos que se ligam e bloqueiam os receptores de acetilcolina da junção neuromuscular. A transmissão do impulso nervoso para as fibras musculares é, portanto, bloqueada, o que causa fraqueza muscular progressiva e extensa, embora os músculos em si sejam normais. Os músculos extrínsecos e palpebrais são afetados primeiro, causando ptose (queda da pálpebra) ou diplopia (visão dupla), seguidos pelos músculos do pescoço (possivelmente afetando a mastigação, deglutição e fala) e dos membros. Existem períodos de remissão, recaídas sendo precipitadas, por exemplo, por exercícios extenuantes, infecções ou gravidez.

Distrofias musculares

Neste grupo de doenças hereditárias, ocorre uma degeneração progressiva de grupos musculares. As principais diferenças nos tipos são a idade de início, a taxa de progressão e os grupos musculares envolvidos.

Distrofia muscular de Duchenne

A herança desta condição é ligada ao sexo (p. 482).

Os sinais e sintomas podem não aparecer até cerca dos 5 anos de idade. A degeneração e a fraqueza muscular têm início nos membros inferiores, depois se espalham para os superiores e progridem rapidamente sem remissão. A morte geralmente ocorre na adolescência, em geral por insuficiência respiratória, arritmias cardíacas ou cardiomiopatia.

Distrofia facioescapuloumeral

Esta doença afeta ambos os sexos. Normalmente tem início na adolescência e, quanto mais jovem a idade de início, mais rapidamente ela progride. Os músculos do rosto e dos ombros são afetados primeiro. Essa é uma condição crônica que geralmente progride de forma lenta e pode não causar incapacidade completa. A expectativa de vida é normal.

Distrofia miotônica

Esta doença normalmente tem início na vida adulta e afeta ambos os sexos. Os músculos contraem e relaxam lentamente. Muitas vezes, a pessoa afetada tem dificuldade de soltar um objeto da mão. Os músculos da língua e do rosto são os primeiros a serem afetados, em seguida os músculos dos membros. Condições sistêmicas associadas à distrofia miotônica incluem:

- Catarata (p. 255)
- Atrofia das gônadas
- Cardiomiopatia
- Intolerância à glicose.

A doença progride sem remissão e com aumento da deficiência. A morte usualmente ocorre na meia-idade por insuficiência cardiorrespiratória.

> ● **MOMENTO DE REFLEXÃO**
>
> 15. Na miastenia grave, contra qual estrutura os autoanticorpos são direcionados?

Rever e revisar

Complete as sentenças a seguir:

1. A face é composta de um total de _____ ossos. Os ossos _____ formam as proeminências das bochechas e o assoalho ósseo da _____. O único osso móvel da face é _____, e sua parte alveolar contém os _____. A porção estendida desse osso é chamada _____ e se articula com o osso _____ para formar a articulação _____. Localizado abaixo desse osso está o único osso do corpo que não se articula com outro. Ele é chamado _____ e sustenta a _____.

2. Os músculos mais superficiais da parede abdominal anterior são os _____, que são unidos um ao outro pela _____. Eles são inseridos superiormente nas _____ e no _____ e inferiormente no _____. Quando esses músculos se contraem, o tronco _____.

Escolha uma resposta para completar as questões a seguir:

3. É uma articulação fibrosa: _____
   a. Ombro
   b. Joelho
   c. Articulação intervertebral
   d. Sutura

4. Este músculo ou grupo muscular levanta as costelas durante a inspiração: _____
   a. Diafragma
   b. Intercostais externos
   c. Oblíquos internos
   d. Peitoral maior e menor

5. O osso calcâneo é encontrado: _____
   a. No crânio
   b. No punho
   c. No início da coluna vertebral
   d. No pé

6. No sarcômero, a linha Z: _____
   a. É o limite entre os sarcômeros adjacentes
   b. É o centro de cada sarcômero
   c. É o local de inserção dos filamentos de miosina
   d. Armazena cálcio

7. A miastenia grave: _____
   a. É um distúrbio relacionado com o sexo
   b. Afeta a transmissão na junção neuromuscular
   c. É causada por autoanticorpos que destroem os músculos esqueléticos
   d. Geralmente se manifesta antes dos 5 anos de idade

8. Movimento realizado pelo polegar, mas não pelos outros dedos da mão: _____
   a. Flexão
   b. Adução
   c. Circundução
   d. Oposição

9. Este osso do crânio está localizado posteriormente: _____
   a. Occipital
   b. Parietal
   c. Temporal
   d. Esfenoide

SEÇÃO 4   Proteção e Sobrevivência

10. Combine as articulações da Lista A com os ossos que as constituem na Lista B. Você pode usar os ossos da Lista B mais de uma vez:

   Lista A
   ___ (a) Articulação do joelho
   ___ (b) Articulação do cotovelo
   ___ (c) Articulação do tornozelo
   ___ (d) Articulação do punho

   Lista B
   1. Tíbia
   2. Fêmur
   3. Fíbula
   4. Escafoide
   5. Patela
   6. Úmero
   7. Rádio
   8. Semilunar
   9. Ulna
   10. Piramidal
   11. Tálus

11. Combine os distúrbios musculoesqueléticos da Lista A com a afirmação correspondente na Lista B:

   Lista A
   ___ (a) Artrite reumatoide
   ___ (b) Gota
   ___ (c) Osteossarcoma
   ___ (d) Acondroplasia
   ___ (e) Osteoartrite
   ___ (f) Osteoporose
   ___ (g) Raquitismo

   Lista B
   1. A forma primária ocorre quase exclusivamente em homens
   2. Está associado(a) à deficiência da vitamina D
   3. É uma degeneração não inflamatória das articulações
   4. Normalmente está associado(a) a autoanticorpos
   5. Ossificação inadequada de um osso em desenvolvimento
   6. Raro(a), mas pode ocorrer em conjunto com a doença de Paget
   7. Perda de massa óssea relacionada com a idade

12. Combine os itens da Lista A com o osso do quadril correspondente na Lista B. Você pode usar os itens da Lista B mais de uma vez, e cada item da Lista A pode ser combinado com mais de um item da Lista B:

   Lista A
   ___ (a) Os "ossos do sentar" são parte do osso
   ___ (b) Auxilia na formação do acetábulo
   ___ (c) Forma uma articulação sinovial com o sacro
   ___ (d) O osso anterior
   ___ (e) O osso posterior
   ___ (f) Auxilia na formação do forame obturado

   Lista B
   1. Ísquio
   2. Ílio
   3. Púbis

CAPÍTULO 17

Introdução à Genética

Cromossomos, genes e DNA	476
Cromossomos	476
Genes	476
DNA	477
Mutação	477
Síntese proteica	478
Ácido ribonucleico mensageiro	478
Divisão celular	480
Mitose	480
Meiose	480
Base genética da herança	481
Herança autossômica	481
Herança ligada ao sexo	482
Envelhecimento e genética	483
Base genética da doença	484
Câncer	484
Doença hereditária	484
Rever e revisar	486

Todos os organismos vivos, incluindo os seres humanos, precisam se reproduzir, de modo que, ao final de sua vida útil, tenham produzido ao menos um, senão vários outros indivíduos para os substituírem. Isso garante a continuação de cada espécie. Os descendentes herdam de seus pais uma cópia de todas as informações necessárias para se transformarem em organismos funcionais; essa informação é transportada como ácido desoxirribonucleico (DNA), principalmente dentro do núcleo da célula. O DNA é organizado em unidades funcionais chamadas genes, os quais fazem parte de estruturas muito maiores, os cromossomos. Coletivamente, todo o material genético de uma célula é chamado genoma.

Genética é o estudo dos genes, e o avanço do conhecimento nessa área tem um efeito profundo em diversos aspectos da vida diária, como o aconselhamento genético de famílias portadoras de doenças hereditárias e a produção de insulina humana a partir de microrganismos geneticamente modificados.

Os seres humanos se reproduzem sexualmente, o que significa que um novo ser humano é concebido utilizando uma combinação de material genético de dois indivíduos (os pais). Embora seja complicado e propenso a erros, esse processo permite a uma espécie evoluir e se desenvolver, pois todo novo ser humano é geneticamente diferente de todos os outros membros da raça humana.

O Projeto Genoma Humano constituiu-se em uma colaboração internacional concluída em 2003. Ele forneceu à humanidade o projeto da vida mapeando cada cromossomo e identificando cada gene, produzindo uma lista completa das instruções escritas em DNA para a produção e o desenvolvimento de um ser humano. Essa informação é extremamente significativa no ramo da ciência médica, que lida com identificação, prevenção, tratamento ou mesmo cura de doenças hereditárias.

Ao final deste capítulo, são descritos efeitos do envelhecimento nos cromossomos, divisão celular e hereditariedade, seguidos por uma seção sobre anomalias genéticas comuns.

SEÇÃO 4 Proteção e Sobrevivência

Cromossomos, genes e DNA

> **Resultados esperados da aprendizagem**
>
> Após estudar esta seção, você estará apto a:
> - Explicar a relação estrutural entre cromossomos, genes e DNA
> - Descrever a estrutura molecular do DNA
> - Explicar os termos "autossomo" e "cromossomo sexual"
> - Definir os termos "mutação", "genoma", "haploide", "diploide" e "cariótipo".

Cromossomos

Quase toda célula do corpo contém, dentro de seu núcleo, uma cópia idêntica de todo o complemento do material genético do indivíduo. Duas exceções importantes são os glóbulos vermelhos (que não têm núcleo) e os gametas ou células sexuais. Em uma célula em repouso, a cromatina (material genético; ver Fig. 3.12) é difusa e de difícil visualização sob o microscópio, mas, quando a célula se prepara para a divisão, é coletada em estruturas altamente visíveis, compactas e em formato elipsoide, chamadas cromossomos. Cada cromossomo forma par com outro, um herdado da mãe e o outro do pai; portanto, a célula humana possui 46 cromossomos, organizados em 23 pares. Uma célula com 23 pares de cromossomos é denominada diploide. Os gametas (espermatozoides e óvulos) com apenas metade do complemento normal, isto é, 23 cromossomos em vez de 46, são descritos como haploides.

Os cromossomos pertencentes ao mesmo par são chamados homólogos. O conjunto completo de cromossomos de uma célula corresponde ao seu cariótipo (Fig. 17.1).

Cada par de cromossomos é numerado, sendo o maior par o número 1. Os primeiros 22 pares são conhecidos coletivamente como autossomos, e os cromossomos de cada par contêm a mesma quantidade de material genético. Os cromossomos do par 23 são chamados cromossomos sexuais (Fig. 17.2), porque determinam o sexo do indivíduo. Ao contrário dos autossomos, esses dois cromossomos não são necessariamente do mesmo tamanho; o Y é muito mais curto que o X e é transportado apenas pelo sexo masculino. Uma criança herdando dois cromossomos X (XX), um de cada pai, é do sexo feminino, e uma criança herdando um X de sua mãe e um Y de seu pai (XY) é do sexo masculino.

Os cromossomos são formados por um filamento de DNA firmemente enrolado a proteínas de suporte chamadas histonas. Desenrolado, o DNA mede cerca de 2 m de comprimento em cada célula do corpo. É um feito incrível, por empacotar uma quantidade tão grande de material em um espaço tão pequeno. Cada extremidade do cromossomo é recoberta com uma extensão de DNA chamada telômero, que sela o cromossomo e é estruturalmente essencial. Durante a replicação, o telômero é encurtado, o que danificaria o cromossomo; portanto, este é reparado com uma enzima chamada telomerase. A atividade reduzida da telomerase com a idade está relacionada com a senescência celular (p. 483).

Genes

Cerca de 99% do DNA da célula não codifica proteína. Esse DNA de preenchimento contém sinais para cessar e iniciar a síntese de proteínas. Sequências de DNA que codificam pro-

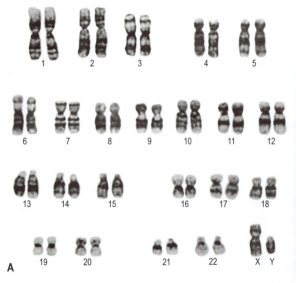 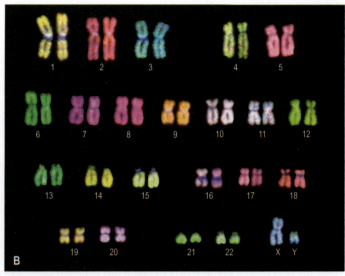

Figura 17.1 (A) Complemento cromossômico (cariótipo) normal de um humano do sexo masculino. Há 22 pares de autossomos e 1 par de cromossomos sexuais (XY, par 23). (B) O mesmo cariótipo, após coloração fluorescente. (Standring S 2004 Gray's anatomy: the anatomical basis of clinical practice, 39th ed. Edimburgo: Churchill Livingstone. Reproduzida com permissão.)

Introdução à Genética CAPÍTULO **17**

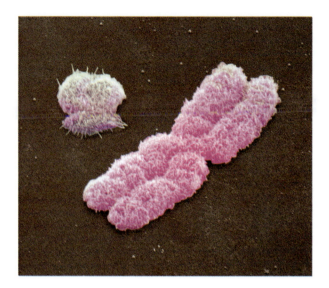

Figura 17.2 Eletromicrografia de varredura colorida de cromossomos sexuais humanos replicados. *Superior esquerdo*, cromossomo Y; *centro*, cromossomo X. (Power and Syred/Science Photo Library. Reproduzida com permissão.)

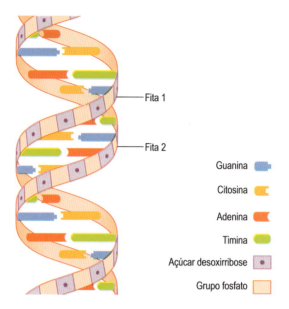

Figura 17.3 Ácido desoxirribonucleico (DNA).

teínas são encontradas ao longo do comprimento do DNA, intercaladas com DNA de preenchimento, e são chamadas genes. Cada gene permite que a célula produza (quase sempre) uma proteína específica, o chamado produto gênico. O genoma humano contém cerca de 20.500 genes.

Os genes normalmente existem em pares porque o gene em um cromossomo é combinado no local equivalente (lócus) do outro cromossomo do par. Isso será mais explorado posteriormente.

DNA

O DNA é uma molécula de cadeia dupla, composta de duas cadeias de nucleotídeos. Os nucleotídeos consistem em três subunidades: um açúcar, um grupo fosfato e uma base.

A molécula de DNA é, às vezes, comparada a uma escada torcida, com os pilares formados por cadeias alternadas de unidades de açúcar e fosfato (Fig. 17.3). No DNA, o açúcar é a desoxirribose. As bases estão ligadas aos açúcares, e cada base se liga a outra na outra cadeia de açúcar/fosfato, formando os degraus da escada. As duas correntes são torcidas uma em torno da outra, conferindo um arranjo de dupla hélice (escada torcida). A dupla hélice em si é ainda mais torcida e envolvida de uma maneira altamente organizado em torno das histonas, as proteínas estruturais que são importantes para manter a forma tridimensional altamente espiralada do DNA. O material DNA-histona é chamado cromatina, que é fortemente espiralado e empacotado nos cromossomos pouco antes de a célula se dividir (Fig. 17.4).

Código genético

O DNA carrega uma enorme quantidade de informação que determina todas as atividades biológicas de um organismo, a qual é transmitida de uma geração para outra. O segredo de como essa informação é mantida é encontrado nas bases do DNA. Há quatro bases:

- Adenina (A)
- Guanina (G)
- Timina (T)
- Citosina (C).

Elas são organizadas em uma ordem precisa ao longo da molécula de DNA, fazendo um código de base que pode ser lido quando a síntese de proteínas é necessária. Cada base está disposta ao longo de uma fita de DNA com uma base na outra fita, de maneira precisa e previsível. Isso é conhecido como pareamento de bases complementares. A adenina sempre pareia com a timina (e vice-versa), e a citosina e a guanina sempre andam juntas. As bases em fitas opostas correm no meio da hélice e se ligam umas às outras com ligações de hidrogênio (ver Fig. 17.3).

DNA mitocondrial

Cada célula do corpo tem, em média, 5.000 mitocôndrias (p. 44), as quais contêm uma quantidade de DNA (DNA mitocondrial) que codifica, por exemplo, enzimas importantes na produção de energia. Esse DNA é passado de uma geração para outra através do óvulo (p. 503), então o complemento de DNA mitocondrial da prole é herdado da mãe. Certos distúrbios hereditários raros que surgem do DNA mitocondrial defeituoso são, portanto, transmitidos através das gerações da linhagem materna.

Mutação

Mutação significa uma alteração hereditária na constituição genética normal de uma célula. A maioria das mutações ocorre espontaneamente, devido aos incontáveis milhões de replicações de DNA e divisões celulares que ocorrem nor-

SEÇÃO 4 Proteção e Sobrevivência

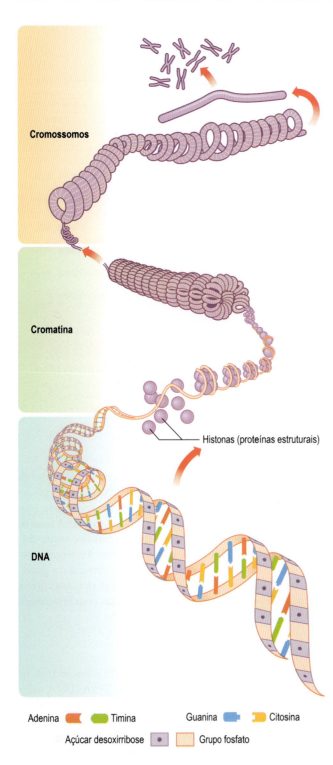

Figura 17.4 Relação estrutural entre DNA, cromatina e cromossomos.

malmente ao longo da vida. Outros podem ser causados por fatores externos, como raios X, raios ultravioleta ou exposição a determinados produtos químicos. Qualquer fator capaz de mutação do DNA é chamado de mutagênico (p. 57). A maioria das mutações é imediatamente reparada por um exército de enzimas presentes no núcleo da célula e, portanto, não causam problemas permanentes.

Às vezes, a mutação é letal porque perturba alguma função celular essencial, causando a morte celular, e é destruída junto com a célula. Frequentemente, a célula modificada é detectada pelas células imunes e destruída por ser anormal (p. 411). Outras mutações não matam a célula, mas alteram sua função de alguma forma que possa causar doença, como o câncer (p. 57). Uma mutação persistente no genoma que não levou à morte celular pode ser transmitida dos pais para a criança e causar doença hereditária, como a fenilcetonúria (p. 484) ou fibrose cística (p. 288).

> ● **MOMENTO DE REFLEXÃO**
>
> 1. O que são histonas?
> 2. Qual base sempre pareia com a citosina no DNA?

Síntese proteica

> **Resultados esperados da aprendizagem**
>
> Após estudar esta seção, você estará apto a:
> - Descrever a origem e a estrutura do mRNA
> - Explicar o mecanismo de transcrição
> - Descrever o mecanismo de translação.

O DNA contém a informação biológica essencial da célula, armazenada dentro do código de base no centro da dupla hélice. Os produtos dessa informação são quase sempre proteínas. As proteínas são essenciais a todos os aspectos da função do corpo, formando os principais elementos estruturais do corpo, bem como as enzimas essenciais para todos os processos bioquímicos. Os blocos de construção das proteínas humanas são cerca de 20 aminoácidos diferentes. Como o DNA da célula é grande demais para deixar o núcleo, uma molécula intermediária é necessária para transportar as instruções genéticas do núcleo para o citoplasma, onde as proteínas são produzidas. Essa molécula é chamada ácido ribonucleico mensageiro. A síntese proteica está resumida na Fig. 17.5.

Ácido ribonucleico mensageiro

O ácido ribonucleico mensageiro (mRNA) é uma cadeia de nucleotídeos de cadeia simples sintetizada no núcleo a partir do gene apropriado, sempre que a célula precisa produzir a proteína para a qual esse gene codifica. Estruturalmente o RNA é diferente do DNA de três maneiras principais:

- Apresenta uma fita simples em vez de dupla fita
- Contém o açúcar ribose em vez da desoxirribose
- Utiliza a base uracila, e não a timina.

Usando o DNA como molde, um pedaço de mRNA é feito a partir do gene a ser usado, em um processo chamado

Introdução à Genética CAPÍTULO **17**

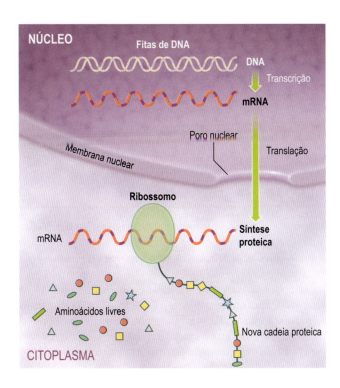

Figura 17.5 Relação estrutural entre DNA, cromatina e síntese proteica.

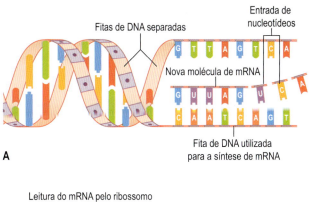

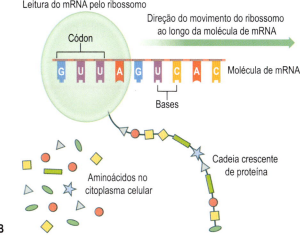

Figura 17.6 Processos de transcrição e translação. (A) Transcrição. (B) Translação.

transcrição. O mRNA, então, deixa o núcleo através dos poros nucleares e carrega sua informação para os ribossomos no citoplasma.

Transcrição

O código está inserido dentro da molécula de DNA; assim, o primeiro passo é abrir a hélice para expor as bases. Somente o gene a ser transcrito se abre; o restante do cromossomo permanece condensado. A abertura da hélice expõe as duas fitas de base, porém a enzima que atua na síntese do mRNA utiliza somente uma delas, portanto a molécula de mRNA possui fita simples, e não dupla. À medida que se move ao longo do filamento de DNA aberto, lendo seu código, a enzima adiciona a base complementar ao mRNA. Portanto, se a base do DNA é a citosina, a guanina é adicionada à molécula de mRNA (e vice-versa); se for timina, adenina é adicionada; se for a adenina, a uracila é adicionada (não existe timina no RNA, mas sim uracila; Fig. 17.6A). Quando a enzima alcança um sinal *stop*, termina a síntese da molécula de mRNA, e o mRNA é liberado. O DNA é novamente condensado por outras enzimas, e o mRNA deixa o núcleo.

Translação

A translação é a síntese da proteína final usando as informações transportadas no mRNA. Ocorre nos ribossomos livres (p. 45) no citoplasma e naqueles ligados ao retículo endoplasmático rugoso. Primeiro, o mRNA se liga ao ribossomo. O ribossomo, então, lê a sequência de bases do mRNA (Fig. 17.6B).

As proteínas são formadas por até 20 aminoácidos diferentes; portanto, não é possível usar as quatro bases individualmente em um código simples de um para um. Para fornecer opções suficientes, o código de base no RNA é lido em tripletos, com 64 combinações de bases possíveis, o que permite uma instrução codificada para cada aminoácido, bem como outros códigos (p. ex., as instruções de parar e iniciar). Cada uma dessas sequências triplas específicas é chamada códon; a base ACA (adenina, citosina, adenina) sequencia códigos para o aminoácido cisteína, por exemplo.

O primeiro códon inicia a síntese de proteínas. O ribossomo desliza ao longo do mRNA, lendo os códons e adicionando os aminoácidos apropriados à molécula proteica em crescimento à medida que avança. O ribossomo continua a montar a nova molécula de proteína até chegar a um códon de parada, quando termina a síntese e libera a nova proteína. Algumas novas proteínas são usadas dentro da própria célula e outras são exportadas, como a insulina sintetizada pelas células pancreáticas β-ilhotas, liberada na corrente sanguínea.

Expressão gênica

Embora todas as células nucleadas (exceto os gametas) tenham um conjunto idêntico de genes, cada tipo celular usa apenas os genes diretamente relacionados com sua função particular. Por exemplo, o único tipo de célula que contém hemoglobina é o glóbulo vermelho, embora todas as células do corpo carreguem o gene da hemoglobina. Essa expressão gênica seletiva é controlada por várias substâncias regulatórias, e os genes não necessários pela célula são mantidos desligados.

> ● **MOMENTO DE REFLEXÃO**
>
> 3. Se a sequência de bases de uma porção do DNA é ATTGAC, qual será a sequência de bases no RNA correspondente?
> 4. Qual é o nome dado à sequência de três bases em uma molécula de RNA, que codifica para um aminoácido específico?

Divisão celular

> **Resultados esperados da aprendizagem**
>
> Após estudar esta seção, você estará apto a:
> - Explicar o mecanismo da replicação do DNA
> - Comparar e contrastar os processos de mitose e meiose
> - Descrever as bases da diversidade genética de geração a geração.

A maioria das células do corpo é capaz de se dividir, mesmo na idade adulta. A divisão celular geralmente leva à produção de duas células-filhas diploides idênticas pelo processo de mitose e é importante no crescimento e reparo corporais. A produção de gametas é diferente porque as células-filhas têm apenas metade do número normal de cromossomos: 23 em vez de 46, ou seja, são haploides. Os gametas são produzidos por uma forma de divisão celular chamada meiose. A replicação do DNA ocorre antes da mitose e da meiose.

Replicação do DNA

O DNA é a única molécula biológica com capacidade de autorreplicação. Erros nesse processo podem levar à produção de células não funcionantes ou disfuncionais, ou células que não respondem aos controles celulares normais (o que pode levar ao desenvolvimento de um tumor). A cópia precisa do DNA é, portanto, essencial.

O passo inicial na replicação do DNA compreende o desdobramento da dupla hélice e a descompactação das duas fitas para expor as bases, como acontece na transcrição. Ambas as fitas da molécula de DNA original são copiadas. A enzima responsável pela replicação do DNA se move ao longo da sequência de bases em cada fita, realizando a leitura do código genético e adicionando a base complementar à cadeia recém-formada. Isso significa que cada cadeia de bases abertas se torna uma cadeia dupla, e o resultado são duas moléculas de DNA idênticas (Fig. 17.7). À medida que cada nova cadeia dupla é formada, outras enzimas fazem com que ela se torça e se enrole de volta à sua forma normal altamente dobrada.

Mitose

Está descrita na p. 47.

Meiose

Meiose é a etapa final na produção de gametas. Na fertilização, quando o gameta masculino (célula espermática) e o gameta feminino (óvulo) se unem, o zigoto resultante é diploide porque cada gameta era haploide.

Ao contrário da mitose, a meiose envolve duas divisões celulares distintas em vez de uma (Fig. 17.8). Além disso, a meiose produz quatro células-filhas, e não duas, todas diferentes das células-mãe e uma da outra. Essa é a base da diversidade genética e da singularidade de cada indivíduo humano.

Primeira divisão meiótica

Este estágio (Fig. 17.8) produz duas células-filhas geneticamente diferentes.

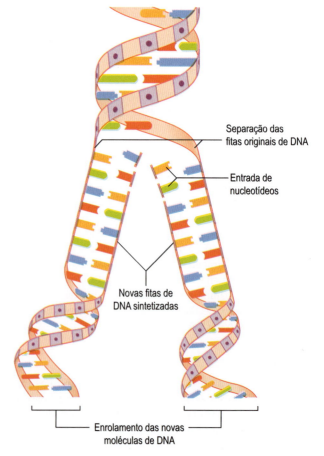

Figura 17.7 Replicação do DNA.

Introdução à Genética CAPÍTULO **17**

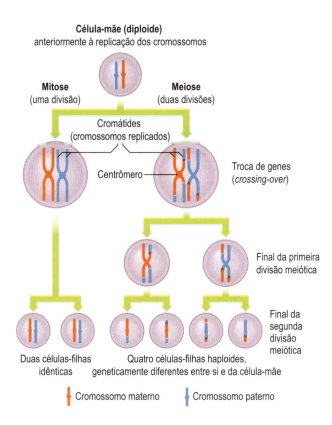

Figura 17.8 Mitose e meiose. Para maior clareza, apenas um par de cromossomos é mostrado.

Como a replicação do DNA ocorreu antes, cada par de cromossomos é formado agora por quatro cromátides, as quais se agrupam firmemente. Os cromossomos estão bastante próximos, logo é possível que troquem genes. Esse processo é conhecido como *crossing-over* e resulta na formação de quatro cromátides com diferentes combinações de genes. Após o *crossing-over*, os pares de cromossomos se separam em preparação para a primeira divisão meiótica, e a transferência de cromossomos maternos e paternos para quaisquer das células-filhas é aleatória. Isso significa que as duas células-filhas têm uma variedade imprevisível de DNA materno e paterno, originando diversas possíveis combinações de cromossomos nelas. Isso explica por que uma criança herda uma combinação das características da mãe e do pai e por que as crianças dos mesmos pais podem ser muito diferentes umas das outras.

Cada par de cromossomos se separa, e cada um migra para uma extremidade da célula, guiado por um fuso, como na mitose, produzindo duas células-filhas diploides únicas.

Segunda divisão meiótica

Para um gameta ser produzido, a quantidade de material genético presente nas duas células-filhas após a primeira divisão meiótica deve ser reduzida à metade. Isso é alcançado em uma segunda divisão meiótica (Fig. 17.8). Os centrômeros se separam, e as duas cromátides-irmãs migram para as extremidades opostas da célula, que então se divide. Cada uma das quatro células-filhas haploides agora tem apenas um cromossomo de cada par original. A fusão com outro gameta cria um zigoto (óvulo fertilizado), uma célula diploide que pode crescer e se desenvolver em um ser humano por mitose.

> ● **MOMENTO DE REFLEXÃO**
>
> 5. Por que os gametas são haploides?
> 6. O que é *crossing-over* na genética?

Base genética da herança

Resultados esperados da aprendizagem

Após estudar esta seção, você estará apto a:

- Descrever as bases da herança autossômica, incluindo a relevância dos genes recessivos e dominantes
- Explicar como características ligadas ao sexo são transmitidas de uma geração à outra.

A mistura de genes parentais durante a meiose leva à enorme variedade genética da raça humana. É importante entender como os genes interagem para produzir características herdadas.

Herança autossômica

Cada cromossomo de um par de cromossomos homólogos contém genes para as mesmas características. Por exemplo, a capacidade de enrolar a língua é codificada em um único gene. Como um cromossomo de cada par é herdado do pai e outro da mãe, um indivíduo tem dois genes que controlam a capacidade de enrolar a língua. Esses genes pareados são chamados alelos. Alelos correspondentes contêm genes relacionados com o mesmo traço, mas não precisam ser idênticos. Um indivíduo pode ter:

- Duas formas idênticas do gene (homozigoto)
- Duas diferentes formas do gene (heterozigoto).

Uma cópia do gene de enrolamento da língua pode codificar a capacidade de enrolar a língua, mas o gene correspondente no outro cromossomo do par pode ser uma forma diferente e codificado para a incapacidade de enrolar a língua. Esse exemplo simples envolve apenas duas formas do mesmo gene, mas outras características são mais complexas. A cor dos olhos é uma característica diversa, com uma ampla gama de cores de pigmentos e padrões possíveis, e é controlada por mais de um gene.

Uma criança que herda um gene de enrolamento da língua de um dos pais e o gene de não enrolamento do outro ainda será capaz de enrolar a língua. Isso ocorre porque a forma de enrolamento da língua do gene é dominante e tem prioridade sobre o gene de não enrolamento, que é recessivo. Os genes dominantes são sempre expressos (ativos) preferencialmente em relação aos recessivos, e apenas uma cópia de um gene dominante é necessária para essa característica ser expressa. Um gene recessivo poderá ser expresso apenas se estiver presente em ambos os cromossomos, ou seja, indivíduos incapazes de enrolar a língua têm duas cópias do gene recessivo, de não enrolamento.

Indivíduos homozigotos para um gene têm duas cópias idênticas, da forma dominante ou recessiva. Indivíduos heterozigotos possuem um gene dominante e um recessivo.

Quadros de Punnett

A probabilidade de herdar qualquer forma de um gene depende da constituição dos pais. A herança autossômica simples pode ser ilustrada usando-se um quadro de Punnett. A Fig. 17.9 mostra todas as combinações possíveis do gene de enrolamento da língua em crianças cujos pais são heterozigotos para a característica. Usando esse exemplo, há uma chance de 3 em 4 (75%) de que o filho desses pais seja um enrolador da língua (TT ou Tt), e apenas uma chance de 1 em 4 de herdar dois genes recessivos (tt), fazendo com que sejam não enroladores.

A previsão da probabilidade de um bebê nascer com uma doença hereditária, como a fibrose cística (p. 288), forma a base do aconselhamento genético.

Codominância

Para alguns traços, pode haver mais de dois alelos que os codifiquem, e mais de um alelo pode ser dominante. Um exemplo é a herança de antígenos do tipo A e B na superfície dos glóbulos vermelhos, determinados clinicamente como sistema ABO de grupo sanguíneo (p. 66). Existem três alelos possíveis aqui: um codifica a produção de antígenos do tipo A (A), outro codifica a produção de antígenos do tipo B (B), e um terceiro alelo codifica sem antígeno (o). Um indivíduo pode ter qualquer combinação de dois destes três alelos: AA, AB, BB, Ao, Bo ou oo. Tanto A como B são dominantes, e ambos se expressam onde quer que estejam presentes. Isso é chamado codominância. O é recessivo; portanto, só se expressa em um genótipo recessivo homozigoto. Isso significa que indivíduos com um genótipo não possuem antígenos A nem B em sua superfície eritrocitária e são do grupo sanguíneo O. Um indivíduo com genótipo AB tem tanto A como B e é do grupo sanguíneo AB. Já um indivíduo com genótipo Ao ou AA possui apenas antígenos do tipo A e é do grupo sanguíneo A; aquele com genótipo Bo ou BB tem apenas antígenos do tipo B e é do grupo sanguíneo B.

A Fig. 17.10 mostra um quadro de Punnett que ilustra os possíveis tipos sanguíneos de crianças produzidas por uma mãe com o genótipo Ao (fenótipo do grupo sanguíneo A) e um pai com o genótipo AB (grupo sanguíneo fenótipo AB).

Herança ligada ao sexo

A Fig. 17.2 mostra claramente que o cromossomo Y é muito menor que o X. Não é surpreendente, portanto, descobrir que o cromossomo Y carregue apenas 200 genes em comparação com os 2.000 genes do cromossomo X, a maioria dos quais envolvida no desenvolvimento de características masculinas específicas, enquanto a grande maioria dos genes no cromossomo X não tem correspondência no cromossomo Y. Isso significa que uma pessoa do sexo mas-

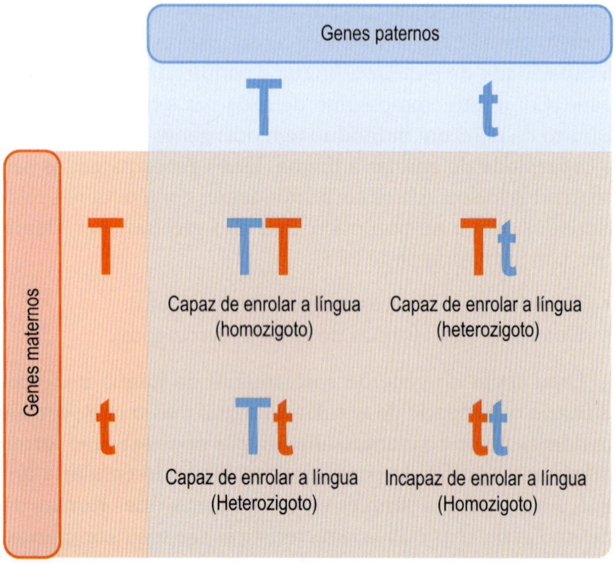

Figura 17.9 Herança autossômica. Este exemplo mostra todas as combinações possíveis de genes de enrolamento de língua em crianças de pais heterozigotos para a característica. *T*, gene dominante (enrolamento da língua); *t*, gene recessivo (não enrolamento da língua).

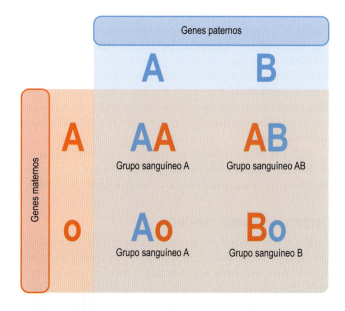

Figura 17.10 Herança codominante de grupos sanguíneos ABO.

culino possui apenas uma cópia da maioria dos genes em seus cromossomos sexuais. Os traços codificados na seção do cromossomo X que não tem material correspondente no Y são considerados ligados ao sexo. O gene que codifica para a visão normal de cores é um exemplo e, portanto, é transportado apenas nos cromossomos X. Essa é a forma dominante do gene. Existe uma forma rara e recessiva desse gene, que é defeituosa e codifica a cegueira às cores vermelha e verde (daltonismo). Se uma pessoa do sexo feminino herda uma cópia defeituosa do gene, é estatisticamente provável que ela tenha um gene normal em seu outro cromossomo X, proporcionando-lhe a visão normal das cores. Uma pessoa do sexo feminino portadora do gene do daltonismo, embora não seja daltônica, pode passar o gene defeituoso para seus filhos é considerada portadora. Se o gene é anormal em um homem, ele será daltônico porque, tendo apenas um cromossomo X, ele terá apenas uma cópia do gene. A herança do daltonismo é mostrada na Fig. 17.11, que ilustra as possíveis combinações genéticas dos filhos de uma mãe portadora (um gene normal e um gene defeituoso) e um pai normal (um gene normal). Neste exemplo, há 50% de chance de um filho ser daltônico, 50% de chance de um filho ter visão normal, 50% de chance de uma filha ser portadora (com visão normal) e 50% de chance de uma filha ser normal.

> ● **MOMENTO DE REFLEXÃO**
>
> 7. Se o pai é homozigoto para o gene enrolador da língua e a mãe é heterozigota, qual é a chance de que seus filhos tenham a habilidade de enrolar a língua?
>
> 8. Se os pais de uma criança pertencem ao grupo sanguíneo O, qual é a chance de essa criança pertencer ao grupo sanguíneo A?

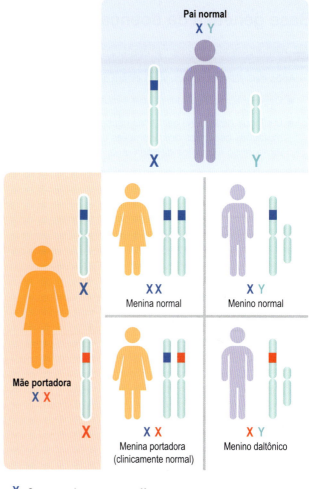

X : Gene normal no cromossomo **X**
X : Gene anormal para cegueira a cores no cromossomo **X**
Y : Cromossomo **Y** normal (sem a presença do gene)

Figura 17.11 Herança do gene do daltonismo vermelho-verde ligado ao sexo entre gerações.

Envelhecimento e genética

> **Resultados esperados da aprendizagem**
>
> Após estudar esta seção, você estará apto a:
>
> ■ Descrever os principais efeitos do envelhecimento no material genético das células.
>
> ■ Descrever os mecanismos genéticos da senescência.

Envelhecimento e DNA

A exposição cumulativa ao longo da vida a potenciais mutagênicos, bem como a diminuição da capacidade de reparar o DNA, faz com que o genoma da célula acumule gradualmente mutações, o que pode conduzir a uma função diminuída e um risco aumentado de doenças, como o câncer. O DNA mitocondrial é mais propenso a mutações que o DNA nuclear e, à medida que envelhece e desenvolve dano de "desgaste", causa um comprometimento progressivo da função celular.

Senescência celular (envelhecimento)

O número de vezes que uma célula pode se dividir está entre 50 e 60. Acredita-se que um fator importante esteja relacionado com os efeitos do envelhecimento na função da telomerase. A telomerase é a enzima que repara os telômeros (extremidades dos cromossomos) após a replicação do DNA. Sua função declina com a idade, o que restringe o número de replicações celulares possíveis, uma vez que, sem uma atividade efetiva da telomerase, os cromossomos tornam-se progressivamente mais curtos em cada divisão, até o ponto em que estão muito curtos para serem replicados e a célula não pode mais se dividir.

SEÇÃO 4 Proteção e Sobrevivência

Base genética da doença

Resultados esperados da aprendizagem.

Após estudar esta seção, você estará apto a:
- Delinear a relação entre câncer e mutação celular
- Distinguir desordens genéticas causadas por mutações genéticas das anomalias cromossômicas, fornecendo exemplos de cada uma.

Câncer

O câncer (crescimento maligno de novo tecido, p. 57) é causado pela mutação (p. 477) do DNA celular, fazendo com que seu padrão de crescimento se torne desorganizado e descontrolado.

As células adquirem um número crescente de mutações à medida que envelhecem, o que explica por que a incidência de câncer cresce acentuadamente com o aumento da idade. Quanto mais mutações uma célula sofre, maior a probabilidade de adquirir as características de uma célula tumoral, incluindo a falha em responder aos controles normais de crescimento e à imortalidade. Algumas mutações são hereditárias, aumentando o risco de alguns tipos de câncer em famílias, mas a maioria dos casos se deve a mutações adquiridas causadas pelo envelhecimento ou outros fatores de risco, como irradiação ou exposição a substâncias químicas mutagênicas (ver também p. 57).

Doença hereditária

O Quadro 17.1 lista diversas doenças com componente hereditário.

Mutações genéticas

Muitas doenças, como a fibrose cística (p. 288) e a hemofilia (p. 79), são transmitidas diretamente dos pais para os filhos por meio de um gene defeituoso. Muitos desses genes foram localizados por mapeamento do genoma humano, como o gene da fibrose cística, localizado no cromossomo 7. Outras doenças, como asma, alguns tipos de câncer e doenças cardiovasculares, têm um componente genético (presente na família). Nesses casos, não foi identificado um único gene defeituoso, e a herança não é tão previsível quanto quando um único gene é responsável. A probabilidade de um indivíduo desenvolver a doença depende não apenas de sua constituição genética, mas também da influência de outros fatores, como estilo de vida e meio ambiente.

Fenilcetonúria

Neste distúrbio, um exemplo de erro inato do metabolismo, o gene responsável pela produção da enzima fenilalanina hidroxilase está com defeito, e a enzima está ausente. Esta

Quadro 17.1 Algumas desordens com componente hereditário.

Desordens de gene único
- Fenilcetonúria
- Distrofia muscular de Duchenne (p. 472)
- Doença de Huntington
- Hemofilia (p. 79)
- Acondroplasia (p. 469)
- Alguns cânceres, incluindo uma proporção de cânceres de mama, ovário e intestino
- Distrofia miotônica
- Fibrose cística (p. 288)
- Doença renal policística (p. 388)

Herança mais complexa
É provável que mais de um gene esteja envolvido, levando a maior suscetibilidade e com ocorrência familiar. Estilo de vida e outros fatores estão envolvidos na determinação do risco.
- Asma (p. 286)
- Palato fendido (p. 349)
- Hipertensão (p. 136)
- Ateroma (p. 125)
- Alguns cânceres, como de mama e gástrico
- Diabetes melito dos tipos 1 e 2 (p. 255)
- Epilepsia
- Esquizofrenia
- Defeitos do tubo neural, como espinha bífida (p. 202)

normalmente converte a fenilalanina em tirosina no fígado, mas, na sua ausência, a fenilalanina se acumula no fígado e extravasa para o sangue (Fig. 17.12). Em altas quantidades, a fenilalanina é tóxica para o sistema nervoso central e, se a condição não for tratada, resulta em dano cerebral e retardo mental em poucos meses. Existem baixos níveis de tirosina, o que é necessário para produzir melanina, e assim ocorre a despigmentação; as crianças afetadas têm pele clara e são loiras. A incidência dessa doença atualmente é baixa nos países desenvolvidos, devido ao rastreio de recém-nascidos e à detecção da condição, de forma que o tratamento seja realizado.

Anomalias mitocondriais

O DNA mitocondrial contém apenas 37 genes, mas defeitos neles podem causar distúrbios hereditários com uma gama bastante ampla de sinais e sintomas potencialmente fatais, envolvendo mais comumente o sistema nervoso central e o músculo esquelético ou cardíaco. Mutações espontâneas nesse DNA também podem ocorrer na maturidade, levando ao início da doença em adultos. Há evidências de que as mutações mitocondriais estejam associadas a algumas formas de doenças importantes, como diabetes melito, doença de Parkinson e doença de Alzheimer.

Introdução à Genética CAPÍTULO 17

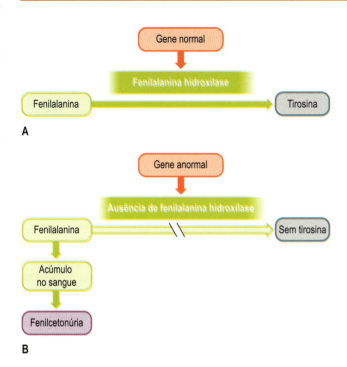

Figura 17.12 Fenilcetonúria. (A) Função do gene normal. (B) Gene anormal.

Anomalias cromossômicas

Às vezes, uma falha durante a meiose produz um gameta que carrega cromossomos anormais: em excesso, em menor quantidade, com formato anormal ou falta de segmentos. Frequentemente essas aberrações são letais, e uma gravidez envolvendo tal gameta fracassa nos estágios iniciais. Condições não letais incluem a síndrome de Down e a síndrome de Cri-du-chat.

Síndrome de Down

Nesta condição, existem três cópias do cromossomo 21 (trissomia 21), o que significa que um cromossomo extra está presente, causado pela falha dos cromossomos em se separar normalmente durante a meiose. Indivíduos com síndrome de Down geralmente apresentam baixa estatura, com pregas palpebrais pronunciadas e faces planas e redondas. A língua pode ser muito grande para a boca e habitualmente se projeta anteriormente. A deficiência de aprendizagem está presente, variando de leve a grave. A expectativa de vida é menor do que o normal, com uma incidência maior que a média de doenças cardiovasculares e respiratórias e uma alta incidência de demência precoce. A síndrome de Down se associa ao aumento da idade materna, especialmente acima de 35 anos.

Síndrome de Cri-du-chat

Cri-du-chat (do francês choro do gato) refere-se ao grito característico de uma criança afetada que se assemelha ao miado do gato. Essa síndrome é causada quando parte do cromossomo 5 está ausente e está associada a distúrbios de aprendizagem e anomalias anatômicas, incluindo problemas gastrintestinais e cardiovasculares.

Anomalias dos cromossomos sexuais

Se os cromossomos sexuais não conseguirem se separar normalmente durante a meiose, as células-filhas terão um número incorreto: ou em excesso, ou em menor número. Uma criança nascida com tal anomalia não seguirá o desenvolvimento sexual normal sem tratamento e poderá ter problemas adicionais, como dificuldade de aprendizagem.

Síndrome de Turner

Esta condição geralmente é associada à presença de apenas um cromossomo sexual, um X, bem como 22 pares normais de autossomos. O cariótipo é, portanto, geralmente XO, e os indivíduos afetados são do sexo feminino. Elas apresentam genitália e ovários externos femininos, mas são inférteis porque os ovários não se desenvolvem durante a vida fetal e as características sexuais secundárias não se desenvolvem na puberdade, a menos que o tratamento com estrógeno seja administrado. Outras características incluem baixa estatura e coarctação da aorta (em 15%, p. 135). A inteligência geralmente é normal.

Síndrome de Klinefelter

O cariótipo nessa condição é XXY, portanto, os indivíduos afetados são do sexo masculino, com 47 cromossomos em vez de 46. Essa condição é mais comum do que a síndrome de Turner e está associada a uma estatura maior que a média e leve incapacidade de aprendizado. A genitália é masculina, mas os testículos são subdesenvolvidos e os indivíduos afetados são inférteis. Na puberdade, o desenvolvimento de características femininas, como seios aumentados (ginecomastia) e quadris arredondados, é comum, e não há desenvolvimento de características sexuais secundárias masculinas, a menos que o tratamento com testosterona seja administrado.

> ● **MOMENTO DE REFLEXÃO**
>
> 9. O que é um oncogene?
> 10. Descreva as bases genéticas da fenilcetonúria.

SEÇÃO 4 Proteção e Sobrevivência

Rever e revisar

Complete a afirmativa a seguir:

1. A desordem fenilcetonúria é herdada como _____ _____ e é caracterizada pela falta da enzima _____. Essa enzima converte _____ em _____, e em sua ausência há acúmulo da substância no sangue, sendo tóxica para o sistema _____.

Escolha uma resposta para completar cada uma das afirmativas:

2. Este tipo de célula é haploide: _____
   a. Eritrócito
   b. Óvulo
   c. Célula nervosa
   d. Célula cancerígena

3. Um códon é: _____
   a. Qualquer sequência de DNA que codifica uma proteína
   b. A região do DNA que é descompactada para a replicação
   c. Uma molécula de RNA que transporta informações para um ribossomo para a síntese de proteínas
   d. Uma sequência de três bases do DNA correspondendo a um aminoácido em particular

4. A primeira divisão meiótica produz: _____
   a. Quatro células-filhas geneticamente idênticas
   b. Quatro células-filhas geneticamente diferentes
   c. Duas células-filhas geneticamente diferentes
   d. Duas células-filhas geneticamente idênticas

5. Correlacione os itens da Lista A com suas definições relevantes da Lista B.

   Lista A
   _____ (a) Alelo
   _____ (b) Gene
   _____ (c) Cromossomo
   _____ (d) Cromatina
   _____ (e) Genoma
   _____ (f) Cromátide

   Lista B
   1. Todo material genético da célula
   2. Uma forma de um gene
   3. A fita simples de um cromossomo replicado
   4. Uma sequência de DNA que codifica uma proteína específica
   5. O material genético da célula, disperso entre divisões celulares
   6. Uma longa porção de DNA com diversos genes e acondicionados em volta de histonas

6. Quais das seguintes descrições se aplicam ao DNA, ao RNA ou a ambos?
   1. Fita simples _____
   2. Fita dupla _____
   3. Contém adenina _____
   4. Contém uracila _____
   5. Contém guanina _____
   6. Contém timina _____
   7. Armazenado no núcleo da célula _____
   8. Traduzido no ribossomo _____
   9. Usado para transcrição _____
   10. Contém ribose _____

CAPÍTULO 18

Sistemas Reprodutores

Sistema reprodutor feminino	**488**
Genitália externa (vulva)	488
Genitália interna	489
Puberdade no sexo feminino	494
Ciclo reprodutivo	495
Menopausa	496
Mamas	497
Sistema reprodutor masculino	**498**
Escroto	498
Testículo	499
Vesícula seminal	500
Dutos ejaculatórios	500
Próstata	501
Uretra e pênis	501
Puberdade no sexo masculino	502
Desenvolvimento humano	**503**
Efeitos do envelhecimento nos sistemas reprodutores	**503**
Infecções do trato reprodutor	**505**
Doenças do sistema reprodutor feminino	**506**
Doença inflamatória pélvica	506
Doenças do útero	506
Doenças das tubas uterinas e dos ovários	508
Infertilidade feminina	508
Doenças da mama	508
Doenças do sistema reprodutor masculino	**509**
Infecções do pênis	509
Infecções da uretra	509
Doenças do epidídimo e dos testículos	509
Doenças da próstata	510
Doenças da mama masculina	510
Infertilidade masculina	510
Rever e revisar	**511**

A capacidade de reprodução é uma das propriedades que distinguem a matéria viva da não viva. Quanto mais primitivo o animal, mais simples o processo de reprodução. Em mamíferos, incluindo humanos, o processo é de reprodução sexuada, em que os órgãos masculino e feminino diferem anatômica e fisiologicamente e o novo indivíduo se desenvolve a partir da fusão de duas células sexuais diferentes (gametas). Os gametas masculinos são chamados espermatozoides, e os gametas femininos são chamados óvulos.

As primeiras seções deste capítulo explicam a estrutura e as funções dos sistemas reprodutores feminino e masculino, incluindo a produção dos gametas. As próximas seções fornecem uma breve visão geral do desenvolvimento fetal e os efeitos do envelhecimento na função reprodutiva. Finalmente, são descritos alguns distúrbios reprodutivos significativos.

SEÇÃO 4 Proteção e Sobrevivência

Sistema reprodutor feminino

Resultados esperados da aprendizagem

Após estudar esta seção, você estará apto a:

- Descrever as principais estruturas da genitália externa
- Explicar a estrutura e a função da vagina
- Descrever a localização, a estrutura e a função do útero e das tubas uterinas
- Discutir o processo de ovulação e os hormônios que o controlam
- Descrever as mudanças que ocorrem na mulher na puberdade, incluindo a fisiologia da menstruação
- Descrever a estrutura e a função da mama feminina.

As funções do sistema reprodutor feminino são:

- Formação dos óvulos
- Recebimento dos espermatozoides
- Fornecimento de ambientes adequados para a fertilização e o desenvolvimento fetal
- Parto
- Lactação, a produção de leite materno, que fornece nutrição completa para o bebê.

Os órgãos reprodutores femininos, ou genitália, incluem os órgãos externos e internos (Fig. 18.1).

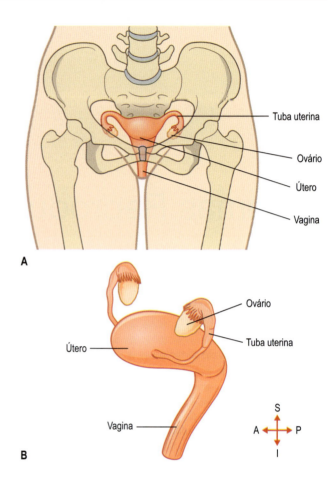

Figura 18.1 Órgãos reprodutores femininos. (A) Vista anterior. (B) Vista lateral.

Genitália externa (vulva)

A genitália externa (Fig. 18.2) é conhecida coletivamente como vulva e consiste nos lábios maiores e lábios menores do pudendo, clitóris, óstio da vagina, vestíbulo da vagina, hímen e as glândulas vestibulares (glândulas de Bartholin).

Lábios maiores

Estas são as duas grandes dobras que formam o limite da vulva. São compostos de tecido fibroso e adiposo, cobertos de pele, e contêm inúmeras glândulas sudoríparas sebáceas e écrinas. Anteriormente, as dobras se unem anterior à sínfise púbica e, posteriormente, se fundem com a pele do períneo. Na puberdade, os pelos crescem no monte do púbis e nas superfícies laterais dos grandes lábios.

Lábios menores

São duas dobras menores de pele entre os lábios maiores, contendo numerosas glândulas sudoríparas sebáceas e écrinas.

A fenda entre os lábios menores é o vestíbulo, para o qual a vagina, a uretra e os dutos das glândulas vestibulares maiores se abrem.

Clitóris

O clitóris corresponde ao pênis no homem e contém terminações nervosas sensoriais e tecido erétil.

Glândulas vestibulares

As glândulas vestibulares (glândulas de Bartholin) estão situadas uma de cada lado, próximo do óstio da vagina. Tem quase o tamanho de uma pequena ervilha, e seus dutos se abrem no vestíbulo imediatamente lateral à fixação do hímen. Secretam muco que mantém a vulva úmida.

Períneo

O períneo é uma área aproximadamente triangular que se estende desde a base dos lábios menores até o canal anal. Consiste em tecido conjuntivo, músculo e gordura. Fornece sustentação aos músculos do assoalho pélvico (Fig. 16.65).

Sistemas Reprodutores CAPÍTULO **18**

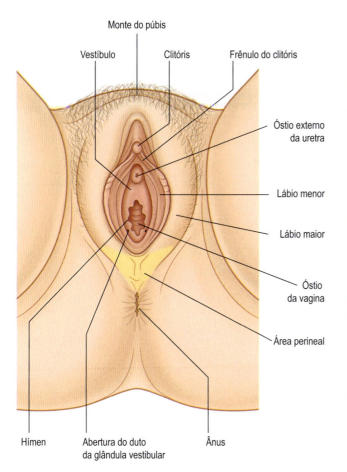

Figura 18.2 Genitália externa da mulher.

Suprimento sanguíneo, drenagem linfática e inervação

Suprimento arterial

Ocorre pelos ramos das artérias pudendas internas, que são ramos das artérias ilíacas internas, e pelas artérias pudendas externas, que são ramos das artérias femorais.

Drenagem venosa

Forma um grande plexo, que acaba drenando para as veias ilíacas internas.

Drenagem linfática

Ocorre através dos nodos inguinais superficiais.

Inervação

Ocorre por ramos dos nervos pudendos.

Genitália interna

Os órgãos internos do sistema reprodutor feminino (Figs. 18.3 e 18.4) situam-se na cavidade pélvica e consistem na vagina, no útero, nas duas tubas uterinas e nos dois ovários.

Vagina

A vagina é um tubo fibromuscular revestido por epitélio escamoso estratificado (Fig. 3.39) que se abre para o vestíbulo em sua extremidade distal e com o colo do útero sobressaindo em sua extremidade proximal. Segue obliquamente para cima e para trás, em um ângulo de cerca de 45° entre a bexiga

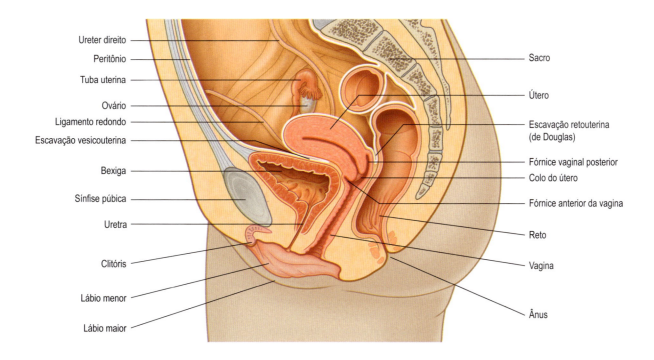

Figura 18.3 Vista lateral dos órgãos reprodutores femininos na pelve e suas estruturas associadas.

489

SEÇÃO 4 Proteção e Sobrevivência

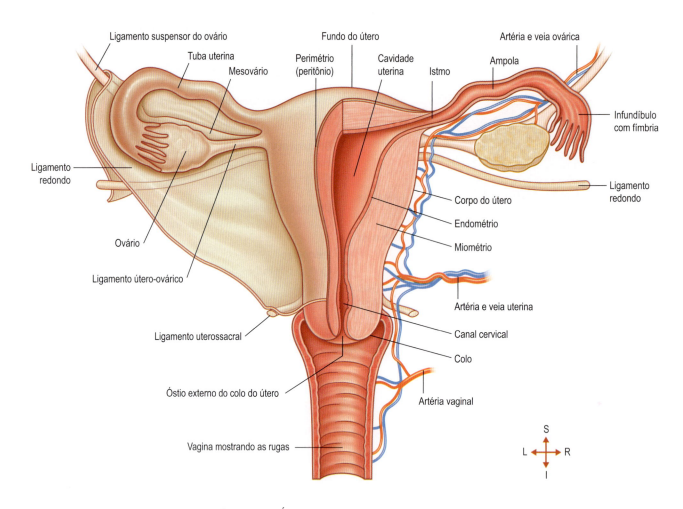

Figura 18.4 Órgãos reprodutores femininos na pelve.

anterior e o reto e o ânus atrás. No adulto, a parede anterior tem cerca de 7,5 cm de comprimento, e a parede posterior, cerca de 9 cm de comprimento. A diferença é devida ao ângulo de inserção do colo do útero através da parede anterior.

Hímen
O hímen é uma fina camada de membrana mucosa que se estende através do óstio da vagina, dentro da abertura externa. Normalmente é incompleto para permitir a passagem do fluxo menstrual e é esticado ou completamente removido pelo intercurso sexual, pela inserção de um absorvente interno ou pelo parto.

Estrutura
A parede da vagina tem três camadas: uma camada externa de tecido areolar, uma camada média de músculo liso e um revestimento interno de epitélio escamoso estratificado que forma cristas ou rugas. Não tem glândulas secretoras, mas a superfície é mantida úmida pelas secreções cervicais. Entre a puberdade e a menopausa, o *Lactobacillus acidophilus*, uma bactéria que secreta ácido láctico, está normalmente presente, mantendo o pH entre 4,9 e 3,5. A acidez inibe o cresci-

mento da maioria dos demais microrganismos que podem contaminar a vagina a partir do períneo ou durante a relação sexual.

Suprimento sanguíneo, drenagem linfática e inervação

Suprimento arterial
Um plexo arterial é formado ao redor da vagina, derivado das artérias uterina e vaginal, que são ramos das artérias ilíacas internas.

Drenagem venosa
Um plexo venoso, situado na parede muscular, drena para as veias ilíacas internas.

Drenagem linfática
Ocorre através dos linfonodos ilíacos profundos e superficiais.

Inervação
Consiste em fibras parassimpáticas do segmento sacral, fibras simpáticas do segmento lombar e fibras sensoriais somáticas dos nervos pudendos.

Funções

A vagina atua como o receptáculo do pênis durante a relação sexual (coito) e proporciona uma passagem elástica pela qual o bebê passa durante o parto.

Útero

O útero é um órgão oco, muscular, em forma de pera, achatado anteroposteriormente. Encontra-se na cavidade pélvica entre a bexiga urinária e o reto (Fig. 18.3).

Na maioria das mulheres, se inclina para frente (anteversão) e é dobrado para a frente (anteflexão) quase em ângulo reto com a vagina, de modo que sua parede anterior repousa parcialmente contra a bexiga, formando a escavação vesicouterina entre os dois órgãos.

Quando o corpo está em pé, o útero fica quase na horizontal. Tem cerca de 7,5 cm de comprimento e 5 cm de largura, e suas paredes têm cerca de 2,5 cm de espessura. Pesa entre 30 e 40 g. As três partes principais do útero são o fundo, o corpo e o colo do útero (ver Fig. 18.4).

Fundo
Esta é a parte em forma de cúpula do útero acima das aberturas das tubas uterinas.

Corpo
Ocupa os dois terços superiores do útero. Também tem formato de pera e é mais estreito inferiormente no óstio interno, onde é contínuo com o colo do útero.

Cérvice ("colo" do útero)
Esta é a porção mais estreita, geralmente com cerca de 2,5 cm de comprimento. Projeta-se através da parede anterior da vagina, abrindo-a no óstio externo.

Estrutura

As paredes do útero são compostas por três camadas de tecido: perimétrio, miométrio e endométrio (Fig. 18.5).

Perimétrio
É o peritônio, distribuído de maneira diferente nas várias superfícies do útero (ver Fig. 18.3). Pode ser imaginado como um cobertor sobre o útero, as tubas uterinas e os ovários de cima, de modo a cobrir principalmente as superfícies anterior, superior e posterior do útero.

Anteriormente, repousa sobre o fundo e o corpo, onde é dobrado para a superfície superior da bexiga urinária. Essa dobra de peritônio forma a escavação vesicouterina.

Posteriormente, o peritônio cobre o fundo, o corpo e o colo do útero e, então, se dobra de volta ao reto para formar a escavação retouterina (de Douglas).

Lateralmente, apenas o fundo é coberto porque o peritônio faz uma dobra dupla com as tubas uterinas na borda superior livre. Essa dobra dupla é o ligamento largo, que, em suas extremidades laterais, fixa o útero aos lados da pelve.

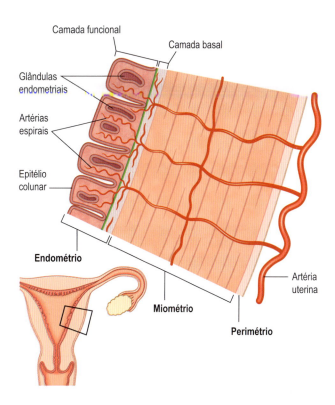

Figura 18.5 Camadas da parede do útero. *Linha verde*, limite entre as camadas funcional e basal do endométrio.

Miométrio
Esta é a camada mais espessa de tecido na parede uterina. Trata-se de uma massa de fibras musculares lisas entrelaçadas com tecido areolar, vasos sanguíneos e nervos.

Endométrio
Trata-se de epitélio colunar, cobrindo uma camada de tecido conjuntivo contendo abundantes glândulas tubulares secretoras de muco. É ricamente irrigado por artérias espirais, ramos da artéria uterina. Está dividido em duas camadas:

- A camada funcional é a camada superior e se torna mais espessa e rica em vasos sanguíneos na primeira metade do ciclo menstrual. Se o óvulo não é fertilizado e não implanta, essa camada é eliminada durante a menstruação
- A camada basal fica próxima ao miométrio e não se perde durante a menstruação. É a camada permanente, a partir da qual a nova camada funcional é regenerada durante cada ciclo.

Os dois terços superiores do canal do colo estão alinhados com essa membrana mucosa. Mais abaixo, no entanto, a mucosa muda, tornando-se epitélio escamoso estratificado, que se funde com o revestimento da própria vagina.

Suprimento sanguíneo, drenagem linfática e inervação

Suprimento arterial
Ocorre pelas artérias uterinas, ramos das artérias ilíacas internas. Passam as porções laterais do útero entre as duas cama-

das dos ligamentos largos, irrigam o útero e as tubas uterinas e juntam-se às artérias ováricas para irrigar os ovários.

Drenagem venosa
As veias seguem o mesmo trajeto das artérias e acabam drenando para as veias ilíacas internas.

Drenagem linfática
Vasos linfáticos profundos e superficiais drenam a linfa do útero e das tubas uterinas para os linfonodos aórticos e os grupos de linfonodos associados aos vasos sanguíneos ilíacos.

Inervação
Os nervos que inervam o útero e as tubas uterinas consistem em fibras parassimpáticas do segmento sacral e fibras simpáticas do segmento lombar.

Estruturas de sustentação
O útero é sustentado na cavidade pélvica pelos órgãos circundantes, músculos do assoalho da pelve e ligamentos que o suspendem das paredes da pelve (Fig. 18.6).

Ligamentos largos
Estes são formados por uma dupla dobra de peritônio, um de cada lado do útero. Pendem das tubas uterinas como se estivessem sobre elas e, nas suas extremidades laterais, estão presos nas paredes laterais da pelve. As tubas uterinas estão localizadas na borda superior livre e, perto das extremidades laterais, penetram na parede posterior do ligamento largo e se abrem na cavidade peritoneal. Os ovários estão presos à parede posterior, um de cada lado. Os vasos sanguíneos e linfáticos e os nervos passam para o útero e para as tubas uterinas entre as camadas dos ligamentos largos.

Ligamentos redondos
São feixes de tecido muscular e fibroso entre as duas camadas do ligamento largo, um de cada lado do útero. Passam para os lados da pelve, depois para o canal inguinal, para acabar se fundindo aos grandes lábios.

Ligamentos retouterinos (uterossacrais)
Estes se originam das paredes posteriores do colo do útero e da vagina e se estendem para trás, um de cada lado do reto, até o sacro.

Ligamentos transversos do colo (cardinais)
Estes se estendem de cada lado do colo do útero e da vagina para as paredes laterais da pelve.

Ligamento pubocervical
Estende-se para a frente a partir dos ligamentos transversos do colo em cada lado da bexiga e é anexado à superfície posterior dos ossos púbicos.

Funções
Após a puberdade, o endométrio passa por um ciclo mensal regular de mudanças, o ciclo menstrual, sob o controle dos

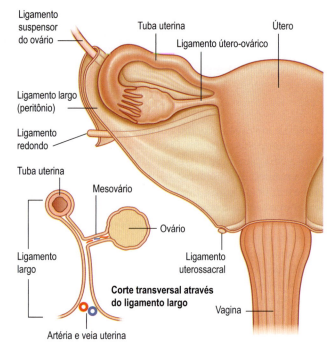

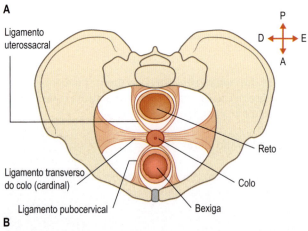

Figura 18.6 Principais ligamentos que sustentam o útero. (A) Vista anterior e lateral. (B) O assoalho pélvico, vista superior.

hormônios hipotalâmico e adeno-hipofisário (Capítulo 9). O ciclo menstrual prepara o útero para receber, nutrir e proteger um óvulo fertilizado. O ciclo costuma ser regular, com duração entre 26 e 30 dias. Se o óvulo não for fertilizado, a camada funcional do revestimento uterino será eliminada e um novo ciclo se iniciará com um curto período de sangramento vaginal (menstruação).

Se o óvulo é fertilizado, o zigoto (p. 503) se fixa na parede uterina. O músculo uterino cresce para acomodar o bebê em desenvolvimento, chamado embrião nas primeiras 8 semanas, e feto no restante da gravidez. As secreções uterinas nutrem o embrião antes que ele implante no endométrio, e, após a implantação, as células em rápida expansão são nutridas pelas próprias células endometriais. Isso é suficiente apenas nas primeiras semanas, e a placenta assume o controle (Capítulo 5). A placenta, que é presa ao feto pelo cordão umbilical, também está firmemente fixada à parede do útero, além de ser a estrutura que fornece oxigênio e nutrientes ao bebê em crescimento, permitindo que ele se livre de seus resíduos. A placenta também tem uma importante função endócrina durante a gravidez. Ela secreta altos níveis de progesterona, o que impede que as paredes musculares uterinas se contraiam em resposta ao alongamento uterino progressivo à medida que o feto cresce. A termo (o final da gravidez), o hormônio estrógeno, que aumenta a contratilidade uterina, torna-se o hormônio sexual predominante no sangue. Além disso, a ocitocina é liberada da neuro-hipófise e estimula a contração do músculo uterino. A liberação de ocitocina é controlada por *feedback* positivo (ver também Fig. 9.5). Durante o trabalho de parto, o útero expulsa vigorosamente o bebê e com fortes contrações rítmicas.

Tubas uterinas

As tubas uterinas (Falópio; ver Fig. 18.4) têm cerca de 10 cm de comprimento e se estendem dos lados do útero entre o corpo e o fundo. Elas estão na borda superior livre do ligamento largo e suas extremidades laterais em forma de trompete penetram na parede posterior, abrindo-se na cavidade peritoneal, próxima aos ovários. O final de cada tubo tem projeções semelhantes a dedos, chamadas fímbrias. A mais longa delas é a fímbria ovariana, que está em íntima associação com o ovário.

Estrutura

As tubas uterinas são cobertas com peritônio (ligamento largo), apresentam uma camada média de músculo liso e são revestidas com epitélio ciliado. O suprimento sanguíneo, a inervação e a drenagem linfática são semelhantes ao útero.

Funções

As tubas uterinas impulsionam o óvulo do ovário para o útero por peristaltismo e movimento ciliar. Suas secreções nutrem tanto o óvulo quanto os espermatozoides. A fertilização do óvulo geralmente acontece na tuba uterina, e o zigoto é lançado no útero para a implantação.

Ovários

Os ovários (ver Fig. 18.4) são as gônadas femininas (glândulas produtoras de hormônios sexuais e óvulos) e estão em uma fossa rasa nas paredes laterais da pelve. Têm 2,5-3,5 cm de comprimento, 2 cm de largura e 1 cm de espessura. Cada ovário é fixado à parte superior do útero pelo ligamento útero-ovárico e à parte posterior do ligamento largo por uma faixa larga de tecido, o mesovário. Vasos sanguíneos e nervos passam para o ovário através do mesovário (Fig. 18.7).

Estrutura

Os ovários têm duas camadas de tecido.

Medula

Esta situa-se no centro e consiste em tecido fibroso, vasos sanguíneos e nervos.

Córtex

Envolve a medula. Tem uma estrutura de tecido conjuntivo, ou estroma, coberto por epitélio germinativo. Contém folículos ovarianos em diversos estágios de maturidade, cada um contendo um ovócito. Antes da puberdade, os ovários são inativos, mas o estroma já contém folículos imaturos (pri-

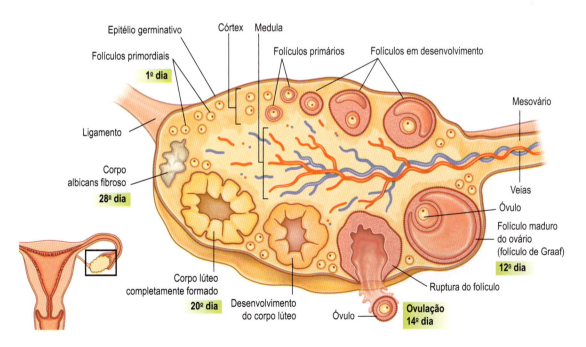

Figura 18.7 Seção de um ovário mostrando os estágios de desenvolvimento de um folículo ovariano.

mordiais), que a mulher tem desde o nascimento. Durante a idade fértil, a cada 28 dias, um ou mais folículos ovarianos (folículo de Graaf) amadurecem, rompem e liberam seu óvulo na cavidade peritoneal. Isso é chamado ovulação e ocorre durante a maioria dos ciclos menstruais (Fig. 18.8; ver também Fig. 18.7). Após a ovulação, o folículo rompido se desenvolve no corpo lúteo ("corpo amarelo"), que por sua vez deixará uma pequena cicatriz permanente de tecido fibroso chamada corpo *albicans* ("corpo branco") na superfície do ovário.

Suprimento sanguíneo, drenagem linfática e inervação

Suprimento arterial
Ocorre pelas artérias ováricas, que se ramificam da artéria aorta abdominal logo abaixo das artérias renais.

Drenagem venosa
Esta é um plexo de veias posterior ao útero, de onde surgem as veias ováricas. A veia ovárica direita desemboca na veia cava inferior, e a esquerda, na veia renal esquerda.

Drenagem linfática
Ocorre para os linfonodos aórticos e pré-aórticos laterais. Os vasos linfáticos seguem o mesmo trajeto que as artérias.

Inervação
Os ovários são inervados por nervos parassimpáticos do segmento sacral e nervos simpáticos do segmento lombar.

Funções

Ao nascimento, os ovários de uma criança do sexo feminino têm mais de um milhão de folículos imaturos, embora muitos deles morram antes do início da puberdade. Sua maturação é controlada pelo hipotálamo e pela glândula adeno-hipófise, que libera gonadotrofinas (hormônio folículo-estimulante [FSH] e hormônio luteinizante [LH]), os quais atuam no ovário. Além disso, o ovário tem funções endócrinas e libera hormônios essenciais às mudanças fisiológicas durante o ciclo reprodutivo. A origem desses hormônios – estrógeno, progesterona e inibina – é o próprio folículo. Durante a primeira metade do ciclo, enquanto o ovócito está se desenvolvendo dentro do folículo, este secreta quantidades crescentes de estrógeno. No entanto, após a ovulação, o corpo lúteo secreta principalmente progesterona, com algum estrógeno e inibina (Fig. 18.9). A importância disso é discutida sob o ciclo menstrual (ver adiante).

Puberdade no sexo feminino

A puberdade é a idade em que os órgãos reprodutores internos atingem a maturidade, geralmente entre 12 e 14 anos de idade. Isso é chamado menarca e marca o início do período reprodutivo. A puberdade caracteriza-se pelo aumento na produção de hormônios reprodutivos e na iniciação do ciclo reprodutivo feminino. A atividade ovariana é controlada pelas gonadotrofinas da adeno-hipófise: FSH e LH. Sob a influência das gonadotrofinas, os ovários começam a secretar

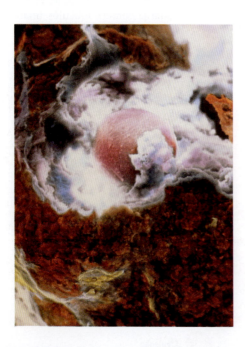

Figura 18.8 Ovulação. Eletromicrografia de varredura de um óvulo (*rosa*) emergindo através da superfície do ovário (*marrom*). (Professores PM Motta e J Van Blerkom/Science Photo Library. Reproduzida com permissão.)

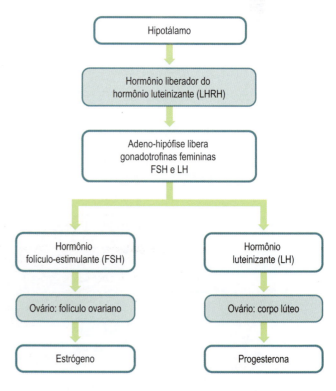

Figura 18.9 Hormônios reprodutivos femininos e tecidos-alvo.

estrógenos, o principal estímulo para o desenvolvimento das alterações físicas associadas à puberdade. Essas mudanças também são chamadas características sexuais secundárias e incluem:

- Maturação do útero, tubas uterinas e ovários
- Desenvolvimento e aumento das mamas
- Crescimento de pelos pubianos e axilares
- Aumento da altura e extensão da pelve
- Aumento da deposição de gordura no tecido subcutâneo, especialmente nos quadris e nas mamas.

Ciclo reprodutivo

Trata-se de uma série de eventos, que ocorrem regularmente em mulheres a cada 26 a 30 dias durante todo o período reprodutivo entre a menarca e a menopausa (Fig. 18.10). O ciclo consiste em uma série de mudanças que ocorrem simultaneamente nos ovários e no revestimento uterino, estimuladas por mudanças nas concentrações sanguíneas de hormônios (Fig. 18.10B e D). Hormônios secretados durante o ciclo são regulados por mecanismos de *feedback* negativo.

O hipotálamo secreta o hormônio liberador do hormônio luteinizante (LHRH), que estimula a adeno-hipófise a secretar (ver Tabela 9.1):

FSH, que promove a maturação dos folículos ovarianos e a secreção de estrógeno, levando à ovulação. O FSH é, portanto, predominantemente ativo na primeira metade do ciclo. Sua secreção é suprimida uma vez que a ovulação tenha ocorrido, para prevenir que outros folículos amadureçam durante o ciclo atual.

LH, que desencadeia a ovulação e estimula o desenvolvimento do corpo lúteo e a secreção de progesterona.

O hipotálamo responde a alterações nos níveis sanguíneos de estrógeno e progesterona. É estimulado por altos níveis de estrógeno isolado (como acontece na primeira metade do ciclo), mas suprimido pelo estrógeno e pela progesterona juntos (como acontece na segunda metade do ciclo).

A duração média do ciclo é de cerca de 28 dias. Por convenção, os dias do ciclo são numerados desde o início da fase menstrual, que geralmente dura cerca de 4 dias. Esta é seguida pela fase proliferativa (aproximadamente 10 dias), depois pela fase secretora (cerca de 14 dias).

Fase menstrual

Quando o óvulo não é fertilizado, o corpo lúteo começa a degenerar. (No caso de gravidez, o corpo lúteo é mantido pela gonadotrofina coriônica humana, ou hCG, secretada pelo embrião em desenvolvimento.) Portanto, os níveis de progesterona e estrógeno caem, e a camada funcional do endométrio, dependente de altos níveis desses hormônios ovarianos, é perdida na menstruação (Fig. 18.10C). O fluxo menstrual consiste nas secreções das glândulas endometriais, células do endométrio, sangue dos capilares degenerados e do óvulo não fertilizado.

Durante a fase menstrual, os níveis de estrógeno e progesterona são muito baixos porque o corpo lúteo, que estava ativo durante a segunda metade do ciclo anterior, degenerou. Isso significa que o hipotálamo e a adeno-hipófise podem retomar a sua atividade cíclica e os níveis de FSH começam a subir, iniciando um novo ciclo.

Fase proliferativa

Nesse estágio, um ou mais folículos ovarianos, estimulados pela FSH, estão crescendo em direção à maturidade e pro-

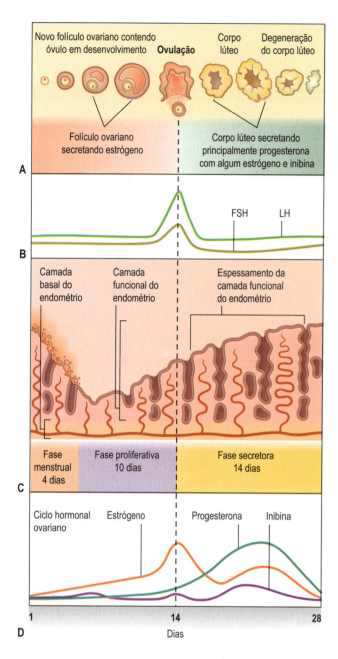

Figura 18.10 Resumo de um ciclo reprodutivo feminino. (A) Ciclo ovariano: maturação do folículo e desenvolvimento do corpo lúteo. (B) Ciclo adeno-hipofisário: hormônio luteinizante (LH) e hormônio folículo-estimulante (FSH). (C) Ciclo uterino: fases menstrual, proliferativa e secretora. (D) Ciclo dos hormônios ovarianos: níveis de estrógeno, progesterona e inibina.

duzem estrógeno, o que estimula a proliferação da camada funcional do endométrio em preparação para a recepção de um óvulo fertilizado. O endométrio se espessa, tornando-se bastante vascular e rico em glândulas secretoras de muco. Níveis crescentes de estrógeno são responsáveis por desencadear um pico de LH aproximadamente no meio do ciclo. Esse aumento de LH desencadeia a ovulação. Geralmente, um folículo se rompe e libera seu ovócito, agora chamado ovócito secundário. Isso marca o fim da fase proliferativa.

Fase secretória

Após a ovulação, o LH da adeno-hipófise estimula o desenvolvimento do corpo lúteo do folículo rompido, que produz progesterona, algum estrógeno e inibina. Sob a influência da progesterona, o endométrio torna-se edematoso, e as glândulas secretoras produzem quantidades aumentadas de muco aquoso. Isso ajuda os espermatozoides móveis através do útero para as tubas uterinas, onde o óvulo é geralmente fertilizado. Há um aumento similar na secreção de muco aquoso pelas glândulas das tubas uterinas e pelas glândulas cervicais que lubrificam a vagina.

O óvulo pode sobreviver em uma forma fertilizável por um tempo bastante curto após a ovulação, provavelmente em apenas 8 h. Os espermatozoides, depositados na vagina durante o intercurso sexual, podem ser capazes de fertilizar o óvulo por apenas cerca de 24 h, embora possam sobreviver por vários dias. Isso significa que o período em cada ciclo durante o qual a fertilização pode ocorrer é relativamente curto. Mudanças observáveis no corpo da mulher ocorrem por volta da época da ovulação. O muco cervical, normalmente espesso e seco, torna-se fino, elástico e fluido, e a temperatura do corpo aumenta cerca de 1°C imediatamente após a ovulação. Algumas mulheres sofrem desconforto abdominal no meio do ciclo, que corresponde à ruptura do folículo e liberação de seu conteúdo na cavidade abdominal.

Após a ovulação, a combinação de progesterona, estrógeno e inibina do corpo lúteo suprime o hipotálamo e a adeno-hipófise, de modo que os níveis de FSH e LH caem. Baixos níveis de FSH na segunda metade do ciclo impedem o desenvolvimento folicular adicional no caso de uma gravidez resultar do ciclo atual. Se o óvulo não é fertilizado, a queda dos níveis de LH leva à degeneração e à morte do corpo lúteo, que depende do LH para sobreviver. O declínio constante resultante na circulação de estrógeno, progesterona e inibina leva à degeneração do revestimento uterino e menstruação, com o início de um novo ciclo.

Se o óvulo é fertilizado, não há eliminação do endométrio nem menstruação. O óvulo fertilizado (zigoto) percorre a tuba uterina até o útero, onde fica fixado à parede e produz hCG, que é semelhante ao hormônio luteinizante da adeno-hipófise. Esse hormônio mantém o corpo lúteo intacto, permitindo que ele continue a secretar progesterona e estrógeno nos primeiros 3 a 4 meses da gravidez, inibindo a maturação de folículos ovarianos adicionais (Fig. 18.11). Durante esse período, a placenta se desenvolve e produz estrógeno, progesterona e gonadotrofinas.

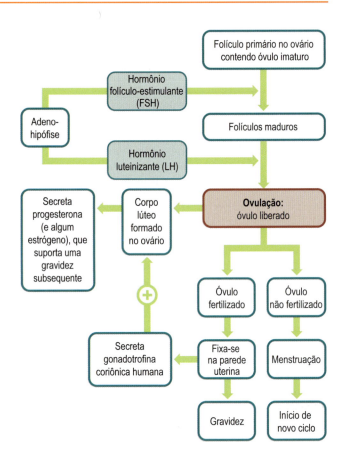

Figura 18.11 Resumo dos estágios de desenvolvimento do óvulo e dos hormônios associados.

Isso é resumido na Fig. 18.11. O Quadro 18.1 resume as funções reprodutivas de estrógeno e progesterona.

Menopausa

A menopausa (climatério) usualmente ocorre entre 45 e 55 anos de idade, marcando o fim do período reprodutivo. Pode ocorrer subitamente ou ao longo de um período de anos, às vezes até 10 anos, e é causada por uma redução progressiva dos níveis de estrógeno, já que o número de folículos funcionais nos ovários diminui com a idade. Os ovários tornam-se gradualmente menos responsivos ao FSH e LH, e a ovulação e o ciclo menstrual tornam-se irregulares, acabando por cessar. Vários outros fenômenos podem ocorrer ao mesmo tempo, incluindo:

- Vasodilatação imprevisível de curto prazo com rubor, sudorese e palpitações, causando desconforto e perturbação do padrão de sono normal
- Diminuição das mamas
- Escassez de pelos axilares e púbicos
- Atrofia dos órgãos sexuais
- Episódios de comportamento não característico, como irritabilidade, alterações de humor
- Afinamento gradual da pele

Sistemas Reprodutores CAPÍTULO 18

Quadro 18.1 Funções reprodutivas de estrógeno e progesterona.

Estrógeno
Estimula o desenvolvimento das características sexuais secundárias na puberdade
Estimula e apoia o espessamento do revestimento uterino durante a fase proliferativa
Desencadeia pico do hormônio luteinizante (LH) no meio do ciclo, estimulando a ovulação
Estimula a secreção da adeno-hipófise do hormônio folículo-estimulante (FSH) e LH na primeira metade do ciclo

Progesterona
Estimula e sustenta o espessamento e o aumento do desenvolvimento glandular do revestimento uterino durante a fase secretora
Com estrógeno, inibe a secreção de FSH e LH da adeno-hipófise na segunda metade do ciclo

- Perda de massa óssea, predispondo à osteoporose (p. 468)
- Aumento lento nos níveis de colesterol no sangue, o que aumenta o risco de doença cardiovascular em mulheres na pós-menopausa em relação a homens da mesma idade.

Alterações semelhantes ocorrem após irradiação bilateral ou remoção cirúrgica dos ovários

Mamas

As mamas, ou glândulas mamárias, são glândulas acessórias do sistema reprodutor feminino. Elas também existem no homem, mas apenas de forma rudimentar.

Estrutura

As glândulas mamárias, ou mamas (Fig. 18.12), contêm quantidades variadas de tecido glandular, apoiadas por tecido adiposo e tecido conjuntivo fibroso que fixa a mama à parede torácica.

Cada mama contém cerca de 20 lobos, cada um contendo várias estruturas glandulares chamadas lóbulos, onde o leite é produzido. Os lóbulos se abrem em pequenos dutos lactíferos, que drenam o leite em direção ao mamilo. Tecidos de sustentação adiposo e conjuntivo recobrem a mama, circundando os lóbulos, e a própria mama é coberta de gordura subcutânea. Na mama lactante, o tecido glandular prolifera (hiperplasia; ver Fig. 3.29) para promover a produção de leite e regride novamente após o término da lactação.

Papila mamária

Esta é uma pequena eminência cônica no centro da mama, cercada por uma área pigmentada, a aréola, em cuja super-

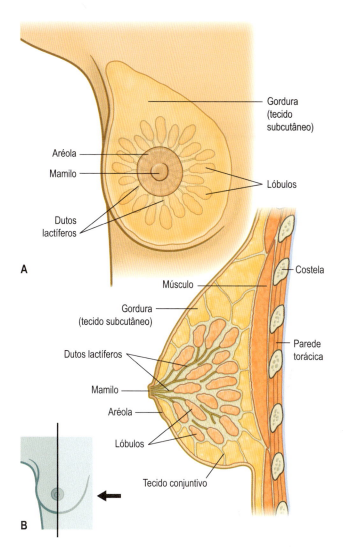

Figura 18.12 Estrutura da mama. (A) Vista anterior. (B) Seção em vista lateral.

fície existem numerosas glândulas sebáceas (tubérculos de Montgomery), que lubrificam o mamilo durante a lactação.

Suprimento sanguíneo, drenagem linfática e inervação

Suprimento arterial
As mamas são irrigadas com sangue dos ramos torácicos das artérias axilares e da artéria torácica interna e artéria intercostal.

Drenagem venosa
Esta é formada por um círculo anastomótico ao redor da base da papila mamária, do qual ramos transportam o sangue venoso para a circunferência e desembocam nas veias axilar e mamária.

Drenagem linfática
Ver a Fig. 6.1. Ocorre principalmente nos vasos linfáticos axilares superficiais e nodos. A linfa pode drenar através

dos nodos mamários internos se a via superficial estiver obstruída.

Inervação

As mamas são inervadas por ramos dos 4º, 5º e 6º nervos torácicos, que contêm fibras simpáticas. Há numerosas terminações nervosas sensoriais somáticas na mama, especialmente ao redor da papila mamária. Quando esses receptores de toque são estimulados pela sucção, os impulsos passam para o hipotálamo, e a secreção do hormônio ocitocina é aumentada, promovendo a liberação de leite (p. 238).

Funções

No sexo feminino, as mamas são pequenas e imaturas até a puberdade. Depois disso, elas crescem e se desenvolvem sob a influência do estrógeno e da progesterona. Durante a gravidez, esses hormônios estimulam o crescimento. Depois que o bebê nasce, o hormônio prolactina (p. 237), da adeno-hipófise, estimula a produção de leite; a ocitocina (p. 238), da neuro-hipófise, estimula a liberação de leite em resposta à estimulação da papila mamária pelo bebê em sucção, por um mecanismo de *feedback* positivo.

> ● **MOMENTO DE REFLEXÃO**
>
> 1. Qual é a função das rugas na parede vaginal?
> 2. Qual é a função da camada média de tecido na parede uterina?

Sistema reprodutor masculino

Resultados esperados da aprendizagem

Após estudar esta seção, você estará apto a:

- Descrever a estrutura e a função dos testículos
- Descrever a estrutura e a função dos funículos espermáticos
- Descrever as secreções que passam para o líquido seminal
- Explicar o processo de ejaculação
- Listar as principais mudanças que ocorrem na puberdade no sexo masculino.

O sistema reprodutor masculino é mostrado na Fig. 18.13. As funções dos órgãos reprodutores masculinos são:

- Produção, maturação e armazenamento de espermatozoides
- Liberação de espermatozoides no sêmen no trato reprodutor feminino.

A uretra também é a via para a excreção de urina.

Escroto

O escroto é uma bolsa de pele pigmentada, tecido fibroso e conjuntivo e músculo liso. É dividido em dois compartimen-

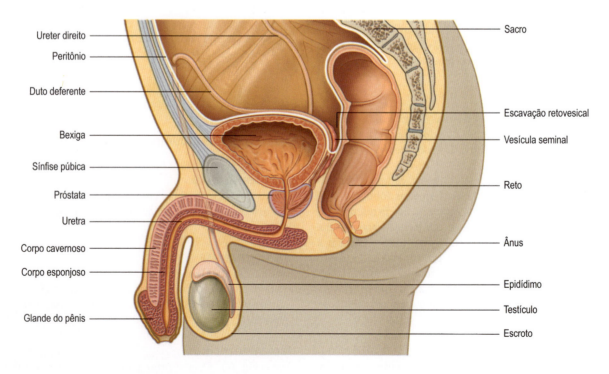

Figura 18.13 Órgãos reprodutores masculinos e suas estruturas associadas.

Sistemas Reprodutores CAPÍTULO **18**

tos, cada um dos quais contém um testículo, um epidídimo e a extremidade testicular de um funículo espermático. Fica inferior à sínfise púbica, anterior às partes superiores das coxas e posterior ao pênis.

Testículo

Os testículos (Fig. 18.14) são as glândulas reprodutoras masculinas, o equivalente dos ovários nas mulheres. Têm cerca de 4,5 cm de comprimento, 2,5 cm de largura e 3 cm de espessura e estão suspensos no escroto pelos funículos espermáticos. Estão circundados por três camadas de tecido.

Túnica vaginal

Esta é uma membrana dupla, que forma o revestimento externo dos testículos, e uma projeção do peritônio abdominal e pélvico. Durante a vida fetal precoce, os testículos se desenvolvem na região lombar da cavidade abdominal logo abaixo dos rins. Eles, então, descem para o escroto, levando consigo revestimentos de peritônio, vasos sanguíneos e linfáticos, nervos e o duto deferente. O peritônio, por fim, envolve os testículos no escroto e se desprende do peritônio abdominal. A descida dos testículos no escroto deve estar completa no oitavo mês de vida fetal.

Túnica albugínea

Esta é uma cobertura fibrosa abaixo da túnica vaginal. Projeções formam septos, dividindo a estrutura glandular dos testículos em lóbulos.

Túnica vascular

Esta consiste em uma rede de capilares sustentada por tecido conjuntivo delicado.

Estrutura

Em cada testículo, há de 200 a 300 lóbulos, e dentro de cada lóbulo está de 1 a 4 túbulos contorcidos de células epiteliais germinativas, chamadas túbulos seminíferos. Entre os túbulos, encontram-se grupos de células intersticiais (de Leydig) que secretam o hormônio testosterona após a puberdade. No polo superior do testículo, os túbulos se combinam para formar um único túbulo. Esse túbulo, com cerca de 6 m

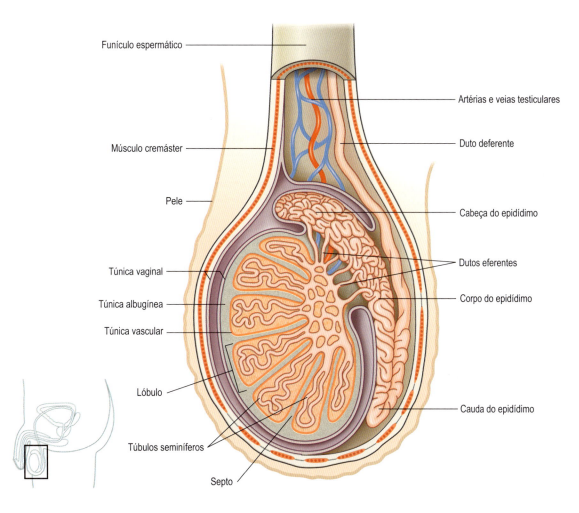

Figura 18.14 Testículo.

SEÇÃO 4 Proteção e Sobrevivência

de comprimento, é repetidamente dobrado e firmemente compactado em uma massa chamada epidídimo que deixa o escroto como o duto deferente (vaso deferente) no funículo espermático. Os vasos sanguíneos e linfáticos passam para os testículos nos funículos espermáticos.

Funções

Os espermatozoides são produzidos pelo processo de espermatogênese nos túbulos seminíferos dos testículos e amadurecem à medida que passam pelo epidídimo longo e convoluto, onde são armazenados. O FSH da hipófise anterior (p. 238) estimula a produção de espermatozoides. Um espermatozoide maduro (Fig. 18.15) tem uma cabeça, um corpo e uma longa cauda semelhante a um chicote, usada para a motilidade. A cabeça está quase completamente preenchida pelo núcleo, que contém seu DNA. Ele também contém as enzimas necessárias para penetrar nas camadas externas do óvulo para atingir e fundir-se com seu núcleo. O corpo do espermatozoide é preenchido com mitocôndrias, para fornecer energia à ação propulsora da cauda que impulsiona o espermatozoide ao longo do trato reprodutor feminino.

A espermatogênese bem-sucedida ocorre a uma temperatura de cerca de 3°C abaixo da temperatura normal do corpo. Os testículos são resfriados pela sua posição fora da cavidade abdominal, e o fino revestimento externo do escroto tem muito pouca gordura isolante. Essa posição exposta, no entanto, deixa os testículos vulneráveis a danos e ao frio excessivo, assim uma bolsa de músculo liso, o músculo cremáster, envolve a túnica vaginal; ela se estende para cima ao redor do funículo espermático e se liga às estruturas da virilha. Quando se contrai, puxa o escroto para o corpo, provavelmente para proteção.

Ao contrário das mulheres, que não produzem novos gametas após o nascimento, a produção de espermatozoides nos homens começa na puberdade e continua ao longo de toda a vida, muitas vezes até a velhice, sob a influência da testosterona.

Funículos espermáticos

Os funículos espermáticos suspendem os testículos no escroto. Cada funículo contém uma artéria testicular, veias testiculares, linfáticos, um duto deferente e nervos testiculares, que se juntam para formar o funículo desde as suas diversas origens no abdome. O funículo, revestido por uma bainha de músculo liso (o músculo cremáster) e tecidos conjuntivo e fibroso, se estende através do canal inguinal (p. 462) e é fixado ao testículo na parede posterior.

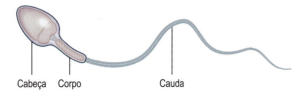

Figura 18.15 Espermatozoide.

Suprimento sanguíneo, drenagem linfática e inervação

Suprimento arterial
Os ramos da artéria testicular da aorta abdominal, logo abaixo das artérias renais.

Drenagem venosa
A veia testicular passa para a cavidade abdominal. A veia esquerda desemboca na veia renal esquerda, e a direita, na veia cava inferior.

Drenagem linfática
Esta ocorre através dos gânglios linfáticos ao redor da aorta.

Inervação
Esta é promovida por ramos do 10º e 11º nervos torácicos.

Duto deferente

Também chamado vaso deferente, tem cerca de 45 cm de comprimento. Passa para cima a partir do testículo através do canal inguinal e sobe medialmente em direção à parede posterior da bexiga, onde é unido pelo duto da vesícula seminal para formar o duto ejaculatório (Fig. 18.16). O espermatozoide pode viver no duto deferente por várias semanas e permanecer viável.

Vesícula seminal

As vesículas seminais são duas pequenas bolsas fibromusculares, com 5 cm de comprimento, revestidas com epitélio colunar e que se situam imediatamente posterior à bexiga (Fig. 18.16).

Na extremidade inferior, cada vesícula seminal se abre para um duto curto, que se une ao duto deferente correspondente para formar um duto ejaculatório.

Funções

As vesículas seminais se contraem e expelem seus conteúdos armazenados, o fluido seminal, durante a ejaculação. Esse fluido, que forma 60% do volume de sêmen, é viscoso e alcalino, para proteger os espermatozoides no ambiente ácido da vagina, e contém frutose para fornecer energia aos espermatozoides durante sua jornada pelo trato reprodutor feminino.

Dutos ejaculatórios

Os dutos ejaculatórios são dois tubos, com cerca de 2 cm de comprimento, cada um formado pela união do duto de uma vesícula seminal e um duto deferente. Eles passam através da próstata e se juntam à uretra prostática, levando fluido seminal e espermatozoides à uretra (Fig. 18.16).

As paredes dos dutos ejaculatórios são compostas pelas mesmas camadas de tecido que as vesículas seminais.

Sistemas Reprodutores   CAPÍTULO **18**

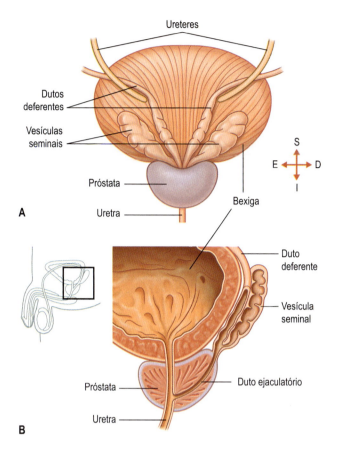

Figura 18.16 Próstata. A. Vista *in situ* anterior. B. Vista em corte anterior.

Próstata

A próstata (Fig. 18.16) encontra-se na cavidade pélvica anterior ao reto e posterior à sínfise púbica, envolvendo completamente a uretra ao emergir da bexiga. Tem uma cobertura fibrosa externa, envolvendo tecido glandular envolto em músculo liso. A glândula pesa cerca de 8 g na juventude, mas aumenta progressivamente (hipertrofias) com a idade, e é provável que pese cerca de 40 g aos 50 anos de idade.

Funções

A próstata secreta um fluido fino e leitoso que perfaz cerca de 30% do volume de sêmen e proporciona a sua aparência leitosa. Contém uma enzima de coagulação, que espessa o sêmen na vagina, aumentando a probabilidade de retenção do sêmen perto do colo do útero.

Uretra e pênis

Uretra

A uretra masculina fornece uma via comum para o fluxo de urina e sêmen. Tem cerca de 19 a 20 cm de comprimento e é composta por três partes. A uretra prostática se origina no óstio da uretra da bexiga e passa pela próstata. A uretra membranácea é a parte mais curta e mais estreita e se estende desde a próstata até o bulbo do pênis, após passar pela membrana perineal. A uretra esponjosa ou peniana encontra-se dentro do corpo esponjoso do pênis e termina no óstio externo da uretra na glande.

Existem dois esfíncteres uretrais (Fig. 18.17B). O esfíncter interno é um anel de músculo liso no colo da bexiga acima da próstata. O esfíncter externo é um anel do músculo esquelético que envolve a parte membranosa.

Pênis

O pênis (Fig. 18.17) tem uma raiz e um corpo. A raiz ancora o pênis no períneo, e o corpo é a porção móvel visível externamente do órgão. É formado por três massas cilíndricas de tecido erétil e músculo liso. O tecido erétil é suportado por tecido fibroso e coberto com pele e tem um rico suprimento sanguíneo.

As duas colunas laterais são chamadas corpos cavernosos, e a coluna entre elas, contendo a uretra, é o corpo esponjoso (Fig. 18.18A). O ápice do pênis é expandido em uma estrutura triangular conhecida como a glande do pênis. Logo acima da glande, a pele é dobrada sobre si mesma e forma uma camada dupla móvel, o prepúcio. O sangue arterial é suprido pelas artérias dorsais e bulbares profundas do pênis, que são ramos das artérias pudendas internas. Uma série de veias drena o sangue para as veias ilíacas interna e pudenda interna. O pênis é inervado pelos nervos autônomos e somáticos.

A ereção do pênis é facilitada pela rica inervação sensorial. O diâmetro dos vasos sanguíneos suprindo e drenando regula o preenchimento do tecido erétil e é controlado pelo sistema nervoso autônomo. A estimulação parassimpática leva ao preenchimento do tecido erétil esponjoso (Fig. 18.18B) com sangue, causado por dilatação arteriolar e venoconstrição, que aumenta o fluxo sanguíneo no pênis e obstrui o fluxo de saída. O pênis, portanto, torna-se ingurgitado e ereto, essencial para o intercurso sexual.

Ejaculação

Durante a ejaculação, que ocorre no orgasmo masculino, os espermatozoides são expelidos do epidídimo e passam pelo duto deferente, pelo duto ejaculatório e pela uretra. O sêmen é impulsionado pela poderosa contração rítmica do músculo liso nas paredes do duto deferente; as contrações musculares são mediadas por controle simpático. O músculo nas paredes das vesículas seminais e da próstata também se contraem, adicionando seu conteúdo ao fluido que passa pelos dutos genitais. A força gerada por esses processos combinados leva à emissão do sêmen através do esfíncter externo da uretra (Fig. 18.19).

Os espermatozoides compreendem apenas 10% do ejaculado final; o restante é constituído principalmente de fluidos seminais (60%) e prostáticos (30%), adicionados ao esperma durante o orgasmo masculino, bem como o muco produzido na uretra. O sêmen é ligeiramente alcalino, para neutralizar

SEÇÃO 4 Proteção e Sobrevivência

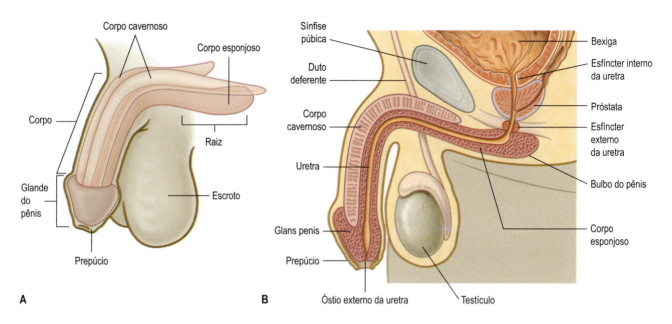

Figura 18.17 Pênis. (A) Mostrando os tecidos eréteis. (B) Na seção, mostrando estruturas associadas, vista lateral.

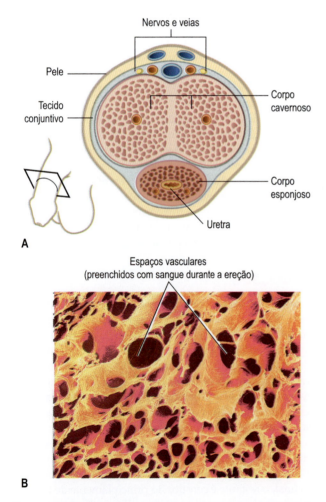

Figura 18.18 Pênis. (A) Seção transversal, mostrando os tecidos eréteis. (B) Tecido erétil (eletromicrografia de varredura). (B – Susumu Nishinaga/Science Photo Library. Reproduzida com permissão.)

a acidez da vagina. Entre 2 e 5 mℓ de sêmen são produzidos em ejaculação normal e contêm entre 40 e 100 milhões de espermatozoides/mℓ. Se não for ejaculado, o espermatozoide perde gradualmente sua fertilidade após vários meses e é reabsorvido pelo epidídimo.

Puberdade no sexo masculino

Ocorre entre 10 e 14 anos de idade. O LH do lobo anterior da hipófise estimula as células intersticiais dos testículos a aumentar a produção de testosterona. Sob a influência da testosterona, ocorrem a maturação sexual e o desenvolvimento das características sexuais secundárias masculinas, incluindo:

- Crescimento de músculo e osso e um aumento acentuado na altura e no peso
- Aumento da laringe e aprofundamento da voz, que "quebra"
- Crescimento de pelos na face, nas axilas, no tórax, no abdômen e no púbis
- Aumento do pênis, do escroto e da próstata
- Maturação dos túbulos seminíferos e produção de espermatozoides
- Espessamento da pele, que se torna mais oleosa.

● **MOMENTO DE REFLEXÃO**

3. Os fluidos reprodutivos masculinos passam pelo duto deferente e pela uretra. Qual é a principal diferença na composição desses fluidos?
4. Qual compartimento do pênis contém a uretra?

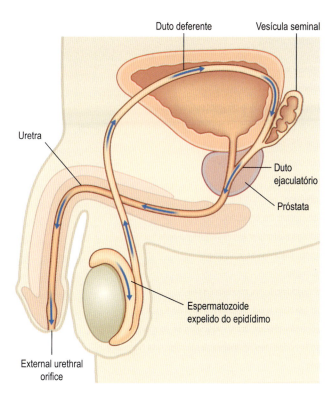

Figura 18.19 Seção dos órgãos reprodutores masculinos. As setas mostram a rota tomada pelos espermatozoides durante a ejaculação.

Desenvolvimento humano

> **Resultados esperados da aprendizagem**
>
> Após estudar esta seção, você estará apto a:
> - Definir os termos "blastocisto", "zigoto", "embrião" e "feto"
> - Delinear os principais estágios do desenvolvimento embrionário e fetal.

O crescimento de um novo ser humano começa quando um óvulo é fertilizado por um espermatozoide (Fig. 1.15), geralmente na tuba uterina. A célula resultante é chamada zigoto. Como o óvulo e o espermatozoide, cada um, têm 23 cromossomos, o zigoto tem o complemento total de 46 cromossomos. O período entre a fertilização e o nascimento (gestação) dura cerca de 40 semanas. As primeiras 8 semanas de desenvolvimento são chamadas período embrionário, e, posteriormente, o indivíduo em desenvolvimento é chamado feto.

Auxiliado pelo peristaltismo da tuba uterina, o zigoto desloca-se em direção ao útero, uma jornada que leva cerca de uma semana, e em 10 dias após a fertilização está firmemente inserido no revestimento uterino. Durante esse período, sofre divisões celulares rápidas e repetidas; assim, quando se implanta no endométrio, torna-se um blastocisto, uma esfera oca de 70 a 100 células. O blastocisto contém uma massa interna de células, que se desenvolve no feto e seu saco amniótico, um saco de membranas que o encerra. A camada externa, o trofoblasto, torna-se uma camada importante da placenta.

Nutrição durante o crescimento intrauterino

Nos estágios iniciais, o embrião é pequeno o suficiente para a difusão simples ser adequada para suprir as células em divisão, mas, como o crescimento embrionário é tão rápido, isso rapidamente se torna insustentável e entre a 3ª e a 10ª semanas de gestação a placenta (ver Fig. 5.44) se desenvolve, firmemente aderida à parede uterina. O feto é ligado à placenta pelo cordão umbilical e absorve oxigênio e nutrientes da circulação materna, além de excretar seus produtos residuais.

Primeiros 3 meses

Um recém-nascido é composto de trilhões de células e muitos tecidos diferentes, todos desenvolvidos a partir do zigoto unicelular formado na fertilização. A diferenciação de células em tecidos especializados e a organização desses tecidos nos sistemas do corpo estão amplamente concluídas nas primeiras 12 semanas de gestação. Um feto de 12 semanas é bastante semelhante a um de 40 semanas, embora seja muito menor.

Gravidez tardia

Os 6 meses finais da gravidez são dedicados principalmente ao rápido crescimento do feto em preparação para o nascimento e vida independente.

A Tabela 18.1 resume alguns dos principais marcos no desenvolvimento embrionário/fetal.

> **● MOMENTO DE REFLEXÃO**
>
> 5. O que é um blastocisto?
> 6. Por qual estágio do desenvolvimento embrionário você esperaria ver um coração batendo: 1, 3 ou 5 meses?

Efeitos do envelhecimento nos sistemas reprodutores

> **Resultados esperados da aprendizagem**
>
> Após estudar esta seção, você estará apto a:
> - Descrever os efeitos do envelhecimento na reprodução feminina
> - Descrever os efeitos do envelhecimento na reprodução masculina.

503

SEÇÃO 4 Proteção e Sobrevivência

Tabela 18.1 Alguns dos principais marcos no desenvolvimento embrionário/fetal

Mês	Comprimento	Peso	Características principais de desenvolvimento
1	5 mm	0,02 g	O coração está batendo
			Os principais órgãos respiratórios e gastrintestinais aparecem
			O tubo neural aparece (a partir do qual o sistema nervoso se desenvolve)
			Botões embrionários de membros aparentes
2	28 mm	2,7 g	As glândulas endócrinas aparecem
			Árvore respiratória no lugar
			Sistema vascular previsto
			Desenvolvimento completo do coração
			Pele, unhas e glândulas sudoríparas presentes na pele
			Modelos de cartilagem para ossos aparecem
			A face tem perfil humano
3	78 mm	26 g	Células do sangue produzidas na medula óssea
			Estrutura básica do cérebro e da medula espinal no lugar
			A ossificação dos ossos começa, e os músculos se formam
			Gônadas aparecem (ovários nas mulheres, testículos nos homens)
4	133 mm	150 g	Formação do cabelo
			Olhos e orelhas no lugar
			Rápido desenvolvimento do sistema nervoso central
			Articulações formadas
9	346 mm	3,2 kg	Ao nascimento, muitos sistemas são imaturos, mas funcionais. Algumas adaptações importantes para a vida independente são necessárias, como nas funções cardiovascular e respiratória (p. 119)

Envelhecimento e reprodução na mulher

Normalmente, entre os 45 e 55 anos, o suprimento ovariano de ovócitos se esgota, e o estrógeno que eles liberam, portanto, declina, ponto em que o ciclo reprodutivo é interrompido e a fertilidade declina em direção a zero (menopausa, p. 496). Na menopausa, embora os níveis de estrógeno comecem a cair, há um aumento rápido e sustentado da secreção de gonadotrofina, já que a adeno-hipófise e o hipotálamo tentam manter a atividade nos ovários deficientes. Da meia-idade até a velhice, os órgãos reprodutores femininos, incluindo as mamas, encolhem progressivamente de tamanho. A vulva atrofia e se torna mais fibrosa, o que pode predispor à infecção e à alteração maligna. As paredes da vagina tornam-se finas e lisas, com perda de rugas e secreções glandulares.

Envelhecimento e reprodução no homem

Não há equivalente da menopausa feminina no homem maduro. Embora a secreção de testosterona tenda a diminuir após os 50 anos, levando a uma redução relativa na fertilidade e no desejo sexual, geralmente é suficiente para manter a produção de espermatozoides, e um homem ainda pode ser capaz de gerar um filho até a idade avançada.

Sistemas Reprodutores CAPÍTULO **18**

Infecções do trato reprodutor

Resultados esperados da aprendizagem

Após estudar esta seção, você estará apto a:

- Listar as principais causas de doenças sexualmente transmissíveis
- Explicar os efeitos das doenças sexualmente transmissíveis
- Descrever as circunstâncias associadas ao desenvolvimento de candidíase.

Muitas, mas não todas, as infecções do trato reprodutor são sexualmente transmissíveis.

Doenças sexualmente transmissíveis

As doenças sexualmente transmissíveis (DSTs) são comuns em todas as culturas e um problema crescente em vários países. Os microrganismos responsáveis pelas DSTs são incapazes de sobreviver fora do corpo por longos períodos e não têm um hospedeiro intermediário.

Clamídia

A bactéria *Chlamydia trachomatis* causa inflamação do colo do útero feminino. A infecção pode ascender pelo trato reprodutor e causar doença inflamatória pélvica (p. 506). No homem, pode causar uretrite, que também pode ascender e levar à epididimite. Em ambos os sexos, é uma importante causa de infertilidade. A infecção por clamídia está frequentemente presente em conjunto com outras DSTs. O mesmo organismo causa o tracoma, infecção ocular que é a principal causa de cegueira em todo o mundo (p. 228), e a pneumonia.

Gonorreia

É causada pela bactéria *Neisseria gonorrhoeae*, que infecta a mucosa dos tratos reprodutor e urinário. No homem, ocorre uretrite supurativa (Fig. 18.20), e a infecção pode se espalhar para a próstata, o epidídimo e os testículos. Na mulher, a infecção pode se espalhar do colo do útero para o corpo do útero, tubas uterinas, ovários e peritônio. A cicatrização por fibrose na mulher pode obstruir as tubas uterinas, levando à infertilidade. No homem, pode causar estenose uretral. No entanto, apenas 50% das mulheres e 90% dos homens apresentam algum sintoma, levando frequentemente a um atraso na procura de tratamento.

A transmissão não venérea da gonorreia pode causar oftalmia neonatal em bebês nascidos de mães infectadas. Os olhos ficam infectados quando o bebê passa pelo canal do parto. A doença também pode ser transmitida por meio de sexo oral ou anal desprotegido, levando a infecções da garganta e do reto, respectivamente.

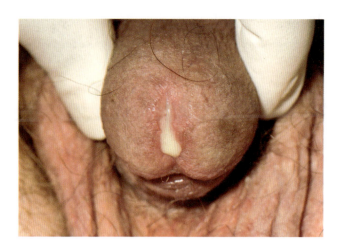

Figura 18.20 Infecção por gonorreia. (Dr P Marazzi/Science Photo Library. Reproduzida com permissão.)

Sífilis

Esta doença é causada pela bactéria *Treponema pallidum*. Existem três etapas claramente marcadas. Após um período de incubação de várias semanas, a lesão primária (cancro) aparece no local da infecção, como vulva, vagina, períneo ou pênis, ou ao redor da boca. Na mulher, a ferida primária poderá não ser detectada se for interna. Depois de várias semanas, o cancro desaparece espontaneamente. O estágio secundário, 3 a 4 meses após a infecção, envolve sintomas sistêmicos, incluindo linfadenopatia, erupções cutâneas e ulceração da mucosa da boca e do trato genital. Pode, então, haver um período latente entre 3 e 10 anos. Se não for tratada, cerca de um terço dos pacientes acabará desenvolvendo a doença em estágio final, de efeitos generalizados e devastadores. Lesões terciárias (gomas sifilíticas) se desenvolvem em vários órgãos, incluindo pele, ossos e membranas mucosas, e podem envolver o sistema nervoso, levando à paralisia geral e demência.

A transmissão sexual ocorre durante os estágios primário e secundário quando a liberação das lesões é altamente infecciosa. A transmissão congênita da mãe para o feto acarreta um alto risco de morte fetal.

Trichomonas vaginalis

Este protozoário causa vulvovaginite aguda, com liberação irritante e desagradável. A infecção em geral é sexualmente transmissível e com frequência está presente em mulheres com gonorreia. Os homens são frequentemente assintomáticos.

Síndrome de imunodeficiência adquirida e infecção por hepatite B

Essas condições virais podem ser transmitidas sexualmente, mas não há sinais locais de infecção. Para uma descrição de AIDS e HIV, ver a p. 418, e para hepatite B, ver a p. 362.

SEÇÃO 4 Proteção e Sobrevivência

Herpes genital

O termo "herpes" vem da palavra grega, que significa "rastejar". Existem vários tipos de vírus do herpes, mas os principais associados às infecções genitais são o herpes-simples 1 e 2 (HSV1 e HSV2). O HSV pode infectar a maioria das células do corpo, incluindo as do trato genital, e então se estabelecer e se tornar latente nos nervos que inervam a área. Isso significa que, mesmo quando a infecção inicial diminuiu, o vírus latente pode ser reativado e causar episódios repetidos de infecção recorrente mais tarde. A infecção inicial tende a se apresentar como agrupamentos de úlceras pequenas e dolorosas na genitália externa, geralmente com febre e dor de cabeça. Os pacientes permanecem infecciosos, mesmo durante os períodos sem sintomas. Bebês nascidos de mães infectadas podem contrair o HSV, que é uma doença bastante grave no recém-nascido e pode ser fatal.

Candidíase

O fungo *Candida albicans* (ver também p. 349) é frequentemente comensal na vagina, assim como em outros locais do corpo, e normalmente não causa problemas. É normalmente impedido de crescimento pela acidez vaginal, mas em certas circunstâncias prolifera, causando candidíase. Fatores predisponentes comuns incluem:

- Antibioticoterapia, que mata as bactérias que mantêm o pH vaginal baixo
- Gravidez
- Reduzida função imunológica
- Diabetes melito.

Nas mulheres, a coceira persistente é o principal sintoma da candidíase vaginal, com liberação, inchaço e eritema da área vulvar. É importante notar que *Candida* pode infectar quase qualquer local do corpo, dadas as condições adequadas.

> ● **MOMENTO DE REFLEXÃO**
>
> 7. Qual organismo causa a sífilis?
> 8. Por que a candidíase genital está associada a tratamento antibiótico de amplo espectro?

Doenças do sistema reprodutor feminino

> **Resultados esperados da aprendizagem**
>
> Após estudar esta seção, você estará apto a:
>
> - Descrever as causas e consequências da doença inflamatória pélvica
> - Descrever as causas e os efeitos do câncer do colo de útero
> - Discutir as principais patologias do útero e das tubas uterinas
> - Descrever as causas e os efeitos da doença ovariana
> - Explicar as causas da infertilidade feminina
> - Discutir os principais distúrbios da mama feminina.

Doença inflamatória pélvica

A doença inflamatória pélvica (DIP) geralmente é uma consequência das DSTs e é mais comum em mulheres jovens sexualmente ativas. Com frequência começa como vulvovaginite e se espalha para o colo do útero, útero, tubas uterinas e ovários. Também pode ocorrer como resultado de um procedimento cirúrgico, parto ou aborto espontâneo, especialmente se alguns dos produtos da concepção forem mantidos. Complicações da DIP incluem:

- Infertilidade devido à obstrução das tubas uterinas
- Peritonite
- Obstrução intestinal devido a aderências entre o intestino e o útero e/ou tubas uterinas
- Bacteriemia, que pode levar a meningite, endocardite ou artrite séptica.

Doenças do útero

Carcinoma cervical (câncer do colo do útero)

As alterações displásicas, conhecidas como neoplasias intraepiteliais cervicais (NIC), começam na camada mais profunda do epitélio cervical, geralmente onde o epitélio escamoso estratificado do terço inferior do canal do colo do útero encontra o epitélio secretor dos dois terços superiores. A displasia pode progredir para envolver toda a espessura do epitélio. Nem todas as displasias se desenvolvem em doença maligna, mas não é possível prever até onde vai o desenvolvimento e se permanecerá estático ou regredirá. A detecção precoce com um programa de rastreamento pode permitir que o tecido anormal seja removido antes de ele se tornar maligno. A malignidade estabelecida é encenada de acordo com a extensão do tumor. Estágio I refere-se à doença confinada ao colo do útero. Estágios II a IV refletem aumento da disseminação, incluindo envolvimento do reto, bexiga e estruturas fora da pelve. A disseminação precoce ocorre através dos gânglios linfáticos, e a disseminação local é comum no útero, na vagina, na bexiga e no reto. Nos estágios finais, a disseminação através do sangue para o fígado, pulmões e ossos pode ocorrer.

A doença leva de 15 a 20 anos para se desenvolver e ocorre, sobretudo, entre os 35 e os 50 anos de idade.

A grande maioria dos casos (mais de 90%) é causada pelo papilomavírus humano (HPV) sexualmente transmissível, que também é considerado causa de uma grande proporção de cânceres do pênis e da vulva. O risco é, portanto, maior em mulheres que são sexualmente ativas desde cedo com múltiplos parceiros e que não usam métodos contraceptivos de barreira.

Doenças do endométrio

O termo geral para inflamação do endométrio é endometrite, causada por uma variedade de organismos que se seguem, por exemplo, a parto ou aborto, ou por um dispositivo anticoncepcional intrauterino infectado. Outras condições mais específicas incluem endometriose, hiperplasia endometrial e carcinoma endometrial.

Endometriose

Esta compreende o crescimento do tecido endometrial fora do útero, geralmente nos ovários, tubas uterinas e outras estruturas pélvicas. O tecido ectópico, como o endométrio uterino, responde a flutuações nos níveis de hormônios sexuais durante o ciclo menstrual, causando sangramento do tipo menstrual no baixo-ventre e, nos ovários, a formação de cistos pigmentados, chamados "cistos de chocolate". Há dor intermitente devido ao inchaço, e a hemorragia recorrente causa formação de tecido fibroso. A endometriose ovariana pode levar à inflamação pélvica, infertilidade e extensas aderências pélvicas, envolvendo os ovários, o útero, os ligamentos uterinos e o intestino. A condição também pode aumentar o risco de certos tipos de câncer, incluindo o de ovário.

Hiperplasia endometrial

A hiperplasia do endométrio está associada a níveis elevados de estrógeno no sangue, como na obesidade, terapia estrogênica ou no tumor ovariano, e pode estar associada a um risco aumentado de alteração maligna.

Carcinoma endometrial

Este ocorre sobretudo em mulheres na pós-menopausa, entre 50 e 60 anos. A exposição ao estrógeno é o principal fator de risco. Mulheres que nunca engravidaram (nulíparas) ou tiveram menarca precoce e/ou menopausa tardia têm risco aumentado. A obesidade está associada a altos níveis de estrógeno circulante, portanto pessoas obesas com ou sem as condições relacionadas de diabetes e hipertensão também estão em risco aumentado de câncer endometrial.

À medida que o tumor cresce, muitas vezes há ulceração e sangramento vaginal. O endométrio não tem vasos linfáticos, de modo que a disseminação da linfa é retardada até que a disseminação local extensa envolva outras estruturas pélvicas. Metástases a distância, disseminadas no sangue ou na linfa, se desenvolvem mais tarde, geralmente no fígado, nos pulmões e ossos. A invasão dos ureteres leva à hidronefrose e uremia, em geral a causa da morte.

Doenças do miométrio

Adenomiose

Esta representa o crescimento do endométrio dentro do miométrio. O tecido ectópico pode causar um aumento geral ou localizado do útero. As lesões podem causar dismenorreia e sangramento excessivo irregular (menorragia), geralmente se iniciando entre 40 e 50 anos de idade.

Leiomiomas (miomas)

Compreendem os tumores benignos do miométrio bastante comuns, frequentemente múltiplos e benignos (Fig. 18.21). São massas firmes de músculo liso encapsulado em fibras musculares comprimidas e variam muito em tamanho. Tumores grandes podem degenerar caso superem seu suprimento sanguíneo, levando a necrose, fibrose e calcificação. São mais comuns em mulheres asiáticas e negras do que em mulheres brancas, desenvolvem-se durante o período reprodutivo e podem ser dependentes de hormônios, aumentando durante a gravidez e quando são usados contraceptivos

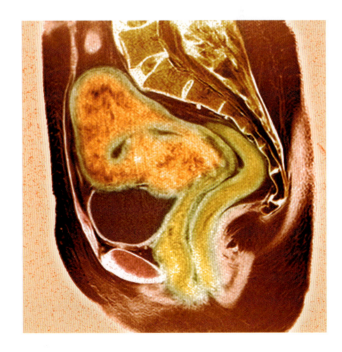

Figura 18.21 Mioma uterino (o mioma é mostrado em laranja). Exame de ressonância magnética em cores falsas. (Simon Fraser/Newcastle Hospitals NHS Trust/Science Photo Library. Reproduzida com permissão.)

orais. Tendem a regredir após a menopausa. Tumores grandes podem causar desconforto pélvico, micção frequente, menorragia, períodos irregulares, dismenorreia (períodos menstruais dolorosos) e redução da fertilidade. Mudança maligna é rara.

Doenças das tubas uterinas e dos ovários

Salpingite aguda

Salpingite é a inflamação das tubas uterinas. Geralmente se deve a infecção se espalhando do útero e, ocasionalmente, da cavidade peritoneal. As tubas uterinas podem ser permanentemente danificadas pelo tecido cicatricial fibroso, que pode causar obstrução e infertilidade. A infecção pode se espalhar no peritônio e envolver os ovários.

Gravidez ectópica

Esta é a implantação de um óvulo fertilizado fora do útero, comumente em uma tuba uterina. À medida que o feto cresce, a tuba pode romper e seu conteúdo entrar na cavidade peritoneal, causando inflamação aguda (peritonite) e hemorragia intraperitoneal potencialmente fatal.

Tumores ovarianos

A maioria dos tumores ovarianos é benigna e em geral ocorre entre 20 e 45 anos de idade. Os demais ocorrem, em sua maioria, entre 45 e 65 anos e são divididos entre malignidade limítrofe (câncer de baixo grau) e malignidade clinicamente evidente.

O câncer de ovário está associado a sociedades desenvolvidas, grupos socioeconômicos mais elevados e, em algumas famílias, suscetibilidade genética. Gravidez ou uso de pílula anticoncepcional tem um efeito protetor. A maioria das malignidades do ovário surge do epitélio, mas algumas surgem das células germinativas do ovário ou das células estromais.

Tumores ovarianos metastáticos

Os ovários são locais comuns de disseminação metastática de tumores primários em outros órgãos pélvicos, mama, estômago, pâncreas e vias biliares.

Infertilidade feminina

Esta condição comum pode ser devido a:

- Bloqueio das tubas uterinas, muitas vezes a consequência de DIP e/ou DSTs
- Anormalidades anatômicas, como retroversão (inclinação para posterior) do útero
- Fatores endócrinos – quaisquer anormalidades das glândulas e dos hormônios que regulam o ciclo menstrual podem interferir na fertilidade
- Baixo peso corporal, como na anorexia nervosa ou desnutrição severa; isso pode estar associado a baixos níveis de leptina (ver Tabela 9.4)
- Endometriose.

Doenças da mama

Mastite (inflamação da mama)

Comumente associada à lactação e amamentação, pode ou não envolver infecção. Normalmente, apenas uma mama está envolvida. A mastite não infecciosa é o resultado da estase do leite na mama e causa inchaço e dor. A infecção (geralmente por *Staphylococcus aureus*) pode ocorrer se a papila mamária estiver danificada durante a sucção, permitindo que as bactérias entrem e se espalhem no sistema de dutos lactíferos. A condição geralmente responde bem ao tratamento, mas pode evoluir para complicações mais sérias, como a formação de abscessos.

Tumores de mama

Tumores benignos

A maioria dos tumores de mama (90%) é benigna. Os fibroadenomas são o tipo mais comum e ocorrem a qualquer momento após a puberdade; há picos de incidência na terceira década. Outros tumores benignos podem ser císticos ou sólidos e geralmente ocorrem em mulheres próximas à menopausa. Podem originar-se de células secretoras ou tecido fibroso ou de dutos.

Câncer de mama

O câncer de mama (Fig. 18.22) é o mais comum no mundo em mulheres, e a incidência está aumentando. Fatores de risco importantes incluem aumento da idade (até cerca de 70 anos, após os quais a incidência diminui), alto consumo de álcool e obesidade. As mulheres com menarca precoce, menopausa tardia e sem gravidez também têm risco aumentado porque experimentam mais ciclos reprodutivos com o pico de estrógeno mensal associado à ovulação. Um componente genético também é provável, com parentes próximos de pacientes com câncer de mama tendo um risco elevado de desenvolver a doença. Em 5 a 10% dos casos, a doença está ligada à presença de um dos dois genes defeituosos, *BRCA1* e *BRCA2*. As mulheres portadoras de um desses genes têm uma chance muito alta (80 a 90%) de desenvolver câncer de mama, e há também um risco maior de câncer de ovário e intestino. A idade média em que a doença aparece em mulheres portadoras desses genes é significativamente menor do que naquelas sem o gene.

O tumor é mais comum no quadrante superior externo da mama. Há fibrose ao redor do tumor, e isso pode causar retração da papila mamária, necrose e ulceração da pele sobrejacente.

A disseminação precoce para além da mama é através da linfa até os linfonodos mamários axilares e torácicos. A invasão local envolve os músculos peitorais e a pleura. As

Sistemas Reprodutores CAPÍTULO **18**

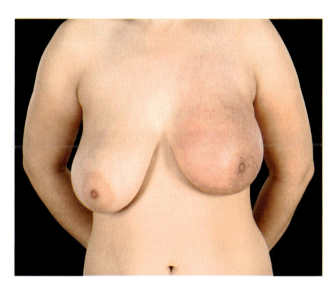

Figura 18.22 Câncer de mama. (Mid-Essex Hospital Services NHS Trust/Science Photo Library. Reproduzida com permissão.)

metástases disseminadas pelo sangue podem ocorrer mais tarde em diversos órgãos e ossos, especialmente vértebras lombares e torácicas.

> ● **MOMENTO DE REFLEXÃO**
> 9. O que é um leiomioma?
> 10. Por que as mulheres com diversos parceiros sexuais têm um risco aumentado de câncer do colo do útero?

Doenças do sistema reprodutor masculino

Resultados esperados da aprendizagem

Após estudar esta seção, você estará apto a:
- Descrever as causas e os efeitos das infecções do pênis e da uretra
- Descrever as principais patologias do testículo
- Discutir os principais distúrbios da próstata
- Listar as principais causas da infertilidade masculina.

Infecções do pênis

A inflamação da glande e do prepúcio pode ser causada por uma infecção específica ou inespecífica. Em infecções não específicas, ou balanites, a falta de higiene pessoal é um fator predisponente importante, especialmente se estiver presente a fimose, isto é, o prepúcio está apertado e não retrai adequadamente. Se a infecção se tornar crônica, poderá haver fibrose do prepúcio, o que aumenta a fimose.

Infecções da uretra

A uretrite gonocócica é a infecção específica mais comum. A infecção não específica pode ser transmitida da bexiga (cistite) ou ser introduzida durante a sondagem, a cistoscopia ou a cirurgia. Ambos os tipos podem se espalhar por todo o sistema para a próstata, vesículas seminais, epidídimo e testículos. Se a infecção se tornar crônica, a fibrose poderá causar estenose ou obstrução uretral, levando à retenção de urina.

Doenças do epidídimo e dos testículos

Infecções

A epididimite não específica e a orquite geralmente se devem à disseminação da infecção pela uretra, em geral após a prostatectomia. Os micróbios podem se espalhar pelo duto deferente ou pela linfa.

Epididimite específica

É geralmente causada pela disseminação da gonorreia a partir da uretra.

Orquite (inflamação do testículo)

Comumente é causada pelo vírus da caxumba, transmitido pelo sangue pelas glândulas parótidas. A inflamação aguda com edema ocorre cerca de uma semana após o aparecimento de inchaço da parótida (parotidite, p. 350). A infecção é geralmente unilateral, mas, se bilateral, danos graves no epitélio germinativo dos túbulos seminíferos podem resultar em esterilidade.

Não descida dos testículos (criptorquidismo)

Durante a vida embrionária, os testículos se desenvolvem dentro da cavidade abdominal e normalmente descem para o escroto antes do nascimento. Se não conseguirem fazer isso e a condição não for corrigida, a infertilidade provavelmente se seguirá e o risco de câncer testicular aumentará.

Hidrocele

Esta é a forma mais comum de inchaço no escroto e o acúmulo de líquido seroso na túnica vaginal. O início pode ser agudo e doloroso ou crônico. Pode ser congênita ou secundária a outro distúrbio do testículo ou do epidídimo.

Tumores testiculares

A maioria dos tumores testiculares é maligna e é a neoplasia maligna mais comum em homens jovens. Ocorrem na infância e no início da idade adulta, quando o testículo afetado não desce ou está atrasado na descida para o escroto. O tumor tende a permanecer localizado por um tempo considerável, mas eventualmente se espalha na linfa para os linfonodos pélvicos e abdominais e, mais amplamente, no sangue. Ocasionalmente, tumores secretores de hormônios se desenvolvem e podem causar desenvolvimento precoce em meninos.

Doença da próstata

Infecções

A prostatite aguda geralmente é causada por infecção inespecífica, disseminada pela uretra ou bexiga, em geral após sondagem, cistoscopia, dilatação uretral ou cirurgia de próstata. A infecção crônica pode seguir um ataque agudo. A fibrose da glândula pode ocorrer durante a cicatrização, causando estenose ou obstrução uretral.

Hiperplasia prostática benigna

A próstata circunda a uretra (ver Fig. 18.19), portanto a hiperplasia da glândula obstrui o fluxo de urina, causando retenção urinária. O esvaziamento incompleto da bexiga predispõe à infecção, que pode se espalhar para cima, causando pielonefrite e outras complicações. O aumento prostático é comum em homens com mais de 50 anos, afetando até 70% dos homens com mais de 70 anos. A causa não é evidente.

Tumores prostáticos malignos

Sete por cento de todos os cânceres em homens são carcinomas prostáticos. O risco aumenta com a idade; a causa para a mudança maligna não é conhecida, embora se acredite que seja um elemento hormonal. Inicialmente, o tumor em crescimento habitualmente causa sintomas de obstrução urinária, mas se espalha rapidamente e às vezes apresenta sintomas de disseminação secundária, como dor nas costas de metástases ósseas, perda de peso ou anemia.

Doenças da mama masculina

Ginecomastia

Esta é a proliferação de tecido mamário nos homens. Geralmente afeta apenas uma mama e é benigna. É comum em adolescentes e homens mais velhos e em geral associada a:

- Distúrbios endócrinos, especialmente aqueles associados a altos níveis de estrógeno
- Cirrose do fígado (p. 363)
- Desnutrição
- Algumas drogas, tais como clorpromazina, espironolactona, digoxina
- Síndrome de Klinefelter, distúrbio genético com atrofia testicular e ausência de espermatogênese.

Tumores malignos

Estes se desenvolvem em um pequeno número de homens, em geral nos grupos etários mais velhos. Apenas 1% de todos os cânceres de mama ocorre em homens.

Infertilidade masculina

Pode ser causada por distúrbios endócrinos, obstrução do duto deferente, falha de ereção ou ejaculação durante o intercurso sexual, vasectomia ou supressão da espermatogênese, por exemplo, por radiação ionizante, quimioterapia e outras drogas.

> ● **MOMENTO DE REFLEXÃO**
> 11. O que é uma hidrocele?
> 12. Qual é o nome dado ao aumento benigno das mamas nos homens?

Rever e revisar

Complete a afirmação a seguir:

1. A parede da vagina tem três camadas. A camada interna é feita de _____ escamoso _____; a camada média é feita de _____; e a camada externa é o tecido _____. As paredes da vagina formam _____, dobras que permitem que ela se expanda durante o intercurso sexual e o parto. Em seu final superior, _____ projeta-se na vagina.

Escolha uma resposta para completar cada afirmação a seguir:

2. Leiomiomas são também chamados: _____
    a. Adenomiomas
    b. Fibromas
    c. Cistos uterinos
    d. Hidroceles

3. O corpo cavernoso envolve o: _____
    a. Pênis
    b. Corpo esponjoso
    c. Epidídimo
    d. Uretra

4. Os dutos ejaculatórios são formados pela união de: _____
    a. Ureter e uretra
    b. Duto deferente e duto da vesícula seminal
    c. Duto prostático e vesícula seminal
    d. Duto prostático e uretra

5. A hiperplasia prostática benigna: _____
    a. Obstrui a uretra
    b. Predispõe a malignidade
    c. É rara em homens mais velhos
    d. É o resultado de uma infecção viral

6. Classifique as estruturas na lista a seguir em genitália interna ou externa:
    Lábios maiores _____
    Vagina _____
    Lábios menores _____
    Útero _____
    Tubas uterinas _____
    Clitóris _____
    Hímen _____
    Ovário _____
    Vestíbulo _____

Respostas às Questões de Autoavaliação

Capítulo 1

Momento de reflexão

1. Diferenciação é a especialização de estrutura e função celular para desenvolver funções específicas ao seu tipo celular. Por exemplo, células nervosas transmitem impulsos elétricos; células musculares contraem.
2. As artérias transportam sangue para as partes do corpo distantes do coração.
3. O neurotransmissor é uma substância química liberada por um terminal neural que possibilita a transmissão dos impulsos elétricos para a próxima célula neural ou órgão efetor.
4. Na posição anatômica, o corpo está em pé, com a cabeça voltada para a frente, os braços ao lado, com as palmas das mãos voltadas para a frente, e os pés juntos. O uso da posição anatômica possibilita que as descrições das partes do corpo e suas inter-relações sejam consistentes.
5. O esqueleto axial consiste em crânio, coluna vertebral, osso esterno e costelas.
6. O fígado está situado na região do hipocôndrio direito.
7. Na maturidade, diversos órgãos, incluindo o coração e os rins, têm "capacidade extra" que declina com o avanço da idade, o que indica que a perda significativa de tecido é necessária para prejudicar as funções corporais.
8. Condições congênitas estão presentes ao nascimento; condições adquiridas se desenvolvem posteriormente na vida.

Rever e revisar

1. Artérias, veias, capilares.
2. Puberdade, menopausa.
3. b.
4. d.
5. F.
6. V.
7. (a) 4, (b) 8, (c) 7, (d) 3, (e) 2, (f) 6, (g) 9, (h) 10, (i) 5, (j) 1.
8. (a) 7, (b) 5, (c) 2, (d) 1, (e) 6, (f) 8, (g) 3, (h) 4.

Capítulo 2

Momento de reflexão

1. Existem três isótopos de hidrogênio. Os isótopos do mesmo elemento têm o mesmo número de prótons, mas diferentes números de nêutrons em seus núcleos atômicos. O isótopo mais comum do hidrogênio tem um próton em seu núcleo (todos os átomos com um próton no núcleo são, por definição, átomos de hidrogênio) e um elétron em órbita. O deutério tem um próton, um elétron e um nêutron. O trítio tem um próton, um elétron e dois nêutrons.
2. Os fluidos corporais contêm tampões, que resistem a mudanças no pH, removendo o excesso de íons H^+ ou OH^-. Esses íons em excesso são, então, eliminados pelos órgãos de excreção, mais especificamente os pulmões e os rins.
3. Os aminoácidos contêm um íon hidrogênio, um grupo amino (NH_2), um grupo carboxila (COOH) e uma cadeia lateral variável e, portanto, contêm nitrogênio, carbono, oxigênio, hidrogênio e, às vezes, outros átomos, como o enxofre. Os monossacarídeos, por outro lado, contêm apenas carbono, hidrogênio e oxigênio, geralmente na proporção fixa de 1:2:1 e dispostos em um anel.
4. Enzimas são catalisadores biológicos que aceleram as reações químicas no corpo. A molécula da enzima contém um sítio ativo, ao qual os reagentes se ligam. Nas reações anabólicas, os reagentes se ligam formando um produto maior, enquanto as reações catabólicas quebram o substrato em moléculas menores.
5. Quando a temperatura do corpo começa a cair, o centro de regulação da temperatura no hipotálamo detecta a mudança e responde de várias maneiras. Uma resposta envolve a ativação de tremores para gerar calor extra. Os músculos esqueléticos são os efetores, pois são responsáveis pela geração do calor para reverter a queda da temperatura corporal. Quando a temperatura corporal retorna ao intervalo normal, isso também é detectado pelo hipotálamo, que então desativa a reação de tremor (*feedback* negativo).
6. Este processo é a osmose. Uma solução hipotônica tem mais moléculas de água (isto é, é mais diluída) do que o conteúdo do glóbulo vermelho. Para equalizar

Respostas às Questões de Autoavaliação

as concentrações de água em ambos os lados da membrana das hemácias, a água entra na célula, que incha e pode estourar.

Rever e revisar

1. Núcleo, prótons, nêutrons, elétrons, negativo.
2. ATP, ribose, fosfato, adenina.
3. a.
4. a e d.
5. (a) 1, (b) 2, (c) 5, (d) 4, (e) 3, (f) 5, (g) 1, 3.
6. (a) 6, (b) 3, (c) 1, (d) 1, (e) 5, (f) 2, (g) 4.

Capítulo 3

Momento de reflexão

1. Partículas grandes demais para atravessar a membrana plasmática são engolfadas por extensões citoplasmáticas, formando um vacúolo ligado à membrana dentro da célula. Lisossomos podem se aderir a esse vacúolo e liberar enzimas que digerem seu conteúdo.
2. A intérfase é o período entre duas divisões celulares e tem três estágios separados: a primeira fase (G_1), a fase de síntese (S) e a segunda fase (G_2). É seguida pela mitose, que possui quatro estágios: prófase, metáfase, anáfase e telófase.
3. A membrana mucosa é constituída por células epiteliais intercaladas com células caliciformes secretoras de muco. O muco mantém a superfície úmida e a protege de danos mecânicos e químicos. A membrana mucosa reveste os tratos gastrintestinal, respiratório e geniturinário.
4. As secreções das glândulas exócrinas são liberadas em órgãos ocos diretamente ou através de um duto. As secreções das glândulas endócrinas, chamadas hormônios, são liberadas nos capilares que circundam a glândula e deslocam-se para o tecido-alvo pela corrente sanguínea.
5. Apoptose.
6. O sangue venoso da maior parte do trato alimentar passa pelo fígado para processamento nos sinusoides hepáticos antes de retornar ao coração. Qualquer célula cancerígena metastática, seja isoladamente, seja no interior de minúsculos trombos, pode se alojar nesse local e posteriormente se dividir, causando tumores secundários.

Rever e revisar

1. Citoplasma, citosol, organelas.
2. Centríolos, fuso mitótico.
3. Tecido epitelial (epitélio), conjuntivo, músculo, nervoso.
4. c.
5. b.
6. F.
7. V.
8. F.
9. (a) 5, (b) 1, (c) 2, (d) 4, (e) 8, (f) 7, (g) 6, (h) 3.
10. (a) 7, (b) 6, (c) 5, (d) 2, (e) 1, (f) 8, (g) 3, (h) 4.

Capítulo 4

Momento de reflexão

1. Como imunoglobulinas (anticorpos), transporte – por exemplo, de hormônios no plasma e como inibidores de enzimas na regulação da atividade enzimática.
2. Água (90%).
3. O glóbulo vermelho é flexível para se espremer através de capilares estreitos. Quase todo o espaço interno está repleto de hemoglobina para o transporte de gás. Os discos bicôncavos aumentam a razão entre a área superficial e o volume para uma difusão eficiente do gás. A forma do disco achatado permite o empilhamento na corrente sanguínea para um fluxo sanguíneo suave.
4. A capacidade de uma célula migrar ativamente através de uma parede capilar intacta.
5. Um plugue plaquetário é uma massa temporária e macia de plaquetas formada em resposta rápida (em poucos minutos) à lesão do vaso sanguíneo. À medida que a coagulação prossegue, ela é convertida em um coágulo mais resistente e estável, principalmente pela deposição de fitas de fibrina.
6. Esta condição autoimune é uma forma de anemia causada por autoanticorpos contra o fator intrínseco (FI) e as células parietais gástricas que o produzem. Sem um FI adequado, a vitamina B_{12}, essencial para a produção de glóbulos vermelhos, não pode ser absorvida.
7. Neste distúrbio hereditário, as moléculas de hemoglobina anormais mudam de forma quando ligadas ao oxigênio, o que, por sua vez, distorce os glóbulos vermelhos. A forma irregular das células falciformes aumenta muito a turbulência na corrente sanguínea e as danifica, levando a uma rápida hemólise e anemia.
8. A leucemia é uma proliferação maligna de precursores de glóbulos brancos na medula óssea, eliminando os precursores de eritrócitos e trombócitos, levando à anemia, e prolongando os tempos de coagulação.
9. Leucemia mieloide crônica.
10. A absorção de gordura é reduzida na doença celíaca, condição que pode levar à deficiência das vitaminas lipossolúveis, incluindo a vitamina K, necessária para a síntese do fator de coagulação.

Respostas às Questões de Autoavaliação

Rever e revisar

1. Heme, quatro, ferro, oxigênio, 280, fígado, bilirrubina.
2. d.
3. b.
4. c.
5. (a) 3, (b) 5, (c) 4, (d) 2, (e) 6, (f) 1.
6. (a) 3, (b) 8, (c) 6, (d) 1, (e) 5, (f) 9, (g) 2, (h) 7, (i) 4.

Capítulo 5

Momento de reflexão

1. De fora para dentro: a túnica externa oferece suporte, protege e isola o vaso dos tecidos adjacentes; a túnica média contém principalmente tecido elástico nas artérias de maior calibre, já nas artérias de menor calibre (arteríolas) contém principalmente tecido muscular para controlar o fluxo sanguíneo e a pressão do sangue; a túnica íntima (endotélio) é lisa, contendo uma única camada de células que minimiza a turbulência do fluxo sanguíneo. Somado a isso, libera importantes fatores químicos que reduzem a formação de coágulos sanguíneos.
2. Ambos são vasos permeáveis cujas paredes finas consistem em uma única camada de endotélio sob a membrana basal; são importantes na troca de substâncias entre o sangue e os tecidos. No entanto, os sinusoides são mais permeáveis que os capilares, embora sejam encontrados em órgãos como o fígado, onde é importante que o sangue tenha contato diretamente com os tecidos locais.
3. O coração está localizado imediatamente atrás do osso esterno, ocupando a parte inferior do mediastino com seu ápice apontado para a esquerda. O ápice está localizado sob o diafragma. Posteriormente ao coração temos a aorta, a traqueia, o esôfago e a coluna vertebral. Lateralmente, temos os pulmões e as artérias e veias pulmonares. As veias cavas superior e inferior estão localizadas adjacentes ao órgão.
4. O nó sinoatrial tem a função de um marca-passo que gera impulsos elétricos que controlam os batimentos cardíacos. Quando ele falha, sua função pode ser substituída por outra área do coração, em geral o nó atrioventricular, o qual mantém o batimento cardíaco, porém com uma taxa significativamente mais baixa.
5. Pressão sanguínea sistólica é o valor mais alto (pico) da pressão produzido dentro do sistema vascular causado pela contração ventricular. Já a pressão diastólica é o valor mais baixo, quando o coração está em descanso, mas a pressão é mantida pelo tônus vascular (por exemplo, contração dos vasos sanguíneos).
6. Quando a pressão sanguínea aumenta, os barorreceptores localizados na parede das artérias aorta e carótida são estimulados, aumentando sua ação no centro cardiovascular na medula espinal. O centro cardiovascular responde desacelerando o coração e dilatando os vasos sanguíneos (aumento da atividade parassimpática e diminuição da atividade simpática), o que faz diminuir a pressão sanguínea.
7. Um valor menor que 60 bpm.
8. Partes ascendente da aorta, arco e parte descendente da aorta.
9. O sangue passa por duas redes capilares distintas nas circulações venosa e arterial. No sistema porta-hepático, o sangue flui através dos capilares gastrintestinais, absorvendo nutrientes provenientes da digestão, depois através da veia porta hepática, que termina em capilares no fígado antes de retornar para a circulação venosa pela veia hepática.
10. A placenta é um órgão discoide, que pesa aproximadamente 500 g quando totalmente formada, tendo aproximadamente 20 cm de comprimento e 2,5 cm de espessura. Uma de suas faces é firmemente aderida à parede uterina, e estendendo-se da outra face está o cordão umbilical, contendo as artérias e veias umbilicais, que circulam o sangue fetal através das vilosidades placentárias. À medida que o sangue fetal passa pela placenta, ele capta oxigênio, glicose e outros nutrientes do sangue materno e excreta os resíduos fetais.
11. O duto venoso é um pequeno vaso que conecta a veia umbilical (carregando sangue oxigenado da placenta para o feto) com a veia cava inferior, que passa através do fígado.
12. A redução da força dos músculos do coração e do fluxo sanguíneo relacionados com a idade pode ser minimizada por fatores como estilo de vida, exercícios regulares e dieta saudável.
13. Compensação refere-se aos mecanismos compensatórios ativados quando o fluxo sanguíneo para os órgãos do corpo cai nos estágios iniciais do choque. Estes ajudam a manter a pressão e o fluxo sanguíneo e incluem a estimulação simpática, o aumento da frequência e da contratilidade cardíaca, o aumento do esforço respiratório e a vasoconstrição em órgãos não essenciais. Desde que essas medidas mantenham uma circulação adequada aos tecidos, diz-se que o choque é compensado.
14. A anafilaxia leva à liberação de grandes quantidades de mediadores inflamatórios, como a histamina e a bradicinina dentro da corrente sanguínea. Esses agentes químicos causam vasodilatação generalizada e aumento da permeabilidade vascular, reduzindo drasticamente a pressão arterial rapidamente. Também causam broncoconstrição, impedindo a troca adequada de gases nos pulmões.

15. Um trombo é um coágulo sanguíneo estático. Uma embolia é uma massa sólida de material, como um fragmento de coágulo sanguíneo ou uma placa de gordura, circulando na corrente sanguínea.
16. A isquemia é uma função celular prejudicada causada pelo suprimento inadequado de oxigênio e acúmulo de resíduos metabólicos. Pode ser reversível, se não for muito grave, ou bastante prolongada. Infarto significa morte celular devido ao suprimento inadequado de sangue.
17. Uma faixa gordurosa é o estágio inicial de uma placa, na qual material adiposo (gordura) é depositado ao longo da parede de uma artéria. À medida que cresce, torna-se mais espessa, acumulando material adiposo adicional infiltrado com macrófagos carregados de gordura (células espumosas) e células musculares lisas. Sua capa é áspera e pode se romper, causando trombose.
18. As veias varicosas são regiões tortuosas e protuberantes das veias, geralmente da perna, na qual as válvulas não conseguiram impedir o refluxo do sangue. O sangue acumulado estica a veia, de modo que as válvulas se tornam menos eficazes e as veias se distendem cada vez mais.
19. Se o ventrículo esquerdo não estiver bombeando sangue que está sendo entregue a ele, a pressão dentro do ventrículo esquerdo começará a subir, retornando através do átrio esquerdo e das veias pulmonares e, finalmente, para os capilares pulmonares de baixa pressão. Quando a pressão aumenta, o fluido é forçado para dentro dos alvéolos, causando edema pulmonar.
20. O fígado produz a maioria das proteínas plasmáticas, que mantêm a pressão osmótica do sangue. Se o fígado falhar e a produção de proteínas cair, a pressão osmótica também cairá e o líquido passará da corrente sanguínea para os tecidos e as cavidades do corpo, incluindo a abdominal.
21. O sopro cardíaco é um som cardíaco anormal feito por uma válvula cardíaca defeituosa, geralmente uma válvula atrioventricular.
22. Os anticorpos produzidos para bactérias em resposta à infecção na garganta podem atacar e danificar o tecido cardíaco, incluindo as válvulas e o miocárdio, levando à doença cardíaca reumática.
23. A hipertensão primária (cerca de 90% dos casos) não tem uma causa única identificada, enquanto a secundária se deve a condições secundarias.
24. Os capilares da retina podem ser vistos diretamente por meio de um oftalmoscópio.

Rever e revisar

1. Quatro, átrios, ventrículos, septo, atrioventricular, endocárdio, miocárdio.
2. Subclávia direita; axilar direita; braquial direita; radial direita; ulnar direita; palmar direita; artéria digital direita.
3. b
4. d
5. c
6. a
7. c
8. d
9. b
10. Átrio direito, valva atrioventricular direita, ventrículo direito, artéria pulmonar, capilares pulmonares, veia pulmonar, átrio esquerdo, valva atrioventricular esquerda, ventrículo esquerdo, valva aórtica, aorta, artérias sistêmicas, capilares sistêmicos, veias sistêmicas, átrio direito.
11. (a) 4, 5, 7, 8; (b) 1, 3, 6; (c) 2.

Capítulo 6

Momento de reflexão

1. O duto linfático direito.
2. Três de: valvas; compressão dos músculos esqueléticos adjacentes; queda da pressão na cavidade torácica durante a inspiração; ação do músculo liso dentro das paredes dos vasos linfáticos.
3. O linfonodo tem formato semelhante ao de um feijão, com tamanho entre uma cabeça de alfinete e uma amêndoa. Cada um deles está contido em uma cápsula; a linfa entra através de múltiplos vasos linfáticos aferentes, mas drena através de apenas um vaso eferente. O interior do linfonodo é composto, principalmente, de tecido linfático, subdividido por trabéculas.
4. Como os sinusoides são bastante permeáveis, isso permite que as células do sangue entrem em contato com a polpa esplênica, que pode extrair células velhas ou danificadas e destruí-las.
5. A remoção cirúrgica da mama (mastectomia) geralmente inclui a remoção dos linfonodos adjacentes, que interrompem a drenagem linfática e causam linfedema do braço.
6. Os patógenos que drenam do local da infecção entram na linfa e são transportados para os linfonodos locais, onde podem se proliferar e causar certo grau de inflamação (linfadenite).
7. Células mal diferenciadas significam um desenvolvimento mais rápido da doença e um pior prognóstico.

Rever e revisar

1. Oval, 200, cápsula, hilo, esplênico, estômago/pâncreas/intestino grosso e rim esquerdo.

2. Cervical, axilar, inguinal.
3. d
4. c
5. a
6. (a) 3, 4, 7, 8; (b) 2, 5, 6; (c) 1, 2, 3.

Capítulo 7

Momento de reflexão

1. O movimento de íons (principalmente Na^+ e K^+) pela membrana celular possibilita a geração de potencial de ação. No repouso, a membrana celular do neurônio está polarizada, isto é, tem distribuição diferenciada de cargas de cada lado da membrana. Quando essa membrana é estimulada, a permeabilidade ao Na^+ imediatamente aumenta, e o Na^+ flui na célula, causando despolarização, o que gera o potencial de ação. A onda de despolarização rapidamente se propaga distalmente, transmitindo o impulso. O K^+ flui para fora da célula, restaurando a carga normal desta. Os níveis originais de Na^+ e K^+ dentro e fora da célula são então restaurados pela bomba sódio-potássio.
2. Os nódulos de Ranvier, presentes nos nervos mielinizados, possibilitam a "condução saltatória" do potencial de ação, quando este pula de um nó ao outro. A condução saltatória é mais rápida do que a simples propagação e também é conhecida como condução contínua, o modo de condução dos nervos mielinizados.
3. O líquido cerebrospinal (LCE) é continuamente secretado pelas células ependimais do plexo coroide nos ventrículos do encéfalo. As vilosidades aracnoides nos seios venosos agem como valvas, forçando o LCE de volta ao sangue quando a pressão do LCE é maior que a venosa, de forma que o volume do LCE permanece relativamente constante nos ventrículos.
4. As áreas motoras originam os movimentos dos músculos esqueléticos; as áreas sensoriais recebem e interpretam os impulsos, possibilitando a percepção; e as áreas de associação estão envolvidas com as funções mentais superiores, como raciocínio, julgamento e respostas emocionais.
5. O cérebro tem reserva cognitiva considerável, e a memória pode não ser afetada, embora geralmente se torne mais difícil, com o passar dos anos, acessar a memória recente. Alguns adultos são mais suscetíveis a grave e progressivo declínio cognitivo, como a demência.
6. O crânio de uma criança não está completamente ossificado, o que permite o desenvolvimento do encéfalo. O acúmulo de fluido pode forçar os ossos do crânio e alargá-lo. De fato, no crânio adulto – ossificado –, não é possível aumentar o líquido cerebrospinal sem causar hidrocefalia, o que aumenta a pressão intracraniana e danifica o encéfalo.
7. Há degeneração progressiva de neurônios que usam dopamina como neurotransmissor, em especial ao redor dos núcleos da base. A falta de dopamina, que permite o controle fino dos movimentos musculares, origina os sinais e sintomas da doença de Parkinson – por exemplo, com movimentos lentos e dificuldade para iniciá-los, marcha arrastada e postura inclinada, perda da expressão facial e tremores dos músculos das extremidades.
8. Ambos são causados pelo vírus herpes-zóster. A catapora é geralmente contraída na infância e pode ser reativada como herpes ao longo da vida. Pode ser contraída de alguém com herpes, mas o inverso não ocorre. Após a infecção passar, o vírus pode permanecer dormente no gânglio sensitivo da medula espinal, ou da raiz posterior, e se tornar ativo novamente, em especial quando há queda de imunidade, podendo causar herpes anos mais tarde.
9. A mielina no sistema nervoso central é progressiva e irreversivelmente perdida (desmielinização). Tipicamente, há períodos de interrupção, intermediados por remissão. A perda do tecido nervoso prejudica a visão (visão embaçada ou dupla é comum), causa fraqueza (às vezes paralisia) de músculos esqueléticos e incontinência e prejudica a percepção sensorial.
10. Dentre os discos intervertebrais há um centro macio, chamado núcleo pulposo, o qual está circundado por camada de cartilagem, o anel fibroso. Quando o disco prolapsa, há herniação do núcleo pulposo, o que faz com que o anel fibroso se desloque para o canal neural e comprima a medula espinal.
11. A compressão do nervo facial causa perda unilateral da expressão facial. Acredita-se que a paralisia de Bell seja causada por inflamação viral e que ela desapareça espontaneamente em alguns meses.
12. A deficiência de ácido fólico na dieta durante a concepção está associada à espinha bífida. Ela também pode estar associada à exposição aos raios X e rubéola maternal durante o desenvolvimento fetal.
13. Os neurônios não têm normalmente capacidade de multiplicar, enquanto as células de outras estruturas são capazes de se replicar.

Rever e revisar

1. Neurônios; neuróglia; qualquer um dos dois: astrócitos, oligodendrócitos, células ependimais, micróglia.
2. Sinapse, neurotransmissor, vesícula sináptica, fenda sináptica.
3. Reflexo, posterior (dorsal), anterior (ventral).

Respostas às Questões de Autoavaliação

4. 31, 12.
5. Doença de Alzheimer; multi-infarto (ou vascular); [qualquer um deles] sífilis, HIV, doença de Creutzfeldt-Jacob.
6. b.
7. a.
8. d.
9. b.
10. b.
11. V.
13. V.
14. F.
15. V.
16. F.
17. (a) 7, (b) 5, (c) 3, (d) 8, (e) 6, (f) 4, (g) 2, (h) 1.
18. (a) 2, (b) 7, (c) 5, (d) 6, (e) 1, (f) 3, (g) 8, (h) 4.
19. (a) 5, (b) 7, (c) 3, (d) 8, (e) 4, (f) 2, (g) 1, (h) 6.
20. (a) 4, (b) 8, (c) 6, (d) 7, (e) 1, (f) 2, (g) 3, (h) 5.

Capítulo 8

Momento de reflexão

1. Também conhecido como canal auditivo, esse tubo em forma de "S" coleta, direciona e conduz as ondas sonoras para a orelha média. O terço lateral contém pelos que prendem corpos estranhos e glândulas ceruminosas (glândulas sudoríparas modificadas) que secretam cera, a qual que contém lisozima (uma enzima bactericida).
2. As vibrações geradas pela membrana timpânica (tímpano) quando as ondas sonoras a atingem são amplificadas e transmitidas através da orelha média pelo movimento da cadeia de três ossículos.
3. As paredes do utrículo, sáculo e da ampola cheios de fluido dos canais semicirculares contêm células ciliadas que são os receptores sensoriais do equilíbrio. À medida que a cabeça se move, o movimento resultante da perilinfa e da endolinfa no vestíbulo e nos canais semicirculares estimula as células ciliadas, gerando impulsos nervosos no nervo vestibulococlear. Esses impulsos são conduzidos ao cerebelo, onde são integrados e processados com impulsos visuais e proprioceptores, para que o equilíbrio seja mantido.
4. Constrição das pupilas, convergência dos olhos e aumento do poder refratário das lentes.
5. O reflexo de fechamento quando tocado ou quando a luz brilhante incide sobre os olhos protege as estruturas internas, enquanto o piscamento espalha lágrimas e secreções oleosas sobre a córnea, mantendo as estruturas anteriores úmidas.
6. O sentido do olfato.
7. Doce, azedo, amargo e salgado.
8. Presbiopia.
9. Também conhecida como otite média serosa, o "ouvido de cola" é uma coleção de fluido seroso na cavidade do ouvido médio.
10. Este tipo de transmissão auditiva decorre da anormalidade dos nervos do ouvido interno, do nervo coclear ou da área auditiva do cérebro (comparar com a deficiência auditiva condutiva).
11. Opacidade da lente que dificulta a passagem de ondas de luz, especialmente quando está escuro ou a luz é fraca.
12. É a única fonte de sangue arterial no olho.
13. Miopia.

Rever e revisar

1. Teto, bulbo olfatório, trato olfatório, córtex cerebral/cérebro.
2. Otite média, tuba auditiva, pus, tímpano/membrana timpânica.
3. a.
4. c.
5. F.
6. V.
7. (a) 3, (b) 6, (c) 8, (d) 1, (e) 4, (f) 7, (g) 5, (h) 2.
8. (a) 6, (b) 4, (c) 3, (d) 7, (e) 5, (f) 1, (g) 8, (h) 2.

Capítulo 9

Momento de reflexão

1. A adeno-hipófise é irrigada com sangue do sistema porta-hipofisário, que contém hormônios liberadores e inibidores secretados pelo hipotálamo. Estes influenciam a secreção de outros hormônios específicos da adeno-hipófise na corrente sanguínea.
2. Calcitonina.
3. Quando os níveis de cálcio no sangue são baixos, a secreção do hormônio da paratireoide (PTH) é estimulada. O PTH aumenta os níveis de cálcio no sangue, liberando cálcio armazenado no osso, estimulando os osteoclastos (células destruidoras de ossos) a liberar cálcio do tecido ósseo e aumentando a sua reabsorção dos túbulos renais.
4. Glicocorticoides, mineralocorticoides e hormônios sexuais (gonadocorticoides).
5. Glucagon.
6. Período noturno.
7. Placenta, mucosa intestinal, rim.
8. Quaisquer dois de: estimulação das secreções intestinais, contração do músculo liso e papel essencial na coagulação do sangue.
9. Diabetes tipo 2.
10. Diabetes insípido.
11. Quaisquer seis de: alta taxa metabólica, perda de peso com bom apetite, ansiedade, inquietação,

taquicardia, palpitações, fibrilação atrial, sensação de calor, intolerância ao calor e exoftalmia na doença de Graves.
12. Tumor benigno da paratireoide.
13. Hipertensão, adiposidade da face, do pescoço e do abdome, perda de massa muscular, osteoporose e fraturas patológicas, hiperglicemia e glicosúria, afinamento da pele, ulceração péptica.
14. Secretam os hormônios simpáticos adrenalina (adrenalina) e noradrenalina (norepinefrina), que causam esses efeitos.
15. A glicose normalmente não está presente na urina, pois é absorvida pelos túbulos renais. No DM, alguma glicose permanece no filtrado renal, aumentando a pressão osmótica. Menos água é reabsorvida, portanto o volume de urina é aumentado (poliúria). Poliúria leva a desidratação e sede (polidipsia), que é extinta pelo aumento da ingestão de líquidos.

Rever e revisar

1. Capilares, hormônios, tecido/órgãos-alvo.
2. Angiopatias, retinopatia diabética, neuropatia diabética, doença renal crônica (insuficiência renal crônica).
3. a.
4. c.
5. V.
6. F.
7. (a) 3, (b) 6, (c) 8, (d) 1, (e) 4, (f) 7, (g) 5, (h) 2.
8. (a) 6, (b) 4, (c) 3, (d) 7, (e) 5, (f) 1, (g) 8, (h) 2.

Capítulo 10

Momento de reflexão

1. Etmoide (septo, parede lateral e teto), vômer (septo), maxila (assoalho), esfenoide (teto), nasal (teto), frontal (teto), palatino (assoalho), concha inferior (parede).
2. Esta área de epitélio especializado é encontrada no revestimento do teto do nariz. Detecta moléculas de materiais odoríferos e transmite sinais nervosos ao longo do nervo olfatório para o cérebro, onde a sensação de olfato é percebida.
3. As tonsilas linguais são encontradas em ambos os lados da base da língua (ver também Fig. 6.7), as tonsilas faríngeas estão na nasofaringe, e as tonsilas palatinas estão na orofaringe.
4. O ouvido médio e a nasofaringe.
5. A epiglote, as cartilagens tireoide e cricoide (todas únicas) e as cartilagens aritenoides (pareadas).
6. O som, incluindo a fala, é gerado pelas vibrações das cordas vocais verdadeiras. O tom é determinado pelo comprimento e pela tensão das pregas. O volume é determinado pela força da vibração das pregas; então, quanto mais forte o fluxo de ar, mais alto o som.
7. As cartilagens traqueais possuem a forma de "C", com o esôfago em oposição à abertura na parte posterior, permitindo que ele se expanda confortavelmente ao engolir.
8. Este é um epitélio colunar ciliado contendo células caliciformes para a produção de muco. Os cílios "varrem" o manto de muco junto com partículas aderentes em direção à boca para serem deglutidos.
9. A superfície apical recobre os ápices dos pulmões, e a superfície inferior recobre a base, a qual se apoia no diafragma. A superfície medial está adjacente ao mediastino, e é onde se encontra o hilo do pulmão. A superfície costal é a ampla superfície externa dos pulmões, situada imediatamente abaixo da caixa torácica.
10. Permite aos pulmões expandir durante a inspiração e retornar a seu tamanho original por recuo elástico durante a expiração.
11. Permite o ajuste do diâmetro bronquiolar, para regular o fluxo de ar através de diferentes áreas dos pulmões.
12. O principal tipo de célula é o epitélio escamoso, que tem apenas uma célula de espessura. A superfície externa de cada alvéolo é envolta em uma densa rede de capilares sanguíneos para maximizar as trocas gasosas. Macrófagos também são encontrados na parede alveolar, para defesa, bem como nas células septais, que produzem surfactante.
13. Contração (e descida) do diafragma e contração dos músculos intercostais externos, que elevam e expandem a caixa torácica.
14. Os volumes de reserva inspiratória e expiratória.
15. Encontrados na superfície do cérebro e nas artérias carótidas e da aorta, esses quimiorreceptores são bastante sensíveis até mesmo a discretos aumentos nos níveis de dióxido de carbono e estimulam a respiração, como resposta. Eles também respondem à queda dos níveis de oxigênio, mas estes devem decair significativamente para acionar esses quimiorreceptores.
16. As cartilagens associadas à caixa torácica, como as costais, tornam-se mais rígidas, e a musculatura respiratória enfraquece com a idade, da mesma forma que o declínio geral na força muscular relacionada com a idade.
17. Ambos são virais, porém causados por diferentes grupos de vírus. A gripe é mais grave e dura um tempo maior que o resfriado; está associada a dor muscular, alta temperatura e risco aumentado de infecções bacterianas pulmonares.
18. O fluxo de ar através das vias respiratórias obstruídas é reduzido ou mesmo interrompido, o

Respostas às Questões de Autoavaliação

que significa que o volume de ar fresco que atinge os alvéolos decai. Isso leva ao acúmulo de dióxido de carbono nas vias aéreas e alvéolos distais e a uma redução no gradiente de pressão entre o ar nos alvéolos e a corrente sanguínea. À medida que o gradiente de pressão diminui, a difusão também reduz, e o dióxido de carbono passa para a corrente sanguínea para excreção.
19. Corresponde à presença de ar nos tecidos do tórax; o ar pode vazar para os tecidos a partir de alvéolos danificados ou do ambiente externo se a parede torácica estiver danificada, como, por exemplo, por uma costela fraturada.
20. Asbestos, especialmente asbestos azuis, contêm fibras tão pequenas que podem percorrer todo o trajeto através da árvore respiratória até os alvéolos, onde desencadeiam uma resposta inflamatória protetora, mediada por macrófagos alveolares. Isso pode levar a alterações fibróticas progressivas que destroem o tecido pulmonar e aumentam o risco de uma determinada forma de câncer de pulmão, o mesotelioma.
21. A pneumonia lobar refere-se à doença restrita a um discreto lobo ou lobos pulmonares, enquanto a broncopneumonia é uma infecção difusa disseminada por todo o tecido pulmonar.
22. Corresponde à reativação, após um período variável, da tuberculose latente que não foi resolvida a partir da infecção inicial (primária).
23. Em geral centralmente, em um brônquio principal.
24. Os pulmões de um bebê prematuro podem não ter se desenvolvido suficientemente para produzir surfactante em quantidades suficientes para manter os alvéolos abertos, de modo que grandes partes do pulmão podem não se expandir ao nascimento.
25. Isso se deve à lesão penetrante que danifica a pleura e abre o espaço pleural, sugando o ar para este (porque a pressão intrapleural é menor que a pressão atmosférica) e colapsando todo o pulmão ou parte dele na região da abertura.

Rever e revisar

1. Alvéolos, *Streptococcus*, *influenza*, lobar, broncopneumonia.
2. Base, ápice, diafragma, mediastino, aorta/brônquio/coração/veia cava/esôfago/traqueia, lobos, fígado.
3. b.
4. a.
5. c.
6. d.
7. a.
8. b.
9. c.
10. (a) 1, (b) 6, (c) 8, (d) 5, (e) 7, (f) 3, (g) 3, (h) 4, (i) 2.
11. (a) 3, (b) 6, (c) 1, (d) 7, (e) 4, (f) 2, (g) 5.

Capítulo 11

Momento de reflexão

1. Mulher 2.000 kcal (8.400 kJ), homem 2.500 kcal (10.500 kJ).
2. Carboidratos, proteínas, gorduras, vitaminas e sais minerais, oligoelementos e água.
3. Aminoácidos essenciais (ou outros nutrientes essenciais) devem ser incluídos na dieta, pois não podem ser sintetizados pelo corpo.
4. A, D, E e K.
5. Cálcio.
6. Quaisquer dos dois: aumentar a dieta, o que satisfaz o apetite; prevenir a constipação, estimulando o peristaltismo e aumentando o volume fecal; proteger contra algumas condições gastrintestinais, incluindo câncer colorretal e doença diverticular.
7. Vitamina D.
8. 18,5-24,9.

Rever e revisar

1. Saturado, insaturado, animal, plantas/vegetais.
2. DNA, megaloblástica, íleo terminal (intestine delgado), fator intrínseco.
3. F.
4. V.
5. (a) 2, (b) 3, (c) 8, (d) 4, (e) 1, (f) 6, (g) 7, (h) 5.

Capítulo 12

Momento de reflexão

1. Três pares de glândulas salivares, pâncreas e fígado.
2. Adventícia (serosa), camada muscular, submucosa e mucosa.
3. Mastigação, deglutição, fonação e paladar.
4. A amilase salivar digere açúcares complexos em dissacarídeo maltose; a lisozima apresenta ação antimicrobiana.
5. Orofaringe, laringofaringe.
6. Oral (voluntária), faríngea (involuntária), esofágica (involuntária).
7. O muco evita lesões mecânicas por meio da lubrificação do conteúdo gástrico e evita a lesão química, formando uma barreira entre a parede do estômago e o suco gástrico corrosivo.
8. O esfíncter pilórico protege a abertura para o intestino delgado a partir do estômago, e a válvula ileocecal controla a passagem para o intestino grosso.
9. A extensa rede capilar nas vilosidades facilita a absorção dos carboidratos e polipeptídios solúveis em água, e o canal linfático central (lácteo) facilita a

difusão de ácidos graxos e glicerol do trato alimentar para uso pelo corpo.
10. Ceco, colo, reto e canal anal.
11. A secreção é estimulada pela atividade parassimpática e suprimida pela estimulação simpática.
12. A veia porta entra, transportando sangue do estômago, baço, pâncreas e intestinos delgado e grosso pelo fígado, de volta ao coração. A artéria hepática entra, conduzindo sangue oxigenado. (A drenagem venosa do fígado ocorre através das veias hepáticas, que não saem pelo espaço porta.) Os dutos hepáticos esquerdo e direito saem do fígado, transportando a bile para a vesícula biliar, e os vasos linfáticos saem, drenando a linfa para o abdome e gânglios linfáticos torácicos.
13. Dutos hepáticos esquerdo/direito, duto hepático comum, duto cístico, vesícula biliar (armazenamento até necessário), duto cístico, duto colédoco, ampola hepatopancreática, duodeno.
14. Inativa a amilase salivar e converte pepsinogênio na enzima proteolítica pepsina.
15. Anabolismo significa síntese de moléculas maiores a partir de moléculas menores e geralmente requer trifosfato de adenosina (ATP). O catabolismo envolve a decomposição de grandes moléculas em moléculas menores, liberando frequentemente energia que pode ser usada para sintetizar o ATP.
16. Glicólise, ciclo do ácido cítrico e fosforilação oxidativa.
17. A capacidade de reserva normalmente diminui com a idade, e isso pode levar ao comprometimento da função hepática. É provável que isso inclua a desintoxicação de diversas substâncias, como drogas, cujos níveis sanguíneos podem se tornar tóxicos.
18. *Candida albicans*.
19. Caxumba.
20. Atresia esofágica, fístula traqueoesofágica.
21. Infecção por *Helicobacter pylori* e anti-inflamatórios não esteroides (AINEs).
22. Medidas de saúde pública, incluindo água potável não contaminada, descarte eficaz de esgoto e práticas seguras de higiene alimentar; educação de indivíduos sobre a disseminação pela via fecal-oral e ênfase na lavagem das mãos após defecação e manipulação de itens potencialmente contaminados.
23. Protrusão de um órgão ou parte dele através de uma abertura ou ponto fraco nas estruturas circundantes.
24. A maioria dos tumores surge na cabeça do pâncreas, e, à medida que se desenvolvem, obstruem o fluxo da bile, causando icterícia.
25. A hepatite A é disseminada pela via fecal-oral; pode ser assintomática, e não há estado de portador. A hepatite B é transmitida por sangue e fluidos corporais contaminados, como saliva e sêmen de ambos os portadores e pessoas ativamente infectadas.
26. Duto colédoco.

Rever e revisar

1. Saliva, pepsinogênio, bile.
2. Incisivos, caninos, pré-molares e molares.
3. Lóbulos, hepatócitos, sinusoides, portal hepático.
4. Glicólise, ciclo do ácido cítrico (Krebs), fosforilação oxidativa.
5. *Helicobacter pylori*, sexo masculino, estômago, duodeno.
6. a.
7. d.
8. b.
9. c.
10. d.
11. V.
12. F.
13. F.
14. V.
15. V.
16. (a) 4, (b) 3, (c) 7, (d) 2, (e) 1, (f) 8, (g) 5, (h) 6.
17. (a) 8, (b) 2, (c) 4, (d) 7, (e) 3, (f) 5, (g) 1, (h) 6.
18. (a) 4, (b) 7, (c) 8, (d) 5, (e) 6, (f) 2, (g) 1, (h) 3.

Capítulo 13

Momento de reflexão

1. Filtração, reabsorção seletiva, secreção.
2. A autorregulação é independente do controle nervoso e mantém o fluxo sanguíneo renal em um nível razoavelmente constante em uma ampla faixa de pressão arterial sistólica (80 a 200 mmHg). O fluxo sanguíneo renal (e filtração glomerular) somente fica comprometido quando a pressão sistólica cai abaixo de cerca de 80 mmHg, como no choque grave.
3. À medida que a urina se acumula, os ureteres, que estão inseridos obliquamente na parede posterior da bexiga, são comprimidos, impedindo o refluxo.
4. O músculo detrusor forma a camada média da parede da bexiga. Consiste em fibras musculares lisas e tecido elástico, e quando o músculo se contrai a bexiga esvazia.
5. Esfíncter externo da uretra.
6. Para estabelecer a continência (controle consciente da bexiga), é necessário o aprendizado do controle do esfíncter externo da uretra e anular o reflexo espinal inato até que seja conveniente ao urinar.
7. Aumento da próstata.
8. Oligúria – débito urinário abaixo de 400 mℓ/dia; anúria – ausência de débito urinário; disúria – dor à micção.

9. Quaisquer três de: desidratação em curso, pH alcalino da urina, infecção do trato urinário, condições metabólicas, tais como gota e hiperparatireoidismo.

Rever e revisar

1. Hormônio antidiurético (ADH), aldosterona, peptídio natriurético atrial (PNA).
2. Estresse, vontade/necessidade, extravasamento.
3. d.
4. a.
5. F.
6. F.
7. (a) 2, (b) 5, (c) 6, (d) 7, (e) 3, (f) 4, (g) 1.
8. (a) 3, (b) 5, (c) 8, (d) 7, (e) 2, (f) 1, (g) 6, (h) 4.

Capítulo 14

Momento de reflexão

1. Proporciona uma barreira física, praticamente impermeável, contra a entrada de micróbios e danos causados por produtos químicos e agentes físicos, por exemplo; células dendríticas imunes especializadas (Langerhans) fagocitam micróbios invasores que penetram na pele; extremidades nervosas sensoriais abundantes permitem o afastamento de estímulos nocivos por reflexo, como calor; e o pigmento melanina protege contra os raios ultravioleta da luz solar.
2. Temperatura corporal abaixo de 35°C.
3. Inflamação, proliferação, maturação.
4. As glândulas sebáceas secretam sebo, o que proporciona alguma impermeabilização. Elas se tornam mais ativas na puberdade, mas sua atividade diminui com o envelhecimento, de modo que a pele dos indivíduos mais velhos é menos capaz de tolerar a umidade excessiva.
5. Melanoma maligno.

Rever e revisar

1. Arteríolas, convecção, evaporação.
2. Superficial (epidermal), espessura parcial, espessura total.
3. c.
4. d.
5. (a) 8, (b) 4, (c) 6, (d) 1, (e) 7, (f) 5, (g) 2, (h) 3.

Capítulo 15

Momento de reflexão

1. A quimiotaxia é o movimento ativo das células de defesa, como os neutrófilos, em direção a um alvo, como uma bactéria, para que possa atacá-lo e destruí-lo por fagocitose.
2. O aumento da temperatura tende a inibir o crescimento e a atividade bacteriana e aumenta a atividade dos fagócitos.
3. Cada célula imune ou anticorpo é projetado para atingir um antígeno específico.
4. As células T reguladoras medeiam a tolerância imunológica, o que assegura que a resposta imune não se dirija contra os tecidos do próprio hospedeiro. As células T citotóxicas são os soldados do sistema imunológico e matam diretamente as células-alvo.
5. A hipersensibilidade do tipo I (alergia) é uma resposta imediata a um alérgeno, envolvendo a liberação de grandes quantidades de histamina. A hipersensibilidade do tipo IV é uma resposta de início mais lento e envolve células T anormalmente ativas, que causam inflamação crônica e dano tecidual.
6. O HIV ataca o sistema imunológico, particularmente as células T CD_4, o que significa que os indivíduos infectados estão sob maior risco de outras infecções. Seu estado imunocomprometido permite que organismos normalmente não patogênicos se estabeleçam e causem infecção oportunista.

Rever e revisar

1. 20, complexos imunes, bactéria, liga-se e promove a lesão na parede celular das bactérias, liga-se à bactéria e estimula a fagocitose, estimula a quimiotaxia.
2. a.
3. a.
4. c.
5. (a) 2, 3, 4, 6, 7; (b) 1, 3, 5, 7; (c) 1, 3, 5, 7.

Capítulo 16

Momento de reflexão

1. Os osteoblastos são encontrados nas membranas que cobrem e revestem os ossos e são ativos na construção e no reparo ósseo. Quando eles depositam um novo tecido ósseo e se encontram envolvidos por ele, diferenciam-se em osteócitos. Os osteócitos são células ósseas maduras que monitoram e reparam o osso e vivem individualmente em bolsas chamadas lacunas no interior do osso. Se este estiver danificado, eles se diferenciam novamente em osteoblastos, para participar do processo de reparo.
2. O alongamento dos ossos longos cessa quando as placas epifisárias cartilaginosas em cada extremidade do osso se ossificam. Isso acontece na puberdade, quando os níveis dos hormônios sexuais (testosterona e estrógeno) aumentam. A puberdade

ocorre mais tarde nos homens do que nas mulheres, assim os ossos geralmente têm mais tempo para se alongar; portanto, a altura adulta masculina é, em média, maior.

3. Sutura escamosa (com osso temporal), sutura coronal (com o osso frontal), sutura sagital (com o outro osso parietal) e sutura lambdoide (com o osso occipital).
4. Esta é a C7. Em comum com outras vértebras, possui um corpo arredondado e dois processos transversos, além de um forame para a passagem da medula espinal. O processo posterior (espinhoso) é grande e proeminente e facilmente sentido através da pele na base do pescoço.
5. Na escápula; o processo acrômio é o ponto mais alto do ombro, facilmente sentido sob a pele.
6. Os dois arcos do pé, os arcos transversais e longitudinais, são as formas curvas formadas pelos ossos do pé. Eles são mantidos nesse formato pelos ligamentos e músculos do pé. O desenho arqueado do pé permite que ele atue como uma alavanca para impulsionar o corpo para frente durante a caminhada e a corrida e absorver os choques associados a esses movimentos.
7. Em rotação, toda a estrutura gira em torno de um eixo central, como um lápis sendo colocado entre as palmas das mãos. Na circundação, uma extremidade da estrutura é fixa e a outra desenha um círculo.
8. A cavidade glenoide também tem uma orla de fibrocartilagem, o que a torna mais profunda, mas a articulação do ombro depende fortemente de um aglomerado resistente de ligamentos e músculos para manter a articulação no lugar. Estruturas importantes incluem os ligamentos glenoumeral e coracoumeral e os músculos do manguito rotador.
9. Uma unidade motora é um nervo motor e todas as fibras musculares esqueléticas fornecidas por ele. Pode ser pequeno (nervo e algumas fibras musculares), conferindo controle fino, ou grande (nervo e milhares de fibras musculares), permitindo movimentos amplos e em grande escala.
10. A origem do músculo está aderida mais próximo da linha média, e geralmente é a extremidade muscular menos móvel quando o músculo se contrai. A inserção é a extremidade muscular mais distante da linha média, e em geral é ela que se move quando o músculo se contrai.
11. Vitamina D, cuja falta leva a uma pobre mineralização óssea. Em crianças, isso leva ao arqueamento dos membros inferiores porque o osso contém uma proporção maior de colágeno e é incapaz de suportar o peso da parte superior do corpo. Nos adultos, cujos ossos atingiram o seu comprimento total, a mineralização deficiente leva à osteomalácia, com risco aumentado de fratura.
12. Um tumor ósseo maligno.
13. A deposição de cristais de urato nas articulações leva a inflamação, que pode causar danos permanentes se prolongada.
14. O nervo mediano, ao passar pelo túnel do carpo no pulso, formado pelo retináculo flexor que cobre os ossos do carpo. A compressão do nervo causa formigamento, dor e parestesia dos dedos.
15. Receptores de acetilcolina (ACh) receptores na junção neuromuscular. Isso significa uma perda de função dos músculos esqueléticos porque a ACh liberada pelo nervo motor não pode ativar a contração do músculo.

Rever e revisar

1. 14; zigomático; órbitas; mandíbula; dentes; ramo; temporal; temporomandibular; hioide; laringe.
2. Reto do abdome; linha alba; costelas inferiores; esterno; osso púbico; flexiona.
3. d.
4. b.
5. d.
6. a.
7. b.
8. d.
9. a.
10. (a) 1, 2, 5; (b) 6, 7, 9; (c) 1, 3, 11; (d) 4, 7, 8, 10.
11. (a) 4, (b) 1, (c) 6, (d) 5, (e) 3, (f) 7, (g) 2.
12. (a) 1; (b) 1, 2, 3; (c) 2; (d) 3; (e) 1; (f) 1, 3.

Capítulo 17

Momento de reflexão

1. Histonas são proteínas de suporte incorporadas na molécula de DNA fortemente dobrado.
2. Guanina.
3. UAACUG.
4. Códon.
5. Porque os dois gametas (um espermatozoide e um óvulo) que se fundem na fertilização para formar uma nova célula, que se desenvolverá em um novo ser humano, devem conter, cada um, apenas metade do número normal de cromossomos (23 em vez de 46).
6. Antes da primeira divisão meiótica, os cromossomos replicados trocam genes entre si. Isso significa que as quatro cromátides agora têm uma nova combinação de genes e são diferentes umas das outras.
7. A chance é de 100% porque, embora a criança possa receber o gene recessivo da mãe que não enrola a língua, ela também tem a garantia de receber um gene dominante de enrolamento da língua do pai.
8. A chance é de 0% porque ambos os pais devem ter duas cópias de cada gene recessivo, então não possuem um gene A para passar para uma criança.

9. Corresponde a um gene mutado que promove o crescimento celular e previne a morte celular, mas pode causar alterações cancerígenas na célula.
10. O gene que produz fenilalanina hidroxilase é defeituoso, e o indivíduo afetado não produz a enzima, o que significa que ele não pode metabolizar a fenilalanina, a qual se acumula na corrente sanguínea e causa uma série de problemas, incluindo danos ao sistema nervoso.

Rever e revisar

1. Gene único, fenilalanina hidroxilase, fenilalanina, tirosina, nervoso.
2. b.
3. d.
4. c.
5. (a) 2, (b) 4, (c) 6, (d) 5, (d) 1, (f) 3.
7. 1. RNA; 2. DNA; 3. Ambos; 4. RNA; 5. Ambos; 6. DNA; 7. DNA; 8. RNA; 9. DNA; 10. RNA.

Capítulo 18

Momento de reflexão

1. Rugas são dobras na parede vaginal que se expandem durante o parto para se acomodarem na saída do bebê.
2. O miométrio, o músculo uterino, que se contrai durante o parto para expelir o bebê.
3. O duto deferente transporta espermatozoides dos testículos. A vesícula seminal e a próstata adicionam suas secreções ao passar para a uretra.
4. Corpo esponjoso.
5. O estágio do desenvolvimento fetal quando o zigoto é uma esfera oca de 70 a 100 células.
6. Um mês.
7. *Treponema pallidum*.
8. Antibióticos matam a flora bacteriana natural da vagina, permitindo a proliferação de outros organismos, incluindo *Candida albicans* (que causa candidíase).
9. Um tumor benigno do músculo. Quando é encontrado no útero, é chamado mioma.
10. Até 90% dos casos de câncer de colo do útero são devidos à infecção pelo papilomavírus humano, que é sexualmente transmissível.
11. Líquido acumulado dentro da túnica vaginal do escroto.
12. Ginecomastia.

Rever e revisar

1. Estratificado, epitélio, músculo liso, areolar, rugas, colo uterino.
2. b.
3. d.
4. b.
5. a.
6. Internos: vagina, útero, tubas uterinas, ovário. Externos: lábios maiores, lábios menores, clitóris, hímen, vestíbulo.

Glossário

Abdução Movimento de uma parte do corpo que se afasta da linha média.
Abscesso Cavidade cheia de pus no interior do tecido.
Ácido Substância que libera íons de hidrogênio em solução.
Ácido desoxirribonucleico (DNA) Molécula na qual o código genético é escrito e empacotado em cromossomos no núcleo.
Ácido ribonucleico (RNA) Molécula usada para transferir instruções genéticas do DNA para ribossomos citoplasmáticos.
Acidose Situação em que o pH do sangue cai abaixo da faixa normal de pH.
Acomodação Ajuste do foco dos olhos para visualizar objetos próximos.
Adaptação Diminuição da resposta por receptores sensoriais à estimulação prolongada.
Adesão Fusão de duas camadas de tecido separadas por tecido fibroso, geralmente após inflamação.
Adução Movimento de uma parte do corpo em direção à linha média do corpo.
Aeróbico Aquilo que requer oxigênio.
Aferente Transportando ou percorrendo em direção a um órgão.
Agranulócitos Glóbulos brancos do sangue sem grânulos no citoplasma (ou seja, linfócitos e monócitos).
Agudo De início súbito.
Alcalina Substância que aceita íons de hidrogênio em água ou solução.
Alcalose Situação em que o pH do sangue aumenta acima da faixa normal de pH.
Alelo Forma de um gene transportado em um cromossomo.
Alergia Direcionamento e destruição de antígenos inofensivos pelo sistema imunológico, frequentemente com efeitos prejudiciais nos tecidos normais do corpo.
Alvéolo Saco aéreo nos pulmões; saco secretor de leite nas glândulas mamárias.
Aminoácido Unidade de construção de proteína.
Anabolismo Síntese de moléculas maiores a partir de moléculas menores.

Anaeróbico Não requer oxigênio.
Anáfase Terceira fase da mitose.
Anafilaxia Forma mais grave de alergia, com múltiplos efeitos sistêmicos, potencialmente fatais.
Anastomose Junção de dois tubos; por exemplo, (i) nos vasos sanguíneos onde não existem leitos capilares e (ii) após cirurgia.
Aneurisma Fraqueza na parede de uma artéria.
Ânion Íon com carga negativa.
Anterior (ventral) Parte do corpo ou estrutura situada à frente.
Anticorpo Proteína de defesa sintetizada por linfócitos B em resposta à presença de antígeno.
Antígeno Proteína que estimula as defesas imunológicas do corpo.
Antimicrobiano Substância ou mecanismo que mata ou inibe o crescimento de microrganismos.
Arritmia Ritmo cardíaco anormal.
Artéria Vaso sanguíneo que leva o sangue para longe do coração.
Arteríola Artéria pequena.
Articulação Juntura.
Atrofia Diminuição do tamanho das células que resulta no encolhimento de um órgão ou parte do corpo.
Auditivo Relacionado com a audição.
Autoimunidade Direcionamento e, às vezes, destruição de tecidos próprios ou "próprios" pelo sistema imunológico.
Autorregulação Capacidade de um tecido de controlar o seu próprio fornecimento de sangue de forma independente.
Autorritmicidade Capacidade de um tecido de gerar seus próprios sinais elétricos.
Autossomo Qualquer um dos cromossomos em pares 1-22 (ou seja, todos, menos os cromossomos sexuais).
Bactéria Microrganismo unicelular, comum no ambiente externo; algumas bactérias podem causar doenças.
Barorreceptor Receptor sensitivo sensível à pressão (estiramento).
Barreira hematencefálica Termo coletivo dado às adaptações fisiológicas no sistema nervoso central que impedem que muitas substâncias transportadas pelo sangue o acessem.

Glossário

Benigna Condição não cancerosa ou não grave para a qual o tratamento pode ser necessário.

Blastocisto Bola oca de células que se incorpora à parede uterina durante o desenvolvimento fetal.

Bradicardia Frequência cardíaca anormalmente baixa.

Broncoconstrição Estreitamento das vias aéreas maiores e bronquíolos.

Broncodilatação Alargamento das vias aéreas maiores e bronquíolos.

Camada parietal (cf. camada visceral) Camada de membrana serosa que reveste uma cavidade corporal.

Camada visceral Camada de membrana serosa que cobre um órgão do corpo.

Capacitância do vaso Vasos que podem se expandir para conter grandes quantidades de sangue a baixa pressão (veias).

Capilar Vaso sanguíneo minúsculo entre uma arteríola e uma vênula, que tem paredes com vazamento para permitir a troca de substâncias entre o sangue e os tecidos.

Carboidrato Qualquer item de um grupo de compostos orgânicos que inclua açúcares e amidos.

Carcinógeno Substância cancerígena.

Carcinoma Tumor decorrente de tecido epitelial.

Cardíaco Do coração.

Cariótipo Representação fotográfica dos cromossomos de uma célula como pares combinados em ordem decrescente de tamanho.

Catabolismo Quebra de moléculas maiores em menores.

Catalisador Substância que acelera uma reação bioquímica sem tomar parte nela.

Cátion Íon carregado positivamente.

Cicatrização primária de feridas Reparação simples de danos nos tecidos relativamente pequenos.

Ciclo do ácido cítrico (Krebs) Importante sequência de reações metabólicas aeróbias na produção de energia celular.

Cílios Extensões de células microscópicas que movem materiais através do lúmen de um tubo.

Circulação sistêmica Suprimento de sangue para todos os órgãos do corpo, exceto para as artérias e veias pulmonares.

Circundução Movimento de uma parte do corpo para descrever uma forma de cone.

Citoplasma Conteúdo de uma célula, exceto o núcleo (ou seja, citosol mais organelas).

Coagulação Coagulação do sangue.

Codominância Situação em que mais de uma forma de gene é dominante.

Coito Ato sexual.

Comensal Microrganismo inofensivo que vive no corpo ou em suas superfícies, o que pode trazer vantagens ao seu hospedeiro, por exemplo, produzindo vitaminas ou impedindo o crescimento de patógenos.

Complacência Distensibilidade de um tecido.

Composta Molécula que contém mais de um elemento.

Comunicável Doença transferível de uma pessoa para outra.

Condrócitos Célula madura de cartilagem.

Condução saltatória *Jumping* de um impulso nervoso ao longo de um axônio do nervo mielinizado, de um nó de Ranvier para o próximo.

Congênito Herdado.

Constrição Restrição de um tubo ou vaso pela contração do músculo circular em sua parede.

Controle voluntário Controle consciente de uma função do corpo.

Convergência Ato de virar os olhos para dentro para focar um objeto próximo.

Córtex Camada externa de uma glândula ou estrutura.

Costal Relacionado com as costelas.

Cromatina Estado desespiralizado dos cromossomos durante a interfase.

Cromossomo Estrutura em forma de salsicha que consiste em uma molécula fortemente enrolada de DNA visível no final da interfase.

Cromossomo sexual Cromossomo X ou Y (23 pares).

Crônico De longa duração ou recorrente.

Débito cardíaco (DC) Quantidade de sangue ejetada por um ventrículo a cada minuto: CO = frequência cardíaca (FC) x volume sistólico (VE).

Defecação Expulsão das fezes do reto.

Defesa não específica Mecanismos de defesa do corpo eficazes contra diferentes tipos de ameaça, tais como pele, inflamação e complemento.

Deglutição Ato de engolir.

Desaminação Remoção do grupo amina de um aminoácido.

Desidratação Perda excessiva de água corporal.

Diáfise Eixo de um osso longo.

Diapedese Movimento de uma célula móvel independente de um lugar para outro.

Diástole Período de repouso do coração ou das suas câmaras individuais.

Diferenciação Processo de especialização celular.

Difusão facilitada Forma de difusão que requer proteínas transportadoras para transferência de substâncias através das membranas celulares.

Difusão Movimento de substâncias abaixo de um gradiente de concentração que não requer energia ou a presença de uma membrana.

Dilatação Dilatação de um tubo ou vaso pelo relaxamento do músculo circular na sua parede.

Diploide Descreve uma célula com 46 cromossomos, o complemento total de 23 pares.

Glossário

Distal Além da origem de uma parte do corpo ou ponto de fixação de um membro.

Diurese Passagem de urina.

Dominante Em genética, expressão preferencial de uma forma de um gene sobre outra.

Edema Inchaço de tecido devido à coleta de líquido nos espaços intercelulares.

Eferente Carregando ou conduzindo para longe de um órgão.

Elasticidade Capacidade de um tecido de esticar e recuar até seu comprimento ou forma original.

Elemento Elemento químico cujos átomos são todos do mesmo tipo.

Eletrólito Íon inorgânico em fluidos corporais que conduz eletricidade.

Êmbolo Coágulo sanguíneo ou outra substância que transita em um vaso sanguíneo e que pode se alojar ali, bloqueando um vaso menor.

Embrião Em humanos, a prole nas primeiras 8 semanas de desenvolvimento após a fertilização; depois disso, é referido como feto.

Endógeno Interno, produzido pelo corpo.

Endotélio Epitélio de revestimento interno de vasos sanguíneos.

Enzima Substância proteica que acelera (catalisa) reações químicas.

Epiderme Camada externa da pele.

Epífise Cada extremidade de um osso longo.

Epinefrina Outro termo para adrenalina.

Epitélio Tecido que reveste e cobre a maioria dos órgãos do corpo.

Equilíbrio Estado do equilíbrio fisiológico ou equivalência.

Eritropoese Produção de glóbulos vermelhos.

Escala de pH Escala de medição de acidez ou alcalinidade.

Escamoso Achatado (células epiteliais).

Esfíncter Círculo de músculo ao redor de uma passagem interna ou orifício usado para regular a passagem pela abertura.

Esqueleto apendicular (cf. esqueleto axial) Cíngulo escapular e dos membros superiores, cíngulo pélvico e dos membros inferiores.

Esqueleto axial (cf. esqueleto apendicular) Crânio, coluna vertebral, esterno e costelas.

Estratificado Tecidos que contêm várias camadas de células.

Estriado Aparência microscópica de um padrão listrado em células do músculo esquelético e cardíaco.

Etiologia Causa de uma doença.

Eversão Ato de girar as plantas dos pés para a lateral.

Exocitose Processo pelo qual os materiais são expelidos de uma célula.

Exógeno Externo; não produzido pelo corpo.

Expiração (cf. inspiração) Processo físico de expirar.

Extensão Aumento do ângulo entre dois ossos que endireita um membro.

Extracelular Fora de uma célula.

Fagocitose Mecanismo de defesa pelo qual as células do corpo consomem e destroem materiais estranhos; "ingestão celular".

Fáscia Membrana fibrosa que suporta, cobre e separa os músculos.

Fator intrínseco Proteína secretada pelo estômago necessária à absorção de vitamina B12.

Feedback **negativo** Mecanismo de controle que resiste e reverte qualquer alteração do normal em um sistema fisiológico.

Feedback **positivo** Mecanismo de controle que aumenta e acelera qualquer alteração do normal em um sistema fisiológico; muito mais raro do que o controle de *feedback* negativo.

Fenótipo Expressão dos genes em um indivíduo, como cor do cabelo, altura etc.

Fertilização Penetração de um óvulo por um espermatozoide para formar um zigoto que pode se transformar em feto.

Fezes Resíduos de produtos da digestão excretados pelo ânus.

Fibra Célula muscular; na nutrição, a parte não digerida da dieta, também conhecida como polissacarídeo não amiláceo.

Fibrinólise Quebra de um coágulo de sangue.

Fibroblastos Célula do tecido conjuntivo que produz fibras de colágeno.

Filtração Movimento de moléculas pequenas, por pressão hidrostática, através de uma membrana seletivamente permeável.

Fístula Passagem anormal entre dois órgãos ou um órgão e a superfície do corpo.

Flagelos Extensões de células longas usadas para propulsão celular.

Flexão Redução do ângulo entre dois ossos, dobrando um membro.

Fluido tecidual Fluido entre as células do corpo, também conhecido como fluido intersticial.

Folículo Pequena glândula secretora.

Fosfolipídio Molécula à base de gordura que contém fosfato, essencial à estrutura da membrana celular.

Fosforilação oxidativa Processo metabólico de respiração celular aeróbico, de alta geração de energia.

Gameta Ovócito ou espermatozoide (célula reprodutiva).

Gástrico Do estômago.

Glossário

Gene Área em um cromossomo que codifica uma proteína específica.
Genoma Todos os genes em uma célula.
Genótipo Composição genética de um indivíduo.
Gestação Processo de desenvolvimento intrauterino, entre concepção e nascimento.
Glândula endócrina Glândula sem duto que secreta um hormônio que se direciona para o seu órgão-alvo na corrente sanguínea.
Glândula exócrina Glândula que secreta seu produto em dutos para transporte.
Glia Tecido nervoso que suporta neurônios.
Glicocorticoides Grupo de hormônios do córtex suprarrenal esteroides (à base de gordura) essenciais para a vida.
Glicogênio Forma de glicose com alto peso molecular usada para armazenamento.
Glicólise Quebra anaeróbica de glicose para liberar parte de sua energia armazenada.
Gliconeogênese Produção de glicose a partir de moléculas de não carboidrato.
Glicose Açúcar de molécula simples fornecedor de energia para as células.
Globulina Classe de proteína plasmática, incluindo anticorpos.
Gradiente de concentração Situação em que duas áreas, por exemplo, líquidas, têm diferentes concentrações de um soluto.
Granulócito Termo geral para glóbulos brancos sem grânulos citoplasmáticos.
Granulopoese Produção de glóbulos brancos.
Gustação Sentido do paladar.
Haploide Descreve uma célula com 23 cromossomos (metade do número total de cromossomos).
Hematêmese Vômito de sangue.
Hemólise Danos dos glóbulos vermelhos.
Hemopoese Produção de células sanguíneas.
Hemorragia Perda profusa de sangue.
Hemostasia Cessação do fluxo sanguíneo.
Hepático Do fígado.
Heterozigoto Em genética, descreve uma forma de um gene em um cromossomo diferente da forma do mesmo gene no outro cromossomo do par.
Hidrofílico Afeito à água.
Hidrofóbico Avesso à água.
Hilo Área recuada de um órgão onde os vasos sanguíneos, nervos e dutos entram e saem.
Hipersecreção Secreção anormalmente elevada de um produto corporal, como um hormônio.
Hipersensibilidade Resposta imunológica anormal dirigida contra um antígeno inofensivo (alergia) ou um antígeno "próprio" (autoimunidade).
Hipertensão Pressão arterial anormalmente alta.
Hipertônica Solução com uma concentração de soluto maior que os fluidos corporais.
Hipertrofia Aumento do tamanho da célula, resultando no aumento de um órgão ou parte do corpo.
Hiperventilação Esforço respiratório anormalmente alto, associado à perda de quantidades excessivas de dióxido de carbono.
Hipossecreção Secreção anormalmente baixa de um produto corporal, como um hormônio.
Hipotensão Pressão arterial anormalmente baixa.
Hipotermia Temperatura corporal anormalmente baixa (temperatura interna > 35°C).
Hipotônico Solução com uma concentração de soluto menor que os fluidos corporais.
Hipoventilação Esforço respiratório anormalmente baixo, associado à retenção de dióxido de carbono.
Hipóxia Níveis inadequados de oxigênio nos tecidos.
Homeostase Manutenção de um ambiente interno estável.
Homozigoto Em genética, descreve uma forma de um gene em um cromossomo que é o mesmo que a forma do mesmo gene no outro cromossomo do par.
Hormônio Substância secretada por uma glândula endócrina que é transportada no sangue e atua em células-alvo específicas em outras partes do corpo.
Hormônio trófico Hormônio liberado que provoca a liberação de um segundo hormônio.
Iatrogênico Condição resultante de uma intervenção de saúde.
Idiopático Condição de causa desconhecida.
Imunidade Mecanismos de defesa do organismo contra uma doença específica.
Incontinência Incapacidade de controlar a micção da urina.
Infarto Morte de uma região do tecido devido à interrupção de seu suprimento de sangue.
Infecção Invasão de tecidos do corpo por organismos patogênicos.
Inferior Parte do corpo ou estrutura que está mais próxima das plantas dos pés.
Inflamação Resposta tecidual não específica a danos.
Ingestão Ingestão de substâncias por via oral.
Inserção (cf. origem) Ponto no qual um músculo está fixo ao osso que se move.
Inspiração (cf. expiração) Processo físico de inspirar.
Interfase Fase do ciclo celular quando não há divisão.
Intracelular Dentro de uma célula.
Inversão Virando as plantas dos pés para se encararem.
Involuntário Não sob controle consciente.
Íon Átomo carregado (que perdeu ou adquiriu elétrons).

Glossário

Isométrico Trabalho muscular em que a tensão no músculo aumenta, mas este não encurta, como ao tentar levantar algo muito pesado para se mover.

Isotônico Trabalho muscular em que o músculo encurta à medida que a tensão aumenta, permitindo, por exemplo, que uma carga seja levantada pelo braço; em química, soluções com a mesma concentração de soluto que tecidos celulares.

Isótopo Forma de um elemento que tem um número diferente de nêutrons da forma principal.

Isquemia Suprimento de sangue prejudicado para uma parte do corpo.

Junção neuromuscular Sinapse entre um nervo motor e uma célula muscular esquelética.

Lactação Produção de leite materno.

Lateral Estrutura localizada mais a partir da linha média ou ao lado do corpo.

Leucócito polimorfonuclear Termo geral para um glóbulo branco com um núcleo irregular (isto é, basófilos, eosinófilos e neutrófilos).

Leucócito Termo geral utilizado para um glóbulo branco.

Leucopenia Contagem baixa de glóbulos brancos.

Ligamento Fita de tecido conjuntivo que liga um osso a outro.

Linfa Líquido aquoso drenado pelo sistema linfático dos espaços do tecido.

Lipase Enzima que quebra gordura.

Lipídio Termo geral para qualquer substância que não se dissolva em água, mas que o faça em solventes não polares, como o álcool.

Lipólise Quebra de gordura.

Lipoproteína de alta densidade Complexo lipídio/proteína na corrente sanguínea importante no transporte de colesterol para o fígado para descarte.

Lipoproteína de baixa densidade Complexo lipídico/proteico na corrente sanguínea associado à deposição de colesterol nas paredes arteriais.

Líquido cerebrospinal (LCE) Fluido que banha o encéfalo e a medula espinal.

Líquido intersticial Fluido situado entre as células do corpo, também conhecido como fluido tecidual.

Líquido seroso Termo geral para o fluido contendo proteína, segregado por certas membranas, como pericárdio seroso e pleura visceral.

Lise Destruição de uma célula; por exemplo, hemólise.

Lisozima Enzima antimicrobiana presente em alguns fluidos corporais.

Lúmen Passagem central dentro de um tubo ou duto interno.

Macrófago Célula fagocitária geralmente encontrada no tecido conjuntivo.

Maligno Canceroso.

Mastigação Processo de trituração.

Meato Abertura de uma passagem.

Mecanismos de defesa específicos Imunidade; os mecanismos de proteção do corpo contra uma ameaça específica ou antígeno.

Medial Descreve uma estrutura mais próxima da linha média do corpo.

Mediastino Região entre os pulmões que contém o coração, os grandes vasos, a traqueia e outras estruturas importantes.

Medula Camada interna de uma glândula ou estrutura.

Meiose Processo de divisão celular pelo qual os gametas são formados.

Melena Sangue nas fezes.

Menarca Início da puberdade nas mulheres, marcado pelo início da menstruação.

Menopausa Tempo da vida feminina quando a função reprodutiva cessa.

Menstruação Descarte regular do revestimento uterino, geralmente mensal, durante o período reprodutivo da vida feminina.

Metabolismo Todas as reações químicas que ocorrem no corpo.

Metáfase Segunda fase da mitose.

Metástase Depósito secundário de um tumor maligno primário.

Micção Passagem de urina.

Micróbio Microrganismo, como um fungo, uma bactéria ou um vírus.

Mielina Substância gordurosa que envolve os axônios dos nervos mielinizados.

Miofilamentos Fios proteicos intracelulares dentro das células musculares, constituídos de actina ou miosina, responsáveis pela contração das células musculares.

Mitose Processo de divisão celular que origina duas células-filhas idênticas.

Mol Em química, a quantidade de uma substância representando seu peso molecular em gramas.

Mucosa ou membrana mucosa Revestimento de tratos corporais.

Mutação Mudança genética que surge durante a divisão celular.

Mutagênica Qualquer substância que cause mutação.

Necrose Morte celular causada por uma lesão ou condição patológica.

Néfron Estrutura nos rins responsável pela formação de urina.

Neoplasia Novo crescimento; pode ser benigno ou maligno.

Nervo motor ou neurônio Nervo eferente que transporta impulsos do sistema nervoso central para os músculos ou glândulas.

Glossário

Nervo sensitivo ou neurônio Nervo aferente que transporta impulsos para o sistema nervoso central.

Neurônio Célula nervosa.

Neurotransmissor Substância química que transmite um impulso entre um nervo e o seguinte, ou entre um nervo e a junção neuromuscular.

Norepinefrina Nome alternativo para noradrenalina.

Nucleotídeo Unidade de formação dos ácidos nucleicos.

Nutriente essencial Nutriente que deve ser ingerido na dieta.

Nutriente Qualquer substância digerida, absorvida e usada para promover a função do corpo.

Olfação Sentido do olfato.

Oncogênico Causador de câncer.

Organela Estrutura intracelular que realiza uma função específica.

Orgânica Molécula ou substância que contém carbono.

Órgão Parte composta por diferentes tecidos que realiza uma função específica do corpo.

Origem Ponto de fixação de um músculo a um osso que se move menos durante a contração muscular.

Osmorreceptores Receptores sensoriais especializados sensíveis à concentração de soluto.

Osmose Movimento da água que baixa seu gradiente de concentração através de uma membrana semipermeável.

Ossículos Ossos da orelha média: martelo, bigorna e estribo.

Ossificação Produção de tecido ósseo.

Osteoide Constituinte orgânico do tecido ósseo.

Ósteon Unidade estrutural de osso compacto.

Osteopenia Degeneração óssea relacionada com a idade.

Ovulação Liberação de um ovócito maduro do ovário.

Oxi-hemoglobina Forma oxigenada de hemoglobina.

Parto Nascimento.

Patógeno Microrganismo capaz de causar uma doença.

Peptidase Enzima que decompõe a proteína.

Perda de água insensível Perda de água através da pele e do trato respiratório.

Peristaltismo Contração rítmica do músculo liso nas paredes de órgãos e tubos ocos, como o canal alimentar.

Pinocitose Ingestão de pequenos vacúolos em uma célula; "bebida celular".

Pirexia Febre.

Pirogênio Substância de que causa febre.

Plano mediano Linha imaginária que divide o corpo longitudinalmente em metades direita e esquerda.

Plano sagital Linha vertical imaginária que divide o corpo em metades direita e esquerda, na linha mediana (sagital mediana) ou em ambos os lados da linha média (sagital).

Plano transverso Linha imaginária do plano transversal que corta o corpo em uma parte superior e outra mais baixa.

Plaquetas (trombócitos) Fragmentos de pequenas células envolvidos na coagulação do sangue.

Plasma Parte líquida clara e cor de palha do sangue.

Pleural Relacionado com os pulmões.

Plexo Rede formada por um conjunto de nervos ou vasos sanguíneos.

Poliúria Produção de grandes quantidades de urina.

Pós-carga Resistência ao fluxo sanguíneo a partir do coração, determinada principalmente pelo diâmetro das artérias.

Posição anatômica Posição vertical do corpo, com a cabeça voltada para a frente, os braços estendidos e próximos ao tronco com as palmas das mãos voltadas para a frente e os pés juntos; termo usado para manter a consistência das descrições anatômicas.

Posterior (dorsal) Parte do corpo ou estrutura deitada na parte de trás

Potencial de ação Corrente elétrica (impulso) conduzida ao longo de uma célula nervosa (neurônio).

Pré-carga Quantidade de sangue no ventrículo imediatamente antes da contração ventricular, determinada principalmente pelo retorno venoso.

Presbiacusia Perda auditiva irreversível, geralmente devido ao envelhecimento, que resulta da degeneração da cóclea e começa com a incapacidade de ouvir sons agudos.

Presbiopia Enrijecimento da lente, em geral devido ao envelhecimento, o que prejudica a capacidade do olho de mudar o foco (acomodação).

Pressão arterial diastólica Pressão registrada na circulação sistêmica (frequentemente no braço) quando a pressão é mais baixa, correspondendo ao relaxamento do miocárdio; a menor das duas medições usadas para denotar um registro de pressão arterial.

Pressão arterial sistólica Pressão registrada na circulação sistêmica (frequentemente no braço) quando a pressão é mais alta, imediatamente após a contração ventricular; a maior das duas medições usadas para denotar um registro de pressão arterial.

Pressão de pulso Pressão arterial diastólica subtraída do valor sistólico.

Pressão hidrostática Pressão exercida por um fluido nas paredes do seu recipiente, como sangue nas paredes dos vasos sanguíneos.

Pressão osmótica Pressão exercida pela água em solução.

Prófase Primeira fase da mitose.

Profundo Estrutura do corpo ou parte que não está perto da superfície do corpo.

Prognóstico Resultado provável de uma doença.

Pronação Ato de virar a palma para trás.

Propagação simples Condução contínua de um impulso ao longo de uma fibra nervosa não mielinizada.

Proteína plasmática Qualquer proteína de um grupo de proteínas importantes sintetizadas pelo fígado e transportadas no plasma, com diversas funções fisiológicas, tais como anticorpos ou proteínas coagulantes.

Proteína Polipeptídio grande.

Proximal Mais próximo da origem de uma parte do corpo ou ponto de fixação de um membro.

Puberdade Estágio da vida em homens ou mulheres quando a maturidade reprodutiva é alcançada.

Pulmonar Dos pulmões.

Pulso Onda de pressão gerada pelo coração, sentida ao longo de uma parede arterial, onde essa artéria fica perto da superfície do corpo.

Quimiorreceptor Receptor sensitivo sensível a substâncias químicas em solução.

Quimiotaxia Movimento de uma célula para um atrativo químico.

Radiação ionizante Radiação que gera íons quando passa através dos átomos e pode danificar as células, alterando os átomos nas moléculas que compõem o tecido vivo, como os raios X.

Radiação Transmissão de energia em ondas.

Receptor Molécula, geralmente na superfície celular, que detecta e responde a produtos químicos no ambiente externo da célula, como um neurotransmissor. Além disso, terminação nervosa sensorial que detecta alterações físicas no ambiente local, por exemplo, uma pressão de medição do barorreceptor.

Recessivo Em genética, uma forma de um gene que só pode ser expresso se estiver presente como duas formas idênticas no par de cromossomos.

Reflexo espinal Ação involuntária, geralmente protetora, controlada no nível da medula espinal (ou seja, independente do cérebro).

Refração Angulação dos raios de luz à medida que passam através de uma lente, como a lente do olho.

Renal Dos rins.

Reparação de feridas secundárias Reparação de tecido após danos extensos; um processo mais complexo e intenso do que a cicatrização primária de feridas.

Resistência periférica Força contra a qual o sangue tem de empurrar para se mover através da circulação arterial, determinada principalmente pelo diâmetro das arteríolas.

Resistência vascular Vasos sanguíneos, geralmente uma arteríola, com uma espessa camada de músculo liso em sua túnica média, que se contrai ou se dilata para regular o fluxo sanguíneo e a pressão sanguínea.

Respiração externa Troca de gases nos pulmões.

Respiração interna Troca de gases nos tecidos.

Reticulócitos Células vermelhas imaturas.

Retroperitoneal Posicionado posteriormente ao peritônio.

Ritmo circadiano Flutuação regular e previsível de uma função fisiológica durante um período de 24 h.

Rotação Movimento de uma parte do corpo em torno de seu eixo maior.

Rugas Dobras na superfície interna de um órgão oco quando ele está relaxado.

Sal Produto de uma reação entre um ácido e uma base.

Semipermeabilidade (permeabilidade seletiva) Propriedade das membranas celulares que permite a passagem de algumas substâncias, mas não de outras.

Senescência Envelhecimento celular e declínio da função que o acompanha.

Sinal Anormalidade observada por pessoas que não sejam o paciente.

Sinapse Junção entre um nervo e a célula que ele supre.

Síndrome Coleção de sinais e sintomas que tendem a ocorrer juntos.

Sintoma Anormalidade descrita por um paciente.

Sistema nervoso central Encéfalo e medula espinal.

Sistema nervoso parassimpático Divisão do sistema nervoso autônomo que prepara o corpo para "descansar e reparar".

Sistema nervoso periférico Tecido nervoso que não faz parte do cérebro ou da medula espinal.

Sistema nervoso simpático Divisão do sistema nervoso autônomo que prepara o corpo para "lutar ou fugir".

Sístole Período de contração do coração ou suas câmaras individuais.

Substância-tampão Substância que resiste a uma mudança no pH dos fluidos corporais.

Superficial Parte do corpo ou estrutura próxima da superfície do corpo.

Superior Parte do corpo ou estrutura mais próxima do topo da cabeça.

Supinação Virando a palma para frente.

Taquicardia Frequência cardíaca anormalmente rápida.

Taxa metabólica basal Uso de energia do corpo quando em repouso, em um ambiente quente, e sem ser alimentado por 12 h.

Tecido adiposo Tecido de gordura.

Tecido cicatricial Tecido não funcional que substitui o tecido danificado.

Glossário

Tecido de granulação Tecido de reparo recém-formado após dano tecidual.

Tegumentar Da pele.

Telófase Quarta fase (final) da mitose.

Telômero Seção não codificadora de DNA que protege as extremidades de cada cromossomo.

Tendão Banda de tecido fibroso que conecta o músculo ao osso.

Teoria do filamento deslizante Mecanismo pelo qual os filamentos de actina e miosina dentro das células musculares deslizam um sobre o outro para permitir o encurtamento muscular (contração).

Teratogênico Qualquer substância ou agente conhecido por causar desenvolvimento fetal anormal.

Tolerância Capacidade do sistema imunitário e de suas células defensivas e mecanismos de identificar e não atacar os próprios tecidos.

Transcrição Produção de RNA mensageiro a partir de DNA.

Translação Produção de proteína a partir de RNA mensageiro.

Transporte ativo Movimento de substâncias através de uma membrana celular que aumenta o gradiente de concentração e exige energia.

Transporte passivo Qualquer forma de transporte dentro do corpo que não exija energia.

Trato Feixe de axônios no sistema nervoso central.

Trifosfato de adenosina (ATP) Armazenamento molecular de energia química para reações químicas.

Trofoblasto Camada de células externas do blastocisto que forma a placenta.

Trombo Coágulo sanguíneo estacionário.

Trombose Formação inadequada e patológica de coágulos sanguíneos estacionários dentro dos vasos sanguíneos.

Tumor Massa tumoral de células que cresce fora dos mecanismos normais de controle do corpo.

Túnica adventícia Camada exterior, suporte de vasos sanguíneos.

Túnica íntima Camada íntima dos vasos sanguíneos (também chamada endotélio).

Túnica média Camada média de tecido em vasos sanguíneos maiores.

Úlcera por pressão Danos aos tecidos superficiais causados por pressão prolongada e interrupção do fornecimento de sangue, comumente sobre uma proeminência óssea.

Urina Resíduo líquido produzido nos rins.

Vasoconstrição Diminuição do diâmetro (estreitamento) de um vaso sanguíneo.

Vasodilatação Aumento do diâmetro (alargamento) de um vaso sanguíneo.

Veia Vaso sanguíneo que transporta sangue para o coração.

Ventilação alveolar Quantidade de ar que atinge os alvéolos em cada respiração.

Vênula Veia pequena.

Via extrínseca Processo de coagulação desencadeado por tecidos extravasculares danificados.

Via intrínseca Processo de coagulação desencadeado por vasos sanguíneos danificados.

Via metabólica Sequência de etapas metabólicas na bioquímica celular.

Vírus Partícula não viva capaz de causar doença.

Volume ejetado Volume de sangue ejetado pelo ventrículo ao se contrair.

Zigoto Ovo fertilizado formado pela fusão de um ovócito e um espermatozoide.

Valores Padronizados

Nota: *algumas medições biológicas foram extraídas do texto e listadas aqui para facilitar o referencial. Em alguns casos, valores padronizados de modo um pouco diferente podem ser encontrados em outros textos e usados por diferentes profissionais médicos.*

Unidades de medidas métricas e símbolos do Sistema Internacional (SI)

Nome	Unidade SI	Símbolo
Comprimento	metro	m
Massa	quilograma	kg
Quantidade de matéria	mol	mol
Pressão	pascal	Pa
Energia	joule	J

Múltiplos decimais e submúltiplos das unidades são formados pelo uso de prefixos-padrão:

	Prefixo	Símbolo
10^6	mega-	M
10^3	quilo-	k
10^2	hecto-	h
10^1	deca-	da
10^{-1}	deci-	d
10^{-2}	centi-	c
10^{-3}	mili-	m
10^{-6}	micro-	µ
10^{-9}	nano-	n
10^{-12}	pico-	p
10^{-15}	fento-	f

Conversão de kPa e mmHg
(Pressão nos capilares, por exemplo)

mmHg	kPa
1	0,13
7,5	1
35	4,7
25	3,3
15	2,0
10	1,3

Concentração do íon hidrogênio (pH)
Neutro = 7
Ácido = 0-7
Básico = 7-14

Fluido corporal	pH neutro
Bile	6,0 a 8,5
Sangue	7,35 a 7,45
Suco gástrico	1,5 a 3,5
Saliva	5,8 a 7,4
Urina	4,5 a 8,0

Alguns níveis plasmáticos normais em adultos

Análise	Unidade SI	Unidade não SI
Cálcio	2,12 a 2,62 mmol/ℓ	8,5 a 10,5 mg/100 mℓ
Cloreto	97 a 106 mmol/ℓ	97 a 106 mEq/ℓ
Colesterol	3,6 a 6,7 mmol/ℓ	140 a 260 mg/100 mℓ
Glicose	3,5 a 8 mmol/ℓ	63 a 144 mg/100 mℓ
Glicose em jejum	3,6 a 5,8 mmol/ℓ	65 a 105 mg/100 mℓ
Potássio	3,3 a 4,7 mmol/ℓ	3,3 a 4,7 mEq/ℓ
Sódio	135 a 143 mmol/ℓ	135 a 143 mEq/ℓ
Ureia	2,5 a 6,6 mmol/ℓ	15 a 44 mg/100 mℓ

Gasometria arterial

Análise	Unidade SI	Unidade não SI
PO_2	12 a 15 kPa	90 a 110 mmHg
PCO_2	4,5 a 6 kPa	34 a 46 mmHg
Bicarbonato	21 a 27,5 mmol/ℓ	21 a 27,5 mEq/ℓ
Íons H^+	36 a 44 nmol/ℓ	7,35 a 7,45 unidades de pH

Pressão arterial (adulto)

Estado	mmHg
Normal	120/80
Geralmente considerada elevada	> 140/90

Valores Padronizados

Frequência cardíaca

Estado	Batimentos/min
Em repouso	60 a 80
Bradicardia	< 60
Taquicardia	> 100

Parâmetros respiratórios (adultos)

Frequência respiratória: 15 a 18 respirações/min

Parâmetro	Valores normais em repouso
Volume corrente	500 mℓ
Espaço morto	150 mℓ
Ventilação alveolar	15 (500 a 150) mℓ = 5,25 ℓ/min

Hemograma

Tipos celulares	Unidades SI
Leucócitos	4 a 11 × 10^9/ℓ
Neutrófilos	2,5 a 7,5 × 10^9/ℓ
Eosinófilos	0,04 a 0,44 × 10^9/ℓ
Basófilos	0,015 a 0,1 × 10^9/ℓ
Monócitos	0,2 a 0,8 × 10^9/ℓ
Linfócitos	1,5 a 3,5 × 10^9/ℓ
Eritrócitos	
Feminino	3,8 a 5 × 10^{12}/ℓ
Masculino	4,5 a 6,5 × 10^{12}/ℓ
Trombócitos	200 a 350 × 10^9/ℓ

Fontes de energia na dieta

1 quilocaloria (kcal) = 4,182 quilojoules (kJ)
1 quilojoule = 0,24 quilocaloria

Fonte de energia	Energia liberada
Carboidrato	1 g = 17 kJ = 4 kcal
Proteína	1 g = 17 kJ = 4 kcal
Gordura	1 g = 38 kJ = 9 kcal

Urina

Gravidade específica: 1,020 a 1,030
Volume excretado: 1.000 a 1.500 mℓ/dia
Glicose: normalmente ausente, mas aparece na urina quando os níveis de glicose no sangue são > 9 mmol/ℓ

Temperatura corporal

Estado	Temperatura
Normal	36,8°C: axilar
Hipotermia	≤ 35°C: temperatura central
Morte quando abaixo de	25°C

Pressão do líquido cerebrospinal

Deitado de lado: 60 a 180 mm H$_2$O

Pressão intraocular

1,3 a 2,6 kPa (10 a 20 mmHg)

Bibliografia

Boron, W.F., Boulpaep, E.L., 2017. Medical Physiology, 3rd ed. Elsevier, Philadelphia.

British Nutrition Foundation, 2016. Nutrition science. Available online at: https://www.nutrition.org.uk/.

British Nutrition Foundation, 2017. Nutrition requirements. Available online at: https://www.nutrition.org.uk/attachments/article/261/Nutrition%20Requirements_Revised%20Oct%202017.pdf.

Damjanov, I., 2008. Pathophysiology. Saunders, Philadelphia.

Friedman, N.J., Kaiser, P.K., 2007. Essentials of Ophthalmology. Saunders, Edinburgh.

Geissler, C.A., Powers, H.J., 2011. Human Nutrition, 12th ed. Churchill Livingstone, Edinburgh.

Hall, J.E., Guyton, A.C., 2016. Guyton and Hall's Textbook of Medical Physiology, 13th ed. Elsevier, Philadelphia.

Helbert, M., 2017. Immunology for Medical Students, 3rd ed. Elsevier, Philadelphia.

Islam, N., Strouthidis, N., Keegan, D., et al., 2009. Crash Course: Ophthalmology, Dermatology, ENT. Mosby, Edinburgh.

Kierszenbaum, A., Tres, L.L., 2012. Histology and Cell Biology: An Introduction to Pathology, 3rd ed. Mosby, Edinburgh.

Komoda, T., Hatsunaga, T., 2015. Biochemistry for Medical Professionals. Academic Press, Cambridge, MA.

Kumar, P., Clark, M., 2017. Kumar and Clark's Clinical Medicine, 9th ed. Saunders, Edinburgh.

Kumar, V., Abbas, A.K., Aster, J.C., 2013. Robbins Basic Pathology, 9th ed. Saunders, Edinburgh.

Lumb, A.B., 2017. Nunn's Applied Respiratory Physiology, 8th ed. Elsevier, Edinburgh.

McCance, K.L., Huether, S.E., 2014. Pathophysiology: The Biologic Basis for Disease in Adults and Children, 7th ed. Elsevier, St Louis.

Murray, P.R., Rosenthal, K.S., Pfaller, M.A., 2016. Medical Microbiology. Elsevier, Philadelphia.

National Institute for Health and Care Excellence (NICE), 2011. Hypertension in adults: diagnosis and management. Available online at: http://guidance.nice.org.uk/CG127.

Pappano, A.J., Wier, W.G., 2013. Cardiovascular Physiology, 10th ed. Elsevier, Philadelphia.

Patton, K.T., Thibodeau, G.A., 2014. The Human Body in Health and Disease, 6th ed. Mosby, St Louis.

Patton, K.T., Thibodeau, G.A., 2016. Anatomy and Physiology, 9th ed. Mosby, St Louis.

Public Health England, Scientific Advisory Committee on Nutrition, 2016. Vitamin D and health. Available online at: https://www.gov.uk/.

Ralston, S.H., Penman, I.D., Strachan, M.W.J., Hobson, R.P., 2018. Davidson's Principles and Practice of Medicine, 23rd ed. Churchill Livingstone, Edinburgh.

Standring, S., 2016. Gray's Anatomy: The Anatomical Basis of Clinical Practice, 41st ed. Churchill Livingstone, Edinburgh.

Telser, A.G., Young, J.K., Baldwin, K.M., 2007. Elsevier's Integrated Histology. Mosby, Edinburgh.

Turnpenny, P., Ellard, S., 2017. Emery's Elements of Medical Genetics, 15th ed. Elsevier, Edinburgh.

Vander, J.F., Gault, J.A., 2007. Ophthalmology Secrets in Color, 3rd ed. Mosby, St Louis.

World Health Organization, 2012. Good health adds life to years: global brief for World Health Day 2012. Geneva: WHO. Available online at: http://apps.who.int/.

World Health Organization, 2017. Global strategy on diet, physical activity and health: childhood overweight and obesity. Available online at: http://www.who.int/.

Young, B., O'Dowd, G., Woodford, P., 2014. Wheater's Functional Histology: A Text and Colour Atlas, 6th ed. Churchill Livingstone, Philadelphia.

Índice Alfabético

A

Abdução, 447, 450, 451
Aberturas nas cavidades nasais, 263
Abscesso pulmonar, 291
Absorção, 312, 335, 399
– de nutrientes, 331
– no intestino delgado, 143
Acalasia, 351
Ação
– enzimática, 34
– fagocítica dos neutrófilos, 69
– hormonal, 234
Acetilcolina, 159
Acidente(s)
– anatômicos dos ossos, 426
– vascular encefálico, 137, 194
Ácido(s), 30
– ascórbico, 304
– carbônico, 377
– clorídrico, 342
– fólico, 65, 304
– graxos e liberação de energia, 346
– hidroclorídrico, 408
– láctico, 344
– nucleicos, 33
– pantotênico, 304
– ribonucleico mensageiro, 478
Acidose, 31, 386
Acne vulgar, 404
Acomodação, 218
Acondroplasia, 469
Acromegalia, 249
Actina, 456
Adaptação(ões), 223
– escura, 220
– fetais, 119
Adeno-hipófise, 235
Adenocarcinoma renal, 388
Adenoides, 145
Adenoma salivar, 350
Adenomiose, 507
Adesões, 354, 400
Adipócitos, 50
Adrenalina, 95, 243
Adução, 447, 450, 451
Adventícia, 82
Aferências de nervos sensoriais, 174
Agentes químicos, 76
Agranulócitos, 69
Água, 304, 305
– funções da, 305
– metabólica, 344
Albumina, 62
Alcalose, 31
Aldosterona, 244, 375
Alimentos e bebidas ricos em gordura, sal e açúcares, 300
Alta demanda de ferro na gravidez, 73
Alterações
– fisiológicas durante o choque, 122
– inflamatórias, 285
– no nascimento, 119
– patológicas, 125
Alveolite alérgica extrínseca, 289
Alvéolos, 274
Ambiente
– externo, 34
– interno, 34
Amebíase, 356
Amilase
– pancreática, 342
– salivar, 342
Aminoácidos, 32, 301
– e liberação de energia, 345
– essenciais, 301
– não essenciais, 301
Anabolismo, 8, 341
Anáfase, 48
Anafilaxia, 122
Anaplasia, 58
Anastomoses, 83
Anatomia, 1, 11
Anemia(s), 73, 353, 386
– aplásica, 74
– falciforme, 75
– hemolíticas, 74
– – adquiridas, 75
– – congênitas, 75
– perniciosa, 74
– por deficiência
– – de ácido fólico, 74
– – de ferro, 73
– – de vitamina B_{12}, 74
Aneurisma(s), 126, 127
– tipos de, 127
Angina pectoris, 73, 133
Angiomas, 129
Anomalias
– congênitas dos rins, 387
– cromossômicas, 485
– dos cromossomos sexuais, 485
– mitocondriais, 484
Anormalidades
– cardíacas, 134
– congênitas, 135
– do desenvolvimento do sistema nervoso, 202
– – ósseo, 469
– genéticas, 24
– metabólicas, 24
Anterior, 11
Anticorpos, 408, 414
Antígenos, 67
Anúria, 383
Aorta, 102, 104
Aparelho
– lacrimal, 222
– locomotor, 421
Apendicite, 354
– complicações de, 354
Ápice, 270
Apoptose, 56
Aquecimento, 263, 265, 270
Aqueduto cerebral, 163
Ar alveolar, 279
Aracnoide-máter, 162
Arco
– da aorta, 105
– do pé, 444
– reflexo, 175
– vertebral, 434
Área
– da audição, 168
– da olfação, 168
– de associação, 168
– de Broca, 167
– de compreensão da linguagem, 168
– de Wernicke, 168
– do paladar, 168
– funcionais do córtex cerebral, 167
– motora(s)
– – da fala, 167
– – do córtex cerebral, 167
– – primária, 167
– parieto-occipital, 168
– pré-frontal, 168
– pré-motora, 168
– sensoriais do córtex cerebral, 167
– somatossensorial, 167
– visual, 168
Armazenamento, 268
– de sangue, 147
Arritmias cardíacas, 134
Arroz, 298
Artéria(s), 4, 82
– arterioscleróticas, 126
– axilar, 108
– braquial, 108
– carótida(s), 105
– – externa, 105
– – interna, 106
– dorsal do pé, 114
– femoral, 114
– ilíaca(s)
– – comuns, 113
– – externa, 114
– – interna, 114
– maxilar, 106
– mesentérica, 329
– occipital, 106
– plantar, 114
– poplítea, 114
– radial, 108
– subclávias, 108
– temporal, 106
– terminais, 83
– tibial
– – anterior, 114

Índice Alfabético

– – posterior, 114
– ulnar, 108
Arteríola(s), 82
– eferente, 371
Arteriosclerose, 126
Articulação(ões), 173, 427, 445
– cartilagíneas, 445
– das mãos e dos dedos, 451
– do cotovelo, 449
– do joelho, 452, 454
– do ombro, 448
– do punho, 450
– do quadril, 452
– do tornozelo, 454
– dos pés e dos dedos, 454
– elipsoide, 447
– esferoide, 447
– fibrosas, 445
– gínglimo, 447
– plana, 447
– radioulnar proximal e distal, 450
– selar, 447
– sinovial(is), 445, 446
– – dos membros, 448
– – movimentos das, 447
– – tipos de, 447
– trocóidea, 447
Artrite
– infecciosa, 471
– psoriática, 471
– reumatoide, 470
Asbestose, 289
Ascites, 130, 363
Asma, 286
– atópica, 287
– não atópica, 287
Assistolia, 134
Assoalho pélvico, 463
Astigmatismo, 230
Astrócitos, 160, 161
Ataque
– cardíaco, 137
– isquêmico transitório, 195
Ateroma, 125
– causas do, 125
– complicações do, 126
– efeitos do, 125
Aterosclerose, 125, 137
Atividade
– das glândulas sudoríparas, 398
– elétrica do coração, 93
– microbiana, 335
Atlas, 435
Átomos, 27
Átrios, 92
Audição, 207, 265
– fisiologia da, 211
Aumento
– da degradação de plaquetas, 78
– da formação de fluido tecidual, 410
– da permeabilidade dos capilares, 130
– da pressão
– – hidrostática venosa, 129
– – intracraniana, 192
– do tamanho e número de glândulas mucosas, 285
– no fluxo sanguíneo, 409
Autoimunidade, 76
Autorregulação, 97, 374
Áxis, 435
Axônios, 155
– dos nervos periféricos, 161

B

Baço, 146
Bacteriemia, 122, 134
Bainha carótida, 105
Baixa concentração de oxigênio, 66
Balanço
– de cálcio, 377
– de nitrogênio, 301
– de sódio e potássio, 376
– eletrolítico, 376
– hídrico, 375
Barorreceptores, 98
Barreira(s)
– epiteliais, 408
– hematoencefálica, 160
Base(s), 30, 271
– genética da herança, 481
Basófilos, 69
Bastonetes, 219
Batatas, 298
Bexiga, 379, 388
– urinária, 378
Bíceps braquial, músculo, 464
Bigorna, 209
Bile, 331, 342
– composição da, 339
– funções da, 339
– secreção de, 339
Bilirrubina, 339, 365
Biotina, 304
Blefarite, 227
Bloqueio cardíaco, 135
– completo, 135
Boca, 317, 323
– limpeza e lubrificação da, 321
Bócio
– nodular tóxico, 251
– simples, 251
Bomba
– musculovenosa, 95
– respiratória, 95
– sódio-potássio, 44
Bradicardia sinusal, 134
Bradicinina, 410
Braquial, músculo, 464
Braquiorradial, músculo, 465
Broncopneumonia, 290
Bronquiectasia, 287
Brônquio
– direito, 273
– esquerdo, 273
Bronquíolos, 7, 273
– respiratórios, 274
– suprimento nervoso aos, 274
Bronquite, 285
– aguda, 285
– crônica, 285
Bucinador, músculo, 459
Bulbo, 170

C

Cadeias laterais de gânglios simpáticos, 186
Caixa torácica, 14
– "suspensa", 276
Cálcio, 305
Calcitonina, 241

Cálculos
– biliares, 364
– coraliformes, 387
– de Staghorn, 387
– renal, 387
Calvária, 430
Camada
– adventícia, 314
– mucosa, 315
– muscular, 314, 340
– submucosa, 315
Canal(is)
– alimentar, 8, 313, 314
– anal, 332, 333
– auditivo externo, 208
– inguinal, 463
– lacrimais, 432
– semicirculares, 210, 212
Câncer, 484
– colorretal, 358
– de mama, 508
– de pele, 405
– do colo do útero, 506
– do fígado, 364
Candida albicans, 506
Candidíase, 506
– oral, 349
Capacidade(s)
– inspiratória, 278
– pulmonares, 278
– – total, 279
– residual funcional, 278
– vital, 279
Capilares, 4, 83
– linfáticos, 143
Cápsula, 446
– interna, 165
Caquexia, 59
Características vertebrais específicas das regiões, 435
Carboidratos, 32, 298, 300
– digeríveis, 301
– digestão de, 331
– metabolismo dos, 337
– ricos em amido, 298
Carcinógenos, 57
– químicos, 57
Carcinoma(s)
– basocelular, 405
– brônquico, 292
– cervical, 506
– das glândulas salivares, 350
– de células
– – escamosas, 349
– – transicionais, 389
– endometrial, 507
Carcinomatose, 59
Cáries dentárias, 350
Carne, 299
Cartilagem(ns), 53, 266, 273
– aritenoides, 266
– articular, 446
– cricoide, 266
– hialina, 53, 446
– tireoide, 266
Catabolismo, 8, 341, 343
– anaeróbico, 344
Catarata, 225, 229
Causas de morte em doenças malignas, 59
Cavidade(s)

Índice Alfabético

- abdominal, 17
- cranial, 15
- do corpo, 15
- nasal, 262
- pélvica, 18
- pleural, 272
- timpânica, 209
- torácica, 16
Caxumba, 350
Ceco, 332
Cegueira, 258
Célula(s), 2, 41
- adiposas, 50
- B, 412
- brancas do sangue, 68
- do sistema nervoso, 154
- do tecido conjuntivo, 50
- ependimárias, 161
- estrutura e funções, 41
- excitáveis, 55
- musculares esqueléticas, 456
- não excitáveis, 55
- ósseas, 423
- sanguíneas, 4
- T, 412
- vermelhas do sangue, 63
Celulite infecciosa, 403
Centro(s)
- cardiovascular, 98, 170
- respiratório, 171, 281
- reflexos, 171
- superiores no cérebro, 100
Centrossomo, 46
Cerebelo, 171, 212
Cérebro, 6, 165
Cérvice, 491
Cetoacidose, 256
- diabética, 257
Cetonúria, 383
Cetose, 256
Chlamydia trachomatis, 228, 505
Choque, 122, 404
- anafilático, 122
- cardiogênico, 122
- compensado, 122
- descompensado, 123
- hipovolêmico, 122
- neurogênico, 122
- séptico, 122
Cicatrização, 399
- complicações da, 401
- primária (de primeira intenção), 399
- secundária (de segunda intenção), 400
Ciclo
- cardíaco, 92
- celular, 46
- da respiração, 277
- reprodutivo, 495
Cílios, 46, 222
Cíngulo
- do membro
- - inferior, 441
- - superior, 439
- do ombro, 439
- pélvico, 442
Cintura
- escapular, 15
- pélvica, 15
Circulação
- coronariana, 89
- da cabeça e do pescoço, 105

- da linfa, 143
- da pelve e dos membros inferiores, 113
- do abdome, 111
- do membro superior, 108
- do tórax, 110
- fetal, 116
- porta hepática, 112
- pulmonar, 82, 101
- sanguínea, 101
- sistêmica, 82, 104
Círculo
- arterioso do cérebro, 106
- de Willis, 106
Circundução, 447, 450
Cirrose hepática, 363
Cistite, 389
Citoesqueleto, 46
Clamídia, 505
Clavícula, 440
Clitóris, 488
Clostridium
- *difficile*, 356
- *perfringens*, 403
Coagulação
- controle da, 72
- intravascular disseminada, 79
- sanguínea, 71
Coarctação da aorta, 135
Cobalamina, 304
Coccígeos, 463
Cóccix, 436
Cóclea, 210
Código genético, 477
Codominância, 482
Colangite, 365
Colapso
- de absorção, 293
- de pressão, 293
- dos eritrócitos, 338
Colecistite, 364
- aguda, 364
Colelitíase, 364
Cólera, 356
Colesterol, 302
Colite ulcerativa, 357
Colo, 332
- ascendente, 332
- descendente, 333
- do útero, 491
- sigmoide, 333
- transverso, 333
Coluna(s)
- anteriores da substância cinzenta, 173
- posteriores da substância cinzenta, 173
- vertebral, 13, 434, 436
- - curvaturas da, 437
- - funções da, 438
- - ligamentos da, 436
- - movimentos da, 437
Coma hipoglicêmico, 257
Compartimentalização dos fluidos, 37
Complacência, 278
Complemento, 409
Complexo
- de Golgi, 45
- estimulante do coração, 89
- QRS, 94
Composição
- da bile, 339
- da saliva, 320
- da urina, 375

- do ar, 279
Compostos, 27, 29
Compressão da medula espinal e de raízes nervosas, 200
Comunicação, 3, 6
- com o meio externo, 7
- interna, 5
- não verbal, 7
- verbal, 7
Concentração de hemoglobina corpuscular média, 65
Conchas nasais inferiores, 433
Condições
- com implicações dietéticas, 308
- inflamatórias, 227
- - não infecciosas, 403
- motoras e sensoriais mistas, 200
Côndilo, 427
Condução, 398
Cones, 219
Conjuntiva, 222
Conjuntivite, 227
- alérgica, 228
- neonatal, 228
Conjunto (*pool*) de aminoácidos, 344
Constipação, 307, 348
Constituintes das fezes, 335
Constrição das pupilas, 218
Contagem de eritrócitos, 65
Contração
- do músculo esquelético, 456
- isométrica e isotônica, 458
- muscular, 95
Contraturas, 405
Controle
- da coagulação, 72
- da entrada de ar, 274
- da eritropoese, 66
- da pressão arterial, 98
- - em curto prazo, 98
- - em longo prazo, 100
- da respiração, 281
- da temperatura corporal, 398
- de secreção, 331
Convecção, 398
Convergência, 218
Cor da pele, 395
Coração, 5, 86, 137
- envelhecimento e, 120
Coracobraquial, 464
Córnea, 213, 214
Coroide, 213, 214
Corpo(s), 434
- caloso, 165
- celulares, 155
- ciliar, 213, 214
- do útero, 491
- humano, 1
Córtex, 493
- cerebral, 167
- suprarrenal, 243
Corticotrofina, 238
Cortisol, 243
Corynebacterium diphtheriae, 284
Costelas, 438
Crânio, 13, 428
- funções do, 434
Crescimento dos tumores, 58
Criptorquidismo, 509
Crise addisoniana, 254
Crista, 427

Índice Alfabético

Cromossomos, 476
Crossing-over, 481
Curvaturas da coluna vertebral, 437

D

Daltonismo, 220
Dano
- neuroglial, 161
- neurológico, 193
- no endotélio dos vasos, 124
- vascular, 193
Débito
- cardíaco, 94, 97
- urinário, 375
Decussação
- das pirâmides, 170
- sensorial, 170
Defecação, 335
Defeito(s)
- de coagulação do sangue, 363
- no septo atrial, 135
Defesa, 145
- contra infecções, 9, 275
- contra micróbios, 338
- não específica, 321
Deficiência
- auditiva de condução, 226
- de ácido fólico, 74
- de vitamina, 306
- – B_{12}, 74
- – K, 79
- na drenagem linfática, 130
- no adulto, 79
- nutricional, 74
- visual, 258
Degeneração, 24
- combinada subaguda da medula espinal, 200
Deglutição, 323
Deltoide, 463
Demência(s), 196
- secundárias, 196
Dendritos, 155, 156
Dentes, 318
Depressão da resposta imune, 134
Dermatite, 403
- atópica, 403
- de contato, 403
Derme, 9, 395
Derrame(s), 130
- pleural, 130
Desaminação de aminoácidos, 338, 345
Desenvolvimento
- de ossos longos, 425
- do tecido ósseo, 425
- humano, 503
- ósseo, 469
Desequilíbrio
- eletrolítico, 386
- homeostático, 36
Desidratação, 387, 404
Desintoxicação de drogas e substâncias tóxicas, 338
Deslocamento(s), 471
- da retina, 229
- do encéfalo, 192
Desnutrição, 306
- proteico-calórica, 307
Desordens

- de gene único, 484
- do cérebro, 192
- do trato respiratório superior, 284
- – infecciosas e inflamatórias, 284
- pulmonares obstrutivas, 285
- restritivas, 288
Despolarização, 157
Destino dos produtos do metabolismo de carboidratos, 344
Destruição dos eritrócitos, 66
Diabetes
- insípido, 250
- melito, 255, 256
- – complicações
- – – agudas do, 257
- – – de longo prazo do, 257
- – tipo 1, 255
- – tipo 2, 255
Diafragma, 276
Diâmetro do vaso sanguíneo, 96
Diapedese de leucócitos através da parede capilar, 68
Diarreia associada a antibióticos, 356
Diástole cardíaca completa, 92
Diencéfalo, 168
Dieta
- balanceada, 298
- tecido ósseo e, 426
Diferenciação celular, 2, 58
Difteria, 284
Difusão, 37, 43
- de gases, 279
- facilitada, 43
Digestão, 8, 312
- de carboidratos, 331
- de gorduras, 331, 339
- de proteínas, 331
- e absorção de nutrientes, 341, 342
- química
- – de polissacarídeos, 321
- – em enterócitos, 331
- – no intestino delgado, 330
Diminuição
- da massa óssea, 468
- da pressão osmótica do plasma, 129
Dinâmica dos fluidos capilares, 85
Dióxido de carbono, 84, 281, 344
Disco intervertebral, 436
Disenteria, 356
- amebiana, 356
- bacilar, 356
Disfagia, 348
Displasia leve, 58
Dispneia, 285
Dissacarídeo, 300
Disseminação
- de doença, 149
- de tumores, 58
- em cavidades do corpo, 59
- linfática, 59
- local, 58
- sanguínea, 59
Distal, 11
Distensões, 471
Distrofia
- facioescapuloumeral, 473
- miotônica, 473
- musculares, 472
- – de Duchenne, 472
Distúrbios
- articulares, 470

- cardiovasculares, 257
- circulatórios, 151, 363
- congênitos, 79, 349, 351
- da glândula tireoide, 250
- da hipófise, 249
- da medula suprarrenal, 255
- da neuro-hipófise, 250
- da orelha, 226
- das glândulas paratireoides, 252
- das ilhotas pancreáticas, 255
- das valvas cardíacas, 132
- do baço, 150
- do córtex suprarrenal, 253
- do olho, 227
- dos eritrócitos, 73
- dos leucócitos, 77
- musculares, 472
- na pressão arterial, 136
- nutricionais, 307
- – em idosos, 306
Disúria, 383
Diurese profunda, 386
Divisão celular, 480
DNA, 476, 477
- envelhecimento e, 483
- mitocondrial, 477
Doença(s)
- adquirida, 23
- aguda, 23
- articular inflamatória, 470
- autoimune, 417
- celíaca, 360
- cerebrovascular, 194
- congênita, 23
- crônica, 23
- da bexiga, 388
- da boca, 348
- da faringe, 350
- da mama, 508
- – masculina, 510
- da medula espinal, 199
- da pele, 403
- da pelve renal, 388
- da próstata, 509
- da uretra, 388
- da vesícula biliar, 364
- das glândulas salivares, 350
- das tubas uterinas, 508
- de Addison, 254
- de Alzheimer, 196
- de Christmas, 79
- de Creutzfeldt-Jakob, 198
- de Crohn, 357
- de Graves, 250
- de Hashimoto, 251
- de Huntington, 196
- de Ménière, 226
- de Paget, 468
- de Parkinson, 196
- de von Willebrand, 79
- desmielinizantes, 199
- diverticular, 357
- do coração, 131
- do endométrio, 507
- do epidídimo, 509
- do esôfago, 350
- do estômago, 352
- do fígado, 361
- do miométrio, 507
- do neurônio motor, 200
- do pâncreas, 361

Índice Alfabético

- do refluxo gastroesofágico, 351
- do sangue, 151
- do sistema reprodutor
- – feminino, 506
- – masculino, 509
- do tecido conjuntivo, 472
- do timo, 151
- do útero, 506
- dos dutos biliares, 364
- dos intestinos, 354
- dos linfonodos, 149
- dos nervos periféricos, 201
- dos ovários, 508
- dos testículos, 509
- dos ureteres, 388
- dos vasos sanguíneos, 125
- hemolítica do recém-nascido, 75
- hemorrágicas, 78
- – do recém-nascido, 79
- hereditária, 484
- iatrogênica, 23
- inflamatória
- – intestinal, 357
- – pélvica, 506
- isquêmica cardíaca, 132
- maligna, 74, 149
- ósseas, 468
- policística, 387
- renal(is), 383
- – crônica, 384, 386
- – – fase terminal da, 386
- – policística autossômica
- – – dominante, 388
- – – recessiva, 387
- reumática cardíaca, 133
- – aguda, 133
- – crônica, 133
- reumatoide, 470
- sexualmente transmissíveis, 505
- transmissível, 23

Dor, 411
- abdominal, 348
- referida, 190
- visceral, 190

Dorsal, 11
Dorsiflexão, 455
Drenagem
- de tecidos, 141
- linfática, 130
Drogas, 289, 338
Duodeno, 328
Dura-máter, 162
- espinal, 162
Duto(s)
- arterial, 119
- biliares, 339
- deferente, 500
- ejaculatórios, 500
- linfático direito, 143
- torácico, 143
- venoso, 119

E

Eczema, 403
Edema, 129, 285, 363
- causas do, 129
- cerebral, 194
- encefálico, 193
- locais de, 129

Efeitos
- da estimulação autônoma, 189
- de pressão, 59
- dos tumores, 59
- hormonais, 59
Efusão pleural, 294
Ejaculação, 501
Elasticidade, 278
Elementos celulares do sangue, 63
Eletrocardiograma de um ciclo cardíaco, 94
Eletrólitos, 30, 62
Elétrons, 27
Elevação do pH da urina, 387
Eliminação, 312
- de resíduos, 3, 7, 8
Embolia gordurosa, 428
Embolismo, 24, 123, 124
- pulmonar, 124
Encapsulamento de tumores, 58
Encefalite
- miálgica, 198
- viral, 197
Encéfalo, 138, 165
Encefalomielite disseminada aguda, 199
Encefalopatia hepática, 363
Encolhimento de tecido, 401
Endocárdio, 87
Endocardite infecciosa, 133
Endométrio, 491
Endometriose, 507
Endoneuro, 158
Endotoxemia, 122
Energia, 341
Enfisema, 286
- centrolobular, 286
- intersticial, 286
- panacinar, 286
- pulmonar, 286
Enfraquecimento do miocárdio, 132
Enjoo, 227
Enterocinase, 342
Enterócitos, 331
Entorses, 471
Envelhecimento, 20, 483
- dos vasos sanguíneos, 121
- e coração, 120
- e DNA, 483
- e genética, 483
- e imunidade, 416
- e nutrição, 306
- e reprodução
- – na mulher, 504
- – no homem, 504
- na pele, 402
- no aparelho locomotor, 467
- no(s) sistema(s)
- – circulatório, 120
- – digestório, 347
- – endócrino, 248
- – nervoso, 190
- – reprodutores, 503
- – respiratório, 283
- – urinário, 381
- nos sentidos especiais, 225
Enzimas, 33, 34
Eosinófilos, 69
Epiderme, 9, 393
Epididimite específica, 509
Epidídimo, doenças do, 509
Epiglote, 266

Epilepsia pós-traumática, 194
Epinefrina, 95, 243
Epineuro, 158
Epitélio
- colunar, 49
- cuboidal, 49
- escamoso, 49
- estratificado, 49
- – escamoso, 49
- – não queratinizado, 49
- – queratinizado, 49
- pavimentoso, 49
- simples, 48
- transicional, 49
Equilíbrio, 212
- de pH, 377
- fisiologia do, 212
Eretores
- da espinha, músculos, 462
- do pelo, 396
Eritrócitos, 4, 63
- contagem de, 65
- destruição dos, 66
- distúrbios dos, 73
- vida útil e função dos, 63
Eritropoese, 66, 147
Eritropoietina, 66
Erros de refração do olho, 230
Escala
- Bristol de forma das fezes, 348
- de pH, 30
Escápula, 440
Esclera, 213, 214
Esclerodermia, 472
Esclerose
- amiotrófica lateral, 201
- múltipla, 199
- sistêmica, 472
Escroto, 498
Esofagite aguda, 351
Esôfago, 322, 323
- de Barrett, 351
Espaço porta, 336
Espalhamento
- do carcinoma brônquico, 292
- linfático, 292
- local, 292
- sanguíneo, 292
Especificidade, 412
Espectro eletromagnético, 216
Espermatozoide, 500
Espinha, 427
- bífida, 202
- – oculta, 202
Esplenomegalia, 149, 150
Espondilite anquilosante, 471
Espru tropical, 360
Esqueleto, 13
- apendicular, 14, 15, 439
- axial, 13, 428
- facial, 432
- fibroso do coração, 87
Estados vegetativos, 194
Estágio(s)
- da coagulação sanguínea, 70
- da infecção pelo HIV, 419
- do ciclo cardíaco, 92
- esofágico, 323
- faríngeo, 323
- oral, 323
Estenose, 132

Índice Alfabético

– pilórica congênita, 353
Esterno, 438
Esternocleidomastóideo, músculo, 460
Esteroides, 33
Estimulação
– da adeno-hipófise, 236
– parassimpática, 189, 190
– simpática, 189, 190
Estômago, 323, 326
– funções do, 324
Estrabismo, 229
Estreitamento de uma artéria, 125
Estressor, 242
Estribo, 209, 210
Estrógeno, 119, 497
Estruturas
– de sustentação, 492
– extracapsulares, 447
– intracapsulares, 447
Estudo das doenças, 23
Etiologia, 23
Evaporação, 398
Eversão, 447
Excreção, 345, 399
– de bilirrubina, 339
Exercício
– e osso, 426
– e respiração, 282
Exoftalmia, 251
Expiração, 278
Expressão gênica, 479
Extensão(ões), 447, 450, 451
– celulares, 46
Extensor
– dos dedos, músculo, 465
– radial longo e curto do carpo, músculos, 465
– ulnar do carpo, músculo, 465

F

Face, 427
Fadiga muscular, 458
Fagocitose, 147, 408
– alveolar prejudicada, 290
Fala, 265, 268
Falanges, 441, 444
Falência
– de órgão, 59
– renal, 405
Falha renal, 137
Falta de ar, 285
Faringe, 264, 321, 323
– estruturas associadas à, 264
Faringite, 284
Fascículo atrioventricular, 92
Fase
– cefálica, 326
– G1 (*first gap phase*), 47
– G2 (*second gap phase*), 47
– gástrica, 326
– intestinal, 326
– menstrual, 495
– proliferativa, 495
– S, 47
– secretória, 496
– terminal da doença renal crônica, 386
Fatores
– de coagulação do sangue, 62, 71
– do hospedeiro, 58

– genéticos, 77
– que atrasam o reparo da fratura, 428
Febre, 398
– do feno, 285
– entérica, 355
– glandular, 150
– paratifoide, 355
– reumática, 471
– tifoide, 355
Feedback
– negativo, 35
– positivo, 36
Feijão, 299
Fêmur, 443
Fenda, 427
– palatina, 349
– sináptica, 157
Fenilcetonúria, 484
Feocromocitoma, 255
Ferimentos na cabeça, 193
Ferro, 65, 305
Fezes, 9
Fibras, 455
– motoras, 6
– sensoriais, 6
Fibrilação, 134
Fibroblastos, 50
Fibrocartilagem, 53
– elástica, 53
Fibrose, 400
– cística, 288, 361
– das vias respiratórias, 285
– dos infartos, 401
Fíbula, 443
Fígado, 8, 336
Filtração, 372
Filtragem, 263, 268, 270
Fissura, 427
Flagelos, 46
Flexão, 447, 450, 451
– plantar, 455
Flexor
– radial do carpo, músculo, 465
– ulnar do carpo, músculo, 465
Fluido(s) corporais, 36
– extracelular, 38
– intracelular, 38
Fluxo sanguíneo, 96
– através do coração, 88
– lento, 124
– no pulmão, 281
Foco de uma imagem na retina, 217
Foice
– do cerebelo, 162
– do cérebro, 162
Folato, 304
Folículos linfáticos agregados, 329
Fontes de aminoácidos, 345
Fontículos do crânio, 434
Forame(s), 427
– intervertebrais, 436
– oval, 119
Formação
– da urina, 372, 375
– de abscesso, 354
– de cicatriz, 400
– de pus, 411
– de um bolo, 323
– de uma placa de ateroma, 126
– de vitamina D, 399
– do tampão plaquetário, 71

– reticular, 171
Fornecimento de sangue, 84, 89
Fosfato, 305
Fosfolipídios, 33
Fossa, 427
Fragmentos de tecido entre as extremidades ósseas, 428
Fratura(s)
– complicações das, 428
– e reparo do osso, 427
Frequência cardíaca, 92, 95
Frieiras, 403
Frutas, 298
Função(ões)
– da bile, 339
– de ordem superior, 167
– do surfactante prejudicada, 293
– imunológica anormal, 417
– respiratória do nariz, 263
– salivares, 321
Fundo do útero, 491
Funículos espermáticos, 500

G

Gânglio(s)
– celíaco, 187
– mesentérico
– – inferior, 187
– – superior, 187
– pré-vertebrais, 187
– simpático, 186
Gás(es), 63
– carbônico, 8
Gastrectomia, 74
Gastrite, 352
– aguda, 352
– associada a *Helicobacter*, 352
– crônica, 74, 352
– – autoimune, 352
Gastrocnêmio, músculo, 467
Gastroenterite viral, 356
Genes, 476
Genética, 475
Gengivite, 349
Gengivoestomatite herpética aguda, 349
Genitália
– externa, 488
– interna, 489
Gigantismo, 249
Ginecomastia, 510
Glândulas, 55, 186
– adrenais, 189
– endócrinas, 234
– intestinais, 328
– lacrimais, 222
– paratireoides, 242
– parótidas, 320, 350
– pineal, 246
– salivares, 8, 319
– sebáceas, 396
– sublinguais, 320
– submandibulares, 320
– sudoríparas, 395, 398
– suprarrenais, 242
– – e resposta ao estresse, 242
– tireoide, 240
– vestibulares, 488
Glaucoma(s), 228
– agudo de ângulo fechado, 229

Índice Alfabético

- crônico de ângulo fechado, 229
- primários, 228
- - de ângulo aberto, 228
Glicerol e liberação de energia, 346
Glicocorticoides, 243
Glicose, 32
Glicosúria, 256, 383
Globulinas, 62
Glóbulo vermelho, 64
Glomerulonefrite, 383, 384
Glomos carotídeos, 105
Glucagon, 246
Gonadocorticoides, 245
Gonadotrofina(s), 238
- coriônica humana, 119
Gonorreia, 505
Gorduras, 33, 302
- digestão de, 331, 339
- metabolismo de, 337
Gota, 472
Granulocitopenia, 77
Granulócitos, 68
Gravidade, 95
Gravidez
- ectópica, 508
- tardia, 503
Gripe, 284
Grupo(s)
- adutor, músculos do, 467
- de pessoas com necessidades dietéticas específicas, 300
- sanguíneos, 66
Gustação, 224

H

Hemangiomas, 129
- capilares, 129
Hematêmese, 348
Hematopoese, 64
Hematúria, 383
Hemofilia, 79
- A, 79
- B, 79
Hemoglobina, 65
- corpuscular média, 65
Hemoglobinemia, 386
Hemólise, 73
Hemorragia, 126, 353
- em doenças malignas, 60
- extradural, 194
- intracerebral, 194, 195
- intracraniana
- - espontânea, 195
- - traumática, 193
- subaracnoide, 195
- subdural
- - aguda, 194
- - crônica, 194
Hemorroidas, 128
Hemostasia, 70
Hemotórax, 294
Hepatite
- A, 362
- aguda, 362
- B, 362
- C, 362
- crônica, 363
- E, 362
- infecciosa, 362

- viral, 362
Herança
- autossômica, 481
- ligada ao sexo, 482
- mais complexa, 484
Hérnia(s), 358
- de hiato, 358
- - deslizante, 359
- - rolante, 359
- diafragmática congênita, 359
- femoral, 358
- incisional, 358
- inguinal, 358
- peritoneal, 359
- umbilical, 358
Herniação, 192
- do mesencéfalo, 192
Herpes
- genital, 506
- labial, 349
Herpes-vírus, 403
Herpes-zóster, 198
Hidrocefalia, 193, 203
Hidrocele, 509
Hidrocortisona, 243
Hidronefrose, 388
5-hidroxitriptamina, 5-HT, 248, 410
Hilo, 371
Hímen, 490
Hioide, 434
Hiperaldosteronismo
- primário, 254
- secundário, 254
Hipercoagulabilidade do sangue, 124
Hiperglicemia, 243, 256
Hipermetropia, 230
Hiperparatireoidismo, 252
Hiperplasia, 56
- endometrial, 507
- prostática benigna, 510
Hiperprolactinemia, 249
Hipersecreção de hormônios, 248
- da adeno-hipófise, 249
- de glicocorticoides, 253
- de mineralocorticoides, 254
Hipersensibilidade, 417
- anafilática, 417
- do tipo I, 417
- do tipo II, 417
- do tipo III, 417
- do tipo IV, 417
- mediada
- - por anticorpo, 417
- - por complexo imunológico, 417
- tardia (mediada por células), 417
Hipertensão, 136, 386
- e os rins, 385
- efeitos e complicações da, 137
- essencial, 136
- maligna, 137, 385
- pulmonar, 138
- secundária, 137
Hipertireoidismo, 250
Hiperventilação, 31
Hipocalcemia, 252
Hipocrômico, 73
Hipófise, 235
- anterior, 235
- posterior, 238
Hipoparatireoidismo, 252
Hipossecreção de hormônios, 248

- da adeno-hipófise, 249
- de glicocorticoides, 254
- de mineralocorticoides, 254
Hipotálamo, 169, 235, 495
- na glândula hipófise, 235
Hipotensão, 138
- postural, 138
Hipotermia, 399, 404
Hipotireoidismo, 251
- congênito, 251
Hipoventilação alveolar, 294
Hipovolemia, 404
Hipóxia, 66, 97
- cerebral, 194
Histamina, 248
Histonas, 478
HIV, infecção pelo, 419
Homeostase, 34, 35
Hormônio(s), 62, 234
- adrenocorticotrófico, 238
- antidiurético, 239, 375
- da paratireoide, 375
- do crescimento, 236
- estimulante da tireoide, 237
- inativação de, 339
- lactogênico, 237
- locais, 247
- PNA, 377
- que influenciam a reabsorção seletiva, 375
- reprodutivos femininos, 494
- sexuais, 245
- tireoidianos, 240
Hospitalização, 290

I

Icterícia, 364, 365
- hemolítica neonatal, 365
- intra-hepática, 365
- pós-hepática, 365
- pré-hepática, 365
IgA, 414
Íleo, 328
Ilhotas pancreáticas, 246, 248
Ilíaco, músculo, 465
Ílio, 442
Impetigo, 403
Impulso(s)
- aferentes das vísceras, 190
- nervosos, 156, 174
Imunidade, 143, 407, 411
- adquirida, 414
- ativa adquirida
- - artificialmente, 415
- - naturalmente, 415
- celular, 412
- envelhecimento e, 416
- mediada por
- - anticorpos (humoral), 413
- - células, 412
- passiva adquirida
- - artificialmente, 416
- - naturalmente, 416
Imunodeficiência, 418
Inativação de hormônios, 339
Incontinência
- de esforço, 389
- de urgência, 390
- por transbordamento, 390

543

Índice Alfabético

– urinária, 389
Índice
– de massa corporal, 298
– glicêmico, 300
Inervação
– do coração, 92
– para os músculos do olho, 220
– parassimpática, 316
– simpática, 316
Infarto, 124, 126
– cerebral, 195
– do miocárdio, 133, 137
Infecção(ões), 227, 401
– bacterianas, 197, 403
– crônicas, 151
– da orelha, 227
– da próstata, 509
– da uretra, 509
– do baço, 150
– do pênis, 509
– do sistema nervoso central, 197
– do trato
– – reprodutor, 505
– – urinário, 389
– dos vasos linfáticos, 149
– e diabetes melito, 257
– e fraturas, 428
– em doenças malignas, 59
– gastrintestinais, 355
– pelo HIV, 419
– por fungos, 403
– por hepatite B, 505
– por *Salmonella*, 355
– por *Staphylococcus aureus*, 227
– pulmonares, 289
– virais, 197, 349, 403
Inferior, 11
Infertilidade
– feminina, 508
– masculina, 510
Inflamação, 23, 399, 400
– aguda, 409, 411
– crônica, 411
– da mama, 508
– do testículo, 509
Ingestão, 312
– de nutrientes, 3, 7
– de oxigênio, 7
– deficiente, 73
Inibição da adeno-hipófise, 236
Inspiração, 277
Insuficiência, 132
– adrenocortical
– – aguda, 254
– – crônica, 254
– cardíaca, 131
– – aguda, 131
– – congestiva, 131
– – crônica, 131
– circulatória, 122
– do lado
– – direito, 131
– – esquerdo, 132
– hepática, 363
– renal, 257, 363, 384
– ventricular esquerda, 132
Insulina, 246
Intérfase, 47
Interferonas, 408
Interior
– do coração, 87

– do olho, 215
Interneurônios, 173
Intestino
– delgado, 143, 328
– – digestão química no, 330
– grosso, 332
Intoxicação alimentar
– estafilocócica, 355
– por *Campylobacter*, 356
– por *Clostridium perfringens*, 356
– por *Escherichia coli*, 355
Intussuscepção, 359
Inversão, 447
Iodo, 305
Íris, 214
Irrigação arterial, 322
Isótopos, 28
Isquemia, 124, 386
Ísquio, 442
Isquiotibiais, músculos, 467

J

Janela do vestíbulo, 209
Jejuno, 328
Junção neuromuscular, 456

K

Kwashiorkor, 307

L

Lábio(s)
– leporino, 349
– maiores, 488
– menores, 488
Labirintite, 227
Labirinto
– membranáceo, 210
– ósseo, 210
Lacticínios, 299
Lágrimas, 222
Laringe, 266
– interior da, 267
Laringite, 284
Laringofaringe, 265
Lateral, 11
Latíssimo do dorso, músculo, 460
Leguminosas, 299
Leiomiomas, 507
Lente, 214, 217
Lesões
– de herpes secundárias ou recorrentes, 349
– do epitélio de revestimento do trato, 290
– do neurônio motor
– – inferior, 200
– – superior, 200
– espinais, 389
– penetrantes, 471
– por aceleração e desaceleração, 193
– renal aguda, 385
– – pós-renal, 385
– – pré-renal, 385
– – renal, 385
– traumáticas nas articulações, 471

Leucemia(s), 77
– agudas, 77
– crônicas, 78
– linfocítica
– – aguda, 78
– – crônica, 78
– mieloide
– – aguda, 78
– – crônica, 78
– tipos de, 77
Leucócitos, 4, 51, 68
– distúrbios dos, 77
– polimorfonucleares, 68
Leucocitose, 77
Leucopenia, 77
Levantador
– da pálpebra superior, músculo, 459
– do ânus, músculos, 463
Liberação
– da vesícula biliar, 331
– de carboidratos e energia, 343
Ligações
– covalentes, 29
– iônicas, 29
Ligamentos
– capsular, 446
– cardinais, 492
– da coluna vertebral, 436
– largos, 492
– pubocervical, 492
– redondos, 492
– retouterinos, 492
– transversos do colo, 492
– uterossacrais, 492
Limpeza, 263
– da boca, 321
– e lubrificação da boca, 321
Linfa, 143
Linfadenite, 149, 150
Linfadenopatia, 149
Linfangite, 149
Linfedema, 149
Linfócitos, 69, 412
– B de memória, 414
– maturação e proliferação de, 145
– T
– – auxiliares, 413
– – citotóxicos, 413
– – de memória, 413
– – reguladores, 413
Linfoma(s), 150
– de Hodgkin, 150
– não Hodgkin, 150
Linfonodos, 144
Língua, 318
Lipídios, 33, 298, 302
Lipólise, 244
Líquido
– cerebrospinal, 162, 163
– – funções do, 164
– extracelular, 38
– intracelular, 38
– sinovial, 446
Liquor, 163
Lisossomos, 45
Lisozimas, 408
Locais das varizes e seus efeitos, 128
Lubrificação
– da boca, 321
– de alimentos, 321
Lúpus eritematoso sistêmico, 472

M

Má absorção, 308, 360
- do ferro, 74
- do jejuno, 74
Macarrão, 298
Macroangiopatia diabética, 257
Macrocítico, 73
Macrófagos, 50, 69
Mamas, 497
Manchas de Peyer, 329
Mandíbula, 433
Manteigas, 300
Manutenção da gravidez, 119
Marasmo, 307
Margem(ns), 427
- palpebrais, 222
Martelo, 209
Massa atômica, 28
Masseter, músculo, 460
Mastite, 508
Mastócitos, 51
Materiais embólicos, 124
Maturação, 400
- e proliferação de linfócitos, 145
Mau alinhamento das extremidades ósseas, 428
Maxila, 432
Meato, 427
- acústico externo, 208
Mecanismo(s)
- de compensação na insuficiência cardíaca, 131
- de defesa específicos, 407
- de defesa não específicos, 407
- de *feedback*
- - negativo, 35
- - positivo, 36
- de perda de calor, 398
- específicos de defesa, 9
- imunes anormais, 23
- não específicos de defesa, 9
Medial, 11
Medida de substâncias nos fluidos corporais, 30
Medula, 493
- espinal, 6, 171
- oblonga, 170
- suprarrenal, 243
Megaloblástica, 73
Meio interno, 34
Meiose, 480
Melanina, 395
Melanoma maligno, 405
- da coroide, 230
Melatonina, 247
Membrana(s), 55
- epiteliais, 55
- mucosa, 55, 315, 340
- plasmática, 42
- serosa, 55
- sinovial, 55, 446
- timpânica, 209
Membros
- inferiores, 15, 443
- superiores, 15, 440
Memória, 412
- de passado recente, 191
Meninges, 162
Meningite, 194

- bacteriana, 197
- viral, 197
Meningocele, 202
Meningomielocele, 202
Meniscos, 454
Menopausa, 496
Mesencéfalo, 170
Mesotelioma pleural, 292
Metabolismo, 8, 341
- de gorduras, 337, 345
- dos carboidratos, 337, 343
- proteico, 338, 344
Metáfase, 48
Metástases no cérebro, 203
Metatarso, 443
Miastenia grave, 472
Micção, 380
Micoses, 403
Microangiopatia diabética, 257
Microcítico, 73
Microfilamentos, 46
Micróglia, 161
Microtúbulos, 46
Microvilosidades, 46
Migração dos leucócitos, 410
Minerais, 304
Mineralocorticoides, 244
Miocárdio, 86
Mioglobinemia, 386
Miomas, 507
Miométrio, 491
Miopia, 230
Miosina, 456
Mitocôndria, 45
Mitose, 47, 480
Mobilidade continuada das extremidades ósseas, 428
Moléculas, 27, 29
- de relevância biológica, 32
Monócitos, 69
Mononeuropatia, 201
Mononucleose infecciosa, 150
Monossacarídeos, 300
Morte celular, 56
Movimento(s), 10
- da coluna vertebral, 437
- das articulações sinoviais, 447
- de massa, 335
- de substâncias nos fluidos corporais, 36
- dos bulbos dos olhos, 218
- musculares
- - involuntários, 175
- - voluntários, 174
- voluntário, 15
Mucosa, 324, 328
Mucoviscidose, 288
Mudanças
- estruturais nas vias brônquicas, 273
- no tamanho e no número das células, 56
Músculo(s), 173
- acessórios da respiração, 276
- bíceps braquial, 464
- braquial, 464
- braquiorradial, 465
- bucinador, 459
- cardíaco, 54, 186
- curtos do pé, 445
- da cabeça, 459
- da parede abdominal, 462
- da respiração, 275

- das costelas, 465
- do assoalho pélvico, 463
- do dorso, 460
- do grupo adutor, 467
- do membro
- - inferior, 465
- - superior, 463
- do ombro, 463
- do pescoço, 459, 460
- do tórax, 463
- do tronco, 460
- eretores da espinha, 462
- esquelético, 53, 455, 457, 459
- - ação, 458
- - contração, 456
- - fatores que afetam o desempenho, 458
- - organização, 455
- esternocleidomastóideo, 460
- extensor
- - dos dedos, 465
- - radial longo e curto do carpo, 465
- - ulnar do carpo, 465
- extrínsecos do olho, 220
- flexor
- - radial do carpo, 465
- - ulnar do carpo, 465
- gastrocnêmio, 467
- glúteos, 466
- ilíaco, 465
- intercostais, 275
- - externos, 276
- - internos, 276
- isquiotibiais, 467
- latíssimo do dorso, 460
- levantador
- - da pálpebra superior, 459
- - do ânus, 463
- liso, 54, 186, 265, 273
- masseter, 460
- oblíquo
- - externo, 462
- - interno, 463
- obturadores, 466
- occipitofrontal, 459
- orbicular
- - da boca, 460
- - do olho, 459
- palmar longo, 465
- peitoral maior, 464
- pronador
- - quadrado, 465
- - redondo, 465
- psoas, 465
- pterigóideo, 460
- quadrado lombar, 462
- quadríceps femoral, 466
- que controlam os movimentos dos dedos, 465
- redondo maior, 462
- reto do abdome, 462
- sartório, 466
- sóleo, 467
- supinador, 465
- temporal, 460
- tibial
- - anterior, 467
- - posterior, 445
- transverso do abdome, 463
- trapézio, 460
- tríceps braquial, 465

Índice Alfabético

Mutação(ões), 477
- genéticas, 484
Mutagênico, 478
Mycobacterium tuberculosis, 410

N

Nanismo hipofisário, 250
Não descida dos testículos, 509
Narinas, 262
Nariz, 262
Nasais, 432
Nasofaringe, 265
Náusea, 348
Necessidades de sobrevivência do corpo, 2
Necrose, 57
- hipofisária, 250
- tubular aguda, 385, 405
Nefrite aguda, 383
Nefroblastoma, 388
Néfron, 371
Nefropatia
- de refluxo, 385
- diabética, 384
Neisseria
- *gonorrhoeae*, 505
- *meningitidis*, 197
Neoplasias, 57
Nervo(s), 158
- abducente, 182, 185
- acessório, 182, 185
- aferentes, 6, 158
- autonômicos, 158
- - aferentes, 158
- axilar, 179
- cranianos, 182
- do neurônio motor inferior, 159
- eferentes, 6, 158
- espinais, 176
- faciais, 185, 182
- femoral, 179
- fibular, 181
- genitofemoral, 179
- glossofaríngeo, 182, 185
- hipoglosso, 185
- ílio-hipogástrico, 179
- ilioinguinal, 179
- isquiático, 181
- lateral femoral cutâneo da coxa, 179
- medial cutâneo, 179
- mediano, 179
- mistos, 159
- motores, 158
- musculocutâneo, 179
- obturador, 179
- oculomotor, 182, 183
- olfatório, 182, 183, 223
- ópticos, 182, 183, 215
- periféricos, 154, 176
- radial, 179
- sensoriais, 6, 158
- somáticos, 158
- tibial, 181
- torácicos, 182
- trigeminal, 182, 183
- troclear, 182, 183
- ulnar, 179
- vago, 182, 185
- vestibulococlear, 182, 185

Neuro-hipófise, 238
Neuroblastoma, 255
Neuróglia, 160
Neurônios, 55, 155
- amielínicos, 156
- mielinizados, 155, 157
- motores, 199
- - inferiores, 173, 174
- - superiores, 174, 175
- pós-ganglionar, 186, 188
- pós-sináptico, 157
- pré-ganglionar, 186, 188
- sensoriais, 173
Neuropatia periférica, 201
Neurotransmissores, 157
Neutrófilos, 68
Nêutrons, 27
Neutropenia, 77
Niacina, 304
Nitrogênio, 7
Nível(is)
- de complexidade estrutural, 2
- de glicose no plasma elevado, 256
- plasmáticos normais, 30
Nó
- AS, 92
- atrioventricular, 90
- sinoatrial, 90
Noctúria, 383
Noradrenalina, 95, 159, 243
Norepinefrina, 95, 159, 243
Normocítico, 73
Normocrômico, 73
Norovírus, 356
Núcleo(s), 44
- da base, 165, 167
Nucleotídeos, 33
Número atômico, 28
Nutrição, 297
- durante o crescimento intrauterino, 503
Nutrientes, 62, 300
- digestão e absorção de, 341, 342

O

Obesidade, 306, 308
Oblíquo
- externo, músculo, 462
- interno, músculo, 463
Obstrução
- de uma via respiratória, 293
- do fluxo
- - do líquido cerebrospinal, 193
- - gástrico, 353
- - urinário, 388
- intestinal, 360
- linfática, 149
- parcial ou intermitente, 388
- sustentada completa, 388
Obturadores, músculo, 466
Occipitofrontal, músculo, 459
Ocitocina, 238
Oclusão de uma artéria, 125
Óleos, 300
Olfato, 223, 264
- fisiologia do, 223
Olhos, 190, 213
Oligodendrócitos, 160, 161
Oligoelementos, 304
Oligúria, 363

Oliúria, 383
Onda
- P, 94
- T, 94
Orbicular
- da boca, músculo, 460
- do olho, músculo, 459
Orelha, 207, 212
- externa, 208
- interna, 210
- média, 209
Organelas, 44
Organização
- do corpo, 13
- do músculo esquelético, 455
Órgão(s), 2
- acessórios do olho, 221
- associados
- - ao baço, 146
- - ao coração, 86
- - ao timo, 147
- - aos rins, 370
- com funções endócrinas secundárias, 247
- do sistema digestório, 312
- linfáticos, 144
Orofaringe, 265
Orquite, 509
Osmolaridade plasmática, 37
Osmose, 37, 43
Ossículos da audição, 209
Osso(s), 53, 262, 422
- acidentes anatômicos dos, 426
- curtos, 422, 423
- da bochecha, 432
- da coxa, 443
- da mão, 441
- da perna, 443
- do carpo, 441
- do metacarpo, 441
- do pé, 443
- do peito, 438
- do quadril, 442
- do tarso, 443
- dos dedos, 441, 444
- esfenoide, 431
- esponjoso, trabecular, 424
- estrutura, 422
- - microscópica, 423
- etmoide, 432
- fratura e reparo do, 427
- frontal, 430
- funções, 422
- irregulares, 422, 423
- longos, 422
- - desenvolvimento de, 425
- occipital, 431
- parietais, 431
- planos, 422, 423
- sesamoides, 422, 423
- temporais, 431
- tipos de, 422
- zigomáticos, 432
Osteoartrite, 471
Osteoartrose, 471
Osteoblastos, 423
Osteócitos, 423
Osteoclastos, 423
Osteogênese imperfeita, 469
Osteoporose, 468
Otite

Índice Alfabético

- externa, 227
- média
- – aguda, 227
- – crônica, 227
- – serosa, 226
Otosclerose, 226
Ovários, 234, 493
- doenças dos, 508
Ovos, 299
Ovulação, 494
Oxi-hemoglobina, 84
Oxigênio, 7, 84, 281
- transporte de, 66

P

Paladar, 224, 321
- fisiologia do, 224
Palatinos, 433
Palato, 318
Palmar longo, músculo, 465
Pálpebras, 221, 222
Palpitação, 73
Pâncreas, 8, 335
- endócrino, 336
- exócrino, 335
Pancreatite, 361
- aguda, 361
- crônica, 361
Pão, 298
Papila(s)
- circunvaladas, 224
- filiformes, 224
- fungiformes, 224
- gustativas, 224
- mamária, 497
Papilomavírus humano, 403
Paralisia
- de Bell, 201
- do nervo facial, 201
Paraquat, 289
Parede
- do coração, 86
- do estômago, 324
- traqueal, 269
Parotidite, 350
Parte
- abdominal da aorta, 105
- descendente da aorta no tórax, 105
- torácica da aorta, 105
Patela, 443
Patogênese, 23
Patologia do vaso linfático, 149
Pavilhão auricular, 208
Pé diabético, 258
Peitoral maior, músculo, 464
Peixe, 299
Pele, 173, 190
- estrutura e funções da, 393
Pelos, 396
Pelve, 442
- feminina, 442
- masculina, 442
- renal, 388
Pênis, 501
Peptídio natriurético atrial, 375
Pequenos cálculos, 387
Percepção sensorial, 167
Perda
- auditiva neurossensorial, 226

- de aminoácidos, 345
- de audição, 226
- de calor, 397
- de peso, 256
Perfuração, 353
Pericárdio, 55, 86
Perimétrio, 491
Perimísio, 456
Períneo, 488
Perineuro, 158
Peristaltismo, 347, 378
Peritônio, 55, 314, 328, 340, 379
- parietal, 314
- visceral, 314
Peritonite, 354
Permeabilidade, 270
- dos capilares, 130
- seletiva, 43
Persistência do canal arterial, 135
Peso atômico, 28
pH, 30
- baixo, 66
Pia-máter, 162
Pielonefrite aguda, 385
Piridoxina, 304
Placas ateromatosas, 125
Placenta, 116
Plano(s)
- coronal, 12
- do corpo, 12
- frontal, 12
- mediano, 12
- sagital, 12
- transverso, 12
Plaquetas, 4, 70
Plasma, 4, 62
Plasmócitos, 414
Pleura, 55, 272
- parietal, 272, 277
- visceral, 272, 277
Plexo(s), 177
- braquial, 178
- cervical, 178
- coccígeo, 182
- lombar, 179
- sacral, 181
Pneumoconiose, 288
- do trabalhador de carvão, 288
Pneumonia, 289
- lobar, 290
- organismos que causam, 290
Pneumotórax, 293
- espontâneo, 293
- por tensão, 293
- traumático, 293
Poder refratário da lente, 218
Poliartrite, 470
- com uretrite e conjuntivite, 471
Policitemia, 76
- primária, 76
- secundária, 76
Polineuropatia, 201
Poliomielite, 198
Polissacarídeos, 300
- digestão química de, 321
- não amiláceos, 306
Poliúria, 256, 386
Ponte, 170
Posição
- anatômica, 11
- do coração, 86

Posicionamento anormal do rim (ectópico), 387
Posterior, 11
Potássio, 156, 305, 376
Potencial de ação, 156
Pré-carga, 94
Presbiacusia, 225, 227
Presbiopia, 225, 229
Pressão(ões)
- arterial, 94, 96
- – controle da, 98
- – – em curto prazo, 98
- – – em longo prazo, 100
- – – fatores que determinam a, 97
- capilares, 85
- da circulação pulmonar, 100
- de pulso, 96
- diastólicas, 96
- do vaso sanguíneo, 96
- hidrostática venosa, 129
- intracraniana aumento da, 192
- osmótica do plasma, 129
- sistólicas, 96
Primeira divisão meiótica, 480
Primeiros 3 meses, 503
Processo(s)
- espinhoso, 427
- estiloide, 427
- químicos e fisiológicos, 27
Produção
- de calor, 339, 397
- de som, 267
- reduzida de plaquetas, 78
Produtos
- de excreção, 62
- químicos, 77
- – circulantes, 95
Prófase, 47
Progesterona, 119, 497
Prognóstico, 23
Projeto Genoma Humano, 475
Prolactina, 237
Prolapso de disco intervertebral, 200
Proliferação, 399, 400
Pronação, 447
Pronador
- quadrado, músculo, 465
- redondo, músculo, 465
Proprioceptores, 158
Propulsão, 312
Prostaglandinas, 33, 248
Próstata, 501
Prostatite aguda, 510
Proteção, 265, 397
- contra o meio externo, 9
- do corpo e da espécie, 9
- do feto, 116
- do próprio corpo e da espécie, 3
- do trato respiratório inferior, 268
- dos vasos sanguíneos e nervos, 15
Proteínas, 32, 298, 299, 301
- da membrana, 42
- digestão de, 331
- função das, 302
- plasmáticas, 62
Proteinúria, 383
- assintomática, 383
Prótons, 27
Proximal, 11
Psoas, músculo, 465
Psoríase, 403

547

Índice Alfabético

Pterigóideo, músculo, 460
Puberdade no sexo
– feminino, 494
– masculino, 502
Púbis, 442
Pulmões, 270
– interior dos, 272
Pulso, 100
– fatores que afetam o, 101
Punho, 441
Púrpura trombocitopênica autoimune, 78

Q

Quadrado lombar, músculo, 462
Quadríceps femoral, músculo, 466
Quadros de Punnett, 482
Quarto ventrículo, 163
Queimadura(s), 404
– espessura
– – parcial, 404
– – total, 404
– superficial, 404
Quiasma óptico, 216
Quimiorreceptores, 99, 281
– centrais, 281
– periféricos, 281
Quimiotaxia, 410
Quimiotaxinas, 68

R

Radiação, 398
– ionizante, 57, 74, 77
Rádio, 441
Raiva, 198
Raízes nervosas, 176
Ramo(s), 177
– pares, 111
– perineal do nervo pudendo, 182
– únicos, 111
Reabsorção seletiva, 374
Reações transfusionais ao sangue, 76
Receptores
– cutâneos, 158
– especiais, 158
– gerais, 158
– sensoriais, 158
– somáticos, 158
Recuperação muscular, 458
Redondo maior, músculo, 462
Redução no número e na função das células ciliadas, 285
Reflexo(s), 6
– autonômicos, 176
– barorreceptor, 98, 99
– da tosse, 270
– de estiramento, 176
– de Hering-Breuer, 283
– espinais, 175
Refração dos raios de luz, 217
Regeneração
– de nervos periféricos, 161
– do tecido, 55
Regulação
– da temperatura corporal, 397
– do fluxo
– – de ar, 281
– – sanguíneo através da pele, 398

– hormonal do crescimento ósseo, 426
Regurgitação, 132
Remodelamento ósseo, 426
Replicação do DNA, 480
Reposição de células epiteliais, 353
Reprodução, 10
Resfriado comum, 284
Resistência, 407
– ao fluxo sanguíneo através dos pulmões, 132
– das vias respiratórias, 278
– periférica, 98
Resolução, 411
Respiração, 275
– aeróbica, 343
– externa, 275, 280
– fatores que influenciam a, 282
– interna, 280
Resposta(s)
– do tecido nervoso a dano, 161
– imune, 147
– imunológica por uma infecção bacteriana, 416
– inflamatória, 409
– primária, 414
– secundária, 415
Resultados da inflamação aguda, 411
Retículo endoplasmático, 45
Retina, 213, 214, 219
Retinite pigmentosa, 230
Retinoblastoma, 230
Retinol, 303
Retinopatia(s), 229
– da prematuridade, 229
– diabética, 229
– hipertensiva, 137
– vasculares, 229
Reto, 332, 333
– do abdome, músculo, 462
Retorno venoso, 95
Revestimento
– da cavidade nasal, 263
– de membrana mucosa, 265
– epitelial, 274
Riboflavina, 304
Ribossomos, 45
Rim(ns), 31, 138, 370
– direito, 370
– esquerdo, 370
– hipertensão e, 385
Rinite alérgica, 285
Rodopsinas, 219
Rotação, 447
– lateral, 450
– medial, 450
Rotavírus, 356

S

Sacro, 436
Saliva, 320, 408
Salmonella
– *enteritidis*, 355
– *typhimurium*, 355
Salpingite aguda, 508
Sangue, 4, 53, 61
– arterial, 235
Sapinho, 349
Sarcoma de Kaposi, 405
Sarcômeros, 456

Sartório, músculo, 466
Sebo, 396
Secreção
– de bile, 339
– de muco, 353
– de suco gástrico, 326
– salivar, 320
– tubular, 375
Segunda divisão meiótica, 481
Seio(s)
– carotídeos, 105
– ósseo, 427
– paranasais, 430
– reto, 107
– sagital
– – inferior, 107
– – superior, 107
– sigmoides, 107
– transversos, 107
– venosos do cérebro, 109
Senescência celular, 483
Sensibilidade cutânea, 399
Sentido(s)
– do olfato, 223, 264
– do paladar, 224
– especiais, 207
– somáticos, 6
Sepse, 122
Septicemia, 122
Septo, 427
Serosa, 314
Serotonina, 248
Sífilis, 505
Silicose, 288
Sinal, 23
Sinapse, 157
Síndrome, 23
– da classe econômica, 127
– da imunodeficiência adquirida, 419
– de Cri-du-chat, 485
– de Cushing, 253
– de Down, 485
– de Fröhlich, 250
– de Guillain-Barré, 201
– de imunodeficiência adquirida, 505
– de Klinefelter, 485
– de Lorain-Lévi, 250
– de Reiter, 471
– de Turner, 485
– de Wernicke-Korsakoff, 304
– do osso frágil, 469
– do túnel do carpo, 472
– nefrótica, 384
Síntese
– de DNA, 47
– de proteínas plasmáticas, 338
– proteica, 478
Sintoma, 23
Sinusite, 284
Sinusoides, 83
Siringomielia, 201
Sistema(s), 2
– ABO, 67
– cardiovascular, 4, 82, 189
– circulatório, 81
– – envelhecimento no, 120
– complemento, 409
– de controle, 35
– de transporte, 4
– digestório, 189, 311, 312
– endócrino, 6, 233

Índice Alfabético

- linfático, 5, 141
- mononuclear fagocítico, 69
- musculoesquelético, 10
- nervoso, 6, 153
- – autônomo, 95, 154, 185, 188
- – central, 154, 162
- – parassimpático, 187, 189
- – periférico, 6, 154, 176
- – simpático, 186, 189
- – somático, 154
- porta-hipofisário, 235
- renina-angiotensina-aldosterona, 245, 376
- reprodutor, 487
- – feminino, 488
- – masculino, 498
- respiratório, 189, 262
- reticular ativador, 171
- reticuloendotelial, 69
- Rhesus, 68
- tampão, 31
- urinário, 189, 369

Sístole
- atrial, 92
- ventricular, 92

Sobrevivência da espécie, 10
Sódio, 156, 305, 376
Sóleo, músculo, 467
Somatostatina, 246
Sons do coração, 93
Staphylococcus aureus, 403
Streptococcus
- *pneumoniae*, 197
- *pyogenes*, 403, 410
Submucosa, 265
Substância(s)
- antimicrobianas naturais, 408
- branca, 173
- cinzenta, 173
- compacta, 424
- esponjosa, 424
- tóxicas, 338, 363

Suco
- gástrico, 324, 325, 326
- intestinal, 330
- pancreático, 330
Supercílios, 221
Superfície
- articular, 427
- costal, 271
- medial, 271
Superior, 11
Supinação, 447
Supinador, músculo, 465
Suporte, 270
Suprimento sanguíneo
- deficiente, 428
- para o olho, 215
- pulmonar, 272
Supuração, 411
Sutura, 427

T

Tálamo, 169
Talassemias, 75
Tamanho das pupilas, 217
Tampão(ões), 31
- plaquetário, 71
Taquicardia, 73

- sinusal, 134
Taxa metabólica, 341
- basal, 342
Tecido, 41, 48
- adiposo, 51
- – branco, 51
- – marrom, 52
- conjuntivo, 49
- – denso, 52
- – frouxo, 51
- do sistema nervoso, 154
- elástico, 52
- epitelial, 48
- especiais, 7
- fibroso, 52
- linfáticos, 144
- linfoide associado à mucosa, 147
- muscular, 53
- nervoso, 55
- ósseo, 425
- reticular, 52
Telófase, 48
Temperatura
- corporal, 35, 66, 282
- – aumentada, 410
- – controle da, 398
- – regulação da, 397
- tecidual, 97
Tempo de reperfusão capilar, 84
Temporal, músculo, 460
Tendões, 173
Tentório, 162
Terapia com oxigênio de alta concentração, 289
Terceiro ventrículo, 163
Terçol, 227
Terminações nervosas
- internas aos músculos, 6
- sensoriais, 395
Terminologia anatômica padrão, 1
Termos
- anatômicos, 11
- direcionais, 11
- regionais, 12
Testículos, 234, 499
- doenças dos, 509
Tetania, 252
Tetralogia de Fallot, 136
Tiamina, 303
Tíbia, 443
Tibial anterior, músculo, 467
Timo, 147
Tímpano, 209
Tinea pedis, 403
Tireoidite autoimune, 251
Tiroxina, 240
Tocoferol, 303
Tolerância, 412
Tonsilas, 145
- faríngeas, 145
- linguais, 146
- palatinas, 146
Tonsilite, 284
Tônus muscular, 457
Tórax, 438
Tornozelo, 443
Tosse deficiente, 290
Toxinas pulmonares, 289
Tracoma, 228
Transaminação, 338
Transcrição, 479

Translação, 479
Transmissão das características hereditárias, 10
Transporte
- ativo, 44
- de gases na corrente sanguínea, 281
- de grandes partículas, 44
- de oxigênio, 66
- de substâncias através de membranas celulares, 43
- mucociliar, 270
- passivo, 43
Transverso do abdome, músculo, 463
Trapézio, músculo, 460
Traqueia, 268
- estruturas associadas à, 269
Traqueíte, 284
Trato(s)
- biliar, 339
- cerebrais, 165
- comissurais, 165
- de associação, 165
- de nervos
- – motores na medula espinal, 174
- – sensoriais na medula espinal, 173
- de projeção, 165
- gastrintestinal, 313
- ópticos, 216
Traumatismo craniano, 193
Tremor, 398
Treponema pallidum, 505
Tri-iodotironina, 240
Tríceps braquial, músculo, 465
Trichomonas vaginalis, 505
Trifosfato de adenosina, 33
Triglicerídeos, 33, 302
Troca
- capilar, 84
- de gases, 84, 275, 279
- de nutrientes e resíduos, 116
- de outras substâncias, 85
Trocânter, 427
Trombocitopenia, 78
Trombócitos, 4, 70
Tromboflebite superficial, 127
Trombólise, 71
Trombose, 24, 123, 124, 126
- venosa, 127
- – profunda, 127
Tronco
- encefálico, 170
- lombossacral, 5, 179
Tubas uterinas, 493
- doenças das, 508
Tubérculo, 427
Tuberculose, 291
- articular e óssea, 291
- linfonodal, 291
- miliar, 291
- não pulmonar, 291
- primária, 291
- pulmonar, 291
- secundária, 291
Tuberosidade, 427
Tumor(es), 23, 57
- benignos, 57
- – de mama, 508
- da boca, 349
- da(s) glândula(s)
- – salivares, 350
- – tireoide, 252

Índice Alfabético

– – – benignos, 252
– da medula suprarrenal, 255
– da próstata malignos, 510
– de bexiga, 389
– – sólidos, 389
– de crescimento lento, 203
– de pele, malignos, 405
– de Wilms, 388
– do baço, 151
– do esôfago, 351
– – malignos, 351
– do estômago, 353
– – malignos, 353
– do fígado, 364
– – malignos, 264
– do pâncreas, 361
– – malignos, 361
– do rim, 388
– – malignos, 388
– do sistema nervoso, 203
– do trato biliar, 365
– dos intestinos delgado e grosso, 358
– – benignos, 358
– dos vasos
– – linfáticos, 129, 149
– – sanguíneos, 129
– específicos, 203
– oculares, 230
– ósseos, 469
– – benignos, 469
– – malignos, 469
– – – primários, 469
– ovarianos, 508
– – metastáticos, 508
– prostáticos malignos, 510
– pulmonares, 292
– que crescem rapidamente, 203
– testiculares, 509
Túnica
– albugínea, 499
– endotelial, 82
– externa, 82
– íntima, 82
– média, 82
– média, 96
– vaginal, 499
– vascular, 499

U

Ulceração aftosa recorrente, 349
Úlcera(s)
– da córnea, 228
– de pressão, 404
– pépticas, 352
– – agudas, 353
– – complicações de, 353
– – crônicas, 353
Ulna, 441
Umami, 224

Úmero, 440
Umidificação, 264, 265, 268, 270
Unhas, 397
Unidade motora, 457
Ureteres, 377, 388
Ureterite, 389
Uretra, 379, 388, 501
– feminina, 379
– masculina, 379
Uretrite, 389
Urina, 9
– composição da, 375
– formação da, 372, 375
Útero, 491
Úvula, 318

V

Vagina, 489
Valor(es)
– biológico da proteína, 301
– de pH dos fluidos corporais, 31
Variáveis fisiológicas, 35
Varicocele, 129
Varizes, 128
– de esôfago, 129, 350
– nas pernas, 128
Vasa vasorum, 84
Vasoconstrição, 70
Vasoconstritores, 97
Vasopressina, 239
Vasos
– linfáticos, 143, 395
– – maiores, 143
– – patologia do, 149
– sanguíneos, 4, 82, 104, 116, 138, 395
– – envelhecimento dos, 121
Vegetais, 298
Veia(s), 4, 84
– basílica, 110
– braquiocefálica, 108, 110
– cavas, 102, 105
– – inferior, 105
– – superior, 105, 108, 110
– cefálica, 108
– femoral, 115
– ilíaca
– – externa, 115
– – interna, 115
– intermédia do cotovelo, 110
– jugulares internas, 108
– porta, 112
– profundas, 115
– superficiais, 116
– varicosa, 128
Velocidade de condução, 157
Venenos, efeitos no cérebro, 196
Ventilação
– alveolar, 279
– pulmonar, 275, 277, 278

Ventral, 11
Ventrículos
– do encéfalo, 163
– laterais, 163
Vênulas, 84
Vértebras
– cervicais, 435
– lombares, 436
– típica, 434
– torácicas, 436
Vesícula
– biliar, 331, 340
– seminal, 500
Vestíbulo, 210, 212
Vias
– de passagem para ar e alimento, 265, 268
– metabólicas, 342
– – centrais, 342
Vibrio cholerae, 356
Vigilância imunológica, 411
Vilosidades, 328
Vírus
– da imunodeficiência humana, 198
– do vômito de inverno, 356
– oncogênicos, 58
Visão, 213, 225
– binocular, 220
– de perto, 218
– distante, 218
– fisiologia da, 216
Viscosidade plasmática, 62
Vitamina, 302
– A, 303
– B1, 303
– B2, 304
– B3, 304
– B6, 304
– B12, 65, 304
– C, 304
– D, 303, 399
– do complexo B, 303
– E, 303
– hidrossolúveis, 303
– K, 303
– lipossolúveis, 302
Volume(s)
– corpuscular
– – condensado, 65
– – médio, 65
– corrente, 278
– de reserva
– – expiratório, 278
– – inspiratório, 278
– de sangue, 95
– diastólico final ventricular, 94
– pulmonares, 278
– residual, 278
– sistólico, 94
Vólvulo, 359
Vômer, 433
Vulva, 488